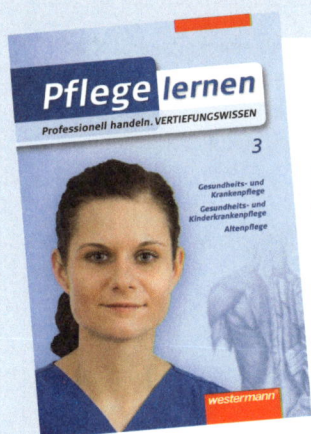

Band 3

Professionell handeln. Vertiefungswissen

978-3-14-239654-5

Dieser Band bietet vertieftes Wissen zu allen Themen des Bandes „Professionell handeln. Basiswissen". Außerdem enthält er ein Kapitel zur Schwangerschaft und Neugeborenenpflege.

Band 4

Bei Diagnostik und Therapie mitwirken

978-3-14-239658-3

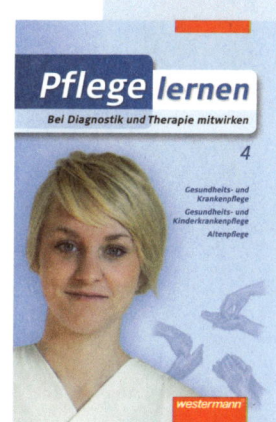

In diesem Band stehen die Assistenz und die eigenständige Durchführung von Diagnostik und Therapie im Mittelpunkt.

Themen:
- Zusammenarbeit mit Ärzten und Assistenz bei Diagnostik und Therapie sowie die selbstständige Durchführung von diagnostischen und therapeutischen Maßnahmen
- in Notsituationen handeln
- Patienten mit Infektionskrankheiten pflegen
- mit Medikamenten umgehen
- physikalische Therapie durchführen
- prä- und postoperativ pflegen
- Wunden versorgen

Band 5

Kommunizieren und interagieren

978-3-14-239656-9

Dieser Band vermittelt das Wissen über kommunikative Aspekte sowie das personen- und umfeldbezogene Pflegen.

Themen:
- Kommunikationsstörungen
- Gesundheitsförderung
- psychiatrische Pflege
- personenbezogenes Begleiten
- Pflege von an Demenz Erkrankten
- ethische Entscheidungsprozesse
- zielgruppenorientiertes Schulen
- ambulante Pflege
- Behindertenpflege
- kultursensible Pflege

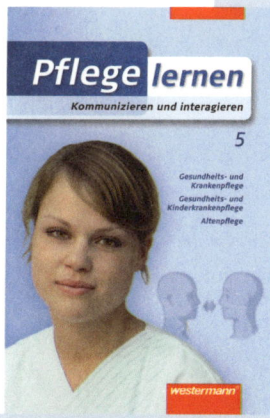

Pflege lernen – Band 4

Bei Diagnostik und Therapie mitwirken

Ulrike Rebscher

Anne Abb

Rainer Beck

Reinhold Gehlert

Petra Hundt

Sandy Ott

Susanne Pheiffer

Elke Steudter

Matthias Westerholt

westermann

1. Auflage, 2008
Druck 1, Herstellungsjahr 2008

© Bildungshaus Schulbuchverlage
Westermann Schroedel Diesterweg Schöningh Winklers GmbH, Braunschweig
www.westermann.de

Projektleitung:	Marion Grunert
Lektorat:	Elke Steudter, Zürich
Redaktion:	Susanne Stucki
Bildredaktion:	Annette Möhle
Satz und Layout:	schmidtundweber Konzept-Design, Kiel
Umschlaggestaltung:	boje5 Grafik & Werbung, Braunschweig
Druck und Bindung:	westermann druck GmbH, Braunschweig

ISBN 978-3-14-239658-3

Vorwort

Warum ein neues Lehrbuch für die Pflegeausbildung?

Pflege befindet sich in stetem Wandel. Dadurch ist auch die Ausbildung in den Pflegeberufen in der heutigen Zeit dynamisch und ständig in Bewegung. Der Entwicklung hin zu einer integrierten oder generalistischen Ausbildung für die Pflegeberufe und zum Ansehen der Pflege als eigenständigem Beruf im Gesundheitswesen folgend hat das Autorenteam – bestehend aus Pflegenden, Lehrern für Gesundheits- und Pflegeberufe, Pflegewirten, Pflegepädagogen, Pflegewissenschaftlern, Praxisanleitern – anhand der Prüfungsverordnungen und vorliegender Curricula der Bundesländer Inhalte, Aspekte und Aufgabenfelder zusammengestellt. Abgedeckt werden damit die unserer Ansicht nach notwendigen und wünschenswerten Fachkenntnisse und Kompetenzen der angehenden Pflegefachkräfte für die Patienten/ Klienten/Bewohner aller Altersgruppen. Ziel bei unserer Konzeption der vorliegenden Buchreihe für die Pflegeausbildung war es zudem, den pflegegesetzlichen und berufspolitischen Veränderungen in Deutschland Rechnung zu tragen.

Für die Mitwirkung bei der Konzeptionsentwicklung danken wir an dieser Stelle: Thomas Amend, Elke Frodl, Petra Hundt, Angelika Kaluza, Veerle Krilla, Ursula Kuhlmann, Silke Mathes, Barbara Müller, Prof. Dr. Annette Nauerth, Evi Neuwirth und Sandy Ott.

Um die umfangreichen Lerninhalte handhabbarer zu machen, haben wir sie in fünf Themenschwerpunkten gebündelt. Entstanden ist daraus eine Reihe von fünf Pflegebüchern, die sich an den Bedürfnissen der Lernenden ausrichtet. Der integrative und der handlungsorientierte Ansatz werden ebenso umgesetzt wie eine konsequente Theorie-Praxis-Verknüpfung, die durch eine für Pflegebücher neuartige Kapitelstruktur gewährleistet wird.

Da die Bände alle Ausbildungsinhalte für Pflegefachkräfte komplett abdecken, sind sie sowohl im Unterricht als auch für das selbstständige Lernen und ebenso als Nachschlagewerk über die Ausbildung hinaus anwendbar. Unabhängig von allen Curricula folgen wir damit der zukünftigen Anforderung des eigenverantwortlichen, lebenslangen Lernens.

Jedes Kapitel ist in sich geschlossen, jedes Buch ist eine thematische Einheit, alle Bände zusammen ergeben ein „logisches Ganzes". Weder die Reihenfolge der Bände noch die der Kapitel eines Bandes ist demzufolge zwingend. Je nach den Erfordernissen des Unterrichts oder den Bedürfnissen des Lernenden kann auf das Kapitel zugegriffen werden, dessen Inhalte man benötigt. Will sich der Lernende zu einem dort kurz besprochenen Sachverhalt umfassender informieren, kann er mithilfe der umfangreichen Querverweise in den Randspalten mühelos Kapitel mit den vertiefenden Informationen auffinden.

Um bestmögliche Lernvoraussetzungen zu schaffen, ist die Kapitelstruktur didaktisch aufgebaut.

– Als Einstieg in die Thematik ist jedem Kapitel eine Praxissituation vorangestellt, erlebt von Tim (Krankenpflege), Olga (Altenpflege) oder Pia (Kinderkrankenpflege), drei Pflegenden in der Ausbildung, die die Lernenden durch alle fünf Bände begleiten. Die Situation schließt mit einigen Leitfragen ab, die zur Reflexion anregen und eine Fragehaltung an die Thematik provozieren.

– Das nachfolgende Fachwissen wird lernmethodisch aufbereitet vermittelt. Merksätze, Tipps, Definitionen, Hinweise auf Bezugswissenschaften und Fallbeispiele, die durch ihr eigenes Layout den Text auch optisch strukturieren, erleichtern das Einordnen und Behalten, ein Transfer auf andere/eigene Situationen wird unterstützt.

– Das Faktenwissen wird am Schluss jeder Lerneinheit durch Fragen wiederholt und vertieft, deren Antworten unter www.westermann.de zur Eigenkontrolle eingesehen werden können. Zusätzlich werden zu jeder Lerneinheit Arbeitsaufträge angeboten, um die Lernenden zu eigeninitiativen Projekten aufzufordern, die mithilfe der erworbenen Handlungskompetenzen fundiert gestaltet werden können und den Transfer des Gelernten festigen.

– Als Angebot für interessierte eigeninitiative Lerner schließen weiterführende Leseempfehlungen und informative Internetadressen jedes Kapitel ab.

Die Inhalte des vierten Bandes vermittelt dem Lernenden in acht Kapiteln die notwendige Handlungssicherheit für eine Fülle von täglichen Situationen in allen Bereichen der Pflege. Zusammenhänge und Unterschiede von pflegerischen und pflegetherapeutischen Maßnahmen werden verdeutlicht und ermöglichen es dem Lernenden so, die vielfältigen Aufgabenbereiche entsprechend seiner Ausbildungsstufe – unter Anleitung oder selbstständig – auszuführen.

Vor dem Hintergrund der rechtlichen Bestimmungen werden zunächst die grundlegenden Handlungen wie Patientenüberwachung, die Gewinnung von Untersuchungsmaterial und Untersuchungen sowie spezielle diagnostische Maßnahmen, deren Vor- und Nachbereitung im Verantwortungsbereich der Pflegenden liegt, beschrieben. Daneben wird das Handeln in Notfallsituationen, Pflege bei Infektionskrankheiten, der Umgang mit Medikamenten, die Infusions-, Transfusions- sowie Injektionstherapie, die prä- und postoperative Pflege, die Pflege von Wunden sowie die Pflege bei der Krebstherapie dargestellt und die pflegerischen Handlungsabläufe anschaulich erklärt. Darüber hinaus finden sich Ausführungen zu alternativen Heilmethoden sowie Maßnahmen der physikalischen Therapie, die in der täglichen Pflege Anwendung finden.

Als bandverantwortliche Autoren und Mitglieder des Konzeptionsteams wünschen wir Ihnen im Namen der Autoren und des Verlags viel Spaß und Erfolg beim Erlernen Ihres Berufes! Über Rückmeldungen und Anregungen würden wir uns freuen.

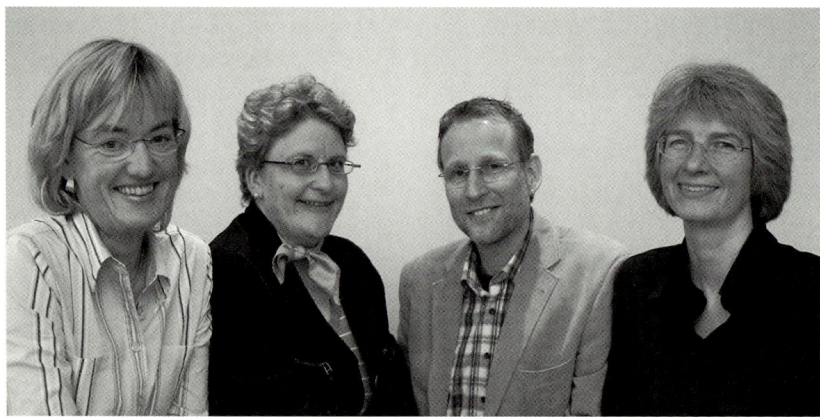

Gabriela Bergmann, Bettina von Itzenplitz, Andreas Müller-Röpke, Ulrike Rebscher

Inhalt

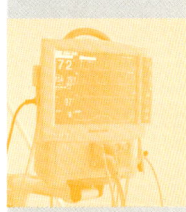

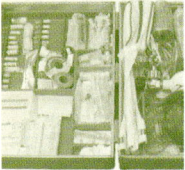

B Jetzt aber schnell!

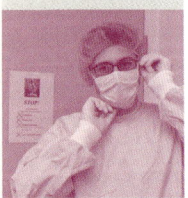

C Dem Erreger auf der Spur

D   Von Risiken und Nebenwirkungen

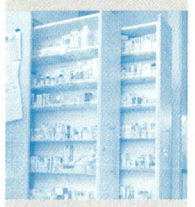

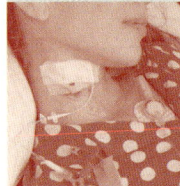

E Profis handeln gemeinsam

F Darf ich Sie einwickeln?

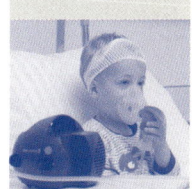
G Tupfer bitte!

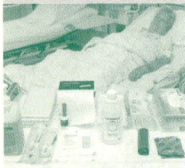

H Zugepflastert

Wegen der besseren Lesbarkeit wird in diesem
Buch manchmal nur die weibliche oder nur die
männliche grammatische Form benutzt. Das
andere Geschlecht ist selbstverständlich immer
mit gemeint.

Der Sache auf den Grund gehen

Diagnostik durchführen und dabei assistieren

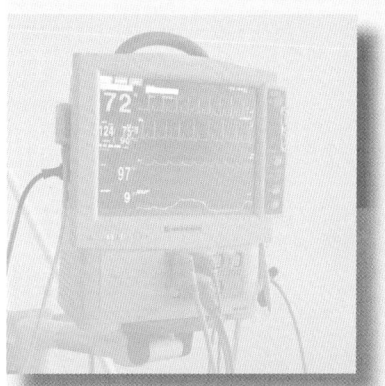

A

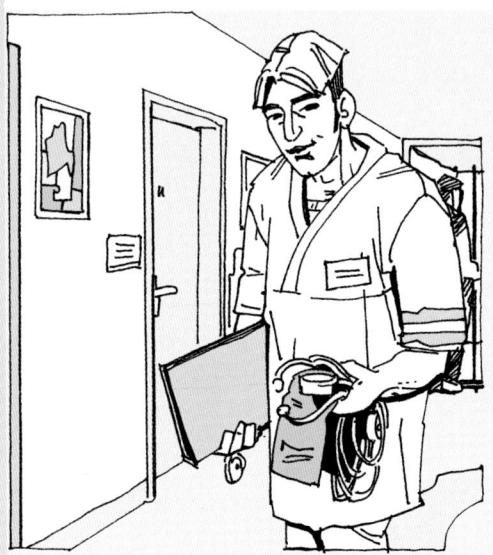

Tim arbeitet in der medizinischen Abteilung im Klinikum Gutleben. Heute pflegt er Herrn Yilmis Hasim. Herr Hasim stammt aus der Türkei, lebt aber seit vielen Jahren in Deutschland. Der Patient ist mit Angina-pectoris-Beschwerden eingeliefert worden. Nun sollen bestimmte Untersuchungen durchgeführt werden, damit der Arzt die Therapie verordnen kann. Herr Hasim ist vom Arzt über das Vorgehen informiert worden. Tims Aufgabe ist die regelmäßige Überwachung der Vitalzeichen und die Meldung von Veränderungen, z. B. Schmerzen in der Herzgegend des Patienten. Tim vereinbart mit Herrn Hasim, dass sich dieser sofort melden soll, wenn er sich unwohl fühlt.

Bei der Durchsicht der Patientenakte wird Tim auf die geplanten Untersuchungen aufmerksam. Für übermorgen ist eine Herzkatheteruntersuchung bei Herrn Hasim geplant. „Und was wird dort genau gemacht?", möchte Tim von seiner Praxisanleiterin Ina Thomsen wissen. „Der Arzt führt einen dünnen Katheter in die Leiste von Herrn Hasim ein und schiebt ihn bis zum Herzen vor. Am Bildschirm kann der Arzt dann genau sehen, ob und wo es Verengungen in den Herzkranzgefäßen von Herrn Hasim gibt." Für Tim klingt das ziemlich gefährlich und er äußert Bedenken. „Ja, die Untersuchung ist mit einem gewissen Risiko verbunden, aber das sind fast alle Untersuchungen mehr oder weniger. Unsere Aufgabe ist es, den Patienten gut vorzubereiten und zu schauen, ob alle nötigen Überwachungen und Kontrollen für die Untersuchung vorliegen." Tim ergreift die Gelegenheit und ist beim Gespräch, in dem der Arzt Herrn Hasim noch einmal genau das Vorgehen der Untersuchung erklärt, anwesend. „Ist das denn wirklich alles nötig?", wendet der Patient ein. Nach dem Gespräch ist Herrn Hasim klar, dass die Untersuchung nötig und sinnvoll ist. Tim überlegt, was wohl wäre, wenn der Patient nicht schriftlich in die Untersuchung eingewilligt hätte. „Ja, diese Patienten haben wir natürlich auch immer wieder. Da werden dann einfühlsame und erklärende Gespräche sehr wichtig. Das gilt auch, wenn wir den Patienten überwachen oder wenn Blut, Urin oder Stuhl untersucht werden muss.", erklärt ihm Ina Thomsen.

1 Über welche Schritte möchten Sie bei einer Untersuchung persönlich informiert werden? Erstellen Sie eine Liste.

2 Welche Informationen über eine Untersuchung sind für Sie als Pflegende wichtig und warum?

3 Welche Untersuchungen könnten darüber hinaus im obigen Beispiel noch von Bedeutung sein?

1   Prinzipielles zur Diagnostik

Olga ist auf der chirurgischen Abteilung im Klinikum Gutleben eingesetzt. Jeden Tag erlebt sie interessante Situationen, aber auch Anstrengendes und Aufregendes. So auch heute: Herr Boris Maljeski musste als Notfall ins Klinikum Gutleben eingeliefert werden, weil er auf der Straße zusammengebrochen ist. „Die Beine haben plötzlich ihren Dienst versagt; das kommt nur von der Schwäche, die ich seit ein paar Monaten spüre. Und ich habe stark abgenommen." Herr Maljeski wird gründlich untersucht und man hat einen bösartigen Tumor im Darm festgestellt. Olga begegnet am Nachmittag dem Patienten, der sie nach den Untersuchungsergebnissen fragt. „Das darf ich Ihnen leider nicht sagen, dafür ist der Arzt zuständig", antwortet Olga richtig. „Ach, dann haben sie wohl etwas Schlimmes gefunden", kommentiert der Patient die Auskunft. Olga fühlt sich sichtlich unwohl, aber der Patient ist schon wieder in sein Zimmer gegangen. Beim nächsten Kontakt möchte Herr Maljeski wissen, welche Untersuchungen denn nun genau gemacht werden müssen. „Auch das muss Ihnen der Arzt mitteilen", gibt Olga verlegen zurück. Am Nachmittag wird noch ein neuer Patient aufgenommen: Der stark alkoholisierte Herr Karl-Heinz Beister soll vom Arzt körperlich untersucht werden. Er hatte nach starkem Hustenreiz blutiges Sekret im Taschentuch; dies soll jetzt abgeklärt werden und verschiedene Untersuchungen wurden angemeldet. „Das können Sie sich gleich abschminken", gibt der Patient lauthals von sich. „Ich lasse mich von Ihnen nicht untersuchen." Und Olga stellt sich die Frage, wie wohl der Arzt jetzt am besten vorgeht.

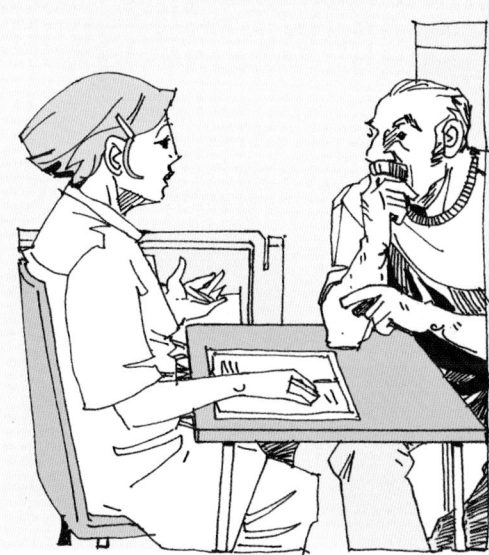

1   Vielleicht hat Sie ein Patient auch schon einmal um eine Auskunft über die Untersuchungsergebnisse gebeten. Wie sind Sie in dieser Situation vorgegangen?

2   Aus welchen Gründen verhalten sich Patienten in bestimmten Situationen Ihrer Ansicht nach unkooperativ?

3   Der Hippokratische Eid besagt, dass der Arzt dazu verpflichtet ist, dem Patienten zu helfen. Diskutieren Sie, in welchen Situationen Sie einer Zwangsbehandlung zustimmen würden.

1.1 Aufklärung

In Institutionen des Gesundheitswesens werden Menschen mit verschiedenen Krankheiten und Beschwerdebildern gepflegt und betreut. Patienten, Bewohnerinnen und Klientinnen haben ein Recht, über pflegerische und medizinisch-diagnostische oder therapeutische Maßnahmen angemessen, verständlich und umfassend informiert zu werden. Viele therapeutische und diagnostische Interventionen benötigen sogar die Zustimmung des Patienten. Man spricht in diesem Fall von der informierten Zustimmung des Betroffenen. Voraussetzung ist hierfür allerdings – wie der Begriff bereits andeutet –, dass der Betreffende über das Vorgehen und die Notwendigkeit der Maßnahme informiert wurde.

Liegt die Zustimmung eines zustimmungsfähigen Menschen nicht vor und wird die Behandlung dennoch durchgeführt, erfüllt dies den Sachverhalt der Körperverletzung.

Bei minderjährigen Kindern müssen die Erziehungsberechtigten – in der Regel die Eltern – über die Untersuchung bzw. Behandlung informiert und aufgeklärt werden, damit sie ihre Einwilligung geben können. Menschen, die aus anderen Gründen nicht einwilligungsfähig sind, z. B. wenn sie an einer fortgeschrittenen Demenz leiden, werden in solchen Situationen durch eine Betreuungsverfügung geschützt. Das bedeutet, dass eine durch ein Gericht bestellte Person an Stelle des Behandlungsbedürftigen aufgeklärt wird und ihre Zustimmung gibt.

> Die Einwilligung in eine Körperverletzung oder Gesundheitsbeschädigung setzt eine ausreichende Aufklärung über den Befund sowie die Art und Indikation der Behandlungsmaßnahme, ferner über deren Bedeutung und Risiken voraus. Ohne ausreichende Aufklärung ist die Einwilligung wirkungslos, der Eingriff strafbar und haftungsauslösend.

Schweigepflicht
Band 1, A 3.2.8

Medizinisch-therapeutische Maßnahmen werden vom Arzt erklärt. Die Ergebnisse von durchgeführten Untersuchungen darf ebenfalls nur der Arzt an den Patienten weitergeben. Der Patient entscheidet, an wen die Untersuchungsergebnisse noch weitergegeben werden dürfen. So muss normalerweise vorher der Patient gefragt werden, ob auch seine Angehörigen informiert werden sollen. Ist dies nicht der Fall, muss sich der Arzt an die Schweigepflicht halten. Weiterbehandelnde Stellen, wie z. B. eine Rehabilitationseinrichtung oder der Hausarzt, erhalten die Patientenunterlagen; sie sind jedoch ebenfalls an die Schweigepflicht gebunden.

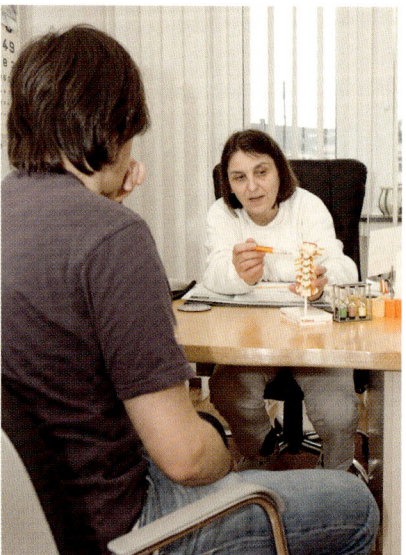

Aufklärungsgespräch

Über die Notwendigkeit der Pflegemaßnahmen klären die Pflegenden den Patienten auf. Hier muss sorgfältig abgewogen werden, inwieweit die Pflegehandlungen mit medizinischen Behandlungen in Zusammenhang stehen, z. B. die Durchführung eines Darmeinlaufs zur Vorbereitung auf eine geplante Operation. Hier sind im Zweifelsfall erst Informationen über den Kenntnisstand des Patienten beim zuständigen Arzt einzuholen.

1.2 Einwilligung

Häufig sind die Diagnostik und die für die Therapie notwendigen Maßnahmen mit Unannehmlichkeiten für den Patienten verbunden. Hierzu zählen insbesondere:

♦ Eingriff in die Intimsphäre

♦ mögliche Schmerzen während des Eingriffs, z. B. bei der Anlage einer peripheren Verweilkanüle

♦ mögliche gesundheitliche Risiken, z. B. bei der Verabreichung von Antibiotika oder Kontrastmittel mit der Gefahr einer allergischen Reaktion

♦ Körperbildstörungen, z. B. nach Operationen und/oder Amputationen

Um eine sichere und fachgerechte Pflege und Therapie durchführen zu können, bedarf es daher der Kooperation und vor allem der Einwilligung des betreffenden Patienten. Dieser muss z. B. bei Untersuchungen still liegen. In der Regel tolerieren die Patienten all diese Eingriffe und Maßnahmen mit erstaunlicher Geduld, da sie sich eine Verbesserung ihres Gesundheitszustands erhoffen. Auch längere Wartezeiten werden häufig klaglos hingenommen.

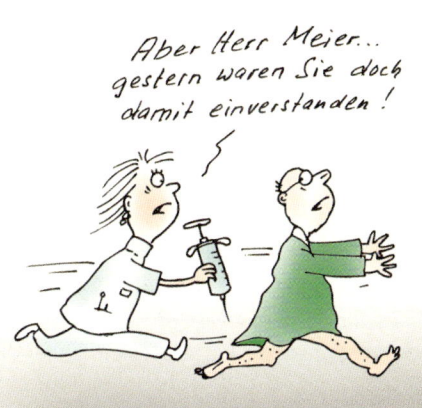

Bei bestimmten Patientengruppen und in bestimmten Situationen kann es jedoch vorkommen, dass ein Patient sich nicht kooperativ zeigt bzw. dass seine Einwilligung nicht eingeholt werden kann. Dies trifft insbesondere bei bewusstlosen oder verwirrten Personen zu. Eine solche Situation bringt viele Pflegende in ein sichtliches Dilemma, weil sie den Patienten verstehen und für ihn Partei ergreifen. Und weil sie wissen, welche negativen Konsequenzen sich für ihn bei nicht durchgeführter Maßnahme für ihn ergeben können bzw. weil sie als Erfüllungsgehilfe des Arztes zur Durchführung der Maßnahme verpflichtet sind. In diesen oft unangenehmen Situationen soll in erster Linie das eigene Wohlergehen geschützt und der Patient nicht gegen seinen eindeutig geäußerten Willen behandelt werden. Wenn sich ein Patient heftig gegen eine Maßnahme wehrt, tritt, kratzt oder spuckt, ist die Maßnahme sofort abzubrechen (Ausnahme: lebensnotwendige Interventionen). Ein sorgfältiges Abwägen der Situation wird im Team besprochen und das weitere Vorgehen geplant. Bei ängstlichen oder unruhigen Kindern sollten die Eltern bei der Untersuchung anwesend sein können.

Größere Eingriffe, z. B. endoskopische Untersuchungen oder Operationen, machen ein schriftliches Einverständnis nötig. Hier unterschreibt der Patient – nach vorheriger umfassender Aufklärung durch den Arzt – die Einverständniserklärung. Diese ist in den meisten Fällen auch der Informationsbogen für den Patienten; die Durchschrift wird dem Patienten anschließend ausgehändigt, das Original wird in die Patientenunterlagen (Krankengeschichte) aufgenommen.

1.3   Dokumentation

Die Pflegedokumentation ist stets fachgerecht und zeitnah zu führen. Sie dient nicht nur als Informationsquelle innerhalb der Einrichtung, sondern auch als Abrechnungsgrundlage und Nachweis für erbrachte Leistungen. Nur Maßnahmen, die dort aufgeführt sind, werden auch als durchgeführt angesehen. Pflege- und Arztdokumente sind amtliche Unterlagen. Der Patient hat ein Recht, die Unterlagen jederzeit einzusehen.

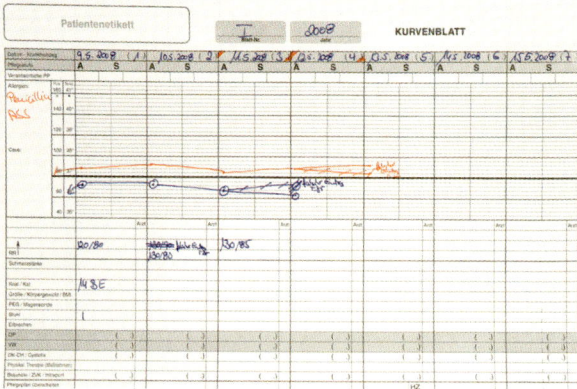

Änderung in der Dokumentation

Bei Unregelmäßigkeiten oder Schadenersatzansprüchen können die Unterlagen als Beweise vor Gericht eingesetzt werden. Alle an der Dokumentation beteiligten Personen sind daher verpflichtet, die Dokumentation nach den gängigen Regeln zu gestalten:

♦ Einträge nur mit Kugelschreiber oder Füller, niemals mit Bleistift

♦ Stellen, die verbessert oder geändert wurden, dürfen nicht mit einem Stift / Korrekturstreifen überschrieben und so unleserlich gemacht werden; sie sind ordentlich zu streichen und mit Handzeichen zu versehen; die Korrektur ist daneben zu schreiben.

♦ Einträge sind immer mit dem Handzeichen des Eintragenden kenntlich zu machen.

♦ Einträge müssen gut lesbar sein; das betrifft nicht nur die Handschrift, sondern auch die verwendeten Abkürzungen, d. h. sie müssen verständlich und bekannt sein.

♦ Telefonische Verordnungen können von Pflegenden eingetragen werden, müssen aber zwingend anschließend vom zuständigen Arzt gegengezeichnet werden.

Dokumentation
Band 1, E 2.1

♦ In Notsituationen können Verordnungen auch auf Zuruf stattfinden, sie müssen anschließend jedoch in der richtigen Reihenfolge nachgetragen werden.

1.4 Rechtliche Aspekte

Die Pflegende ist verpflichtet, jede pflegerische und pflegerisch-diagnostische Tätigkeit fachgerecht und nach den geltenden Regeln durchzuführen. Im Krankenpflegegesetz wurde festgelegt, dass die Pflege angemessen zu planen, durchzuführen und zu dokumentieren ist. Hier steht mit dem Pflegeprozess ein ausgezeichnetes Instrument zur Verfügung, um diese Anforderungen zu erfüllen.

Pflegeprozess
Band 1, E 1

Pflegenden entstehen während ihrer Tätigkeit Pflichten und Rechte; sie können in Situationen der fahrlässigen Durchführung der Pflege für den entstandenen Schaden haftbar gemacht werden.

1.4.1 Zivilrechtliche Haftung

Rechte und Pflichten in Bezug auf die pflegerische Überwachung und Diagnostik ergeben sich zunächst aus einem schriftlichen Vertrag zwischen Patient und Krankenhaus (Behandlungsvertrag) , Bewohner und Heim (Heimvertrag) und ambulantem Pflegedienst und Klient. Der Krankenhausvertrag kann im Notfall auch mündlich geschlossen werden. Zu den Pflichten des Krankenhauses oder Pflegeheims gehört der Einsatz ausgebildeter oder ordnungsgemäß eingewiesener Mitarbeiter. Für deren Aktivitäten haften Krankenhaus oder Pflegeheim so, als hätten sie selbst gehandelt.

Bei der zivilrechtlichen Haftung geht es um den Ausgleich von Schäden (Arzt- und Behandlungskosten, Verdienstausfall, Hilfsmittel, sonstige Sachschäden) und die Zahlung von Schmerzensgeld. Dieses muss bei Sachschäden und Personenschäden an Patienten oder Bewohnern gezahlt werden, die durch mangelhafte Organisation oder Überwachung im Krankenhaus/Pflegeheim oder durch den individuellen Fehler einer Pflegekraft entstanden sind.

Dabei geht es um (rechtswidrige)

- Körperverletzungen (z. B. Brandwunden, Brüche, Schmerzen, Dekubitus),
- Gesundheitsbeschädigungen (z. B. Vergiftung, falsche Wundsalbe) oder
- andere Rechtsgutverletzungen (z. B. Vermögen, Eigentum, Persönlichkeitsrecht).

Das bedeutet, dass die Institution im Fall der unsachgemäßen Pflege an den Betroffenen schadenersatzpflichtig ist. Pflegende müssen daher stets nach den geltenden Regeln und aufgrund pflegewissenschaftlicher Ergebnisse und Empfehlungen arbeiten.

> Pflegekräfte, die angestellt sind, haften persönlich nur dann, wenn sie den Schaden durch grob fahrlässiges oder absichtlich schädigendes Verhalten herbeigeführt haben.

1.4.2 Haftung aus unerlaubter Handlung

Ganz unabhängig von vertraglichen Beziehungen muss außerdem derjenige, der das Eigentum, den Körper oder die Gesundheit eines anderen (auch ohne dass es vertragliche Beziehungen gibt) vorsätzlich oder fahrlässig schädigt, für den entstandenen Schaden aufkommen. Das ergibt sich für die zivilrechtliche Haftung, also den echten Ausgleich von Schäden, aus § 823 des Bürgerlichen Gesetzbuches (BGB).

1.4.3   Verletzung der Sorgfaltspflicht

Derjenige handelt fahrlässig, der die im Verkehr erforderliche Sorgfalt außer Acht lässt. Der Begriff „Verkehr" wird hier als juristischer Fachbegriff gebraucht und meint den zwischenmenschlichen Umgang und die Handlungen dabei. Als Maßstab gilt das (erwartete) Verhalten einer gewissenhaften und sorgfältig arbeitenden Pflegekraft. Diese Anforderungen sind von den Gerichten sehr umfassend geregelt worden. Neben regelmäßiger Fortbildung gehören dazu auch der Austausch mit Kollegen, die Durchführung von Verbesserungsmaßnahmen bei aufgetretenen Fehlern und die Überwachung beauftragter Hilfskräfte.

Folgende Sorgfaltspflichten gelten für Pflegende in jedem Fall:

- ♦ Behandlungen nur nach ärztlicher Verordnung (im Notfall müssen Pflegende im Rahmen ihrer Kenntnisse auch eigenverantwortlich handeln, z. B. Reanimationsmaßnahmen einleiten; Pflegende dürfen offensichtliche falsche oder zweifelhafte Anordnungen ablehnen)
- ♦ Beachtung ärztlicher Weisungen
- ♦ richtige Anwendung technischer Geräte, z. B. Geräte zur Überwachung der Vitalparameter
- ♦ besondere Sorgfalt mit Patienten im Bad oder in Packungen
- ♦ Beachtung der Risiken bei speziellen Maßnahmen
- ♦ Beachtung der Risiken im Umgang mit so genannten vulnerablen (verletzlichen) Gruppen, z. B. bei Menschen mit Demenz oder Kindern

Überwachung Band 4, A 2

> **!** Haftbar gemacht werden kann man nur, wenn man eine Pflicht vorsätzlich oder fahrlässig verletzt hat. Entsteht ein Schaden, ohne dass dieser durch die Verletzung der Sorgfaltspflicht entstanden ist, muss der Schaden nicht von der Pflegenden ersetzt werden.

Eine Sorgfaltspflichtverletzung ist nur dann haftungsauslösend, wenn man sie hätte vermeiden können. Konnte die Pflegende nichts von der schmerzhaften Wirkung einer bestimmten Salbe wissen oder war es unmöglich, eine Venenentzündung zu erkennen, haftet sie nicht. Nur dann, wenn sie die Wirkung der eingesetzten Mittel hätte kennen müssen oder eigentlich weiß, woran man eine Venenentzündung erkennt, handelt sie fahrlässig, wenn sie trotz dieser Anzeichen nichts unternimmt. Hierzu können nachträglich Zeugen vernommen oder Einsicht in die Pflegedokumentation genommen werden.

Handelt die angestellte Pflegeperson nur leicht oder normal fahrlässig und tritt der Schaden im Rahmen der normalen Arbeit auf, muss der Arbeitgeber den Schaden bezahlen. Jede andere Lösung wäre auch nicht interessengerecht. Kaum eine ausgebildete Pflegende würde das Risiko der Behandlung von Menschen gegen Entgelt übernehmen, wenn sie voll für ihre (leichten) Fehler haften müsste. Im Übrigen ist jeder Arbeitgeber gegen dieses Risiko versichert.

Schadenersatz

Grundsätzlich sind alle eingetretenen Schäden zu ersetzen. Dazu gehören Schäden am Eigentum, am Körper, am Vermögen oder an der Persönlichkeit. Körperverletzungen, mit denen es Pflegende im Rahmen ihrer Tätigkeit am ehesten zu tun haben (z. B. spritzen), können meist nicht unterlassen werden. Hier muss neben der Erstattung von Behandlungs- oder Rehabilitationsmaßnahmen Schmerzensgeld als „immaterieller Schadenersatz" geleistet werden. Reine Vermögensschäden müssen nicht ersetzt werden.

1.5 Körperverletzung

Eine körperliche **Misshandlung** ist eine üble, unangemessene Behandlung, die zu einer nicht unerheblichen Beeinträchtigung des körperlichen Wohlempfindens oder der körperlichen Unversehrtheit führt. Ob die Beeinträchtigung tatsächlich „nicht unerheblich" ist, orientiert sich am individuell betroffenen Opfer. Eventuelle Vorerkrankungen oder besondere Befindlichkeiten können die Körperverletzung verstärken. Eine **Gesundheitsbeschädigung** ist in jedem Hervorrufen oder Steigern eines vom Normalzustand der körperlichen Funktionen des Menschen nachteilig abweichenden Zustandes zu sehen. Die Beeinträchtigung muss dabei nicht von Dauer, aber unnatürlich und erheblich sein. Ein Schmerzempfinden ist nicht notwendig.

Der Grundtatbestand der Körperverletzung wird in § 223 StGB (Strafgesetzbuch) wie folgt formuliert:

> Wer eine andere Person körperlich misshandelt oder an der Gesundheit schädigt, wird mit Freiheitsstrafe bis zu fünf Jahren oder mit Geldstrafe bestraft.

Grundsätzlich lässt sich in einfache, gefährliche oder schwere Körperverletzung unterscheiden.

1.5.1 Einfache Körperverletzung

Alle therapeutischen und viele Pflegemaßnahmen erfüllen ohne vorliegende Einverständniserklärung des Patienten den Tatbestand der Körperverletzung, z. B. das Legen eines Dauerkatheters in die Harnblase.

Einwilligung
Band 1, E 1

Wer eine Körperverletzung oder Gesundheitsbeschädigung begeht, handelt in jedem Fall rechtswidrig und muss Schadenersatz oder Schmerzensgeld zahlen, wenn er dafür keine Einwilligung hatte. Angehörige oder Dritte können in Körperverletzungen oder Gesundheitsbeschädigungen nur einwilligen, wenn sie dazu vom Patienten ausdrücklich und schriftlich bevollmächtigt wurden bzw. eine richterliche Verfügung besitzen.

> Die Einwilligung kann ausdrücklich, konkludent (sich aus den Umständen ergebend) oder mutmaßlich erteilt werden. In Notfällen oder bei immer wiederkehrenden Standardeingriffen darf die Pflegekraft also davon ausgehen, dass eine Einwilligung vorliegt (mutmaßliche Einwilligung), auch wenn der Patient oder Bewohner dieses nicht ausdrücklich bestätigt hat.

1.5.2 Gefährliche Körperverletzung

Bei der in § 224 StGB geregelten „gefährlichen Körperverletzung" handelt es sich um einen Qualifikationstatbestand. Die Strafandrohung wird für den Fall, dass die Tat in hohem Maße als gefährlich einzustufen ist und deshalb eines der untenstehenden Merkmale erfüllt, erheblich erhöht:

Wer die Körperverletzung

1. durch Beibringung von Gift oder gesundheitsschädlichen Stoffen
2. mittels einer Waffe oder eines anderen gefährlichen Werkzeugs
3. mittels eines hinterlistigen Überfalls
4. mit einem anderen Beteiligten gemeinschaftlich oder
5. mittels einer das Leben gefährdenden Behandlung

begeht, wird mit Freiheitsstrafe von sechs Monaten bis zu zehn Jahren, in minder schweren Fällen mit Freiheitsstrafe von drei Monaten bis zu fünf Jahren bestraft.

Übertragen auf die Pflege kann dies vorliegen, wenn

♦ falsche Medikamente verabreicht werden,

♦ Patienten oder Bewohner mit der geballten Faust geschlagen oder durch Tritte verletzt werden,

♦ nicht verordnete Schlaf- oder Beruhigungsmittel verabreicht werden, um einen Patienten wehrlos zu machen,

♦ Patienten spontan oder geplant verletzt werden,

♦ Patienten fixiert werden, ohne dass sie die Möglichkeit haben, ausreichend Flüssigkeit zu sich zu nehmen oder wenn Patienten oder Bewohner von Pflegenden gewürgt werden, sodass die Opfer Luftnot erleiden.

1.5.3 Schwere Körperverletzung

Im Unterschied zur gefährlichen Körperverletzung liegt eine schwere Körperverletzung vor, wenn die Auswirkungen größer sind. Im § 226 StGB ist der Tatbestand der schweren Körperverletzung geregelt:

(1) Hat die Körperverletzung zur Folge, dass die verletzte Person

1. das Sehvermögen auf einem Auge oder beiden Augen, das Gehör, das Sprechvermögen oder die Fortpflanzungsfähigkeit verliert

2. ein wichtiges Glied des Körpers verliert oder dauernd nicht mehr gebrauchen kann oder

3. in erheblicher Weise dauernd entstellt wird oder in Siechtum, Lähmung oder geistige Krankheit oder Behinderung verfällt, so ist die Strafe Freiheitsstrafe von einem Jahr bis zu zehn Jahren.

(2) Verursacht der Täter eine der in Absatz 1 bezeichneten Folgen absichtlich oder wissentlich, so ist die Strafe Freiheitsstrafe nicht unter drei Jahren.

(3) In minder schweren Fällen des Absatzes 1 ist auf Freiheitsstrafe von sechs Monaten bis zu fünf Jahren, in minder schweren Fällen des Absatzes 2 auf Freiheitsstrafe von einem Jahr bis zu zehn Jahren zu erkennen.

Die hier beschriebenen Einschränkungen gelten auch als schwere Körperverletzung, wenn die Verletzungen nicht dauerhaft bestehen, wenn jedoch nicht mit Sicherheit gesagt werden kann, ob der Betreffende geheilt werden kann. Im Zweifelsfall wird beim vorliegenden Tatbestand der schweren Körperverletzung – genau wie bei den anderen Formen – eine genaue Untersuchung nötig. Um das Geschehen rekonstruieren zu können, werden oft erst Monate nach dem Geschehen die betroffenen Patienten befragt und die Patientenunterlagen eingesehen. Daher ist es von besonderer Bedeutung, die Patientendokumentation jeweils korrekt und zeitnah auszuführen.

Strafverfolgung

Zuständig für die Bestrafung ist das Amtsgericht als Strafgericht. Ankläger ist der Staatsanwalt im Namen des Volkes. Dieser ist verpflichtet, belastende und entlastende Umstände zu prüfen. Der Beschuldigte (vor Eröffnung des Verfahrens) oder Angeklagte (nach Eröffnung) kann sich durch einen Rechtsanwalt verteidigen lassen. In bestimmten Fällen (Strafandrohung über ein Jahr, Beschuldigter sitzt im Gefängnis, schwere Folgen bei Jugendlichen) muss ein Pflichtverteidiger beigeordnet werden. Opfer können sich durch einen Opferanwalt vertreten lassen und als Nebenkläger neben dem Staatsanwalt am Verfahren teilnehmen.

Wenn Pflege zur Gewalt wird

Der Fall der Pflegerin Frau S., die gegen eine Altenheimbewohnerin gewalttätig wurde, erregt Unverständnis und Entsetzen. Die Gründe für eine solche Tat sind hingegen vielfältig und sollten aufhorchen lassen.

Gutleben. Die Bewohnerinnen und Bewohner im Seniorenzentrum Gutleben können es noch immer nicht fassen. Die überall beliebte und geschätzte Pflegerin Frau S. gab vergangene Woche zu, mehrmalig bei einer Bewohnerin gewalttätig gewesen zu sein. Die ständige Überforderung im Beruf – hervorgerufen durch Zeitnot und Personalmangel – ließ die 46-jährige ausgebildete Pflegerin immer mehr unter Druck geraten. …

Medizinproduktegesetz – MPG

Unter Medizinprodukten versteht man alle Instrumente, Apparate, Vorrichtungen, Stoffe und andere Gegenstände, die im weitesten Sinne bei der medizinischen und pflegerischen Diagnostik und Therapie eingesetzt werden. Sie sind in verschiedene Klassen unterteilt:

Klasse I: z. B. Gehhilfen, Stützstrümpfe oder wiederverwendbare chirurgische Instrumente

Klasse IIa: z. B. diagnostische Ultraschallgeräte, Hörgeräte, Einmalspritzen oder Trachealtuben

Klasse IIb: z. B. Anästhesie-, Beatmungs-, Dialysegeräte oder Defibrillatoren

Klasse III: z. B. Herzkatheter, künstliche Gelenke oder Brustimplantate

Das Gesetz regelt die technischen und medizinischen Anforderungen sowie den notwendigen Informationsfluss, der sowohl für den Hersteller als auch den Betreiber und Anwender gilt. Besonders für den Betreiber und für die Anwender gilt die Medizinproduktebetreiberverordnung. Wichtige Punkte dieser Verordnung sind:

♦ Inbetriebnahme und Registrierung von Geräten

♦ Ausbildung und Schulung von Personen, die die Geräte bedienen

♦ sachgemäßer Umgang mit den Geräten

♦ Instandhaltung von Geräten

?

1 Nennen Sie drei Punkte, die im Zusammenhang mit der Patientenaufklärung wichtig sind.

2 Für welche Untersuchungen/Eingriffe muss das schriftliche Einverständnis des Patienten vorliegen? Nennen Sie vier Beispiele.

3 Welches Vorgehen ist aus rechtlichen Gründen bei der Pflegedokumentation zu beachten? Nennen Sie fünf wesentliche Vorschriften.

4 In welchen Fällen sind Sie bei entstandenem Schaden für den Patienten für Ihre Handlung haftbar?

5 Wie unterscheidet sich die normale von der gefährlichen Körperverletzung?

1 Recherchieren Sie in den Medien (Zeitungen, Fachzeitschriften, Internet) zum Thema „Misshandlungen durch Pflegende". Wie werden diese Fälle in den Medien aufbereitet und dargestellt? Diskutieren Sie in der Gruppe.

2 Vor allem aus den USA sind teure Schadenersatzklagen bekannt. Recherchieren Sie solche Fälle und diskutieren Sie, welche Auswirkungen ein solches Vorgehen auf die Gesundheitsversorgung in Deutschland hätte.

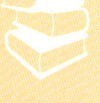

Sträßner, Heinz: Das Recht in der Pflegeausbildung. Handbuch für Auszubildende und Lehrende in der Pflege. Kohlhammer Verlag, Stuttgart 2004

Sträßner, Heinz: Haftungsrecht für Pflegeberufe. Kohlhammer Verlag, Stuttgart 2006

Bürgerliches Gesetzbuch (BGB) online www.gesetze-im-internet.de

2 Überwachung des Patienten

Pia absolviert seit vier Wochen ihren Einsatz auf der Kinderstation im Klinikum Gutleben. Die Arbeit mit den kleinen Patienten macht ihr viel Spaß, auch wenn die schweren Krankheiten der Kinder sie häufig traurig werden lassen. Die 5-jährige Jana Meister hatte einen gutartigen Tumor an der Hypophyse, der inzwischen operativ entfernt wurde. Nur langsam erholt sich das Mädchen von dem Eingriff. Pia fällt auf, dass Jana nach der Operation ungewöhnlich viel Urin lässt. Der Urin ist sehr hell und ständig muss Pia den Katheterbeutel ausleeren und die Menge notieren.

Tim arbeitet zur gleichen Zeit auf einer medizinischen Station, auf der Menschen mit Herz- und Blutdruckproblemen gepflegt werden. In den ersten Tagen hat er sich kaum ans Bett der Patienten getraut, beeindruckt durch die Monitore und die verschiedenen Überwachungsgeräte hielt er sich lieber im Hintergrund, wenn seine Praxisanleiterin Ina Thomsen routiniert die Überwachung der Patienten durchgeführt hat. An diesem Morgen ist Tim Herrn Sebastian Schneider bei der Körperpflege behilflich. Der 75-jährige Patient kommt zur Überwachung und medikamentösen Einstellung seines Blutdrucks ins Klinikum. Herr Schneider trägt einen kleinen schwarzen Kasten um den Hals und als plötzlich ein

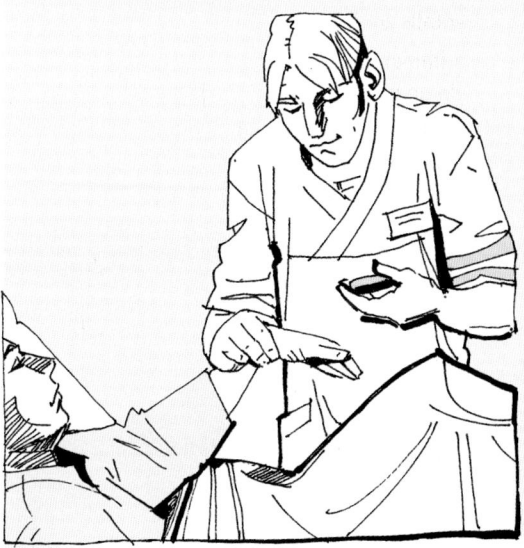

summendes Geräusch zu hören ist, erschreckt sich Tim sichtbar. „Jetzt misst er wieder", lässt sich Herr Schneider vernehmen und grinst Tim dabei an. „Vielleicht kann ich das Gerät ablegen, solange ich mich wasche?" Fragend blickt er zu Tim. „Da muss ich mich erst schlau machen", wendet dieser ein und macht sich auf die Suche nach Ina Thomsen.

1   Überlegen Sie, welche vorbereitenden Maßnahmen vor der Überwachung eines Patienten zu treffen sind.

2   Welche Überwachungsmaßnahmen werden Ihrer Meinung nach von Pflegenden eigenverantwortlich durchgeführt? Diskutieren Sie mit Ihren Mitschülern und Lehrpersonen.

3   Wie wird sich Herr Schneider wohl fühlen mit dieser Art von „Dauerüberwachung" seines Blutdrucks? Diskutieren Sie.

Die Überwachung des Patienten gehört zu den wichtigsten Aufgaben der Pflegenden. Die sorgfältige und fachlich korrekte Durchführung und Dokumentation liefert wichtige Informationen für den Behandlungs- und Pflegeprozess. Die Überwachung eines Patienten sollte nicht nur mithilfe von Instrumenten, sondern auch mit allen Sinnen erfolgen. Hören, Sehen, Riechen und Berühren sind wichtige Fähigkeiten, die im Überwachungsprozess ebenfalls eingesetzt werden sollten. Oftmals nehmen erfahrene Pflegende zuerst über diese Fähigkeiten auch kleine Veränderungen in der Patientensituation wahr, die dann durch die Erhebung der objektiven Daten (Blutdruck, Puls, Temperatur usw.) bestätigt werden. In die Überwachung des Patienten sollte stets die Gesamtsituation einfließen. Diese Art der Überwachung ist bei jedem Patientenkontakt möglich. Je mehr Informationen in kurzer Zeit erhoben bzw. wahrgenommen werden können, desto umfassender und genauer können Pflegende die Situation einschätzen.

> Die Überwachung sollte stets dem Patienten und seiner Situation angemessen sein. Das bedeutet, dass ein schwer kranker Mensch engmaschiger bzw. häufiger überwacht werden muss als ein Patient, der bereits auf dem Weg der Besserung ist. Nicht alle Patienten müssen auf die hier vorgestellten Parameter überwacht werden. Ein offensichtlich wacher, ansprechbarer und zur Diagnostik aufgenommener junger Mann muss nicht auf sein Bewusstsein oder den Blutzucker hin überwacht werden. Treten Veränderungen auf, muss aber an alle diese Parameter gedacht werden, da man sich nur in der Kombination dieser Faktoren einen umfassenden Eindruck verschaffen kann. Es gilt die Devise: So viel wie nötig und so wenig wie möglich, dies jedoch stets in Absprache mit dem Arzt.

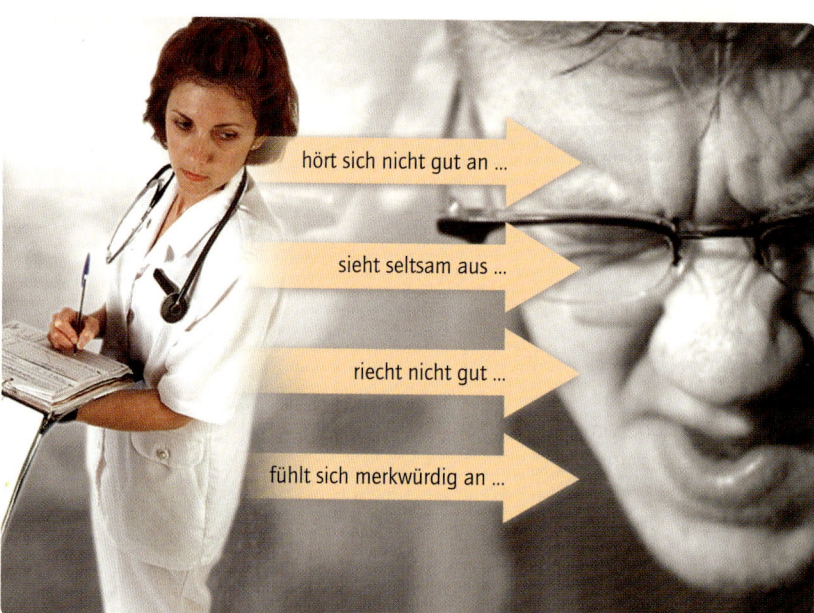

hört sich nicht gut an …

sieht seltsam aus …

riecht nicht gut …

fühlt sich merkwürdig an …

Überwachen mit allen Sinnen

2.1 Blutdruck und Puls

Beide Vitalparameter werden gemeinsam erhoben. Durch beide Werte lässt sich die Herz-Kreislauf-Situation des Patienten gut beurteilen.

Die Überwachung von Blutdruck und Puls geschieht in der Regel nach ärztlicher Verordnung, z. B. dreimal täglich. Es liegt im Kompetenzbereich der Pflegenden, diese einfache und mit wenig Aufwand verbundene Messung auch ohne Anordnung durchzuführen. In folgenden Situationen kann dies nötig sein:

♦ Bei der Aufnahme eines neuen Patienten werden die Vitalparameter Blutdruck und Puls routinemäßig erhoben. Bei der Erstmessung sollte an beiden Armen der Blutdruck gemessen werden. Stark voneinander abweichende Werte können auf Krankheiten hinweisen und sind dem Arzt zu melden.

♦ Wenn der Patient sich unwohl fühlt. Dies kann sich in Schwindel, Kopfschmerzen oder allgemeiner Abgeschlagenheit äußern.

♦ Vor der Erstmobilisation nach längerer Bettruhe oder nach einer Operation sollten Blutdruck und Puls gemessen werden, um sicher zu gehen, dass die Kreislaufsituation eine Mobilisation zulässt.

♦ Bei der Verabreichung von Medikamenten, die einen Einfluss auf Blutdruck und Puls haben, z. B. Herz- und Blutdruckmedikamente.

Blutdruck-
messen
Band 2, H 2

Pulsmessen
Band 2, H 3

Mobilisation
Band 4, G 5

Herzmedi-
kamente
Band 4, D 7

> Beim Messen von Blutdruck und Puls gilt: Lieber einmal zu viel messen als einmal zu wenig.

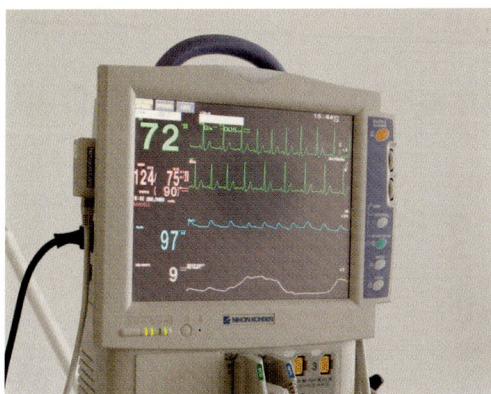

Patientenmonitor

2.1.1 Blutdruck- und Pulsmessung über den Patientenmonitor

Auf der Intensivüberwachungsstation und im Aufwachraum werden die Vitalparameter nach vorher eingestellten Zyklen über den **Monitor** abgeleitet. Über die kontinuierliche Ableitung des Elektrokardiogramms (EKG) kann gleichzeitig auch der Puls erhoben werden. Auf Bettenstationen, auf denen vorwiegend Patienten mit Herzbeschwerden oder nach Herzoperationen gepflegt werden, finden sich auch in den Patientenzimmern solche Monitore. Die Geräte sind mit der Patientenglocke gekoppelt und lösen diese bei einer Abweichung der Werte aus. Um eine korrekte Überwachung über den Monitor zu gewährleisten, werden dem Patienten angepasste **Alarmgrenzen** (Grenzen für die höchsten und für die niedrigsten Werte von Blutdruck und Puls) eingestellt.

Befinden sich die Werte außerhalb dieser Grenzen, ertönt ein akustischer und/oder visueller Alarm. In manchen Kliniken tragen die verantwortlichen Pflegenden eine Art Sucher bei sich, auf dem sie die entsprechenden Werte angezeigt bekommen. So ist es möglich, schnell auf Veränderungen reagieren zu können.

2.1.2 24-Stunden-Blutdruckmessung

In manchen Fällen bildet die punktuell durchgeführte Blutdruck- und Pulsmessung kein genaues Bild der Herz-Kreislauf-Situation ab, z. B. wenn ein Patient nur schwer mit Medikamenten einzustellen ist oder der Blutdruck tageszeitbedingt stark schwankt. Eine Messung über 24 Stunden liefert dann genauere Informationen.

Für einen Tag wird der Blutdruck nach voreingestelltem Rhythmus erhoben, auch in der Nacht, ohne dass der Patient dazu geweckt werden muss. Die Manschette wird am Oberarm angelegt und mit einem Gerät verbunden, das unter oder über der Kleidung getragen werden kann. Dabei ist darauf zu achten, dass der Schlauch nicht abgeknickt wird, da es sonst zu nicht verwertbaren Fehlmessungen kommt. Das Gerät zeichnet die Messwerte auf, die vom Arzt ausgewertet werden. Der Patient erhält ein Formblatt, auf dem er alle Aktivitäten (Körperpflege, Essen, Spaziergehen) mit Angabe der Uhrzeit notiert. Diese Angaben werden mit den aufgezeichneten Blutdruckwerten verglichen, um eventuelle Abweichungen interpretieren zu können (z. B. Blutdruckanstieg bei Aktivität).

24-h-Blutdruckgerät

2.1.3 Patientenselbstmessung

Viele Patienten sollten im Anschluss an den stationären Aufenthalt den Blutdruck zuhause selbstständig messen und notieren. Pflegende instruieren diese Patienten in der richtigen Vorgehensweise und schulen sie in der Anwendung des Blutdruckgeräts. Darüber hinaus informieren sie die Personen über bestimmte Verhaltensweisen, z. B. dass eine Stunde vor der Blutdruck- und Pulsmessung kein Kaffee getrunken werden sollte.

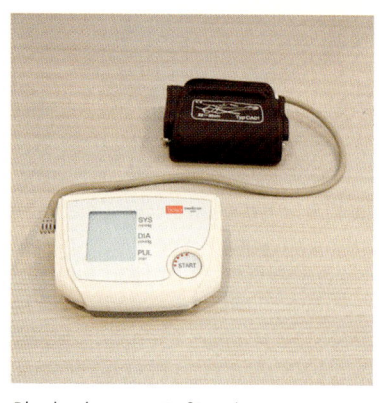

Patienten-
schulung
Band 5, A 5.3.2

Blutdruckmessgerät für zuhause

Weißkitteleffekt

In ca. 10 % der Fälle kann ein zu hoher Blutdruck **(Hypertonie)** auf den Weißkitteleffekt zurückgeführt werden. Darunter versteht man die Erhöhung des sonst normalen Blutdrucks, wenn dieser von Gesundheitsfachpersonen wie Pflegenden oder Ärzten gemessen wird. Bei Patienten, die bekanntermaßen diesen Effekt aufweisen, sollte auf die Patientenselbstmessung zurückgegriffen werden, da sonst irrtümlich ein zu hoher Blutdruck angenommen wird.

Hypertonie
Band 2, E 1

2.2   Zentraler Venendruck

Neben dem Blutdruck und dem Puls gibt der zentrale Venendruck (ZVD) Auskunft über die Herz-Kreislauf-Situation und über den Füllungszustand der Venen eines Patienten. Auf der Intensivpflegestation gehört der ZVD zur routinemäßigen Überwachung des Patienten. Der Parameter wird dann über den Patientenmonitor gemessen, indem die Messvorrichtung über ein Verbindungskabel mit dem Monitor verbunden und abgeglichen wird. In einigen Fällen wird eine Überwachung auch auf der Bettenstation nötig. Um den ZVD messen zu können, muss der Patient einen zentralen Venenkatheter haben, der in der Vena cava superior liegt. Nur so wird die Druckmessung vor dem rechten Herzen möglich.

Für die Messung des ZVD sind folgende Materialien nötig:

♦ 250 ml Kochsalzlösung als Infusion inklusive Besteck
♦ Infusionsschlauch, der in der Messlatte platziert wird
♦ Dreiwegehahn
♦ ZVD-Messschlauch, der in der Messlatte platziert wird
♦ Thoraxschublehre, um den Nullpunkt auf der Brust des Patienten einzuzeichnen

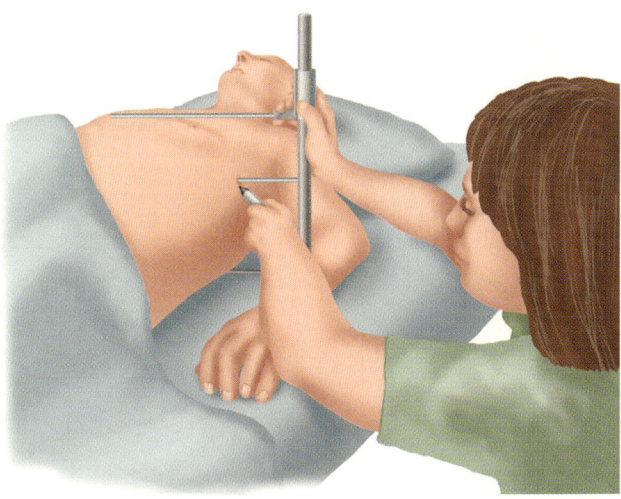

Bestimmung des Nullpunkts

Beobachtung
der Atmung
Band 2, G 2

Atemkontrolle
Band 4, B 2.3.1

Beispiel: Messung des zentralen Venendrucks

Zunächst wird der Flüssigkeitsspiegel vom Schlauch in der Messlatte überprüft. Ist er zu niedrig, wird durch Umstellen des Dreiwegehahns der Schenkel mit Kochsalz gefüllt. Die anderen Infusionen laufen bis dahin normal. Der Patient wird in **Rückenlage** gedreht, störende Lagerungsmaterialien werden entfernt. Das Kopfteil wird möglichst flach gestellt, bei Patienten mit Atemnot nur so weit, wie der Patient mühelos atmen kann. Der Nullpunkt der Messlatte wird mit dem eingezeichneten Nullpunkt auf der Brust des Patienten abgeglichen, d. h., sie befinden sich auf gleicher Höhe.

Nun wird über den Dreiwegehahn der **proximale** (körpernahe) **Schenkel** des Venenkatheters gegen den Messlattenschenkel geöffnet. Der Patient wird gebeten, zwei- bis dreimal kräftig zu atmen und die Luft kurz anzuhalten. An der Messlatte kann nun abgelesen werden, bei welchem Wert die **Flüssigkeitssäule** stehen bleibt. Ein normaler ZVD liegt zwischen 3–10 cm Wassersäule. Ein zu tiefer ZVD weist auf einen Flüssigkeitsmangel hin, ein zu hoher ZVD weist auf einen Flüssigkeitsüberschuss hin. So liefert der ZVD dem Arzt wichtige Informationen über die Herz-Kreislauf-Situation und ergänzt den Blutdruck-Messwert. Bei einer **Insuffizienz der Herzklappen** ist der ZVD oft falsch hoch; dies muss in die Interpretation einbezogen werden. Mittels Dreiwegehahn werden die Infusionen wieder angestellt, der Schenkel zur Messlatte wird so verschlossen. Nach der Messung ist der Patient wieder in eine bequeme Lage zu bringen.

2.3 Atmung

Die Überwachung der Atmung gehört nicht zur Standardüberwachung, ergänzt aber in vielen Fällen den Gesamteindruck, den man von einem Patienten erhält.

Die Atmung gehört zu den Körperfunktionen, die für eine bestimmte Zeit bewusst kontrolliert und manipuliert werden können, z. B. Anhalten der Luft, langsam oder schnell atmen. Um die Atmung korrekt beurteilen zu können, sollte daher der Patient vorher nicht über die Messung informiert werden. Das Vorgehen entspricht einer einfachen Pulsmessung, um den Patienten auf diese Weise „abzulenken". Man schaut eine Minute lang, wie oft sich der Brustkorb hebt und senkt.

Die Überwachung der Atmung hat in folgenden Situationen besondere Relevanz:

- in der postoperativen Überwachungsphase, um sicherzugehen, dass der Patient für die Atemarbeit ausreichend wach ist
- bei Verdacht auf Intoxikationen **(Vergiftungen)** oder bei Drogenmissbrauch
- bei Veränderungen des Bewusstseinszustands, die auf eine Krankheit, z. B. **Hyperglykämie** (stark erhöhter Blutzucker) bei Diabetes mellitus, zurückzuführen sind oder bei einer Gehirnerschütterung
- in Notfall- und Wiederbelebungssituationen

Über die Atmung wird das Blut mit Sauerstoff angereichert. Daher kann sie auch über die **Sauerstoffkonzentration** im Blut überwacht werden. Dies kann nicht-invasiv mit einem Pulsoxymeter oder invasiv mit der Bestimmung des Sauerstoffpartialdrucks im arteriellen Blut geschehen.

2.3.1 Pulsoxymeter

Für die kontinuierliche nicht-invasive Überwachung der Sauerstoffsättigung im Blut hat sich der mobile Pulsoxymeter bewährt. Das Gerät kann je nach Bedarf an das Patientenbett gebracht werden oder befindet sich fest installiert am Patientenmonitor. Über einen Klipp am Finger oder am Ohrläppchen wird dauerhaft die Sättigung in Prozent angegeben. Wird der Wert über den Finger abgenommen, ist darauf zu achten, dass Nagellack entfernt wird, da es sonst zu Fehlmessungen kommen kann. Auch bei Patienten mit sehr kalten Händen, z. B. bei hohem Fieber und Zentralisation oder nach einer langen Operation, kann der Sensor die Impulse nicht aufnehmen und das Gerät zeigt keinen Wert an. Am Gerät werden für den Patienten entsprechende **Alarmgrenzen** für den Puls und den unteren Wert für die Sauerstoffsättigung eingestellt. Liegen die Werte außerhalb dieser Grenzen, ertönt ein Alarmsignal. Vor allem in der postoperativen Überwachung hat sich diese Messmethode bewährt. Die postoperative Sauerstoffgabe kann so zuverlässig überwacht und ein Herausrutschen der Sauerstoffsonde frühzeitig bemerkt und korrigiert werden. Daneben gibt es auch kleinere Geräte, die nur die Sauerstoffsättigung messen.

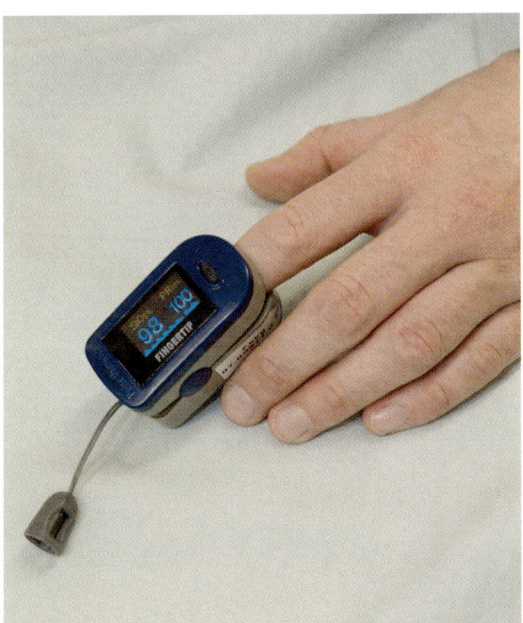

Pulsoxymeter

2.3.2 Arterielle Blutgasanalyse

Um eine detaillierte Einschätzung der Atmungsfunktion und -qualität zu erhalten, kann der **Sauerstoffpartialdruck** im arteriellen Blut bestimmt werden. Zu diesem Zweck entnimmt der Arzt in der Regel aus der Arteria radialis mithilfe einer speziellen Kanüle wenig Blut, das zur Analyse in ein Messgerät gegeben wird. Diese Art der Atmungsüberwachung bleibt in der Regel der Intensiv- oder Notfallstation bzw. dem Aufwachraum vorbehalten.

Blutentnahme
Band 4, A 3.1

2.4 Temperatur

Die Kontrolle der Temperatur gehört zum Standard der täglichen Überwachung. Sie sollte dennoch sinnvoll und angemessen durchgeführt werden. Nicht jeder Patient oder jede Bewohnerin muss täglich auf diesen Wert hin überwacht werden. In der Regel erfolgt die Temperaturüberwachung auf ärztliche Verordnung; sie kann jedoch auch eigenverantwortlich von Pflegenden vorgenommen werden. Eine Überwachung der Temperatur ist in folgenden Situationen nötig:

◆ im Rahmen der postoperativen Überwachung als Frühsymptom einer möglichen Infektion

◆ bei Hinweisen auf eine erhöhte Temperatur, z. B. Patient hat sehr rotes Gesicht, schwitzt oder hat Schüttelfrost

◆ zur Kontrolle der nicht-medikamentösen (physikalische Therapie, z. B. Waden-wickel) und medikamentösen (Paracetamoltabletten oder -zäpfchen) Behandlung bei bestehendem Fieber

◆ bei Kindern mit infektiösen und nicht-infektiösen Kinderkrankheiten

◆ bei Bewusstseinsstörungen ohne erkennbare Ursache

◆ bei Patienten mit Infektionskrankheiten oder sonstigen Infektionen (z. B. Wundinfekte)

Beobachtung der Temperatur Band 2, C 1

2.5 Bewusstsein

Die Überwachung des Wachheits- bzw. Bewusstseinszustands geschieht bereits, während die Pflegenden mit den Patienten in Kontakt treten. Als erste Einschätzung wird kontrolliert:

◆ Ist der Patient wach?

◆ Hat der Patient die Augen geöffnet?

◆ Gibt der Patient adäquate Antworten und ist ein sinnvolles Gespräch möglich?

◆ Ist der Patient zeitlich, örtlich und zur Person orientiert? (Dies ergibt sich bereits im Gespräch.)

Bewusstseins-störungen Band 4, B 2.1

Postoperative Überwachung Band 4, G 4.3

Patienten nach einer Operation müssen sorgfältig auf ihren Wachheitszustand eingeschätzt werden, da sie möglicherweise noch wirksame Narkosemittel im Blut haben könnten. Patienten mit Verletzungen am Kopf (Gehirnerschütterung, Schädel-Hirn-Trauma) müssen engmaschig überwacht werden.

Anhand der Glasgow-Coma-Scale kann das Bewusstsein überwacht werden.

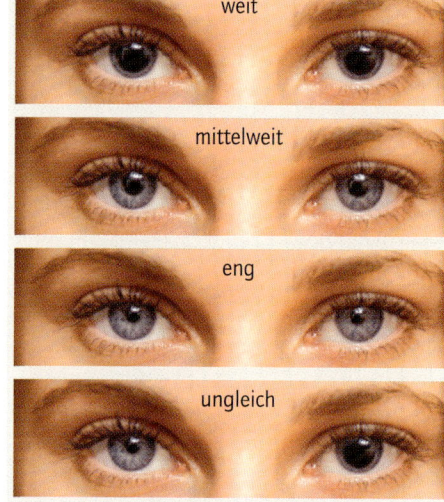

Pupillengrößen

Ergänzt wird dieses Schema durch die Einschätzung der **Pupillenreaktion**. Mit einer kleinen Taschenlampe wird erst kurz in das eine Auge, dann in das andere Auge geleuchtet. Pupillen reagieren auf Licht, indem sie sich zusammenziehen, also kleiner werden. Ziehen sich die Pupillen nicht zusammen, kann das ein Hinweis auf ein pathologisches Ereignis im Gehirn sein (z. B. Hirnblutung oder Schlaganfall). Dies muss unverzüglich dem Arzt gemeldet werden. Die Größe der Pupillen wird mit „weit", „mittelweit" und „eng" angegeben und in der Überwachungskurve notiert.

2.6 Blutzucker

Die regelmäßige Kontrolle des Blutzuckers wird vor allem bei Patienten, die an einem Diabetes mellitus leiden, durchgeführt. Erhoben wird der **Nüchternblutzucker,** also bevor am Morgen gefrühstückt wird, oder es wird ein so genanntes **Tagesprofil** erstellt.

Blutzuckertagesprofil

An bestimmten Zeiten, in der Regel morgens um 7 Uhr bzw. vor dem Frühstück, mittags um 11 Uhr und abends um 17 Uhr bzw. vor dem Abendessen wird der Blutzucker gemessen. Wird diese Messung über mehrere Tage durchgeführt, können die Schwankungen des Blutzuckers gut kontrolliert und dokumentiert werden. In Ausnahmefällen – z. B. bei Personen, die in der Nacht häufiger eine Hypoglykämie (Unterzuckerung) zeigen – wird vor der Nachtruhe um 22 Uhr und eventuell um 2 Uhr nachts nochmals gemessen.

Eine andere Möglichkeit ist die Messung im „Schachbrett". Dies bedeutet, dass z. B. Montagmorgen, Dienstagmittag und Mittwochabend gemessen wird. Dies kann bei Patienten, deren Blutzucker relativ stabil ist, vom Arzt verordnet werden. Diese Methode findet sich häufig in der ambulanten Pflege. Der betroffene Patient ist darüber zu informieren. So kann er sich jeweils selbst für die Messungen melden oder diese selbstständig durchführen.

Auch in anderen Situationen kann es nötig werden, den Blutzucker zu kontrollieren, z. B. wenn ein Patient lange auf eine Untersuchung wartet, für die er nüchtern sein muss, oder wenn ein Patient mehrmals erbrochen hat. Der Blutzucker schwankt je nach Nahrungsaufnahme über den Tag verteilt. Beim Gesunden übersteigt er jedoch eine bestimmte Grenze nicht. Der Blutzucker eines Gesunden liegt zwischen 80–120 mg/dl. Neue Geräte geben den Wert in mmol pro Liter an. Hier liegt der **Normalwert** bei 4,0–6,2 mmol/l.

Die Messung des Blutzuckers soll **vor** dem Essen durchgeführt werden, da ein Wert nach dem Essen keine zuverlässige Größe darstellt. Bei Menschen mit einem Diabetes mellitus erfolgt die Messung eine halbe Stunde vor der geplanten Nahrungsaufnahme. Zeigt die Messung zu hohe Werte, muss entsprechend der ärztlichen Verordnung Insulin subkutan verabreicht werden.

Diabetes
mellitus
Band 3, J 4

Subkutane
Injektionen
Band 4, E 3.1.1

Insuline
Band 4, D 6.3.2

Das Blut kann entweder venös oder kapillär abgenommen werden. Im klinischen Alltag wird meist auf die kapilläre Form zurückgegriffen, da diese selbstständig von Pflegenden ausgeführt werden kann. Für die **kapilläre Blutentnahme** zur Bestimmung des Blutzuckers eignen sich die Fingerkuppen oder das Ohrläppchen. An den sehr sensiblen Kuppen (Tastfunktion) sollte die Entnahme seitlich erfolgen. Durch die oft jahrelange Kontrolle des Blutzuckers kommt es so zu geringeren tastempfindlichen Veränderungen.

Für die Messung sollten folgende **Materialien** bereitgelegt werden:

- Handschuhe
- Blutzuckermessgerät und Messstreifen
- Stechhilfe
- unsterile Tupfer und eventuell kleines Pflaster
- Patientenkurve zur Dokumentation des Werts

Patienten, die zuhause die Messung selbstständig durchführen, sollten auch in der Klinik dazu angehalten werden. So übernehmen sie eine Aufgabe im Behandlungsprozess und behalten ihre Selbstständigkeit. Zusätzlich kann das Vorgehen von den Pflegenden überprüft und eventuell korrigiert oder verbessert werden. Ist der Patient nicht in der Lage, die Messung durchzuführen, wird wie nachfolgend beschrieben vorgegangen:

- Information an den Patienten über geplante Blutzuckerkontrolle
- Erklärung über Sinn und Zweck der Messung und mögliche Konsequenzen bei Werten, die von der Norm abweichen
- Patient wählt den Ort, an dem das Blut entnommen werden soll
- Pflegende trägt Handschuhe
- Blutzuckermessgerät und Messstreifen griffbereit legen
- Patient soll die Hände vorher waschen und gut abtrocknen
- Einwirkzeit einhalten, währenddessen Messstreifen in das Gerät einführen und schauen, ob der Streifen mit der Eichung des Geräts übereinstimmt
- Stechhilfe mit frischer Nadel bestücken und Stechtiefe einstellen
- kapilläre Blutentnahme durchführen
- Bluttropfen auf das Messstäbchen auftragen (wird automatisch eingezogen)
- Patient erhält frischen Tupfer oder Pflaster, wenn die Einstichstelle noch blutet
- Messzeit abwarten und Messwert am Gerät ablesen
- Material entsorgen, eventuell Blutzuckermesstablett mit frischem Material auffüllen

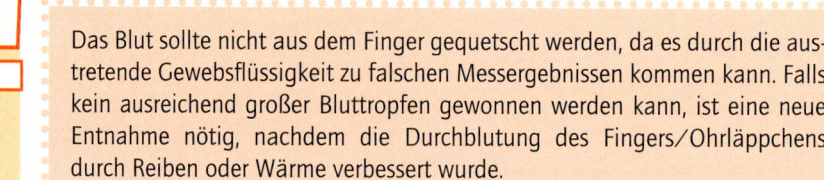

Das Blut sollte nicht aus dem Finger gequetscht werden, da es durch die austretende Gewebsflüssigkeit zu falschen Messergebnissen kommen kann. Falls kein ausreichend großer Bluttropfen gewonnen werden kann, ist eine neue Entnahme nötig, nachdem die Durchblutung des Fingers/Ohrläppchens durch Reiben oder Wärme verbessert wurde.

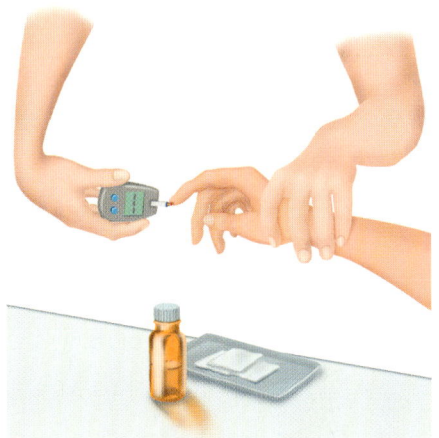

Für jeden Patienten, bei dem der Blutzu-cker regelmäßig erhoben wird, sollte ein eigenes Überwachungsblatt dafür angelegt werden. Patienten zuhause führen meist selbstständig ein kleines Buch, in das sie die Werte täglich eintragen. Es liefert dem Hausarzt wichtige Informationen über Schwankungen im Blutzuckerverlauf und kann als Grundlage für eine Therapieanpassung herangezogen werden.

Blutzuckerentnahme

2.7 Urin

Der Urin als Ausscheidungsprodukt der Niere kann auf

♦ die Qualität (Farbe, Beimischungen und Geruch)

♦ die Produktion (Menge)

♦ die Ausscheidungsfrequenz (Häufigkeit) und

♦ die Veränderungen des Miktionsstrahls

beobachtet und überwacht werden.

In manchen Fällen ist besonderes Augenmerk auf die Urinausscheidung zu legen. In der **postoperativen** Überwachungsphase sollte der Patient innerhalb einer vorgegebenen Zeit das erste Mal Urin gelassen haben. Wird diese Zeit deutlich überschritten, sind entsprechende Maßnahmen (nochmalige Mobilisation, Wasserhahn laufen lassen, eventuell Katheterismus) nach Rücksprache mit dem Arzt einzuleiten.

Beobachtung
des Urins
Band 2, F 2.1

Patienten, die eine **Chemotherapie** erhalten, sollten ebenfalls in einer vorgegebenen Zeit eine bestimmte Menge Urin gelassen haben. Um der Gefahr einer nierentoxischen Schädigung vorzubeugen, sollte die Menge des Urins – falls der Patient einen Blasenkatheter hat – zweistündlich kontrolliert werden. Bei allen übrigen Patienten wird die Menge des Urins nach jeder Miktion gemessen. Dafür ist es notwendig, dass der Betroffene den Urin in eine Urinflasche oder in ein Steckbecken gibt. Patienten, die stark schwitzen (hohe Außentemperatur oder bei Fieber) verlieren viel Flüssigkeit über die Haut. Dies kann zu einer Abnahme der Urinmenge und zu einer Zunahme der Harnkonzentration (dunkelgelber Urin) führen.

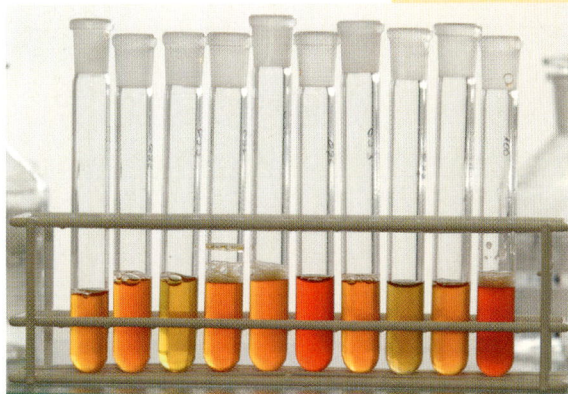

Urinproben

In der Pflege alter Menschen sind ein Rückgang der Urinmenge und eine Zunahme der Urinkonzentration (beobachtbar an Farbe und Geruch) ein erstes Zeichen, dass die Bewohnerin zu wenig trinkt. Liegen keine Kontraindikationen vor (Herzinsuffizienz, Niereninsuffizienz), sollten ausreichend Getränke angeboten werden.

Häufig wird eine so genannte **Flüssigkeitsbilanz** errechnet. Die Menge der Einfuhr (Getränke, Flüssigkeit aus Suppen, Infusionen) wird der Menge der Ausfuhr (Urin, sehr wässriger Stuhl, übermäßiger Schweiß, sehr häufiges Erbrechen) gegenübergestellt und in einem Plus oder einem Minus errechnet. Dies setzt voraus, dass die Urinmengen jeweils notiert werden und ein Verlaufsblatt über die zugeführten Getränke angelegt wird. Normalerweise ergibt eine ausgeglichene Flüssigkeitsbilanz ein Plus von ca. 800–1000 ml, da über die Haut ebenfalls Flüssigkeit verdunstet (bei Fieber und starkem Schwitzen erhöht sich die Menge entsprechend, was in der Bilanz berücksichtigt werden muss). Patienten mit einer Herz- oder Niereninsuffizienz sollten eine geringere Plusbilanz aufweisen, da das Herz-Kreislauf-System sonst überlastet wird mit dem Risiko eines Lungenödems.

Lungenkreislauf
Band 2, G 1

Diabetes
mellitus
Band 3, J 4

Sammelurin
Band 4, A 3.2.5

Beispiel: Krankheitsbedingte Veränderung der Urinmenge – Diabetes mellitus und Diabetes insibitus

Krankheitsbedingt kann es zu einer stark erhöhten Menge des Urins kommen, z. B. bei einem nicht therapierten Diabetes mellitus. Durch die veränderte Stoffwechsellage im Körper (stark erhöhter Blutzucker) wird Glukose über den Urin ausgeschieden, osmotisch folgt Wasser. Die Urinausscheidung ist erhöht. Der Patient klagt über vermehrten Durst, oft das erste Anzeichen dieser Erkrankung.

Der Diabetes insibitus führt ebenfalls zu einer Erhöhung der Urinmenge, dies aber wesentlich ausgeprägter als beim Diabetes mellitus. Durch eine Störung in der Produktion des antidiuretischen Hormons (ADH) scheidet der Patient bis zu sieben Liter Urin täglich bei stark erhöhtem Durst aus. Häufig tritt diese Form des Diabetes nach der operativen Entfernung eines Hypophysentumors auf. Die Krankheit kann mit nasaler Gabe mit ADH – in Form von Spray – behandelt werden. Nach ein paar Wochen normalisiert sich dieser Zustand wieder und das Medikament (Minirin®) kann abgesetzt werden.

2.8   Stuhl

Der Stuhl als Ausscheidungsprodukt des Darms kann auf

♦ die Qualität (Farbe, Beimischungen/Auflagerungen und Geruch)
♦ die Produktion (Menge)
♦ die Konsistenz/Form
♦ die Ausscheidungsfrequenz (Häufigkeit)

Beobachtung
des Stuhls
Band 2, F 2.2

beobachtet und überwacht werden.

Eine sorgfältige Dokumentation der Beobachtungen ist nötig, da es sonst zu unnötigen Interventionen, beispielsweise abführenden Maßnahmen, kommen kann.

Häufig gibt die Patientendokumentation nur ungenau Aufschluss über das Stuhlverhalten der Patienten. Aus Schamgefühl werden die Patienten häufig nicht befragt, sodass Situationen, in denen Personen bis zu einer Woche keinen Stuhlgang hatten, entstehen können. Das ist in vielen Fällen mit belastenden Interventionen (z. B. mehrmaligen Einläufen) für den Patienten verbunden. Dies kann durch eine sorgfältige und genaue Dokumentation vermieden und ein frühzeitiges Handeln ermöglicht werden.

2.9 Erbrochenes

Auch Erbrochenes zählt zu den Ausscheidungen des Menschen und muss dementsprechend überwacht und beobachtet werden. Die Gründe für das Erbrechen sind vielfältig:

♦ eine Infektion des Magen-Darm-Trakts
♦ Lebensmittelunverträglichkeiten oder Vergiftungen
♦ als Reaktion auf bestimmte Medikamente (vor allem Chemotherapeutika oder Narkotika)
♦ bei sehr unangenehmen Ereignissen mit hoher psychischer Belastung
♦ bei sehr starken Schmerzen
♦ bei Reisekrankheit (Schiffsreise)
♦ in den ersten drei Monaten einer Schwangerschaft
♦ bei andauerndem sehr starkem Hustenreiz durch den erhöhten abdominellen Druck

Auf folgende Faktoren kann Erbrochenes beobachtet werden:

♦ Menge
♦ Geruch
♦ Aussehen und Beimischungen
♦ Dauer und Zeitpunkt

Für die Patienten ist das Erbrechen sehr unangenehm. Neben dem Würgereiz und dem sauer riechenden und schmeckenden Mageninhalt spielt auch die Scham eine Rolle. Dem Patient sollte nach dem Erbrechen das Mundausspülen und das Händewaschen angeboten werden. Erbrochenes wird nicht im Zimmerabfall, sondern im Pflegearbeitsraum entsorgt. Das Patientenzimmer sollte kurz gelüftet werden.

Bei den Patienten, die operiert wurden und die nach der Narkose erbrechen müssen, stellen sich darüber hinaus durch den intraabdominellen Druck während der Würgephase im Operationsgebiet Schmerzen ein. Bei Patienten, die noch nicht richtig wach sind, besteht die Gefahr der Aspiration von Erbrochenem mit einer möglichen Aspirationspneumonie.

Der Körper verliert durch das Erbrechen auch Flüssigkeit und Elektrolyte. So sollte auf alte Menschen, Kleinkinder und Säuglinge ein besonderes Augenmerk gelegt werden, um eine Exikkose (Austrocknung) frühzeitig zu erkennen und zu behandeln.

Beobachtung von Erbrochenem
Band 2, F 2.3

Hat der Patient kurz vor dem Erbrechen Tabletten zu sich genommen, muss das Erbrochene auf diese Tabletten untersucht werden. Nur so kann sichergestellt werden, dass der Patient entweder den Wirkstoff des Medikaments bereits aufgenommen hat oder ob nach Rücksprache mit dem Arzt das Medikament nochmals gegeben werden muss. Bei Menschen mit Diabetes mellitus und vorheriger Insulingabe muss der Blutzuckerspiegel überwacht werden, da es möglicherweise zu einer Hypoglykämie kommt.

2.10 Schweiß

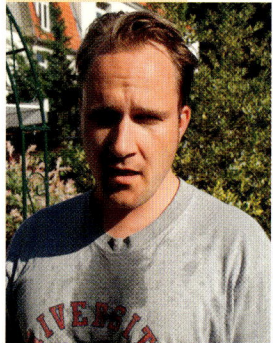

Veränderungen beim Schwitzen fallen erst bei Abweichungen auf. Normalerweise ist die Ausscheidung des Schweißes kein Überwachungsparameter; er gewinnt jedoch bei pathologischen Abweichungen (übermäßiges oder stark reduziertes Schwitzen) an Bedeutung. Durch die Fähigkeit des Schwitzens reguliert der Körper seine Temperatur bei körperlicher Anstrengung (Sport) oder bei hohen Außentemperaturen. Menschen, die diese Fähigkeit nicht besitzen, können die Körpertemperatur weniger gut kontrollieren und erleiden schneller einen gefährlichen Hitzschlag.

Eine Häufung von Schweißdrüsen findet sich an den Handinnenflächen, an der Stirn, auf dem Nasenrücken, unter den Achseln und an den Fußsohlen.

Der Schweiß als Ausscheidungsprodukt der Schweißdrüsen kann auf

◆ Menge
◆ Aussehen
◆ Geruch

beobachtet werden.

Wichtige Begriffe, die die Fähigkeit zum Schwitzen beschreiben, sind:

Anhidrosis: fehlende Schweißsekretion (genetisch bedingt sind keine Schweißdrüsen angelegt)

Hypohidrosis: reduzierte generelle oder lokale Schweißproduktion (zurückzuführen auf zu wenige oder sehr kleine Schweißdrüsen). Im Rahmen bestimmter Hautkrankheiten oder nach Verbrennungen 3. Grades mit Beteiligung bzw. Untergang der Schweißdrüsen kommt es zu lokalen Hautstellen ohne Schweißproduktion.

Hyperhidrosis: vermehrtes generelles oder lokales Schwitzen. Physiologisch geschieht dies beim Sport, bei heißen Außentemperaturen oder bei Fieber. Menschen mit deutlichem Übergewicht (Adipositas) schwitzen mehr als normalgewichtige Menschen.

Nachtschweiß: diese besondere Art der Schweißproduktion bezieht sich ausschließlich auf die Nacht. Krankheitsbedingt kommt dies bei Tuberkulose und bei der Immunschwäche HIV vor.

Normaler Schweiß ist klar. In sehr seltenen Fällen kann der Schweiß seine Farbe ins rötliche oder gelbliche ändern. Bisher ist die Ursache ungeklärt, man diskutiert jedoch eine pathologische Aufnahme von Metallverbindungen oder eine Infektion.

Frischer Schweiß riecht nicht. Der Geruch entsteht erst, wenn hauteigene Bakterien den Schweiß zersetzen. Der Geruch ist auch abhängig von der zugeführten Nahrung, z. B. Knoblauch oder Zwiebeln.

Patienten oder andere Personen auf ihren unangenehmen Körpergeruch anzusprechen ist schwer. Hier soll in einfühlsamer Art und Weise das Problem dennoch angesprochen werden, um größere Konflikte, z. B. mit Mitpatienten im gleichen Zimmer, zu vermeiden.

2.11 Schmerz

Noch gehört die Erfassung des Schmerzes nicht zur Standardüberwachung von Patienten im Krankenhaus oder zuhause sowie bei Bewohnern eines Pflegeheims. Erst langsam setzt sich die Ansicht durch, dass Schmerzintensität und -dauer ebenso selbstverständlich regelmäßig erhoben werden sollten wie die Parameter Puls, Blutdruck, Atmung und Temperatur. Für die Erfassung der Schmerzen stehen inzwischen viele verschiedene Assessmentinstrumente für unterschiedliche Schmerzen (akut oder chronisch) zur Verfügung. Besondere Aufmerksamkeit gilt den Menschen, die Schmerzen nicht selbst äußern können, z. B. Kleinkinder, bewusstlose Personen oder Menschen mit Demenz. Hier sind genaue Beobachtungen nötig (Schonhaltung, Vitalzeichen, auffälliges Verhalten wie Unruhe oder Nervosität), um auch nonverbale Zeichen von möglichen Schmerzen zu erfassen.

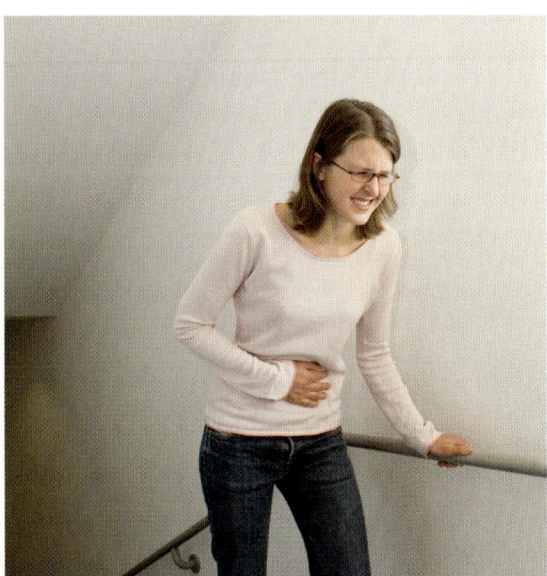

Schmerzpatientin

Als wichtigstes **Prinzip** gilt: Schmerz besteht immer dann, wenn ein Patient dies äußert. Aussagen zu Schmerzen müssen erst genommen und dürfen keinesfalls übergangen oder ignoriert werden. Durch eine regelmäßige Schmerzerfassung lässt sich die Wirksamkeit der eingeleiteten Maßnahmen (Lagerungswechsel, Kälte und Wärme oder Schmerzmedikamente) überprüfen und dokumentieren.

Beobachtung des Schweißes Band 2, F 2.4

Schmerzerfassung Band 5, E 2.3.1

2.12 Angst

Angst
Band 5, C 1.2

Angst gehört ebenso wie Freude oder Trauer zu den subjektiv erfahrbaren Gemütszuständen, die in ihrer Intensität und Dauer individuell ausgeprägt sein können und daher sehr unterschiedlich erlebt werden. Eine routinemäßige Überwachung der Angst ist im Klinikalltag nicht üblich. Lediglich in der Psychiatrie wird Angst als Parameter mit entsprechenden Instrumenten (Scores) erhoben. Dies vor allem, um eine medikamentöse Behandlung bei Angstzuständen auf ihren Erfolg hin zu überprüfen.

Auch wenn es für Klinik und Pflegeheim nicht zur Standardüberwachung gehört, sollten wichtige und auffällige Symptome von Angst erkannt und richtig interpretiert werden. In manchen Fällen ist eine klare Abgrenzung zwischen noch normaler Aufregung und mit Stress verbundener Angst schwierig. Der Patient erlaubt es sich häufig nicht, seine Angst zu zeigen. Auch auf direkte Nachfrage wird sie oft verneint. Ganz anders bei Kindern: Sie lassen ihrer Angst, z. B. bei bevorstehender Blutentnahme, häufig freien Lauf. Zunächst sollte versucht werden, dem Kind altersgemäß zu erklären, was genau gemacht werden soll. Auch eine spielerische Annäherung an das Thema ist möglich.

In einigen Kliniken wird es Kindern ermöglicht, den Operationssaal zu besichtigen. Pflegende und Ärzte erklären meist an Puppen oder Teddybären, wie Kinder untersucht und Verbände angelegt werden. Wird dann tatsächlich eine Behandlung im Krankenhaus oder eine Operation nötig, weiß das Kind ein wenig über die Vorgehensweise. Bei der Behandlung stellen die Eltern eine wichtige Ressource dar, da sie das Kind und sein Verhalten am besten kennen.

> Ratsam ist es, sich in Situationen, die Angst auslösen können, nur kurz in die Lage des Patienten oder des Bewohners zu versetzen. Wie würde die Situation aus der anderen Perspektive aussehen? Oft liegen bereits schlechte Erfahrungen mit ähnlichen Situationen, z. B. schmerzhaften oder langwierigen Untersuchungen, vor, die die jetzige Situation und den Umgang mitprägen.

Häufig zeigt sich Angst an einer Veränderung der Vitalparameter Blutdruck und Puls. Beide sind erhöht. Auch ein übermäßiges Schwitzen oder die Veränderung der Gesichtsfarbe können Hinweise für die Angst sein. Unphysiologische Atemmuster, die sich nicht einer anderen Ursache zuordnen lassen, basieren nicht selten auf der Angst. Durch die Freisetzung von Katecholaminen (Adrenalin) und die Stimulation des Sympathikus können Patienten mit großer Angst auch auffallend große Pupillen haben. So zeigt sich Angst eher in der Kombination verschiedener Parameter. Der wichtigste Hinweis ist jedoch, wenn der Patient seine Angst ganz klar äußert. Dies ist in jedem Fall ernst zu nehmen. Der Ursache der Angst sollte nachgegangen werden und geeignete Interventionen, z. B. ein klärendes Gespräch vor einer geplanten Operation oder Untersuchung, sind einzuleiten.

1 Welche Parameter sollten für die Patientenüberwachung ausgewählt werden, wenn vom Arzt keine eindeutige Verordnung vorliegt oder sich die Patientensituation verändert hat?

2 In welchen Situationen würden Sie selbstständig eine Kontrolle von Puls und Blutdruck durchführen? Nennen Sie vier Gegebenheiten.

3 Aus welchen Gründen erhalten manche Patienten eine 24-Stunden-Blut-druckmessung?

4 Wie wird die Höhe des zentralen Venendrucks korrekt ermittelt?

5 Was geschieht normalerweise, wenn ein Lichtstrahl (z. B. mit einer Taschen-lampe) auf die Pupillen bei einem gesunden Menschen trifft?

6 In welchem Bereich muss der Blutzucker, der vor dem Essen gemessen wird, bei einem gesunden Menschen liegen?

7 Welcher pathophysiologische Prozess liegt möglicherweise bei einer sehr stark erhöhten Urinmenge vor?

8 Auf welche Parameter wird bei der Beobachtung des Stuhls geachtet?

9 Warum sollte Erbrochenes kurz auf seine Zusammensetzung untersucht wer-den, bevor es entsorgt werden kann?

10 Erklären Sie die beiden Begriffe Hypohidrosis und Hyperhidrosis.

11 Wie erklären Sie einer Mitschülerin, dass Sie bei einer Bewohnerin vermuten, dass sie unter Angst leidet? Welche Parameter ziehen Sie dafür heran?

1 „Bewaffnen" Sie sich sichtbar mit Blutdruckmessgerät, Pulsuhr, Fiebermesser, Pulsoxymeter, Pupillentaschenlampe und einer fiktiven Patientenkurve. Stellen Sie im Rollenspiel eine Überwachungssituation dar, indem Sie eine Mitschü-lerin, die krank und müde im Bett liegt, aufsuchen. Wie wirken all die mitge-brachten Instrumente auf die „kranke" Mitschülerin? Notieren Sie die Aussagen und diskutieren Sie, inwieweit dies auch für die Patienten zutreffen könnte.

2 Schauen Sie einer erfahrenen Kollegin bei der routinierten Durchführung einer komplexen Überwachungssituation (mindestens sechs Parameter werden erho-ben) zu. In welcher Reihenfolge nimmt die Kollegin die Überwachung vor? Wie begründet diese ihre Vorgehensweise?

3 Notieren Sie die Vor- und Nachteile einer vom Patienten selbst durchgeführten Kontrolle des Blutzuckers. Wie können Sie die Selbstständigkeit der Patienten hier fördern? Erstellen Sie eine Checkliste.

4 Erstellen Sie eine Übersicht über die Parameter, die in der Regel auf einer inne-ren, einer chirurgischen, einer neurologischen und einer urologischen Station bei den Patienten erhoben werden. Wo liegen die Unterschiede?

Lauber, Annette / Schmalstieg, Petra: Wahrnehmen und Beobachten. Thieme Verlag, Stuttgart 2004

Steffens, Nikola: Lernstationen: Krankenbeobachtung. Elsevier, München 2008

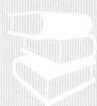

3 Untersuchungsmaterial gewinnen

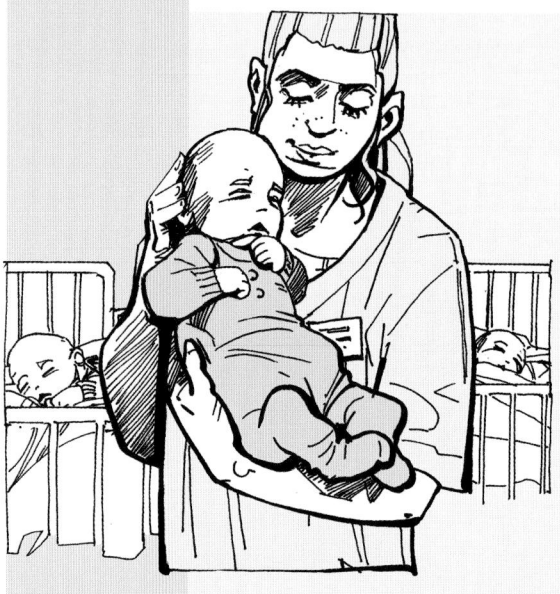

Pia pflegt auf der Kinderstation des Klinikums Gutleben inzwischen auch Kinder mit komplexen Krankheitsbildern. Heute ist sie für den zwei Monate alten Jakob Stifter zuständig. Der leidet seit Tagen an hohem unklarem Fieber. Nun soll die Ursache im Krankenhaus abgeklärt werden. Auf dem Verordnungsblatt sieht Pia den Eintrag „Urinentnahme steril", worunter sie sich zunächst nichts vorstellen kann. Die Praxisanleiterin Susanne Starnke erklärt ihr dann das Vorgehen: „Bei so kleinen Kindern bekommen wir ja nicht nach Aufforderung Urin. Wir benötigen aber eine sterile Probe, da wir einen Niereninfekt vermuten. Aus diesem Grund wird der Arzt heute Nachmittag die Blase von Jakob durch die Bauchdecke punktieren und so sterilen Urin erhalten." Pia stellt sich das ziemlich schlimm für Jakob vor. Gemeinsam mit Susanne Starnke richtet sie dann noch die benötigten Materialien und die Urinröhrchen für die Proben. Als sie sich am nächsten Tag in der Schule mit Tim und Olga bespricht, berichten die Freunde von ihren Erfahrungen.

Olga, die ihren Einsatz auf der medizinischen Station im Klinikum absolviert, erzählt, dass jeden Morgen ein junger Arzt von Zimmer zu Zimmer geht und bei fast allen Patienten Blut abnimmt. Und Tim weiß von einer Pleurapunktion zu berichten, die er erst vor wenigen Tagen miterlebt hat. Etwas kleinlaut gibt er dann auch noch zu, dass ihm während der Prozedur schlecht geworden ist und er das Zimmer verlassen musste. „Ist ja auch kein Wunder. Überall wird gestochen oder ein Schlauch eingelegt, damit der Arzt oder wir eine Probe für die Untersuchungen erhalten. Das ist für die Patienten bestimmt ziemlich unangenehm!", entgegnet Olga spontan.

Pia ist gespannt was bei der Untersuchung des Urins festgestellt wird. Vielleicht kann Jakob ja dann bald nach Hause.

1 Welche Aufgabe könnte den Pflegenden im diagnostischen Prozess (Gewinnung von Untersuchungsmaterial, Untersuchung der Proben) zufallen?

2 Vielleicht wurde bei Ihnen auch bereits eine Körperflüssigkeits- oder Gewebeprobe entnommen. Berichten Sie von Ihren Erfahrungen.

3 Wie könnten die Patienten im oben geschilderten Fall am besten von den Lernenden unterstützt werden? Sammeln Sie Ideen.

Die Gewinnung von Untersuchungsmaterial gehört zu den Routineabläufen in einem Krankenhaus. Im Rahmen der Diagnostik können wichtige Informationen über den Gesundheitszustand des Patienten gewonnen werden. Kann eine Krankheit anhand der erhobenen Daten festgestellt werden, wird sie behandelt und der Patient erholt sich in der Regel wieder. Pflegende assistieren den Ärzten bei der Blutentnahme und bei allen Probeentnahmen durch Punktionen. Sie sind für die Vor- und Nachbereitung der benötigten Materialien, die Beschriftung der Proben sowie für deren Versand zuständig, bzw. dafür, dass sie an die richtige Stelle im Labor oder in der mikroskopischen Abteilung eines Krankenhauses gebracht werden. Der übrige Teil der Probengewinnung (Urin, Stuhl, Sputum) liegt im Zuständigkeitsbereich der Pflegenden, d. h., sie führen diese Tätigkeiten nach Verordnung durch den Arzt selbstständig durch.

Die Probenentnahme bei sehr ängstlichen Patienten (Kinder) oder bei Menschen mit eingeschränkten kognitiven Fähigkeiten oder bei alkoholisierten Personen kann sich unter Umständen sehr schwierig gestalten. Hier sind Einfühlungsvermögen und Erfahrung im Umgang mit diesem Personenkreis wichtig.

3.1 Blutentnahme

Die Blutentnahme gehört zu den häufigsten diagnostischen Maßnahmen in einem Krankenhaus. Prinzipiell lassen sich drei Arten der Blutentnahme unterscheiden:

- venöse Blutentnahme
- kapilläre Blutentnahme
- arterielle Blutentnahme

3.1.1 Venöse Blutentnahme

Die Blutentnahme wird am Vortag vom Arzt verordnet, sodass die Pflegenden in der Regel am Vorabend die Utensilien dafür richten. Anhand des Verordnungsblatts werden die gewünschten Werte auf dem Laborzettel angekreuzt (Alternative: der Arzt kreuzt gleich auf dem Laborzettel die Werte an), die entsprechenden Blutröhrchen werden mit dem Namen des Patienten versehen, benötigtes Material wird bereitgelegt. Auch Abnahmen während des Tages sind möglich und müssen dann kurzfristig gerichtet werden.

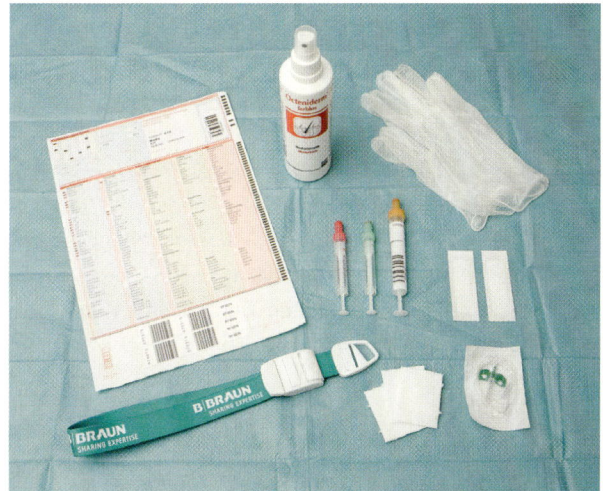

Blutentnahmeutensilien

Die venöse Blutentnahme wird vom Arzt ausgeführt, sie kann aber in Ausnahmefällen an erfahrene Pflegende delegiert werden. Entnahmestelle ist üblicherweise die Vene in der Armbeuge (in der Vena mediana basilica), aber auch andere Entnahmestellen (z. B. Vene am Handrücken, Vene auf den Fußrücken bei Patients, die sehr schlechte Venen haben) sind möglich. Folgende Vorgehensweise empfiehlt sich:

Informierte
Zustimmung
Band 4, A 1.1

- Information des Patienten über beabsichtigte Blutentnahme
- Prüfen der Venenverhältnisse auf beiden Armen
- Wahl des Entnahmeortes
- hygienische Händedesinfektion und Handschuhe anziehen
- Anlegen des Stauschlauchs: durch die Komprimierung der Gefäße am Oberarm füllen sich die Venen in der Armbeuge, am Vorderarm und am Handrücken
- Nadel (idealerweise einen Butterfly) mit dem Vakutainer verbinden, Schutzkappe noch nicht entfernen
- Desinfektion der Entnahmestelle und Tasten der Vene; Einwirkzeit des Desinfektionsmittels beachten
- Schutzkappe von der Nadel entfernen
- die Haut über der Vene etwas spannen, um so die Vene zu fixieren, damit sie bei der Punktion nicht zur Seite rollen kann, eventuell nochmals tasten
- Nadel in die Vene in einem Winkel von ca. 45 Grad einstechen (ca. einen halben Zentimeter weit)
- mit einer Hand die Nadel fixieren (Vorsicht: ein Hin- und Herrutschen ist zu vermeiden, da dies sehr schmerzhaft ist und im schlimmsten Fall die Vene beschädigt), mit der anderen Hand die Blutröhrchen in den Vakutainer stecken (Nadel gut fixieren, damit sie nicht versehentlich weiter in die Vene rutscht)
- Blutröhrchen füllen sich unter Sog so weit, wie Blut benötigt wird
- Stauschlauch etwas lockern, durch den Sog füllen sich die Röhrchen auch ohne Komprimierung der Venen
- Blutröhrchen aus dem Vakutainer entfernen, mehrmals vorsichtig hin- und herdrehen, damit sich der Zusatz im Röhrchen gut mit dem Blut vermischt
- alle Blutröhrchen auf diese Art füllen
- Stauschlauch ganz öffnen
- Tupfer nehmen und über die Einstichstelle halten, Nadel herausziehen und Tupfer auf die Einstichstelle legen und andrücken, damit sich der Einstich verschließt und kein Blut mehr austreten kann; unbedingt darauf achten, dass erst die Nadel ganz aus der Vene gezogen wird, bevor mit dem Tupfer gedrückt wird
- Tupfer entfernen und dem Patienten ein Pflaster anbieten; in einigen Fällen (Patient nimmt gerinnungshemmende Medikamente) muss länger gedrückt werden

Die Materialien werden entsorgt, die Nadel wird in der Nadelbox abgeworfen. Die Blutröhrchen werden unverzüglich mit allen anderen Blutproben ins Labor gebracht. Die Einstichstelle sollte nochmals überprüft werden; das Pflaster kann nach ca. einer Stunde entfernt werden.

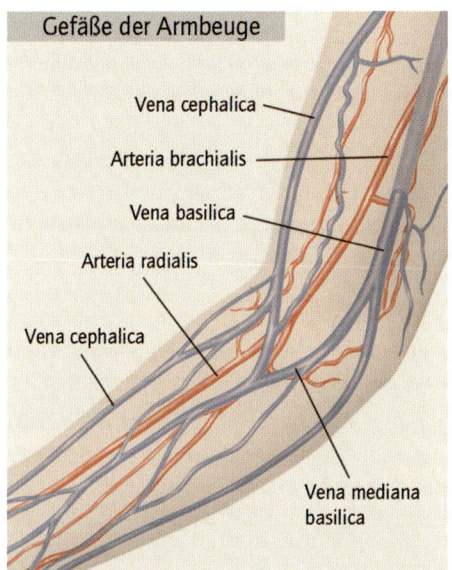

Gefäße der Armbeuge

Vena cephalica
Arteria brachialis
Vena basilica
Arteria radialis
Vena cephalica
Vena mediana basilica

Lage der Vena mediana basilica als geeignete Stelle der venösen Blutentnahme

Laborergebnisse

Die Ergebnisse werden entweder durch die Hauspost, über das Faxgerät oder per Mail an die Station oder den zuständigen Arzt geschickt. Sehr abweichende Blutergebnisse werden in der Regel sofort vom Labor telefonisch übermittelt. Laborergebnisse werden am Telefon immer wiederholt, damit der Sender kontrollieren kann, ob diese richtig verstanden wurden. Werden pathologische Werte an die Pflegenden gemeldet (z. B. ein viel zu hohes oder zu niedriges Kalium) ist dies unverzüglich dem Arzt zu melden. Laborergebnisse werden in der Patientenakte abgeheftet. So sind sie bei Konsultationen durch andere Ärzte und während der Visite stets griffbereit.

Dokumentation
Band 1, E 2.1

3.1.2 Kapilläre Blutentnahme

Die kapilläre Blutentnahme meint die Abnahme an der Fingerbeere oder am Ohrläppchen des Patienten, beim Säugling auch an der Ferse. In der Regel wird der Blutzucker oder die Blutgasanalyse mit kapillärem Blut bestimmt. Die kapilläre Blutentnahme wird selbstständig von Pflegenden ausgeführt. In einigen Häusern ist es üblich, dass am Morgen diese Blutentnahmen von Laborassistentinnen durchgeführt werden.

Blutzucker-
bestimmung
Band 4, A 2.5

Die Entnahmestelle wird nach erfolgter hygienischer Händedesinfektion mit einer Lanzette oder einer Stechhilfe anpunktiert. Der Bluttropfen wird entweder auf ein Messstäbchen gegeben oder durch die Laborantin in eine Kapillare gegeben, die zur Untersuchung ins Labor gebracht werden muss. Soll Blut aus dem Ohrläppchen entnommen werden, ist es nötig, das Ohrläppchen kleinflächig mit einer durchblutungsfördernden Salbe einzureiben. Der Patient ist unbedingt darüber zu informieren, dass er nicht am Ohr reiben darf, damit keine Salbe auf Schleimhäute oder die Augen kommt. Nach ca. fünf Minuten kann die Salbe abgewischt und das Blut meist problemlos entnommen werden.

3.1.3 Arterielle Blutentnahme

Diese Art der Blutentnahme als Einmalintervention ist allein dem Arzt vorbehalten. In der Regel wird sie auf der Intensivpflegestation, im Aufwachraum oder auf der Notfallstation durchgeführt. In erster Linie dient diese Blutentnahme der Bestimmung der Atemgase Sauerstoff und Kohlendioxid im Blut des Patienten. Dies wird regelmäßig bei Patienten, die künstlich beatmet werden müssen, nötig und dient der Überwachung der Beatmung. Mithilfe einer speziellen Nadel mit Reservoir punktiert der Arzt die Arteria radialis am Handgelenk. Zunächst wird der Puls gefühlt, dann die Nadel senkrecht in die pulsierende Arterie gestochen. Die Kapillare füllt sich mit Blut, die Nadel kann entfernt werden, die Arterie muss gut komprimiert werden, damit es zu keiner Nachblutung kommt. In der Regel sind die Nadeln sehr dünn, dennoch wird häufig ein Druckverband angelegt, der nach ca. einer halben Stunde wieder entfernt werden sollte.

Muss bei einem Patient mehrmals eine arterielle Blutgasbestimmung durchgeführt werden, empfiehlt es sich, einen arteriellen Katheter einzulegen. Mögliche **Anlageorte** sind die Arteria radialis am Handgelenk oder die Arteria femoralis in der Leistenbeuge. Beide Katheter werden unter möglichst sterilen Bedingungen vom Arzt eingelegt. Sie bedürfen der besonderen **Überwachung** durch die Pflegenden, da es bei Unachtsamkeiten zu starken Blutungen kommen kann.

Über den arteriellen Katheter kann darüber hinaus über den Patientenmonitor auch kontinuierlich der Blutdruck erhoben werden, sodass viele Patienten mit komplexen Krankheitsbildern auf der Intensivstation einen solchen arteriellen Katheter erhalten.

Arterieller Katheter

3.1.4 Sicherheit für Pflegende und Patienten

Bei einer Blutentnahme sind bestimmte Faktoren zu beachten, um für ausreichende Sicherheit für die Pflegenden und die Patienten zu sorgen. Es sollten immer **Handschuhe** getragen werden, da man nie ganz ausschließen kann, mit Blut in Berührung zu kommen. Der Patient wird darüber informiert, dass dies zum Schutz der Pflegenden beiträgt. Die Einstichstellen sollten bei der venösen und im Besonderen bei der arteriellen Blutentnahme ausreichend lange komprimiert werden, damit es zu keiner stärkeren Blutung kommt, die den Patient nicht nur sehr verunsichern würde, sondern die unter Umständen – bei sehr großem, unbemerktem Blutverlust (Patient kann sich nicht selbst melden) – Folgen für den Herz-Kreislauf haben kann.

3.2 Urin

Der Urin als Ausscheidungsprodukt kann auf unterschiedliche Weise untersucht werden. Als erster Schritt wird der Urin auf Farbe, Geruch und Beimischungen beobachtet. Bei Auffälligkeiten wird meist eine genauere Untersuchung im Labor nötig.

Die Diagnostik des Urins gibt Aufschluss über eine Reihe von Krankheiten und kann Symptome wie z. B. Fieber erklären. Die Untersuchung des Urins gehört daher zum häufigen diagnostischen Vorgehen im Krankenhaus. Auch im Pflegeheim lassen sich einfache Untersuchungen problemlos durch die Pflegenden durchführen. Jede Untersuchung des Urins erfolgt auf Anordnung des Arztes.

Beobachtung des Urins Band 2, F 2.2

3.2.1 Urinstix

Die einfachste und schnellste Methode der Urinuntersuchung ist der Urinstix. Diese Urintextstreifen müssen trocken und kühl gelagert werden (nicht im Kühlschrank), da sonst die Diagnosefelder beeinträchtigt werden und falsche Ergebnisse anzeigen können. Der Patient wird angehalten – nach sorgfältiger Intimhygiene – erst eine kleine Menge Urin zu lassen und so Bakterien, die sich in der Harnröhre befinden, wegzuspülen. Der anschließend gewonnene Urin wird als **Mittelstrahlurin** bezeichnet. Der Urin wird in einem Becher oder einem Spitzglas aufgefangen und sollte unmittelbar anschließend untersucht werden. Der Becher sollte so weit gefüllt werden, dass der Urinstreifen ganz eingetaucht werden kann. Mit einem solchen Teststreifen kann der Urin auf Leukozyten, Nitrit, Urobilinogen, Blut und anderes schnell und einfach untersucht werden.

> Bei Frauen sollte eine Untersuchung des Urins möglichst nicht während der Menstruation durchgeführt werden, da der Test stets positiv auf Blut reagiert und so die Werte verfälscht.

Auf den Stationen steht für solche Untersuchungen meist ein eigener Arbeitsraum, in dem sich alle benötigten Materialien befinden, zur Verfügung. Für die Durchführung des Tests werden Handschuhe getragen. Folgende Vorgehensweise ist empfehlenswert:

- Notizblock und Stift bereitlegen
- Urinprobe im Arbeitsraum bereitstellen
- Handschuhe anziehen
- Urinstix auf Zellstoffpapier legen, Diagnosefelder nicht berühren
- Aufbewahrungsdosen der Streifen wieder verschließen und mit den Diagnosefeldern nach oben ablegen
- Streifen mindestens 10 Sekunden in den Urin eintauchen
- Streifen entfernen, auf dem Zellstoff ablegen, Diagnosefelder nicht berühren
- nach einer Minute die Ergebnisse des Streifens mit den Angaben auf der Dose vergleichen
- die Werte der Reihenfolge nach notieren
- Urin in das Fäkalienbecken geben oder in der Toilette entsorgen
- Material entsorgen und hygienische Händedesinfektion durchführen
- Untersuchungsergebnis in Patientenkurve übertragen

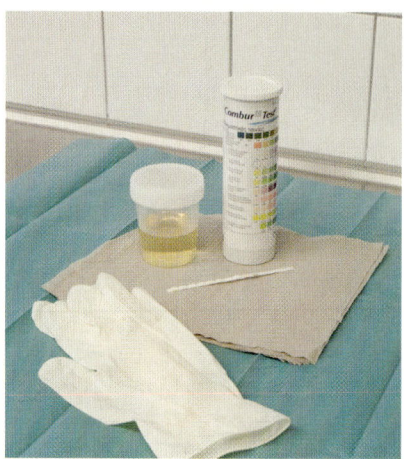 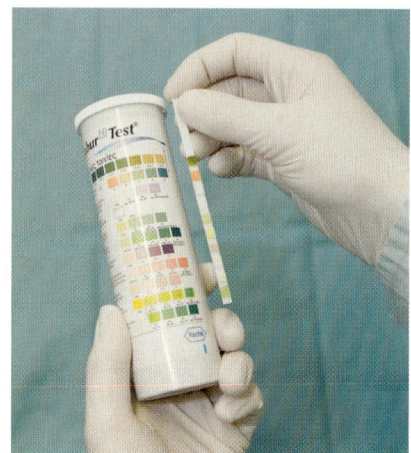

Urinstix

3.2.2 Urinsediment

Häufig reicht eine einfache Untersuchung mittels Urinstix nicht aus. Dann wird eine genauere und detaillierte Analyse im Labor nötig. Meist wird auf Anordnung des Arztes der **Morgenurin** untersucht. Mittelstrahlurin wird in einen verschließbaren Becher, der mit dem Namen des Patienten versehen ist, gegeben. Zusammen mit dem ausgefüllten Laborblatt wird die Urinprobe ins Labor gegeben. Dort wird der Urin auf folgende Parameter untersucht:

♦ Leukozyten (erhöht bei einem Infekt)

♦ Nitrit (erhöht bei einem Infekt)

♦ pH-Wert (abhängig von der Ernährung)

♦ Proteine (bei positivem Ergebnis Hinweis auf Nierenstörung)

♦ Glucose (positiv bei Menschen mit Diabetes mellitus)

♦ Keton (positiv bei Menschen mit Diabetes mellitus bei stark erhöhtem Blutzuckerspiegel)

♦ Urobilinogen (erhöht bei gestörter Abbaufunktion der Leber)

♦ Bilirubin (erhöht bei gestörter Abbaufunktion der Leber)

♦ Blut (nachweisbar während der Menstruation, bei starken Infekten, bei Tumoren)

Der zu untersuchende Urin sollte immer möglichst frisch ins Labor gegeben werden, da sonst die Ergebnisse abweichen können. Eine kurzzeitige Zwischenlagerung von einer halben Stunde ist bei **Zimmertemperatur** auf Station möglich.

Bei der Uringewinnung für einen Stix oder für ein Sediment sollte auf eine ausreichende **Intimhygiene** des Patienten geachtet werden. So wird vermieden, dass Haut- oder Stuhlbakterien des äußeren Genitales in die Urinprobe gelangen. Zeigen die anschließenden Ergebnisse eine auffallend hohe Zahl dieser Werte, sollte die Probe wiederholt werden, nachdem eine gründliche Intimhygiene durchgeführt wurde.

Urinentnahme aus dem Blasenkatheter

Die Urinentnahme ist auch aus dem Blasenkatheter möglich. Da der Urin kontinuierlich abgeleitet wird, muss sich zunächst genügend Urin in der Blase sammeln. Dazu wird für ca. eine Stunde der Katheter abgeklemmt. Dies sollte stets am Schlauch des Katheterbeutels und auf keinen Fall am Katheter selbst geschehen. Die Gefahr, dass das Gummi des Katheters beschädigt wird, ist groß und würde die Neueinlage des Katheters nötig machen.

Der Patient ist darüber zu informieren, dass der Katheter zum Zweck der Probenentnahme abgeklemmt wurde, da er den Füllungszustand der Blase eventuell bemerkt. An der Verbindungsstelle zwischen Katheter und Ablaufbeutel befindet sich eine Einstichstelle aus Gummi, an der mit einer Nadel und einer 20 ml Spritze der Urin entnommen werden kann. Bevor dies geschieht, wird die Stelle am Katheter durch die Sprühdesinfektion keimarm gemacht. Handschuhe sind obligatorisch. Nach dem Einstich wird langsam die gewünschte Menge Urin mit der Spritze entnommen, die Nadel entfernt und der Urin in einen Becher gegeben. Anschließend wird wie bei der Spontangewinnung des Urins verfahren. Der Katheter wird wieder geöffnet und der Urin kontinuierlich abgeleitet. Auf keinen Fall darf Urin aus dem Auffangbeutel für die Probe entnommen werden, da dies verfälschte Werte liefern würde.

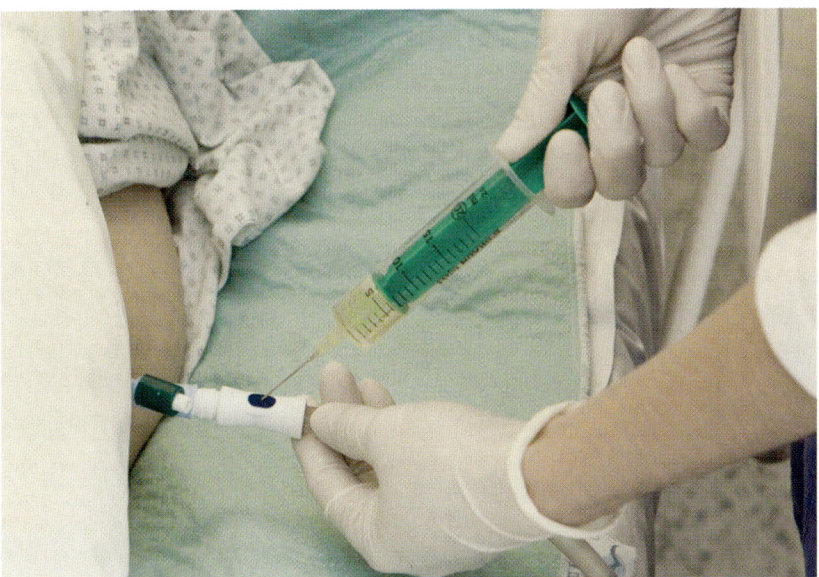

Entnahme aus dem Blasenkatheter

Um die Sterilität des Urins weitgehend zu gewährleisten, kann alternativ zum Mittelstrahlurin der Urin auch unter sterilen Bedingungen durch eine **Einmalkatheterisierung** entnommen werden. Vor- und Nachteile (größerer Aufwand, unangenehmer für die Patienten, Verletzungsgefahr) sollten sorgfältig abgewogen werden.

3.2.3 Urikult

Hat sich im Urinsediment ein Infekt der Nieren oder der harnableitenden Wege bestätigt, wird dieser antibiotisch behandelt. Um ganz gezielt das richtige Antibiotikum einsetzen zu können, wird mit einem Urikult der verursachende Keim bestimmt und gleichzeitig das wirksamste Antibiotikum getestet. Dies wird als **Resistenzbestimmung** bezeichnet.

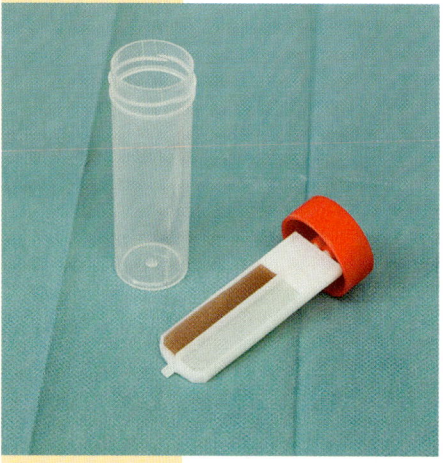

Urikult

Der auf beiden Seiten mit einer Nährbodenschicht bestückte Urikult wird in den Urin eingetaucht, dort eine Minute belassen, in das Röhrchen zurückgegeben, mit dem Namen des Patienten versehen und mit dem Laborblatt in die zuständige Abteilung gegeben. Dort wird der Urikult in einem **Wärmeschrank** für 72 Stunden gelagert, sodass sich die Keime gut vermehren können. Anschließend kann der Keim mikroskopisch bestimmt und die Resistenztestung durchgeführt werden. Das Ergebnis wird dem Arzt mitgeteilt, der die entsprechende Antibiotikatherapie verordnet.

Ein Urikult kann auch aus Katheterurin angelegt werden. Die Vorgehensweise entspricht der des Urinsediments. Der Urin wird jedoch nicht in einen Becher, sondern direkt auf beide Seiten des Urikults gegeben.

Kann ein Urikult nicht sofort nach Abnahme des Urins in die mikrobiologische Abteilung gebracht werden (z. B. sonn- und feiertags sind dort keine Laborantinnen) sollte der Urikult – falls vorhanden – im stationseigenen Wärmeschrank gelagert werden.

3.2.4 Uringewinnung bei Kindern

Kinder im Kindergarten- und Schulalter können meist mit Hilfestellung der Pflegenden oder der Eltern spontan Urin in einen Becher geben. Schwieriger gestaltet sich die Uringewinnung bei Säuglingen und Kleinkindern, die den Urin unkontrolliert in die Windel geben. Soll der Urin untersucht werden, bestehen hier prinzipiell zwei Möglichkeiten:

◆ Ankleben eines **Uridrops** (Urinauffangbeutel), eine Art Kondom, der rund um die Harnröhre angelegt und mit der Windel eingepackt wird. Anschließend kann die Probe aus dem Auffangreservoir entnommen werden. Meist ist dies bei unruhigen Kindern schwierig, weil die Vorrichtung verrutscht und der Urin in die Windel fließt.

◆ sterile **Urinentnahme durch die Bauchdecke**: Diese invasive Methode wird meist bei Säuglingen durchgeführt. Die Indikation ist streng zu stellen, da es sich um einen Eingriff handelt. Nach der Desinfektion der Bauchdecke sticht der Kinderarzt mit einer Nadel die Harnblase des Säuglings an und entnimmt die gewünschte Menge Urin. Um sicherzustellen, dass die Blase gefüllt ist, wird den Patienten vorher ausreichend Flüssigkeit zugeführt.

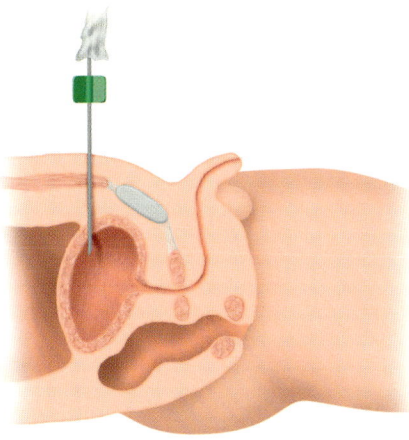

Punktion der Blase durch die Bauchdecke

3.2.5 Sammelurin

Für die Diagnostik bestimmter Krankheiten (z. B. Phäochromozytom = Tumor des Nebennierenmarks, der zur Überproduktion von Adrenalin führt) muss der Urin des Patienten über 24 Stunden gesammelt werden. **Ziel der Untersuchung** ist es, die Menge der im Urin gelösten Stoffe bezogen auf die Gesamturinmenge zu errechnen.

Zunächst ist der Patient über diese Maßnahme zu informieren. Für 24 Stunden gibt er die Urinportionen nicht in die Toilette, sondern in die Bettpfanne, in die Urinflasche oder einen großen Becher. Anschließend wird der Urin in einen mindestens zwei bis drei Liter großen Behälter (entspricht der normalen täglichen Urinmenge) im dafür vorgesehenen Arbeitsraum gegeben. Selbstständige Patienten können den Urin selbst in dem bereitgestellten Behälter sammeln. Urin aus dem **Katheter** wird bei entsprechender Füllung des Beutels geleert und im bereitgestellten Behälter gesammelt.

> Der Behälter ist mit dem Namen des Patienten und dem Sammelzeitpunkt zu beschriften, z. B. 12. Oktober 7:00 Uhr bis 13. Oktober 7:00, und mit der Bezeichnung „Sammelurin, nicht wegschütten" zu versehen. Urin, der über längere Zeit steht, entwickelt einen starken Geruch. Daher sollte der Behälter stets verschlossen sein. In bestimmten Fällen muss dem Urin ein Zusatz zugegeben werden, damit die labortechnische Analyse durchgeführt werden kann. Dieser Zusatz wird vom Labor geliefert.

Nach Abschluss der Sammelperiode wird die Gesamturinmenge gemessen und auf dem Laborblatt notiert. In der Regel werden mehrere Urinproben vom Sammelurin abgenommen und ins Labor geschickt. Der gesammelte Urin kann anschließend verworfen werden.

> **!** Wenn der Patient ab 7 Uhr Urin sammelt, wird der erste Urin am Morgen verworfen und der Morgenurin des Folgetages dem Sammelurin zugeführt.

3.2.6 Schwangerschaftstest

Als erste Diagnostik einer möglichen Schwangerschaft kann im Urin die Menge des Schwangerschaftshormons HCG getestet werden. Die Frau ist über diese Überprüfung zu informieren; sie muss zustimmen. In der Regel wird eine solche Überprüfung vor invasiven Eingriffen, z. B. einer Operation, einer Untersuchung mit bildgebenden Verfahren (z. B. Computertomografie) oder vor der Gabe von Chemotherapeutika oder Bestrahlungseinheiten nötig, wenn auf Nachfrage Unsicherheit über eine mögliche Schwangerschaft besteht.

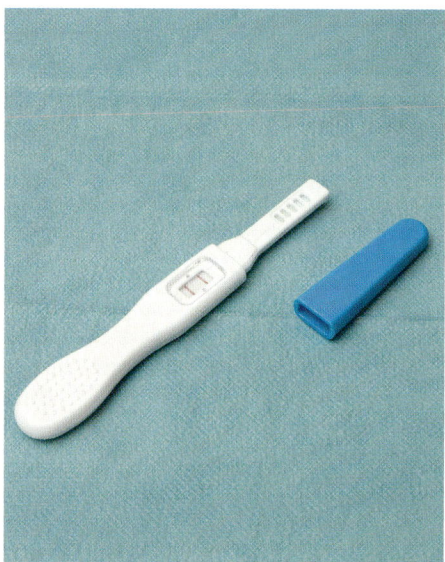

Ein positiver Schwangerschaftstest ist von einem Gynäkologen mit einer detaillierten Untersuchung zu bestätigen. Für die Durchführung eines Schwangerschaftstests gibt die Frau Mittelstrahlurin in einem Becher ab. Mit einer dem Test beiliegenden Pipette wird wenig Urin in das vorgegebene Fenster getropft. Der Urin verteilt sich auf dem integrierten Teststreifen. Nach zwei Minuten kann das Ergebnis abgelesen werden. Die Frau ist über das Ergebnis durch den Arzt zu informieren. Wird eine Schwangerschaft festgestellt, muss das weitere Vorgehen besprochen werden.

Positiver Schwangerschaftstest

3.3 Stuhl

Der Stuhl als Ausscheidungsprodukt des Darms kann auf verschiedene Parameter hin untersucht werden. Häufig ist den Patienten das Vorgehen unangenehm, da normalerweise die Ausscheidungen nicht begutachtet werden. Aber auch für Pflegende kann der Umgang mit Stuhl Ekelgefühle auslösen.

Im Umgang mit Ausscheidungsprodukten sind Handschuhe obligat. Daher ist bei Gewinnung von Ausscheidungsproben entsprechend vorzugehen.

3.3.1 Untersuchung auf Parasiten

Klagen Patienten über andauernde, übel riechende Stühle oder heftige Schmerzen im Magen-Darm-Bereich und unklares Fieber, das sich mit anderen Ursachen nicht erklären lässt, wird im Stuhl mikrobiologisch nach Parasiten gesucht. Der Patient ist über die Untersuchung zu informieren. Um eine Stuhlprobe zu gewinnen, wird der Patient gebeten, den Stuhl in ein Steckbecken abzusetzen.

In ein spezielles Stuhlröhrchen, an dessen Deckel ein kleiner Löffel integriert ist, wird von mindestens zwei Stellen der Probe Stuhl entnommen und in das Röhrchen gegeben. Liegt kein solcher Löffel bei, kann die Probe auch mit einem sterilen Holzspatel entnommen werden. Der Löffel oder Holzspatel wird in den Müll entsorgt.

Ekel
Band 1, H 5

Das Röhrchen ist gut zu verschließen und mit dem Untersuchungsauftrag bzw. Laborblatt zu versenden. In der Regel ist eine mehrmalige Stuhlprobe nötig, um sicherzugehen, dass Parasiten tatsächlich isoliert werden können. In Fällen, in denen man auf außergewöhnliche Erreger testet, können diese Proben an ein krankenhausexternes Untersuchungsinstitut verschickt werden. Für diesen Transport können beim zuständigen Institut spezielle Verpackungsmaterialien angefordert werden. Die Proben werden von einem Kurier abgeholt.

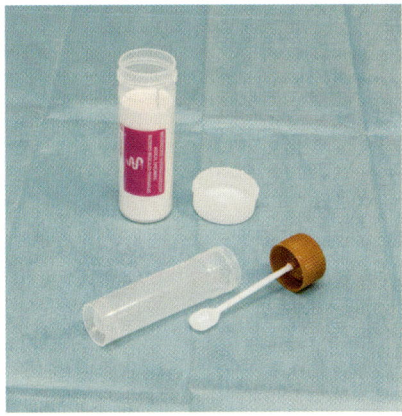

Stuhlentnahmeröhrchen

3.3.2 Untersuchung auf okkultes Blut

Das Auftreten von okkultem (mit dem Auge nicht sichtbarem) Blut kann bereits in einem frühen Stadium Hinweise auf verschiedene Krankheiten liefern. Daher ist die Untersuchung des Stuhls fester Bestandteil der Darmkrebsfrüherkennung. Beobachten der Patient oder die Pflegenden eine auffällig dunkle Färbung des Stuhls, sollte durch einen so genannten Hämocult-Test® festgestellt werden, ob die Farbe auf Blut zurückzuführen ist oder ob andere Ursachen, z. B. die Ernährung, dafür verantwortlich sind.

Die Testung auf okkultes Blut wird vom Arzt angeordnet und wird in der Regel an drei aufeinander folgenden Stuhlproben durchgeführt. Der Hämocult®-Test besteht aus einer Art Briefchen. Durch Öffnen der einen Seite werden zwei Sichtfenster frei, auf die mit einem kleinen Pappspatel von jeweils zwei Seiten des Stuhls eine Probe aufgestrichen wird. Die Sichtfenster werden wieder verschlossen, das Briefchen umgedreht und das auf der Rückseite liegende Fenster geöffnet. Auf diese Fenster werden nun spezielle Entwicklerlösungen getropft. Nach einer Minute kann das Ergebnis abgelesen werden. Verfärbt sich das Fenster blau, ist dem Stuhl okkultes Blut beigemischt. Neuere Verfahren vereinfachen das Vorgehen für Pflegende, aber auch für Patienten, die zuhause eine Stuhlprobe sammeln. Ein kleines Fläschchen mit Entwicklerlösung wird geöffnet. Am Deckel ist ein kleines Stäbchen mit Rillen befestigt. Dieses Stäbchen wird in den Stuhl getaucht, überschüssiger Stuhl wird vorsichtig abgewischt. Das Fläschchen wird verschlossen und geschüttelt, sodass sich der Stuhl mit der Lösung vermischt. Für den Test wird die obere Kappe des Fläschchens entfernt und Entwicklerlösung zugeführt. Das Ergebnis kann dann durch das Fläschchen abgelesen werden. Dieses neuere Verfahren hat den Vorteil, dass die untersuchende Person nicht mehr mit dem Stuhl in Berührung kommt. Das Ergebnis wird dem Arzt mitgeteilt und in der Patientenkurve dokumentiert.

Bestimmte Nahrungsmittel (Blutwurst) oder Medikamente (Eisenpräparate) können ein falsch positives Ergebnis liefern. Daher sind solche Ausnahmen vorher zu erfragen.

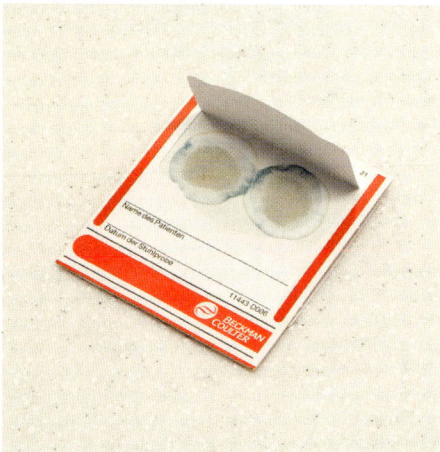

Positiver Hämoccult-Test

3.4   Sputum

Als **Sputum** wird das Sekret bezeichnet, das von den Bronchien gebildet wird. Synonym werden die Begriffe **„Auswurf"** oder **„Expektoration"** verwendet. Normalerweise produzieren die Bronchien nur sehr wenig Sekret, das zum Schutz der Bronchialschleimhaut vor dem Austrocknen und vor Schmutzpartikeln aus der Atemluft dient.

Sputum kann auf verschiedene Faktoren hin untersucht und beobachtet werden:

♦ Sputumqualität (Farbe, Menge, Geruch, Konsistenz)
♦ Beimengungen
♦ Zeitpunkt des Auswurfs

Im Krankheitsfall, z. B. im Rahmen einer schweren Erkältung oder bei Patienten mit chronischer Bronchitis, wird so viel Sputum gebildet, dass es abgehustet und ausgeworfen wird. Die Untersuchung des Sputums wird zur Diagnostik von Bronchial- und Lungenkrankheiten nötig, z. B. Lungentumor oder Lungentuberkulose. Die im Sputum befindlichen Erreger werden im Labor bestimmt; anschließend kann das geeignete Antibiotikum oder Medikament eingesetzt werden. Von der Pflegenden wird das Sputum jedoch zunächst visuell betrachtet. Veränderungen werden dokumentiert und weitere Maßnahmen eingeleitet.

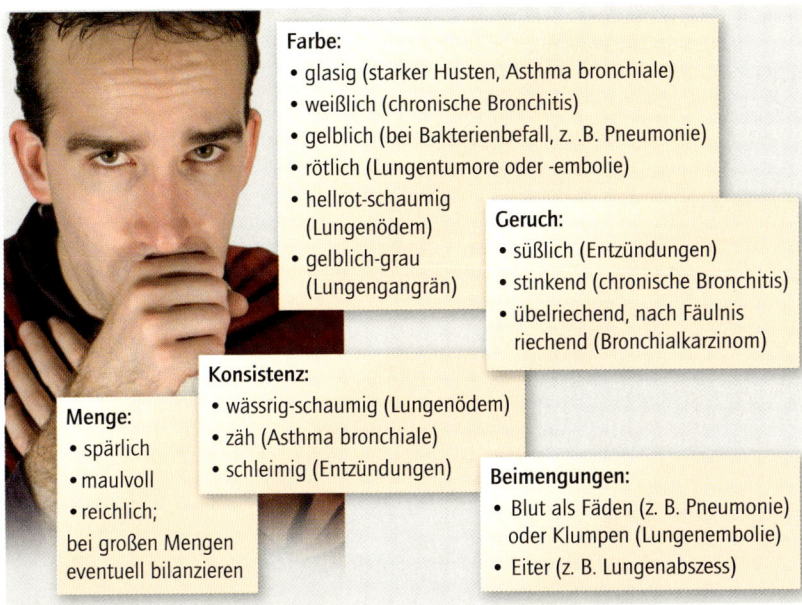

Farbe:
- glasig (starker Husten, Asthma bronchiale)
- weißlich (chronische Bronchitis)
- gelblich (bei Bakterienbefall, z. .B. Pneumonie)
- rötlich (Lungentumore oder -embolie)
- hellrot-schaumig (Lungenödem)
- gelblich-grau (Lungengangrän)

Geruch:
- süßlich (Entzündungen)
- stinkend (chronische Bronchitis)
- übelriechend, nach Fäulnis riechend (Bronchialkarzinom)

Konsistenz:
- wässrig-schaumig (Lungenödem)
- zäh (Asthma bronchiale)
- schleimig (Entzündungen)

Menge:
- spärlich
- maulvoll
- reichlich;
bei großen Mengen eventuell bilanzieren

Beimengungen:
- Blut als Fäden (z. B. Pneumonie) oder Klumpen (Lungenembolie)
- Eiter (z. B. Lungenabszess)

Beobachtungskriterien für Sputum

Die Gewinnung des Untersuchungsmaterials ist davon abhängig, ob und wie gut der Patient das Sputum abhusten kann. In den meisten Fällen wird dem Patienten ein beschriftetes Röhrchen auf den Nachttisch gestellt, damit er bei anfallendem Sputum dieses dort abfüllen kann. Entweder spuckt der Patient das Sputum direkt in das Röhrchen oder man streift es von einem Papiertaschentuch ab. Das Tragen von Handschuhen sollte selbstverständlich sein. Gelingt diese Art der Probengewinnung nicht, muss unter Umständen ein dünner Katheter durch Mund oder Nase eingeführt werden, um das tiefer liegende Sekret abzusaugen. Dies ist für den wachen Patienten äußerst unangenehm und sollte nur unter strenger Indikation durchgeführt werden.

Bei Patienten einer Intensivpflegestation, die künstlich beatmet werden, gehört die Untersuchung des Sputum bzw. Lungensekrets zur Diagnostik eines möglichen Lungeninfekts. Zu diesem Zweck wird zwischen die endotracheale Absauganlage ein Sputumröhrchen gesteckt, sodass das abgesaugte Lungensekret dort hineingefüllt werden kann, ohne dass die Pflegenden damit in Kontakt kommen.

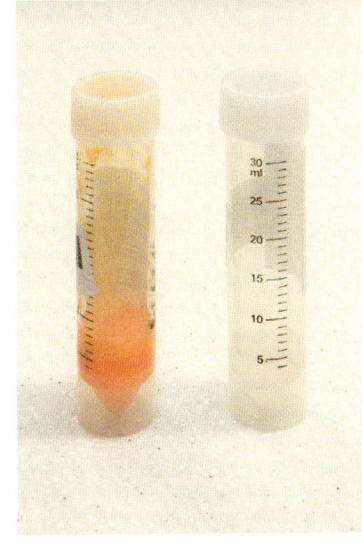

Sputumproben

3.5   Magensaft

Magensaft und die darin enthaltene Magensäure werden als Verdauungssekret des Magens zur Spaltung der Nahrung und Aufnahme der Nährstoffe benötigt. Abhängig von der zugeführten Nahrung variieren die vom Magen produzierte Menge und der Säuregehalt. Wird zu viel Magensaft gebildet, kann es unter Umständen zu einem Rücklauf (Reflux) in die Speiseröhre kommen, was die Betroffenen als Sodbrennen spüren.

Bei Patienten, die an häufigen Magengeschwüren oder anderen Beschwerden des Magen-Darm-Trakts leiden, wird aus diagnostischen Gründen eine Untersuchung des Magensafts nötig. Beurteilt werden die **Menge** des Magensafts und der **pH-Wert**, d. h. die Magensäurekonzentration. Normaler Magensaft ist farblos, weißlich bis bläulich schimmernd. Gallebeimischungen färben ihn gelb bis gelbgrünlich.

Verdauungs-system
Band 2, J 1

> **Superazidität** (Hyperazidität) bezeichnet eine vermehrte Säurebildung.
>
> **Subazidität** (Hypoazidität) bezeichnet eine verminderte Säurebildung.
>
> **Anazidität** bezeichnet das Fehlen von Magensäure und fehlender Magensaft wird **Achylie** genannt.

Legen einer Magensonde
Band 4, E 8.2.1

Antazida Band 4, D 5.1.1

Um Magensaft zu gewinnen, wird dem Patienten eine Magensonde gelegt und eine Probe mit einer Spritze abgezogen. Das Verfahren ist aufwendig und unangenehm für den Patienten, sodass diese Methode nach strenger Indikation erfolgen sollte. Voraussetzung für eine korrekte Beurteilung des Magensafts ist, dass der Patient in den letzten sechs Stunden nichts gegessen und keine säurehemmenden Medikamente (Antazida) eingenommen hat.

Der Magensaft wird zur Bestimmung des pH-Werts auf Lackmuspapier gegeben. Dieses färbt sich entsprechend dem Säuregehalt, wodurch der Wert bestimmt werden kann. Diese für den Patienten unangenehme Prozedur wird nur noch sehr selten durchgeführt. Im Rahmen der Diagnostik bei Verdacht auf eine Tuberkulose wird Nüchtern-Magensaft gewonnen und untersucht.

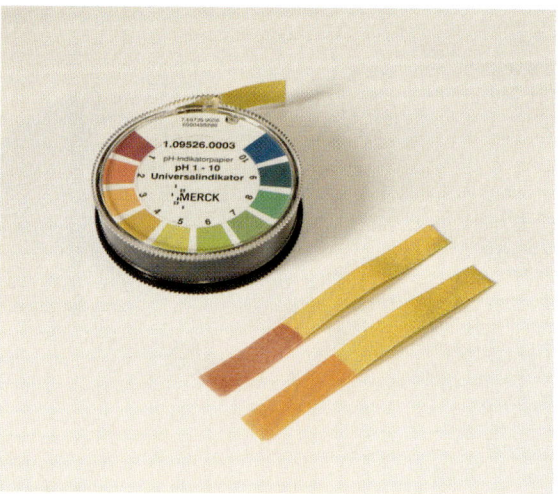

pH-Bestimmung von Magensaft

3.6   Abstriche

Zum Nachweis möglicher Erreger können von den betroffenen Körperstellen Abstriche entnommen werden. Der Patient ist über Sinn und Zweck dieser Maßnahme zu informieren. Die Entnahmestellen können **oberflächlich** (Abstriche von entzündeten Einstichstellen einer peripheren Verweilkanüle oder eines zentralen Venenkatheters) oder **im Körperinneren**, z. B. Mundhöhle, tief liegende Wundtaschen, sein. Häufig wird dies bei infizierten Einstichstellen, unklaren Wundheilungsstörungen oder bei auftretenden Belägen, Parasitenbefall oder Sekretfluss bzw. Ausfluss der Schleimhäute nötig.

Intravasale Zugänge Band 4, E 2

Zur Probengewinnung wird mit einem speziellen Stäbchen über die betroffene Stelle gestrichen und versucht, möglichst viel Belag auf den Watteträger zu geben. Wird ein Abstrich aus einer Körperhöhle (z. B. Rachenabstrich) nötig, muss sorgfältig darauf geachtet werden, dass andere Stellen im Mund nicht berührt werden, damit man sichergehen kann, dass die gefundenen Keime auch tatsächlich vom Entnahmeort stammen. Anschließend wird das Wattestäbchen zurück in die Hülle gegeben. Diese Hülle ist häufig mit einem Nährboden gefüllt, sodass die potenziellen Keime optimale Wachstumsvoraussetzungen vorfinden.

Hautstellen, von denen ein Abstrich entnommen werden soll, dürfen vorher **nicht** gereinigt oder desinfiziert werden, da so viele Keime bereits beseitigt würden. Wird ein Abstrich an Wunden nötig, ist unbedingt an die Gabe ausreichender **Schmerzmittel** mindestens eine Stunde vor der Entnahme zu denken. Es sollte möglichst versucht werden, eitrige Beläge oder andere Absonderungen aufzufangen. Beim **Wundabstrich** ist der Abstrich von innen nach außen zu führen. Während dieser Tätigkeit werden **Handschuhe** getragen.

Der Abstrich wird mit dem Namen des Patienten, Entnahmedatum und -uhrzeit und der betroffenen Körperstelle beschriftet. Dies wird besonders wichtig, wenn mehrere Abstriche verschiedener Körperregionen, z. B. zur Diagnostik bei unklarem Fieber oder MRSA, durchgeführt werden. Im Labor oder der zuständigen Abteilung im Krankenhaus wird der Abstrich für 72 Stunden im Wärmeschrank aufbewahrt, damit es zur optimalen Keimvermehrung und zur Isolierung des Erregers kommen kann. Abstriche werden unmittelbar nach der Entnahme zusammen mit dem Untersuchungsauftrag (dort wird meist die vermutete Krankheit oder eine Fragestellung formuliert) ans Labor geschickt.

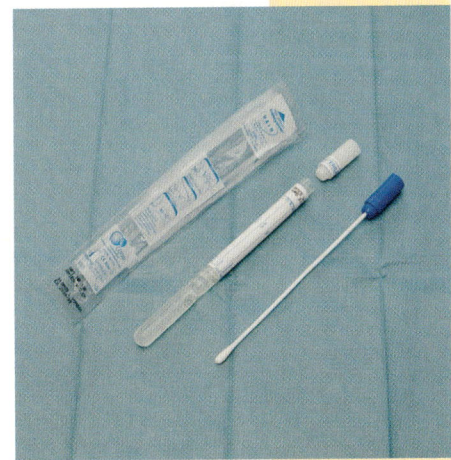

Abstrichröhrchen

3.7   Punktionen und Biopsien

Unter einer **Punktion** (pungere = stechen) versteht man die **Entleerung von Flüssigkeiten** aus Körperhöhlen zu diagnostischen oder therapeutischen Zwecken. Punktionen können mit einer Hohlnadel (Kanüle) oder mit einem Trokar durchgeführt werden. Ersteres verwendet man für Liquor oder Ergussflüssigkeit, der Trokar findet bei der Punktion von Knochenmark Verwendung. Punktion bedeutet aber auch Einstich in ein Blutgefäß oder ein Organ. So wird die Blutentnahme auch als Punktion der Venen bezeichnet.

Unter einer **Biopsie** (bios = Leben, die belebte Welt) versteht man die Untersuchung von Material, das vom Lebenden entnommen wurde. Im Unterschied zur Punktion wird bei einer Biopsie **Gewebe** (z. B. bei Verdacht auf Gewebsveränderungen) entnommen.

Biopsien werden häufig während einer Operation entnommen, um pathologische Veränderungen histologisch nachzuweisen. In den meisten Fällen schließt sich dann sofort eine größere Operation an. Die Biopsienadeln sind im Durchmesser größer als die Punktionsnadeln. In der Vorgehensweise unterscheidet sich eine Punktion nur unwesentlich von einer Biopsie, darum werden beide Methoden in diesem Kapitel behandelt.

Die **Indikationen** für eine Punktion sind vielfältig. Zu den wichtigsten außer der Blutentnahme gehören:

♦ Flüssigkeitsansammlung in der Bauchhöhle = Aszitespunktion

♦ Flüssigkeitsansammlung im Pleuraspalt = Pleurapunktion

♦ Flüssigkeitsansammlung im Gelenk = Gelenkpunktion

♦ Liquorgewinnung aus dem Spinalkanal der Wirbelsäule = Lumbalpunktion

♦ Knochenmarkgewinnung = Knochenmarkpunktion

♦ Fruchtwasseruntersuchung = Uteruspunktion (Amniozentese)

Jede Punktion stellt einen invasiven Eingriff für den Patienten dar und ist mit Risiken einer Infektion, Schmerzen oder einer Fehlpunktion verbunden. Daher ist die Indikation streng zu stellen. Der Patient wird vor der Maßnahme durch den zuständigen Arzt aufgeklärt; der Patient muss sein schriftliches Einverständnis für den Eingriff geben. Pflegende sind vor und während der Punktion **assistierend** tätig. Sie sind verantwortlich für das Bereitstellen der benötigten Materialien. Während der Punktion reichen sie Material an oder halten den Patienten in einer bestimmten Position. Die Entsorgung der gebrauchten Materialien sowie die Versendung des Untersuchungsmaterials gehört ebenfalls zu ihren Aufgaben.

Da ein Eingriff in das Körperinnere immer mit einem **Infektionsrisiko** verbunden ist, wird auf eine **sterile Arbeitsweise** geachtet. In der Regel werden Punktionen in dafür vorgesehenen Untersuchungszimmern oder im Operationssaal durchgeführt. Alle Beteiligten sind auf die **Hygieneprinzipien** hinzuweisen.

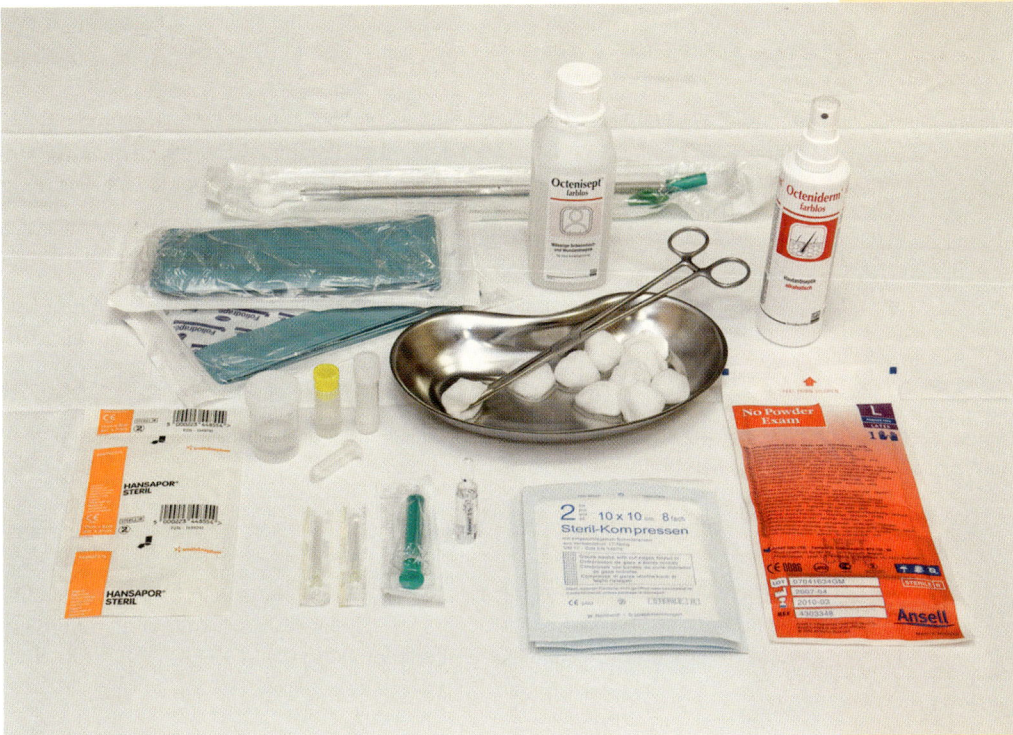

Punktionsmaterial

3.7.1   Aszitespunktion

Als **Aszites** bezeichnet man die Ansammlung von freier Flüssigkeit in der Bauchhöhle (Peritonealhöhle). Ausgelöst wird der Aszites durch verschiedene Krankheiten bzw. tritt in ihrem Zusammenhang auf.

Eine ausgeprägte **Rechtsherzinsuffizienz** kann durch den Rückstau im Pfortaderkreislauf zu einem Aszites führen. Im Ultraschall (Sonografie) kann die Menge der Flüssigkeit bestimmt werden. In der Regel finden sich an den Füßen und Unterschenkeln und im Pleuraspalt ebenfalls Flüssigkeiten. Meist wird bei Herzpatienten versucht, die Ansammlung mit Diuretika aus dem Körper zu schwemmen. **Tumore** oder häufiger Metastasen in der Bauchhöhle, ebenso wie Tumore der Nachbarorgane Lunge, Leber, Magen oder Darm sind die häufigsten Ursachen für die Ausbildung eines Aszites. Sie belasten und schwächen den Tumorkranken zusätzlich. Selten tritt bei chronischen **Nierenerkrankungen** ein Aszites auf. Bei extrem mangelernährten Personen und bei ausgeprägten Leberfunktionsstörungen kann es ebenfalls zu Wassereinlagerungen in der Bauchhöhle kommen.

Herzinsuffizienz
Band 2, H 3

Patientenvorbereitung

Da der Arzt den Bauch vorher nochmals untersucht (eventuell mit Ultraschall) und abtastet, sollte der Patient vorher die Blase leeren. Vor der Punktion werden der Bauchumfang gemessen (um einen Ausgangswert zu haben und den Erfolg = Rückgang des Bauchumgangs nach der Punktion, zu dokumentieren) und die Vitalparameter kontrolliert. Der Patient wird auf den Rücken gelagert mit leichter Neigung auf die meist rechte Seite.

Durchführung

Der Arzt zieht sich – unterstützt durch die Pflegenden – steril an. Nach großzügiger **Desinfektion** des Bauchs wird das Gebiet steril abgedeckt. Die gewählte Einstichstelle wird mit einem **Lokalanästhetikum** unempfindlich gemacht. Nach der Kontrolle, dass der Patient den Stich nicht mehr spüren wird, führt der Arzt die **Nadel** in das Aszitesgebiet ein. Meist fließt sofort gelblich klare Flüssigkeit aus der Nadel. Sie wird mit einem **Abflussschlauch** bzw. -beutel verbunden, sodass der Aszites abfließen kann. Fließt die Flüssigkeit durch den hohen Druck zu schnell, wird dies eventuell durch Abklemmen des Schlauchs unterbrochen, da dies sonst zu belastend für den Kreislauf des Patienten wäre. Eine andere Alternative ist es, einen Auffangbehälter unter die Nadel zu halten und die Menge jeweils in einen größeren Behälter umzufüllen. Der Arzt entscheidet, wie viel Flüssigkeit er abpunktieren möchte und ob eventuell eine zweite Punktion nötig wird.

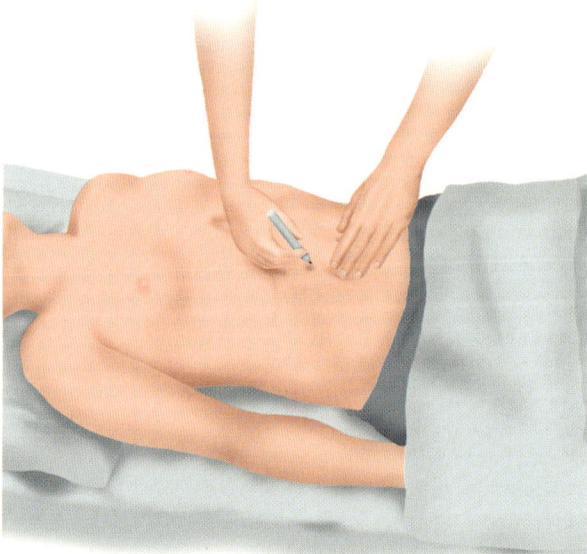

Patient zur Punktion gelagert

Nachbereitung

Wurde viel Flüssigkeit abdrainiert, komprimiert eine Leibbinde die Punktionsstelle und die Bauchhöhle. So wird die Einstichstelle zusätzlich abgedrückt und verhindert, dass Aszitesflüssigkeit austritt. Der Bauchumfang und die Vitalparameter werden erneut gemessen und dokumentiert, ebenso die Menge des Aszites. Der Patient wird bequem gelagert und in den nächsten Stunden auf Zeichen des **Nachsickerns** aus der Einstichstelle beobachtet. Da mit der Flüssigkeit auch Elektrolyte und Eiweiße verloren gehen, wird in der Regel eine Kontrolle der Blutwerte nötig. Der Patient sollte anschließend nur in Begleitung aufstehen oder die Toilette aufsuchen, da es zu Schwindel und Unwohlsein kommen kann. Auf Anordnung werden Proben der Flüssigkeit auf Erreger oder Tumorzellen untersucht.

Komplikationen

Durch den meist geschwächten Allgemeinzustand der Patienten mit einem Aszites kann die Punktion zur **Kreislaufschwäche** bis hin zum Kollaps führen. Eine sorgfältige Überwachung der Herz-Kreislauf-Funktion ist daher wichtig. Der Aszites weist eine hohe **Eiweißkonzentration** auf. Je nach abpunktierter Menge ist eventuell an einen Ersatz von Eiweiß zu denken, damit es zu keiner weiteren Verschiebung zwischen intra- und extrazellulärem Raum kommt. Durch die Störung der Leberfunktion leiden die Betroffenen häufig an **Gerinnungsstörungen,** sodass eine Aszitespunktion mit einem erhöhten intraabdominellen (in den Bauchraum) Blutungsrisiko einhergeht. Daher sollten die Einstichstelle und der Bauchumfang auf mögliche Nachblutungen kontrolliert werden.

3.7.2 Pleurapunktion

Normalerweise befindet sich im Pleuraspalt nur wenig Flüssigkeit. Sie ist verantwortlich dafür, dass sich Brust- und Rippenfell (Pleura visceralis und Pleura parietalis) bei der Ein- und Ausatmung elastisch zusammen bewegen können.

Eine Punktion der Pleura kann zu diagnostischen Zwecken (Probepunktion zur Keimbestimmung) und therapeutisch (zur Entlastung) durchgeführt werden. Sie wird nötig bei Patienten, bei denen sich Flüssigkeit, Eiter oder Blut im Pleuraspalt angesammelt hat. Man spricht von **Pleuraerguss**. Ein Erguss kann sich langsam – über Wochen – bilden und zunächst unbemerkt bleiben. Je nach Menge des Ergusses ist jedoch die Atmung beeinträchtigt, sodass der Erguss drainiert (dauerhaft mit einer Drainage abgelassen) oder punktiert werden muss. Vor der Punktion wird im Röntgenbild und im Ultraschall die Menge der Flüssigkeit bestimmt. Ein Pleuraerguss entsteht durch Infektionen (z. B. Lungentuberkulose) oder tumorbedingt (Bronchial- oder Mammakarzinom im Spätstadium). Auch im Rahmen einer ausgeprägten Herzinsuffizienz kann sich Flüssigkeit im Pleuraspalt ansammeln.

Pleuraspalt
Band 2, G 1

Prinzipiell lassen sich das **Transsudat** und das **Exsudat** voneinander unterscheiden.

Unterschiede Transsudat und Exsudat

	Transsudat	Exsudat
Ursache	Stauungen, z. B. bei Herz-insuffizienz	Entzündungen, z. B. Lungenfellentzündung (Pleuritis), Pneumonie durch Metastasen bei Mamma-, Bronchial- oder Magenkarzinom
Aussehen	klar, hellgelb, meist serös, selten blutig	zu Beginn serös, später serös-eitrig, fibriös, oft blutig
Menge	bis zu mehreren Litern	von viel bis wenig, je nach Grunderkrankung und Dauer der Beschwerden

Patientenvorbereitung

Der Patient wird über die geplante Maßnahme durch den Arzt informiert. Da ein Pleuraerguss in vielen Fällen zum häufigen **Husten** reizt, kann es nötig sein, dem Patienten ein Mittel gegen den Hustenreiz (Antitussivum) zu verabreichen. Durch die Bewegungen beim Husten könnte es sonst zur Verschiebung der Punktions-nadel mit möglichen Schmerzen und Komplikationen kommen. Der Arzt hört die Lunge nochmals ab **(Auskultation)** und klopft den Bereich des Ergusses vorsichtig ab, um die Ausdehnung zu bestimmen **(Perkussion)**.

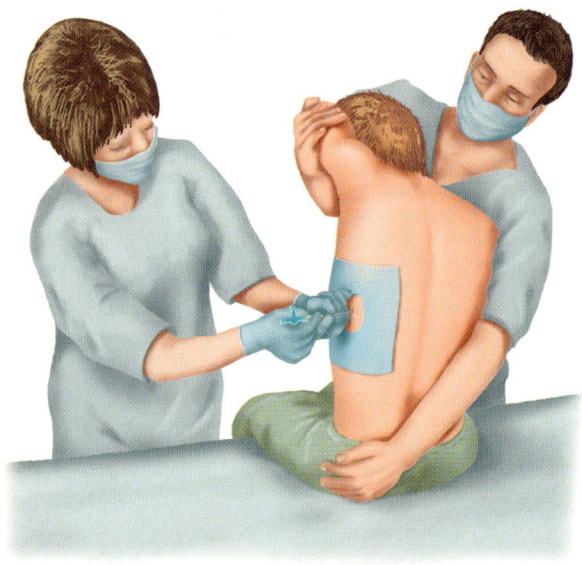

Patientenposition bei Pleurapunktion

Der Patient sollte die Möglichkeit haben, vorher Urin zu lassen. Für die **Patientenlagerung** wird das Kopfteil des Bettes maximal hochgestellt. Der Patient sitzt an der Bettkante. Die Seite, die nicht punktiert werden soll, ist gegen das Kopfteil gelehnt. Ein Kissen unter dem Arm dient als Stütze. Der Patient beugt sich leicht vornüber und legt den Arm der punktierten Seite verschränkt auf dem mit Kissen unterlegten Nachttisch ab, sodass die Rippen sich optimal auseinanderziehen. Dies erleichtert die Punktion, da die Rippen besser getastet werden können. Eine Pflegende sollte sich vor den Patienten stellen. So kann sie ihn gut in der Lagerung unterstützen und hat gleichzeitig den Patienten im Blick und kann ihn auf Veränderungen überwachen.

Durchführung

Der Arzt bestimmt die Punktionsstelle, die unter Umständen vorher **rasiert** werden muss. Nach einer ersten Hautdesinfektion wird ein **Lokalanästhetikum** subkutan gespritzt. Anschließend wird die Körperregion großzügig desinfiziert und steril mit Klebetüchern abgedeckt. Der Arzt zieht sich steril an. Nach der Einwirkzeit des Anästhetikums führt der Arzt die Punktionsnadel ein, in dieser Phase darf der Patient nicht atmen. Wird nur eine Probe zur Keimbestimmung entnommen, wird das Exsudat mit einer 20 ml Spritze abgezogen und in ein Röhrchen gegeben. Damit keine Luft in den Pleuraspalt dringen kann (Gefahr eines Pneumothorax), wird die Nadel am hinteren Ende mit einem Dreiwegehahn verschlossen. Wird ein mehrere Liter umfassendes Transsudat abpunktiert, arbeitet man mit einem **geschlossenen System** (= Rotandaspritze).

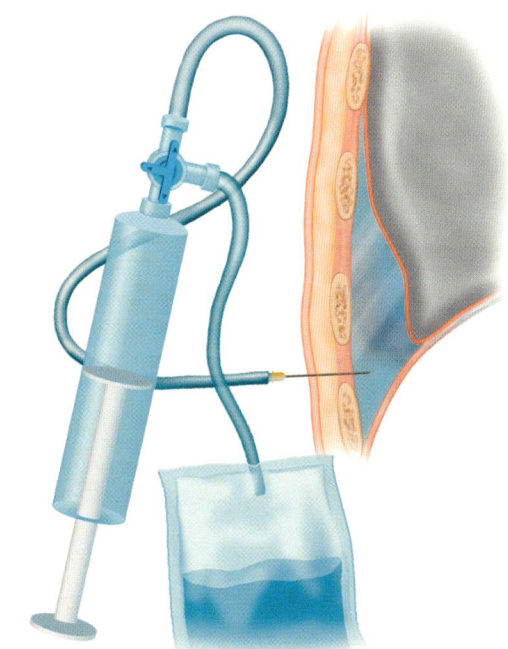

Rotandasystem

Die Punktionsnadel wird mit einem System verbunden, welches das Abziehen der Flüssigkeit und das Abfüllen in einen Auffangbeutel erlaubt, ohne dass die Spritze vom System entfernt werden muss. Durch das Umstellen eines Dreiwegehahns kann das System zum Patient und zur Spritze geöffnet (Erguss wird abgezogen) und geschlossen (Inhalt der Spritze wird in den Beutel gespritzt) werden. Dies erlaubt eine saubere Arbeitsweise (Arzt, Pflegende und Patient kommen mit dem Erguss nicht in Berührung) und minimiert das Infektionsrisiko, da das System nicht ständig geöffnet werden muss.

Der Patient ist während der gesamten Dauer der Punktion zu überwachen. **Überwachungsparameter** sind

Überwachung
Band 4, A 2

♦ Aussehen (zyanotisch bei Sauerstoffmangel, weiß bis grau bei Kreislaufschwäche)

♦ Puls und Blutdruck (halbautomatisches Blutdruckgerät anbringen und einstellen) und Sauerstoffsättigung mit Pulsoxymeter

♦ Atmung (Frequenz, Tiefe und mögliche Schmerzen)

Nachbereitung

Nach erfolgter Punktion wird die Nadel herausgezogen und die Einstichstelle mit einem **Kompressionsverband** versorgt. So wird verhindert, dass durch das Einstichloch Luft in den Pleuraspalt dringen kann und einen Pneumothorax verursacht. Die Vitalparameter werden erneut erhoben und dokumentiert. Der Patient wird bequem mit leicht erhöhtem Oberkörper gelagert, die Rufanlage in seine Reichweite gelegt. Die Einstichstelle wird auf mögliches **Nachsickern** beobachtet. Die benötigten Materialien werden in den Hausmüll entsorgt. Die Menge des punktierten Ergusses wird notiert. Eine Probe – meist mehrere Röhrchen – wird zur Analyse ins Labor geschickt.

Komplikationen

Durch die heutzutage sehr dünnen Punktionsnadeln und durch das Verfahren des geschlossenen Systems konnte die Gefahr eines **Pneumothorax** erheblich gesenkt werden. Dennoch kann es vorkommen, dass die Lunge der punktierten Seite kollabiert und für den Atemvorgang nicht mehr eingesetzt werden kann. Oft geht dies mit Schmerzen, Blutdruckabfall, Pulsanstieg und starker Luftnot (Dyspnoe) einher. Dies ist ein Notfall. Der Arzt ist sofort zu informieren, alle Maßnahmen im Rahmen eines Notfalls sind zu treffen. In seltenen Fällen wird eine **Reanimation** nötig. Wichtigste Notfallmaßnahme ist die sofortige Drainage des Pleuraspalts und die Einlage einer **Bülaudrainage**.

Bülaudrainage
Band 3, G 3

Werden große Mengen Flüssigkeit abpunktiert, kann es durch den Verlust an Volumen zu **Kreislaufschwäche**, Hypotonie und Kollaps kommen. Eventuell muss die Flüssigkeit anteilmäßig intravenös ersetzt werden. Nach der Punktion sollte der Patient nicht allein aufstehen und zur Toilette begleitet werden.

3.7.3 Gelenkpunktion

In der Gelenkhöhle befindet sich normalerweise nur die Gelenkschmiere **(Synovia)**, die dafür sorgt, dass die beiden Gelenkflächen gleitfähig bleiben. Bei starker Überbelastung oder bei Entzündungen der Gelenkkapsel sammelt sich dort Flüssigkeit (Erguss) an, die vom Körper meist nicht mehr selbstständig resorbiert und abtransportiert werden kann. Es kommt zu Schmerzen und einer Funktionseinschränkung im Gelenk. Häufig ist das **Kniegelenk** betroffen, prinzipiell kann aber auch jedes andere Gelenk einen Erguss aufweisen. Äußerlich wird der Erguss durch eine **Schwellung** deutlich. Bildet sich dieser Erguss nicht von allein zurück oder ist er sehr groß, wird eine Punktion des Gelenks notwendig, um den Erguss abzudrainieren. Neben dieser therapeutischen Indikation kann ein Gelenk auch aus diagnostischen Gründen punktiert werden. Hier stehen die Bestimmung von Erregern und der Nachweis bestimmter Zellen im Vordergrund.

Aufbau der
Gelenke
Band 2, F 1

Bei Patienten, die an einer chronischen Gelenkentzündung **(Polyarthritis)** leiden, kann ein Erguss durch die dauerhafte Einnahme von Cortison und anderen entzündungshemmenden Medikamenten lange unerkannt bleiben. Patienten, die an dieser Art von Krankheit leiden, sind besonders auf mögliche Gelenkergüsse zu beobachten.

Patientenvorbereitung

Der Patient ist über die geplante Maßnahme durch den Arzt zu informieren. Da ein erhöhtes Infektionsrisiko besteht, wird die Gelenkpunktion unter aseptischen Bedingungen im **Operationssaal** durchgeführt. Daher werden auch die Vorbereitungen (Rasur der Körperregion) dort von den Pflegenden durchgeführt. Vor dem Transport in den Operationssaal sollte der Patient nochmals Urin lassen.

Im Operationssaal wird der Patient auf den Rücken gelagert, das zu punktierende Knie wird mit einem Kissen unterpolstert, sodass es ca. im 45-Grad-Winkel gebeugt ist.

Durchführung

Nach der Hautdesinfektion wird ein **Lokalanästhetikum** gespritzt. Mit sterilen Tüchern wird der Ober- und Unterschenkel so abgedeckt, dass lediglich das Knie sichtbar bleibt. Der Arzt führt die Nadel ein und entlastet den Erguss. Eine Probe des Exsudats wird ins Labor zur Analyse gegeben. Kehrt der Patient aus dem Operationssaal zurück, werden die Vitalparameter kontrolliert und die Schmerzen eingeschätzt. Eine Kontrolle der Einstichstelle auf Nachsickern von Erguss wird durchgeführt.

Komplikationen

Eine Infektion des Gelenks, die durch die Punktion verursacht wurde, gehört zu den am meisten gefürchteten Komplikationen, die den Heilungsverlauf negativ beeinflussen. Sie kann durch eine vollständig aseptische Arbeitsweise reduziert werden. In einigen Fällen kann sich der Erguss erneut bilden und es muss nochmals punktiert werden. Begleitend werden entzündungshemmende Medikamente (z. B. Cortison) verabreicht. In der Regel werden sie nach der Punktion über die liegende Nadel direkt ins Gelenk gespritzt.

3.7.4 Knochenmarksbiopsie

Die Entnahme von Knochenmark wird aus therapeutischen und diagnostischen Zwecken durchgeführt. In der Diagnostik wird Knochenmark entnommen, um es auf veränderte Zellen zu untersuchen. Patienten, bei denen eine solche Biopsie nötig wird, zeigen Auffälligkeiten im blutbildenden System, z. B. bei Verdacht auf eine Leukämie. So kann eine Knochenmarkbiopsie am Beginn einer onkologischen Diagnostik und Behandlung stehen.

Leukämie
Band 3, H 2.1

Durch Chemotherapie und Bestrahlung wird versucht, die Tumorzellen im Knochenmark zu zerstören. Manchen Patienten wird im Verlauf der onkologischen Behandlung nochmals Knochenmark entnommen, um die Wirksamkeit der Therapie zu evaluieren.

Patientenvorbereitung

Der Patient ist über die geplante Maßnahme durch den Arzt zu informieren. Da die Biopsie meist durch eine onkologische Fragestellung nötig wird, stellt sie für den Betroffenen eine starke **psychische Belastung** dar. Wird die vermutete Krankheit erst spät erkannt oder erfolgten bereits eine Chemotherapie und Bestrahlung, kann der Patient schon deutlich geschwächt sein. Während des Eingriffs ist diese besondere Situation zu berücksichtigen und der Patient entsprechend zu versorgen.

Durchführung

Knochenmark kann am **Sternum** oder am **Beckenkamm** entnommen werden. Die Entnahme ist sehr schmerzhaft, der Patient sollte daher ausreichend Schmerzmittel erhalten. In einigen Fällen kann eine Kurznarkose nötig werden. Besonders bei Kindern stellt die Untersuchung für alle Beteiligten eine Belastung dar. Um sicherzustellen, dass das Kind während des Eingriffs ruhig bleibt, erhalten diese meist ein Beruhigungs- oder Schlafmittel.

In der Regel wird die Biopsie unter sterilen Bedingungen im **Operationssaal** durchgeführt. Zur besseren Kontrolle der Herz-Kreislauf-Situation und zur Volumen- und Schmerzmittelgabe erhalten die Patienten einen intravenösen Zugang.

Der Patient wird entweder auf den Rücken (Sternumpunktion) oder auf die Seite gelagert (Beckenkammpunktion). Bei einer Entnahme links wird der Patient auf die rechte Seite bequem gelagert und umgekehrt. Nach ausreichender Lokalanästhesie

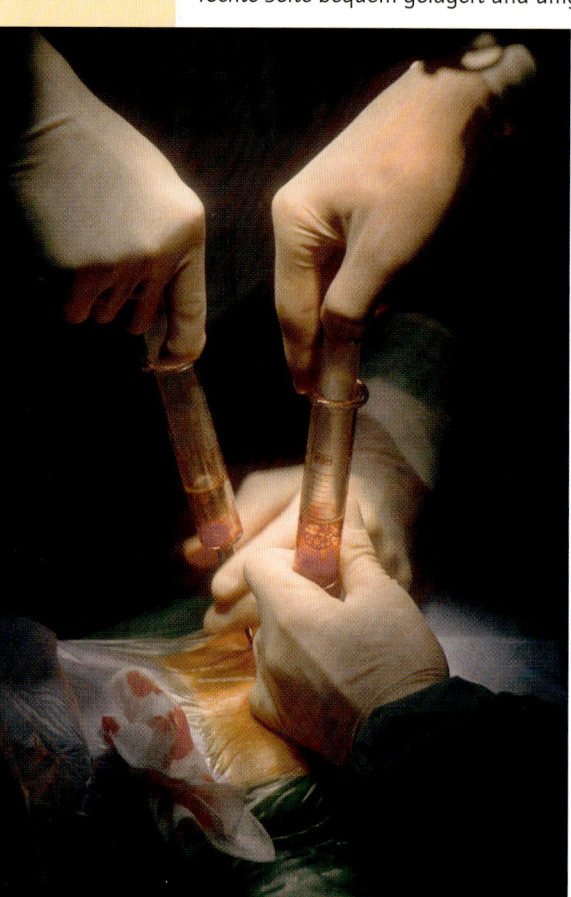

wird die Entnahmestelle sorgfältig desinfiziert und steril abgedeckt. Mit einer Art **Stanze** wird nun entsprechend tief in den Beckenkamm gestochen, Knochenmark abgesaugt und aufgefangen. Die Entnahmestelle wird mit einem Absorptionsverband geschlossen. Die Entnahmestelle schmerzt noch einige Tage stark. Daher sollte der Patient nach Schmerzen befragt und verordnete Schmerzmittel frühzeitig verabreicht werden.

Knochenmarkbiopsie

Chemotherapie
Band 4, E 6

Bestrahlung
Band 4, E 7

Intravasale
Zugänge
Band 4, E 2

64

Beispiel: Pflege eines Patienten mit Knochenmarkbiopsie

Patienten, denen Knochenmark entnommen wird, stehen unter großer psychischer und physischer **Belastung**. Zum einen steht die Frage der eigenen Heilung im Raum (bei onkologischen Patienten), zum anderen besteht die Hoffnung, durch die mögliche Knochenmarkspende dem Betroffenen helfen zu können (bei der Person, die Knochenmark spendet). Wird Knochenmark als Spende entnommen, handelt es sich wann immer möglich um ein Familienmitglied des erkrankten Patienten. Dies stellt für beide Personen eine Ausnahmesituation dar, der einfühlsam von Pflegenden und Ärzten begegnet werden muss. Neben der großen psychischen Belastung stehen die Schmerzen im Vordergrund. Ein sorgfältiges und angemessenes Schmerzmanagement sind nötig, um dem Patienten und dem potenziellen Spender möglichst Wohlbefinden und Schmerzfreiheit zu verschaffen.

Steht kein geeigneter Spender aus der Familie zur Verfügung, wird in der Spenderdatenbank möglichst ähnliches Knochenmark gesucht und eine fremde Person wird zum Spender.

Nachbehandlung

Kehrt der Patient aus dem Operationssaal zurück, werden zunächst die Vitalzeichen (Blutdruck, Puls, Temperatur, Schmerzen) erhoben. Der Verband wird auf Durchsickern bzw. Blutung kontrolliert. Der Patient sollte bequem und schmerzfrei gelagert werden. Eventuelle Infusionen werden auf Zusätze (z. B. Schmerzmittel) und Füllungszustand kontrolliert; alle erhobenen Parameter werden dokumentiert. In manchen Fällen wird ein Anästhesieprotokoll mit weiteren Anordnungen aus dem Operationssaal mitgegeben. Die **Erstmobilisation** erfolgt mithilfe der Pflegenden. Die Lagerung auf die betroffene Seite sollte vermieden werden. In den ersten fünf Tagen darf der Patient nicht duschen. Danach kann die Entnahmestelle mit einem wasserdichten Verband versorgt werden. Wurde das Knochenmark als Spende entnommen, kann die Person am folgenden Tag entlassen werden. Bei einem Patienten, der krankheitsbedingt eine Biopsie hatte, schließt sich die Behandlung der Krankheit an bzw. wird diese fortgesetzt.

?

1 Welche Arten der Blutentnahme kennen Sie?
Nennen Sie jeweils ein Beispiel.

2 Wie wird eine Urinprobe, für die Mittelstrahlurin benötigt wird, richtig abgenommen?

3 Wie unterscheidet sich ein Urinstix von einem Urinsediment?

4 Wie wird Stuhl auf unsichtbares (okkultes) Blut korrekt untersucht?

5 Nach welchen Kriterien kann Sputum beobachtet werden?

6 Was versteht man unter Hyperazidität, Hypoazidität und Achylie?

7 Wie wird ein Wundabstrich korrekt durchgeführt?

8 Wie unterscheidet sich eine Punktion von einer Biopsie?

9 Warum kann eine Aszites- oder Pleurapunktion auf Station durchgeführt werden, eine Gelenkspunktion und Knochenmarkbiopsie hingegen nur im Operationssaal?

10 Beschreiben Sie die Lagerung eines Patienten für

a) eine venöse Blutentnahme,

b) eine sterile Urinentnahme durch die Bauchdecke,

c) eine Pleurapunktion,

d) eine Kniepunktion,

e) eine Knochenmarksbiopsie am rechten Beckenkamm.

11 Auf welche Parameter wird ein Patient nach einer Punktion stets überwacht?

---

1 Erstellen Sie eine Checkliste für alle benötigten Materialien, um eine Urinprobe bei einem Patienten, der einen Harnblasenkatheter hat, abzunehmen.

2 Erstellen Sie ein Merkblatt für Eltern bzw. Patienten und Bewohner, das allgemeine Maßnahmen bei der Gewinnung von Untersuchungsproben aufführt. Nehmen Sie dazu das Beispiel der Einstiegssituation zu Kapitelbeginn zur Hilfe.

3 Erfragen Sie an Ihrem derzeitigen Praxisort, welche Proben routinemäßig von Pflegenden abgenommen werden. Erstellen Sie eine Liste, die auch die jeweils benötigten Materialien und den Platz, wo Sie diese auf Station finden, enthält.

4 Nutzen Sie die Gelegenheit eines Aufklärungsgesprächs durch einen Arzt auf Ihrer Station bzw. Ihres aktuellen Praxisortes. Notieren Sie die wichtigsten Punkte, die der Arzt als Information an den Patienten weitergibt. Notieren Sie auch die möglichen Fragen der Patienten.

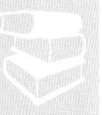

Deschka, Marc: Laborwerte A–Z. Kohlhammer Verlag, Stuttgart 2007

Lauber, Annette/Schmalstieg, Petra: Wahrnehmen und Beobachten. Thieme Verlag, Stuttgart 2004

Steffens, Nikola: Lernstationen: Krankenbeobachtung. Elsevier, München 2008

Vogeser, Michael: Laborkunde für Pflege- und Gesundheitsfachberufe. Elsevier, München 2006

4 Untersuchungen

Pia hat die Kinderabteilung verlassen und ist seit zwei Wochen auf der gynäkologischen Station des Klinikums Gutleben eingesetzt. Die drei Freunde haben bereits einen großen Teil ihrer Ausbildung absolviert. Aber jeden Tag gibt es Situationen, in denen sie nachfragen müssen und sich noch ziemlich als Anfänger fühlen. Vor allem dann, wenn sie gerade den Einsatzort und das Fachgebiet gewechselt haben.

Parallel zu Pias Einsatz arbeitet Tim auf der urologischen Station, auf der zwar auch Frauen, aber überwiegend Männer behandelt und gepflegt werden. „Ich könnte nicht den ganzen Tag nur mit Frauen arbeiten und dann auch noch vorwiegend Frauen pflegen", kommentiert Tim die Anmerkung Pias, die das im Gegenteil sehr interessant findet.

„Ist das nicht komisch, jeden Tag zu sehen, an was man als Frau so erkranken kann?", bemerkt Olga kritisch. „Letzte Woche musste eine Bewohnerin ins Klinikum. Obwohl die bereits 82 Jahre alt ist, hat sie plötzlich aus der Scheide geblutet. Da macht man sich schon so seine Gedanken." Tim stimmt dem zu.

„Aber man kann ja auch alles möglich andere bekommen. Meine Großmutter musste letzte Woche zum Arzt und der hat ihr Herz gründlich untersucht. Sie hat schon seit ein paar Wochen ein bisschen Atemnot, wenn sie mit der schweren Einkaufstasche die Treppe schnell nach oben geht. Sie hat mich vorher gefragt, was denn eine Belastungsechokardiografie ist. Das stand nämlich auf der Terminbestätigung vom Hausarzt. Ich konnte es ihr leider nicht erklären. Anschließend hat sie mir erzählt, dass sie bei der Untersuchung Fahrrad gefahren ist." Für die drei ist klar, dass sie sich mit den Untersuchungen auf jeden Fall gut auskennen müssen, schließlich müssen die Patienten darauf vorbereitet werden.

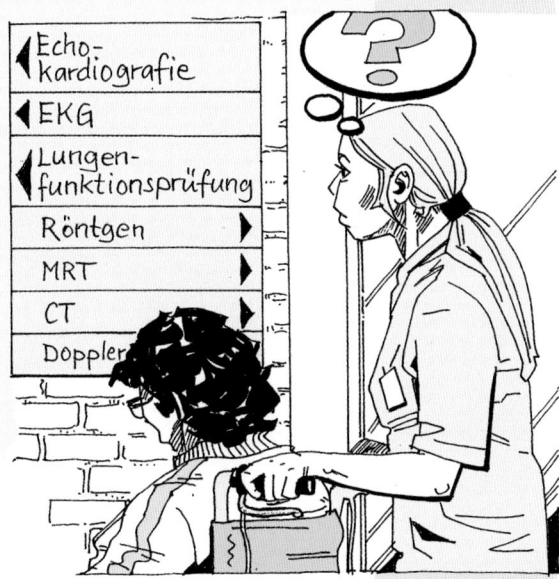

1   Welche Untersuchungen wurden bereits bei Ihnen oder bei Mitgliedern Ihrer Familie durchgeführt? Berichten Sie davon.

2   Welche Bedeutung können Untersuchungen für den Patienten, für den Arzt und für Pflegende haben? Diskutieren Sie die Unterschiede.

3   Pflegende übernehmen wichtige Aufgaben in der Patientenvorbereitung und Nachsorge im Zusammenhang mit ärztlichen Untersuchungen. Was stellen Sie sich darunter vor?

Eine wichtige Säule der Patientenbehandlung ist die medizinische **Diagnostik**. Dazu gehört die Anamneseerhebung, die körperliche Untersuchung und die Durchführung verschiedener Untersuchungen mit Apparaten, die entweder invasiv (Eindringen in den Körper) oder nicht-invasiv (äußerliche Befunderhebung) sein können. In der Regel muss sich der Patient an den Untersuchungsort begeben, da die benötigten Apparate nicht mobil sind. Dies bedeutet für die Pflegenden, dass sie die Patienten für die meisten Untersuchungen nach bestimmten Richtlinien vorbereiten und die betreffenden Personen dorthin bringen bzw. den Transport (über einen hauseigenen Hol- und Bringdienst) organisieren müssen.

Kenntnisse über den Ablauf der verschiedenen Untersuchungen sind nötig, damit Pflegende die Vorbereitung sorgfältig planen, durchführen und anschließend eine angemessene Überwachung gewährleisten bzw. die Information und Beratung der Patienten fachkompetent durchführen können.

Dem Patienten werden verschiedene Unterlagen für die Untersuchung mitgegeben. Im Einzelnen sind dies:

- Krankengeschichte
- Patientendokumentation bzw. Patientenkurve
- eventuell aktuelle Röntgenbilder oder Computertomogramm
- eventuell Vorbefunde anderer Untersuchungen, falls diese nicht in der Krankengeschichte abgelegt sind
- eventuelle Laborergebnisse, Überweisungsschein oder Arztbrief

Im Einzelfall sollten die hausinternen Richtlinien beachtet und der Patient durch die Pflegenden entsprechend vorbereitet werden.

> Die Untersuchungen stellen meist einen Eingriff in die Intimsphäre der Patienten dar. Daher sollte der Umgang stets respektvoll und der Situation angemessen sein. Möglicherweise benötigen die Patienten beim Entkleiden oder bei der Lagerung Hilfe. Insbesondere Kinder, ältere Menschen oder Menschen mit kognitiven Einschränkungen (Demenz) müssen einfühlsam auf die Untersuchungen vorbereitet werden. In jedem Fall sind die Patienten bzw. deren gesetzliche Vertreter eingehend und verständlich vorher durch einen Arzt aufzuklären.

Checkliste für Untersuchungsvorbereitung

- ✔ Wurde die Untersuchung bereits durch den Arzt angemeldet bzw. wurde der Untersuchungsauftrag an die zuständige Stelle geschickt?
- ✔ Wann soll die Untersuchung durchgeführt werden? Gibt es bereits einen bestimmten Termin?
- ✔ Wird die Untersuchung im Krankenhaus oder an einer anderen Stelle durchgeführt? Muss ein Transport organisiert werden?
- ✔ Wurde der Patient durch den Arzt über die geplante Untersuchung und über den Zweck der Maßnahme informiert?
- ✔ Liegt die Einverständniserklärung des Patienten vor?

Aufklärung
Band 4, A 1.1
Einständnis-
erklärung
Band 4, A 1.2

✔ Muss der Patient nüchtern sein? Wenn ja, wie lange vorher?

✔ Muss der Patient an den entsprechenden Körperregionen (z. B. Leiste) rasiert sein?

✔ Müssen beim Patienten abführende Maßnahmen (Darmreinigung) durchgeführt werden?

✔ Benötigt der Patient einen intravasalen Zugang (Infusion)?

✔ Muss der Patient bestimmte Medikamente oder Mittel einnehmen (z. B. Kontrastmittel) oder darf er bestimmte Medikamente nicht nehmen (z. B. Aspirin, Insulin)?

✔ Welche Patientenunterlagen (Dokumentation, Krankengeschichte, Röntgenbilder, andere Untersuchungsergebnisse) müssen mitgegeben werden?

✔ Wie lange dauert die geplante Untersuchung ungefähr (auch eine wichtige Information für den Patienten und seine Angehörigen)?

✔ Erhält der Patient ein Beruhigungs- bzw. Schlafmittel während der Untersuchung (wichtig für den Transport: zu Fuß, Rollstuhl, Liege; auch wenn der Patient vor der Untersuchung selbstständig mobil ist)?

✔ Welcher Überwachungsaufwand ist nach der Untersuchung nötig?

4.1 Gynäkologische Untersuchungen

Gynäkologische Untersuchungen werden prophylaktisch im Rahmen der Vorsorge, aber auch zu diagnostischen Zwecken notwendig. In den meisten Fällen werden diese Untersuchungen bei einem niedergelassenen Gynäkologen durchgeführt. Finden sich dann pathologische Auffälligkeiten, die der weiteren Abklärung bedürfen, werden die Patientinnen zur weiteren Behandlung in ein Krankenhaus eingewiesen. Jede gynäkologische Untersuchung beginnt mit der Anamneseerhebung. Die Fragen nach aktuellen Beschwerden, der Monatsregelblutung, erlittenen Fehlgeburten, bestandenen Schwangerschaften und gynäkologischen Operationen liefern erste wichtige Grundinformationen und gehören zur **Anamnese**.

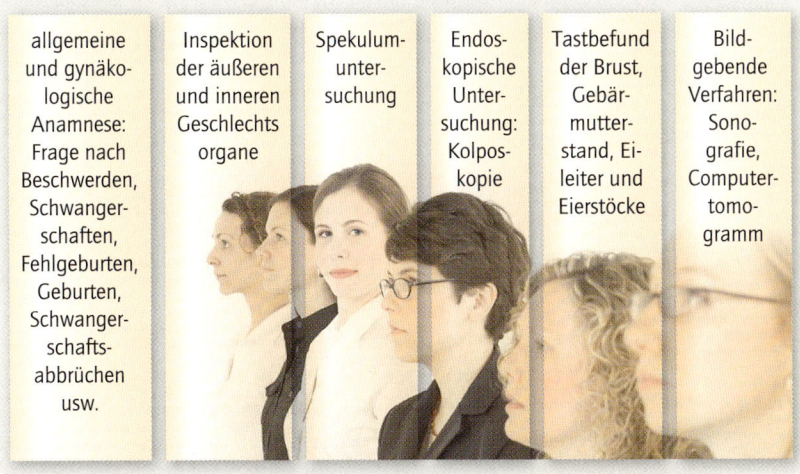

| allgemeine und gynäkologische Anamnese: Frage nach Beschwerden, Schwangerschaften, Fehlgeburten, Geburten, Schwangerschaftsabbrüchen usw. | Inspektion der äußeren und inneren Geschlechtsorgane | Spekulumuntersuchung | Endoskopische Untersuchung: Kolposkopie | Tastbefund der Brust, Gebärmutterstand, Eileiter und Eierstöcke | Bildgebende Verfahren: Sonografie, Computertomogramm |

Gynäkologische Untersuchungen im Überblick

4.1.1 Spekulumuntersuchung

Die Untersuchung dient der Inspektion von Scheide **(Vagina)** und Muttermund **(Portio)** sowie zur Abstrichentnahme. Dies wird durch Spreizung der Vagina durch ein eingeführtes Instrument möglich. Die Untersuchung wird in Steinschnittlage auf einem speziellen gynäkologischen Stuhl durchgeführt. Die Frau sollte vor der Untersuchung die Harnblase leeren, da sonst ein eindeutiger Tastbefund der Gebärmutter erschwert ist und es eventuell durch den Druck auf die Bauchdecke zum ungewollten Urinabgang kommt. Die Untersuchung wird in Anwesenheit einer zweiten – meist weiblichen – Person durchgeführt. Dies soll die Frau vor sexuellen Übergriffen oder Belästigungen schützen. Meist übernimmt diese Person die Assistenz und reicht benötigte Materialien oder Instrumente an.

Nachdem die Frau auf dem Stuhl Platz genommen und die richtige Sitzposition eingenommen hat, werden die äußeren Genitale auf Größe, Form oder Auffälligkeiten inspiziert. Der Arzt taucht das Spekulum in warmes Wasser, damit es besser in die Scheide der Frau gleiten kann. Die Frau wird aufgefordert, eine entspannte Haltung einzunehmen („die Scheide fallen lassen"), damit das Einführen nicht schmerzhaft ist. Der Arzt führt meist ein zweiblättriges Spekulum ein. Damit sich die Frau beim Einführen des Spekulums nicht verkrampft, werden diese Untersuchungsinstrumente angewärmt. Nach dem Einführen des Spekulums wird es so weit wie nötig auseinandergedreht, damit die Abstrichentnahme möglich wird. Mit einem Watte-

Weibliche Geschlechtsorgane Band 2, B 1.3.2

Abstriche Band 4, A 3.6

träger wird der Muttermund abgestrichen (Zervixabstrich). Das Material wird auf einem Objektträger ausgestrichen und auf pathologische Keime untersucht. In dieser **Nativuntersuchung** können Pilze und Bakterien sichtbar gemacht werden.

Gynäkologischer Untersuchungsstuhl

Zusätzlich zur Sekretabnahme wird im Rahmen der Krebsvorsorge ein **zytologischer Abstrich** durchgeführt. Ein Träger mit einer kleinen bürstenähnlichen Spitze wird eingeführt und so Zellen vom Muttermund isoliert. Das so gewonnene Zellmaterial wird an ein Labor gesendet, das den Abstrich einfärbt und so ein mögliches Krebsstadium der Zellen erkennbar macht. Die **Färbung nach Papanicolaou** (kurz Pap genannt) basiert auf der Zellkernmorphologie und wird in fünf Stadien eingeteilt.

Zellen Band 2, B 1

Um die Oberfläche der Portio besser beurteilen zu können, wird sie mit einer Art Mikroskop (Kolposkop) bis zu 40-fach vergrößert betrachtet. Diese als **Kolposkopie** bezeichnete Untersuchung schließt sich an die Spekulumuntersuchung an und wird ebenfalls in der Steinschnittlage durchgeführt. Ab einem Untersuchungsergebnis Pap III D oder IV a müssen die Veränderungen eingehender untersucht werden. In der Regel wird mit einer **Knipsbiopsie** eine Gewebeprobe der Portio entnommen und histologisch begutachtet. Eine kegelförmige Ausschneidung am Muttermund **(Konisation)** dient ebenfalls der Probengewinnung.

Stadium	Definition
I:	normaler Befund
II:	entzündliche Zellveränderungen
III:	etark entzündliche Zellveränderungen
III D:	zweifelhafte, schwere entzündliche oder degenerative Zellveränderungen
III G:	leichte bis mittelgradige Dysplasie
IV a:	schwere Dysplasie
IV b:	schwere Dysplasie mit Veränderungen bis zum Carcinoma in situ („Krebs an Ort und Stelle"; bezeichnet das Frühstadium eines epithelialen Tumors)
V:	invasives Karzinom

Vaginaler Abstrich –
Stadien nach Papanicolaou

4.1.2 Bimanuelle Tastuntersuchung (Palpation)

An die Spekulumuntersuchung schließt sich die Tastuntersuchung der inneren Geschlechtsorgane an. Der Arzt führt den behandschuhten Finger in die Vagina der Frau ein und tastet (palpiert) den Gebärmutterhals. Mit der anderen Hand drückt der Arzt auf die Bauchdecke in Höhe der Eierstöcke und der Gebärmutter. Nacheinander werden der rechte und der linke Eierstock sowie die Gebärmutter auf Größe, Form, Lage, Schmerzempfindlichkeit und Konsistenz untersucht. Diese Untersuchung ermöglicht es auch, Zysten zu ertasten. Normalerweise ist diese Untersuchung schmerzlos, abgesehen von dem Druck auf die Bauchdecke und die Harnblase. Bei stark übergewichtigen Frauen kann sie erschwert sein.

4.1.3 Rektale Untersuchung

Die rektale Untersuchung wird nach der bimanuellen Tastuntersuchung durchgeführt. Durch sie kann das **Parametrium** (Halteapparat der Gebärmutter), das Rektum und die Hinterfläche der Gebärmutter beurteilt werden. Da Tumore des Rektums häufig sind, gehört diese Untersuchung auch bei Männern zum Standardverfahren der Krebsprävention.

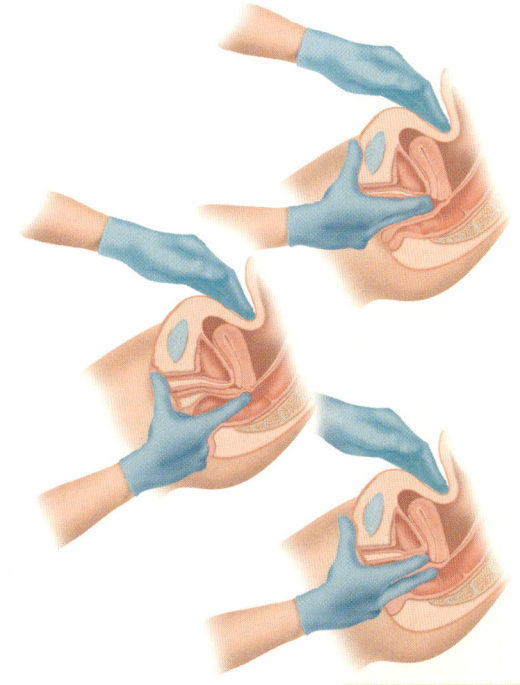

Bimanuelle Untersuchungen

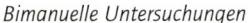

4.1.4 Sonografische Untersuchung

Falls nötig kann sich an die Tastuntersuchung eine **vaginale Sonografie** (Ultraschall durch die Scheide) anschließen. Bei dieser Untersuchung wird eine ca. 12 Zentimeter lange stabförmige Röhre in die Vagina eingeführt. Die Kleinheit des Untersuchungsinstruments macht eine schmerzlose Untersuchung möglich. Über einen Monitor lassen sich Größe, Form und Lage der inneren Geschlechtsorgane beurteilen und vermessen.

> Bei jungen Frauen, die noch keinen Geschlechtsverkehr hatten, wird meist auf diese Untersuchungsmethode verzichtet, da dadurch das Hymen (Jungfernhäutchen) verletzt werden könnte.

Im Rahmen der Schwangerenbetreuung wird die **abdominale Sonografie** (Ultraschalluntersuchung über die Bauchdecke) durchgeführt. Sie dient der Beurteilung des ungeborenen Kindes.

Schwangerschaft
Band 3, A 1

Bildgebende Verfahren
Band 4, A 4.6

4.1.5 Brusttastuntersuchung

Im Rahmen der Krebsvorsorge tastet der Arzt auch die Brust der Patientinnen ab. Die meisten Knoten in der Brust werden jedoch in der monatlichen Selbstuntersuchung durch die Frauen selbst festgestellt. Sie werden nach der Regelblutung durchgeführt, da in diesem Stadium des weiblichen Zyklus die Brustdrüsen weicher sind und ein möglicher Knoten besser getastet werden kann.

> In einigen gynäkologischen Praxen stehen den Frauen Silikonbrüste mit integrierten Knoten zu Übungszwecken zur Verfügung, an denen die Frauen eine Vorstellung gewinnen, wie sich ein Knoten anfühlt.

Diagnostik bei Brustkrebs
Band 4, G 4.8

Mammografie
Band 4, A 4.6

4.1.6 Fruchtwasseruntersuchung – Amniozentese

Unter **Amniozentese** wird die Punktion der Fruchtblase einer schwangeren Frau verstanden. Sie dient der Untersuchung der im Fruchtwasser befindlichen fetalen Zellen. Eine solche Fruchtwasseruntersuchung wird durchgeführt, wenn ein begründeter Verdacht für eine Entwicklungsstörung oder eine Behinderung des Fetusses vorliegt. Der Name Amniozentese leitet sich von **Amnion** (der das Kind umgebende Fruchtwassersack) ab.

Eine Untersuchung des Fruchtwassers wird in der Regel in der 13. Schwangerschaftswoche durchgeführt, zu einem früheren Zeitpunkt wird sie als **Frühamniozentese** bezeichnet. Durch das erhöhte Risiko für das ungeborene Kind und für eine mögliche Frühgeburt wird sie nur unter strenger Indikationsstellung durchgeführt. Eine in der 30. Schwangerschaftswoche durchgeführte Fruchtwasseruntersuchung lässt die Bestimmung der Blutgruppe des Kindes zu und macht Aussagen über die Lungenreife des Ungeborenen möglich (bei drohender Frühgeburt).

Nachdem der Arzt durch eine Ultraschalluntersuchung die Lage des Fetusses und der Gebärmutter bestimmt hat, werden unter sonografischer Kontrolle eine Punktionskanüle durch die Bauchdecke der Frau eingeführt und ca. 10–15 ml Fruchtwasser entnommen. Da die meisten Frauen den Einstich in die Bauchdecke ähnlich der Punktion bei der Blutentnahme spüren, wird meist auf eine lokale Anästhesie verzichtet. Die Punktion wird unter strengen aseptischen Regeln durchgeführt, da eine Entzündung des Fruchtwassers fatale Folgen für das Kind hätte. Entscheiden sich die werdenden Eltern für eine solche Untersuchung, müssen sie sich mit den Konsequenzen des Untersuchungsergebnisses (im Falle einer möglichen Behinderung des ungeborenen Kindes) auseinandersetzen. Wird eine Behinderung festgestellt, darf die Schwangerschaft abgebrochen werden.

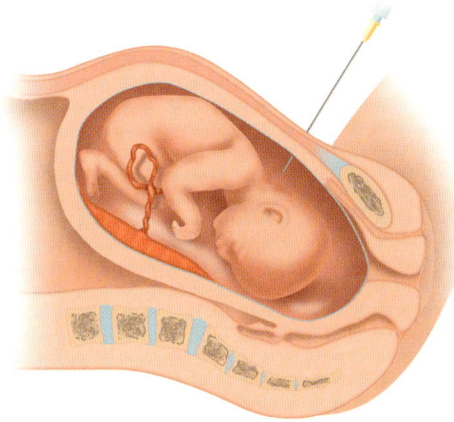

Amniozentese

Das Fruchtwasser wird anschließend im Labor untersucht. Es enthält abgestorbene Zellen der Haut, des Magen-Darm-Trakts und der Nieren des Kindes. Die Untersuchung macht es möglich, bestimmte Fehlentwicklungen des zentralen Nervensystems (Gehirn und Rückenmark), Erbkrankheiten oder Anomalien in den Chromosomen (z. B. beim Down-Syndrom) nachzuweisen.

Möglichkeiten und Risiken sollen verständlich und umfassend mit den Eltern erörtert werden. Sie sollten über folgende Komplikationen aufgeklärt werden:

- Fruchtwasserverlust und mögliche Fehl- oder Frühgeburt
- Blutungen in der Gebärmutter oder in der Plazenta (Mutterkuchen)
- Infektionen
- Verletzungen des ungeborenen Kindes

Nach dem Eingriff sind die Vitalzeichen und das allgemeine Befinden der Frau zu überwachen. In den ersten sechs Stunden ist auf Zeichen einer drohenden Fehlgeburt zu achten. Die Schwangere sollte sich anschließend einige Tage schonen.

Schwangerschaft
Band 3, A 1

Chorionzottenbiopsie, Fetalblutdiagnostik, Triple-Test

Bei der Chorionzottenbiopsie wird kein Fruchtwasser, sondern Gewebe aus dem Mutterkuchen (Chorion = Plazenta) entnommen. Sie kann bereits ab der 9. Schwangerschaftswoche durchgeführt werden und zählt so zu den frühdiagnostischen Untersuchungen. Ultraschallkontrolliert wird ein kleiner Katheter durch die Vagina und den Muttermundhalskanal eingeführt und die Probe wird ohne Kontakt zur Fruchthöhle entnommen. Bei Verdacht auf eine Mutter-Kind-Blutgruppenunverträglichkeit oder zur Diagnostik möglicher Erbschäden wird während der Schwangerschaft durch die Nabelschnur Blut entnommen. Diese Fetalblutdiagnostik wird nur an speziellen Krankenhauszentren durchgeführt; sie ist eher selten.

Unter einem Triple-Test versteht man das errechnete Risiko für das Auftreten einer Trisomie-21 (Down-Syndrom) beim ungeborenen Kind. Bestimmte Hormonwerte im Blut der Mutter werden mit ihrem Alter und dem Alter der bestehenden Schwangerschaft in eine Gleichung gebracht und zeigen so die Wahrscheinlichkeit einer Erkrankung. Häufig liefert der Test falsch-positive Ergebnisse, d. h., der Test zeigt ein erhöhtes Risiko, obwohl das Kind gesund ist. Bevor die Untersuchungen durchgeführt werden können, sollten die Eltern umfassend über die Vorteile und Risiken dieser diagnostischen Möglichkeiten beraten und informiert werden.

4.1.7 Laparoskopie

Die Laparoskopie (Bauchspiegelung) ist eine Methode, bei der die Bauchhöhle und die darin befindlichen Organe über einen Monitor sichtbar gemacht werden können. Eine Laparoskopie kann aus diagnostischen oder therapeutischen Gründen durchgeführt werden.

Die gynäkologische Laparoskopie wird durchgeführt, um die inneren Geschlechtsorgane beurteilen und einen möglichen operativen Eingriff vornehmen zu können. Dies wird beispielsweise nötig bei ungeklärter Sterilität oder unklaren Unterbauchbeschwerden. Außerdem kann das Ausmaß einer **Endometriose** (überschießendes Wachstum der Gebärmutterschleimhaut mit Beschwerden wie Schmerzen und starker Menstruationsblutung) oder von **Myomen** (primär gutartige Gebärmuttertumore) festgestellt werden.

Die Untersuchung wird in Vollnarkose durchgeführt. Die Patientinnen sind wie für eine Operation vorzubereiten. Sowohl für die diagnostische als auch bei der operativen Laparoskopie muss zunächst der Bauchraum mit Gas aufgeblasen werden, das durch eine Nadel, die durch die Bauchdecke eingeführt wird, einströmt. Unterhalb des Nabels wird anschließend ein ca. 1,5 cm langer Schnitt gesetzt und darüber ein Teleskop eingeführt. Wird das Einbringen zusätzlicher Instrumente von außen nötig, werden weitere Schnitte gesetzt und über Führungsschienen z. B. Scheren oder Fasszangen eingeführt. Die postoperative Überwachung wird ebenfalls wie bei einer Operation durchgeführt. Manche Patientinnen klagen über leichte druckähnliche Schmerzen im Bauchraum, die durch die Zuführung des Gases erklärt und nach wenigen Tagen verschwunden sein sollten. Besonderes Augenmerk wird auf mögliche vaginale Blutungen gelegt. Je nach Indikation und Ausmaß des Eingriffs ist ein ein- bis fünftägiger Krankenhausaufenthalt nötig. Diagnostische Laparoskopien oder Eingriffe zur Sterilisation werden inzwischen auch ambulant durchgeführt.

Postoperative
Überwachung
Band 4, G 4

4.1.8   Aufgabe der Pflegenden

Im Rahmen der gynäkologischen Untersuchung übernehmen die Pflegenden eine assistierende Rolle. Sie sind während der Untersuchung durch den Gynäkologen anwesend und bereiten benötigte Materialien und Instrumente vor. Nach Abschluss der Untersuchung entsorgen sie die Instrumente entsprechend den Hygienestandards. Pflegende sind oft wichtige Ansprechpartner für die Sorgen und Nöte der Patientinnen. Manchmal wenden sich diese lieber an eine assistierende Frau als an einen männlichen Gynäkologen.

Pflegende sind der Patientin bei der Lagerung behilflich sowie beim Aus- und Ankleiden. Bei invasiven Eingriffen sind sie für die Vorbereitung (Rasur, angeordnete Abführmaßnahmen), die anschließende Überwachung und die Gabe der Medikamente nach Anordnung durch den Arzt verantwortlich.

Verfahren
in der Hygiene
Band 1, J 2

4.2   Urologische Untersuchungen

Die **Urologie** ist ein primär operatives Teilfachgebiet der Chirurgie. Sie befasst sich mit der Erkennung und Behandlung von Krankheiten des Harnsystems und der männlichen Geschlechtsorgane. Die urologische Therapie sieht sowohl operative Eingriffe als auch konservativ-medikamentöse Maßnahmen vor. Die Urologie hat Berührungspunkte mit der Nephrologie (= Wissenschaft der Nierenkrankheiten), der Gynäkologie und der Radiologie.

Urologische Untersuchungen bzw. Eingriffe werden aus diagnostischen und/oder therapeutischen Gründen nötig. Die meisten der Untersuchungen können ambulant durchgeführt werden. In der Regel erhalten die Patienten in der Klinik zunächst ein diagnostisches Abklärungsverfahren, an das sich dann möglicherweise eine Operation anschließt.

Jede urologische Untersuchung beginnt mit der **Anamnese.** Hier wird der Patient zu den aktuellen Beschwerden befragt (Veränderungen bei der Harnausscheidung, z. B. abgeschwächter Harnstrahl, Schmerzen beim Urinlassen), nach früheren Operationen und Erkrankungen, zur Familienkrankheitsgeschichte und zu den Medikamenten, die er aktuell einnimmt.

Nieren
Band 2, E 1
Männliche
Geschlechts-
organe
Band 2, B 1.3.3

Daran schließt sich die **körperliche Untersuchung** an, die aus verschiedenen Teilen besteht:

♦ **Inspektion:** äußere Betrachtung der primären Geschlechtsorgane (Penis, Genitalien) auf mögliche Hautveränderungen, Ausfluss aus der Harnröhre, Form und Größe der Hoden und mögliche Krampfaderbildung im Bereich des Samenstranges (Varikozele)

♦ **Palpation:** Tastuntersuchung durch den Enddarm. Die Prostata (Vorsteherdrüse) wird auf Druckempfindlichkeit geprüft. Ebenso werden die Hoden und Nebenhoden auf Konsistenz und Schmerzhaftigkeit abgetastet. Bei sehr jungen Männern wird überprüft, ob die Hoden im Laufe der Geschlechtsreife in die Hodensäcke gewandert sind.

♦ **Perkussion:** Abklopfen der gefüllten Blase über die Bauchdecke

♦ **Auskultation:** Abhören des Bauchraums. Im Vordergrund stehen hier die Darmgeräusche, die bei bestimmten Erkrankungen herabgesetzt sein können.

4.2.1 Laboruntersuchungen

Neben den üblichen Blut- und Urinuntersuchungen, die jeder Patient routinemäßig im Krankenhaus erhält, werden im Rahmen der urologischen Diagnostik spezifische Laborwerte bestimmt. Dazu zählen:

Hormonsystem
Band 2, C 1.9

♦ Nebennierenhormone: Cortisoltagesspiegel im Blut und Katecholamine im Urin (Adrenalin und Noradrenalin)

♦ Sexualhormone: zur Abklärung der Zeugungsfähigkeit (Fertilität) und bei Erektionsstörungen werden das Testosteron und die Hypophysenhormone bestimmt

♦ Tumormarker: zur Diagnostik möglicher Tumorerkrankungen, z. B. das Prostataspezifische Antigen (PSA) oder die Laktatdehydrogenase (LDH) und die plazentare alkalische Phosphatase (PLAP) bei Verdacht auf Hodentumoren

Gewinnung von Untersuchungsmaterial
Band 4, A 3.2

Der Urin wird entweder als Mittelstrahlurin, als Sammelurin bzw. nach einer Harnblasenpunktion untersucht.

Als Besonderheit in der urologischen Diagnostik kommt die Untersuchung des Urins auf mögliche Harnsteine oder Teile von Harnsteinen hinzu. Das Sieben des Urins und die Gewinnung der Steine dienen der **Harnsteinanalyse** und sind wichtige Verfahren im Rahmen der Rezidivprophylaxe (erneutes Auftreten von Steinleiden).

Eine weitere wichtige urologische Laboruntersuchung ist die **Analyse der Samenflüssigkeit**. Sie wird in erster Linie bei Verdacht auf Zeugungsunfähigkeit, aber auch bei Entzündungen der männlichen Adnexen (Prostata, Samenblasen, Nebenhoden) notwendig.

Sterilität
Band 3, B 2.4

Da das Ejakulat möglichst frisch untersucht werden muss, wird es meist in der Praxis oder in der Klinik gewonnen. Der Mann sollte zwei bis sieben Tage vorher keinen Geschlechtsverkehr haben. Unter Wahrung der Intimsphäre wird das Ejakulat durch Masturbation gewonnen und in einen speziellen Kunststoffbecher aufgefangen. Die Bewegungsfähigkeit der Spermien sollte möglichst nicht beeinflusst werden. Das Erstellen eines **Spermiogramms** ist möglich.

4.2.2 Radiologische Untersuchungen

Eine **Röntgenaufnahme ohne Kontrastmittel** zeigt in erster Linie mögliche Steine der Nieren und der ableitenden Harnwege. Daneben wird die Beurteilung der Knochen des Beckens möglich, z. B. bei Verdacht auf Knochenmetastasen.

Spektrum der radiologischen Untersuchungen in der Urologie

Untersuchung	Kontrastmittel	Indikation
Urethrografie	von außen durch die Harnröhre	bei Verdacht auf Harnröhrenstriktur oder Urethraldivertikel (kleine sackartige Ausbuchtungen der Harnröhre)
Zystografie	über einen Katheter direkt in die Harnblase	bei Verdacht auf Harnblasenverletzung
Miktionszysturethrografie	über einen Katheter direkt in die Harnblase, bis der Patient Harndrang verspürt	In senkrechte Lage gebracht wird der Patient aufgefordert in eine Flasche Urin zu lassen. Während dieses Vorgangs werden Röntgenaufnahmen gemacht.
Retrograde Pyelografie	über einen endoskopisch eingebrachten Katheter werden Nierenbecken und Harnleiter eingefärbt	zur Beurteilung der Miktionsfähigkeit, strenge Indikationsstellung wegen erhöhtem Infektionsrisiko
Kavernosografie	über eine Kanüle in einen der beiden Schwellkörper des Penis	zur Abklärung von Erektionsstörungen
Vasovestikulografie	über einen kleinen Schnitt wird der Samenstrang freigelegt und über eine Kanüle Kontrastmittel injiziert	bei Verdacht auf Samenleiterverschluss

Bei einer Aufnahme mit Kontrastmittel wird dem Patienten über eine Infusion das Mittel verabreicht. Üblicherweise werden 7,5 und 15 Minuten nach Infusionsende Aufnahmen angefertigt. In der Regel stellen sich Nierengewebe, Kelchsystem, die Harnleiter und die Harnblase dar. Diese Untersuchungen werden bei Verdacht auf Nierensteine, Stauungsnieren oder zur Abklärung einer Hämaturie (Blut im Urin) angeordnet. Um qualitativ gute Aufnahmen machen zu können, sollte der Betreffende möglichst wenige Darmgase haben. Auch eine ausgeprägte Obstipation oder ein Kotstau (Colostase) können die genaue Interpretation der Ergebnisse erschweren.

Kontrastmittel werden in der Regel über die Nieren oder den Darm ausgeschieden. Daher ist bei der geplanten Gabe von Kontrastmittel die Bestimmung des **Kreatinin**werts nötig. So wird sichergestellt, dass die Niere ausreichend gut arbeitet und fähig ist, das Kontrastmittel wieder auszuscheiden. Im Rahmen der urologischen Kontrastmittelgabe kann bei einer eingeschränkten Nierenfunktion der zu untersuchende Bereich weniger gut dargestellt werden, da sich das Mittel zu wenig an den Strukturen anbringt. Um eine möglichst hohe Anreicherung mit Kontrastmittel zu erzielen, sollte der Patient vor der Untersuchung keine größeren Flüssigkeitsmengen mehr zu sich nehmen. Bei der Kontrastmittelgabe kann es trotz verbesserter Verträglichkeiten zu **allergische Reaktionen** bis hin zum anaphylaktischen Schock kommen. Nach der Untersuchung sollten die Nieren mit viel oral oder intravenös zugeführter Flüssigkeit gespült werden, damit das Kontrastmittel schnell ausgeschieden wird.

Anaphylaktischer Schock
Band 4, B 2.2.1

Bildgebende Verfahren,
Band 4, A 4.6

Neben den klassischen Röntgenuntersuchungen werden auch verschiedene andere bildgebende Verfahren in der urologischen Diagnostik eingesetzt. Hierzu zählen insbesondere die Computertomografie, die Kernspintomografie, die Szintigrafie sowie die Sonografie.

Beispiel: Messung der Harnflussrate

Die Harndurchflussrate ergibt sich durch den Druck des Blasenmuskels und den Widerstand der Harnröhre. Mittels der nicht invasiven Methode der **Uroflowmetrie** kann diese Rate gemessen werden. Indikationen sind alle Formen der Miktions- und Harnblasenfunktionsstörungen. Hierzu zählt auch die Abklärung der Harninkontinenz. Der Patient wird vor der Untersuchung aufgefordert viel zu trinken. Wenn er starken Harndrang verspürt, soll er die Blase in das Uroflowmetriegerät entleeren. Die dort integrierte Messeinheit misst die Harnflussrate pro Zeit, die Miktionszeit und das Miktionsvolumen.

4.2.3   Endoskopische Untersuchungen

Blasenkatheter
Band 3, E 1.6

Die endoskopischen Untersuchungen zählen zu den häufigsten diagnostischen Eingriffen in der Urologie. Prinzipiell gehört dazu auch die Einlage eines Harnblasenkatheters (Einmal- und Dauerkatheter). Sie dient zur Uringewinnung oder -ableitung, wenn diese auf physiologischem Weg (verursacht durch Tumore, Spasmus) nicht möglich sind.

Zur endoskopischen Untersuchung der Harnröhre und der Harnblase wird über die Harnröhre ein **Zystoskop** eingeführt, wofür der Patient auf dem Untersuchungsstuhl die Steinschnittlage einnimmt. Die **Zystoskopie** wird unter sterilen Bedingungen durchgeführt, damit keine pathogenen Keime in die Harnblase und in die aufsteigenden Harnleiter gelangen können.

Nach Reinigung und Desinfektion des äußeren Harnröhrenbereichs wird ein Gleit-mittel in die Harnröhre appliziert, was die Patienten meist als leichten Druck spü-ren. Dieses Gleitmittel erleichtert das Einführen des Zystoskops und wirkt durch den Zusatz eines Lokalanästhetikums schmerzlindernd (Einwirkzeit des Anästhetikums muss eingehalten werden). Das Zystoskop wird vorsichtig in die Harnröhre einge-führt, der Patient wird auf Schmerzen beobachtet. Beim Mann geschieht das Ein-führen bereits unter Sicht über den angeschlossenen Monitor, da so die Harnröhre ebenfalls begutachtet werden kann. Der Arzt untersucht:

- Schleimhautveränderungen (Tumore, Entzündungen)
- Harnsteine (Blasengrund)
- Harnleitermündungen (Form, Abflusshindernisse, Lage)
- Blasenhals
- Harnröhre und bei Männern die Prostata

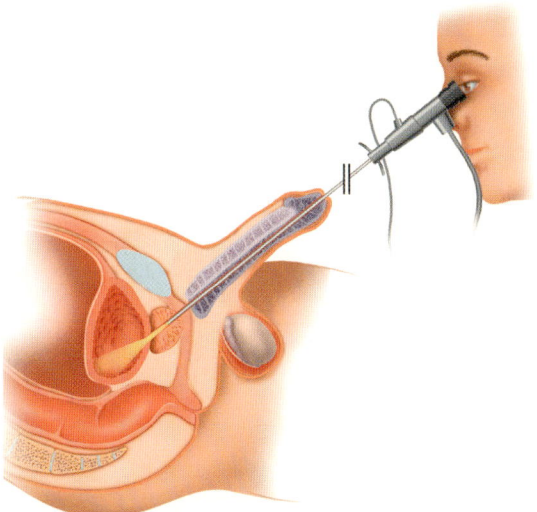

Zystoskopie

Bei dem Verdacht auf eine **Abflussbehinderung** im Harnleitersystem wird über das Zystoskop ein Katheter eingeführt, der durch die Blase in die Harnleiter vorgescho-ben werden kann. Dieses Vorgehen ermöglicht auch, einen **Harnleiterkatheter** zur dauerhaften Urinableitung einzulegen. Das obere, j-förmige Ende des Katheters wird in das Nierenbecken eingelegt, das untere Ende liegt in der Blase. Von au-ßen ist der Katheter also nicht sichtbar. In einem Abstand von sechs Wochen bis zwölf Monaten muss ein solcher Katheter – je nach Material und Hersteller – en-doskopisch gewechselt werden, damit er nicht verstopft. Für die Abklärung nicht tastbarer Hoden bei jungen Männern werden auch in der Urologie **Laparoskopien** durchgeführt.

Laparoskopie
Band 4, A 4.1.7

4.2.4 Aufgabe der Pflegenden

Die in der Urologie üblichen Untersuchungen werden durch den Arzt ausgeführt. Die Pflegenden übernehmen eine assistierende Rolle. Sie bereiten benötigtes Material bzw. Instrumente vor, reichen diese während der Untersuchung an und entsorgen es/sie anschließend gemäß Hygienestandard. Die invasiven Eingriffe (Laparoskopien) finden meist im Operationssaal statt. Die Aufgaben werden entsprechend durch das Operationspflegeteam übernommen.

Für die meisten Patienten ist die Untersuchung durch das Gefühl des „Präsentiert-Seins" sehr unangenehm. Daher sollte während der gesamten Prozedur ein wertschätzender und empathischer Umgang mit dem Patienten beibehalten werden.

Nach der Untersuchung kann der erste Urinabgang mit leichten Schmerzen bzw. mit Brennen verbunden sein. Die Patienten sind darüber aufzuklären.

4.3 Kardiologische Untersuchungen

Die kardiologischen Untersuchungen lassen sich in nicht-invasive und invasive Formen unterteilen. Die nicht-invasiven Untersuchungsmethoden werden hauptsächlich aus diagnostischen Gründen durchgeführt. Zu ihnen gehören:

Überwachung
Band 4, A 2.1

◆ Messen von Blutdruck und Puls

◆ Elektrokardiografie: EKG und Langzeit-EKG

◆ EKG unter Belastung (meist durch Radfahren = Ergometrie)

◆ Echokardiografie: sonografische Untersuchung des Herzens

◆ Stress-Echokardiografie: während der Untersuchung wird das Herz medikamentös stimuliert und eine Stresssituation simuliert

PET, SPECT
Band 4, A 4.6.5

◆ radiologische Untersuchungen wie PET und SPECT

Zu den invasiven Untersuchungsmethoden zählt die perkutane transluminale Koronarangiografie. Neben der Diagnostik steht hier auch eine mögliche therapeutische Indikation im Vordergrund.

4.3.1 Elektrokardiogramm – EKG

Die Aufzeichnung der Herztätigkeit bzw. des Herzrhythmus durch ein EKG gehört zu den Routineuntersuchungen. Die Indikationen für ein EKG sind vielfältig:

◆ Diagnostik von Herzrhythmusstörungen und anderen Herzbeschwerden (z. B. Angina pectoris, Herzinfarkt)

◆ Verlaufskontrolle behandelter Herzrhythmusstörungen oder eines Herzinfarkts

◆ Verlaufskontrolle nach Herzoperationen

◆ Routineuntersuchung im Rahmen eines Check-up

◆ vor einer Narkose, damit der Anästhesist die Herztätigkeit einschätzen kann

Herzreizleitungs-
system
Band 2, H 1.6

Das **Prinzip** des EKGs ist einfach: Die Kontraktion des Herzmuskels geschieht durch die Reaktion positiv und negativ geladener Ionen in den Muskelzellen. Die Impulse, die das Herzreizleitungssystem abgibt, können auf die Körperoberfläche projiziert, mittels Elektroden abgeleitet und mit dem Elektrokardiogramm aufgezeichnet werden.

In der Klinik werden diese Untersuchungen meist an einer zentralen Untersuchungseinheit für alle Patienten durchgeführt. Die Untersuchung muss vorher angemeldet werden und der Patient wird von der Station dorthin geführt. In manchen Fällen wird ein EKG auch auf der Station geschrieben, z. B. in Akutsituationen oder in der Nacht. Das Anfertigen eines EKGs sollte daher von jeder Pflegeperson beherrscht werden. Für die **Durchführung** liegt der Patient in möglichst flacher Rückenlage. Patienten mit Luftnot können mit leicht erhöhtem Oberkörper gelagert werden. Im Vordergrund steht das Wohlbefinden des Patienten. Patienten, die zu einem EKG geschickt werden, sollten möglichst bequeme, leicht ablegbare Kleidung tragen. Frauen sollten keine Strumpfhosen anhaben, da der Aufwand des Entkleidens für eine freie Hautstelle am Unterschenkel groß ist. Der Oberkörper wird vollständig entkleidet. Bei Frauen sollte daher ein kleines Tuch bereitliegen, mit dem die Patientin bedeckt werden kann, während die Vorbereitungen und Einstellungen am EKG-Gerät vorgenommen werden. Für die Anlage der Elektroden stehen unterschiedliche Formen zur Verfügung: aufklebbare Plattenelektroden oder Saugelektroden (der geringe Sog muss vorher am Gerät eingestellt werden, da sie sonst nicht haften). Da das Aufzeichnungsgerät angibt, wenn sich eine Elektrode gelöst hat, kann die Aufzeichnung auch mit bedecktem Oberkörper vorgenommen werden. Die Daten des Patienten (Name, Geburtsdatum, Körpergröße und -gewicht) werden in das Gerät eingegeben. Auf dem späteren EKG-Streifen erscheinen diese Angaben, sodass einer Verwechslung vorgebeugt wird.

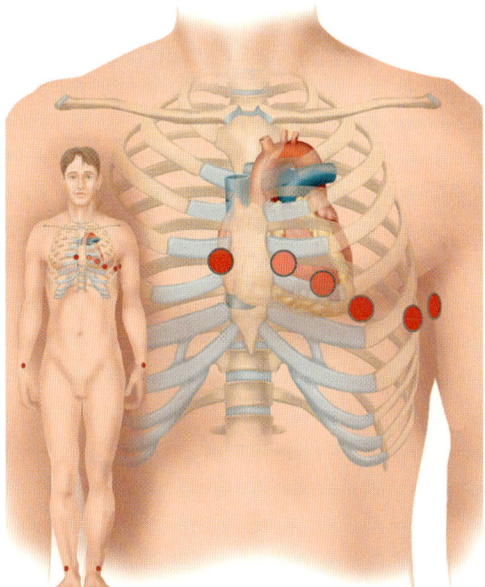

Anlage der Elektroden

Die Elektroden werden nach einheitlichem Schema auf der linken Brust des Patienten (Abzählen der Rippenzwischenräume nötig!) und an den vier Extremitäten – in der Regel am distalen (körperfernen) Ende – angebracht. Bei Männern mit starker Behaarung ist unter Umständen eine Rasur der Stellen, an denen die Elektroden angebracht werden sollen, nötig. Bei Patienten, die eine Bein- oder Armamputation haben, werden die Elektroden am Oberschenkel oder Oberarm angebracht. Der Patient soll möglichst still liegen, damit es zu keinen Artefakten (Verzerrungen) in der Aufzeichnung kommt.

Korrekte Anlage der Brustwandableitungen

✔ **V1:** 4. Zwischenrippenraum (Interkostalraum) rechts neben dem Sternum (Brustbein)

✔ **V2:** 4. Zwischenrippenraum links neben dem Sternum

✔ **V3:** zwischen V2 und V4

✔ **V4:** 5. Zwischenrippenraum in der Medioclavikularlinie (die Mitte des Schlüsselbeins), meist in der Verlängerung zur Brustwarze; bei Frauen mit großer Brust wird die Elektrode unter die Brust geklebt

✔ **V5:** 5. Zwischenrippenraum auf der vorderen Axillarlinie (Verlängerung der rechten äußeren Achsellinie)

✔ **V6:** 5. Zwischenrippenraum auf der mittleren Axillarlinie (Verlängerung der mittleren Achsellinie)

Störende elektrische Geräte (z. B. elektrische Antidekubitusmatratzen, Heizdecken) sollten kurz ausgeschaltet werden. Der Patient wird aufgefordert, ganz normal zu atmen. Die Aufzeichnung dauert insgesamt ca. 30 Sekunden. Die Qualität der Aufnahme (alle Ableitungen gut lesbar, keine gelöste Elektrode) kann am Display des Geräts abgelesen werden. Die Herzaktivität wird auf Millimeterpapier aufgezeichnet, das nach wenigen Sekunden vom Gerät ausgedruckt wird. Die Standardableitungen an allen vier Extremitäten werden nach **Einthoven** mit I, II und III und nach **Goldberger** als aVR, aVL und aVF bezeichnet. Die Brustwandableitungen (V1–V6, eventuell auch die Hinterwandableitung V7–V9) gehen auf **Wilson** zurück bzw. sind nach ihm benannt. Das Herz wird von verschiedenen Blickwinkeln aus betrachtet. So werden Aussagen zum Herzrhythmus, zur Herzachse (Herzlage), zur Erregungsbildung und -leitung sowie zur Repolarisation (Erregungsrückbildung) möglich.

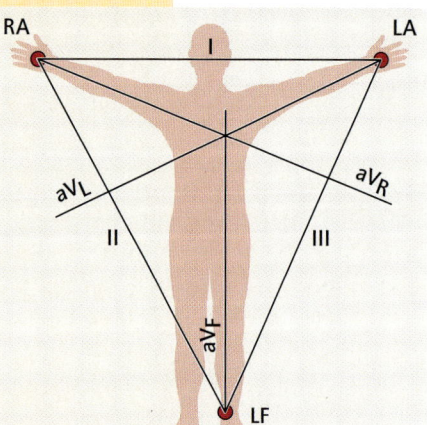

Standardableitungen

Häufig werden die Elektroden für die V5- und V6-Ableitung zu tief angeklebt. Hier ist darauf zu achten, dass der 5. Zwischenrippenraum nicht verlassen wird. Wird engmaschig ein EKG (im Abstand von wenigen Stunden, z. B. im Rahmen der Herzinfarktüberwachung) nötig, empfiehlt es sich, die Positionen mit einem wasserfesten Stift auf der Brust anzuzeichnen. So wird garantiert, dass die Ableitungen stets von der gleichen Position erhoben werden. Dies erleichtert dem Arzt das Erkennen auch von kleinen Veränderungen.

Nach der Aufzeichnung kleidet sich der Patient wieder an. Meist wird der EKG-Streifen auf ein Untersuchungsformular aufgeklebt, auf das der Arzt seine Einschätzung/Interpretation schreibt.

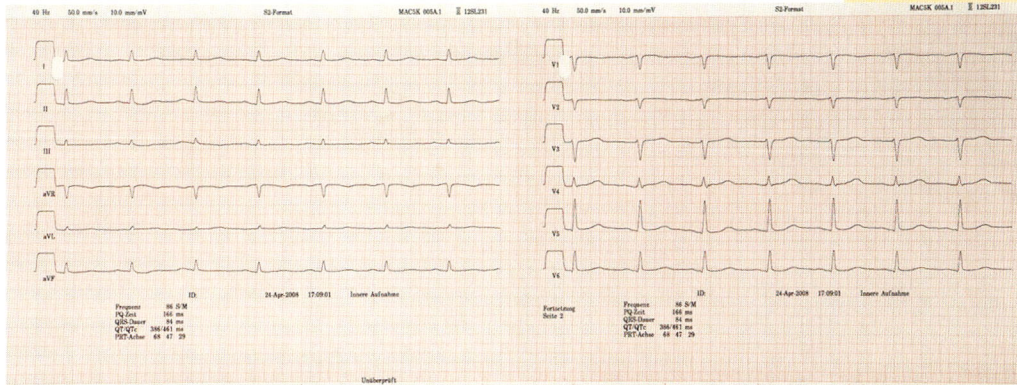

EKG Streifen – normaler Sinusrhythmus

Soll der Verlauf des Herzrhythmus über einen längeren Zeitraum aufgezeichnet werden, wird ein **Langzeit-EKG** über 24 Stunden abgeleitet. Der Patient erhält drei Elektroden auf dem Brustkorb und ein mobiles Aufzeichnungsgerät. In einem Heft werden alle Aktivitäten oder Besonderheiten (Schmerzen, Schwindel) dokumentiert. So können die Aufzeichnungen mit der jeweiligen Situation in Verbindung gebracht und interpretiert werden. Nach 24 Stunden können die Elektroden entfernt werden. Das Gerät wird in die Abteilung der Kardiologie zurückgebracht, wo die Aufzeichnungen durch einen Arzt ausgewertet werden.

Um das Herz in seiner Belastbarkeit noch besser beurteilen zu können, wird als Test oder nach der Akutphase bei Herzrhythmusstörungen bzw. nach einem Herzinfarkt ein EKG unter Belastung abgeleitet. Dies erfolgt in der Regel im Sitzen, während der Patient auf einem Fahrrad ähnlich einem Hometrainer sitzt und die Belastung nach standardisiertem Schema langsam gesteigert wird. Bei dieser **Ergometrie** muss der Patient zu Beginn gegen einen Widerstand von 50 Watt in die Pedale treten. Im Abstand von zwei Minuten wird dieser jeweils um 25 Watt erhöht bis zur Belastungsgrenze von einem Puls von 220 minus dem Lebensalter des Patienten. Treten Beschwerden (Schweißausbruch, Herzschmerzen, Rhythmusstörungen, Blässe, Schwindel) auf, wird die Untersuchung sofort abgebrochen, der Patient auf eine Liege gelagert und der Herz-Kreislauf überwacht. Die Zimmer, in denen eine solche Ergometrie durchgeführt wird, sind während der Untersuchung mit allen **Notfallinstrumentarien** (Notfallkoffer, Defibrillator, Sauerstoff) ausgerüstet. Ein in der Herz-Kreislauf-Wiederbelebung erfahrener Arzt führt die Untersuchung durch. Die Patienten müssen nicht in besonderer Weise vorbereitet werden. Sie sollen in bequemer und fahrradtauglicher Kleidung zur Untersuchung gebracht werden. Bei komplikationsloser Durchführung des Belastungs-EKGs muss der Patient anschließend nicht überwacht werden.

Reanimation
Band 4, B 2.3

4.3.2 Echokardiografie

Die sonografische Darstellung des Herzens wird Echokardiografie genannt. Wird das Herz über die Brust (von außen) geschallt, spricht man von **transthorakaler** Echokardiografie. Durch diese Methode lassen sich die Herzklappentätigkeit, die Auswurfleistung des Herzens (durch die Messung des ausgeworfenen Schlagvolumens) und ein möglicher Reflux (Blut fließt nach dem Auswurf durch einen Klappendefekt zurück) bestimmen.

Der Patient wird bequem auf die linke Seite gedreht. Der linke Arm wird so gelagert, dass die Hand unter seinem Kopf liegt bzw. die linke Brusthälfte gut zugänglich ist. Der Arzt setzt sich auf die rechte Seite der Untersuchungsliege im Rücken des Patienten und führt seinen rechten Arm mit dem Schallkopf über den Oberkörper des Patienten hinweg zum Herzen. Das Schallgerät mit Monitor steht rechts vom Patienten, so dass der Arzt jederzeit den Verlauf am Monitor beobachten kann. Eine transthorakale Echokardiografie dauert ca. 30 Minuten. Der Patient erhält keine Medikamente und ist nach der Untersuchung wach und ansprechbar. Selbstständige Patienten können zu Fuß zur Untersuchung gebracht werden. Zur Dokumentation werden eventuell die Bilder ausgedruckt und dem diktierten Befund der Untersuchung beigelegt.

Um das Herz auch von der Hinterwand (insbesondere die Vorhöfe) optimal beurteilen zu können, ist eine **transösophagiale** Echografie nötig. Bei dieser Untersuchung wird der Patient liegend zur Untersuchung gebracht, da er während des Eingriffs intravenös ein Schlafmittel erhält. In der Regel wird die Patientenliege in den Untersuchungsraum geschoben, sodass der Patient keinen Lagewechsel vornehmen muss. Der Patient ist von den Pflegenden auf der Bettenstation folgendermaßen vorzubereiten:

Aspiration
Band 4, B 2.4

Intravasale
Zugänge
Band 4, E 2

♦ Patient muss nüchtern sein, damit es während der Untersuchung nicht zum Erbrechen und zur Aspiration kommt

♦ Patient muss einen intravasalen Zugang haben, an dem eine ausreichend gefüllte Infusion langsam einläuft

Der Patient wird während der Untersuchung auf die linke Seite gelagert, eventuell wird er im Rücken mit einem Kissen unterstützt. Zunächst wird der Rachenraum des Patienten mit einem Lokalanästhetikum unempfindlich gemacht. Nachdem der Patient das Schlafmittel erhalten hat, setzt der Arzt eine Art Beißring ein, damit der Patient nicht versehentlich auf das eingeführte Endoskop beißt. Durch den Mund-Rachen-Raum schiebt der Arzt das Endoskop vorsichtig bis zur Höhe des Vorhofs durch die Speiseröhre vor. Auf dem Monitor stellt sich das Herz in der Hinteransicht dar. Während der Untersuchung werden der Blutdruck und der Puls überwacht. Auch hier sollten sich die Notfallinstrumente in Reichweite befinden. Eine transösophagiale Echografie dauert inklusive Vor- und Nachbereitung des Patienten ca. 30–40 Minuten.

Nach der Untersuchung sollte der Patient auf der Bettenstation weiterhin auf der Seite gelagert werden. Für mindestens zwei Stunden darf er nichts essen oder trinken, da er sich durch die Rachenbetäubung verschlucken kann. Die erste Mobilisation nach dem Eingriff sollte unter Aufsicht der Pflegenden durchgeführt werden.

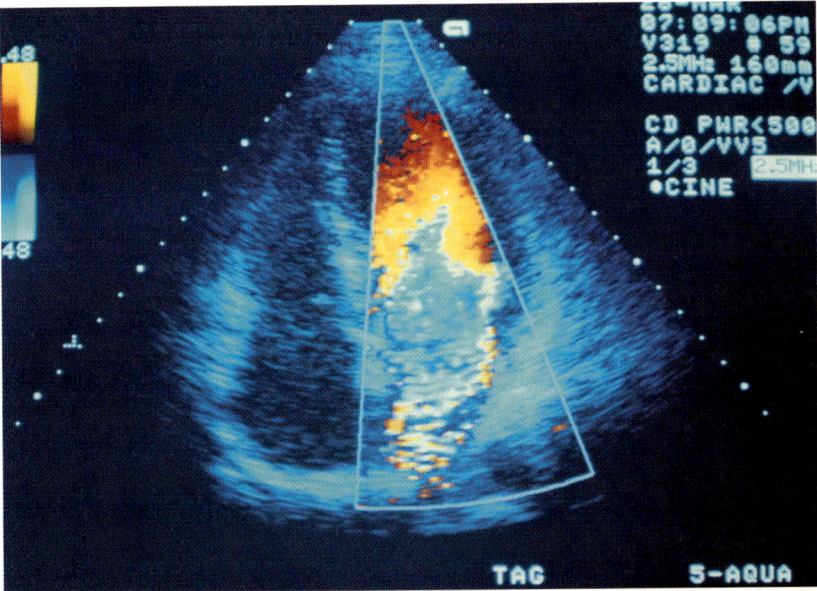

Echokardiogramm

4.3.3 Stress-Echokardiografie

Eine andere Möglichkeit, das Herz unter möglichst kontrollierten Bedingungen in seiner Belastbarkeit zu beurteilen, stellt die Stress-Echokardiografie dar. Sie wird aus diagnostischen Gründen durchgeführt. Der Patient muss nüchtern sein, damit er bei Komplikationen und möglicher Reanimation nicht erbricht. Die Patienten werden auf einer Liege zur Untersuchung gebracht. In Linksseitenlage wird zu Beginn das Herz sonografisch dargestellt und beurteilt. Anschließend wird das Herz medikamentös in eine Stresssituation versetzt. Hierzu wird meist Dopamin intravenös verabreicht. Dieses **Katecholamin** bewirkt eine Erhöhung der Herzfrequenz und des Blutdrucks, sodass das Herz bei einem Patienten, der sich äußerlich in Ruhe befindet, auch in einer Belastungssituation untersucht werden kann. Die Untersuchung wird von einem in der Reanimation erfahrenen Arzt durchgeführt. Auswurfleistung und Klappenfunktion sowie ein möglicher Reflux (Zurückfließen von Blut nach der Systole) lassen sich so feststellen und messen. In seltenen Fällen reagiert das Herz auf diese Belastung mit Herzrhythmus- oder Durchblutungsstörungen. Schmerzen in der Brust (Angina pectoris), Schweißausbrüche, Schwindel, allgemeines Unwohlsein und Veränderungen der Hautfarbe (Zyanose) zählen zu den **Komplikationen**, die unmittelbar zu behandeln sind. Die Untersuchung muss dann abgebrochen und die Beschwerden medikamentös behandelt werden. Eventuell wird der Patient anschließend für einige Stunden intensivmedizinisch überwacht. Lebensbedrohliche Komplikationen (Asystolie oder Kammerflattern/-flimmern) werden unverzüglich unter Einleitung der Wiederbelebungsmaßnahmen behandelt.

Nach einer komplikationslosen Untersuchung ist der Patient wach und ansprechbar. Auf der Bettenstation werden die Vitalzeichen kontrolliert und der Patient nach möglichen retrosternalen Schmerzen (Angina pectoris) befragt. Die Wirkung des verabreichten Medikaments lässt nach dem Eingriff schnell nach, sodass sich die Herzfrequenz wieder auf das ursprüngliche Niveau des Patienten einpendelt.

4.3.4 Perkutane transluminale Koronarangiografie – PTCA

Die PTCA zählt zu den invasiven Untersuchungsmethoden in der Kardiologie, die sowohl aus diagnostischen als auch therapeutischen Gründen durchgeführt wird. Da für die Untersuchung eine bestimmte Ausrüstung und geschultes pflegerisches und ärztliches Personal nötig sind, werden diese Untersuchungen nur an Kliniken durchgeführt, die über ein so genanntes **Herzkatheterlabor** verfügen. Ein Herzkatheterlabor besteht in der Regel aus einem Behandlungsraum und einem Überwachungsraum.

Vorbereitung des Patienten

Der Patient wird ausführlich und verständlich vom Arzt über die Untersuchung, ihren Zweck und ihre Risiken aufgeklärt. Wie jede invasive Untersuchungsmethode ist die PCTA mit einem gewissen Risiko verbunden. Es kann zu arteriellen Blutungen oder zu Komplikationen im Herz-Kreislauf-System kommen. Mit seiner Unterschrift bestätigt der Patient, dass er mit dem Eingriff einverstanden ist. Die Untersuchung kann auch ambulant durchgeführt werden.

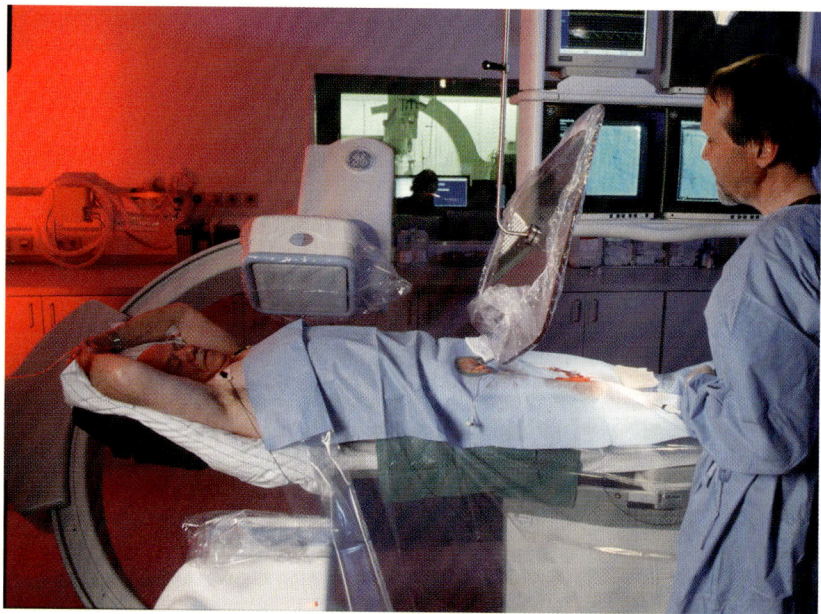

Patient bei Herzkatheteruntersuchung

Am Untersuchungstag, der in der Regel am Vorabend durch die kardiologische Untersuchungsabteilung bestätigt wird, bleibt der Patient **nüchtern**, damit er bei möglichen Komplikationen während der Untersuchung nicht erbricht und aspiriert. Die Patienten erhalten einen **venösen Zugang**, über den eine Infusion kontinuierlich einläuft. Vor der Untersuchung werden beide Leisten des Patienten rasiert, da an dieser Stelle der Untersuchungskatheter eingeführt wird. Die **Rasur** des Leistenbereichs sollte unter Wahrung der Intimsphäre ohne im Zimmer anwesende andere Personen oder mit aufgestelltem Sichtschutz durchgeführt werden. Die Rasur sollte möglichst hautschonend geschehen, damit es zu keinen Verletzungen kommt, die Eintrittspforten für Keime sein können.

Bevor der Patient mit dem Bett oder einer Liege zur Untersuchung gebracht wird, sollte er die Blase nochmals entleeren können. Für die Untersuchung müssen aktuelle **Blutwerte** über die Nierenfunktion (Kreatinin) sowie die Gerinnung (Thrombozytenzahl und Quick-Wert bzw. PTT) vorliegen.

Im Herzkatheterlabor

Der Patient wird von den Pflegenden des Herzkatheterlabors im Untersuchungsraum in Empfang genommen. Er wird auf den Untersuchungstisch umgelagert und über Elektroden mit dem Herzmonitor verbunden. So wird die **kontinuierliche Überwachung** der Herzfrequenz, des Herzrhythmus und der Sauerstoffsättigung des Bluts gesichert.

Patienten-
monitor
Band 4, A 2.1.1

Die Untersuchung wird unter möglichst sterilen Bedingungen durchgeführt, d. h., die Leistengegend wird vom Arzt gründlich desinfiziert. Der Patient wird bis auf die Leistengegend steril abgedeckt. Während der Arzt den femoralen Puls tastet und ein Lokalanästhetikum in die zu punktierende Leiste spritzt, bereiten die Pflegenden die letzten Instrumente und Materialien vor. Am Untersuchungstisch stehen üblicherweise der untersuchende Arzt und die assistierende Pflegende in Röntgenschürzen unter den sterilen Überkitteln, Haarhaube, Mundschutz und sterilen Handschuhen. Ebenfalls anwesend ist eine Pflegende, die nicht steril angezogen ist und Materialien, die während der Untersuchung benötigt werden, steril anreicht.

Anreichen
von sterilem
Material
Band 4, G 3.2.2
Herz
Band 2, H 1

Nachdem die Leistengegend schmerzunempfindlich ist, führt der Arzt eine Schleuse in die Arteria femoralis ein. Über diesen Zugang, der mit einem Dreiwegehahn geöffnet und geschlossen werden kann, wird der eigentliche Herzkatheter eingeführt und unter Kontrolle am Röntgenmonitor über die Aorta bis zum linken Herzen bzw. bis zur Abzweigung der Koronararterien geschoben.

Eine Infusion mit Kontrastmittel ist mit dem Herzkatheter verbunden. Nun wird in Abständen von wenigen Minuten Kontrastmittel in die Koronararterien gespritzt. Über einen Fußschalter kann der Arzt eine Röntgenaufnahme auslösen, sodass er später die Aufnahmen anschauen und ausdrucken kann. Auf dem Röntgenmonitor verfolgt der Arzt aufmerksam jede Aufnahme. So können Verengungen (Stenosen) der Herzkranzgefäße diagnostiziert und gemessen werden. Wird die PTCA aus diagnostischen Gründen durchgeführt, beträgt die Untersuchungszeit inklusive Vor- und Nachbereitung des Patienten ca. 30–40 Minuten. Zeigt sich während der Untersuchung eine behandlungswürdige Stenose, besteht die Möglichkeit, diese zu dilatieren: An der Spitze des Katheters befindet sich ein kleiner Ballon, der mit Kochsalz aufgedehnt werden kann. Liegt der Katheter auf Höhe einer Verengung, kann durch das vorsichtige Aufdehnen des Ballons die Engstelle aufgeweitet werden. Der Gefäßdurchmesser wird wieder größer, das Blut gelangt wieder ungehindert in das nachfolgende Gewebe. In einigen Fällen wird gleichzeitig eine Art Gitter in das Gefäß eingelegt. Dieser Stent soll verhindern, dass sich diese Stelle kurz nach dem Eingriff wieder verengt und sich erneut Beschwerden einstellen. Der aus Metall bestehende Stent ist im Röntgenbild sichtbar.

Im angrenzenden Überwachungsraum verfolgt ein zweiter Arzt oder eine erfahrene Pflegende die Herz-Kreislauf-Funktion des Patienten am Monitor. Über eine Gegensprechanlage sind beide Räume miteinander verbunden, sodass das Personal jederzeit kommunizieren kann. Jede Kontrastmittelgabe wird dokumentiert, ebenso andere benötigte Medikamente. In der Regel geschieht dies heute elektronisch, sodass nach der Untersuchung ein Computerausdruck vorliegt. Ist das Ende der Untersuchung absehbar, wird die Bettenstation informiert. So wird ein möglichst reibungsloser Ablauf im Herzkatheterlabor mit kurzen Wartezeiten für die Patienten möglich.

Notfallkatheterisierung

Herzinfarkt
Band 3, H 2.1

Bei Patienten, die an einem akuten Koronarsyndrom leiden (Herzinfarkt) kann in den ersten Stunden nach dem Ereignis das verschlossene Gefäß durch eine PTCA wieder eröffnet werden.

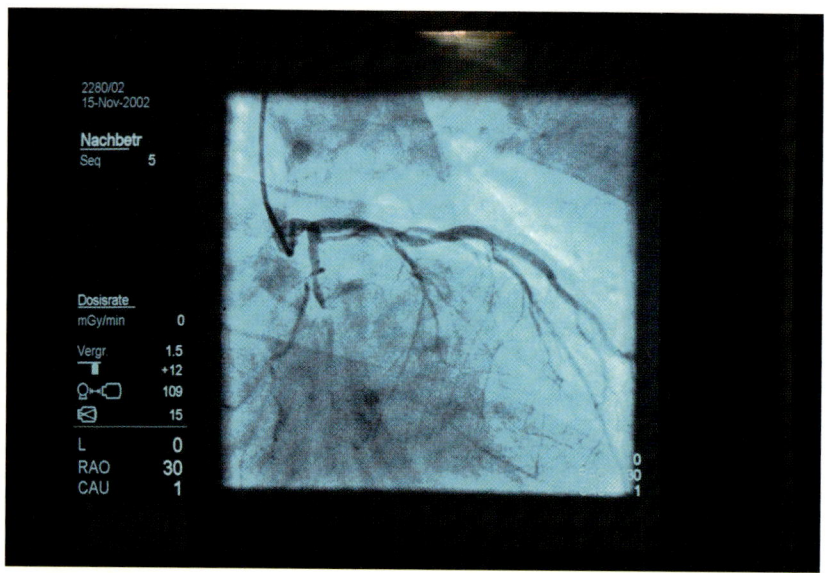

Koronarangiogramm

Die Patienten werden meist über die Notfallstation zugewiesen. Der Patient leidet unter starken Herzschmerzen. Meist ist die Herz-Kreislauf-Situation instabil, d. h., es kommt zu starken Puls- und Blutdruckschwankungen. Im Gegensatz zu den geplanten Eingriffen laufen hier die Vorbereitungen unter großem Zeitdruck und möglichst parallel. Während der zuständige Arzt den Patienten auf der Notfallstation untersucht und über den Eingriff aufklärt, wird das Herzkatheterlabor vorbereitet. Geplante Untersuchungen müssen verschoben oder abgesagt und die Bettenstationen informiert werden. Nach erfolgreicher PTCA und möglicher Stenteinlage müssen Herzinfarktpatienten anschließend 24 Stunden auf einer Intensivstation überwacht werden.

Überwachung und Pflege nach dem Eingriff

Nach der Untersuchung entfernt der Arzt zunächst den Herzkatheter, anschließend wird die Schleuse gezogen. Da für die Untersuchung eine Arterie punktiert werden muss, kann es zu starken arteriellen Blutungen kommen, die lebensgefährlich sein können. Für ca. 5–10 Minuten wird daher die Arterie mit starkem Druck mit den Händen komprimiert. Anschließend wird ein arterieller Druckverband angelegt, der in der Regel sechs Stunden belassen wird. Der Patient darf während dieser Zeit das Bein der punktierten Seite in der Leiste nicht beugen und nicht aufstehen. Der Druckverband darf nicht verrutschen, damit es an der Punktionsstelle zu keiner

Blutung kommt. Wird die Arterie nicht richtig und ausreichend komprimiert, kann es auch zu äußerlich nicht sichtbaren Blutungen ins Gewebe kommen. Auf der Bettenstation muss der Patient daher sorgfältig und zu Beginn engmaschig überwacht werden. Die Vitalparameter Puls und Blutdruck werden erhoben. Der Verband ist auf Zeichen einer Nachblutung zu untersuchen. Am betroffenen Bein wird der Fußpuls an der Arteria dorsalis pedis getastet. Gibt der Patient Schmerzen auf der Brust, an der Einstichstelle oder im Bein an, ist unverzüglich der Arzt zu informieren. Dies gilt ebenfalls, wenn kein Fußpuls tastbar ist, das Bein sich bläulich verfärbt oder anschwillt. In seltenen Fällen kann der Patient auf das Kontrastmittel allergisch reagieren. Entsprechende Maßnahmen (Arztinfo, Überwachung, Verlegung auf eine Intensivstation nach Ausmaß der Unverträglichkeit) sind unmittelbar zu treffen.

Schock
Band 4, B 2.2

Nach der vorgesehenen Zeit kann der Druckverband entfernt und der Patient unter Aufsicht mobilisiert werden. Da das Kontrastmittel über die Niere ausgeschieden wird, soll dem Patienten ausreichend Flüssigkeit angeboten werden (wenn keine Kontraindikationen wie starke Herzinsuffizienz vorliegen).

Nicht alle Patienten können problemlos auf dem Steckbecken oder in die Urinflasche Urin lassen. Treten nach dem Eingriff diesbezüglich Schwierigkeiten auf, ist mit dem zuständigen Arzt das weitere Vorgehen zu klären.

Neben der Punktion der Leistenarterie kann auch die Arteria radialis als Zugang dienen. Nach der Untersuchung muss diese ebenfalls mit einem Druckverband komprimiert werden.

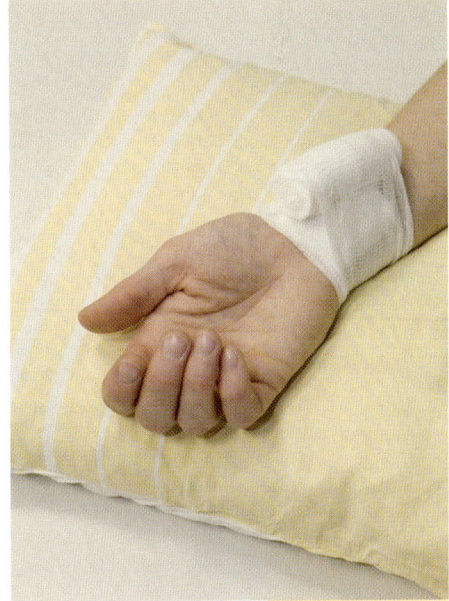

Arterieller Druckverband

4.4 Neurologische Untersuchungen

Man unterscheidet zwischen nicht-invasiven und invasiven Untersuchungsmethoden. Die wichtigste nicht-invasive ist die klinische Untersuchung durch den Arzt. Sie wird mit verschiedenen Untersuchungsinstrumenten durchgeführt und dauert ca. eine halbe Stunde. Nur für wenige Untersuchungen benötigt der Patient eine spezielle Vorbereitung. Viele dieser Eingriffe können ambulant im Krankenhaus oder in der Praxis eines niedergelassenen Neurologen durchgeführt werden. Kleinere Krankenhäuser ohne eigene neurologische Abteilung überweisen ihre Patienten an die zuständigen Stellen. Die neurologische Untersuchung setzt sich aus unterschiedlichen Anteilen zusammen.

Eine eingehende neurologische Untersuchung wird in der Regel vom Arzt durchgeführt. Pflegende sollten die Grundlagen der neurologischen Überwachung (Status) jedoch auch in groben Zügen kennen, um bei Verdacht auf eine Bewusstseinseintrübung des Patienten (z. B. bei einem Schlaganfall) entsprechend reagieren zu können.

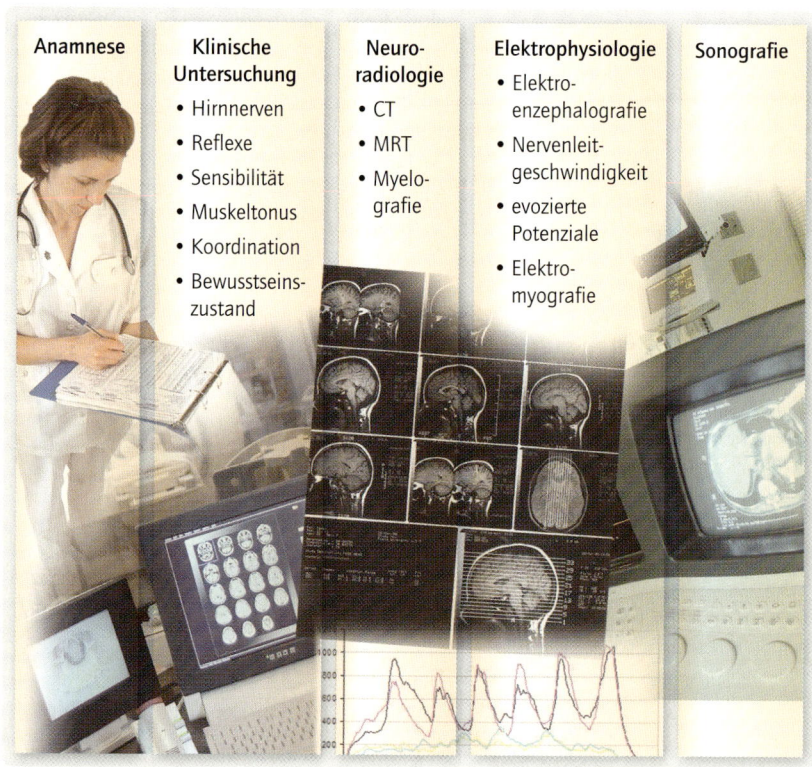

Anamnese	Klinische Untersuchung	Neuro-radiologie	Elektrophysiologie	Sonografie
	• Hirnnerven • Reflexe • Sensibilität • Muskeltonus • Koordination • Bewusstseins-zustand	• CT • MRT • Myelo-grafie	• Elektro-enzephalografie • Nervenleit-geschwindigkeit • evozierte Potenziale • Elektro-myografie	

Die Säulen der neurologischen Untersuchung

4.4.1 Anamnese

Im Gespräch erfragt der Arzt das allgemeine Wohlbefinden, zurückliegende Krankheiten, die Familienanamnese (Erbkrankheiten) und die aktuellen Medikamente. Die Frage nach den aktuellen Beschwerden wird in der Schilderung des Patienten besonders beachtet. Bereits während des Gesprächs schätzt der Arzt den Bewusstseinszustand, Auffälligkeiten (verwaschene Sprache) und mögliche Unruhezustände ein. Die Kriterien der ärztlichen Anamnese werden durch die Angaben im Rahmen des Pflegeprozesses und des pflegerischen Aufnahmegesprächs ergänzt.

4.4.2 Hirnnervenuntersuchung

Für die Beurteilung der Hirnfunktion kann die Testung der Hirnnerven durchgeführt werden.

Aphasie
Band 5, B 1

Hirnnerven
Band 2, C 1.6

Hirnnerven und ihre Untersuchung (vereinfacht)

Hirnnerv	Untersuchung
Nervus olfacotrius	mit Aromastoffen
Nervus opticus	Fixierung eines Fingers und Wahrnehmung der Bewegung
Nervus oculomotorius, Nervus trochlearis, Nervus abducens	werden gemeinsam durch Kopfbewegung, Augenöffnen und Lichteinfall geprüft
Nervus trigeminus	Mund öffnen, Prüfung der Kaumuskulatur, Prüfen des Kornealreflexes (Lidschutzreflex)
Nervus facialis	Stirn runzeln, Zähne zeigen, Wangen aufblasen, Augen zusammenkneifen; untersucht werden Zeichen der Asymmetrie beider Gesichtshälften
Nervus statoacusticus	Hörvermögen
Nervus vagus	Patient wird zum Schlucken aufgefordert
Nervus accessorius	Kopfdrehen, Schulter anheben
Nervus hypoglossus	Zunge herausstrecken

4.4.3 Reflexprüfung

Ein **Reflex** besteht in einer über Nervenbahnen vermittelten, raschen und gleichartigen Reaktion des Organismus auf einen Reiz. Grundsätzlich lassen sich die Reflexe in angeborene, bedingte, Eigen-, Fremd- und pathologische Formen unterteilen.

Die Prüfung der unterschiedlichen Reflexe liefert dem Untersucher wertvolle Hinweise, ob eine zentrale Schädigung im Gehirn vorliegt. Daher gehört ihre Prüfung zur neurologischen Standarduntersuchung.

- ◆ angeborene Reflexe: sie sind bereits bei der Geburt voll ausgebildet oder entwickeln sich, z. B. der Lidschlussreflex
- ◆ Eigenreflexe: unwillkürliche Muskelantwort auf einen Reiz, z. B. Patellarsehnenreflex
- ◆ Fremdreflexe: der Ort des Reizes stimmt nicht mit dem Ort der Bewegung überein, z. B. Klopfen auf die Ansatzsehne des Ellenbogens führt zur Beugung im Ellenbogen
- ◆ pathologische Reflexe: treten im Rahmen von Lähmungen, z. B. bei einem Schlaganfall, auf (bei starker Streichung über den äußeren Fußsohlenrand zieht sich der Großzeh nach oben; dies ist nur bei Neugeborenen physiologisch und lässt sich bei Erwachsenen nur auslösen, wenn eine motorische Störung im zentralen Nervensystem vorliegt); er wird Babinski-Reflex genannt

Um die Reflexe eines Patienten testen zu können, benötigt der Arzt einen so genannten Reflexhammer. Für die Untersuchung sollte der Patient bequem auf dem Rücken liegen. Geprüft wird, ob die physiologischen Eigen- und Fremdreflexe auslösbar und keine pathologischen Reflexe vorhanden sind.

Übersicht der wichtigsten Eigenreflexe und ihrer Prüfung

Reflex	Beschreibung	Prüfung
Reflex des Lidschlusses	wird mit einem Wattestäbchen vorsichtig über die Cornea (Hornhaut) gestrichen, schließt sich das Lid sofort	
Lippenreflex	Beklopfen des Ringmuskels um den Mund mit dem Ergebnis der Schnutenbildung	
Bizepssehnenreflex	bei leicht abgespreiztem Oberarm und angewinkelten Unterarm schlägt der Untersucher auf die Bizepssehne mit der Folge, dass der Arm sich im Ellenbogen beugt	
Pronationsreflex	bei der Hand in Normalstellung schlägt der Untersucher von unten mehrmals auf die Fingerbeeren mit dem Ergebnis, dass sich die Finger beugen	
Patellasehnenreflex	Schlag auf die Sehne des Musculus quadriceps unterhalb der Kniescheibe beim freibeweglichen Bein mit dem Ergebnis, dass sich das Kniegelenk streckt	
Zehenbeugereflex	Mit den Fingern schlägt der Untersucher schnell auf die Zehenbeeren mit dem Ergebnis, dass sich die Zehen beugen	

4.4.4 Sensibilitätsprüfung

Geprüft wird die Oberflächen- und die Tiefensensibilität. Zur Oberflächensensibilität zählen das Berührungs-, das Schmerz- und das Temperaturempfinden. Der Arzt testet so mögliche Nervenschädigungen. Um z. B. genau festzustellen, auf welcher Höhe im Rückenmark die Schädigung vorliegt, benötigt der Arzt Erfahrung.

Für die Testung des Berührungsempfindens streicht der Arzt mit den Fingern oder einem Wattestäbchen leicht über die Haut und fragt den Patienten, wie er diese Berührung spürt.

Um das Schmerzempfinden zu bestimmen, sticht der Untersucher sanft in die Haut des Patienten. Für die Bestimmung des Temperaturempfindens können mit kaltem und heißem Wasser gefüllte Reagenzgläser sanft über die Haut gestrichen werden.

Zur Tiefensensibilität gehören das Lage-, das Bewegungs- und das Vibrationsempfinden. Das Lageempfinden wird getestet, indem der Arzt den Patienten bittet die Augen zu schließen. Anschließend nimmt der Arzt einen Lagewechsel (beispielsweise eines Beines) vor und fordert den Patienten auf, das andere Bein in eben diese Lage zu bringen. Das Vibrationsempfinden wird mit einer an die Extremität gehaltenen Stimmgabel geprüft.

> Liegen Störungen im zentralen Nervensystem (Gehirn und Rückenmark) vor, zeigt sich dies meist auch in Auffälligkeiten der Ansprechbarkeit und des Wachheitszustands des Patienten. Zur Überprüfung und Verlaufskontrolle des Bewusstseins und der Aufmerksamkeit kann die Glasgow-Coma-Scale herangezogen werden.

4.4.5 Liquoruntersuchung

Durch Punktion der **äußeren Liquorräume** im Spinalkanal der Wirbelsäule kann zu diagnostischen und therapeutischen Zwecken an zwei Stellen Liquor entnommen werden. Therapeutisch dient dies zur **Druckentlastung** bei vermehrter Liquorbildung oder Abflussbehinderung. Diagnostisch wird Liquor bei **Gehirnentzündungen** (Meningitis, Multiple Sklerose) oder bei Verdacht auf einen Tumor auf pathologische Erreger bzw. Zellen untersucht.

Bei einer Lumbalpunktion wird die Punktionsnadel zwischen dem Dornfortsatz des 3. und 4. oder des 4. und 5. Lendenwirbels eingeführt und so der **Subarachnoidalraum** punktiert. Dieser Bereich kann als kleiner Raum getastet werden. In der Regel wird diese Punktionsart gewählt, da sie im Vergleich mit der **Suboccipitalpunktion** mit weniger Risiken verbunden ist. Bei der Suboccipitalpunktion wird die Nadel zwischen dem Hinterhauptsknochen (Os occipitale) und dem ersten Halswirbel in die Cisterna cerebellomedullaris eingeführt. Im Folgenden wird nur die Lumbalpunktion beschrieben.

Berührung
Band 2, B 2

Bewusstseinsstörungen
Band 4, B 2.1

Nervensystem
Band 2, C 1

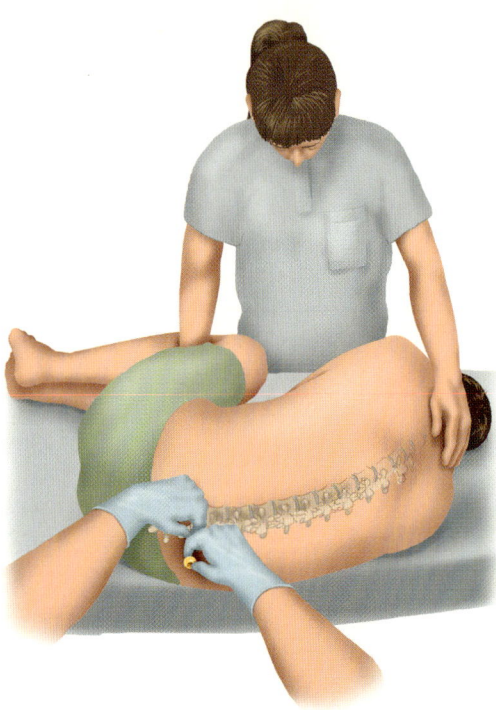

Lagerung bei Lumbalpunktion

Patientenvorbereitung

Der Patient wird über die geplante Maßnahme durch den Arzt informiert. Der Patient sollte die Möglichkeit haben, vor der Punktion nochmals Urin zu lassen. Die Lumbalpunktion kann in zwei unterschiedlichen **Positionen** durchgeführt werden. Entweder legt sich der Patient auf die Seite oder er sitzt und versucht, den Rücken möglichst rund zu machen (Katzenbuckel). So werden die Wirbel etwas auseinandergedehnt, was das Auffinden des Zwischenraums erleichtert. In der Regel wird der Patient von einer Pflegenden in dieser Position gehalten, damit er während der Punktion die Lage nicht verändern kann.

Durchführung

Der Arzt tastet den Bereich ab, desinfiziert die Haut und führt anschließend eine Lokalanästhesie durch. Der Arzt zieht sterile Handschuhe an. In manchen Fällen zieht der untersuchende Arzt auch eine Haarhaube und einen Mundschutz an. Die benötigten Materialien werden in der Regel in einem sterilen Set bereitgestellt. Hier finden sich Abdecktücher, Desinfektionsbecher und Tupfer. Zusätzlich beinhaltet es ein Instrument (Steigrohr), um mechanisch den Hirndruck messen zu können.

Ist der Patient an der Einstichstelle unempfindlich, führt der Arzt die Punktionsnadel ein. Dabei muss der Patient die Wirbelsäule maximal beugen, damit die Wirbel sich gut auseinanderziehen. Bei erfolgreicher Punktion tritt nach Entfernung des Führungsdrahts der Liquor tröpfchenweise aus. Eine Probe wird entnommen, indem das Röhrchen unter die Nadel gehalten und der Liquor darin aufgefangen wird. Es sollte nicht zu viel Liquor entnommen werden, da es durch den Verlust zum Ungleichgewicht in den Liquorräumen kommt, mit nachfolgenden Kopfschmerzen. Leidet der Patient unter hohem liqourbedingtem Hirndruck, kann es nötig sein, mehr Liquor zu entnehmen.

Nachbereitung

Nach Entfernung der Punktionsnadel wird die Einstichstelle mit
einem Pflaster verschlossen. Der
Patient wird auf den Rücken gelagert, damit die Stelle zusätzlich
komprimiert wird. Die Vitalzeichen
werden überwacht. Der Patient sollte vier bis sechs Stunden **Bettruhe**
einhalten und dabei möglichst
flach liegen (Vorsicht bei Patienten
mit Atemnot). In dieser Zeit versucht der Körper den Liquorverlust
auszugleichen. Im Stehen ändern
sich die Druckverhältnisse, sodass
ein zu wenig an Liquor zu starken
Kopfschmerzen führen kann. In
diesem Fall sollte der Patient sich
hinlegen und, falls möglich, die
Bettruhe über die angegebene
Zeit hinaus einhalten. Die Gabe

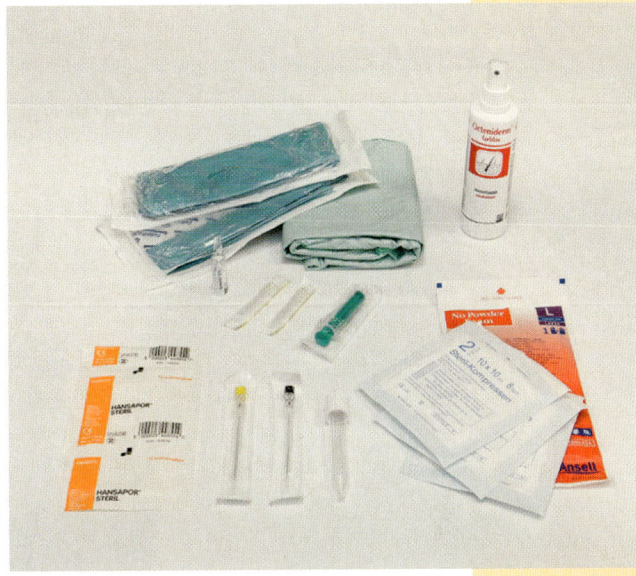

Lumbalpunktionsset

von **Flüssigkeit** (intravenös oder oral) unterstützt die Liquorproduktion und kann
Kopfschmerzen reduzieren. In den nächsten Tagen sollten die Vitalzeichen – insbesondere die Temperatur – überwacht und der Patient auf Infektionszeichen (starke
Kopfschmerzen, Fieber, Nackensteifigkeit) beobachtet werden. Veränderungen sind
unverzüglich dem Arzt zu melden.

> In einigen Fällen klagen die Patienten auch Tage nach der Punktion über
> Kopfschmerzen, Übelkeit und Erbrechen. Dies geschieht häufig, wenn die
> Punktion nicht atraumatisch durchgeführt werden konnte, das heißt, wenn
> die Punktion schwierig war und der Arzt mit liegender Punktionsnadel das
> Liquorreservoir mehrmals vergeblich angepunktiert hat. Diese Patienten sollten
> über mehrere Tage **gelockerte Bettruhe** (Aufstehen nur zur Toilette und
> zur Körperpflege) einhalten. Manche können wegen starken Unwohlseins
> das Bett nicht verlassen. Patienten, die diese Erfahrungen bereits in der
> Vergangenheit gemacht haben, lehnen eine Lumbalpunktion häufig ab. Die
> sorgfältige Überwachung, Volumengabe und ergänzende Medikamente nach
> durchgeführter Lumbalpunktion sind nach Rücksprache mit dem Arzt nötig.

4.4.6 Neuroradiologische Untersuchungen

Zu den wichtigsten Untersuchungsmethoden in der Neurologie gehören heute die
Computertomografie (CT) und die Magnetresonanztomografie (MRT). Sie werden
mit oder ohne Kontrastmittel – je nach diagnostischer Fragestellung – durchgeführt. Mit diesen Verfahren kann das Gehirn auf mögliche Krankheiten (Blutung,
Tumor, Entzündungen des Myelins = Markscheidenwand als Ummantelung der
Nerven) oder auf Schädel-Hirn-Verletzungen untersucht werden. In der Regel wird
den Patienten eine periphere Verweilkanüle gelegt, über die das Kontrastmittel
gespritzt werden kann.

Bildgebende
Verfahren
Band 4, A 4.6

Bei sehr unruhigen oder komatösen Patienten sollte eine Person (Arzt oder Pflegende) während der Untersuchung im CT-Raum anwesend sein. So können Veränderungen im Bewusstsein oder mögliche Komplikationen (Patient erbricht) sofort bemerkt werden. Bei Patienten mit sehr instabilen Krankheitsverläufen und in der Akutphase ist während der neuroradiologische Untersuchung die Überwachung der Vitalzeichen nötig. In den meisten Fällen wird daher der Patient über einen Monitor überwacht. Eine Kamera im Untersuchungsgerät ermöglicht es zusätzlich, den Patienten während der Aufnahme zu beobachten und in seinem Wohlbefinden einzuschätzen.

Zur Diagnostik und Prognose neurologischer Krankheitsbilder haben sich als Erweiterung der Verfahren die Positronen-Emissions-Tomografie (PET) sowie die SPECT-Untersuchung (Single Photon Emission Computed Tomography) etabliert.

Die Methoden der bildgebenden Verfahren haben die Untersuchungen der Angiografie (Darstellung der Hirngefäße über einen arteriell eingeschwemmten Katheter) und der Myelografie (Darstellung des Rückenmarkkanals) in der Neurologie fast vollständig verdrängt.

4.4.7 Elektrophysiologische Untersuchungen

Zu den bekanntesten elektrophysiologischen Untersuchungen zählt die **Elektroenzephalografie** (EEG). Die Funktion der Zellen setzt elektrische Energie frei, auch im Gehirn. Diese Aktivität kann über das Enzephalogramm abgeleitet und als **Hirnstromkurve** aufgezeichnet werden. Ein EEG kann als Einzelaufnahme über ca. eine halbe Stunde oder als Nachtschlaf-EEG aufgezeichnet werden. Dies wird nötig, wenn der Verdacht auf nächtliche Krampfanfälle oder andere auffällige Veränderungen besteht.

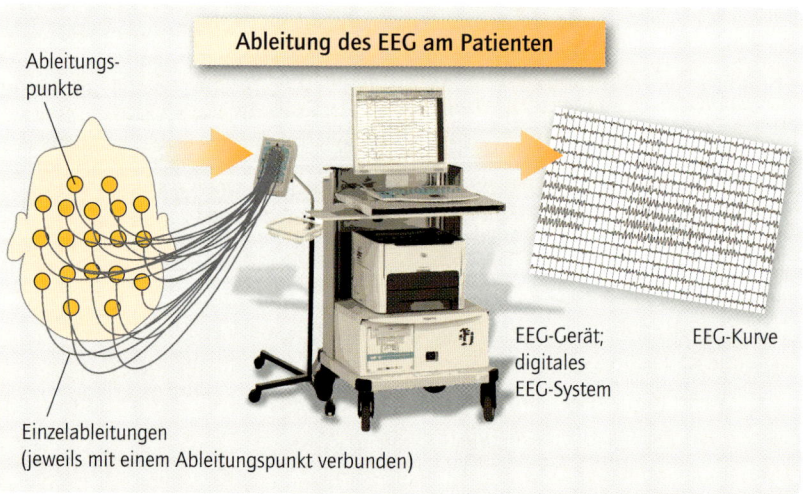

Ableitungspunkte

Ableitung des EEG am Patienten

EEG-Gerät; digitales EEG-System

EEG-Kurve

Einzelableitungen
(jeweils mit einem Ableitungspunkt verbunden)

Elektrodenplatzierung und EEG

Bei der Aufzeichnung über Nacht steht entsprechend viel Datenmaterial zur Verfügung, das ausgewertet werden muss. Darüber hinaus besteht die Möglichkeit, ein so genanntes Schlafentzugs-EEG anzufertigen. Der Patient wird durch ständiges Wecken und Beschäftigung in der Nacht vom Schlafen abgehalten. Dem sitzenden bzw. halb liegenden Patienten werden nach einem bestimmten Schema 8–20 Elektroden auf dem Kopf angebracht.

Sie werden mit einer Paste eingestrichen, um die Leitfähigkeit zu erhöhen und eine gute Aufnahmequalität zu gewährleisten. Für eine gute Haftung sollte der Patient sich möglichst vorher die Haare waschen, um überschüssiges Hautfett zu entfernen. Beruhigungsmittel oder Ähnliches sollten am Tag der Untersuchung nach Rücksprache mit dem Arzt nicht eingenommen werden, da sie das Bild der Hirnströme beeinflussen bzw. verfälschen könnten. Die Untersuchung wird in ruhiger, möglichst störungsfreier Atmosphäre durchgeführt. Der Patient soll entspannt sein und während der Aufnahme mit geschlossenen Augen seine Lage möglichst nicht verändern. Um differenzierte Aussagen über die Hirnleistung zu erhalten, kann der Patient nach vorheriger Information bestimmten Außenreizen (Tönen, Lichtblitzen) ausgesetzt werden. Oder er wird durch die untersuchende Person aufgefordert, die Augen zu öffnen, wieder zu schließen oder mehrmals tief einzuatmen. Der Zeitpunkt dieser so genannten Provokationsmaßnahmen wird notiert, damit sie später in der Auswertung des EEG berücksichtigt und richtig interpretiert werden können. Die inzwischen sehr sensiblen Aufnahmegeräte sind in der Lage, auch kleinste Veränderungen der Hirnstromaktivität zu erfassen. Über die Zuordnung der jeweiligen Elektroden und deren Hirnkurve ist es möglich, das Hirnareal, das pathologische Veränderungen zeigt, sehr genau zu benennen.

Das EEG wird am häufigsten in der Diagnostik und in der Verlaufskontrolle von Epilepsieleiden eingesetzt. Darüber hinaus wird mit dem EEG bei schwer verletzten Menschen, deren Organe transplantiert werden können, der Hirntod festgestellt.

Transplantation
Band 4, G 6

Die Messung der **Nervenleitgeschwindigkeit** lässt Aussagen über die Funktion peripherer Nerven zu. Bei der als NLG bezeichneten Untersuchung wird der Nerv über die Haut an mehreren Stellen mit Strom, der über kleine Elektroden abgegeben wird, gereizt. Gemessen wird dann die Zeit, bis die Reizantwort am peripheren Muskel erfolgt. Die Leitgeschwindigkeit wird in Metern pro Sekunde angegeben. Durchgeführt wird ein NLG bei dem Verdacht auf Polyneuropathien (Veränderungen an den Nervenenden, häufig bei langjährigem Diabetes mellitus oder bei Menschen mit chronischem Alkoholmissbrauch) oder im Rahmen der Diagnostik einer Multiplen Sklerose. Eine der NLG ähnliche Untersuchung ist die **Elektroneurografie** (ENG).

Mit der Untersuchung der evozierten (durch Reize ausgelösten) zerebralen und spinalen Potenziale (PE) lassen sich Störungen in der Leitfähigkeit der sensorischen und motorischen Bahnen der Peripherie und des Gehirns feststellen. Der Patient erhält wenige Elektroden am Kopf, die seine Hirnströme aufnehmen. Durch die bewusste Reizung des Gehirns (beispielsweise wechselnde Muster auf einem Bildschirm) werden möglicherweise Störungen in der Leitgeschwindigkeit der Reizverarbeitung erkannt.

4.5   Endoskopische Untersuchungen

Unter **Endoskopie** versteht man die Innenspiegelung von außen zugänglichen inneren Organen. Die Ansicht erfolgt mittels eines **Endoskops**, einem Spiegelinstrument mit Lichtquelle und optischer Vorrichtung.

Der Untersucher kann die zu untersuchende Region direkt über das Endoskop oder über den Monitor in Augenschein nehmen. Endoskopien werden aus diagnostischen (Inspektion der Schleimhaut) und therapeutischen Gründen (Entnahme von Gewebeproben, Entfernung von Fremdkörpern) durchgeführt. Heute werden meist Endoskope mit großer Flexibilität benutzt. **Einführungswege** sind der Mund (oral), die Luftröhre (tracheal), die Harnröhre (urogenital), der Darm (rektal) oder die Haut (Spiegelung der Bauchhöhle oder ein Gelenk). Endoskopische Untersuchungen werden von verschiedenen Fachdisziplinen unter bestimmten Fragestellungen durchgeführt. In der Gastroenterologie als zuständiger Disziplin für den Magen-Darm-Trakt und seine Erkrankungen werden

- die **Gastroskopie** (Magenspiegelung),
- die **Duodenumskopie** (Dünndarmspiegelung),
- die **ERCP** = endoskopisch-retrograde Cholangiopankreatografie (über einen oralen Zugang wird das Endoskop in die Gallen- und Pankreasgänge der Vater'schen Papille eingeführt, die Gänge mit Kontrastmittel gefüllt und röntgenologisch dargestellt),
- die **Proktoskopie/Rektoskopie/Sigmoidoskopie** (Spiegelung des Enddarms und des S-Darms) und
- die **Koloskopie** (Dickdarmspiegelung) durchgeführt.

In der Pulmologie als zuständiger Disziplin für das Atmungssystem und seine Erkrankungen wird die **Bronchoskopie** (Spiegelung des Bronchialbaums) durchgeführt. Soll der Bereich des Mediastinums (Mittelfell, Bereich aller Brustorgane mit Ausnahme der Lungen) endoskopisch untersucht werden, z. B. zur Beurteilung der Thymusdrüse, kann eine **Mediastinoskopie** durchgeführt werden.

Atmungstrakt
Band 2, G 1
Harnableiten-
des System
Band 2, E 1

Die Urologie als zuständige Disziplin für Nieren und das harnableitende System sowie deren Erkrankungen führt die **Zystoskopie** (Spiegelung der Harnblase) durch. In der Gynäkologie kann die Gebärmutter durch eine Spiegelung **(Hysteroskopie)** untersucht werden. In der Orthopädie besteht die Möglichkeit, die Gelenke von innen zu betrachten. Am häufigsten ist die **Arthroskopie**, die Spiegelung des Kniegelenks. Die Patienten werden auf die verschiedenen endoskopischen Eingriffe sehr unterschiedlich vorbereitet. Die wichtigsten Untersuchungen, die Vorbereitung des Patienten, die Kurzbeschreibung der Durchführung und mögliche Komplikationen sind aus der nachfolgenden Tabelle ersichtlich.

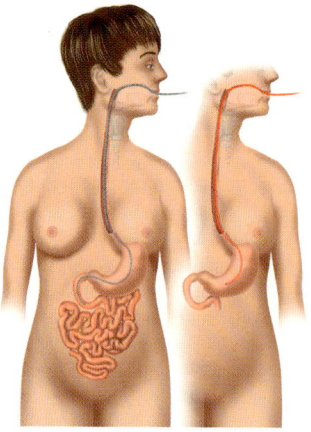
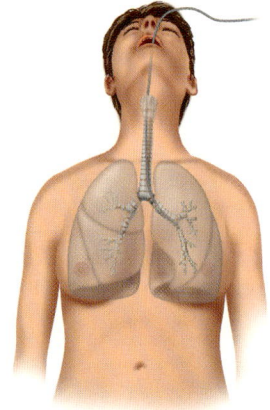

Gastroskopie   *Bronchoskopie*

Endoskopische Untersuchungen im Überblick

Bezeichnung	Indikation	Patientenvorbereitung	Durchführung	Überwachung	Komplikationen
Ösophaguskopie Gastroskopie (Magenspiegelung); Duodenumskopie (Dünndarmspiegelung)	Beurteilung und evtl. Bougieren (Aufdehnen) von Stenosen Veröden von Ösophagusvarizen (Krampfadern in der Speiseröhre) unklare Oberbauchbeschwerden zur Beurteilung der Magenschleimhaut Fremdkörperentfernung Gewebeentnahme bei Verdacht auf maligne Entartung Sklerosierung einer Blutungsquelle, z. B. Magenulkus	schriftliche Einwilligung durch den Patienten; er muss 6 Stunden nüchtern sein, wichtige Medikamente werden eingenommen; Labor: Gerinnung, Hb, Hk Infusion legen evtl. Prämedikation: halbe Stunde vor dem Eingriff Zahnprothesen entfernen Linksseitenlage evtl. Entschäumungsmittel trinken Rachenanästhesie mit Spray evtl. Einlage eines Beißrings	Endoskop wird durch den Mund eingeführt, der Patient wird aufgefordert zu schlucken unter Sicht und Beurteilung der Speiseröhrenschleimhaut wird das Gerät bis zum Dünndarm vorgeschoben Beurteilung des Mageneingangs (Hilus) Untersuchung der Magenschleimhaut Beurteilung der Dünndarmschleimhaut bei starker Schaumbildung wird dieser durch das Gerät abgesaugt evtl. Biopsie mit kleiner Zange am Endoskop Rückzug des Endoskops unter Sicht	Patient wird während der ganzen Untersuchung auf Vitalzeichen und Schmerzen überwacht nach dem Eingriff Überwachung je nach Kreislauf- und Wachheitszustand sowie Dosis des Beruhigungsmittels mindestens 2 Stunden nüchtern, da Aspirationsgefahr durch Rachenanästhesie, nach Biopsie 3 Stunden nüchtern	Schwindel und Hypotonie bei der Gabe von viel Schlafmitteln (Erstmobilisation nach Eingriff unter Aufsicht) Halsschmerzen Aufstoßen beim Einatmen von viel Luft Blutungsgefahr bei Biopsie

Überwachung Band 4, A 2

Schmerzen Band 5, E 2.3.1

Intravasale Zugänge Band 4, E 2

Verdauungssystem Band 2, J 1

Verdauungssystem Band 2, J 1

Gerinnungshemmende Medikamente Band 4, D 10

Überwachung Band 4, A 2

Schmerzen Band 5, E 2.3.1

Bezeichnung	Indikation	Patientenvorbereitung	Durchführung	Überwachung	Komplikationen
Proktoskopie Rektoskopie Sigmoidoskopie	Frischblut- oder Schleimauflagen auf dem Stuhl Polypenabtragung Hämorrhoiden (gutartige Blutschwämmchen im unteren Bereich des Rektums)	schriftliche Einwilligung durch den Patienten Enddarmreinigung mit Klistier oder Einlauf blutverdünnende Medikamente (Acetylsalicylsäure) sind 3 Tage, Kumarine nach Rücksprache mit dem Arzt vor dem Eingriff abzusetzen Infusion legen Patient wird in der Steinschnittlage gelagert evtl. Prämedikation und leichtes Schlafmittel i. v. Labor: Gerinnung, Hämoglobin, Hämatokrit	Endoskop mit Gleitmittel bestreichen und vorsichtig in den After einführen zur besseren Beurteilung wird Luft in den Darm geblasen, damit er sich entfaltet Beurteilung der Darmschleimhaut über den Monitor Endoskop wird bis zur gewünschten Stelle vorgeschoben, Gewebeprobenentnahme möglich Rückzug des Endoskops unter Sicht	Kreislaufüberwachung nach Schlafmittel Beobachtung auf Blutungen und Schmerzen	Verletzungen der Darmwand; leichte bis starke Blutungen, Schmerzen

Bezeichnung	Indikation	Patientenvorbereitung	Durchführung	Überwachung	Komplikationen
Bronchoskopie	unklarer Lungenbefund Beurteilung der Luftwege (Trachea, Bronchialbaum) Fremdkörperentfernung vor allem bei Kindern Gewinnung von Untersuchungsmaterial (Lungensekret) zur zytologischen und bakteriologischen Untersuchung, z. B. bei Infekten der Lunge bei Patienten, die künstlich beatmet werden Gewebeprobeentnahme bei Verdacht auf ein malignes Krankheitsgeschehen	schriftliche Einwilligung durch den Patienten; Patient nüchtern lassen; er wird auf den Rücken möglichst flach gelagert, der Arzt steht hinter dem Kopf des Patienten Infusion legen Patient erhält ein Schlafmittel i. v. Überwachung von Herz-Kreislauf und Atmung (Sauerstoffsättigung über den Oximeter); wird die Untersuchung mit einem starren Bronchoskop durchgeführt, erhält der Patient eine Vollnarkose und muss entsprechend vorbereitet und überwacht werden	Lokalanästhesie des Rachens, nachdem der Patient ein Schlafmittel erhalten hat, wird das flexible Bronchoskop durch die Nase bei überstrecktem Kopf in die Luftröhre und in den rechten oder linken Hauptbronchius geschoben bei der starren Bronchoskopie wird das Instrument durch den Mund eingeführt	Kreislaufüberwachung nach Schlafmittel Beobachtung auf Blutungen und Schmerzen Nahrungskarenz für mindestens zwei Stunden	Atemnot

Überwachung
Band 4, A 2

Schmerzen
Band 5, E 2.3.1

Atmungssystem
Band 2, G 1

Überwachung
Band 4, A 2

Verdauungssystem
Band 2, J 1

Geschlechtsorgane
Band 2, B 3.1

Bezeichnung	Indikation	Patientenvorbereitung	Durchführung	Überwachung	Komplikationen
Laparoskopie	Operationen im Bauchraum, wie z. B. Gallenblasenentfernung, Blinddarmentfernung zur Diagnostik bei unklaren Unterbauchbeschwerden (von Chirurgen, Gynäkologen oder Urologen) bei unerwünschter Kinderlosigkeit zur Beurteilung der inneren Geschlechtsorgane	schriftliche Einwilligung durch den Patienten Patient nüchtern lassen evtl. Enddarmreinigung mit Klistier Rasur der Bauchhaut Infusion legen Prämedikation Untersuchung findet unter sterilen Bedingungen im OP statt Patient wird auf den Rücken gelagert	nach der Lokalanästhesie, der Sedierung oder Narkose wird unter dem Nabel ein kleiner Hautschnitt angelegt, durch den ein Schlauch, der Gas in den Bauchraum führt, eingelegt; durch das Gas bläht sich der Bauchraum auf und der Arzt hat gute Sicht auf die inneren Organe Herz-Kreislauf- und Atmungsüberwachung während des gesamten Eingriffs; über einen 2. Schnitt wird das Gerät eingeführt; nach dem Eingriff wird das Gas aus dem Bauchraum über das Laparoskop abgesaugt; die Einstichstellen werden mit wenigen Stichen genäht oder mit Wundstreifen versorgt	nach dem Eingriff werden der Herz-Kreislauf und die Atmung überwacht je nach Menge des Schlafmittels oder ob eine Narkose eingeleitet wurde, wird der Patient nach Schema überwacht auf mögliche Anzeichen einer inneren Blutung (Blutdruckabfall, Pulsanstieg, Schmerzen, Unruhe, auffallende Blässe) ist zu achten und diese unverzüglich dem Arzt zu melden Verbandkontrolle nach einigen Tagen können die Fäden der Einstichstellen gezogen werden	Herz-Kreislauf-Beschwerden Blutungen starke Schmerzen Druck im Bauchraum durch nicht resorbiertes Gas

Pflegende in der Endoskopie

Nach der dreijährigen Pflegeausbildung können examinierte Pflegekräfte auch in der Endoskopie arbeiten. Der pflegerische Schwerpunkt liegt in der Betreuung der Patienten vor, während und kurz nach den diagnostischen oder therapeutischen Eingriffen. Das Pflegeteam einer endoskopischen Funktionseinheit wird durch eine leitende Pflegende organisiert. Alle Mitarbeitenden übernehmen alle anfallenden Aufgaben. Hierzu gehören insbesondere die Vor- und Nachbereitung sowie die Reinigung der benötigten Instrumente und Materialien. Der assistierende Anteil der Pflegearbeit ist hier besonders hoch, da Pflegende die beschriebenen Untersuchungen nicht eigenverantwortlich durchführen, sondern den Arzt in seiner Tätigkeit unterstützen. Im Rahmen der Weiterbildung „Fachkrankenpflege für Funktionsabteilungen" können die Pflegenden das Fachwissen für ihre Tätigkeit in der Endoskopie und im Operationssaal erwerben.

4.6 Bildgebende Verfahren

Unter den bildgebenden Verfahren fasst man alle apparativen Methoden zusammen, mit deren Hilfe medizinische Befunde sichtbar gemacht werden. Hierzu zählen das Röntgen, die Computertomografie (CT), die Magnetresonanztomografie (MRT), die Sonografie, die Untersuchungen PET sowie SPECT. Die bildgebenden Verfahren werden zu diagnostischen Zwecken von allen medizinischen Fachdisziplinen in Auftrag gegeben und ständig weiterentwickelt. Durchführende Stelle dieser Verfahren ist die Radiologie.

Bezugswissenschaft Radiologie

Die Radiologie ist ein Teilgebiet der Medizin, das zu diagnostischen, therapeutischen und wissenschaftlichen Zwecken Strahlen anwendet. Die Radiologie gliedert sich in die Diagnostische Radiologie und in die Strahlentherapie.

Ein Teil der bildgebenden Verfahren verwenden Strahlen, um die Befunde sichtbar zu machen. In erster Linie ist hier das Röntgen zu nennen, aber auch CT und MRT arbeiten mit Strahlen. Der Umgang und das Einsatzgebiet von Strahlen sind im Strahlenschutzgesetz in seiner Fassung vom 22. Mai 1991 geregelt.

Strahlentherapie
Band 4, E 7

Strahlenschutz

In hohen Dosen schädigen Röntgenstrahlen den Körper. Mitarbeitende der radiologischen Abteilung müssen aus diesem Grund einen **Dosimeter** unter der **Röntgenschutzschürze** (Bleischürze) tragen. Dieses Gerät misst die Röntgenstrahlendosis, der ein Mitarbeiter während seiner Tätigkeit ausgesetzt ist. Er wird einmal im Monat abgelesen und überprüft. Übersteigt die Dosis das zulässige Maß (in nur sehr seltenen Fällen), darf der Betroffene (auch in geschütztem Zustand) für eine bestimmte Zeit nicht mehr mit Strahlen in Berührung kommen. Mitarbeitende der

Arbeitsschutz-
gesetze
Band 1 A 3.2.6

Radiologie werden regelmäßig betriebsärztlich untersucht. Wann immer möglich, verlassen die Mitarbeitenden während der Röntgenaufnahme den Raum oder begeben sich hinter eine Bleiwand zum Schutz vor den Strahlen.

Da auch geringe Strahlendosen auf die Keimdrüsen (Gonaden) des Menschen wirken, erhalten die Personen, die geröntgt werden sollen, einen **Gonadenschutz**: eine kleine Bleischürze die beim Mann den Hoden und bei der Frau die Eierstöcke schützt. Frauen in gebärfähigem Alter werden vor jedem Röntgen nach einer möglichen **Schwangerschaft** befragt. Schwangere Frauen werden möglichst nicht geröntgt.

Darüber hinaus ist der Bereich der Röntgenabteilung mit deutlichen Hinweisschildern „Vorsicht Röntgen – Zutritt nur für Befugte" gekennzeichnet.

Ist die Anwesenheit von Angehörigen bei der Untersuchung zur Beruhigung des Patienten nötig, tragen auch diese die entsprechende Schutzkleidung bzw. eine Röntgenschürze.

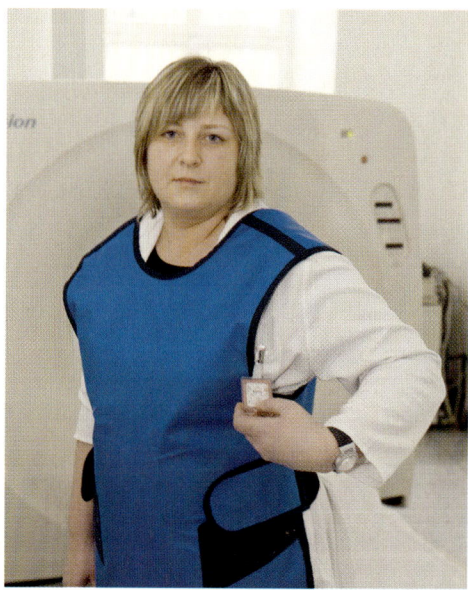

Strahlenschutz

4.6.1 Radiografie (Röntgen)

Röntgen zählt zu den häufigsten bildgebenden Verfahren, die zur Untersuchung und Abklärung des Gesundheitszustands eingesetzt werden. Dabei wird ein Teil oder der ganze Körper des Menschen aus einer Richtung mit **Röntgenstrahlen** durchstrahlt. Auf der gegenüberliegenden Seite der Strahlungsquelle wird die Strahlung auf einer speziell beschichteten Röntgenplatte registriert. Durch die maschinelle Bearbeitung dieser Platte werden die Aufzeichnungen in ein Bild umgewandelt, das ausgedruckt werden kann. Beim Prinzip des Röntgens macht man sich die Eigenschaften von Knochen und Gewebe zunutze: Knochen absorbieren mehr Strahlung als Weichteile, lassen die Strahlen also weniger gut durch und werfen daher mehr Schatten, d. h., sie sind im Röntgenbild hell scheinend sichtbar. Luftgefülltes Gewebe – wie beispielsweise die Lungen – ist durchlässiger, nimmt mehr Strahlung auf und stellt sich im Röntgenbild dunkler dar. Für verschiedene Gewebe werden unterschiedliche Strahlenqualitäten benötigt, um sie jeweils zu durchdringen und als Bild sichtbar zu machen.

Das Röntgen kann ohne oder mit Kontrastmittel durchgeführt werden. Gewebeschichten, die sich normalerweise nicht eindeutig abgrenzen lassen (wodurch die Diagnostik erschwert bis unmöglich ist), können mit Kontrastmittel besser hervorgehoben werden. Als Kontrastmittel eignen sich unlösliche Bariumsalze als Aufschwemmung (werden vor allem beim Röntgen des Verdauungstrakts als Bariumbrei vorher oral zugeführt), Jodverbindung (zur Darstellung von Gefäßen, z. B. für die Phlebografie = Venendarstellung).

Das Röntgen wird vor allem eingesetzt

- für Übersichtsaufnahmen von Herz, Lunge und Brustkorb, z. B. vor einer Operation zur Einschätzung der Herz-Lungen-Verhältnisse als Vorbereitung auf die Vollnarkose

- zur Beurteilung der Knochen, z. B. bei Verdacht auf eine Fraktur (= Knochenbruch)

- zur Beurteilung der Lunge, z. B. bei Verdacht auf Lungenentzündung (Pneumonie), Pleuraerguss, Pneumothorax (Lungenkollaps; dies stellt immer eine Notfallsituation dar, die unmittelbar behoben werden muss)

- zur Darstellung des Verdauungstrakts, hierzu wird das Kontrastmittel entweder oral (Darstellung von Speiseröhre, Magen, Dünndarm) oder rektal (Darstellung des Dickdarms) zugeführt

- zur Beurteilung eines akuten Abdomens (Sammelbegriff für unspezifische Beschwerden im Bauchraum; dahinter kann sich eine ausgeprägte Obstipation = Kolostase, eine Blinddarmentzündung = Appendizitis, ein Tumor oder eine Gallenkolik verbergen) und zur Differenzialdiagnose

Notfälle
Band 4, B 2

Wilhelm Conrad Röntgen

Der deutsche Physiker W. Conrad Röntgen (1845–1923) entdeckte die nach ihm benannten Röntgenstrahlen und ermöglichte es so, den menschlichen Körper ohne invasives Vorgehen auch innen beurteilen zu können. 1901 erhielt er für seine Entdeckung den Nobelpreis für Physik. Ohne seine Erfindung wären viele der heutigen bildgebenden Verfahren nicht möglich.

Vorbereitung des Patienten

Ein konventionelles Röntgen (ohne Kontrastmittel) kann ohne Vorbereitung des Patienten durchgeführt werden. Der Patient sollte seinen Schmuck ablegen, da dieser im Röntgenbild sichtbar ist und Strukturen verdecken kann. Bei einem Röntgen mit Kontrastmittel ist im Vorfeld abzuklären, welches Kontrastmittel wann in welcher Menge wie verabreicht werden muss. Die orale und rektale Zufuhr des Kontrastmittels erfolgt meist kurz vor der eigentlichen Röntgenaufnahme, um sicherzugehen, dass der Patient das Mittel nicht weitertransportiert oder im Fall eines Einlaufs durch den ausgelösten Stuhldrang wieder ausscheidet. Eine mögliche Allergie auf das Kontrastmittel ist vorher auszuschließen. Das Kontrastmittel wird über die Nieren bzw. den Darm ausgeschieden. Unter Umständen muss die Ausscheidung mit ausreichender Flüssigkeit oder einem Abführmittel beschleunigt werden.

4.6.2 Mammografie

Dieses radiologische Verfahren wird ausschließlich zur Untersuchung der – weiblichen, aber auch männlichen – Brust im Rahmen der **Brustkrebsprävention** und -diagnostik durchgeführt. Dabei werden beide Brüste aus zwei unterschiedlichen Richtungen mit **Röntgenstrahlen** bestrahlt und eine Aufnahme gemacht. Die zu untersuchende Person legt im Stehen die Brust auf eine Platte, in deren Innerem die Aufnahmekassette liegt; von oben wird mit einer Glasplatte auf die Brust gedrückt, damit sich das Gewebe für eine bessere Aufnahmequalität auffächert. Dabei wird die Brust nach vorn gezogen, was die meisten Frauen als unangenehm empfinden. Die Mammografie kann ohne Vorbereitung der Patientin durchgeführt werden. Im Vordergrund steht jedoch die psychische Betreuung der Frau. Die Zeit bis zur Diagnosestellung und das Gefühl der Unsicherheit macht vielen Frauen Angst. Dies umso mehr, wenn ein tastbarer Knoten festgestellt wurde.

Mammografie als Reihenuntersuchung

In einigen Ländern (Niederlande, Schweden, Großbritannien) werden regelmäßige Screening-Untersuchungen an Frauen mit dem Verfahren der Mammografie durchgeführt. Hintergrund sind Überlegungen, die besagen, dass ein früh erkannter und behandelter Brustkrebs die Überlebenschancen der betroffenen Frauen stark erhöht. Auch in Deutschland diskutiert man seit langem die flächendeckende Mammografie bei Frauen zwischen 50–69 Jahren. In Berlin, Bremen und in Nordrhein-Westfalen wurden Screening-Zentren eingerichtet. Inwieweit die Früherkennung von Brustkrebs insgesamt die Lebensqualität der Frauen erhöht, ist umstritten.

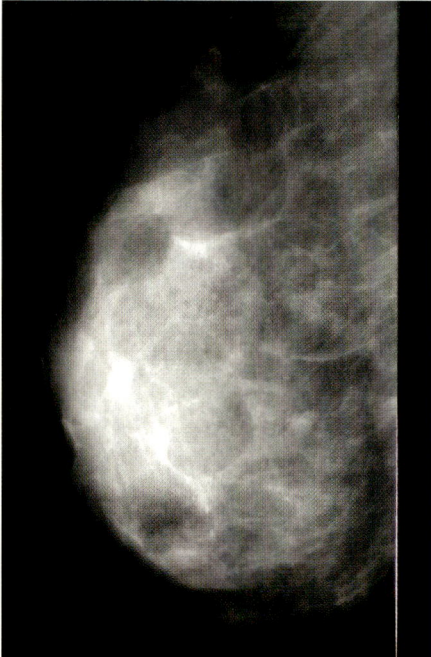

Mammogramm mit bösartigem Befund

4.6.3 Computertomografie und Magnetresonanztomografie

Die Einsatzgebiete der beiden Verfahren sind sehr ähnlich, auch der Ablauf der Untersuchung ähnelt sich.

Bei der **Computertomografie** (kurz: CT) wird im Gegensatz zum herkömmlichen Röntgen eine Vielzahl von Aufnahmen gemacht, die dann computergestützt ausgewertet und dreidimensional dargestellt werden. Verwendet werden **Röntgenstrahlen**. Die Strahlenbelastung ist 1000-mal höher als beim normalen Röntgen. Da der menschliche Körper schichtweise dargestellt wird, spricht man umgangssprachlich auch vom Schichtröntgen.

Virtuelle Computertomografie

Hochmoderne Computertomografen besitzen inzwischen die Möglichkeit, die gewonnenen Bilddaten zu einer dreidimensionalen Innenansicht zusammenzufügen. So werden heute Einblicke in die inneren Organe, z. B. in den Darm, von außen möglich.

Die Patienten werden auf den Rücken auf eine bewegliche Liege, die mit dem CT-Gerät fest verbunden ist, gelegt und je nach zu untersuchendem Organ mehr (Bauch und Becken) oder weniger (Kopf) weit in das Gerät geschoben. In der so genannten Röhre ist es gerade für adipöse Patienten unter Umständen sehr eng. Auch für Menschen, die an Platzangst (Klaustrophobie) leiden, kann diese Untersuchung beängstigend sein. Ein Schlaf- oder Beruhigungsmittel ist normalerweise nicht nötig, sodass die Patienten nach der Untersuchung nicht überwacht werden müssen. Bei Patienten, bei denen Platzangst bekannt ist, kann eine Stunde vor der Untersuchung ein leichtes Schlafmittel verabreicht werden. Nach der Untersuchung sollten diese Patienten nicht allein aufstehen; sie werden auf ihren Wachheitszustand hin überwacht. Während der CT-Aufnahme muss der Patient ruhig liegen, damit es zu keinen Artefakten (Verzerrungen) in der Aufnahme kommt. Gerade bei sehr unruhigen Patienten oder bei Menschen mit Demenz, die den Sinn und den Ablauf der Untersuchung unter Umständen nicht verstehen, bleibt eine Person (mit einer Bleischürze geschützt) im Aufnahmeraum bei dem Patienten. Die radiologisch-technische Assistentin und der Radiologe ziehen sich in den angrenzenden Raum zurück. Durch eine Glasscheibe ist der Aufnahmeraum jedoch jederzeit einsehbar. Eine CT-Untersuchung dauert je nach Schichtungsgrad und Region, die geschichtet werden soll, 15–30 Minuten. Ein CT kann mit oder ohne Kontrastmittel durchgeführt werden. In der Regel wird dies vor der eigentlichen Untersuchung bereits festgelegt bzw. angemeldet. Bei der Gabe von Kontrastmittel sind die Nierenwerte des Patienten vorher zu bestimmen. Er wird mit einer angelegten Infusion ins CT gebracht.

Bei der **Magnetresonanztomografie** (kurz: MRT) wird ähnlich verfahren. Es handelt sich ebenfalls um Schichtaufnahmen. Im Unterschied zum CT arbeitet das MRT mit **Magnetstrahlen**. Der Vorteil dieses Verfahrens ist die geringere Strahlenbelastung für den Patienten und die bessere Darstellbarkeit vieler Organe. Der Nachteil des Verfahrens ist, dass keine Metallgegenstände (Hörgerät, Zahnprothesen, Infusionsgeräte) am Patienten oder von Pflegenden (Scheren u. Ä. in den Kitteltaschen) in den Untersuchungsraum gelangen dürfen. Durch die Magnetfelder bei angeschaltetem Gerät würden diese Gegenstände in Richtung Untersuchungsgerät gezogen.

> Patienten mit implantiertem **Herzschrittmacher** dürfen nicht mit dem MRT untersucht werden. Auch die Apparate der 24-h-Blutdruck- und EKG-Messung müssen abgelegt werden. Bei Patienten, die eine Reihe von Untersuchungen absolvieren müssen, sollte daher der Ablauf gut aufeinander abgestimmt werden, damit es im Untersuchungsablauf für den Patienten zu keinen Verzögerungen kommt. Infusionspumpen und Infusionsständer müssen vor der Tür platziert werden, d. h., es ist bei der Vorbereitung des Patienten an eine ausreichend lange **Infusionsverlängerung** zu denken.

Radiografie
Band 4, A 4.6.1

Ein MRT kann mit oder ohne Kontrastmittel durchgeführt werden. Die Entscheidung hängt wie beim CT von der Fragestellung der beauftragenden Ärzte ab. In der Regel müssen die Patienten nicht auf die Untersuchung vorbereitet werden. Meist wird das Kontrastmittel unmittelbar vor der Aufnahme intravenös gespritzt. In anderen Fällen (Darstellung des oberen oder unteren Verdauungssystems) muss der Patient das Kontrastmittel schon auf der Station trinken oder er erhält einen Einlauf mit Kontrastmittel. Das Vorgehen entspricht dem des Röntgens mit Kontrastmittel.

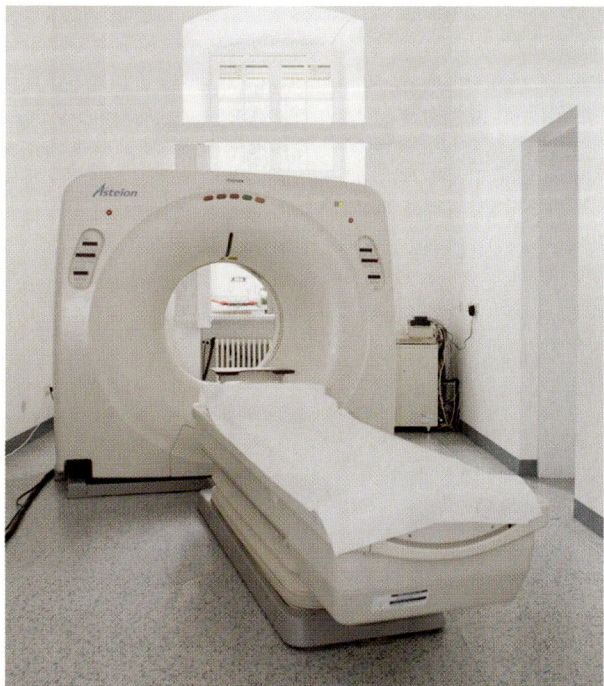

Computertomografie

Im Folgenden werden die häufigsten Indikationen für ein CT bzw. ein MRT aufgelistet:

♦ Notfalldiagnostik: Bei allen Patienten, die als Notfall in das Krankenhaus eingeliefert werden (Verletzung der inneren Organe nach einem Unfall, Krampfanfall, plötzlicher Bewusstseinsverlust), wird immer ein CT angeordnet, da es schneller als ein MRT durchgeführt werden kann; auch bei einer akuten Verschlechterung eines Patienten auf der Station wird ein CT notfallmäßig angeordnet.

♦ neurologische Differenzialdiagnostik: bei Verdacht auf einen Schlaganfall und zum Ausschluss einer Blutung (CT); bei Verdacht auf eine Multiple Sklerose zum Nachweis der Entzündungsherde (CT, bevorzugt MRT mit Kontrastmittel)

♦ gastroenterologische Differenzialdiagnostik: bei Verdacht auf Tumore im Bauchraum oder Verdauungstrakt, meist wird Kontrastmittel verwendet (CT)

♦ nephrologische Differenzialdiagnostik: bei Verdacht auf Tumore in den Nieren oder im harnableitenden System; bei Verdacht auf Stenosen oder Gefäßanomalien (CT meist mit Kontrastmittel)

♦ gynäkologische Differenzialdiagnostik: bei Verdacht auf Tumore im Bauchraum oder an den Eierstöcken und Eileitern (CT-Beckenübersicht ohne Kontrastmittel)

♦ angiologische Differenzialdiagnostik: zur Darstellung der Gefäße, z. B. bei Verdacht auf ein Aneurysma (= sackartige Ausbuchtung eines Gefäßes) (CT mit Kontrastmittel)

♦ bei vielen Krebserkrankungen, um die Größe und Lokalisation von Tumoren genau zu erkennen

♦ Patienten mit implantiertem Herzschrittmacher (CT, da MRT nicht möglich)

4.6.4 Sonografie (Ultraschalluntersuchung)

Mithilfe von unschädlichen Ultraschallwellen wird organisches Gewebe untersucht. Die Unschädlichkeit und das schmerzfreie Untersuchen des Patienten macht die Sonografie zu einer der häufigsten bildgebenden Verfahren überhaupt. Die Sonografie wird in vielen medizinischen Teilgebieten eingesetzt, z. B.

♦ Gynäkologie: Schwangerschaftsdiagnostik und Schwangerschaftsverlaufkontrolle; vaginale Sonografie zur Beurteilung des Uterus (Gebärmutter) und der Eierstöcke; im Rahmen der Brustkrebsdiagnose bei verdächtigen knotenartigen Gewebsstrukturen in der Brust als Ergänzung zur Mammografie

♦ Urologie: Darstellung der Nieren und der harnableitenden Strukturen, Sonografie der Harnblase, um die Restharnmenge zu beurteilen

♦ Kardiologie: Sonografie des Herzens (Echokardiografie) über den Thorax oder über die Speiseröhre und unter Stressbelastung

♦ Chirurgie: wichtigstes Diagnoseverfahren bei Patienten mit einem akuten Abdomen (z. B. zur Differenzierung einer Gallenkolik, Perforation, Appendizitis)

♦ Angiologie: Darstellung von Venen und Arterien zur Beurteilung der Durchlässigkeit und Venenklappenfunktion

♦ Neurologie: sonografische Darstellung der blutzuführenden Gefäße des Gehirns im Rahmen der Schlaganfallprävention und -behandlung

Gynäkologische Untersuchungen Band 4, A 4.1

Urologische Untersuchungen Band 4, A 4.2

Kardiologische Untersuchungen Band 4, A 4.3

Neurologische Untersuchungen Band 4, A 4

Punktionen und
Biopsien
Band 4, A 3.7

♦ Punktionen und Biopsien: Häufig werden Punktionen und Biopsien unter Ultra-schallkontrolle durchgeführt. Dazu schallt der Untersucher erst die Körperregion und vergewissert sich über Lokalisation und Größe der zu punktierenden Stelle. Dies dient in erster Linie der Sicherheit, dass keine Gefäße oder verletzlichen Strukturen durch die Biopsie/Punktion beschädigt werden.

In der Regel kann eine sonografische Untersuchung ohne größere Vorbereitung des Patienten durchgeführt werden. Da die Untersuchung schmerzfrei und komplika-tionslos ist, willigen die Patienten in der Regel ausnahmslos in die Untersuchung ein.

Mit Ausnahme der Aufnahmen des Bauchraums muss der Betroffene in der Regel nicht nüchtern sein. Zur besseren Beurteilung der Gebärmutter über den abdomi-nellen Ultraschall sollte die Harnblase gut gefüllt sein, da Flüssigkeiten die Schall-wellen besonders gut durchscheinen lassen.

Um eine möglichst gute Aufnahmequalität zu erhalten, wird die zu untersuchende Körperregion (z. B. Bauch, Halsgefäße) mit Kontaktgel bestrichen, da Luft zwischen dem Schallkopf und den Organen die Bildqualität verschlechtert. Der Untersucher bewegt den Schallkopf entsprechend dem erwünschten Gebiet auf dem Körper und verfolgt dabei die Bilder auf dem Monitor des Ultraschallgeräts. Es besteht die Möglichkeit, Standbilder zu machen, die anschließend ausgedruckt werden können. Moderne Geräte nehmen die gesamte Untersuchungssequenz als Film auf, der zur anschließenden Diagnosestellung und Beurteilung herangezogen werden kann.

Die Sonografie an sich ist ein schmerzfreies Verfahren. Bei bestehenden Beschwer-den (z. B. Entzündung der Eierstöcke oder Appendizitis) wird der Patient durch den Druck, der zur besseren Darstellung mitunter verstärkt wird, eine Zunahme der Be-schwerden bemerken. Dennoch wird die Untersuchung als sehr zuverlässige, scho-nende und schmerzfreie Methode von Patienten und Ärzten geschätzt.

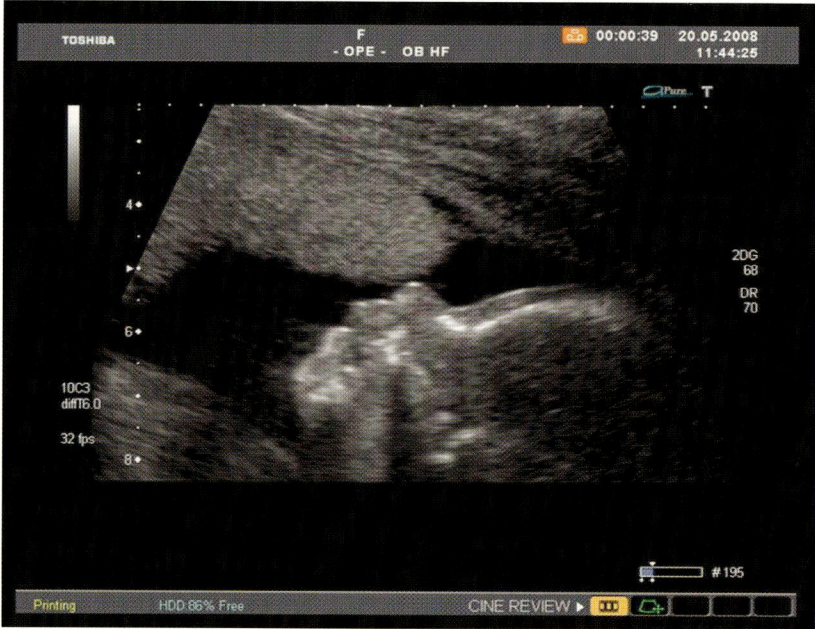

Ultraschall eines ungeborenen Kindes

!

Die Methode wird jeweils mit der Wortendung **-grafie** beschrieben. Gemeint ist immer die Untersuchung selbst. Das Ergebnis der jeweiligen Untersuchung – also die beurteilbaren Bilder – wird mit **-gramm** bezeichnet. So meint eine Computertomografie die Untersuchung in der Röhre, die CT-Bilder, die der Patient dann mitbringt, werden auch Computertomogramm genannt.

Rechtlich betrachtet sind die Untersuchungsunterlagen, also die Aufnahmen und Ergebnisse der jeweiligen Untersuchungen, Eigentum des Patienten. Das bedeutet, dass Ultraschallbilder oder das Computertomogramm vom Patienten nach Austritt aus dem Krankenhaus von ihm mitgenommen werden dürfen. Das Krankenhaus fertigt in solchen Fällen eine Kopie der Bilder an. Meist wissen die Patienten nicht, dass sie die Aufnahmen mit nach Hause nehmen dürfen, z. B. für die weitere Behandlung bei einem niedergelassenen Arzt. Auf Nachfrage müssen die Unterlagen dem Patienten ausgehändigt werden.

4.6.5 Einzelphotonen-Emissions-Tomografie (SPECT) und Positronen-Emissions-Tomografie (PET)

Beide Verfahren wurden erst Ende des 20. Jahrhunderts entwickelt. Inzwischen haben sie jedoch einen festen Platz im Diagnoseverfahren vieler medizinischer Disziplinen. Beide Verfahren gehören zu den funktionellen nuklearen Bildgebungsverfahren.

Bei der SPECT-Untersuchung (englische Bezeichnung; ausgeschrieben: Single-Photon-Emissions-Computed-Tomography) wird dem Patienten eine schwach radioaktive Substanz intravenös verabreicht. Mithilfe von Gammakameras, die während der Aufnahme im Gerät versteckt um den Patienten rotieren, wird die Teilung der Substanzen im Körper aufgenommen, in Bilder umgewandelt und so interpretierbar. Bevorzugt wird ein SPECT in der Kardiologie zur Beurteilung der Herzmuskelfunktion nach ausgedehntem Herzinfarkt und in der Neurologie zur Beurteilung der Hirnfunktion sowie zur Prognosestellung nach schweren Hirnverletzungen (z. B. nach einen Kopfschuss) eingesetzt.

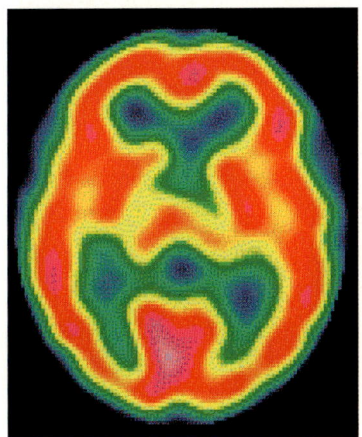

*SPECT-Aufnahme
eines Kopfes*

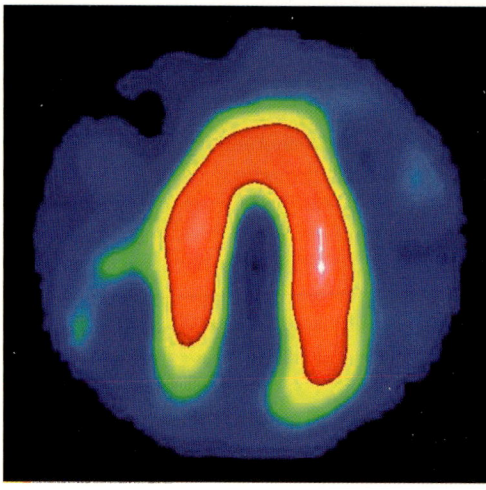

*PET-Aufnahme
des Herzens*

Die Patienten erhalten vor der Untersuchung eine periphere Verweilkanüle, aus der während der Aufnahme eine Infusionslösung eintropft. Über diesen Zugang wird auch die radioaktive Substanz gespritzt. Nach der Untersuchung muss der Patient nicht speziell überwacht werden. Der Patient gibt noch einige Tage nach dem Eingriff eine schwache, für die Umwelt ungefährliche Strahlung ab. Die Substanz wird über die Nieren ausgeschieden. Im Vergleich zur PET-Untersuchung verursacht ein SPECT weniger hohe Kosten, da die Anschaffung des Geräts weniger kostenintensiv ist.

Bei der PET-Untersuchung wird dem Patienten ebenfalls ein Radiumnuklid intravenös verabreicht. Indikationen, Vorbereitung, Durchführung und Überwachung des Patienten entsprechen denen der SPECT-Untersuchung. Inzwischen gehört die PET-Untersuchung zur erweiterten Standarddiagnostik im Rahmen der kardiologischen Diagnostik.

Häufig sind Pflegende und Angehörige verunsichert, ob der Umgang mit dem Patienten nach einem solchen Eingriff mit Gefahren (durch mögliche Strahlungen) verbunden ist. Die schwach radioaktiven Substanzen besitzen jedoch eine geringe Halbwertzeit, d. h., dass die Substanzen schnell vom Körper abgebaut und ausgeschieden werden. Für Personen, die in den Untersuchungsabteilungen arbeiten, werden regelmäßige betriebsärztliche Untersuchungen durchgeführt.

?

1 Nennen Sie die sechs Säulen der gynäkologischen Untersuchungen und geben Sie jeweils ein Beispiel.

2 Beschreiben Sie, wie der Arzt die bimanuelle Tastuntersuchung durchführt.

3 Was versteht man unter einer Amniozentese?

4 Nennen Sie die vier Methoden der klinischen Untersuchung im Rahmen der urologischen Diagnostik.

5 Nennen Sie fünf urologische Untersuchungen, bei denen Kontrastmittel verwendet wird.

6 Nennen Sie vier nicht-invasive Untersuchungsmethoden in der Kardiologie.

7 Wie unterscheiden sich die transthorakale und die transösophagiale Echokardiografie?

8 Welche Parameter werden bei einem Patienten nach einer perkutanen transluminalen Koronarangiografie überwacht? Nennen Sie mindestens vier.

9 Nennen Sie vier Untersuchungsmethoden in der Neurologie und beschreiben Sie kurz, wie sie durchgeführt werden.

10 Wie werden der Nervus trigeminus und der Nervus facialis in der standardisierten neurologischen Untersuchung geprüft?

11 Warum sollten Patienten nach einer Liquorpunktion für einige Stunden flach auf den Rücken gelagert werden?

12 In welcher Lagerung werden eine Gastroskopie, eine Bronchoskopie und eine Laparoskopie durchgeführt?

13 Nennen Sie je zwei Indikationen für eine Gastroskopie, eine Bronchoskopie und eine Laparoskopie.

14 Welche Vorsichtsmaßnahmen während einer Röntgenaufnahme (Lunge) sollten für den Patienten und für den Selbstschutz der Mitarbeitenden der Radiologie getroffen werden?

15 Nennen Sie fünf Einsatzmöglichkeiten der Sonografie und erklären Sie kurz die jeweilige Durchführung.

16 Was bedeuten die Abkürzungen SPECT und PET ausgesprochen und wie würden Sie dies einem Laien erklären?

1 Nutzen Sie die Gelegenheit und begleiten eine Patientin oder eine Bewohnerin zur Untersuchung zum Gynäkologen. Notieren Sie anschließend Schritt für Schritt die einzelnen Handlungsabläufe.

2 Richten Sie mit einer erfahrenen Kollegin einen Tisch für eine gynäkologische Routineuntersuchung.

3 Erstellen Sie eine Checkliste, auf der alle wichtigen Schritte einer Zystoskopie für den Patienten gut verständlich beschrieben sind.

4 Erstellen Sie einen Pflegestandard, der die Vorbereitung eines Patienten für die perkutane transluminale Koronarangiografie sowie die anschließende Überwachung strukturiert darstellt.

5 Erstellen Sie ein Merkblatt, in dem Sinn und Zweck, die Vorgehensweise und die anschließenden empfohlenen Verhaltensweisen aus pflegerischer Sicht für die Patienten gut verständlich zusammengefasst und erklärt werden.

6 Erstellen Sie eine übersichtliche Mindmap zu den elektrophysiologischen neurologischen Untersuchungen. Benutzen Sie Ihre Aufzeichnungen für ein Kurzreferat zum Thema.

7 Erstellen und formulieren Sie verständlich ein Merkblatt für Patienten, die sich einem endoskopischen Eingriff unterziehen müssen. Unterscheiden Sie dabei in allgemeine Informationen über diese Untersuchungsmethoden und in spezielle Informationen zu Untersuchungen des Darms und der Lunge.

8 Erstellen Sie für Ihre Station eine Übersicht aller Untersuchungsmethoden, die zu den bildgebenden Verfahren zählen. Geben Sie jeweils an, aus welchen Gründen die entsprechende Untersuchung durchgeführt werden kann und wie der Patient darauf vorzubereiten ist. Gestalten Sie die Übersicht so, dass auf den ersten Blick erkennbar ist, welche Maßnahmen die Pflegenden jeweils durchführen müssen.

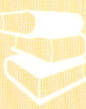

Haupt, Walter / Jochheim, Kurt-Alphons / Remschmidt, Helmut: Neurologie und Psychiatrie für Pflegeberufe. Thieme Verlag, Stuttgart 2002

Skibbe, Xaver / Löseke, Andrea: Gynäkologie und Geburtshilfe für Pflegeberufe. 2. Auflage. Thieme Verlag, Stuttgart 2007

Strohmaier, Walter: Pflege in der Urologie. Kohlhammer Verlag, Stuttgart 2002

Thome, Ulrich: Neurochirurgische und neurologische Pflege. Springer Verlag, Heidelberg 2003

Tucker, Suzan Martin (Hrsg.): Pflegestandards in der Kardiologie. Huber Verlag, Bern 2000

www.krebsgesellschaft.de – Webseiten der Deutschen Krebsgesellschaft e. V.

www.dgk.org – Webseiten der Deutschen Gesellschaft für Kardiologie

Jetzt aber schnell
In Notfallsituationen handeln

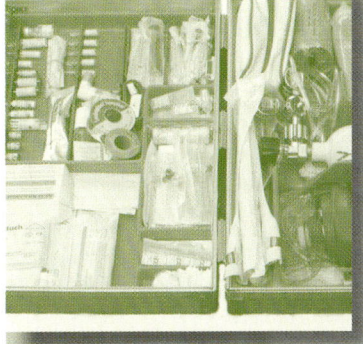

B

Pia arbeitet seit vier Wochen auf der chirurgischen Abteilung im Klinikum Gutleben. Die Zeit als Lernende vergeht wie im Flug und Pia staunt, wie vielseitig sich
Pflege gestaltet. Der Umgang mit den Patientinnen und Patienten macht ihr
großen Spaß und die verschiedenen Pflegesituationen schätzt sie sehr. Auf der
Abteilung werden hauptsächlich Menschen mit Knochenbrüchen betreut. Einige
von ihnen müssen operiert werden, andere hingegen werden konservativ behandelt. Diese Patientengruppe wird nicht operiert, sondern die Knochenfraktur soll
ohne operativen Eingriff wieder zusammenwachsen. Von den Betroffenen verlangt dies viel Geduld, da sie, je nachdem welcher Knochen gebrochen ist, oft
wochenlang nicht aufstehen können und alle Aktivitäten des täglichen Lebens
im Liegen bewerkstelligen müssen.

Dies trifft auch auf Frank Weber zu. Der Patient wurde von einem Auto ange-
fahren, als er mit dem Fahrrad unterwegs war. Der Beckenbruch, den er dabei
erlitten hat, wird nicht operiert, sondern wächst so wieder zusammen. Bisher hat
Herr Weber die Bettruhe sehr gut toleriert.

Pia kommt am Morgen ins Zimmer, um Herrn Weber bei der Körperpflege zu
unterstützen. Noch während des vorbereitenden Gesprächs klagt der Patient
plötzlich über starke Übelkeit und Luftnot. Herr Weber schnappt nach Luft und
seine Gesichtshaut verfärbt sich lila. Sofort drückt Pia die Patientenglocke, rennt
zur Türe und ruft laut um Hilfe. Die herbeieilenden Kolleginnen erfassen die
Situation sofort und nun geht alles sehr schnell: Notfallkoffer, Defibrillator, Sauerstoff, Absauggerät. Zwei erfahrene Kolleginnen prüfen Atmung und Herzaktivität und beginnen sofort mit der Wiederbelebung von Herrn Weber. Wenige
Minuten später werden sie durch das herbeigerufene Reanimationsteam abge-
löst. Nach einer Stunde wird Herr Weber vom Anästhesieteam auf die Intensivstation gebracht, wo er überwacht und behandelt werden muss.

Yvonne Maurer, eine erfahrene Kollegin, kommt auf Pia zu und sagt: „Das hast
du gut gemacht, du hast sehr schnell reagiert." Jetzt bricht alles aus Pia heraus
und sie beginnt zu weinen. Yvon-
ne tröstet sie: „Ja, beim ersten Mal
habe ich mich auch ganz furcht-
bar erschreckt. Das sieht immer
merkwürdig aus, wenn wir einen
Patienten wiederbeleben müssen."
Pia hilft noch das Patientenzimmer
aufzuräumen und freut sich dann
auf das Ende des Frühdienstes.

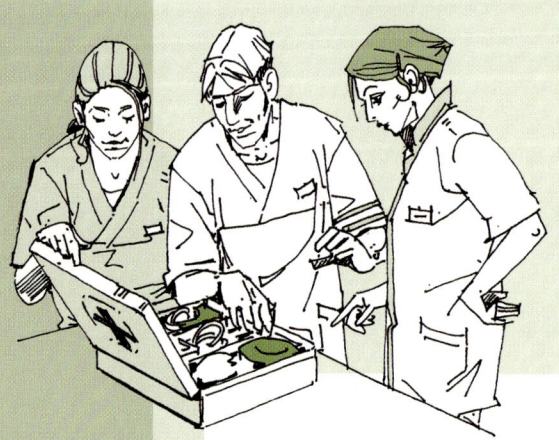

1   Versetzen Sie sich in Pias Lage. Wie fühlt man sich in einer solchen Situation?
2   Wie sinnvoll ist es, solche Situationen im Team zu üben? Diskutieren Sie.

1 Allgemeine Erste-Hilfe-Maßnahmen

Pia arbeitet nun schon seit drei Wochen auf der Kinderstation, wo es ihr sehr gut gefällt. Die kleinen Patienten sind sehr nett und inzwischen kennt Pia die häufigsten Krankheitsbilder recht gut. An diesem Morgen ist sie für die Pflege der fünfjährigen Clara verantwortlich. Clara leidet an intermittierendem Fieber, dessen Ursache noch immer ungeklärt ist. Clara versorgt sich eigentlich sonst immer ganz gut selbst und braucht nur wenig Anleitung. An diesem Morgen bittet sie jedoch Pia um Hilfe. „Mir ist irgendwie nicht gut", sagt Clara. Gerne begleitet Pia sie an das Waschbecken und stellt ihr die benötigten Utensilien bereit. Plötzlich wird Clara ganz blass, murmelt, es werde ihr schlecht und sinkt zu Boden. Pia betätigt sofort die Alarmglocke und ruft um Hilfe.

1   Hätte Pia die Situation voraussehen können?

2   Was würden Sie an Pias Stelle tun?

3   Welche wichtigen Parameter können Sie vor der Mobilisation eines Patienten erheben?

4   Was unterscheidet eine Notfallsituation bei Kindern von einer Notfallsituation bei Erwachsenen?

1.1 Notfall – allgemein

Notfallsituationen stellen für alle Beteiligten eine akute Stresssituation dar. Dies resultiert aus der Situation an sich, denn häufig liegt eine Lebensgefährdung des Patienten vor. Andererseits kommen sie nicht häufig genug vor, damit Pflegende eine gewisse Routine im Ablauf und im Management solcher Ereignisse entwickeln. Im Notfall müssen die Handlungen jedoch koordiniert und eingespielt ablaufen. Dies erreicht man nur dann, wenn diese Situationen im Team regelmäßig geübt werden. So kann Sicherheit gewonnen werden und Abläufe prägen sich besser ein.

Unter **Notfällen** versteht man Situationen, bei denen durch Unachtsamkeit oder durch schicksalhafte Geschehnisse Personen zu Schaden kommen. Häufig könnten Notfallsituationen durch vorausschauendes Handeln vermieden werden.

Im Bereich der Pädiatrie ereignen sich die meisten Unfälle im Haushalt beim Spielen. So sollte auf kindgerechte Lagerung von gefährlichen Stoffen geachtet werden. Haushaltsreiniger u. Ä. gehören unter Verschluss, Steckdosen sollten mit Kindersicherungen versehen werden und Feuerzeuge oder Streichhölzer sollten nicht offen herumliegen. Für Spielgeräte jeglicher Art bieten Hersteller geprüfte Sicherheitsspielzeuge an, die in der Regel mit einem TÜV-Siegel versehen sind.

Im Erwachsenalter finden 25 % der Notfälle im Haushalt statt. So wird z. B. bei Arbeiten wie Vorhänge aufhängen keine sichere Leiter, sondern eher ein Hocker benutzt, was die Sturzgefahr erheblich steigert. Bei Heimwerkerarbeiten wird häufig auf eine adäquate Schutzkleidung verzichtet, was beim Schweißen oder Sägen zu erheblichen Augen- oder anderen Verletzungen führen kann.

Eine besondere Gefahr bedeuten im Krankenhaus plötzlich (akut) auftretende Komplikationen bei Erkrankungen, aber auch verstellte Fluchtwege. Im Brandfalle werden die Fluchtwege unbenutzbar, was häufig zu Verletzungen des Personals und der Patienten führt.

1.1.1 Einteilung der Notfälle

Notfälle werden in lebensbedrohliche und behandlungsbedürftige Zustände differenziert. Unter lebensbedrohenden Zuständen werden immer plötzlich auftretende Vitalstörungen verstanden. Hierbei sind das Bewusstsein, die Atmung und das Kreislaufsystem betroffen.

Um den Tod des Patienten zu verhindern, müssen lebensrettende Sofortmaßnahmen eingeleitet werden. Diese werden ohne weitere Diagnostik begonnen. Es handelt sich im Wesentlichen um die Stabilisierung des Kreislaufs, Reanimationsversuche oder das Unterdrücken einer starken Blutung.

Bei behandlungsbedürftigen Notfällen, die in der Regel nicht so dramatisch verlaufen, steht die Diagnostik meist vor der Behandlung.

Beispiele sind die Röntgenaufnahme vor dem Eingipsen einer Fraktur oder andere Bild gebende Verfahren bei unklarem Abdomen, bevor therapeutische Maßnahmen eingeleitet werden.

1.1.2 Rechtliche Grundlagen

Jeder Bürger ist im Rahmen seiner (Fach-) Kenntnisse verpflichtet, Hilfe zu leisten; dies geht aus Paragraph § 323 c des Strafgesetzbuchs hervor.

Für medizinisches und pflegerisches Personal trifft das besonders in Notfallsituationen zu.

Unterlassene
Hilfeleistung
Band, 4 A 1.1

§ 323c Strafgesetzbuch: Unterlassene Hilfeleistung

Wer bei Unglücksfällen oder gemeiner Gefahr oder Not nicht Hilfe leistet, obwohl dies erforderlich und ihm den Umständen nach zuzumuten, insbesondere ohne erhebliche eigene Gefahr und ohne Verletzung anderer wichtiger Pflichten möglich ist, wird mit Freiheitsstrafe bis zu einem Jahr oder mit Geldstrafe bestraft.

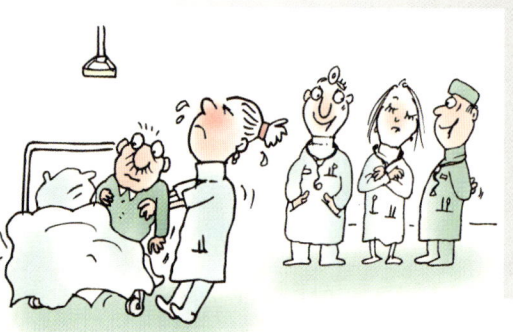

*Dies ist keine
unterlassene Hilfeleistung*

§ 34 Strafgesetzbuch: Rechtfertigender Notstand

Wer in einer gegenwärtigen, nicht anders abwendbaren Gefahr für Leben, Leib, Freiheit, Ehre, Eigentum oder ein anderes Rechtsgut eine Tat begeht, um die Gefahr von sich oder einem anderen abzuwenden, handelt nicht rechtswidrig, wenn bei Abwägung der widerstreitenden Interessen, namentlich der betroffenen Rechtsgüter und des Grades der ihnen drohenden Gefahren, das geschützte Interesse das beeinträchtigte wesentlich überwiegt. Dies gilt jedoch nur, soweit die Tat ein angemessenes Mittel ist, die Gefahr abzuwenden.

Dies bezieht sich auf den potenziellen Willen des Patienten auch ohne ausdrückliche Zustimmung (da er nicht mehr in der Lage ist, sich zu äußern) medizinische Maßnahmen durchführen zu lassen.

Dies beinhaltet ebenfalls die medizinisch notwendige Hilfe bei Suizidversuchen (Selbsttötung) oder kulturellen Beschränkungen der medizinischen Maßnahmen (z. B. Zeuge Jehova).

Es ermöglicht dem Helfer, auch Maßnahmen durchzuführen, die im Regelfall nicht in seinen Verantwortungsbereich fallen (z. B. die Defibrillation mit einem AED-Gerät). Es rechtfertigt jedoch nicht, Maßnahmen zu ergreifen, die ausschließlich darauf abzielen, ärztliche Vorbehaltsaufgaben zu übernehmen. Der Helfer sollte nach seiner fachlichen Qualifikation handeln. So dürfen beispielsweise von dafür nicht ausgebildeten Personen keine Intubationsversuche unternommen werden, auch wenn die nötigen Materialien vorhanden sind. Außerdem dürfen Medikamente nur auf Anordnung einen Arztes dosiert und verabreicht werden.

Medikamente
Band 4, D 1

Dies gilt jedoch nur, sofern bei der Durchführung keine Eigengefährdung besteht. Wenn z. B. ein Feuer im Stationsbereich der Klinik ausbricht, sollte versucht werden, die Station zu evakuieren. Selbstverständlich ist zuerst die Feuerwehr zu alarmieren. Wenn bereits ein Patientenzimmer in Flammen steht, kann das Pflegepersonal nicht ohne Eigengefährdung die darin befindlichen Patienten retten, dies ist die Aufgabe der herbeigerufenen Feuerwehren. In diesem Falle wäre eine Unterlassung nicht strafbar.

Bei Unfällen außerhalb des Krankenhauses oder anderer Pflegeinstitutionen kommt den Pflegenden durch die Fachkenntnisse ebenfalls eine wichtige Rolle zu. Hier sind sie als Ersthelfer am Unfallort häufig die Personen, die am ehesten sinnvolle Maßnahmen einleiten und den alarmierten Rettungsdienst entsprechend informieren können.

1.2 Notfallmeldung

Pflegende können während ihrer Tätigkeit mit Notfallsituationen konfrontiert werden. Um eine fachgerechte Versorgung auch in diesen Situationen zu gewährleisten, müssen sie möglichst geordnet und geplant ablaufen. An erster Stelle steht daher die korrekt durchgeführte Notfallmeldung. Da Notfälle in allen Pflegesituationen und an verschiedenen Orten stattfinden können, kann die entsprechende Notfallmeldung sehr unterschiedlich ausfallen.

Auf einer Station besteht die Möglichkeit, durch lautes Rufen oder durch Betätigen der Patientenklingel bzw. Notfallklingel andere Pflegende und Ärzte zu verständigen. So müssen sie den Patienten in der Notfallsituation nicht alleine lassen und können gegebenenfalls bereits erste lebensrettende Maßnahmen durchführen.

In den meisten Krankenhäusern ist über eine individuelle Haustelefonnummer ein so genanntes **Reanimationsteam** zu alarmieren. Meist wird es durch das Anästhesie- oder Intensivpersonal gestellt, da diese Personen eine Weiterbildung absolviert haben und die nötigen Erfahrungen im Bewältigen von Notfällen mitbringen.

Wird dieser Notruf abgegeben, sind folgende Information weiterzugeben:

♦ Auf welcher Station gibt es den Notfall?

♦ In welchem Zimmer liegt der betroffene Patient?

♦ Art des Notfalls

♦ Name und Funktion der Anruferin

Notfallmanagement

Mit den meisten Patiententelefonen kann die hausinterne Notrufnummer angewählt werden, auch wenn der Apparat nicht angemeldet ist. Bis zum Eintreffen des Notfallteams muss eine Pflegeperson – idealerweise die mit der meisten Erfahrung – den Notfall managen, d. h., den Überblick behalten, für genügend Platz sorgen und den Helfern nach Qualifikation und Ausbildungsstand klare Anweisungen geben, z. B. wer den Notfallkoffer, den mobilen Sauerstoff oder die mobile Absauganlage holt. Wichtig ist hier die Organisation der Notfallsituation. Dies schließt auch den Schutz der anderen Mitpatienten ein. Das heißt, mobile Patienten werden vom Notfallort weggeführt oder es wird ein Sichtschutz aufgestellt. Nach dem Notfall sollte man sich den Mitpatienten in einem Gespräch widmen und ihnen die Situation unter Einhaltung des Datenschutzes angemessen erklären. So werden vorhandene Ängste abgebaut und der Ablauf in einer Notfallsituation besser verständlich.

In der häuslichen Pflege können Klienten zur eigenen Sicherheit über eine Hausnotrufeinheit verfügen. Dabei handelt es sich um Funksensoren, die durch einen einfachen Knopfdruck eine Meldung an die Zentrale des Hausnotrufträgers senden.

Hausnotruf Band 4, B 4.6

Wichtig ist, dass die Klienten den Sensor immer bei sich tragen, z. B. mit einer Kette um den Hals oder mit einem Band um das Handgelenk, damit sie ihn jederzeit betätigen können.

In Einrichtungen der stationären Altenpflege befinden sich meist keine Ärzte. Hier muss in Notfällen der allgemeine Rettungsdienst oder der Notarzt gerufen werden.

Die Alarmierung erfolgt immer über die zuständige Rettungsleitstelle, die europaweit über die Telefonnummer 112 zu erreichen ist. In einigen deutschen Bundesländern gibt es für den Rettungsdienst die Rufnummer 19222, die mit der Ortsvorwahl zu erreichen ist.

Beim Abgeben eines Notrufs ist nach dem Prinzip der fünf W vorzugehen.

Wo ist der Notfall?
Geben Sie den Notfallort an: Ort, Straße, Hausnummer, Stockwerk usw.

Was ist geschehen?
Beschreiben Sie kurz die Situation, sodass die Rettungsleitstelle erkennen kann, welche zusätzlichen Maßnahmen einzuleiten sind, gegebenenfalls Feuerwehr, Rettungshubschrauber oder Polizei mitalarmieren.

Wie viele Verletzte / Betroffene sind zu versorgen?
Diese Angaben sind wichtig, um zu entscheiden, wie viele Fahrzeuge und Helfer geschickt werden müssen.

Welche Art von Verletzungen oder Krankheitszeichen haben die Betroffenen?
Sind Personen im lebensbedrohlichen Zustand, muss ein Notarzt mitalarmiert werden.

Warten auf Rückfragen!
Legen Sie erst auf, wenn das Gespräch von der Leitstelle beendet wird.

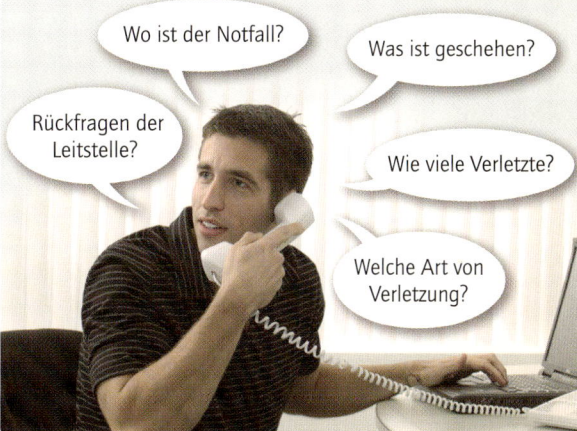

Bestandteile
der Notfallmeldung

!

Bleiben Sie am Unfallort und beim Verletzten. Organisieren Sie eventuell weitere Hilfe, z. B. um die Rettungskräfte auf der Straße in Empfang zu nehmen und ihnen den Weg zu weisen.

1.3 Lagerungen

Viele Notfallsituationen in der Pflege können durch entsprechende Maßnahmen gut gemeistert werden. Nicht immer ist eine Reanimation des Patienten nötig. Lagerungen sind ein wichtiger Bestandteil der Ersten Hilfe, die bei richtiger Durchführung wesentlich die Situation des Patienten beeinflussen. Für alle Notfallsituationen gibt es spezielle Lagerungsverfahren. Dennoch sollte auf die individuellen Bedürfnisse des Patienten eingegangen und keine spezielle Lagerung gegen den Willen des Patienten durchgeführt werden.

Bei bewusstlosen Patienten, die nicht mehr in der Lage sind, sich zu äußern, stehen die lebensrettenden Maßnahmen im Vordergrund, d. h. hier muss vom Pflegepersonal der potenzielle Wille zur Hilfe vorausgesetzt werden.

Nachdem die Notfallmeldung entsprechend des Orts, an dem die Notfallsituation sich ereignet, durchgeführt wurde, besteht der zweite Schritt in der angemessenen Lagerung des Betroffenen. Grundsätzlich lassen sich die Lagerungen unterscheiden in

♦ Atmungserleichternde Lagerung (Oberkörperhochlagerung)

♦ Stabile Seitenlage

♦ Oberkörperflachlagerung

♦ Schocklagerung

1.3.1 Atmungserleichternde Lagerung

Generell sollte bei jeglicher Form der Atemnot der Oberkörper des Patienten in halbsitzender Position gelagert und die Arme zusätzlich abgespreizt werden. So wird die Atemhilfsmuskulatur besser nutzbar. Die Atemhilfsmuskulatur wird durch die Halsmuskulatur (Musculus sternocleidomastoideus) und der Zwischenrippenmuskulatur (Musculus intercostales) gebildet.

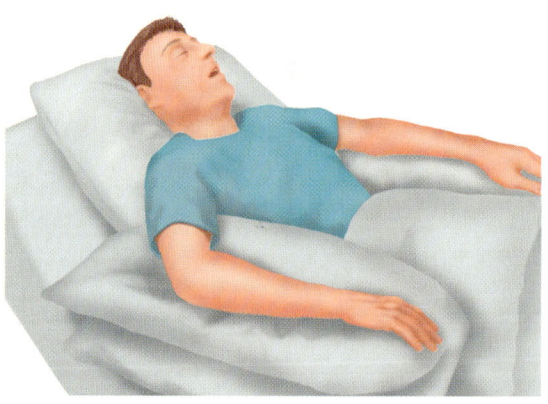

Atem erleichternde Sitzposition

Befindet sich der von Luftnot Betroffene in einem Krankenbett, kann man bei kardial bedingter (kardial: auf das Herz bezogen) Atemnot zusätzlich die Beine aus dem Bett hängen lassen und somit den Blutrückfluss vermindern, da es durch eine eingeschränkte Herzkraft zu einem Blutrückstau in der Lunge kommen kann, was ein Lungenödem begünstigt.

Generell besteht bei all diesen lebensbedrohlichen Situationen ein ausgeprägter Sauerstoffmangel, der durch die Gabe von Sauerstoff (2–10 Liter pro Minute) verbessert werden kann. Allerdings sollte die Oberkörperhochlagerung nur bei stabilen Blutdruckverhältnissen durchgeführt werden. Sie ist zu unterlassen, wenn der Patient eine Hypotonie mit Werten unter 80 mmHg systolisch aufweist und darf auf keinen Fall bei bewusstlosen Patienten durchgeführt werden. Hier steht das Freihalten der Atemwege im Vordergrund, um ein Ersticken des Patienten zu verhindern.

Bei ausreichender Atemfunktion (Brustkorb/Bauchraum bewegen sich sichtbar), aber Abfall des Blutdrucks müssen die Beine der betroffenen Person etwa 45° hoch gelagert werden, um den Blutrückfluss zum Herzen und damit die Sauerstoffversorgung des Gehirns zu gewährleisten.

Atmung
Band 2, G 1

Bewusstseins-
störungen
Band 4, B 2.1

Schock
Band 4, B 2.2

1.3.2 Stabile Seitenlage

Notfallpatienten, die auf lautes Ansprechen und auf vorsichtiges Schütteln keine Reaktionen zeigen (Bewusstlosigkeit = Koma) sind in die stabile Seitenlage zu bringen, um eine **Aspiration** (Anatmen von Fremdkörpern in der Lunge) zu verhindern.

Bei schweren Bewusstseinsstörungen kommt es zum Ausfall der körpereigenen Schutzfunktionen, was das Zurückgleiten der Zunge in den Rachenraum begünstigt und so zum Ersticken führen kann. Außerdem kann bei bewusstlosen Personen, die sich in Rückenlage befinden, der Mageninhalt in Richtung Rachenraum fließen und so über den Kehlkopf in die Luftröhre und letztendlich in die Lunge gelangen, was ebenfalls eine Verlegung der Atemwege bedeutet und eine Schädigung des Lungengewebes durch den sauren Mageninhalt verursacht. Diese Komplikation wird als **Regurgitation** bezeichnet.

Aspiration
Band 4, B 2.4

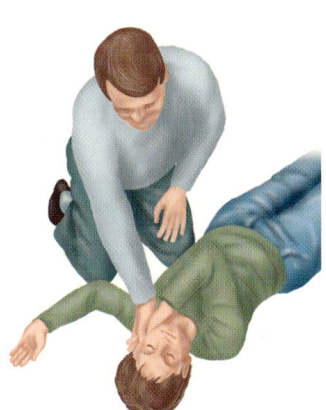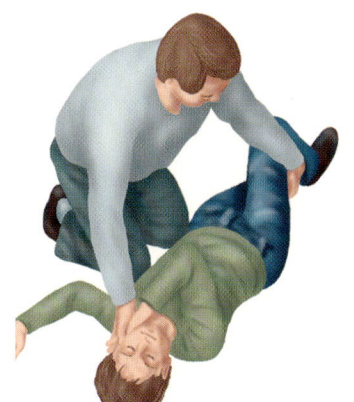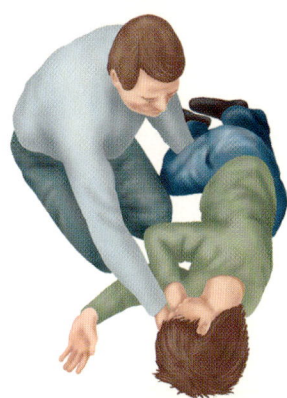

Stabile Seitenlage – Schritt für Schritt

Azidose

Der Mageninhalt besteht zu einem Teil aus Salzsäure (HCl), die eine Aspirationspneumonie verursachen kann und durch den starken Säuregehalt zu einer metabolischen Azidose führt.

Unter metabolischer Azidose versteht man eine Übersäuerung des Blutes aufgrund von Stoffwechselvorgängen, die eine Verschiebung des pH-Wertes (Säurewert des Körpers) zur Folge hat. Eine solche Übersäuerung kann auch aufgrund einer veränderten Atmung (Bradypnoe = wenig Atemzüge oder Apnoe = Atemstillstand) eintreten; sie wird dann respiratorische Azidose genannt. Die Veränderung kann erhebliche Auswirkungen auf die Wasserausscheidung im Körper haben und beeinflusst die Nierenfunktion. Bei einem Anstieg von sauren Bestandteilen im Blut versucht der Organismus über eine gesteigerte Atmung (Hyperventilation) den Normalzustand wiederherzustellen. Dieser Vorgang wird durch gesteigerte Abgabe von Kohlendioxid (CO_2) erreicht, da hierdurch eine respiratorische Alkalose herbeigeführt wird und sich der pH-Wert (Normalwert 7,35–7,45) normalisiert. Der gesamte Säure-Basen-Status wird mittels Blutgasanalysen ermittelt.

1.3.3 Oberkörperflachlagerung

Personen, die durch stumpfe Gewalteinwirkung oder akute Krankheiten starke Bauchschmerzen (akutes Abdomen) haben, werden flach gelagert und bekommen zusätzlich eine zusammengerollte Decke unter die Knie. Dies führt zur Entlastung der Bauch- und Beckenmuskulatur und wird als sehr wohltuend empfunden. Alternativ kann der Patient (insbesondere Kinder) auf die Seite gelagert werden; dabei sind die Beine angewinkelt. Zusätzlich wird der Oberkörper vorgebeugt (ventral). Diese Lagerung bezeichnet man als Embryonalstellung.

Bei Verdacht auf innere Blutungen sollte der Betroffene auf die schmerzende Seite gelegt werden, um eine Kompression zu erzielen.

Die Oberkörperflachlagerung wird auch nach bestimmten Untersuchungen bzw. Eingriffen (z. B. Lumbalpunktion) nötig.

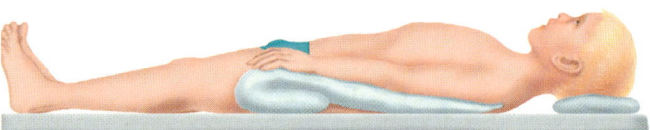

Flachlagerung

1.3.4 Schocklagerung

Eine weitere Form der speziellen Lagerungen wird bei starkem Blutdruckabfall (Hypotonie), meist in Verbindung mit starkem Blutverlust nach Trauma oder inneren Blutungen, in Form der so genannten Schocklagerung durchgeführt. Hierbei wird der Patient in Rückenlage gebracht und seine Beine mit Lagerungsmaterial auf ca 45° angehoben. Hierdurch wird der venöse Blutrückfluss verbessert und den lebenswichtigen Organen mehr Blut zugeführt. Bei schweren Schockzuständen (Volumenmangelschock) kommt es zur Kreislaufzentralisation, sodass hauptsächlich das Herz, die Lunge und das Gehirn mit Blut und somit auch mit Sauerstoff versorgt werden.

!

Die dem Körper so zugeführte Volumenmenge der Schocklagerung entspricht ungefähr der Menge einer Blutkonserve pro hochgelagertes Bein. Diese Lagerung ist bei Blutungen im Becken und im Bauchraum kontraindiziert!

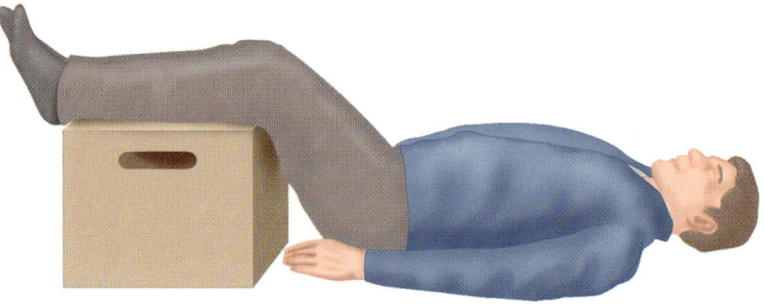

Schocklagerung

Lagerungen bei Blutungen aus dem Mund-, Nase- und Rachenraum werden so durchgeführt, dass das Blut ohne Hindernisse abfließen kann. Hierzu muss der Patient gegebenenfalls in die Bauchlage gebracht und ein Kissen unter seine Stirn gelegt werden. Hier ist insbesondere darauf zu achten, dass die zuführenden Atemwege wie Mund und Nase frei sind. Wird der so Gelagerte unruhig, sollte diese Lagerung entsprechend dem Wohlbefinden des Betroffenen verändert werden.

1.4 Dokumentation

In einer Notfallsituation laufen verschiedene Handlungen parallel ab, z. B. Medikamentengabe, Herz-Thorax-Massage, Intubation usw. Daher ist es wichtig, stets den Überblick zu behalten und die einzelnen Vorgänge möglichst zeitnah und genau zu dokumentieren. So lassen sich die einzelnen Situationen auch später noch gut nachvollziehen. Im Einzelnen beinhaltet eine aussagekräftige Dokumentation:

- ♦ vorgefundene Situation
- ♦ Zeitpunkt
- ♦ eingeleitete Maßnahmen: Hier werden die eingeleiteten Maßnahmen wie Reanimation oder Lagerung, die Alarmierung, die Medikamente, das Eintreffen des Rettungsteams und deren Maßnahmen wie Intubation zeitnah dokumentiert.
- ♦ Wurde der Zustand des Patienten durch die Intervention verbessert? Die Vitalzeichen und die Reaktionen des Betroffenen sind regelmäßig zu prüfen und zu dokumentieren.
- ♦ Wie erfolgt die Weiterbehandlung? Wohin wird der Patient wann verlegt?

Es ist sinnvoll, während der Notfallversorgung eine Person zu benennen, die die Angaben über Medikamentengabe, Infusionen und Reaktionen des Patienten notiert. Dies setzt voraus, dass diese Person durch Zuruf laufend über Maßnahmen, die die beteiligten Personen durchführen, informiert wird und sie den Überblick behält.

Für die Dokumentation stehen die Stationskurven oder Überwachungsprotokolle zur Verfügung. Außerdem gibt es für die Notfalldokumentation verschiedene vorgefertigte Formulare.

Meist sind es vereinheitlichte Protokolle, die durch Fachverbände vorgegeben sind, wie z. B. von der DIVI (Deutsche Interdisziplinäre Vereinigung für Intensivmedizin) oder der DGAI (Deutsche Gesellschaft für Anästhesie und Intensivmedizin).

Die Dokumentationsprotokolle enthalten alle wesentlichen Parameter, die aus medizinischer und juristischer Sicht erfasst werden müssen.

Dokumentationsbogen

Zum einfachen Ausfüllen sind verschiedene Legenden (Zeichen) hinterlegt, die eine annähernd zeitgerechte Erfassung ermöglichen.

Wenn zu wenig Helfer vorhanden sind, darf die Dokumentation die lebensrettenden Maßnahmen nicht verzögern. In diesem Fall muss man sich den zeitlichen Ablauf merken und anschließend ein Gedächtnisprotokoll anfertigen. Ampullen, Infusionen und andere Materialien sind zu sammeln und können somit besser kontrolliert werden.

1 Reflektieren Sie Ihre Praxis: Wie können Sie Ihre Handlungsweise juristisch begründen und können Sie unter bestimmten Umständen Ihre Hilfspflicht vernachlässigen?

2 Welche Gründe sprechen für unterschiedliche Lagerungen des Patienten im Zusammenhang mit Schockzuständen?

3 Welche wesentlichen Inhalte sollen bei der Notfalldokumentation berücksichtigt werden?

4 Welche Angaben kennzeichnen einen korrekten Notruf?

1 Üben Sie in Kleingruppen das Auffinden einer verletzten Person und üben Sie den Ablauf der Notfallmeldung in verschiedenen Situationen (im Krankenhaus, im Pflegeheim, auf der Straße).

2 Führen Sie mehrere fachgerechte Lagerungen durch und erklären Sie, weshalb Sie diese in dieser Weise ausgeführt haben. Begründen Sie Ihr Handeln.

Knipfer, Eva / Kochs, Eberhard / Durchdenwald, Gudrun (Hrsg.): Klinikleitfaden Anästhesie-pflege. 2. Aufl. Elsevier, München 2006

Larsen, Reinhard: Anästhesie und Intensivmedizin für die Fachpflege. Springer, Heidelberg 2004

2   Verhalten im Notfall

Olga arbeitet seit einem Monat auf einer neuen Abteilung des Seniorenheims in Gutleben. Hier werden vor allem Bewohner, die schwer pflegebedürftig sind, betreut. Sie findet dieses Gebiet der Pflege sehr vielseitig, aber auch oft sehr anstrengend. Auf der Abteilung werden viele Bewohner nach einen Schlaganfall gepflegt. Die Einschränkungen durch die Krankheit sind bei den Frauen und Männern sehr unterschiedlich. So gestaltet sich die Pflege auch bei jedem der

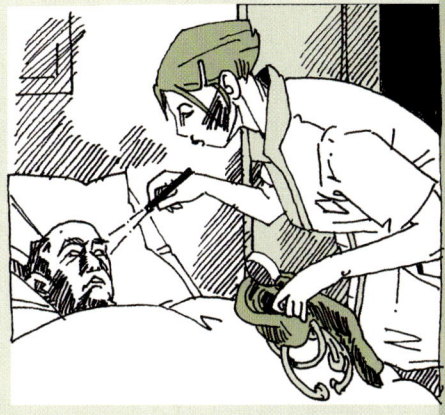

Bewohner, die Olga zusammen mit einer erfahrenen Kollegin betreut, anders. Kurz bevor Olga zum Ende ihres Spätdienstes ihren letzten Rundgang durch die Zimmer ausführen will, wird sie von einem Besucher in ein Zimmer gerufen. Herr Johannes Kern, ein 65-jähriger Bewohner, der vor zwei Tagen mit einem ausgeprägten Schlaganfall und einer Halbseitenlähmung der rechten Körperhälfte ins Heim verlegt wurde, liegt nicht ansprechbar im Bett. Auch auf lautes Zurufen reagiert Herr Kern nicht. Olga betätigt den Notruf und fühlt den Puls von Herrn Kern, den sie zum Glück am Hals gut tasten kann. Die herbeieilende Kollegin misst noch den Blutdruck und hilft Olga den Bewohner leicht auf die Seite zu lagern. Sie informiert sofort den zuständigen Heimarzt über die neue Situation.

1   In welcher Reihenfolge gehen Olga und ihre Kollegin in der beschriebenen Situation am sinnvollsten vor?

2   Welche Maßnahmen der Überwachung würden Sie in dieser Situation zusätzlich durchführen? Begründen Sie Ihre Aussage.

2.1   Bewusstseinsstörungen

Bei **Bewusstseinsstörungen** handelt es sich um einen Zustand, in dem die betroffene Person nicht mehr in der Lage ist, Umweltreize adäquat aufzunehmen und diese kognitiv zu verarbeiten. Die Reaktionen variieren von verbalen Kommunikationsstörungen bis hin zur tiefen Bewusstlosigkeit.

Bewusstseinsstörungen können durch Stoffwechselstörungen, Raum fordernde Prozesse oder durch direkte Gewalteinwirkung auf das Gehirn auftreten. Des Weiteren werden sie durch Herz-Kreislaufversagen und Vergiftungen verursacht. Man unterteilt sie in leichte und schwere Bewusstseinsstörungen.

In der täglichen Arbeit gehört die Überwachung des Bewusstseinszustands der Patienten und Bewohner zu den Aufgaben der Pflegenden.

Einteilung der Bewusstseinsstörungen

Bezeichnung	Merkmale
Benommenheit	Der Betroffene klagt eventuell über einen kurzen Schwindelanfall oder Übelkeit (muss nicht auftreten), ist jedoch in der Lage, sich zum Ort, Zeit und zur Person zu äußern (z. B. Schädelprellung).
Somnolenz	Der Patient ist schläfrig, lässt sich jedoch durch Ansprechen wecken und kann auf direkte Befragung angemessen antworten, wenn die Kommunikation nicht aufrechterhalten wird, schläft der Patient wieder ein (z. B. übermäßiger Alkoholgenuss).
Sopor	Der Betroffene ist nur durch einen starken Reiz, wie Schmerz, kräftiges Schütteln oder lautes Anschreien weckbar. Er reagiert nur inadäquat mit verwaschener Sprache, unkontrollierten Bewegungen und trübt sofort wieder ein (z. B. bei Schädelhirntrauma, Intoxikationen mit Schlafmittel).
Koma	Der Patient ist weder durch Schmerzreiz noch durch Ansprache weckbar. Der Muskeltonus ist erschlafft, die Schutzreflexe (Husten, Würgen, Lidschlag) sind erloschen. Es besteht die Gefahr des Erstickens durch Zurückgleiten der Zunge in den Rachenraum (z. B. schweres Schädelhirntrauma, Narkosezustand nach Intoxikation).

Einteilung bei Hirnverletzungen

Zur besseren Einteilung werden Hirnverletzungen in verschiedene Grade eingeteilt. Danach entspricht eine Commotio cerebri (Gehirnerschütterung) der Komaklasse 1, die Contusio cerebri (Gehirnprellung) dem Schweregrad 2 und die Compressio cerebri (Gehirnquetschung) dem Schweregrad 3.

2.1.1 Ursachen

Starke Erschütterungen des Schädels und erhebliche Gewalt durch Schlag oder Sturz führen häufig zu schweren Bewusstseinsstörungen, auch **Schädel-Hirn-Trauma** genannt. Durch die Beschleunigung der Hirnmasse in der geschlossenen Schädelkalotte wird das Gehirn gegen die Schlagrichtung bewegt (Coup-Contre-Coup) und schlägt gegen die Schädelkapsel. Hierbei können Blutgefäßen zerreißen und je nach Schädigungsort arterielle Blutungen bzw. ein epidurales Hämatom (epidural = oberhalb der Dura mater gelegen) oder Blutungen aus Brückenvenen verursachen, was ein subdurales Hämatom zur Folge hat (subdural = unter der Dura mater gelegen). Dies führt zu einem erhöhten Druck auf das Gehirn und löst einen Sauerstoffmangel aus. Dadurch wird die Membrandurchlässigkeit erhöht; dies führt zu einem Hirnödem (Anschwellen des Gehirns durch Wassereinlagerung). Infolge des Drucks auf das Kreislaufzentrum wird der Betroffene bewusstlos.

Neben diesen Ereignissen können auch Stoffwechselentgleisungen, wie Hypo- oder Hyperglykämie (Unterzuckerung bzw. Überzuckerung), urämisches Koma (Nierenversagen mit Anhäufung von harnpflichtigen Substanzen im Blut), Koma hepaticum (Leberversagen und Anhäufung von Giftstoffen wie Azeton) sowie Intoxikationen (Vergiftung) durch Medikamente, Chemikalien, Drogen und übermäßigen Alkoholgenuss zu einem Bewusstseinsverlust führen.

Außerdem können neurologische Krankheiten Bewusstseinsstörungen verursachen. Dies können die transitorisch ischämische Attacke (TIA) , eine prolongierte reversible ischämische neurologische Ausfallserscheinung (PRIND) oder ein Schlaganfall (CVI = cerebro-vaskulärer Insult) sein.

> ! Eine Veränderung im Bewusstsein der Patienten muss unverzüglich dem zuständigen Arzt gemeldet werden. Sie ist immer als Notfall anzusehen und hat höchste Priorität. Die Ursachen der Bewusstseinsstörungen werden durch die Vitalzeichenüberwachung, eine neurologische Untersuchung und meist durch eine computertomografische Untersuchung diagnostiziert.

2.1.2 Pflegerische Maßnahmen

Die Schwere der Bewusstseinsstörung wird zunächst anhand des Glasgow Coma Scale (GCS) in einem Punktescore ermittelt. Dieser erfasst mit einer Skala von drei bis 15 Punkte den augenblicklichen Zustand des Patienten. Überprüft werden mit diesem Erfassungsinstrument die besten verbalen und motorischen Antworten sowie die Pupillen-Reaktion. Maßgebend ist stets die am schlechtesten gegebene Antwort. Sonst wird das Überwachungsergebnis verfälscht.

Daneben steht die Überwachung der Vitalzeichen im Vordergrund. Bei bewusstseinsgestörten Patienten gehört die Überprüfung des Blutzuckers im Sinne einer erweiterten Überwachung zwingend dazu.

Gehirn
Band 2, B 1

Diabetes mellitus
Band 3, J 3

Überwachung der Patienten
Band 4, A 1.2

Beispiel: Verhalten bei bewusstseinsgestörten Patienten

Treffen Pflegende auf einen vermutet bewusstseinsgestörten Patienten oder Bewohner, müssen sie sich unmittelbar ein Bild von seinem Zustand machen. Sie prüfen durch lautes und deutliches Ansprechen des Patienten, gegebenenfalls durch vorsichtiges Schütteln im Schulterbereich, die Reaktion des Patienten. Menschen mit normalem Bewusstseinszustand werden augenblicklich die Aufmerksamkeit an sie richten und ihnen richtig und angemessen auf ihre Fragen zur zeitlich, örtlichen und persönlichen Orientierung antworten. Geschieht dies nicht, liegt sehr wahrscheinlich eine Bewusstseinsstörung vor. Dies macht die unmittelbare Information des zuständigen Arztes nötig.

Glasgow Coma Scale

	Reaktion	Punkte
Augen öffnen	spontan	4
	auf Ansprache	3
	auf Schmerzreiz	2
	überhaupt nicht	1
Worte	spricht orientiert (Kind spricht verständlich)	5
	verwirrt	4
	Stammeln (Kind schreit)	3
	Grunzen, unverständliche Laute	2
	keine	1
Bewegungen	befolgt Anweisungen	6
	gezielte Reaktion auf Schmerz	5
	ungezielte Reaktion auf Schmerz	4
	Beugekrämpfe	3
	Streckkrämpfe	2
	keine Bewegung, schlaffer Muskeltonus	1

Das Glasgow Coma Scale dient zur Ersteinschätzung und zur Verlaufskontrolle bewusstseinsgestörter Patienten. Die jeweilige Punktzahl erfordert weitere Handlungen. So bedeuten:

♦ 15–14 Punkte: keine spezifischen Maßnahmen erforderlich

♦ 13–12 Punkte: engmaschige Überwachung

♦ 11–9 Punkte: Seitenlagerung, Überwachung auf einer Intensivstation

♦ 8–3 Punkte: Vorbereitung zur Intubation, Reanimationsbereitschaft

Das Glasgow Coma Scale gehört in jede Kitteltasche. So ist es im Notfall schnell griffbereit und die Überprüfung des Bewusstseinszustands kann fachgerecht durchgeführt werden.

Der Betroffene wird – bei entsprechend schlechter Punktzahl – in die stabile Seitenlage gebracht. Patienten, die noch über eigene Schutzreflexe verfügen (z. B. erkennbar wenn Patient hustet) können in Rückenlage mit erhöhtem Oberkörper gelagert werden. Dies dient der Prophylaxe einer Hirndrucksteigerung. Dabei ist darauf zu achten, dass der Kopf in die so genannte **neutrale Position** gebracht wird, d. h., er sollte nicht zur Seite gedreht werden, um einer Abflussbehinderung im Bereich der Jugularvenen entgegenzuwirken. Wird ein akuter Blutdruckabfall erkannt, wird der Patient flach und die Beine etwa 45° nach oben gelagert (Schocklagerung).

Lagerungen
Band 4, B 1.2

Ohnmacht

Eine Sonderform der Bewusstseinsstörung stellt der Ohnmachtsanfall dar. Synonyme: orthostatischer Kreislaufkollaps oder vasovagale Synkope. Hierbei kommt es durch Kreislaufregulationsstörungen meist in Verbindung mit schlecht belüfteten Räumen und zu enger Kleidung zu einer vorübergehenden Minderdurchblutung des Gehirns und infolgedessen zum Absacken der Blutsäule, so dass der Patient ohnmächtig wird und hinfällt. Die Maßnahmen bestehen ebenfalls in Beinhochlagerung im Sinne der Schocklage, des Weiteren im Öffnen der beengenden Kleidung und Lüften der Räumlichkeiten, so dass mehr Sauerstoff aufgenommen werden kann. In der Regel ist keine medikamentöse Therapie notwendig. Es gibt jedoch Situationen, in denen insbesondere jüngere Menschen durch Irritationen, z. B. Kanülenstiche, ohnmächtig werden und dabei einen Abfall der Herzfrequenz zeigen. Hier muss gegebenenfalls durch die Gabe von Atropin 0,1 mg/kg Körpergewicht durch den Arzt behandelt werden.

2.2 Schock

Unter Schock wird ein Syndrom verstanden, das durch verschiedene Auslöser hervorgerufen wird und unbehandelt zu unterschiedlich schweren Organstörungen oder Organversagen führt. Abhängig von der auslösenden Ursache können sich verschiedene Schockformen entwickeln.

2.2.1 Schockformen

Für die erfolgreiche Behandlung eines Schocks ist es zwingend notwendig, die jeweilige Ursache des Schocks zu kennen. Bestimmte Symptome können verschiedenen Schockformen zugeordnet werden. So kann sichergestellt werden, dass der Betroffene schnell die angemessene Therapie erhält.

Hypovolämischer oder Blutmangelschock

Dieser Schock läuft in relativ gut voneinander abgrenzbaren Stadien ab. Um dem Betroffenen die richtige Therapie anbieten zu können ist es wichtig, dass man die verschiedenen Stadien dieses Schocks kennt.

Stadium I (kompensierter Schock)

Herz-Kreislauf-system
Band 2, H 1

Auslöser der ersten Schockreaktionen ist ein Volumenverlust über 500 ml aus dem zirkulierenden Blutvolumen oder eine Umverteilung innerhalb der drei Volumenreservoire. Hierdurch kommt es zu einem verminderten venösen Rückfluss und zur Abnahme des Herzzeitvolumens.

In dieser Phase kommt es durch eine gesteigerte Adrenalinausschüttung zur reflektorischen Tachykardie (Pulsbeschleunigung). Der Patient erscheint blass, der Blutdruck ist noch im Normbereich, er kann sogar leicht erhöht sein. Durch die periphere Gefäßengstellung wird dem Kreislaufsystem mehr Volumen zugeführt. Die Gefäßengstellung wird durch körpereigene Hormone ausgelöst, die bei Stress, Schmerz oder Angst verstärkt im Blut nachweisbar sind. Die Mikrozirkulation (Arteriolen, Venolen) wird verringert, was eine verminderte Durchblutung des Mesenteriums (Darmgekröse), der Nieren und Leber zu Folge hat. Diese Zentralisation kann beim Erwachsenen bis zu 20 % des Volumenverlustes kompensieren.

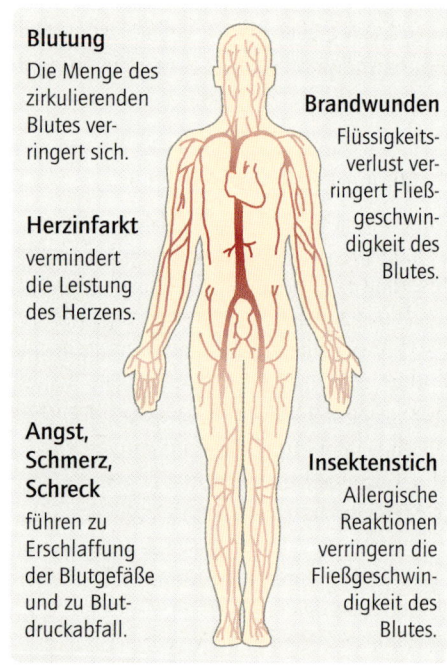

Blutung
Die Menge des zirkulierenden Blutes verringert sich.

Brandwunden
Flüssigkeitsverlust verringert Fließgeschwindigkeit des Blutes.

Herzinfarkt
vermindert die Leistung des Herzens.

Angst, Schmerz, Schreck
führen zu Erschlaffung der Blutgefäße und zu Blutdruckabfall.

Insektenstich
Allergische Reaktionen verringern die Fließgeschwindigkeit des Blutes.

Ursachen eines Schocks

Stadium II (dekompensierter Schock)

Hält dieser Zustand an, kommt es infolge einer maximalen Katecholaminausschüttung (Nebennierenrinde schüttet Adrenalin und Noradrenalin aus) zum Verschluss von kleinen Blutgefäßen, den Arteriolen. Diese besitzen Sphinkter, die ringförmig an den Enden angegliedert sind und durch Druckveränderungen die Gefäße verschließen. Das betroffene Kapillargebiet ist vollständig von der Durchblutung getrennt. Hierdurch kommt der Blutfluss zum Stillstand (Stase) und es kommt in diesen Gebieten zu Mikrozirkulationsstörungen. Nun laufen verschiedene Reaktionen im Körper ab:

♦ Minderdurchblutung der Organe
♦ Ischämie der Kapillargefäße
♦ Hypoxie (Sauerstoffmangel) im Blut
♦ Hypoxydose der Zellen
♦ Anaerobe und aerobe Glykolyse

Die Ischämie der betroffenen Gebiete erfordert eine komplette Umstellung der Sauerstoffzufuhr auf anaerobe Energiegewinnung (**Glykolyse**). Vereinfacht versteht man unter Glykolyse den Abbau des gespeicherten Zuckers (Kohlenhydrate, z. B. in der Leber). Glukose kann mit Sauerstoff zu Kohlendioxid und Wasser verbrannt werden, wodurch Energie freigesetzt wird.

Der Patient zeigt sich in dieser Phase:

- kaltschweißig
- unruhig bis bewusstseinsgetrübt
- tachykard > 120 Pulsschläge/Minute
- hypoton, Blutdruck < 80 mmHg
- oligurisch (scheidet vermindert Urin aus)
- er atmet beschleunigt zur Eliminierung der im Körper angefallenen Säuren über die Lunge (Tachypnoe)

Stadium III (irreversibler Schock)

Kann die Stase nicht unterbrochen werden, treten weitere Komplikationen ein. Der Entzug des intravasalen Volumens im Kapillargebiet führt zur Eindickung des Blutes, dem so genannten **Sludge Phänomen** (Sludge = engl. Schlamm), was durch die festen Blutbestandteile hervorgerufen wird. Die Erythrozyten verlieren ebenfalls Flüssigkeit durch den hohen osmotischen Druckunterschied in den Zellen und verändern ihre ursprüngliche Form. Sie liegen wie Geldrollen übereinander. Setzt zu diesem Zeitpunkt die Reperfusion (Neudurchblutung) der Gefäße ein, ist es nicht möglich die verstopften Kapillare zu öffnen.

Die Thrombozyten werden in ähnlicher Form geschädigt und in Verbindung mit Kalzium und Fibrin setzt durch den Thrombozytensturz im Gefäßsystem eine Thrombozytenaggregation (Verklumpung der Blutplättchen) ein, die durch ebenfalls vermehrte Gerinnungsstoffe im Blut zur so genannten **Verbrauchskoagulopathie** führt, ohne dass eine tatsächliche Blutgerinnung stattfindet. Hierdurch werden irreversible Veränderungen hervorgerufen. In diesem Stadium zeigt sich der Patient:

- komatös
- Zusammenbruch des kardiozirkulatorischen Systems
- hypoton bis zu fehlendem Blutdruck
- Abnahme der Atemfrequenz
- stark verlangsamte Herzfrequenz (Bradykardie)
- anurisch (die Nieren produzieren keinen Urin)

Dieser Zustand führt an den lebenswichtigen Organen Gehirn, Herz und Lunge zur Hypoxie (Sauerstoffmangel) und Azidose, wodurch das kardiovaskuläre System geschädigt wird und so eine Dekompensation verursacht. Die Folgen sind schwere Herzrhythmusstörungen. Die Ventrikel (Herzkammern) stellen die Pumpfunktion ein und sind daher nicht mehr in der Lage, das noch zur Verfügung stehende Blut durch den Körper zu transportieren.

Herz-Kreislauf-system
Band 2, H 1

Körpereigene oder infundierte Katecholamine (Hormone bzw. Medikamente zur Steigerung des Blutdruckes) können durch die Azidose den Zustand nicht mehr beeinflussen, da sie in saurem Milieu inaktiviert werden.

Kardiogener Schock

Der kardiogene Schock ist neben dem Kreislaufstillstand die schwerste Komplikation des kardiozirkulatorischen Systems. Als Ursachen kommen extrakardiale (z. B. verminderte Ausscheidungsfunktion der Niere) und intrakardiale (z. B. ausgedehnter Herzinfarkt) Störungen in Frage. Liegen die Gründe außerhalb des Herzens, kommt es zur Behinderung der Herzfüllung und zum Pumpversagen. Intrakardiale Ursachen behindern die Förderleistung und damit den Transport von Blut und Sauerstoff zum Gewebe.

Herz-Kreislauf-system Band 2, H 1

Die Zentralisation verursacht (wie bei dem hypovolämischen Schock) eine Erhöhung des peripheren Gefäßwiderstandes und so einen erschwerten Blutrückfluss zum Herzen. Durch die verminderte Pumpleistung staut sich das Blutvolumen im Lungenkreislauf und kann zum Lungenödem führen. Häufig erscheinen die Betroffenen sehr blass, auffallend sind oft eine bläuliche Verfärbung der Lippen und eventuell schaumig blutiger Auswurf. Häufig ist ein rasselndes Atemgeräusch bei beschleunigter Atmung schon ohne Stethoskop zu hören.

Einflussstauungen erkennt man an den gefüllten Jugularvenen (Drosselvenen) am Hals und der damit verbundenen erschwerten Atmung. Die Herzfrequenz kann – anders als beim Blutungsmangelschock – durch die Schädigung des Herzmuskels (Myokard) abnehmen. Der Blutdruck kann durch die kompensatorische Gegenregulation lange im Normbereich liegen.

Die Patienten sind intensivüberwachungs- und beatmungspflichtig. Das Herz ist in seiner Pumpkraft medikamentös zu unterstützen. Der wache Patient muss jede Anstrengung vermeiden.

Hypo- und hyperglykämischer Schock

Patienten mit einer **Hypoglykämie** (Unterzuckerung) fallen häufig durch gesteigerte Unruhe bis hin zu Verwirrtheitszuständen auf. Sie klagen über Heißhunger, einen gesteigerten Tremor (Zittrigkeit) und eine feuchte Haut (kaltschweißig). Da das Gehirn sehr empfindlich auf Glukosemangel reagiert, kann es zu Krampfanfällen kommen. Die Erste Hilfe richtet sich nach der Bewusstseinslage des Patienten. Wenn der Patient noch ansprechbar ist und seine Schutzreflexe vorhanden sind, kann man ihm zuckerhaltige Flüssigkeiten anbieten. Am besten ist Fruchtsaft (Apfelsaft), da der Fruchtzucker sehr schnell resorbiert wird und den Blutzuckerspiegel anhebt. Bei bewusstseinsgetrübten Patienten ist die orale Flüssigkeitszufuhr wegen der Aspirationsgefahr verboten. In diesem Fall wird der Betroffene auf die Seite gelagert und erhält durch den Arzt Glukose intravenös. Eine engmaschige Überwachung des Blutzuckers ist nötig. Eine Hypoglykämie kann je nach Auslöser (z. B. durch Insulinüberdosierung) in sehr kurzer Zeit entstehen. Nach Behebung der Akutsituation muss der Patient in einem Gespräch über die Insulinwirkung, die Verabreichung der Insulindosis sowie über die Zusammensetzung der Nahrung erneut instruiert werden. Darüber hinaus kann es nötig sein, dass der Betroffene in der Insulindosierung neu eingestellt wird.

Überwachung des Patienten Band 4, A 1.2

Bei sehr stark erhöhtem Blutzuckerspiegel **(Hyperglykämie)** verschlechtert sich der Zustand des Betroffenen eher schleichend. Durch die freien Ketonkörper vermindert sich der Glukosetransport in die Zellen. Die Glukose wird in Milchsäure umgewandelt, die wiederum für eine Übersäuerung (metabolische Azidose) verantwortlich ist. Die Betroffenen werden zunehmend schläfrig und haben ein verändertes Atemmuster (Kußmaul'sche Atmung), um den Säuren-Basenhaushalt über die Lunge auszugleichen. Die Blutzuckerhöhe, in der es zu den hier beschriebenen Symptomen kommen kann, ist individuell bei den Betroffenen verschieden. Ein Organismus, der chronisch an hohe Blutzuckerwerte (über 300 mg/dl) gewohnt ist, wird eventuell erst ab Werten über 600 mg/dl reagieren. Erste Anzeichen eines Diabetes mellitus sind die erhöhte Ausscheidung und daraus resultierend gesteigerter Durst. Auch auffallende Müdigkeit gehört zu den frühen Symptomen.

Auffallend ist ein Azetongeruch in der Ausatemluft (Geruch nach faulen Äpfeln). Die Erste Hilfe besteht in fachgerechter Lagerung und der Vorbereitung einer Infusion, die durch den Arzt angelegt wird. Die Insulingabe wird nach dem jeweiligen Zustand des Patienten (Blutzuckerwert) angeordnet. In der Akutphase wird Insulin meist intravenös als Bolusgabe (einmalig als Injektion) und anschließend in einer Infusion (kontrolliert an einer Spritzenpumpe) verabreicht.

*Diabetes mellitus
Band 3, J 3*

*Atmung
Band 2, G 1*

Anaphylaktischer Schock

Der anaphylaktische Schock führt in kürzester Zeit zu einer lebensbedrohlichen Situation (Anaphylaxie = griech. Hilflosigkeit). Verantwortlich ist eine Antigen-Antikörper-Reaktion. Antigene, die in den Organismus gelangen, verursachen eine Antikörperbildung (Sensibilisierung).

Gelangen diese Antigene erneut in den Körper, werden die produzierten Antikörper freigesetzt und führen so zum Schock. Je nach Schwere des auslösenden Agens kann es zu einer überschießenden allergischen Reaktion oder zum schweren Schock mit Kreislaufversagen kommen. Erste Anzeichen werden von den Betroffenen als Juckreiz und/oder Übelkeit wahrgenommen. Häufig sind Hautveränderungen wie rote Flecken oder Ödembildungen – insbesondere an den Augenlidern – erste klinische Zeichen. Im Bereich des Gesichtes kann es zu einem Quincke-Ödem kommen. Ein Insektenstich kann ein Schleimhautödem verursachen und durch die Bronchokonstriktion (Einengung) der gesamte Respirationstrakt zuschwellen. Dieser Zustand ist ein Notfall und muss unmittelbar ärztlich behandelt werden.

*Immunsystem
Band 4, C 1.4*

Quincke-Ödem

Die Behandlung umfasst das sofortige Absetzen der Allergieauslöser (z. B. Blutprodukte, Medikamente, bei Kindern häufig Nahrungsmittel, die nicht vertragen werden), Behandlung von Insektenstichen bei Allergikern und die Gabe von Histaminrezeptorenblockern, welche die weitere Freisetzung von Histamin verhindern. Das Kühlen lokaler Hautstellen, z. B. bei Insektenstichen, verschafft Besserung. Um die Zellmembranen vor weiterer Freisetzung zu schützen, verabreicht der Arzt zusätzlich Kortikosteroide. Personen, bei denen eine Allergie auf die beschriebenen Stoffe bekannt ist, haben in der Regel ein Notfallmedikament bei sich, welches man ihnen verabreicht.

Neurogener Schock

Nervensystem
Band 2, C 1

Der neurogene Schock wird meist durch traumatische Ereignisse des sympathischen Nervensystems ausgelöst. Dabei wird die Herz-Kreislaufsituation beeinflusst. Es kommt zur Verringerung der Katecholaminproduktion und die peripheren Gefäße werden weit gestellt. Hierdurch nimmt der Blutdruck stark ab. Dieses Phänomen ist auch bei der Spinalanästhesie als Komplikation zu beobachten. Ziel der Therapie ist es, die Blutungen oder Flüssigkeitsansammlungen (Ödeme) im Bereich der Spinalnerven zu minimieren, was teilweise durch hohe Dosen an Kortikoiden erreicht werden kann. Bei Blutungen im Bereich des Rückenmarkes muss eventuell operiert werden. Der Kreislauf muss stabilisiert werden.

Septisch-toxischer Schock

Die Schockform wird durch Infektionen mit gramnegativen Bakterien hervorgerufen und bedeutet oft eine lebensbedrohliche Verschlimmerung einer Sepsis. Die Erreger setzen Endotoxine (Zerfallsprodukte der Bakterienzellwand) frei oder die Exotoxine (Stoffwechselprodukte der Bakterien) wirken über vasoaktiven Substanzen auf den Organismus und beeinflussen das zirkulatorische System negativ. Der septisch-toxische Schock wird in eine hyperdyname und hypodyname Phase unterteilt.

In der hyperdynamen Phase zeigt sich das klinische Bild als akute Sepsis, die mit hohem Fieber, Schüttelfrost und Gliederschmerzen einhergeht.

In der hypodynamen Phase wird durch fortschreitende Hypotonie das Herzzeitvolumen weiter reduziert. Durch eine ausgeprägte sympathoadrenerge Reaktion wird die Kreislaufzentralisation gesteigert, was zu kalter, blasser und zyanotischer Hautveränderung führt.

Die Mikrozirkulationsstörung verursacht eine metabolische Azidose und Gerinnungsstörungen mit Verbrauchskoagulopathie. Die Behandlung des Schocks muss frühzeitig, nach der jeweiligen Ursache eingeleitet werden. Es gilt, den Kreislauf zu stabilisieren, was in der Frühphase durch Volumenzufuhr erreicht werden kann. Bei dem septischen Schock ist eine antibiotische Behandlung obligatorisch. Ziel ist es, die auslösenden Erreger zu eliminieren und schwere Organschäden zu vermeiden. Menschen, die einen septischen Schock haben, sind schwerstkrank und intensiv behandlungspflichtig.

!

Allgemeine Schockzeichen:

Blutdruck: Systolisch < 100 mmHg

Pulsanstieg > 100 Schläge/Minute

Agitiertheit (Unruhe), Kaltschweißigkeit, Kältezittern, verzögerte Nagelbettfüllung

2.2.2 Pflegerische Maßnahmen

Pflegerische Maßnahmen bei den verschiedenen Schockzuständen werden im Wesentlichen durch das klinische Bild geprägt. So ist das schnelle Erkennen einer Veränderung der psychischen Verfassung des Patienten genauso wichtig wie die Veränderung der Gesichtsfarbe. Daneben liefert die sorgfältige Erhebung der Vitalparameter (Blutdruck, Puls, eventuell zentraler Venendruck, Bewusstsein, Fieber, Schmerz) wichtige Hinweise im pflegerischen Assessment. Bei tiefem Blutdruck (unter 100 mmHg systolisch) und hohem Puls (Erwachsene > 100/min.) wird der Patient bei Verdacht auf Schock – und wenn keine Kontraindikationen bestehen – sofort in die Schocklage gebracht (Bett oder Trage in schiefe Ebene 45°), der Arzt informiert und dem Patient Sauerstoff nach ärztlicher Anordnung zugeführt. Der Patient sollte zugedeckt werden, um einen weiteren Wärmeverlust (Kältezittern) zu verhindern. Die psychische Betreuung ist (ganz besonders bei Kindern) eine der wichtigsten Aufgaben, da der Betroffene wegen Schmerzen und Angst häufig ruhelos wird und u. U. durch zunehmende Verwirrtheit den Notfallort/Klinik verlassen will.

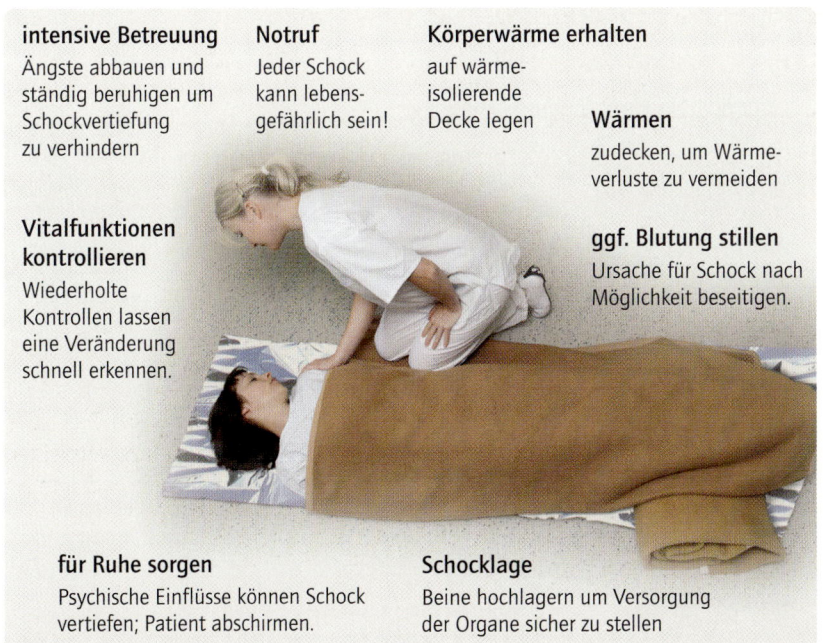

intensive Betreuung
Ängste abbauen und ständig beruhigen um Schockvertiefung zu verhindern

Notruf
Jeder Schock kann lebensgefährlich sein!

Körperwärme erhalten
auf wärmeisolierende Decke legen

Wärmen
zudecken, um Wärmeverluste zu vermeiden

Vitalfunktionen kontrollieren
Wiederholte Kontrollen lassen eine Veränderung schnell erkennen.

ggf. Blutung stillen
Ursache für Schock nach Möglichkeit beseitigen.

für Ruhe sorgen
Psychische Einflüsse können Schock vertiefen; Patient abschirmen.

Schocklage
Beine hochlagern um Versorgung der Organe sicher zu stellen

Pflegerische Maßnahmen bei Schock

EKG
Band 4, A 4.3

Parallel kann vom Pflegepersonal bereits das Material für einen venösen Zugang, eine Infusion und Standardblutentnahme gerichtet werden. Weitere Maßnahmen wie ein zentraler Venenkatheter, Blasenkatheter und weitergehende Diagnostik werden vom Arzt angeordnet. Bei kardiologischen Patienten können Pflegende ein Elektrokardiogramm (EKG) schreiben.

2.3 Reanimation

Unter einer **Reanimation** versteht man Wiederbelebungsmaßnahmen, die beim Herz- und Kreislaufstillstand durchzuführen sind. Eine Reanimation bzw. die Sauerstoffzufuhr muss unmittelbar eingeleitet werden. Bereits nach vier Minuten ohne ausreichende Sauerstoffzufuhr entstehen irreversible Schädigungen am Gehirn, z. B. das Wachkoma. Eine längere Sauerstoffunterbindung hat den Tod des Betroffenen zur Folge. Der Ablauf der Reanimation eines Erwachsenen, eines Kindes und eines Neugeborenen unterscheidet sich dabei in wesentlichen Punkten.

Wachkoma
Band E, K 2

Die Reanimationsgrundlagen werden durch die ERC (European Resuscitation Council) erarbeitet. Eine Reanimation wird grundsätzlich unterteilt in **Basismaßnahmen** (Basic life support), die von jedem Ersthelfer beherrscht werden sollten, und in weiterführende Reanimationsmaßnahmen (Advanced cardiac life support), die durch Fachpersonal umgesetzt werden. Diese Richtlinien werden ständig weiterentwickelt und angepasst. So wird in jüngster Zeit diskutiert, wie eine Hypothermie (herabgesetzte Körpertemperatur) möglicherweise positiven Einfluss auf eine Reanimation hat.

Lernende bei einer Reanimation

Im Rahmen einer Reanimation kann es nötig sein, dass auch Lernende als Helfer eingesetzt werden. Normalerweise wird eine Reanimation von erfahrenen Pflegenden durchgeführt. Dies entbindet Lernende nicht von ihrer Verpflichtung, sich regelmäßig in Reanimationsmaßnahmen fortzubilden. Sind genügend Helfer vor Ort, können Lernende sich der anderen Mitpatienten annehmen. Sie sollten sanft, aber bestimmt vom Notfallort weggeführt und betreut werden. In manchen Fällen kann es nötig sein, dass man das Geschehene kurz erklärt, weil eine Reanimation nicht zur alltäglichen Routine einer Pflegestation gehört.

Immer wieder wird diskutiert, ob es sinnvoll ist, dass Lernende oder andere Pflegepersonen bei einer Reanimation zuschauen, um so die Abläufe einmal „live" zu erleben und sie sich so besser einzuprägen. In der Regel werden sich jedoch die Pflegepersonen, die nicht unmittelbar in die Notfallsituation eingebunden sind, um die anderen Patienten kümmern und den Stationsablauf aufrechterhalten.

Vorbereitet sein kann Leben retten

Der Umgang mit einer Notfallsituation beginnt bereits, ehe sich ein Notfall überhaupt ereignet. Im Ernstfall kann eine gute Vorbereitung und das regelmäßig kontrollierte und funktionstüchtige Material Leben retten.

Notfallkoffer
Band 4, B 4

2.3.1 Puls- und Atemkontrolle

Beim Auffinden einer „scheinbar leblosen Person" wird zuerst der Patient durch lautes Ansprechen und vorsichtiges Schütteln zu einer Reaktion aufgefordert. Danach erfolgt unverzüglich die Atemkontrolle. Dazu wird der Kopf vorsichtig nackenwärts überstreckt (rekliniert) und der Mund des Patienten geöffnet. Anschließend beugt sich der Helfer mit dem Kopf über Mund/Nase des Patienten, um Atemgeräusche wahrzunehmen. Der Helfer legt zusätzlich eine Hand auf den Bereich des Zwerchfells, um Atembewegungen fühlen zu können.

Danach sollte der Puls an der Halsschlagader gesucht werden. Dies geschieht fünf Sekunden auf einer Seite und bei nicht feststellbarem Puls fünf Sekunden zusätzlich auf der gegenüberliegenden Seite. Danach wird sofort der Oberkörper des Patienten entkleidet und der Druckpunkt zur Herzmassage gesucht. Parallel dazu wird durch eine weitere Person der Notruf ausgelöst. So wird sichergestellt, dass Hilfe von erfahrenen Nothelfern kommt. Die für die weitere Notfallbehandlung benötigten Materialien, z. B. Notfallkoffer, Sauerstoffgerät, Absaugvorrichtung, werden bereitgestellt.

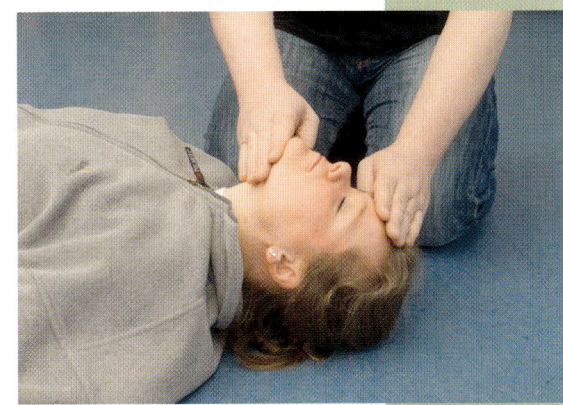

Überstrecken des Kopfes

Das Tasten des Karotispulses (Halspuls) muss mit Vorsicht durchgeführt werden, da ein zu starker Druck reflektorisch wirksam sein kann. Dies führt im schlimmsten Fall zum Abfall der Herzfrequenz bis zum Herzstillstand.

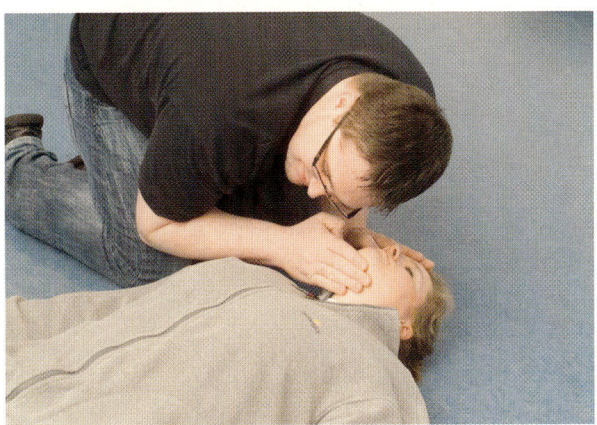

*Atemkontrolle
beim bewusstlosen
Patienten*

2.3.2 Herzdruckmassage

Die Helferin beugt sich über den Patienten und komprimiert mit ausgestreckten Armen den Brustkorb vier bis fünf Zentimeter tief. Der Vorgang wird 30 Mal wiederholt. Die korrekte Durchführung ist wichtige Voraussetzung für eine erfolgreiche Wiederbelebung. Deshalb ist auf den richtigen Druckpunkt bei der Massage sowie auf die richtige Armhaltung zu achten. Die Hände werden aufeinander gelegt; mit der oben liegenden Hand wird nun Druck ausgeübt. Auf durchgedrückte Ellenbogen ist unbedingt zu achten, da sonst die Druckmassage ineffektiv ist. Die Helferin sollte neben dem Brustkorb knien, um ausreichenden Druck auf den Thorax ausüben zu können. Der Patient muss auf einer festen Unterlage liegen, damit genügend Widerstand hergestellt wird. Der Patient kann auf den Boden gelegt werden. Bei einer Reanimation im Krankenbett sollte ein Brett (vom Kopf- bzw. Fußteil des Bettes) unter den Oberkörper des Patienten geschoben werden. Neuere Klinikbetten bieten einen einstellbaren Widerstand. Die Betthöhe sollte unbedingt der Körpergröße der Helfenden angepasst werden, da die Herzdruckmassage sonst nicht effektiv ist. Im Notfall kniet sich der Helfende ins Bett.

> **!**
>
> Die Herzdruckmassage kann bei einer langen Reanimation sehr anstrengend sein. Daher ist darauf zu achten, dass – falls möglich – die Helferin bei nachlassenden Kräften abgelöst wird.

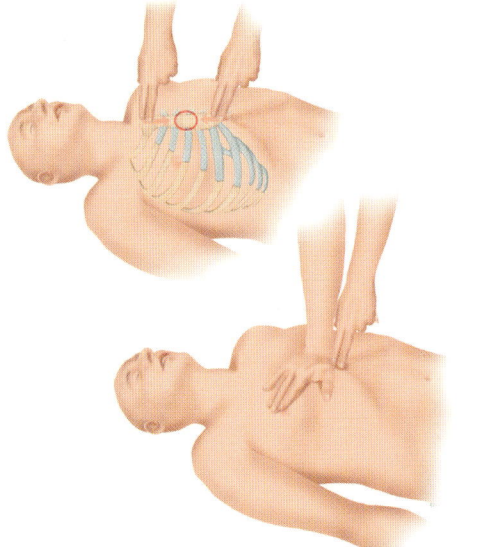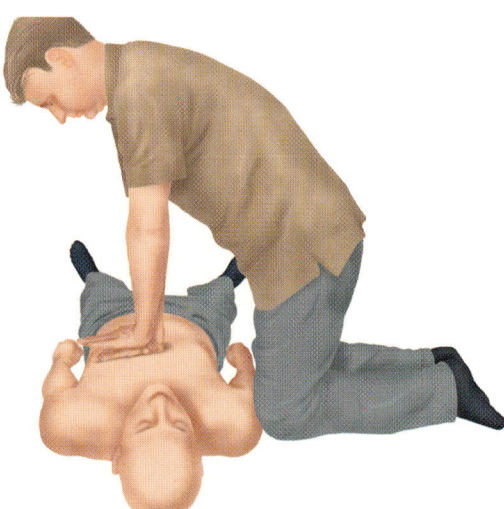

links: Auffinden des richtigen Druckpunktes, rechts: Korrekte Herzdruckmassage

Der Druckpunkt befindet sich in der Sternummitte. Diese kann durch Tasten des oberen Sternumansatzes (Jugulum sterni) mit der einen Hand und des unteren Sternumanteils (Processus xiphoideus) mit der anderen Hand ermittelt werden.

2.3.3 Beatmung

Nach der 30. Herzmassage wird der Patient zweimal beatmet. Dies kann ohne Hilfsmittel in Form von Mund-zu-Mund- oder Mund-zu-Nase-Technik durchgeführt werden. Für die Versorgung im Krankenhaus werden Beatmungsmasken/Beatmungsbeutel eingesetzt, die den direkten Körperkontakt vermeiden. Die Wiederbelebungsmaßnahmen werden (im Zyklus 30 Mal Herzmassage/zwei Beatmungen) fünfmal wiederholt, was etwa zwei Minuten dauert. Anschließend werden Herz- und Atemtätigkeit geprüft. Bleiben diese aus, wird die Reanimation fortgesetzt.

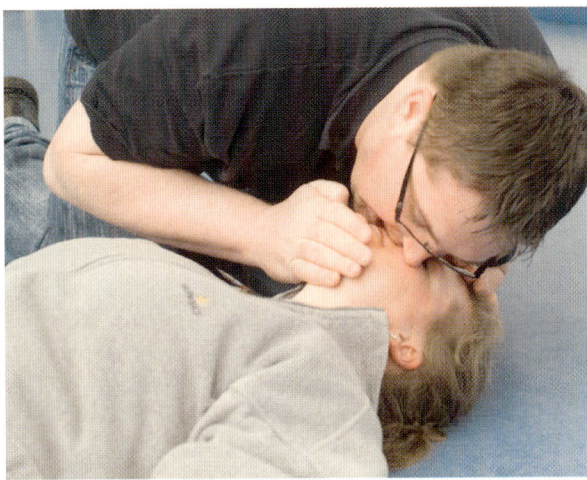

Mund-zu-Nase-Beatmung

Probleme bei der Beatmung sind häufig auf die falsche Kopfposition des Patienten, die falsche Beatmungsmaskengröße oder auf Fremdkörper (z. B. Erbrochenes, Gebiss) im Mund-Rachen-Raum zurückzuführen. Bei Beatmungsproblemen kurz den Mund-Rachenraum inspizieren und eventuelle Fremdkörper manuell entfernen. Dies sollte stets zügig und gezielt durchgeführt werden, um keine Zeit zu verlieren.

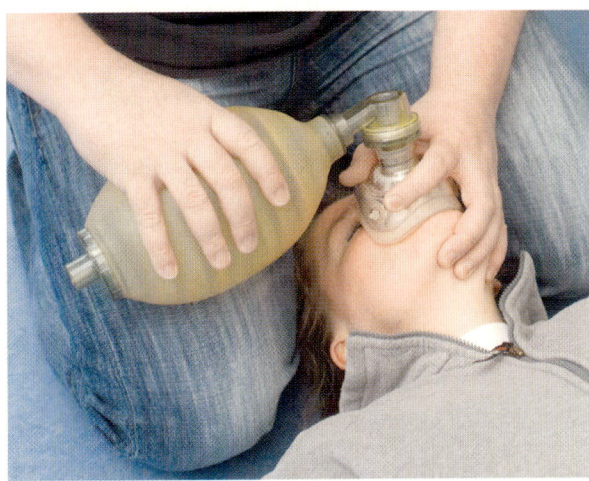

Beatmung mit Beatmungs- beutel im C-Griff

Für die Maskenbeatmung ist eine korrekt sitzende Maske obligatorisch. Es stehen unterschiedliche Typen zur Verfügung (Rendell-Baker, Ambu mit und ohne Luftpolster). Die Maskengröße muss sich an der Gesichtsform/Gesichtsgröße des Patienten orientieren, so dass der breite Wulst der Maske zwischen Kinn und Unterlippe des Patienten aufsetzt und das schmale Ende der Maske die Nase bedeckt. Ein häufiger Fehler ist die Wahl einer nicht passenden Maske. Bei zu großen Masken kann Druck auf die Augen des Patienten entstehen, bei zu kleinen tritt Luft an den Seiten aus; die Beatmung wird ineffektiv. Die Maske wird im C-Griff gehalten und fest auf das Gesicht des Betroffenen gepresst. Dies setzt voraus, dass der Helfer über dem Kopf des Patienten kniet oder steht.

Die Auswahl der richtigen Maskengröße und die Bereitstellung auch kleiner Masken müssen unbedingt dort gewährleistet sein, wo möglicherweise Kinder reanimiert werden müssen (z. B. chirurgische Station oder die Notfallstation, die auch Kinder aufnimmt).

Die Beatmung muss bei einer Reanimation mit 100 % Sauerstoff durchgeführt werden. Hierzu wird ein Sauerstoffreservoir an den Beatmungsbeutel angeschlossen und Sauerstoff aus dem Wandanschluss oder aus der mobilen Sauerstoffflasche von 12–15 Litern/Minute eingestellt. Bei dicht sitzender Maske und/oder Larynxtubus können annähernd 100 % Sauerstoffsättigung erreicht werden. Um eine bessere Sauerstoffversorgung der lebenswichtigen Organe zu gewährleisten und um die Beatmung zu erleichtern, wird der Betroffene im Lauf der Reanimation intubiert. Dies kann nur von fachkundigen Personen (Arzt, Rettungssanitäter) durchgeführt werden. Bei den anschließenden Maßnahmen kann ohne Unterbrechung der Beatmung kontinuierlich die Herzmassage durchgeführt werden, da der Beatmungsbeutel direkt mit dem liegenden und beblockten Beatmungsschlauch (Tubus) verbunden ist und die Beatmung gleichzeitig erfolgen kann.

Beispiel: Pflegerische Assistenz bei der Intubation

Nach vorheriger Information (bei geplanten Intubationen, z. B. bei Narkosen) und fachgerechter Lagerung des Patienten richten Pflegende das Laryngoskop (Kehlkopfspiegel) und vergewissern sich, ob das Licht am Spatel funktioniert. Bei Kindern ist darauf zu achten, dass Spatel in der entsprechenden Größe angereicht werden. Zusätzlich wird ein Beatmungstubus gerichtet (in der Regel ein Einweg-PVC-Tubus mit Cuff = Blockermanschette), der mit einer 10 ml Spritze mit Luft probehalber geblockt und auf Dichtigkeit geprüft wird. Der Cuff wird entblockt und etwas Gleitgel auf die Tubusspitze geträufelt (bei Reanimationen nicht notwendig). Die geeignete Tubusgröße ist zu berechnen. Im Rahmen einer Notintubation wird für **Frauen** die Größe 7,0 und für **Männer** 8,0 verwendet. Bei **Kindern** wird die Tubusdicke nach der Dicke des kleinen Fingers des Kindes abgeschätzt. Im Falle einer schwierigen Intubation (Tubus lässt sich nicht einführen) sollte man einen Tubus einer kleineren Nummer und den passenden Führungsmandrin bereithalten. Des Weiteren muss eine funktionsfähige Absauganlage, der Beatmungsbeutel sowie Fixiermaterial bereitgehalten werden. Häufig werden Kleinkinder primär nasotracheal intubiert (durch die Nase); hierzu wird eine Magill-Zange zum Vorschieben des Tubus benötigt.

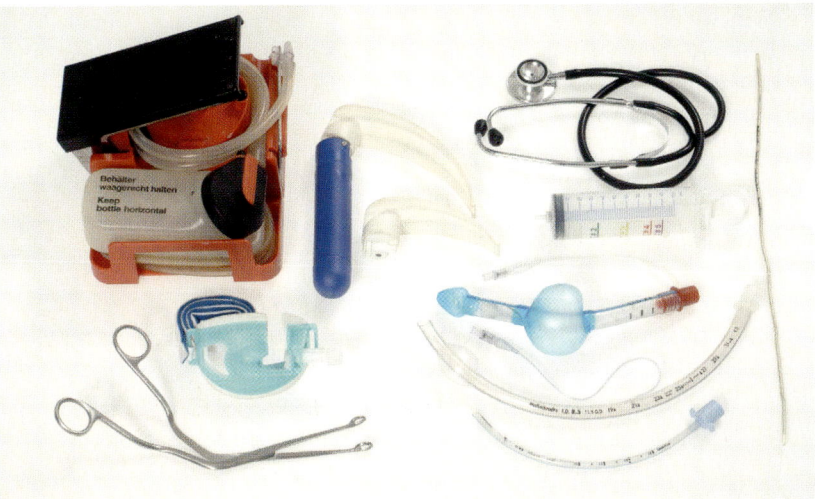

Material zur Intubation

In Reanimationssituationen kann es vorkommen, dass Pflegende gebeten werden, den Tubus zu blocken. Dies bedeutet, die Luftröhre wird durch einen aufblasbaren Ballon, der sich am Tubus befindet, verschlossen. Geblockt wird immer mit Luft aus einer 10er Spritze und niemals mit Wasser oder anderen Flüssigkeiten!

Ist die endotracheale Intubation nicht möglich, kann ein Larynxtubus verwendet werden. Dieser bietet den Vorteil, dass der Beatmungsbeutel direkt verbunden werden kann und die Beatmung somit leicht durchführbar ist. Er stellt auch einen gewissen, aber keinesfalls 100 %igen Aspirationsschutz dar.

Beispiel: Ablauf einer Reanimation im Team

Idealerweise sind drei bis vier Personen in eine Reanimation einzubinden. Eine Helferin übernimmt die „Kopfposition", ein zweiter Helfer kniet sich neben den Patienten, um die Herzdruckmassage durchzuführen. Derjenige, der die Beatmung durchführt, sollte der erfahrenste Helfer (meist der Arzt) sein, um von dieser Position aus den Gesamtablauf zu koordinieren. Die dritte bzw. vierte Helferin ist für die Vorbereitung der erweiterten Maßnahmen zuständig. Eine Person zieht die Notfallmedikamente auf, die andere richtet die EKG/Defibrillator-Einheit, die Absauganlage, Sauerstoffanschluss und alle Materialien für die endotracheale Intubation. Während der Durchführung der Reanimation wird ein EKG (Echokardiogramm) aufgezeichnet und nach fünf Wiederholungen des Reanimationszyklus (Herzdruckmassage und Beatmung) wird durch den Arzt eine Herzrhythmusanalyse durchgeführt.

Die Dokumentation erfolgt über einen Speicherchip im Gerät, so dass der gesamte Verlauf aufgezeichnet ist.

2.3.4 Defibrillation

Je nach elektrischer Aktivität des Herzens wird eine Defibrillation durchgeführt. Indikationen sind die pulslose elektrische Aktivität (PEA) oder das Kammerflimmern (VF).

Durch die Defibrillation (Elektroschock) versucht man die völlig unkoordinierten und hoch frequenten Eigenimpulse, die im Bereich des Myokards und der Purkin'schen Fasern entstehen, zu unterbrechen. Durch ihre hohe Frequenz wird der Sinusknoten im rechten Vorhof des Herzens quasi übergangen und das Myokard kann sich nicht mehr ausreichend kontrahieren (zusammenziehen).

**Herz
Band 2, H 1**

Hierbei werden Eigenenergien verursacht, die eine Herzfrequenz von 200 bis 600 Schläge pro Minute auslösen. Da bei dieser Form der Tachykardie kein Schlagvolumen, d. h. Blutauswurf aus der Herzkammer in den Kreislauf mehr möglich ist, steht der Blutkreislauf still. Bei erfolgreicher Defibrillation, die diese pathologische Erregungsbildung ausschaltet, kann der Sinusknoten den geordneten Herzrhythmus wieder übernehmen.

Häufig sind mehrere Defibrillationen notwendig, die immer im Wechsel zwischen Herzmassage und Beatmung durchgeführt werden. Nach jedem fünften Zyklus Herzdruckmassage/Beatmung erfolgt eine Defibrillation mit 360 Joule bzw. nach Angabe des Arztes, oder vier Joule pro kg Körpergewicht (Kinder).

Grundsätzlich wird nur ein Elektroschock verabreicht und sofort weiter reanimiert. Es folgen wieder fünf Reanimationszyklen, dann wird die nächste EKG-Analyse durchgeführt, um bei andauerndem Kammerflimmern die zweite Defibrillation durchzuführen.

Bei einer registrierten Nulllinie (isoelektrische Linie) im EKG spricht man von einer Asystolie, d. h., hier liegt ein elektrischer und mechanischer Herzstillstand vor. In diesem Falle würde eine Defibrillation keine Verbesserung bringen. Es ist die ungünstigste Voraussetzung zur erfolgreichen Reanimation.

!

Während des Elektroschocks darf der Patient und das Bett von keinem Helfer berührt werden, da die hohe Energiespannung über den Helfer entladen werden kann. Bevor der Schock abgegeben wird, sagt der das Gerät Bedienende „weg vom Bett".

Auch Flüssigkeiten leiten Strom! Aus diesem Grund sollte am Notfallort darauf geachtet werden, dass sich keine Flüssigkeiten (Desinfektionsmittel oder Infusionsflüssigkeit) auf dem Boden befinden.

**Defibrillator
Band 4, B 4.3**

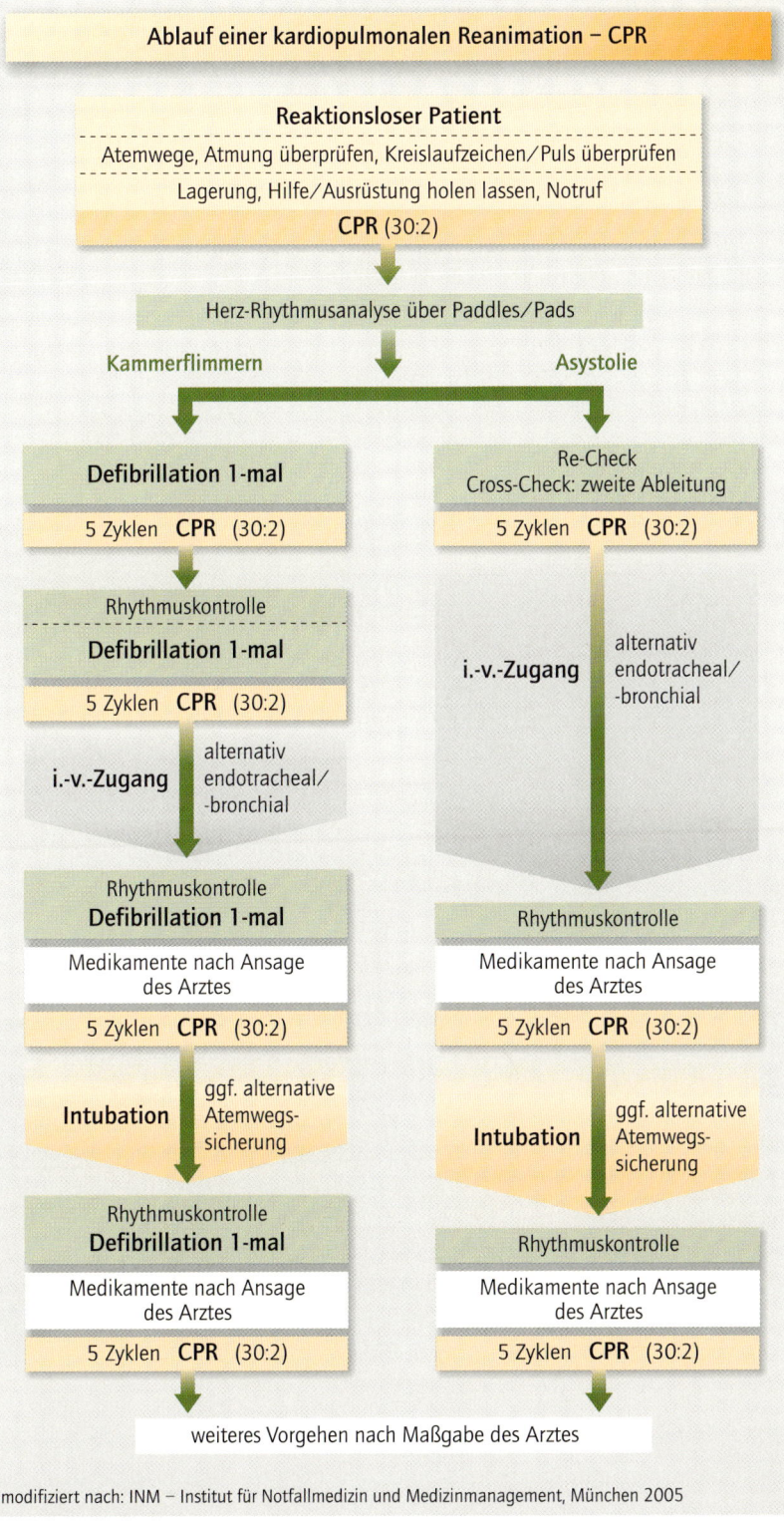

Ablauf einer kardiopulmonalen Reanimation – CPR

Reaktionsloser Patient

Atemwege, Atmung überprüfen, Kreislaufzeichen/Puls überprüfen

Lagerung, Hilfe/Ausrüstung holen lassen, Notruf

CPR (30:2)

Herz-Rhythmusanalyse über Paddles/Pads

Kammerflimmern   **Asystolie**

Defibrillation 1-mal

5 Zyklen **CPR** (30:2)

Re-Check
Cross-Check: zweite Ableitung

5 Zyklen **CPR** (30:2)

Rhythmuskontrolle

Defibrillation 1-mal

5 Zyklen **CPR** (30:2)

i.-v.-Zugang   alternativ endotracheal/-bronchial

i.-v.-Zugang   alternativ endotracheal/-bronchial

Rhythmuskontrolle
Defibrillation 1-mal

Medikamente nach Ansage des Arztes

5 Zyklen **CPR** (30:2)

Rhythmuskontrolle

Medikamente nach Ansage des Arztes

5 Zyklen **CPR** (30:2)

Intubation   ggf. alternative Atemwegs-sicherung

Intubation   ggf. alternative Atemwegs-sicherung

Rhythmuskontrolle
Defibrillation 1-mal

Medikamente nach Ansage des Arztes

5 Zyklen **CPR** (30:2)

Rhythmuskontrolle

Medikamente nach Ansage des Arztes

5 Zyklen **CPR** (30:2)

weiteres Vorgehen nach Maßgabe des Arztes

modifiziert nach: INM – Institut für Notfallmedizin und Medizinmanagement, München 2005

Reanimationsschema

AED-Gerät

In vielen Pflegeeinrichtungen und inzwischen auch an vielen öffentlichen Gebäuden, wie Flughafen, größere Bahnhöfe und Behörden, sind die so genannten AED-Geräte zu finden. Sie ermöglichen eine angeleitete Reanimation, indem der Betroffene fortwährend durch die Überwachung der Herztätigkeit wiederbelebt wird.

Der Betroffene wird mit zwei Elektroden an das Gerät angeschlossen; so wird zum einen die Herztätigkeit aufgezeichnet und dokumentiert, zum anderen werden über diese Elektroden notwendige Defibrillationen abgeben.

Ein System leitet die Helferinnen durch die Reanimation, indem es sprachlich die einzelnen Schritte angibt.

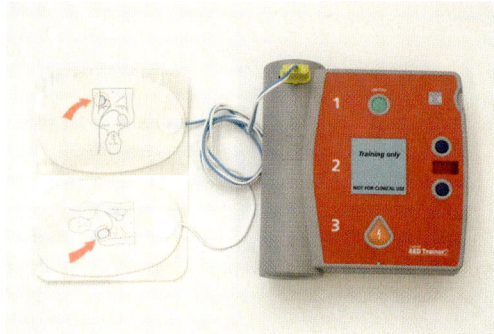

Intravasale Zugänge
Band 4, E 2

2.3.5 Medikamentöse Therapie

In der Notfallsituation können blutdrucksteigernde Medikamente auch über den Tubus verabreicht werden. Im Verlauf einer Reanimation sollte jedoch versucht werden, einen venösen Zugang zu legen.

Durch die Pulslosigkeit und den tiefen oder nicht vorhandenen Blutdruck sind die Venen schwierig zu finden und zu punktieren. Eine periphere Verweilkanüle sollte daher nur von darin geübten Personen gelegt werden. Anschließend kann die medikamentöse Therapie eingeleitet werden.

2.3.6 Pflegerische Maßnahmen

In einer Notfallsituation (z. B. Herzstillstand eines Patienten) beginnen die anwesenden Pflegenden unverzüglich mit der Reanimation (Herzdruckmassage und Beatmung). Parallel dazu muss der Arzt bzw. das Reanimationsteam alarmiert werden und die benötigten Materialien müssen bereitgestellt werden (diese Aufgabe kann gut an das Hilfspersonal delegiert werden).

Diese Maßnahmen müssen regelmäßig geübt werden (mindestens einmal pro Jahr). In vielen Kliniken werden hierzu regelmäßige Übungen durch die Anästhesie angeboten. Pflegende sind verpflichtet, den Ablauf einer Reanimation in bestimmten Abständen zu üben.

2.3.7 Kinderreanimation

Die Kinderreanimation unterscheidet sich von der Erwachsenenreanimation aufgrund anatomischer und physiologischer Unterschiede. Die kindliche Herz- und Atemfrequenz sind schneller. Beim kindlichen Notfall geht man hauptsächlich von respiratorischen Störungen aus, ein kardialer Notfall ist im Kindesalter unge-wöhnlich und kommt nur bei Kindern mit entsprechenden Herzerkrankungen vor (z. B. Fallot'sche Trilogie, Fallot'sche Tetralogie usw.). Daher beginnt die Kinderwie-derbelebung mit zwei Initialbeatmungen (eine Hypoxie tritt schneller ein als bei Erwachsenen) und erst dann beginnt die Herzdruckmassage.

Frühgeborene und Neugeborene

Bei Frühgeborenen/Neugeborenen kommt es gelegentlich zu Adaptationsstö-rungen nach der Geburt. Das Neugeborene wird anhand des APGAR Score be-urteilt. Sollte die Lungenreife noch nicht vollständig sein, kommt es zu Atem-störungen bis zum Atemstillstand. Ursache kann die Fruchtwasseraspiration während der Geburt sein. Wenn ein Atemstillstand vorliegt, wird das Kind kurz im Mund-Rachenraum abgesaugt und mit fünf Beatmungshüben über Maske beatmet. Normalerweise sollte nun die Eigenatmung einsetzen, ansonsten wird das Kind weiter mit Maske und Sauerstoff beatmet. Hierzu benötigt man kurzfristig 100 % Sauerstoff, was durch ein Reservoir am Beatmungsbeutel sichergestellt wird. Der Flow sollte auf etwa sechs bis zehn Liter/Minute eingestellt werden. Parallel wird die Herzfrequenz ermittelt bzw. der Puls an der Innenseite des Oberarmes getastet. Die normale Herzfrequenz beträgt 120 bis 140 Schlägen/Minute. Sollte die Herzfrequenz bei schlaffem Muskeltonus, Reaktionslosigkeit des Kindes und Atemstillstand unter 60 Schläge/Minute absinken, muss mit der Herzmassage be-gonnen werden. Das kindliche Herzzeitvolumen wird ausschließlich über die Herz-frequenz reguliert. Die Reanimation wird im Wechsel von **drei Kompressionen** und **einer Beatmung** durchgeführt. Der Druckpunkt wird in der Mitte des Sternums (unterhalb der Mammillarlinie) aufgesucht und der Brustkorb mit zwei Fingern zwei bis drei Zentimeter nach unten gedrückt. Die Herzmassage kann auch durch die Umgreiftechnik mit zwei Daumen erfolgen. Die Druckfrequenz sollte bei 120 Kom-pressionen pro Minute liegen.

> Der rasche Wechsel zwischen Druckmassage und Beatmung kann für die Helfer sehr anstrengend werden. Hier kann der Nacken des Kindes mit einem eingerolltem Handtuch unterlegt werden und der Kopf so einfacher in der überstreckten Haltung verbleiben.

Kleinkinder und Kinder

Die Reanimation von Kleinkindern und Kinder bis zum Schulalter sollte nach fest-gestellter Bewusstlosigkeit, Atemstillstand und Pulslosigkeit (Karotispulskontrolle) wie folgt durchgeführt werden:

Kind ansprechen und vorsichtig schütteln (Reiz auslösen), danach wird die Atem-kontrolle durchgeführt. Bei Kleinkindern und Säuglingen wird hierzu der Kopf nicht nackenwärts überstreckt, sondern in der Neutralposition (Schnüffelstellung) gela-gert. Werden keine Atemgeräusche oder Thoraxbewegungen wahrgenommen, er-folgen unverzüglich fünf Beatmungen. Das Beatmungsvolumen wird altersgerecht dosiert. Man beatmet mit ca. acht Milliliter pro Kilogramm Körpergewicht. Hierzu stehen Kinderbeatmungsbeutel zur Verfügung. Alternativ wird die Mund-zu-Mund-Beatmung durchgeführt. Eine ausreichende Beatmung erkennt man am Heben des Brustkorbs. Im nächsten Schritt werden 15 Herzmassagen durchgeführt. Der Druckpunkt liegt in der Mitte des Sternums, die Kompressionstiefe beträgt drei bis

Anpassungs-störungen
Band 3, A 2.3.3

Herz
Band 2, H 1

vier Zentimeter. Der weitere Ablauf erfolgt durch Wechsel zwischen 15 Herzdruck-massagen und zwei Beatmungen. Dieser Vorgang wird in fünf Zyklen wiederholt, danach erfolgt eine zweite kurze Vitalkontrolle. Sollten keine Lebenszeichen vor-handen sein, wird die Reanimation weitergeführt bis das Reanimationsteam/Ret-tungsdienst vor Ort ist und die Maßnahmen ergänzt. Für die Verabreichung der Medikamente wird ein intravasaler Zugang gelegt. Bei Kindern kann dies am Kopf oder am Schienbein versucht werden.

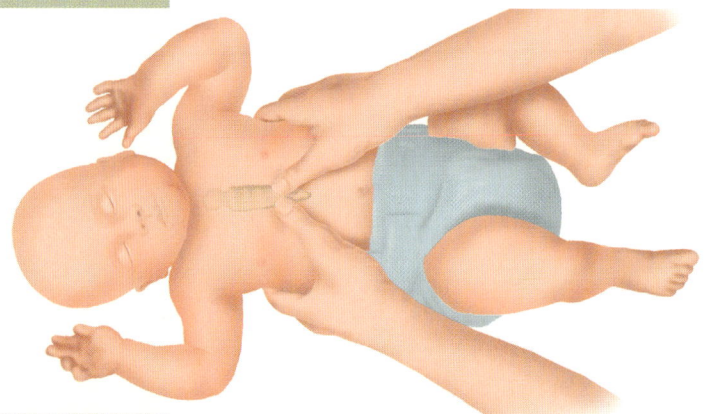

Herzdruckmassage beim Neugeborenen

Plötzlicher Kindstod (SIDS = Sudden Infant Death Syndrome)

Es handelt sich um eine vitale Bedrohung des Säuglings, der plötzlich nicht mehr reagiert und Atempausen aufweist. Trotz intensiver Untersuchun-gen gibt es keine gesicherte Erklärung der Ursachen. Kinder mit geringem Geburtsgewicht und Zwillinge – insbesondere Jungen – sind häufiger be-troffen. Der plötzliche Kindstod tritt zwischen dem 3. und 4. Lebensmonat auf, vereinzelt sind auch Neugeborene betroffen, selten Kinder nach dem 10. Lebensmonat. Als Risikofaktoren werden diskutiert:

1. Fälle von plötzlichem Kindstod in der Familie
2. Frühgeborene mit einem Geburtsgewicht unter 1,5 kg und Veränderun-gen im Atemtrakt
3. Drogen- oder Nikotinmissbrauch während der Schwangerschaft
4. extrem starkes Schwitzen des Säuglings während des Schlafs ohne erkennbare Ursachen
5. überwiegend Bauchlage des Säuglings

Atempausen beim schlafenden Säugling sind pathologisch, wenn sie länger als 20 Sekunden dauern und gehäuft auftreten. Erste Anzeichen sind Blässe, Hypotonie oder Bradykardie und Zyanose. Bei diesen Zeichen ist der Säugling sofort zu stimulieren (z. B. Reiben auf der Fußsohle) und bei ausbleibender Reaktion die Beatmung einzuleiten. Setzt bei dem Kind nach fünfmaliger Beatmung keine Spontanatmung ein, müssen weitere Maßnahmen bzw. die Wiederbelebung eingeleitet werden. Liegt die Herzfrequenz unter 60 Schlä-gen pro Minute, beginnt man mit der Herzmassage. Das Kind muss intensiv-medizinisch behandelt werden.

Besteht ein erhöhtes Risiko für einen plötzlichen Kindstod, können prophylaktische Maßnahmen (Lagerung des Neugeborenen, Alarmsysteme und Beratung der Eltern) ergriffen werden.

2.4 Aspiration

Unter **Aspiration** versteht man das Anatmen von nicht gasförmigen Substanzen (flüssige und/oder feste, z. B. sehr kleines Spielzeug, Speisen, Erbrochenes oder Speichel), die aufgrund unzureichender Schutzreflexe in die Luftröhre oder in das tiefer liegende Bronchialsystem gelangen.

Je nach Größe der eingedrungenen Substanz (z. B. Fleischstück) kann es zu akuten Erstickungsanfällen kommen. Der Betroffene zeigt akute Luftnot und einen sehr starken Würgereiz. Es kommt zu starkem Husten, einer Zyanose (Blauverfärbung der Haut, Lippen und Ohrläppchen). Der Betroffene zeigt starke Erstickungsangst. Dies trifft nur für Menschen mit klarem Bewusstsein zu. Ereignet sich eine Aspiration z. B. im Rahmen eines Schlaganfalls – der Patient ist durch die Krankheit eventuell bewusstseinsgetrübt – können diese Symptome fehlen. Man spricht in solchen Fällen von einer **stummen Aspiration**. Kleinkinder haben zusätzlich einen ausgeprägten inspiratorischen Stridor (pfeifendes, quietschendes Einatemgeräusch, ausgelöst durch einen eng gestellten Kehlkopf) und gegebenenfalls interkostale Einziehungen (Rippen heben sich beim Einatmen nicht, sondern ziehen sich nach innen).

Häufig aspirieren Kinder während des Spielens kleine Gegenstände oder Spielzeuge. Der Abgang des rechten Hauptbronchus gestaltet sich anatomisch steiler, so dass der Fremdkörper eher in den rechten Zweig des Bronchialbaums rutscht.

Atmung
Band 2, G 1

2.4.1 Pflegerische Maßnahmen

Die wichtigste Maßnahme ist die Prophylaxe. So sollten kleine Kinder nicht unbeaufsichtigt mit kleinen Geständen spielen. Kleinteile sollten nicht offen herumliegen. Bei Personen mit einem erhöhten Risiko einer Aspiration, z. B. bei Schluckstörungen aufgrund von neurologischen Erkrankungen (Schlaganfall, Morbus Parkinson) sollte auf eine gute Mundhygiene geachtet, dass Essen unter Aufsicht zu sich genommen und ein Schlucktraining durch die Logopäden durchgeführt werden.

Die Erste Hilfe beschränkt sich auf kräftige Schläge zwischen die Schulterblätter bei gebeugtem Oberkörper des Verletzten und einer Verstärkung des Hustenstoßes, um so den Fremdkörper herauszutransportieren. Alternativ kann das Heimlich-Manöver versucht werden, d. h., man umklammert den Betroffenen von hinten und drückt zwei- bis dreimal ruckartig in die Magenregion (Zwerchfell), um den intrathorakalen Druck zu steigern und den Fremdkörper so aus dem Bronchialtrakt zu schleudern. Gleichzeitig ist von einer zweiten Person die Notfallmeldung abzugeben, da im Falle einer erfolglosen Intervention andere Maßnahmen ergriffen werden müssen, z. B. die Intubation.

!

Das Heimlich-Manöver ist mit erheblichem Verletzungsrisiko verbunden. Der Einsatz wird kontrovers diskutiert. Nach durchgeführter Maßnahme sollte die betreffende Person unbedingt gründlich untersucht werden, vor allem auf mögliche Rippenbrüche oder Verletzungen des Magens.

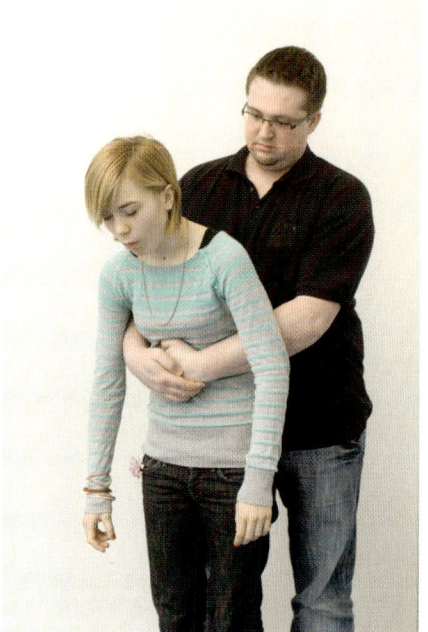

Heimlich-Manöver

Sollten diese Versuche erfolglos bleiben, wird durch die maschinelle Beatmung die Sauerstoffversorgung sichergestellt. Durch fachkompetentes Handeln kann eine Aspiration eventuell verhindert werden. Deshalb ist jeder bewusstseinsgetrübte Patient unverzüglich in die stabile Seitenlage zu bringen, um eine Aspiration von Erbrochenem zu vermeiden, vorausgesetzt, es bestehen keine Kontraindikationen, z. B. Schädelverletzung.

Ein bereits intubierter Patient ist durch den Tubus vor einer Aspiration geschützt. Der Tubus muss nach korrekter Lage geblockt werden, d. h., die Luftröhre wird durch einen mit Luft gefüllten Ballon abgedichtet. So wird verhindert, dass das Luft-Sauerstoff-Gemisch, das dem Patient über den Tubus in die Lunge verabreicht wird, entweichen kann. Diese Abdichtung schützt die Lunge auch vor dem Eindringen von Erbrochenem oder Speichel.

2.4.2   Spätfolgen einer Aspiration

Häufig aspirieren die Patienten, ohne dass es für Pflegende ersichtlich ist. Dies gilt insbesondere für Patienten – aber auch Bewohner im Pflegeheim –, die einen abgeschwächten Hustenstoß haben oder an Schluckstörungen leiden. Diese Patientengruppe ist besonders auf Zeichen einer Aspirationspneumonie (Lungenentzündung aufgrund einer Aspiration) hin zu beobachten. Erste Anzeichen sind ein Temperaturanstieg, erhöhte Atemfrequenz und das Anzeigen der Entzündungsparameter im Blut. Darüber hinaus kann es bei überstandener Aspiration bei den Betroffenen zur Ablehnung der Nahrung kommen, da sie Angst haben, sich erneut zu verschlucken. Die andauernde Nahrungsverweigerung kann zu einer Mangelernährung führen. Auch Schmerzen im Rachenbereich während des Schluckens können als Spätfolge einer Aspiration beobachtet werden.

Überwachung
des Patienten
Band 4, A 2

2.5 Krampfanfall

Zerebrale Krampfanfälle (Epilepsie) sind Anfallsleiden, die durch eine Entladung zerebraler Neurone ausgelöst werden. Sie können infolge hirnorganischer Veränderungen ebenso wie bei idiopathischen Erkrankungen des Gehirns auftreten (z. B. angeborene Epilepsie). In mehr als 50 % der Fälle bleibt die Ursache unbekannt. Ursachen eines Anfalls können sein:

Gehirn
Band 2, C 1

♦ hirnorganische Schädigungen wie Raum fordernde Prozesse (Hirntumor, Hirnmetastasen), Hirnverletzungen

♦ vaskuläre Störungen (direkt nach einem Schlaganfall)

♦ Eklampsie (Komplikation in der Schwangerschaft)

♦ Drogenentzug

♦ Alkoholismus

♦ Hypoxie z. B. nach Kreislaufstillstand

♦ Schlafentzug

♦ Hypoglykämie

♦ genetische Ursachen

♦ sehr hohes Fieber bei Kindern (über 40 Grad)

2.5.1 Krampfformen

Krampfanfälle werden nach Krampfmuster und Krampfart unterschieden. Entsprechend dem Krampfmuster wird in **generalisierte** und **fokale** Krampfanfälle unterteilt. Der generalisierte Anfall befällt die gesamte Skelettmuskulatur, wobei beim fokalen Anfall nur einzelne Muskelgruppen betroffen sind.

Zusätzlich wird die Krampfart nach tonischen Krämpfen (starre Körper- und Extremitätenhaltung) und klonischen Krämpfen (zuckende, schnelle Bewegungen) unterschieden.

Generalisierter Anfall

Der typische große Epilepsieanfall (**Grand mal Anfall**) ist durch eine tonische und klonische Phase als generalisierten Anfall zu werten. Er läuft in der Regel stets nach dem gleichen Muster ab:

Zu Beginn häufig mit einem Aufschrei verbunden, der durch die Verkrampfung der Stimmritze infolge Luftaustritt entsteht. Die Betroffenen haben meist vor Krampfbeginn eine so genannte Aura, d. h. sie sehen Blitze oder helle Farben. Nach dem Sturz auf den Boden (Vorsicht: Zusatzverletzungen) beginnt das eigentliche Krampfstadium, welches etwa ein bis zwei Minuten dauert. Danach folgt die Erschöpfungsphase, die mit einem komatösen Zustand beginnt und in einen tiefschlafähnlichen Zustand übergeht. Sie kann Minuten bis Stunden dauern. Kleine generalisierte Anfälle werden als **Petit mal** bezeichnet.

Während des Krampfes wird der Patient bewusstlos und hat eine vorübergehende Apnoe (Atemstillstand) und weite lichtstarre Pupillen. Dieser kurzfristige Vitalausfall klingt in der Regel nach dem Krampf spontan ab. Die größte Gefahr besteht in kurzfristig wiederkehrenden Krampfserien, bei denen der Patient das Bewusstsein nicht wiedererlangt. Hier spricht man von einem **Status epilepticus**.

Während des Krampfanfalls kann es zu Zungenbissen mit Blutaustritt auf dem Mund kommen. Durch die heftigen Zuckungen (auch Zunge) wird der Speichel mit dem Blut vermischt. Häufig nässt der Patient durch die Harnblasenkontraktion ein.

Fokaler oder partieller Anfall

Darunter versteht man auf ein Körpergebiet beschränkte Krampfzustände (z. B. Arm oder Fuß), die mit und ohne Bewusstseinsstörung auftreten können. Ein fokaler Anfall kann von mehreren Minuten bis zu einer halben Stunde dauern, wenn er medikamentös nicht unterbrochen wird. In einigen Fällen breitet sich der fokale Krampf aus und wird zum Grand mal Anfall.

Ursächlich müssen immer eine Epilepsie, hirnentzündliche Erkrankungen wie Meningitis, Enzephalitis oder raumfordernde Prozesse (Tumor, Blutung) ausgeschlossen werden. Während bei Grand mal Anfällen eine Aura auftritt, ist dies bei fokalen Anfällen selten. Bei alten Menschen können steigende Desorientiertheit oder geistige Abwesenheit (Stupor) ein Zeichen von fokalen Krampfanfällen sein. Pflegende sollten solche psychischen Veränderungen erfassen, dokumentieren und auf kurzfristige Zuckungen oder Verkrampfungen von Extremitäten und Gesichtsmuskulatur oder Blickveränderungen (Pupillenreaktion) reagieren und den behandelnden Arzt informieren. Dies ist besonders von Bedeutung, wenn der Patient kürzlich gestürzt ist. Ursache dieser Krampfanfälle bei alten Menschen kann im Einzelfall eine kurzzeitige Durchblutungsstörung des Gehirns sein.

Absenzen

Bei Jugendlichen können häufig so genannte Absenzen beobachtet werden. Die Betroffenen sind für 5–15 Sekunden wie weggetreten. Dieses Phänomen kann bis zu hundertmal täglich auftreten. Häufig geht es mit Bewusstseinsverlust und Erinnerungslücken einher. Diese Absenzen werden ebenfalls zu den Krampfleiden gezählt.

2.5.2 Pflegerische Maßnahmen

Prophylaktisches Handeln steht hier im Vordergrund. Dieses vorbeugende Handeln orientiert sich an der Ausgangssituation des betroffenen Patienten. Wirkungsvolle Interventionen können im Einzelnen sein:

♦ Personen mit einer bekannten Epilepsie dazu anhalten, ihre Medikamente regelmäßig und zuverlässig einzunehmen

♦ krampfauslösende Faktoren wenn möglich ausschalten, z. B. für ausreichenden Schlaf sorgen, Flimmerlicht meiden, Alkohol nur in Maßen genießen

♦ bei Kindern, die Fieber entwickeln, frühzeitig die Ursache behandeln und frühzeitig fiebersenkende Maßnahmen einleiten (Wadenwickel oder Medikamente)

Wird eine Person vor oder während eines Krampfanfalls angetroffen, ist es wichtig, diese genau zu beobachten. Leitfragen zum Krampfgeschehen können sein:

♦ Wie hat der Krampf begonnen?

♦ Was ging dem Krampf voraus?

♦ Wie hat sich die Person vorher verhalten?

♦ Wie lange hat der Krampf gedauert? (Dabei empfiehlt es sich auf die Uhr zu schauen. Ein Krampfanfall wird von Beobachtern häufig als viel länger geschildert, als er tatsächlich war.)

♦ Hat die Person mit dem ganzen Körper gekrampft oder nur mit Teilen?

♦ Ist Urin abgegangen?

♦ Gab es einen Zungenbiss?

♦ Wie lange war die Person nicht ansprechbar oder benommen?

Diese Beobachtungen sind wichtige Informationen für den Arzt, der sich so ein besseres Bild des Geschehens machen kann.

Ziel der pflegerischen Bemühungen sollte sein, zusätzliche Verletzungen zu vermeiden, was beim krampfenden Patienten durch Polsterung und Entfernen von gefährlichen Gegenständen sichergestellt werden kann. Krampfende Personen sollten nicht festgehalten werden. Bei Personen, die einen beginnenden Anfall gut vorher spüren, können gepolsterte Helme angelegt werden. Nach Krampfende wird der Betroffene in die Seitenlage gebracht, um eine Aspiration zu verhindern. Während des Krampfs besteht keine Möglichkeit, den Mund zu öffnen, um eine Inspektion vorzunehmen. Auch wenn sich der Betroffene sichtbar auf die Zunge gebissen hat (Blutaustritt aus dem Mund), sollte man nicht versuchen, den Biss zu lösen bzw. den Mund zu öffnen. Die Gefahr, dass der krampfende Patient zubeißt, ist zu groß. Mundkeile werden wegen einer möglichen Zahnverletzung nicht mehr verwendet.

Krampfhunde

Diese Hunde verfügen über eine spezielle Ausbildung und sind fähig, einen beginnenden Krampfanfall im Verhalten ihres Besitzers „zu erspüren". Sie können den Kranken vor einem beginnenden Anfall warnen, der sich dann in eine sichere Position bringen kann.

Medikamentös kann der Krampfanfall mit Benzodiazepinen behandelt werden, d. h., der Krampfanfall wird aufgelöst. Das Medikament wird in der Regel durch den Arzt intravenös (in die liegende Verweilkanüle) verabreicht. Es besteht die Möglichkeit, das Medikament in Form von Rektiolen (Ampullen für den rektalen Gebrauch) zu verabreichen. Für Krampfanfälle im Kindesalter stellt dies eine sinnvolle Alternative dar. Die Dosierung der Rektiole richtet sich nach dem Körpergewicht des Kindes/Säuglings. Es stehen Rektiolen mit 5 mg und 10 mg zur Verfügung. Die Rektiole wird in den Anus eingeführt und langsam ausgedrückt. Nach der vollständigen Entleerung und dem vorsichtigen Herausziehen muss der Druck auf die Plastikampulle beibehalten werden, da sonst durch den Unterdruck das Medikament wieder in die Rektiole gesogen wird. Im Notfall erhalten Säuglinge 5 mg, Kinder im schulfähigen Alter 10 mg. Bei Erwachsenen beträgt die Dosis 0,15–0,3 mg/kg Körpergewicht.

2.6 Vergiftung

Vergiftungen = Intoxikationen, werden durch zahlreiche Stoffe, mit denen wir im täglichen Leben in Kontakt kommen, wie Arzneimittel, Pflanzenschutzmittel, Haushaltsreiniger oder Pflanzen durch unsachgemäße Handhabung oder durch suizidale Handlungen hervorgerufen (Suizid = Selbsttötungsversuch). Häufige Ursachen sind auch der Missbrauch von Drogen und Alkohol sowie die Unachtsamkeit im Umgang mit chemischen Substanzen, die vor allem bei unbeaufsichtigten Kindern vorkommt.

2.6.1 Aufnahmewege der Giftstoffe

Man unterscheidet neben den Giftstoffen auch den Aufnahmeweg in den Organismus. Giftige (toxische) Stoffe werden

◆ über die Haut,

◆ die Atemwege,

◆ über den Magen-Darm-Trakt aufgenommen.

In diesem Zusammenhang ist es wichtig, sich in Erinnerung zu rufen, dass jedes Medikament, das den Patienten verabreicht wird, ebenfalls Gift ist.

Schon Paracelsus sagte:

Alles ist Gift, nichts ist ohne Gift. Allein die Dosis macht das Gift.
(Paracelsus 1493–1541)

Die schädigende Wirkung ist stark abhängig von der Menge, der Konzentration und der Einwirkzeit. Die häufigste Form der Giftaufnahme ist die Zufuhr per os, d. h. über den Mund in den Magen und später in den Darmtrakt.

Vergiftungen kommen häufig bei Kindern vor, die unbeaufsichtigt Haushaltsreiniger, Spülmittel oder andere Chemikalien trinken. Hier ist die Prophylaxe die beste Therapie. Haushaltsreiniger sollten in für Kinder unerreichbaren Schränken – möglichst verschlossen – aufbewahrt werden.

2.6.2 Symptome einer Vergiftung

Die ersten Anzeichen einer Vergiftung sind sehr unspezifisch und reichen von Übelkeit, einem spezifischen Mundgeruch, Magenkrämpfen und Erbrechen bis zur Bewusstlosigkeit oder sogar zum Herz-Kreislaufstillstand. Daher muss alles an Giftresten, Erbrochenem usw. gesammelt, aufbewahrt und zur toxikologischen Untersuchung in ein Labor gegeben werden.

2.6.3 Pflegerische Maßnahmen

Über die Giftnotzentrale ist der Vergiftungsfall unmittelbar zu melden. Hier sind insbesondere zu melden:

- Wer? Anzahl der Personen, Alter
- Womit? Name des Gifts oder des Stoffs
- Wann? Zeitpunkt der Einnahme
- Wie? Oral, über die Haut, über die Atemwege
- Wie viel? Falls möglich die Menge des Stoffs angeben
- Warum? Unfall oder Selbstmordversuch (Suizid)

Den Anweisungen der Experten ist zu folgen. In der Regel wird möglichst schnell das nächste Krankenhaus aufgesucht.

Für einige Giftstoffe können Gegengifte (Antidote) zur Neutralisation zugeführt werden oder so genannte Antagonisten hilfreich sein. Bei Antagonisten handelt es sich um Pharmaka, die an spezifischen, körpereigenen Rezeptoren die Giftwirkung durch Verdrängung an den Rezeptoren herabsetzen oder aufheben. Bei Giftaufnahme über die Haut sollten Pflegende primär auf den Eigenschutz achten und vor jeder Maßnahme am Patienten Schutzkittel, Handschuhe und gegebenenfalls eine Schutzbrille tragen. Die Giftstoffe, die hauptsächlich über die Haut und Schleimhäute aufgenommen werden, sind Chemikalien (Schwefelsäure, Essigsäure, Chlor usw.) oder Pflanzenstoff- und Insektenvernichtungsmittel (z. B. E 605, Phosphate). Bei dem Betroffenen werden nach der Kontrolle der Vitalfunktionen die kontaminierten Hautareale mit Wasser abgewaschen, um die Giftreste zu verdünnen. Anschließend wird eine geeignete Lagerung (z. B. bei Atemstörungen die Oberkörperhochlagerung) durchgeführt. Die weiteren Maßnahmen werden vom Arzt angeordnet. Es muss ständig auf Bewusstseinsveränderungen, Atem- und Kreislaufstörungen geachtet werden.

Solange die vergiftete Person noch bei vollem Bewusstsein ist und der Zeitpunkt der Giftaufnahme weniger als eine Stunde zurückliegt, wird versucht, die oral zugeführten Giftstoffe zu eliminieren, indem man den Patienten zum Erbrechen bringt.

> Das erzwungene Erbrechen ist bei Vergiftungen mit Schaumbildnern, organischen Giftstoffen und Säuren oder Laugen zu unterlassen, da hierbei eine Zweitkontamination des Mund-Rachenraums und die Aspiration begünstigt wird.

> In vielen deutschen Städten sind an größeren Krankenhäusern oder Einrichtungen des Öffentlichen Gesundheitswesens so genannte Giftnotzentralen eingerichtet. Hier kann man zu jeder Tages- und Nachtzeit telefonisch Informationen in Vergiftungsfällen erhalten. Häufig ist die entsprechende Telefonnummer der nächstgelegenen Giftnotzentrale auch im klinikinternen Telefonbuch zu finden.

Bei oraler Giftaufnahme (Medikamente, Pilze usw.) darf man dem Patienten keine Flüssigkeit anbieten. Nur bei Verätzungen durch Säuren und Laugen sollte man schluckweise Wasser anbieten, um diese zu verdünnen und weitere Schädigungen der Schleimhäute und Organe zu reduzieren. Dazu muss das Pflegepersonal den Betroffenen unterstützen, damit er sich nicht verschluckt und dabei Wasser und eventuell Giftstoffreste aspiriert. Spätfolgen einer Verätzung können ausgedehnte Vernarbungen der Speiseröhre sein. Dies erschwert die Nahrungsaufnahme und verursacht Schluckprobleme. In einigen Fällen werden mehrmalige Aufdehnungen (Dilatationen) der Speiseröhre nötig.

1 Welche Maßnahmen müssen unmittelbar in einer Notfallsituation im Krankenhaus oder in einem Pflegeheim eingeleitet werden? Bringen Sie die Interventionen in eine sinnvolle Reihenfolge und begründen Sie Ihre Aufzählung.

2 Wie lassen sich Bewusstseinsstörungen unterteilen und welche Pflegemaßnahmen sind jeweils erforderlich?

3 Welche Erste-Hilfe-Maßnahme wird bei bewusstlosen Menschen mit bekanntem Diabetes mellitus ergriffen und warum?

4 Erläutern Sie die Risikofaktoren und prophylaktischen Maßnahmen bei Aspiration.

1 Erstellen Sie eine Übersicht bzw. ein Mind Map mit den verschiedenen Schockformen und deren Besonderheiten. Stellen Sie Ihre Übersicht in der Klasse vor.

2 Erklären Sie einer Kollegin/einem Kollegen den Ablauf einer Reanimation in richtiger Reihenfolge. Orientieren Sie sich dabei am offiziellen Reanimationsschema.

3 Organisieren Sie bei Mitarbeitern der Anästhesie oder Intensivstation eine Unterrichtslektion zum Thema „Reanimation" in Absprache mit der Lehrperson.

4 Erstellen Sie ein Merkblatt für Pflegende und Betroffene zum Verhalten bei einem Krampfanfall.

Knipfer, Eva/Kochs, Eberhard/Durchdenwald, Gudrun (Hrsg.): Klinikleitfaden Anästhesiepflege. 2. Aufl. Elsevier, München 2006

Larsen, Reinhard: Anästhesie und Intensivmedizin für die Fachpflege. Springer, Heidelberg 2004

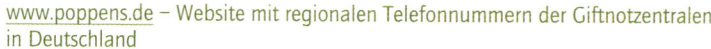

www.poppens.de – Website mit regionalen Telefonnummern der Giftnotzentralen in Deutschland

3 Verhalten bei Unfällen und Traumen

Tim arbeitet in der chirurgischen Notaufnahme im Klinikum Gutleben. Sie übernimmt die Erstversorgung von Patienten, die mit dem Notarzt oder dem Rettungswagen in die Klinik kommen. An diesem Vormittag herrscht reges Treiben in der Notaufnahme. Ein Notarztwagen hat sich mit einer an einem Unfall beteiligten schwer verletzten Person angemeldet. Die Ärzte und Pflegenden bereiten sich vor und nehmen die etwa 35-jährige intubierte Frau entgegen. Nach der Übergabe durch den Notarzt beginnt die routinierte Untersuchung und Versorgung der Patientin. Man diagnostiziert einen schweren Beckenbruch mit dem Verdacht auf Verletzung eines großen Gefäßes. Ohne weitere Verzögerung wird die Patientin in den Operationssaal gebracht und dort chirurgisch versorgt. „Geht es immer bei euch so geordnet zu, wenn eine verletzte Patientin kommt?", fragt Tim am Ende der Schicht Sandra Mitter, die schon sehr lange in der Notaufnahme arbeitet. „Diese Ruhe ist eine wichtige Grundlage für unsere Arbeit. Hektik würde niemandem etwas nutzen und die Abläufe zusätzlich behindern. Aber leider geht es nicht immer so glatt wie heute Morgen. Gestern im Spätdienst hatten wir ein verletztes Kind hier, und das war mit allem Drum und Dran sehr anstrengend und belastend. Zum Glück geht es der kleinen Patientin wieder besser."

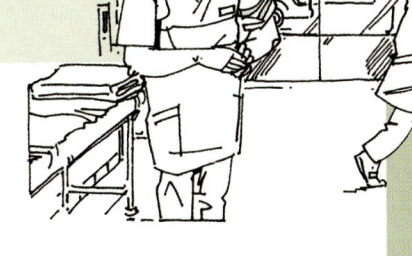

1. Welche Besonderheiten in der Versorgung von Notfallverletzten gibt es möglicherweise?
2. Welche persönlichen Voraussetzungen muss eine Pflegende mitbringen, um in der Notfallaufnahme zu arbeiten? Diskutieren Sie.

3.1 Blutungen

Die hier behandelten Blutungen werden durch äußere, scharfe oder stumpfe Gewalteinwirkung auf den Organismus verursacht. Hierdurch werden Gewebsstrukturen verletzt, so dass Blutgefäße eröffnet werden. Man unterscheidet Sickerblutungen aus den Kapillargefäßen von starken venösen oder arteriellen Blutungen.

Herz-Kreislauf-system
Band 2, H 1

3.1.1 Auslösende Faktoren

Durch äußere Gewalteinwirkung, z. B. einem Unfall, kommt es zu einer Verletzung der Gefäße. Bei großen Verletzungen kann der normalerweise einsetzende Mechanismus des Gefäßverschlusses nicht wirken. Je nach Umfang der Verletzung kommt es zu großen – lebensbedrohlichen – oder kleineren Blutungen, die relativ gut behandelbar sind. Grundsätzlich lassen sich die außen sichtbaren von den inneren Blutungen abgrenzen. Bei äußeren Blutungen kann der Blutverlust relativ gut abgeschätzt werden. Schwieriger ist dies bei Blutungen im Körperinneren. Hier kann sich die Situation innerhalb weniger Minuten in einen akut lebensbedrohlichen Zustand wandeln. Daher ist insbesondere beim Auffinden von verletzten Personen auf Umfangvergrößerungen von Oberschenkel oder Oberbauch zu achten. Das Fassungsvermögen des Bauchraums ist enorm. Blutungen in diesem Bereich werden häufig zu spät erkannt. In der Klinik gehört daher bei der Behandlung von Unfallopfern eine gründliche Untersuchung auf mögliche Blutungsquellen im Bauchraum (z. B. durch eine Bauchlavage = Spülung oder ein Ultraschall) zur Erstversorgung. Bei einer Sickerblutung sind die Symptome weniger deutlich, da der Körper das Blutungsgeschehen länger kompensieren kann. Bleiben diese jedoch unerkannt, können daraus lebensbedrohliche Zustände entstehen.

Postoperative Überwachung Band 4, G 4.2

Drainagen Band 4, G 4.6

3.1.2 Pflegerische Maßnahmen

Die Erstversorgung richtet sich nach der Stärke der Blutung und nach der Versorgungspriorität. Erste Maßnahme bei einem traumatisierten bzw. verunfallten Patienten ist eine Untersuchung von Kopf bis Fuß, um so schnell eventuelle Blutungsquellen zu erkennen. Eine starke, spritzende Blutung weist auf eine eröffnete Arterie hin. Hier muss unverzüglich die Blutung durch Kompression oder Abbinden gestoppt werden, da ansonsten ein lebensbedrohlicher Blutverlust mit Kreislaufschock oder eine Bewusstlosigkeit auftreten können. Ein rascher Blutverlust von mehr als einem Liter bei Erwachsenen, bei Kindern größenabhängig erheblich weniger, kann zu einem Blutmangelschock führen.

Schock Band 4, B 2.2.2

Bei Blutungen an Armen oder Beinen sollte sofort die betroffene Extremität hochgehalten und das Gefäß über der Blutungsquelle abgedrückt werden. Dies kann am Oberarm oder am Oberschenkel erfolgen. Prinzipiell muss mit einer Kompresse oder einem Verbandstuch, Druck auf die perforierte Körperstelle ausgeübt und (wenn möglich) durch eine zweite Person ein Druckverband angelegt werden. Für die geeignete Blutstillung in der Notaufnahme gibt es pneumatisch aufblasbare Druckmanschetten.

Fallende Blutdruckwerte, ansteigender Puls sowie Unruhe und Blässe verbunden mit Schweißabsonderung und Rückgang der Harnausscheidung können erste Anzeichen für einen beginnenden Blutmangelschock sein. Neben den Vitalwerten kontrolliert man die wichtigsten Blutparameter wie Blutbild, Gerinnung, Elektrolyte, um frühzeitig gegensteuern zu können. Der zentrale Venendruck ist ein wichtiger Parameter in der Früherkennung einer Blutung.

Überwachung des Patienten Band 4, A 2

Der Normalwert liegt bei etwa 5–8 cm Wassersäule und weist bei Druckabfall auf einen Volumenmangel hin.

Beispiel: Arterielle Blutung nach Angiografie

Um nach abgeschlossener Angiografie (Untersuchung der Arterien des Gehirns oder Herzens mit einem Katheter) eine arterielle Blutung zu verhindern, wird das Gefäß minutenlang unter starkem Druck komprimiert. Noch im Katheterlabor legen die Pflegenden einen arteriellen Druckverband in der Leiste an. Üblicherweise verbleibt der Verband sechs Stunden, in denen der Patient regelmäßig überwacht wird und er Bettruhe einhält. Der Patient wird instruiert, das Bein der betroffenen Leiste ruhig zu halten und vor allem nicht in der Hüfte zu beugen (Gefahr, dass der Druckverband verrutscht). Verwirrte Personen können dies nicht immer gewährleisten mit der Folge, dass bei ungenügendem Druck auf die Einstichstelle die Blutung aus dem Gefäß erneut auftritt. Als sofortige Maßnahme muss das Gefäß mit der Faust (Handschuhe tragen!) komprimiert werden. Wehrt sich der Patient, muss u. U. eine zweite Person helfen. Anschließend wird ein neuer Druckverband angelegt. Auf eine stabile Kreislaufsituation ist zu achten. Der Arzt sollte über das Geschehen informiert werden. Ist die Blutung mit einem neuen Verband nicht zu stoppen, muss dies eventuell operativ behandelt werden.

Kardiologische Untersuchungen Band 4, A 4.3

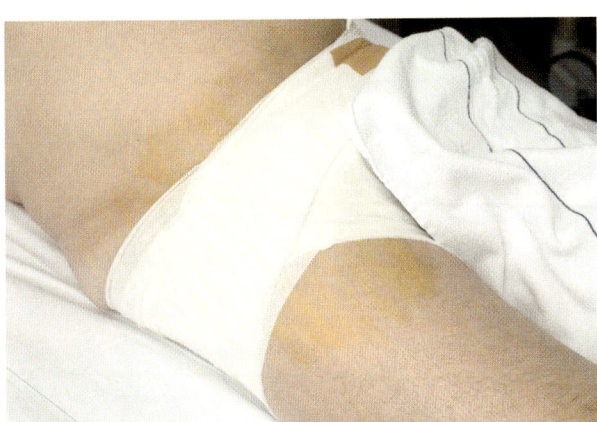

Anlage eines arteriellen Druck-verbands

3.2   Frakturen

Unter Frakturen versteht man Knochenbrüche, die eine Verschiebung des Knochens in unterschiedlichem Ausmaß verursachen. Ursachen können Stürze oder direkte Gewalteinwirkung auf den Knochen sein. Eine Besonderheit stellen so genannte pathologische Frakturen dar. Sie werden durch **Osteoporose** (krankhafte Veränderungen durch Kalziummangel im Knochen) oder durch Knochentumore oder Metastasen hervorgerufen.

Man unterscheidet grundsätzlich in „offene Frakturen" und „geschlossene Frakturen". Bei geschlossenen Brüchen bestehen keine Wunden und damit keine primäre Infektionsgefahr. Bei offenen Brüchen hingegen befindet sich im Bruchbereich eine

Wunde, wodurch die Haut und in der Regel auch der Muskel verletzt ist (Schürf-wunde, Durchspießung des Knochens). Bei dieser Art der Verletzung besteht eine sehr hohe Gefahr von Infektionen, die unterschiedlich schwere Formen der Wund-heilungsstörungen hervorrufen können (z. B. Osteomyelitis = Knochenentzündung).

Knochenbrüche verursachen häufig eine Gefäßverletzung, die zu unterschiedlich starken Blutungen ins Gewebe oder bei offenen Frakturen nach außen führt. Die Anzeichen bei Verdacht auf Knochenbrüchen werden in sichere und unsichere An-zeichen unterteilt.

3.2.1 Frakturzeichen

Meist entsteht im Bereich der Bruchstelle eine starke Schwellung (z. B. durch ein Hämatom). Die Betroffenen haben starke Schmerzen und sind nicht in der Lage, die betroffene Extremität zu bewegen. Meist ist eine abnorme Fehlstellung (Ach-senverschiebung) des Gelenks oder des Knochens zu erkennen. Teilweise finden sich offene Wunden mit erkennbaren Knochenteilen über der Fraktur.

Durch den Unfallmechanismus und zusätzliche Bewegungen können neben Gefäß-verletzungen auch Nervenläsionen auftreten und so einen lebensbedrohlichen neu-rogenen Schock herbeiführen.

Daher ist es unerlässlich, die verletzte Region zu inspizieren. Durch Umpolsterung der vorgefundenen Lage mit Decken oder Lagerungsmaterialien wird die Ruhigstel-lung ermöglicht und der aktive Muskelzug über der verletzten Region gehemmt. Diese Maßnahme ist wichtig, um Schmerzen und unkontrollierte Bewegungen der Bruchstelle zu vermeiden.

Bei Verdacht auf Wirbelsäulenverletzungen (meist infolge eines Sturzes von einer Leiter, Dach usw.) besteht die Gefahr eines schweren spinalen Schocks. Patienten mit einem solchen Verdacht dürfen nicht unnötig bewegt oder gelagert werden, da durch Verschiebung der Wirbel eine Querschnittslähmung herbeigeführt werden kann. Bei Verdacht auf Halswirbelverletzungen hält ein Helfer den Kopf des Ver-letzten ruhig in beiden Händen (ein Kopf wiegt ca. acht Kilogramm und ist für viele überraschend schwer; nötige Vorsicht ist daher geboten) und der zweite Helfer legt eine stabile Halskrause oder einen Halskragen an.

Daneben sollte der Verletzte durch den Arzt nach dem so genannten DMS-Schema untersucht werden.

D = Durchblutung, d. h. man beurteilt die Pulsqualität distal (unterhalb) der Bruchstelle, um festzustellen, ob die Blutversorgung ausreicht.

M = Motorik prüfen, um die Beweglichkeit der Gelenke (z. B. Luxationen) zu erfassen.

S = Sensibilität: dient der Prüfung der nervalen Schädigung der betroffenen Region. So finden sich bei Wirbelsäulenverletzungen und Beckenbrüchen häufig ein Taubheitsgefühl in den Beinen oder je nach Schwere der Verlet-zungen keine Berührungsgefühle.

3.2.2 Pflegerische Maßnahmen

Im Vordergrund stehen die Ruhigstellung der betroffenen Körperregion (Immobilisation) und die Kühlung der betroffenen Gegend mit Coldpacks. Kältekompressen lassen sich mit Binden leicht fixieren. Die Kälteanwendung dient der Schmerzbegrenzung und vermindert in der betroffenen Region die Durchblutung, was eine Verminderung der Hämatombildung zur Folge hat. Bei offenen Frakturen ist die sterile Wundbedeckung (ohne Druck auf die Wunde) die wichtigste Maßnahme, um ein Eindringen von Krankheitserregern zu verhindern. Die betroffene Extremität wird hoch gelagert und auf Hämatombildung, Schwellung, Durchblutung und Schmerzen beobachtet.

Grundlagen der Kältetherapie Band 4, F 3.1

3.2.3 Frakturen bei Kindern

Frakturen kommen bei Kindern häufig vor. Diese werden in der Regel – falls keine Kontraindikationen wie offene oder Gefäßverletzungen vorliegen – konservativ behandelt, d.h. mit Ruhigstellung im Gips- oder Schienenverband und ausreichender Schmerztherapie. Der noch junge Knochen heilt schneller und besser als bei Erwachsenen oder alten Menschen. Auch mit einem Gipsverband zeigen die Kinder schon nach kurzer Zeit eine erstaunliche Mobilität.

Große Frakturen, z. B. ein Beckenbruch oder die Anlage eines Fixateur externe bei Oberschenkelbrüchen, erfordern Bettruhe. Dies ist für Kinder sehr unangenehm, weil sie lange still liegen müssen. Ablenkende Beschäftigung und Unterhaltung sind hier wichtige Maßnahmen.

Eine Sonderform der Frakturen bei Kindern ist die so genannte Grünspanfraktur (benannt nach dem Knickverhalten von jungem grünem Holz). Sie bezeichnet einen unvollständigen Knochenbruch, bei dem die elastische Knochenhaut (Periost) intakt bleibt. Meist kommt sie bei Verletzungen am Röhrenknochen (Oberarm, Oberschenkel) vor.

Postoperative Verbände Band 4, G 4.8

3.3 Verbrennung/Verbrühung

Verbrennungen und **Verbrühungen** gehören zu den thermischen Wunden und führen je nach Ausmaß an Tiefe und Ausdehnung sehr schnell zu lebensbedrohlichen Zuständen. Hier kann sich durch den Flüssigkeitsverlust bei ausgedehnten Verbrennungen ein Volumenmangelschock entwickeln.

Die Ausdehnung der Verbrennung/Verbrühung wird nach der geschädigten Körperoberfläche und die Verbrennungstiefe nach der Zerstörung des Gewebes berechnet. Außerdem ist von Bedeutung, wie lange hohe Temperaturen auf den Organismus eingewirkt haben. Zur Abschätzung der Verbrennungsfläche gilt die Einteilung der so genannten 9-er Regel, die für Erwachsene und Kinder unterschiedlich angewendet wird.

Verbrennungswunden Band 4, H 1.2

3.3.1 Pathophysiologie

Bei der Verbrennung/Verbrühung werden je nach Ausmaß Hautstrukturen zerstört, in tieferen Gewebsschichten Kapillargefäße eröffnet und Nervenendigungen geschädigt. Hierdurch werden Flüssigkeit, Eiweißstoffe und Elektrolyte freigesetzt.

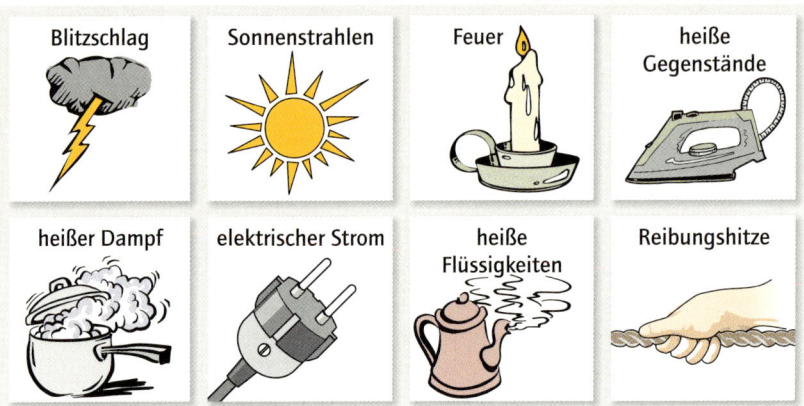

Ursachen für Verbrennung/Verbrühung

Dieser plötzliche Verlust führt bei ausgedehnten Verbrennungen sehr schnell zu einem schweren Schockzustand des Betroffenen. Hinzu kommen starke Schmerzen und infolge von Gewebsödemen und gegebenenfalls Atemstörungen (Inhalation von Feuer oder heißen Dämpfen). Der Zustand verschlechtert sich innerhalb kurzer Zeit durch die Aufnahme von Giftstoffen (Verbrennungsrückstände) und Krankheitserreger durch die zerstörten Gewebsstrukturen und führt zu einer metabolischen (Stoffwechsel) Entgleisung.

3.3.2 Pflegerischen Maßnahmen

Verletzten wird sofort die verbrannte/verbrühte Kleidung entfernt, wenn diese nicht an der Haut haftet oder eingebrannt ist. Gegebenenfalls den Brand löschen und die betroffenen Hautstellen mit lauwarmen Wasser kühlen (mindestens zehn Minuten bzw. so lange, bis der Schmerz deutlich nachlässt).

Anschließend werden die Wunden mit sterilem Verbandmaterial bedeckt, um eine Kontamination zu verhindern. Hierzu eignen sich mit Metalline bedampfte Auflagen, da sie nicht mit den Wunden verkleben. Für den Fall, dass keine speziellen Verbandstoffe vorhanden sind, eignen sich Brandwundenverbandstücher (sterile Leinentücher). Entstandene Blasen dürfen nur unter sterilen Bedingungen im Operationssaal geöffnet werden; das Gleiche gilt für das Abtragen von Hautnekrosen (abgestorbene Haut), was in der Regel in Narkose durchgeführt wird.

Schwere Verbrennungen der unteren Hautschichten verursachen irreversible Narben. Diese Narben können – verlaufen sie über Gelenke – zu schweren Funktionseinschränkungen führen. Häufig müssen Brandverletzte mehrmals operiert werden. Dies gilt auch für Verletzte mit Verbrennungen an sichtbaren Körperstellen, z. B. im Gesicht oder am Kopf. Nach der Akutphase wird durch elastische Druckverbände versucht, die Narbenbildung einzudämmen. Gelingt dies nur teilweise oder gar nicht, bleiben die Betroffenen ihr Leben lang entstellt.

Schwer Brandverletzte müssen psychologisch betreut werden. Auch die Eltern von brandverletzten Kindern müssen unterstützt werden, um mit den Selbstvorwürfen umgehen zu können, z. B. bei vernachlässigter Aufsichtspflicht.

> Noch immer werden von Laien Hausmittel, z. B. Mehl, bei Verbrennungen angewendet. Dies ist absolut kontraindiziert! Auch das Auftragen von Salben oder Honig ist zu unterlassen. Hierdurch kann sich der Hautzustand stark verschlechtern und die aufgetragenen Mittel müssen mühsam chirurgisch wieder entfernt werden.

Findet man Personen in (Rauch-) Gas verseuchten Räumen vor, die z. B. durch Schwelbrände verursacht werden, muss abgewogen werden, ob der Helfer ohne geeignete Schutzmaßnahmen einen Rettungsversuch unternehmen kann oder ob die Verrauchung bereits so stark ist, dass man auf die Feuerwehr warten muss, um sich nicht selbst zu gefährden. Kann der Patient befreit werden, wird er umgehend in eine gasfreie Zone gebracht und nach der Vitalzeichenkontrolle mit Sauerstoff versorgt. Wenn der Betroffene bewusstlos ist, muss dies in stabiler Seitenlage geschehen. Sollte der Patient nicht mehr ausreichend atmen, wird die Beatmung mit Beatmungsbeutel und Sauerstoffreservoir durchgeführt.

Thermische Wunden
Band 4, H 1.2

3.4 Erfrierungen

> Unter Erfrierungen (lat.: congelatio) versteht man eine Gewebeschädigung durch Kälteeinwirkung. Diese Kälteeinwirkung kann durch Luft, Wasser oder Schnee verursacht werden. Erfrierungen werden ähnlich den Verbrennungen in verschiedene Stadien unterteilt.

Besonders gefährdet sind distal (vom Körperstamm weg) gelegenen Körperteile oder solche, die unzureichend gegen Kälte geschützt werden, z. B. Nasenspitze, Ohrmuschel, Finger und Zehen. Diese Körperregionen werden auch Akren genannt.

Hauptursache für Erfrierungen ist die unangemessene Kleidung bei lang anhaltenden sehr tiefen Temperaturen. Der Aufenthalt in höher gelegenen Bergregionen, insbesondere bei sehr starkem kaltem Wind, kann ebenfalls zu Erfrierungen der Akren führen.

Erst stellt sich ein „Frostgefühl" ein, bei Zehen das Gefühl von zu kleinen Schuhen und blaurote Flecken. Erfrorene Körperteile zeigen sich gräulich-weiß, weich und schmerzhaft, später werden sie hart und brüchig. Die Grenze zwischen bereits erfrorenem und noch intaktem Gewebe ist meist schwierig zu ziehen.

Erfrorene Körperteile müssen in der Regel chirurgisch versorgt bzw. amputiert werden.

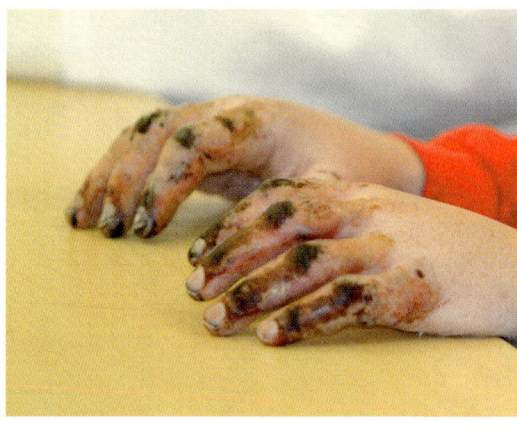

Erfrierungen

Umgang mit Trockeneis

Bei Hautkontakt mit Gegenständen unter Extremtemperatur, z. B. Trockeneis, kommt es zu Hautverletzungen, die mit einer Verbrennung vergleichbar sind. Sie werden daher auch als Kälteverbrennung bezeichnet.

Im Umgang mit Trockeneis, beispielsweise beim Versand von Blutproben, sind immer spezielle Handschuhe zu tragen. Die Kältedämpfe sind nach Möglichkeit nicht direkt einzuatmen. Die vom Hersteller empfohlenen Verhaltensregeln sind zu befolgen.

3.5 Unterkühlung

Der menschliche Körper ist normalerweise in der Lage, seine Körpertemperatur auch bei extremen Temperaturunterschieden weitgehend konstant bei 37° Celsius zu halten.

Die Körperoberfläche ist üblicherweise kälter als der Körperkern. Die Körperoberfläche gibt durch Verdunstungskälte Wärme nach außen ab.

3.5.1 Ursachen

Eine Unterkühlung entsteht, wenn die Wärmeabgabe schneller geschieht, als der Organismus Wärme durch Energie produzieren kann. Dies trifft vor allem auf Unfälle im Schnee (Lawinenopfer), bei ins Eis eingebrochenen Kindern oder Erwachsenen oder bei Schiffsbrüchigen (langes Verweilen in kaltem Wasser), aber auch bei anderen Verletzungsopfern zu. Schock, Alkohol- oder Drogenmissbrauch, aber auch Vergiftungen können die Unterkühlung forcieren. Die Behandlung richtet sich nach der Schwere der Unterkühlung.

3.5.2 Stadien der Unterkühlung

Für die fachgerechte Behandlung ist es wichtig, das Stadium der Unterkühlung zu kennen, damit die nötigen Maßnahmen entsprechend ausgewählt werden können.

Stadium I (leichte Unterkühlung)

Die Körpertemperatur beträgt > 34 °C und der Organismus versucht durch gesteigerte Wärmeproduktion in Form von Kältezittern gegen zu regulieren. Die Hautdurchblutung wird gedrosselt, die Hautoberfläche ist kalt und blass. Der Betroffene klagt über Schmerzen in Armen und Beinen, der Kreislauf (Blutdruck und Puls) und die Atmung sind in dieser Phase erhöht bzw. beschleunigt.

Stadium II (schwere Unterkühlung)

Hält der oben beschriebene Zustand an, kommt es zu weiteren Veränderungen. Die Pulsfrequenz und der Blutdruck nehmen ab. Das Kältezittern als Gegenregulationsmechanismus hört auf und es stellt sich eine Muskelstarre ein. Die Sensibilität der Hautnerven ist herabgesetzt, so dass der Betroffene meist keine Schmerzen äußert. In dieser Phase wird der Verletzte zunehmend schläfrig, bis es schließlich zur Bewusstlosigkeit kommt. Es stellen sich Atemstillstand und Kammerflimmern ein.

3.5.3   Pflegerische Maßnahmen

Im Stadium I sollte der Unterkühlte sofort warm eingepackt (wenn möglich in eine Rettungsdecke) und möglichst wenig bewegt werden, um eine Umverteilung des kalten Blutes aus der Peripherie in den Körperstamm zu vermeiden. Durchnässte, kalte Kleidungsstücke werden entfernt und warme Getränke (Tee) angeboten. Alkoholische Getränke sind streng verboten, da hierdurch eine Gefäßweitstellung herbeigeführt wird. Im Stadium II dürfen keine Aufwärmversuche durchgeführt werden. Die Bewegung des Patienten ist zu vermeiden, um kaltes Blut aus der Peripherie nicht mit dem Kernblut zu vermischen und einen weiteren Temperaturverlust zu verursachen. Die Aufwärmung darf nur unter intensivmedizinischer Überwachung erfolgen. Hierbei werden dem Verletzten warme Infusionslösungen zugeführt und über Wärmematten die Hauttemperatur langsam erwärmt. In besonders schweren Fällen wird eine Narkose mit Beatmung unter Anwärmung der Beatmungsluft durchgeführt.

3.6   Verätzung

Unter **Verätzungen** werden chemische Verletzungen mit Zerstörung von Haut und/oder Schleimhäuten verstanden. Bei chemischen Substanzen handelt es sich um Säuren oder Laugen, die durch ihre veränderte Wasserstoffionenkonzentration den Hautschutzmantel zerstören.

Abhängig von der Konzentration der Substanz muss eine spezielle Neutralisation mit anderen Substanzen vorgenommen werden, die Erste Hilfe beschränkt sich auf eine gründliche Dekontamination. Der Betroffene muss von seinen Kleidungsstücken befreit werden und anschließend werden die betroffenen Körperregionen unter fließendem Wasser gründlich abgespült. Dabei ist darauf zu achten, dass das abfließende Spülwasser möglichst keine intakten Hautareale erfasst. Betrifft die Verätzung die Augen, muss der Betroffene sofort in ein Krankenhaus oder eine augenärztliche Praxis gebracht werden. Die Augen müssen in einem speziellen Verfahren (Augenlinse) mit mehreren Litern Kochsalzlösung gespült und anschließend mit Augensalbe und einem Verband versorgt werden. Ziel ist es, durch eine Verdünnung der Chemikalie die Ausdehnung auf den Organismus zu verhindern. Hierbei muss der Helfer immer auf den Eigenschutz achten.

Verätzungen in der Speiseröhre

3.7 Ertrinkungsunfall

Das Ertrinken beschreibt den Erstickungstod durch Untertauchen in Wasser und Einatmen von Flüssigkeit.

Durch die Aspiration von Flüssigkeit beim Ertrinken kommt es zu schweren, lebensbedrohlichen Störungen des Gasaustauschs und der Lungenmechanik. Unbehandelt führt dies in wenigen Stunden zum Tod durch Hypoxämie (Sauerstoffmangel im Gehirn). Daneben spricht man von Beinahe-Ertrinken, wenn der Patient für längere Zeit untertaucht, aber lebend gerettet wird. Man unterteilt weiter in so genanntes „nasses" und „trockenes" Ertrinken. So wird gekennzeichnet, ob Wasser in die Lungen aspiriert (angeatmet) wurde. Dies ist in etwa 80 % der Fälle nachweisbar. In den anderen Fällen kommt es zum Laryngospasmus (Verkrampfung des Kehlkopfes) und anschließend zur Apnoe (Atemstillstand).

3.7.1 Symptome

Die charakteristischen Symptome nach dem Untertauchen sind panische Angstzustände, motorische Unruhe und Verschlucken von Wasser (Aspiration). Dadurch wird eine Hypoxie (Sauerstoffmangel) ausgelöst, die eine Bewusstlosigkeit und anschließend einen Herzstillstand verursacht.

3.7.2 Pflegerische Maßnahmen

Die Vitalzeichen müssen kontrolliert und bei einem Atemstillstand unverzüglich mit der Beatmung begonnen werden. Bei Pulslosigkeit oder bei Säuglingen mit einer Bradykardie < 60/Minute wird mit der Herzmassage begonnen. Das Absaugen von Flüssigkeiten aus dem Mund-Rachen-Raum kann kurzfristig durchgeführt werden.

Um ein Auskühlen des Beinahe-Ertrunkenen zu verhindern, wird der Betreffende nach erfolgreichen Reanimationsversuchen zugedeckt und je nach Zustand gelagert. Bewusstlose Personen werden in die stabile Seitenlage gebracht, bei Atemstörungen und vorhandenem Bewusstsein erfolgt die Oberkörperhochlagerung. Möglichst schnell sollte Sauerstoff zugeführt werden.

Kinder oder Erwachsene mit geringem Körpergewicht sollten nicht auf den Kopf gestellt werden und das Wasser aus ihnen „herausgeschüttelt" werden. Die Gefahr des Erbrechens ist zu groß und der Erfolg dieser Maßnahme nicht nachgewiesen. Auch die Massage des Brustkorbs, um das Wasser aus den Lungen zu befördern, sollte unterlassen werden. Diese Maßnahmen benötigen im Notfall unnötig viel Zeit. Aus diesem Grund sollte nur kurz der Mund-Rachenraum inspiziert werden, um eventuell Fremdkörper zu entfernen. Bereits in die Lungen eingedrungenes Wasser kann nicht mehr entfernt werden.

1 Welche Maßnahmen in welcher Reihenfolge sind bei Unfallverletzten durchzuführen?

2 Mit welchen Maßnahmen können Sie die Ruhigstellung einer Extremität bei Verdacht auf Fraktur gewährleisten?

3 Welche Erstmaßnahmen sind bei Brandverletzten durchzuführen? Welche Maßnahmen sollten unbedingt unterlassen werden und warum?

4 Welche Erstmaßnahmen sind bei Ertrinkungsopfern zu ergreifen?

1 Erstellen Sie eine Übersicht mit den möglichen Ursachen einer Blutung und erläutern Sie die einzelnen Punkte allgemein verständlich.

2 Erstellen Sie ein Merkblatt für Eltern kleiner Kinder zum Umgang mit Haushaltsutensilien und zur Vorbeugung einer Vergiftung.

3 Besorgen Sie sich Informationsmaterial Ihrer zuständigen Giftnotzentrale und bereiten Sie einen 10-minütigen Vortrag vor.

Knipfer, Eva / Kochs, Eberhard / Durchdenwald, Gudrun (Hrsg.): Klinikleitfaden Anästhesiepflege. 2. Aufl. Elsevier, München 2006

Larsen, Reinhard: Anästhesie und Intensivmedizin für die Fachpflege. Springer, Heidelberg 2004

4   Notfallkoffer und andere Hilfsmittel

Olga absolviert ihren praktischen Einsatz im Akutbereich auf der medizinischen Abteilung des Klinikums Gutleben. Am ersten Tag wird sie von Ina Thomsen über die Station geführt. Nachdem die Praxisleiterin ihr alles gezeigt hat, sagt sie: „Nun zeige ich dir noch die Ausrüstung für den Notfall. Auf unserer Station pflegen wir häufig sehr kranke Patienten, da kann ein Zwischenfall immer einmal vorkommen." Olga wird ein bisschen blass um die Nase. Genau vor solchen Situationen hat sie großen Respekt und fühlt sich dabei unsicher und überfordert. „Du brauchst keine Angst zu haben. Deine erfahrenen Kollegen kennen ihre Aufgaben in dieser Situation sehr gut. Dir würde im Ernstfall die Aufgabe zufallen, alle benötigten Utensilien möglichst schnell zum Patienten zu bringen. Deshalb möchte ich es dir zeigen und erklären." Olga – sichtlich beruhigt – nimmt den Notfallkoffer in die Hand. Ina Thomsen hat extra für Olga einen Notfallkoffer zur Demonstration ausgeliehen. Als sie ihn öffnet, sagt Olga ganz erschrocken: „Ach du liebe Güte. So viele Gegenstände. Wie soll ich mich denn

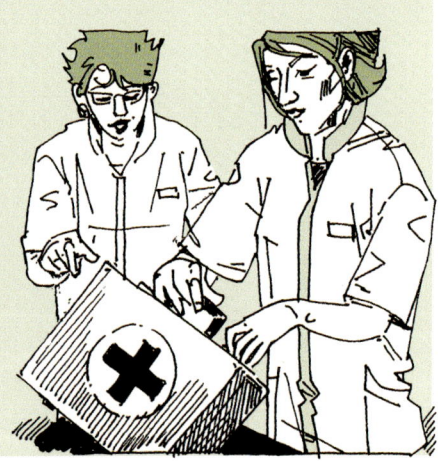

da zurechtfinden?" Am nächsten Tag trifft Olga Tim, der gerade auf der Intensivstation arbeitet und erzählt ihm von ihren Erlebnissen. „Auf der Intensivstation haben wir einen ganzen Wagen für den Notfall. Und als gestern ein neuer Patient vom Notarzt zu uns gebracht wurde, habe ich gesehen, dass der alle Utensilien in einem Rucksack hatte. Das ist ja auch praktischer, wenn man auf der Straße Menschen versorgen muss."

1   Warum ist es sinnvoll, sich den Notfallkoffer einmal von innen anzusehen?

2   Vielleicht haben Sie schon einen Notfallkoffer bzw. einen Notfallwagen inspiziert. Was genau befindet sich darin?

3   Welche Strategie könnte Sie unterstützen, sich im Notfall besser mit den Materialien auszukennen?

4.1   Aufbau und Inhalt des Notfallkoffers

Auf den Stationen der Pflegeeinrichtungen finden sich je nach Bedarf und Notwendigkeit verschiedene Ausführungen der Notfallmaterialien: Notfallwagen, -koffer oder -rucksack. Diese unterscheiden sich in ihrer Größe und in ihrem Inhalt. In der Klinik findet man meist den klassischen Notfallkoffer, der auf jeder Station einen festen, allen bekannten und schnell erreichbaren Platz hat. Auf den Notfallstationen (Intensiv- und Anästhesiebereich) kommen meist die aufwändiger ausgestatteten Notfallwagen zum Einsatz.

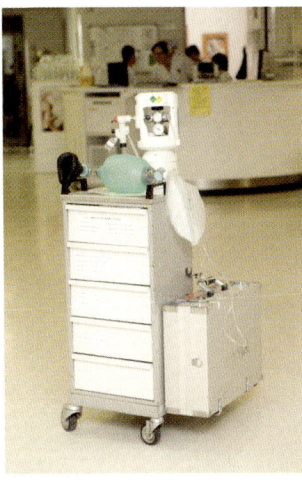

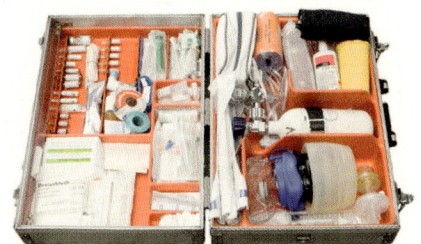

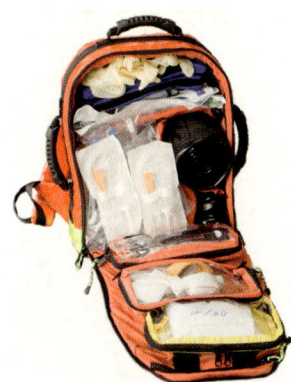

*Notfallkoffer, Notfallwagen,
Notfallrucksack*

Zur Notfallausrüstung gehören standardmäßig

- Beatmungsbeutel mit Maske in zwei verschiedenen Größen und Beatmungsfilter
- Intubationsbesteck (Laryngoskop, Spatel, Magillzange)
- Trachealtuben verschiedener Größen und Führungsdraht (Mandrin)
- Blockerspritze
- manuelle Absaugpumpe und Absaugkatheter
- Guedeltuben verschiedener Größen
- Infusionsflaschen bzw. -beutel

- Volumenersatzmittel
- periphere Verweilkanülen, Stauschlauch und Blutentnahmeröhrchen
- Notfallmedikamente
- Pflastermaterial
- Stethoskop
- EKG-Elektroden
- Blutdruckmessgerät
- Schere, Pinzette, Skalpell
- Desinfektionsmittel
- sterile und unsterile Handschuhe
- Spritzen und Kanülen

4.2 Handhabung des Koffers

Die Ausrüstung des Notfallwagens sollte wöchentlich von einer beauftragten Pflegenden kontrolliert werden, z. B. daraufhin, dass Batterien im Laryngoskop nicht auslaufen, die Lampe funktioniert, genügend Tuben und Notfallmedikamente vorhanden sind. Des Weiteren müssen alle Medikamente auf ihr Verfallsdatum kontrolliert werden, um gegebenenfalls gewechselt zu werden. Neben den Medikamenten sind medizinische Einmalprodukte im Notfallkoffer (sterile Kompressen, Handschuhe, Spatel), die ebenfalls auf ihr Verfallsdatum zu kontrollieren sind.

Der Beatmungsbeutel ist auf Dichtigkeit zu überprüfen, dies sollte einmal monatlich durchgeführt werden. Hierzu wird der Beatmungsbeutel am Patientenventil mit der flachen Hand verschlossen und mit der anderen Hand zusammengedrückt. Es darf hörbar keine Luft entweichen und der Beutel darf sich nur sehr wenig zusammendrücken lassen. Geschieht dies nicht, liegt am wahrscheinlichsten ein Riss im Plastikbeutel oder ein defektes Patientenventil vor. Der Beutel ist sofort auszuwechseln.

Für die routinemäßige Überprüfung und Wartung des Notfallzubehörs empfiehlt sich eine Checkliste, anhand derer die Überprüfung systematisch vorgenommen wird.

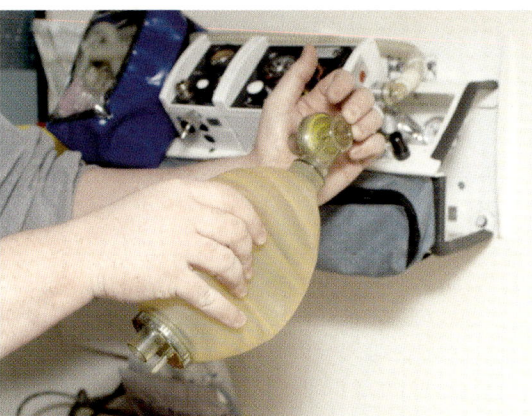

Dichtigkeitsprüfung des Beatmungsbeutels

In den meisten Kliniken übernehmen die Pflegenden der Anästhesieabteilung halbjährlich die komplette Überprüfung und Neubestückung des Notfallkoffers.

Aufgabe der Pflegenden auf Station ist primär, den Notfallkoffer im Notfall bereitzustellen. In manchen Fällen assistieren erfahrene Pflegende dem Reanimationsteam und richten auf Anordnung Medikamente und Materialien. Daher ist es unerlässlich, dass sich Pflegende gut mit dem Koffer auskennen, auch wenn der Inhalt hauptsächlich vom Reanimationsteam oder vom Arzt gebraucht wird.

Falls es einen Notfall auf der Station gegeben hat und der Koffer geöffnet und der Inhalt gebraucht wurde, muss er durch das Anästhesiepersonal kontrolliert und eventuell aufgefüllt werden.

Der Notfallkoffer ist schwer. Daher sollte das Herausnehmen aus der Haltevorrichtung des Koffers geübt werden, damit man ein Gefühl dafür bekommt. Im Notfall ist man überrascht, welches Gewicht der Koffer hat. Die einzelnen Schritte – Haltebügel öffnen, Koffer kurz anheben, Koffer herausziehen – sollte man sich gut einprägen. Im Notfall erleichtert dies das Handeln.

4.3 Defibrillator

Der Defibrillator bzw. das AED-Gerät ist regelmäßig auf seine Funktionsfähigkeit hin zu überprüfen. Dies geschieht, indem man ihn bis 100 Volt lädt und auf einer dafür vorgesehenen Unterlage entlädt. Hier ist insbesondere auf die Funktion der Ladefähigkeit zu achten. Außerdem muss geschaut werden, ob die Elektroden noch elastisch und nicht brüchig sind bzw. das vom Hersteller angegebenen Verfallsdatum nicht überschritten wurde. Die Elektroden können mit wenig Aufwand ausgewechselt werden.

Defibrillation
Band 4, B 2.3.5

4.4 Sauerstoff

Sauerstoff ist ein Medikament im Sinne des Arzneimittelgesetzes und wird bei Auslieferung durch den Hersteller mit einer Medikamentenbeilage ausgeliefert. Daraus ergibt sich, dass Sauerstoff in höheren Dosen nur auf ärztliche Anordnung verabreicht werden darf.

In den Patientenzimmern wird der Sauerstoff meist über eine zentrale Versorgungsanlage bereitgestellt. Die Anschlussleiste findet sich am Kopfende gut zugänglich für jeden Patienten.

Da der Sauerstoff im Notfall – oder für Transporte innerhalb der Klinik zu Untersuchungen oder vom Operationssaal bzw. Aufwachraum zurück auf die Bettenstation – auch mobil zur Verfügung stehen muss, gibt es Druckgasflaschen mit unterschiedlichem Volumen. Meist befinden sie sich an zentralem Ort, in der Nähe des Notfallkoffers. Die regelmäßige Überprüfung der Flaschen auf ausreichenden Inhalt und Dichtigkeit gehört zu den pflegerischen Aufgaben.

Für den Einsatz der Gaszylinder benötigt man eine Armatur mit Druckminderer und Feindosierventil, um dem Patienten gefahrlos Sauerstoff in der richtigen Dosierung verabreichen zu können. Beim Wechsel der leeren Sauerstoffflasche muss die Armatur abgeschraubt und auf die frische Flasche geschraubt werden. An der Sauerstoffflasche darf nicht mit fetthaltigen Substanzen hantiert werden, da sich der Sauerstoff entzünden kann.

Bei fachgerechter Handhabung sind der Gebrauch und der Wechsel der Sauerstoffflaschen ungefährlich. Der Umgang mit dem Sauerstoff muss von jeder Pflegenden beherrscht werden.

Eine Sauerstoffflasche sollte frühzeitig gewechselt werden. Bei ca. 80 bar kann bei einem längeren Transport, z. B. zur Computertomografie (CT), keine ausreichende Sauerstoffversorgung über die Zeit gewährleistet werden. Es ist unprofessionell, wenn im Not- oder Transportfall erst die Flasche gewechselt werden muss, bevor man den betroffenen Patienten versorgen kann.

Wie lange der Vorrat an Sauerstoff in der Flasche anhält, kann mit einer einfachen Formel ausgerechnet werden.

Der angegebene Druck in der Flasche (Anzeige auf dem Druckminderer) multipliziert mit dem Inhalt (Liter der Flasche) geteilt durch den Verbrauch des Patienten (eingestellter Flow) pro Minute.

$$\frac{\text{Druck x Volumen}}{\text{Liter/Minute}}$$

Beispiel: Errechnen des Sauerstoffvorrats

Herr Arens wurde mit einem akuten Lungenödem bei dekompensierter Herzinsuffizienz eingeliefert. Er hat sich bereits gut erholt, benötigt aber noch 4–6 Liter Sauerstoff über eine Sauerstoffbrille. Heute soll die Herzfunktion von Herrn Arens durch eine Herzechografie kontrolliert werden. Die Untersuchung wird mit Wartezeiten und Transportwegen ca. zwei Stunden dauern. Die Klinik verfügt über Sauerstoffflaschen für den Transport mit einem Volumen von 10 Litern. Bei der Überprüfung des Drucks auf der Flasche zeigt das Manometer 80 bar. Der Sauerstoffinhalt der Flasche beträgt 10 mal 80, also 800 Liter. Der Patient benötigt sechs Liter in der Minute (es ist sinnvoll den höheren Wert als Grundlage zu nehmen), d. h. sechsmal 120 Minuten, also insgesamt 720 Liter. Die Flasche kann so mit auf den Transport genommen werden.

4.5   Absaugvorrichtung

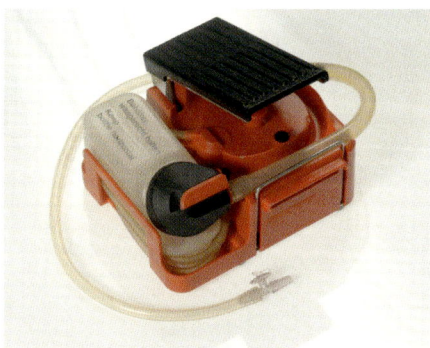
Fußabsaugpumpe

Für den Notfall gibt es ganz unterschiedliche Absauggeräte. Geschieht der Notfall im Patientenzimmer, kann die eventuell vorhandene zentrale Absauganlage genutzt werden. Steht diese nicht zur Verfügung oder geschieht der Notfall z. B. im Stationsflur, kann eine mobile Absaugeinrichtung genutzt werden. Steht auch die nicht zur Verfügung, befindet sich im Notfallkoffer eine mechanische Absaugvorrichtung. Die kann ohne Strom und Antrieb mechanisch per Fuß- oder Handpumpe bedient werden.

Die mobile Absaugpumpe sollte jede Woche geprüft werden, um festzustellen, ob genügend Sog (Dichtigkeitsprüfung des Systems) vorhanden ist.

Für Kinder werden spezielle Absaugvorrichtungen verwendet, z. B. die Schleimfalle (Orosauger). Hierbei handelt es sich um einen kleinen Plastik-Flüssigkeitsbehälter mit einem Füllungsvolumen von 100–200 ml, an dem zwei kurze, voneinander getrennte Schläuche angeschlossen sind. Ein Schlauch ist mit einem Adapter versehen, an den ein Absaugkatheter angeschlossen werden kann. Der zweite

Schlauch ist zum Ansaugen durch den Helfer, d.h., er nimmt den Schlauch in seinen Mund und saugt. Da die Schleimfallen nur über ein geringes Inhaltsvolumen in ihren Auffangbehältern verfügen, sind diese nur für kurzes Schleimabsaugen geeignet, wie es z.B. in der Pädiatrie bei Neugeborenen vorkommt.

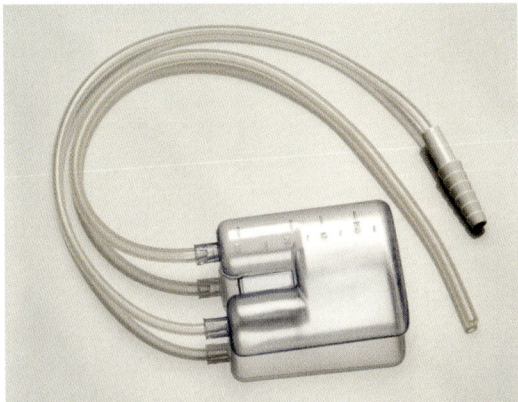

*Schleimfallen
zum Absaugen
von Neugeborenen*

Auch im Notfall sollten die Grundzüge der Hygiene und des Patientenschutzes so weit als möglich beachtet werden. Unsachgemäßes Absaugen ist ineffektiv und kann zu Schleimhautverletzungen führen. Groberbrochenes sollte mit dem Finger aus dem Mund des Betreffenden entfernt werden. Für Blut, Speichel und kleinere Speisereste kann der Absauger eingesetzt werden. Um eine Reizung des Nervus vagus zu vermeiden (kann zu einer Bradykardie bis zur Asystolie führen) wird jeweils nur in kleinen Intervallen von ca. 20 Sekunden abgesaugt.

Nervensystem
Band 2, C 1

4.6 Hausnotruf

Der **Hausnotruf** ist ein Dienst für alte, erkrankte oder hilfsbedürftige Menschen. Dafür wird ein Zusatzgerät an das Telefon angeschlossen, das mit einem Funksender verbunden ist. Es gibt auch Sender, die mit einem Band wie eine Kette am Hals getragen werden oder am Handgelenk wie eine Uhr. Die Größe der Funksender entspricht etwa der einer Zigarettenschachtel und bietet der Hilfe suchenden Person die Möglichkeit, durch Druck auf den Sensor die Hilfe zu organisieren. In den meisten Fällen stellen Hilfsorganisationen diese Hilfsmittel zur Verfügung.

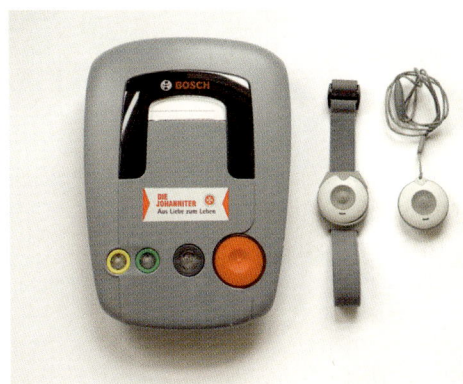

Hausnotrufgerät

Durch das Funksignal wird die zuständige Leitstelle informiert, die auf ihrem Leitstellencomputer den Notrufsender durch die Codierung erkennt und den entsprechenden Pflegedienst oder Rettungsdienst zu dieser Adresse schickt. Die Leitstelle dokumentiert die wichtigsten Daten des Hilfesuchenden in einer Kartei und weiß so, um welche Art der Behinderung oder Erkrankung es sich bei dem Betreffenden handelt. Darüber hinaus sind die wichtigsten Daten wie Angehörige und Hausarzt dort registriert, die im Bedarfsfall umgehend informiert werden können.

Das Zusatzgerät ermöglicht eine Telefonverbindung ohne aktiven Wahlvorgang. So muss weder der Hörer abgenommen, noch die Nummer eingestellt werden. Der Leitstellendisponent kann die hilfsbedürftige Person direkt ansprechen und sich über ihren Zustand informieren. Ist die Person nicht mehr in der Lage, sich zu melden, entsendet die Leitstelle sofort einen Rettungswagen, um schnelle Hilfe zu ermöglichen.

1 Welche Arten der Aufbewahrung der Notfallmaterialien gibt es? Nennen Sie Vor- und Nachteile des jeweiligen Systems.

2 Mit welchen Materialien muss ein Notfallkoffer zwingend ausgerüstet sein?

3 Welche Sicherheitsbestimmungen gelten im Umgang mit Sauerstoff?

1 Erstellen Sie eine Checkliste zur Überprüfung der Notfallmaterialien: für den Notfallkoffer, für den Defibrillator bzw. AED und für die Absaugvorrichtung.

2 Bei einem Notfall, an dem nur zwei Helfer beteiligt sind, ist eine Person dafür verantwortlich, die benötigten Notfallmaterialien zu holen. Erstellen Sie ein Mind Map mit den benötigten Gegenständen und bringen Sie diese in eine sinnvolle Reihenfolge. Was holen Sie zuerst, wenn nur eine Person dafür zur Verfügung steht? Begründen Sie Ihre Aussagen.

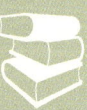

Bastigkeit, Matthias: Medikamente in der Notfallmedizin. 6. Aufl., Verlag Stumpf & Kossendey Edewecht 2003

Larsen, Reinhard: Anästhesie und Intensivmedizin für die Fachpflege. Springer, Heidelberg 2004

Dem Erreger auf der Spur

Menschen mit Infektionskrankheiten pflegen

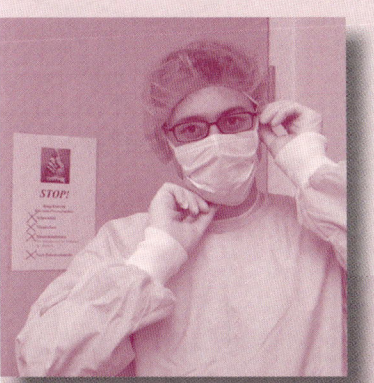

C

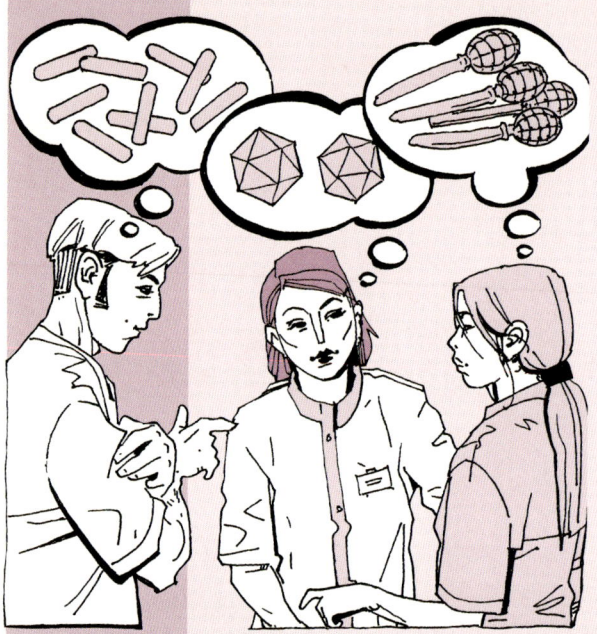

Pia, Olga und Tim treffen sich vor der Schule. Da sie im Moment auf sehr unterschiedlichen Stationen eingesetzt sind, sehen sie sich nur selten. Pia arbeitet zurzeit auf der Kinderstation. „Im Moment pflegen wir dort den 4-jährigen Marc, der an Mumps erkrankt ist." „Ich dachte dagegen werden die Kinder heutzutage geimpft", sagt Tim erstaunt. „Ja, eigentlich schon, aber die Eltern von Marc haben sich dagegen entschieden." Tim hingegen pflegt auf der medizinischen Station den 48-jährigen Peter Schaller. Der war vor wenigen Tagen mit unklaren Oberbauchbeschwerden, Fieber und einer Gelbfärbung der Haut in das Klinikum Gutleben eingeliefert worden. Er fühlt sich müde und schlapp. Nachdem der Arzt das Aufnahmegespräch durchgeführt und die Anamnese erhoben hatte, informierte er Herrn Schaller, dass er möglicherweise eine Entzündung der Leber habe, eine Hepatitis. Herr Schaller reist als Ingenieur oft in fremden Ländern und wahrscheinlich hat er sich dort mit dem Virus im Wasser oder in Nahrungsmitteln infiziert. „Und warum hat er sich dann nicht dagegen impfen lassen?" fragt Olga und schüttelt den Kopf. „Es ist doch bekannt, dass man sich in fremden Ländern mit verschiedenen Krankheiten anstecken kann. Als ich vor einigen Jahren in Indonesien Urlaub gemacht habe, mussten ich ein paar Wochen vorher auch Medikamente nehmen. Zugegeben, mir wurde jedes Mal schlecht, wenn ich die dicken Pillen geschluckt hatte, aber es hat mich wenigstens vor Schlimmerem bewahrt." „Sag mal Olga, habt ihr im Seniorenzentrum auch solche Fälle?", möchte Pia wissen. „Nein, so akute Krankheitsfälle haben wir nicht. Aber auch bei unseren Bewohnern finden sich krankmachende Keime. So haben zum Beispiel viel ältere Menschen gelblich-weißlich verfärbte Fußnägel, die sind sehr brüchig und wachsen ganz unregelmäßig."

1 Was ist davon zu halten, dass viele Eltern ihre Kinder nicht mehr gegen die Kinderkrankheiten impfen lassen? Diskutieren Sie in der Gruppe.

2 Diskutieren Sie die Vor- und Nachteile einer umfassenden Impfung vor Auslandsreisen?

3 Vielleicht haben Sie die oben beschriebenen Nagelveränderungen auch schon einmal an Ihren Patienten beobachtet. Um was könnte es sich handeln?

1 Mikrobiologie und Immunologie

Nach der Schule fragt Tim Olga, ob sie in den nächsten Tagen gemeinsam mit ihm und Pia für die Anatomieklausur lernen möchte. Olga winkt gestresst ab und meint: „Lust hätte ich schon, mit euch zu lernen, aber im Moment weiß ich nicht, wo mir der Kopf steht! Mein Sohn André hat Läuse mit nach Hause gebracht. Schon seit zwei Tagen hat er das Jucken am Kopf. Gesagt hat er es mir aber erst heute Morgen. Eben hat mir meine Mutter eine SMS geschickt, die war nämlich mit ihm beim Arzt. Weißt du, was da für eine Arbeit auf mich zukommt, bis wir die wieder los sind?" Sie erzählt Tim, dass sie als Kind auch einmal Läuse hatte. Das sei damals eine ganz schlimme Erfahrung für sie gewesen. Sie hatte lange Haare gehabt und hätte jede Nacht ein stinkendes Zeug in die Haare geschmiert bekommen. Dann hätte man jeden Tag stundenlang die Haare kämmen müssen. Letztendlich hätte aber alles nichts genutzt und ihr Vater hätte ihr dann kurzerhand die Haare raspelkurz geschnitten.

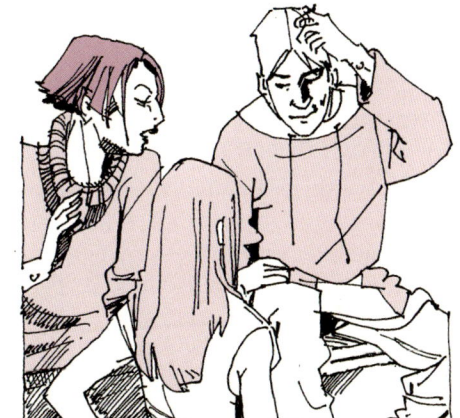

1 Hatten Sie in Ihrem Umfeld schon einmal Läuse? Woher kamen diese? Waren mehrere Personen davon betroffen? Wie war der Verbreitungsweg? Wie sah die Behandlung aus?

2 Kann man sich vor Läusen schützen? Wenn ja, wie? Wenn nein, warum nicht?

3 Stellen Sie sich vor, wie Ihr Freundeskreis oder die Familie auf eine solche Diagnose reagieren würde. Wie können Sie mit diesen Reaktionen umgehen?

4 Kennen Sie andere Krankheiten, die sich sehr schnell ausbreiten? Wie werden diese übertragen?

Die **Mikrobiologie** befasst sich mit den kleinsten Lebewesen, den Mikroorganismen, die mit dem bloßen Auge nicht mehr erkannt werden können. Entstanden ist diese Fachrichtung der Biologie mit der Entwicklung von Mikroskopen, die die Entdeckung solcher Kleinstlebewesen erst ermöglichen. Zu den Vorreitern der Mikrobiologie gehören z. B. Louis Pasteur (1822–1895), der die Bakterien, die für den Gärungsprozess verantwortlich waren, durch Erhitzen unschädlich machte (Pasteurisieren), und Robert Koch (1843–1910), der den Tuberkuloseerreger als Ursache der Lungenerkrankung entdeckte.

Mikroorganismen existieren überall in der Umwelt, sowohl im oder auf dem menschlichen Körper, z. B. als physiologische Hautflora oder im Darm, als auch auf „toten Materialien" wie Geldscheinen, Türklinken usw. Jeder Organismus braucht ein spezielles Umfeld, um existieren zu können, z. B. Wärme, Feuchtigkeit, Sauerstoff und Salze.

Die Anzahl der Arten wird auf ca. drei Milliarden geschätzt, wobei nur ein kleiner Bruchteil davon bisher erforscht wurde. Das Interesse der Forscher gilt den Mikroorganismen, die entweder Probleme für den Menschen bedeuten, indem sie ihn krank machen oder die Umwelt negativ verändern, oder solchen, die vom Menschen genutzt werden können, indem sie z. B. zur Medikamentenherstellung, Schädlingsbekämpfung oder Energiegewinnung eingesetzt werden.

1.1 Krankheitserreger

Jeder Mikroorganismus hat einen eigenen Lebenszyklus und Lebensraum. Verlässt er diesen Lebensraum und gelangt in einen anderen Organismus, z. B. den Menschen, kann er das Gleichgewicht dieses Organismus empfindlich stören. Man nennt diese Störung Infektionserkrankung und den auslösenden Mikroorganismus Erreger.

Einige Erreger kommen in bestimmten Jahreszeiten gehäuft vor. Die in der Einstiegssituation genannte Kopflaus (Pediculus capitis) ist in der kühlen Jahreszeit am aktivsten. Gründe dafür sind noch nicht geklärt.

Von einer **Epidemie** wird gesprochen, wenn es zu einer kurzfristigen Häufung einer Infektionskrankheit bei mehreren Menschen in einem bestimmten Gebiet kommt. Liegt eine besonders schwere Erkrankung vor, wird auch der Begriff **Seuche** verwandt. Bei einer **Pandemie** tritt die Infektionskrankheit sehr häufig und über mehrere Länder verteilt auf. Bestimmte Infektionskrankheiten sind auf ein bestimmtes Gebiet begrenzt, z. B. die Malaria. Hier spricht man von einer **Endemie**.

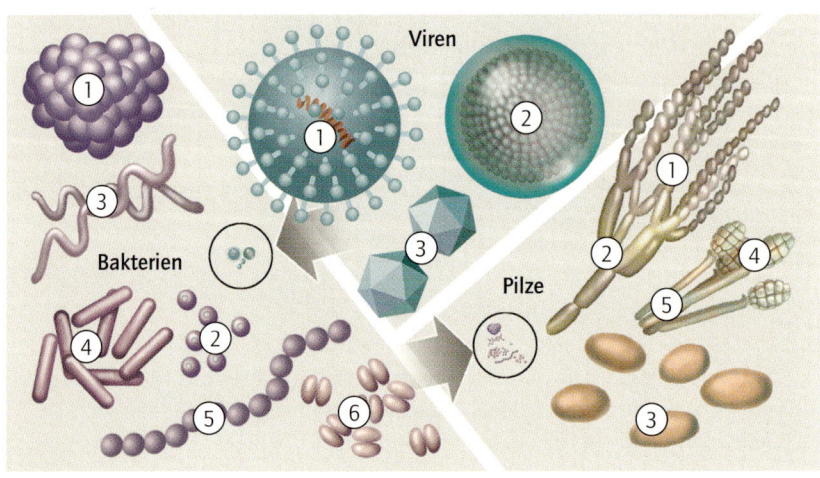

Bakterien	Viren	Pilze
1 – Staphylokokken	1 – Influenza Virus	1 – Sporen
2 – Kokken	2 – Hepatitis B Virus	2 – Penicillium
3 – Spirillen	3 – Herpes Virus	3 – Hefe
4 – Stäbchen		4 – Sporangium
5 – Streptokokken		5 – Alternaria
6 – Diplokokken		

1.1.1 Bakterien

Die häufigsten Krankheitserreger sind Bakterien (altgriechisch = Stäbchen). Sie sind Einzeller und vermehren sich durch Zellteilung. Sie besitzen keinen Zellkern, die DNA liegt lose in der Zelle. Sie bewegen sich frei in ihrer meist flüssigen Umwelt mithilfe von Flagellen (eine Art Schwanz/Flosse).

Bakterienarten

Bezeichnung	Form/Aussehen	Krankheiten
Kugelbakterien (Kokken)	Streptokokken (bilden Ketten)	Karies, Endokarditis
	Staphylokokken (bilden Haufen)	Wundinfektionen
	Diplo-/Tetrakokken (Doppel-/Vierfachbildung)	Pneumonie, Gonorrhoe
Stäbchenbakterien	fadenförmig	Milzbrand
	parkettähnlich	Pseudodiphterie
	winkelförmig	Tuberkulose, Diphtherie
spiralförmige Bakterien	korkenzieherartig (Spirillen)	Borreliose
	kurze Schrauben (Vibrionen)	Cholera
	spiralfederartig (Spirochäten)	Syphillis
Pilzartige (Aktinomyzeten)	fadenförmige Verzweigungen	Strahlenpilzkrankheit

So verschiedenartig das Aussehen ist, so auch der Lebensraum. Einige Bakterien können nur mit Sauerstoff überleben (aerobe Bakterien), während andere zugrunde gehen, wenn sie mit Sauerstoff in Berührung kommen (anaerobe Bakterien). Zudem gibt es noch fakultativ anaerobe Bakterien, die sowohl mit als auch ohne Sauerstoff überleben können.

Verändern sich die Umweltbedingungen zuungunsten der Bakterien, können einige Arten **Sporen** bilden. Diese Überlebensform kann unter Umständen Jahrzehnte lang überleben, bis sich die Umweltbedingungen wieder zugunsten des Erregers verändert haben.

Ein Merkmal zur Unterscheidung ist die **Gramfärbung**. Mit dieser labortechnischen Methode wird die Wandstruktur der Bakterien innerhalb weniger Minuten klassifiziert. Bei der Behandlung von gramnegativen Bakterien müssen andere Antibiotika als bei grampositiven eingesetzt werden. Die genaue Bestimmung der Bakterien kann oft mehrere Tage dauern.

Physiologisch spielen Bakterien eine wichtige Rolle im Körper des Menschen. Im Darm zersetzt z. B. Escherichia coli die aufgenommene Nahrung und regt die Darmtätigkeit an. Auf der Haut und der Schleimhaut unterstützt z. B. der Staphylococcus epidermis das Immunsystem und schützt vor schädlichen Keimen.

Antibiotika
Band 4, D 9.1

Hygienische
Hände-
desinfektion
Band 1, J 3.5.3

Die Behandlung von bakteriellen Infektionen geschieht meist mit Antibiotika. Diese wirken gegen die Bakterien, indem sie deren Vermehrung hemmen bzw. sie abtöten, ohne dabei die menschliche Zelle zu schädigen. Da jedes Bakterium anders aufgebaut ist und somit bestimmte Antibiotika nicht wirken bzw. Resistenzen hervorrufen können, sind eine Bestimmung des Erregers und ein Resistenztest vor Therapiebeginn wichtig.

Bei der Pflege von Patienten mit bakteriellen Infektionen ist besonders auf die persönliche Hygiene zu achten, vor allem, um andere Patienten und sich selbst nicht zu infizieren.

Antibiotikaresistenz

Unter dem Begriff der Antibiotikaresistenz werden bestimmte Eigenschaften der Bakterien verstanden, die es den Erregern ermöglichen, die Wirkung der verabreichten Antibiotika abzuschwächen oder ganz aufzuheben. Dies bedeutet, dass die Bakterien durch die Antibiotika nicht abgetötet werden und sich der Krankheitszustand des Betroffenen nicht verbessert.

Aus diesem Grund wird vor der Gabe von Antibiotika eine so genannte Resistenzbestimmung im mikrobiologischen Labor durchgeführt. Die aus dem Untersuchungsmaterial (z. B. Wundabstrich, Blut, Sputum) isolierten Erreger werden mit verschiedenen Antibiotika behandelt und die Reaktion anschließend abgelesen. So kann das für den individuellen Fall wirksamste Antibiotikum bestimmt werden.

Immer häufiger kommt es zu Resistenzen gegen Antibiotika. Eine der Hauptursachen ist noch immer der zu unkritische Einsatz dieser Medikamente.

Einer der gefürchtetsten Erreger, die eine Multiresistenz (gegen die meisten der bekannten Antibiotika immun) entwickelt haben, ist der multiresistente Staphylococcus aureus (MRSA).

1.1.2   Rickettsien

Dieser sehr kleine Erreger ist nach seinem Entdecker Howard Taylor Ricketts benannt. Ähnlich wie die Viren leben Rickettsien als intrazelluläre Parasiten ausschließlich in lebenden Zellen, die sie vor dem Immunsystem schützen.

Sie vermehren sich wie Bakterien durch Zellteilung, schnüren sich dann von der Zelle wieder ab oder zerstören diese. Ein labortechnischer Nachweis ist ausschließlich durch Zellkulturen möglich, da der Erreger außerhalb seines Lebensraums schnell zugrunde geht.

Zu den durch Rickettsien verursachten Erkrankungen gehören verschiedene Arten des Fleckfiebers oder das Q-Fieber. Einige Rickettsienarten werden über Parasiten wie Zecken, Läuse, Flöhe oder Milben übertragen. Rickettsien bilden keine sonstigen Überlebensformen und sind mit Antibiotika gut behandelbar.

1.1.3 Viren

Die Bezeichnung **Virus** stammt aus dem Lateinischen und bedeutet so viel wie Gift. Sie sind die kleinsten und primitivsten Mikroorganismen, haben keinen bzw. kaum Stoffwechsel und können sich daher nicht selbstständig vermehren. Dazu leben sie als Parasit in der Wirtszelle.

Nachdem sie in die Wirtszelle eingedrungen sind, löst sich ihre Eiweißhülle auf und die Wirtszelle wird dazu gebracht, die einzelnen Bestandteile nachzubauen. Viren haben jeweils entweder eine DNS (Desoxyribonukleinsäure) oder eine RNS (Ribonukleinsäure). Neue Viren werden gebildet, die die Wirtszelle verlassen bzw. diese zerstören und in die nächsten eindringen. Viele Viren passen ihr Erbmaterial ständig den Erfordernissen ihrer Umgebung an, d. h., sie mutieren. Dabei entstehen ständig neue Stämme, die auf bisherige Medikamente oder Impfungen nicht mehr reagieren.

Die meisten Viren rufen sehr schnell Krankheitssymptome hervor, z. B. die Grippe. Es gibt jedoch auch Arten, die sich wie „Schläfer" in Zellen einnisten und erst nach Jahren wieder aktiv werden, z. B. HIV (Human immunodeficiency virus) oder Gürtelrose. Andere verändern das Genmaterial der befallenen Zellen auf Dauer, so dass sie entarten, z. B. das humane Papillomvirus beim Gebärmutterhalskrebs.

Die Form der Viren ist sehr unterschiedlich, sie können kugelig, oval, quader-, stäbchen- oder fadenartig sein. Klassifiziert werden können Viren nach dem Ort des befallenen Wirtsgewebes.

Mögliche Virenklassifikation

Ort	Krankheitsbeispiel
Haut – dermatrope Viren	Herpes, Papillome
Lunge – pneumotrope Viren	Grippe, SARS (schweres akutes respiratorisches Syndrom)
Nerven – neurotrope Viren	Poliomyelitis, Meningitis
Leber – hepatrope Viren	Hepatitis

Die Forscher hoffen, Virenarten entwickeln zu können, die sich positiv auf den Menschen auswirken, z. B. Anti-Krebs-Viren. Diese sollen ausschließlich Krebszellen als Wirtszellen benutzen und diese zerstören.

Bei der Behandlung müssen spezielle Antivirostatika eingesetzt werden, da Antibiotika auf Viren nicht wirken. Problematisch dabei ist, dass die Viren den menschlichen Körper zur Vermehrung nutzen. Das Mittel muss also gezielt auf die Viren wirken, ohne die menschliche Zellfunktion zu stören.

Die üblichen Händedesinfektionsmittel wirken bei den meisten Viren, leider nicht bei allen. Zum Beispiel muss bei Verdacht auf Noroviren ein spezielles Desinfektionsmittel benutzt werden.

Noroviren
Band 4, C 2.5.1

1.1.4 Protozoen

> Die **Protozoen** (griechisch: Urtierchen) sind wie die Bakterien Einzeller, die sich durch Zellteilung vermehren. Die Protozoen besitzen jedoch einen oder mehrere Zellkerne und werden zu den tierischen Einzellern gezählt.

Bei schlechten Umweltbedingungen können sie sich in einen „Winterschlaf" zurückziehen und sich in eine Zyste umwandeln. Dort ruht der Erreger, bis sich die Bedingungen gebessert haben. Viele Tropenkrankheiten, wie Malaria oder Schlafkrankheit, werden durch Protozoen hervorgerufen. Man unterscheidet sie an ihren Organellen.

Protozoenarten

Klassifikation	Erkrankungen
Wurzelfüßler (Rhizopoden) – bewegen sich mit Scheinfüßchen, die auch Nahrung aufnehmen	Amöbiasis
Geißeltierchen (Flagellaten) – Schwimmen mit haarähnlichen Anhängen	Trichonomiasis, Schlafkrankheit
Wimpertierchen (Ziliaten) – bewegen sich mit Wimpern fort, die auch der Nahrungszuführung dienen	Balantidiumruhr
Sporentierchen (Sporozoen) – bewegen sich durch Fibrillen im Zellinneren, bilden sporenartige Nachkommen	Toxoplasmose, Malaria

Im Gegensatz zu den meisten Viren oder Bakterien, die immer nur in einer Wirtsgattung, z. B. dem Menschen, überleben können, gibt es Protozoenarten, die alle Säugetiere befallen können, z. B. Toxoplasmose, oder solche, die ein Tier als Zwischenwirt brauchen, z. B. Malaria.

Zur Therapie von Protozoeninfektionen werden verschiedene Medikamente eingesetzt, zum einen speziell dafür entwickelte Arzneien, aber auch Antibiotika.

1.1.5 Pilze

> **Pilze**, auch Myzeten oder Fungi genannt, sind Einzeller, die zentimeterlange Pilzfäden (Hyphen) bilden können, die sich wiederum zu einem Myzel, einem Pilzgeflecht zusammenschließen können. Dieses wächst zwischen den Wirtszellen oder dringt in diese ein und ernährt sich von den dort gelösten Nährstoffen. Pilze vermehren sich durch Sprossung (Sprosspilze oder Blastomyzeten/Hefepilze) oder durch Sporen (Fadenpilze oder Hyphomyzeten).

Pilzinfektionen können in oberflächliche und systemische Infektionen unterschieden werden. Die oberflächlichen Infektionen betreffen die Haut, Schleimhaut, Haare oder Nägel des Menschen und werden durch Dermatophyten hervorgerufen. Der

Fußpilz ist eine der häufigsten Pilzinfektionen der Haut, da der Erreger ein feucht-warmes Klima bevorzugt. Im Magen-Darm-Trakt leben bei den meisten Menschen die Candida-Pilze, die nur bei einer geschwächten Abwehr Krankheitszeichen hervorrufen.

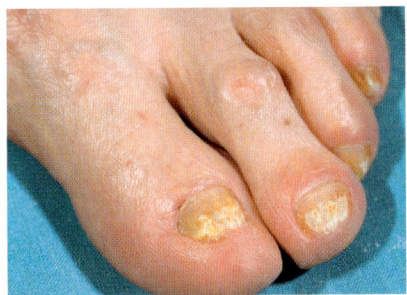

Nagelpilz

Als Nachweis für eine Pilzinfektion können die klassischen Symptome der Dermatophyten wie oberflächliche Entzündungen, weiße, fest sitzende Beläge oder die typischen Hautveränderungen gelten, wie auch der Nachweis des Pilzes in dem entsprechenden Material.

Bleibt der Erreger lokal begrenzt, ist er mit speziellen Antimykotika lokal gut behandelbar. Dringt er jedoch in den Blutkreislauf ein, kann er auch andere innere Organe befallen, was die Behandlung deutlich erschwert. Diese systemische Infektion tritt fast ausschließlich bei stark immungeschwächten Menschen auf.

Zusätzlich zu den Infektionen werden durch Schimmelpilze in der Luft vermehrt Allergien ausgelöst.

Pilzinfektion nach Antibiotikagabe

Nach der intravenösen Behandlung mit Antibiotika besteht ein erhöhtes Risiko für den Behandelten, eine – meist lokale – Pilzinfektion zu entwickeln. Antibiotika greifen die natürliche Schutzflora der Haut und Schleimhaut an und machen es Pilzen leichter, sich dort anzusiedeln. Meist zeigt sich ein Pilzbefall im Mund (Soor) oder in der Scheide (Vagina). Patienten, die mit Antibiotika behandelt werden, sollten daher auf Beschwerden oder Veränderungen dieser Körperbereiche beobachtet und angemessen befragt werden.

1.1.6 Parasiten

Hierunter fallen alle Kleinstlebewesen, die im menschlichen Körper Krankheiten hervorrufen.

Parasit (griechisch: para = neben und sitos = gemästet) bezeichnete im antiken Griechenland den Vorkoster und Unterhalter, der so umsonst mitgegessen hat.

Läuse

Läuse sind Hautparasiten, die stark behaarte Körperregionen befallen. Während Kopfläuse die Kopfhaut befallen, bevorzugen Filzläuse Haut mit vielen Schweißdrüsen, also Achsel-, Brust- oder Genitalbereich. Sie ernähren sich von Blut, die Bissstellen jucken oft stark und können sich ekzemartig verändern. Läuse legen Eier (Nissen), die sie an den Haarbälgen befestigen. Kleiderläuse befallen nur Bekleidung, können aber andere Erreger übertragen.

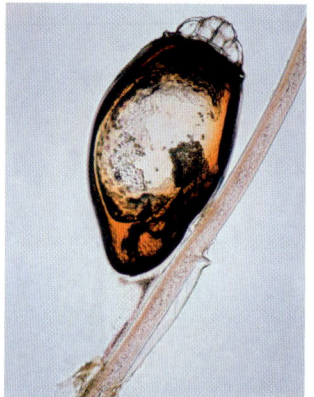

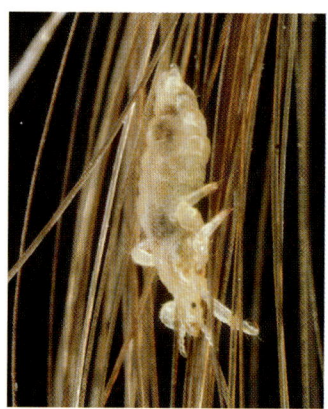

Nisse; nach 7–10 Tagen schlüpfen daraus die Larven

Laus; kann pro Lebenszyklus (ca. sechs Tage) 100–150 Eier legen

Ein sicherer Nachweis für einen Befall mit Läusen sind Nissen. Auch wenn keine einzelne Laus gesichtet werden kann, müssen dann alle therapeutischen Maßnahmen durchgeführt werden.

Besonders Kopfläuse lassen sich sehr schnell übertragen (enger Körperkontakt, Garderobe, ausleihen von Mütze oder Schal). In Kindergärten und Schulen kommt es immer wieder zu Läuseepidemien, so dass die Einrichtungen zeitweise geschlossen werden müssen. Zur Behandlung wird heute spezielles, in den Apotheken rezeptfrei erhältliches Läusemittel benutzt, meist als Shampoo, das die lebenden Läuse abtötet. Die Nissen werden durch diese Mittel nicht bekämpft und müssen gesondert behandelt werden. Mit Essigwasser (60 ml Essig auf 1000 ml Wasser) werden die Nissen vom Haarbalg gelöst und anschließend mit engzinkigen Nissenkämmen aus den Haaren herausgekämmt.

Wichtig bei der Behandlung ist, dass Läuse und Nissen auf kontaminiertem Material wie Kleidung, Kissen oder Schmusetiere durch Hitze-Sterilisation (waschen bei mindestens 60°C), durch Kühlung (mindestens 24 Stunden in der Gefriertruhe) oder durch aushungern (zwei Wochen in fest verschlossenen Plastiksäcken) abgetötet werden. Ebenso sollten sich alle Personen, die mit im Haushalt leben, einer Läusebehandlung unterziehen.

Würmer

Würmer werden auch **Helmithen** genannt. Sie haben heute in der westlichen Welt kaum noch eine Bedeutung. Durch die zunehmende Reisefreudigkeit in immer exotischere Länder und unterschiedlichen Hygienestandards können sich Menschen dennoch mit Würmern infizieren und behandlungsbedürftig werden.

Wurmarten

Wurmart	Zwischenwirt	Befallenes Organ
Bandwürmer (Cestoda) Fisch-, Schweine-, Rinder-, Hunde-, Fuchsbandwurm	jeweiliges Tier bzw. der Mensch	Darm Ist der Mensch Zwischenwirt, wird Leber, Lunge, Gehirn befallen.
Saugwürmer (Trematoda) Großer und kleiner Leberegel, Schistosoma-Arten	Schnecken, Wasserpflanzen Ameisen	Leber, Darm oder Blase
Fadenwürmer (Nematoda) Maden-, Spul-, Hakenwurm	keine	Darm
Filarien Lymph- und Knotenfilarie, Medinawurm	Krebse, Stechmücken	Lymphsystem, Bindegewebe, Augen

Bei vielen Wurmarten ist ausschließlich der Darm befallen. Dann ist eine Therapie mit den entsprechenden Medikamenten erfolgreich. Als Nachweis gilt hier das Ausscheiden von Würmern, Wurmteilen oder Wurmeiern. Anders wenn innere Organe von Würmern oder deren Zwischenstadien befallen sind. Die Symptome müssen dann richtig gedeutet und der Nachweis des Wurmbefalls mit bildgebenden Verfahren oder mithilfe einer Biopsie gesichert werden. Die befallenen Organe oder Organteile müssen dann meist, so weit möglich, operativ entfernt werden.

Krätze (Skabies)

Krätze ist eine ansteckende, stark juckende Hautkrankheit, die durch Krätzmilben hervorgerufen wird und meldepflichtig ist.

Die weiblichen Milben graben kleine Gänge in die Haut, vorzugsweise Fingerzwischenräume, Bauchnabel, bei Frauen Brustwarzen, bei Männern Penis und legen dort ihre Eier ab. Nach drei Wochen schlüpfen neue, geschlechtsreife Milben.

Krätze kommt, wie Läuse, in den Herbst- und Wintermonaten häufiger vor als in anderen Jahreszeiten. Ein Nachweis von Skabies geschieht durch die Begutachtung der befallenen Stellen mit der Lupe und den Nachweis von Bohrlöchern und Gängen. Zusätzlich kann am gewonnenen Material die Milbe und deren Eier nachgewiesen werden.

Skabies heilt nicht alleine ab. Die Haut muss immer mit einem Anti-Skabies-Mittel behandelt werden. Ähnlich wie bei Läusen müssen Familienmitglieder mitbehandelt und die gesamte Umgebung gereinigt werden.

1.2 Angriffswaffen der Erreger

Jeder Erreger gelangt in unterschiedlicher Art und Weise in einen menschlichen Körper und richtet unterschiedliche Schäden an. Ausschlaggebend dafür sind folgende Faktoren:

♦ Infektionsquelle

♦ Infektionsweg

♦ Infektiosität

♦ Pathogenität

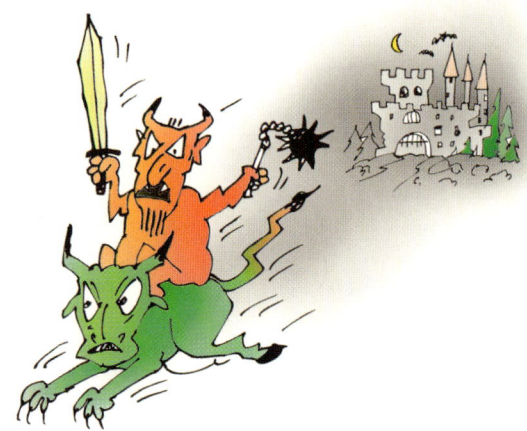

1.2.1 Infektionsquelle

Die Infektionsquelle, auch Erreger- oder Virusreservoir genannt, ist der Ort, an dem die Erreger leben und von dem aus sie sich auf den Infektionsweg begeben. Sie können in oder auf Lebewesen leben sowie auf unbelebten Stoffen. Auch scheinbar gesunde Lebewesen können Erreger in sich tragen, z. B. in der Inkubationszeit oder als nicht erkrankte Ausscheider (z. B. bei einer Infektion mit Salmonellen).

Werden die Erreger direkt über Ausscheidungen (Urin, Stuhl) übertragen, sprechen wir von einem offenen Infektionssystem und einer ansteckenden Infektionskrankheit. Werden sie über blutsaugende Insekten übertragen, sprechen wir von einem geschlossenen Infektionssystem und einer übertragbaren Infektionskrankheit. Prinzipiell gilt, je näher die Infektionsquelle dem Menschen kommt, desto größer ist die Gefahr der Infektion.

1.2.2 Infektionsweg

Der Infektionsweg des Erregers reicht von der Infektionsquelle bis zur Eintrittspforte am Menschen. Man unterscheidet in homologe und heterologe Infektionswege.

Bei dem **homologen** Infektionsweg wird die Infektion von Mensch zu Mensch auf direktem Weg weitergegeben (z. B. durch Kontakt- oder Tröpfcheninfektion bei Grippe, Skabies). Auch eine diaplazentare (in der Schwangerschaft über den Mutterkuchen) Ansteckung ist bei einigen Erregern möglich (z. B. Syphilis, Toxoplasmose).

Gelangt der Erreger auf indirektem Weg in den Menschen, wird dies **heterolog** genannt (z. B. über Schmutz oder Staub, Schmierinfektion, durch Trinkwasser oder Nahrungsmittel, z. B. Salmonellen, Noroviren). Zu diesen Ansteckungswegen zählt auch die direkte und indirekte Infektion durch Tiere, tierische Zwischenwirte oder Erdbazillen wie bei Tetanus oder Gasbrand.

Ist der Erreger in den menschlichen Körper gelangt, hat er mehrere Möglichkeiten, sich dort weiter auszubreiten und zu vermehren. Je nach Erreger und Abwehrlage des Menschen kann der Erreger über alle vier Ausbreitungsmöglichkeiten verfügen. Die Unterscheidung ist für die Behandlung der hervorgerufenen Krankheit von Bedeutung:

♦ lokale Begrenzung: betrifft nur das in der direkten Nachbarschaft liegende Gewebe eines Organs

♦ endozelluläre Ausbreitung: bestimmte Erreger können nur endozellulär überleben (Viren, Protozoen, Rickettsien), sie befallen eine Zelle nach der anderen und zerstören sie

♦ lymphogene Ausbreitung: die Erreger sind in Lymphbahnen eingedrungen und werden über die Lymphe weiter verbreitet („Blutvergiftung")

♦ hämatogene Ausbreitung: die Erreger sind in den Blutkreislauf eingedrungen und werden in dem gesamten Körper verteilt (Sepsis)

1.2.3 Infektiosität

Die Infektiosität beschreibt die Ansteckungsfähigkeit des Erregers und besteht aus vier Eigenschaften der jeweiligen Erreger:

♦ Übertragbarkeit (z. B. ist die Übertragung von HIV ausschließlich über Blutkontakt und Sperma bzw. Scheidenflüssigkeit möglich, im Gegensatz zur Grippe, die durch Tröpfcheninfektion übertragbar ist)

♦ Haftungsvermögen am Menschen (Adhäsionsvermögen)

♦ Eindringungsvermögen in die menschliche Zelle (Invasion)

♦ Vermehrungsvermögen (je schneller sich der Erreger vermehrt, desto weniger Chancen hat der menschliche Körper, ihn abzuwehren)

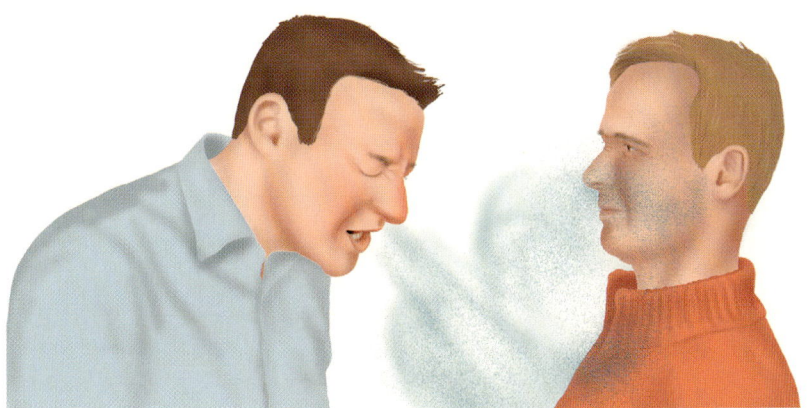

Ansteckungswege

Der einzelne Erreger hat verschiedene Unterstützungssysteme, die mehr oder weniger stark ausgeprägt sind. Dazu gehört seine Beweglichkeit, die z. B. durch Geißeln oder Fibrillen begünstigt wird, eine schützende Außenhaut oder das Anpassungsvermögen an die jeweils herrschenden Lebensbedingungen. Diese Systeme schützen den Erreger vor den ersten Abwehrmechanismen des Menschen.

1.2.4 Pathogenität

Mit der Pathogenität wird die Fähigkeit zur Krankheitserzeugung beschrieben. Erreger besitzen im Wesentlichen zwei Möglichkeiten, pathogen zu wirken: mit Toxinen oder mit Enzymen.

Bei den Toxinen kann in Ausscheidungsgifte (Exotoxine), die als Abfallprodukt ausgeschieden werden, und in Zerfallsgifte (Endotoxine), die beim Zerfall des Erregers freigesetzt werden, unterschieden werden.

Die Enzyme werden gezielt vom Erreger eingesetzt, um eine chemische Reaktion der Zellen hervorzurufen, die sich positiv für ihn auswirkt (z. B. Kollagenase löst Kollagen auf, Leukozidin lähmt Leukozyten, Streptokinase löst Erythrozyten auf). Eine sehr hohe Pathogenität wird auch **Virulenz** genannt.

1.2.5 Einschränkungen der Angriffskraft

Verschiedene Erreger unterliegen z. T. natürlichen Einschränkungen, die die oben genannten Aspekte begrenzen. So besitzen viele Erreger ein natürliches Infektionsspektrum. Sie können nur auf bestimmte andere Organismen oder Zellen wirken, z. B. pneumotrope Viren nur in der Lunge. Bestimmte Erreger sind alleine zu schwach, um Krankheiten auszulösen. Sie wirken nur zusammen mit anderen Erregern (Paratyphus braucht z. B. den Erreger der Schweinepest).

Das Gegenteil davon ist der **Bakterienantagonismus**. Hier verhindern bestimmte Bakterien oder Pilze, dass sich andere Erreger vermehren können oder töten diese ab (z. B. unterdrücken Kolibakterien die Vermehrung der Gasbranderreger).

Auch die Mutation kann positive Effekte zeigen. So können sich Stämme entwickeln, die weit weniger infektiös oder pathogen sind und nur sehr wenige Krankheitszeichen hervorrufen.

1.3 Abwehr des menschlichen Körpers

So vielfältig die Angriffswaffen der Erreger sind, so vielfältige Verteidigungsstrategien hat der Mensch, um sich dagegen zu wehren:

♦ äußerer Schutzwall

♦ zelluläre Abwehr

♦ humorale Abwehr

♦ verschiedene Therapiemöglichkeiten

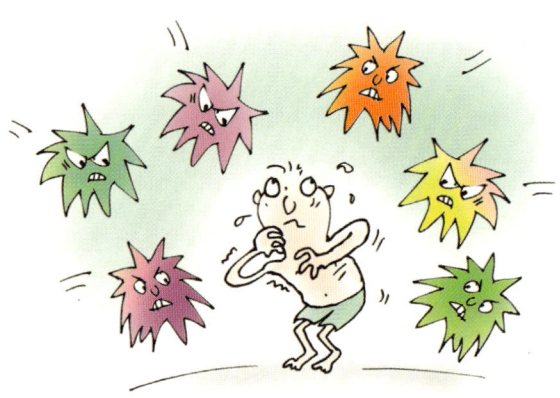

1.3.1 Äußerer Schutzwall

Die Haut bildet den äußeren Schutzwall des Menschen. Sie ist die erste Barriere, die ein Erreger überwinden muss, bevor er in den Körper eindringen kann.

Dabei sind drei Eigenschaften wichtig: Die Haut bildet mit ihrer Hornschicht ein festes Zellgefüge, das einen **mechanischen Schutz** gegenüber Erregern darstellt. Die natürlichen Körperöffnungen (z. B. Auge, Nase, Ohren) sind mit sichtbaren Haaren versehen, die den Erregern und Fremdkörpern ein Eindringen erschweren. Die Schleimhaut (z. B. Respirationstrakt) ist mit feinen Flimmerhärchen versehen, die selbst produzierten Schleim mit den Erregern wieder nach außen transportiert. Ist die Haut hingegen verletzt, können Erreger leicht ins Körperinnere eindringen.

Der physiologische Säuremantel der Haut bildet einen **chemischen Schutz**. Talg- und Schweißdrüsen produzieren einen unsichtbaren Film aus Milch- und anderen Fettsäuren, der ein ungeeignetes Milieu für Erreger darstellt. An einigen natürlichen Körperöffnungen sitzen Drüsen, die Schleim mit bakteriziden Eigenschaften produzieren, z. B. die Tränenflüssigkeit, Vaginalsekret oder Magensaft. Wird der physiologische Säure-Fett-Mantel z. B. durch falsche Körperpflege zerstört, können sich Erreger leichter ansiedeln und durch leichter entstandene Hautdefekte in den Körper eindringen.

Trotz Säureschutzmantel leben auf der Haut und den äußeren Schleimhäuten massenhaft pathogene und apathogene Erreger, die einen **bakteriellen Schutz** bilden. Zum Teil behindern sie andere pathogene Erreger bei der Ansiedlung auf der Haut, z. T. halten sie sich durch Bakterienantagonismus gegenseitig in der Waage. Beschädigt werden kann dieser bakterielle Schutz durch falsche Pflege oder durch die Einnahme von Antibiotika, die nicht nur die pathogenen, sondern auch apathogene Bakterien zerstören.

Haut
Band G, D 1

1.3.2 Zelluläre Abwehr

In den Körper eingedrungene Zellen werden sofort von der körpereigenen Abwehr, dem retikulohistiozytären System (RHS) empfangen und bekämpft. Das RHS besteht aus verschiedenen Zellen in Milz, Leber, Knochenmark, dem Lymphsystem und den Leukozyten.

Die zelluläre Abwehr kann spezifisch und unspezifisch stattfinden. Die unspezifische Abwehr wird von den Makrophagen und Granulozyten gebildet und bekämpft die Erreger allgemein. Fremdstoffe und Erreger werden von den Ausstülpungen der Makrophagen und Granulozyten umschlossen, durch Enzyme zerstört und regelrecht aufgefressen. Dieser Vorgang wird **Phagozytose** genannt.

In Lymphknoten, Milz, Leber und Knochenmark befinden sich stark verzweigte Höhlensysteme, durch die die Flüssigkeiten mit den Erregern fließen müssen. Dort befinden sich festsitzende Retikulumzellen. Werden an diesen Stellen Erreger vorbeigespült, können sie von diesen Zellen gefangen und phagozytiert (gefressen) werden. Bei der spezifischen zellulären Abwehr werden die T-Lymphozyten aktiviert (T steht für Thymus, den Ort der Bildung), die in den Blut- und Lymphbahnen zirkulieren.

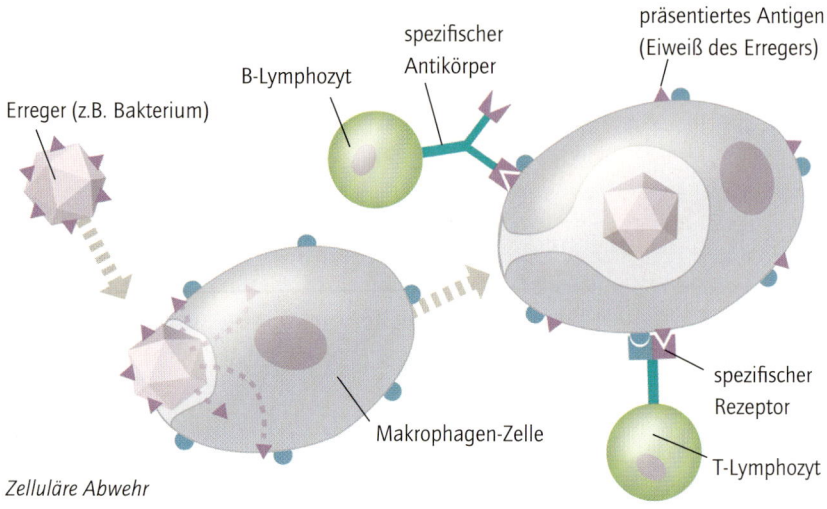

Erreger (z.B. Bakterium)

B-Lymphozyt

spezifischer Antikörper

präsentiertes Antigen (Eiweiß des Erregers)

Makrophagen-Zelle

spezifischer Rezeptor

T-Lymphozyt

Zelluläre Abwehr

Diese Zellen bilden spezielle Rezeptoren, die an den passenden Erregern andocken und diesen unschädlich machen. Zum Teil wird diese Abwehrreaktion in bestimmten Gedächtniszellen gespeichert, so dass bei einer erneuten Infektion schnell die passenden Lymphozyten aktiviert und produziert werden können.

1.3.3 Humorale Abwehr

Dem menschlichen Körper stehen nicht nur spezielle Zellen zur Abwehr zur Verfügung, er kann auch bestimmte Flüssigkeiten produzieren, die pathogene Erreger schädigen (humor = Flüssigkeit). Auch hier wird in spezifische und unspezifische Abwehr unterteilt.

Bei der unspezifischen Abwehr geht es darum, Fremdeiweiße zu erkennen, Fresszellen – wie Makrophagen oder Granulozyten – anzulocken, zu stimulieren und Bakterienzellwände aufzulösen. Letzteres geschieht mit der Bildung von **Lysozymen**.

Bei der spezifisch humoralen Abwehr reagiert der Körper auf das Antigen (den Fremdkörper / das Gift, das der Erreger für den Körper darstellt) und bildet Antikörper (Antigen-Antikörper-Reaktion). Diese werden von den B-Lymphozyten gebildet (B steht für Bones = engl. Knochen; das Knochenmark ist die Bildungsstätte). Die Antikörper (Immunglobuline) wirken nur auf bestimmte Erreger und vernichten diese. Auch hier bilden sich nach der Infektion meist Gedächtniszellen, die bei einer Reinfektion einen Krankheitsausbruch verhindern, da die Antikörper dann schnell aktiviert und produziert werden können.

1.3.4 Vorbeugung

Die beste Therapie bei Infektionen ist immer die Vorbeugung. Vielen Infektionen kann aus dem Weg gegangen werden, indem man die Infektionsherde meidet, entsprechende Schutzmaßnahmen trifft oder das Immunsystem stärkt. Diese vorbeugenden Maßnahmen sind besonders bei bereits abwehrgeschwächten Personen von Bedeutung. Zu den gefährdeten Personen, die für eine Infektion anfälliger sind, gehören alte Menschen, Früh- und Neugeborene und Menschen, die immunsupprimiert sind, also Menschen nach einer Fremdorgantransplantation. Im Umgang und bei der Pflege dieser Personen ist daher besondere Sorgfalt und Aufmerksamkeit gegenüber Risikofaktoren geboten.

Das Immunsystem stärkende und schwächende Faktoren

Stärkende Faktoren	Schwächende Faktoren
• Gesunde Ernährung (Vitamine, Spurenelemente, Mineralstoffe) • Vermeidung von Giften (Nikotin, Alkohol, andere Drogen, Umweltgifte) • ausreichend Schlaf und Bewegung • Vermeidung von chronischem Stress • kurze Kältereize (kalte Güsse, Sauna)	• Lebensalter (Kleinkinder und Hochbetagte) • chronische Erkrankungen wie Diabetes mellitus • Immunsupressiva • ungesunder Lebenswandel (schlechte Ernährung, zu wenig Schlaf, Stress)

Kommt es trotzdem zu einer Infektion, stehen verschiedene Medikamente zu deren Bekämpfung zur Verfügung, die man in lokal und systemisch wirksame unterteilen kann.

Zur lokalen Therapie können z. B. bei der Wundbehandlung Desinfektionsmittel eingesetzt werden. Antibiotika werden aufgrund der hohen Resistenzbildung nicht mehr lokal, sondern systemisch angewandt. Zur systemischen Therapie werden Antibiotika per oral oder intravenös eingesetzt.

Infusionstherapie Band 4, E 4

Aufgrund falscher oder nicht konsequenter Anwendung kommt es immer häufiger zu Resistenzen der Erreger gegenüber den Antibiotika. Deshalb sind vor ihrer Gabe vier Fragen zu beantworten:

♦ Bedarf diese Erkrankung der Gabe von Antibiotika?

♦ Auf welche Antibiotika reagiert der Erreger empfindlich?

♦ Gelangt das Antibiotikum in ausreichender Menge an den Ort, an dem es wirken soll?

♦ Ist die Dauer der Behandlung ausreichend?

Jedes Antibiotikum hat ein anderes Wirkprinzip; die meisten töten die Keime ab oder hemmen deren Vermehrung. Antibiotika sind nur bei Bakterien als identifizierte Erreger wirksam. Es wurden jedoch auch spezielle Medikamente entwickelt, die gegen Pilze (Antimykotika) oder gegen Viren (Antivirostatika) wirken. Nicht jeder Betroffene verträgt die Medikamente gleich gut. Bei der Verabreichung und während der Therapie ist daher auf Zeichen der Unverträglichkeit (Übelkeit, Erbrechen, Durchfall, Hautausschlag, in schweren Fällen Atemnot) zu achten und zu dokumentieren.

Allergischer Schock Band 4, B 2

Antibiotika Band 4, D 9.1

1.4 Immunisierung

Immunisierung nennt man die Bildung/das Vorhandensein von Antikörpern gegen bestimmte Erreger. Diese Immunisierung kann man zur Vorbeugung gegen Infektionserkrankungen auch künstlich erzeugen: mit der Impfung. Hierbei kann man die aktive und die passive Impfung unterscheiden.

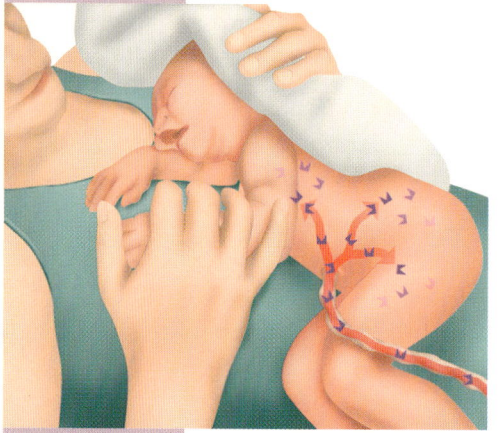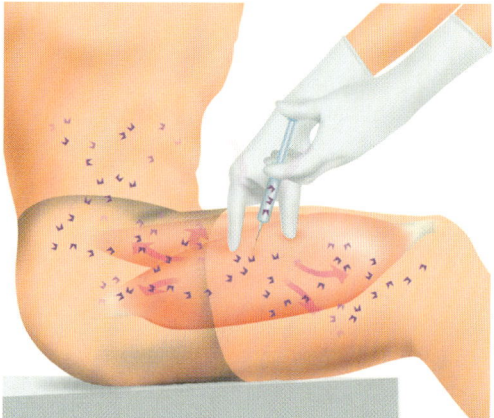

Immunisierungsmöglichkeiten

1.4.1 Natürliche Immunisierung

Zu Beginn des Lebens besitzt der Mensch die so genannte **Leihimmunität**, da er frühestens ab dem 3. Lebensmonat fähig ist, eigene Abwehrkörper zu bilden. Schon der Fötus erhält im Mutterleib über die Plazenta Antikörper der Mutter. Diese und auch die über die Muttermilch übertragenen Immunglobuline schützen ihn in den ersten Lebenswochen vor Infektionen. Der Säugling erhält nur die in der Mutter vorhandenen Antikörper. Besitzt die Mutter gegen bestimmte Infektionserkrankungen keine, ist auch der Säugling nicht geschützt.

Nach drei bis sechs Monaten verlieren diese Antikörper ihre Wirkung und der Mensch kann an den verschiedenen Infektionen erkranken. An vielen Infektionskrankheiten, wie z. B. Mumps, Masern oder Röteln, erkrankt der Mensch nur einmal im Leben. Durch die Infektion baut das Immunsystem Antikörper auf, deren Daten gespeichert werden und die viele Jahre bis ein Leben lang dem Körper zur Verfügung stehen und neu eingedrungene Erreger sofort bekämpfen und abtöten.

Besonders Viren können sehr stark in den einzelnen Stämmen variieren. Dies führt dazu, dass es sehr viele Unterstämme eines pathogenen Virus gibt und es immer wieder zu Infektionen kommen kann, z. B. bei der Influenza (Grippe). Dann kann der Mensch nur Antikörper gegen den jeweiligen Stamm bilden, die jedoch nicht gegen andere Stämme wirksam sind.

1.4.2 Passive und aktive Impfung

Die ersten Impfungen wurden bereits ca. 100 Jahre vor Christus durchgeführt. In China wurden gesunde Menschen zur Vorbeugung mit Pocken infiziert, mit dem Erfolg, dass sie eine milde Form der Erkrankung durchliefen. Dieses Verfahren wurde **Variolation** genannt. Aufgrund eines weltweiten, konsequenten Impfprogramms gelten die Pocken heute als ausgerottet.

> Bei der passiven Impfung lässt sich der Körper bedienen, bei der aktiven Impfung wird er zum Selbstmachen angeregt.

Bei der **passiven Impfung** werden dem Körper von anderen Lebewesen (Mensch, Schwein, Pferd) produzierte Antikörper injiziert. Diese Impfung wird vorgenommen, wenn eine aktive Impfung nicht möglich ist oder schon eine Infektion besteht. Das Immunsystem ist bei dieser Impfung nicht gefordert, es verhält sich passiv. Die Antikörper stehen sofort zur Verfügung und können den Erreger aktiv bekämpfen, ohne zusätzliche Symptome zu verursachen.

Die passiven Impfungen haben jedoch auch einige Nachteile:

♦ Die Immunisierung besteht meist nur wenige Tage bis Wochen, da keine Gedächtniszellen gebildet werden und der Körper keine eigenen Antikörper gebildet hat. Eine Reinfektion ist möglich.

♦ Werden bei Reinfektionen die gleichen körperfremden Immunglobuline benutzt, kann es zu heftigen allergischen Reaktionen kommen.

Bei der **aktiven Impfung** werden abgeschwächte oder abgetötete Erreger, Erregerteile oder Toxine in den Körper eingebracht und somit eine Infektion simuliert. Dies kann je nach Serum oder Abwehrlage zu leichten Krankheitszeichen wie erhöhte Temperatur, Unwohlsein, Abgeschlagenheit oder lokalen Reaktionen (Rötung, Schwellung, Schmerz) an der Impfstelle führen. Das Immunsystem bildet Antikörper, ohne dass der Mensch die Krankheit durchläuft. Meist müssen die aktiven Impfungen, um einen ausreichenden Schutz aufzubauen, nach wenigen Wochen bis Monaten wiederholt werden. Um diesen Schutz aufrechtzuerhalten, ist meist eine Auffrischimpfung nach ein bis zehn Jahren notwendig. Vorteil der aktiven Impfung ist, dass dem Immunsystem die Antikörper über viele Jahre bis ein Leben lang zur Verfügung stehen bzw. schnell wieder reproduziert werden können.

Die aktive Immunisierung kann nur bei Erregern vorgenommen werden, die ihr Aussehen ständig beibehalten und nicht mutieren, wie z. B. der Influenza- oder der HI-Virus.

Der Erfolg beider Impfarten kann mit dem Nachweis der Antikörper im Blut erbracht werden. Diese werden Titer genannt.

Besteht der Verdacht auf eine Infektion und der Mensch besitzt keine Antikörper, kann sowohl eine passive Impfung, zur sofortigen Abwehr des Erregers, als auch eine aktive Impfung, zum Erwerb von dauerhaften Antikörpern, notwendig sein, z. B. bei Tetanus. Gerade bei Menschen mit Demenz, die sich durch einen Sturz eine Verletzung zugezogen haben und bei denen keine Angabe über den Impfstatus vorliegt, wird sowohl passiv geimpft, um einen Ausbruch bei einer möglichen Infektion zu verhindern, als auch eine aktive Impfung durchgeführt, um einen zukünftigen Impfschutz zu erwerben.

1.4.3   Impfempfehlungen

Allgemein besteht Übereinstimmung darüber, dass Impfungen sinnvoll sind. Besonders bei schweren Erkrankungen, wie die Kinderlähmung, wird eine Prävention durch Impfen kaum noch diskutiert. Impfgegner und Impfmüdigkeit haben jedoch in Deutschland Bestand. Gründe dafür sind zum einen die geringe Häufigkeit, mit der bestimmte Infektionserkrankungen vorkommen und die den Anschein erweckt, dass kaum ein Infektionsrisiko besteht. Zum anderen besteht die Meinung, dass durchlebte Erkrankungen einen besseren Schutz bieten als Impfungen. Die meisten dieser Argumente können anhand von statistischen Zahlen entkräftet werden.

Zuständig für die Erarbeitung von Impfempfehlungen für die Bundesrepublik ist die ständige Impfkommission (STIKO) am Robert Koch Institut. Sie stimmt die eigenen Empfehlungen mit der WHO ab, so dass einzelne Infektionserkrankungen weltweit ausgerottet werden können. Zurzeit ist es erklärtes Ziel, mit sehr hohen Durchimpfungsraten die Masern und die Poliomyelitis weltweit zu eliminieren.

Mit den ersten Impfungen wird schon im Säuglingsalter begonnen, damit der Schutz dann besteht, wenn das Kleinkind aufgrund der Lebensumstände mit vielen Erregern in Berührung kommt, z. B. im Kindergarten.

Diese Impfempfehlungen beziehen sich auf allgemeine Infektionserkrankungen. Je nach Arbeitsgebieten und Lebensgestaltung sind noch andere Impfungen empfehlenswert, z. B. sollten sich Menschen, die sich viel im Freien aufhalten, gegen FSME (Frühjahr-Sommer-Meningo-Enzephalopathie, wird durch Zecken übertragen) impfen lassen; Jäger, Förster und Tierärzte gegen Tollwut.

Auch bei Fernreisen sollte man sich frühzeitig mit den dort vorkommenden Infektionserkrankungen auseinandersetzen und die nötigen Impfungen vornehmen lassen, wie Gelbfieber, Hepatitis A oder Typhus. Auskünfte erteilen die tropenmedizinischen Institute.

Impfempfehlungen

Erkrankung/Alter		2. Monat	3. Monat	4. Monat	11.-14. Monat	15.-23. Monat	2.-3. Jahr	5.-6. Jahr	9.-17. Jahr	Ab 60. Jahr
Diphterie, Tetanus, Pertussis, Polio, Hämophilus influenza, Kinderlähmung, Hepatitis B	6-fach Impfstoff	X	X	X	X			Auffrischung Tetanus Diphterie Keuchhusten	Auffrischung Polio Tetanus Diphterie Pertussis Hepatitis B	
Pneumokokken		X	X	X			X			
Masern, Mumps, Röteln	3-fach Impfstoff				X	X			X	
Windpocken					X	X			X	
Meningokokken					X					
Influenza										X jährlich

Die Tetanus- und Diphterieimpfung bedarf alle zehn Jahre einer Auffrischung.

195

?

1 Nennen Sie die verschiedenen Arten von Krankheitserregern.

2 Warum wirken Antibiotika, die gegen Bakterien eingesetzt werden, nicht bei Viren?

3 Welche Maßnahmen sind beim Befall mit Kopfläusen zu treffen?

4 Erklären Sie die Begriffe Infektiosität und Pathogenität.

5 Woraus besteht der äußere Schutzwall des menschlichen Körpers?

6 Was ist die Phagozytose?

7 Wie kann man das Immunsystem stärken?

8 Wie nennt man speziell gegen Pilze wirkende Medikamente?

9 Wann ist eine passive Impfung indiziert?

10 Nennen Sie mögliche Komplikationen einer aktiven Impfung.

1 Recherchieren Sie die Geschichte des Typhus. Finden Sie heraus, in welchen Zeiten und warum diese Erkrankung ihre Hochphasen hatte und wie sie bekämpft wurde. Welche Maßnahmen werden heute noch angewandt?

2 Beschäftigen Sie sich mit der menschlichen Abwehr. Welche unterschiedlichen Arten von Leukozyten gibt es und was sind genau ihre Aufgaben? Welche unterschiedlichen Immunglobuline gibt es und welche Aufgaben haben diese?

3 Informieren Sie sich über ihren eigenen Impfstatus. Welche der von der STIKO empfohlenen Impfungen haben Sie, welche fehlen Ihnen, wann sind Auffrischungen nötig?

Bierbach, Elvira./Georgi, Peter.: Infektionslehre für Pflegeberufe. Urban und Fischer bei Elsevier, München 2006

Schmid, Beat/Hartmeier, Cora/Bannert, Christian: Arzneimittellehre für Krankenpflegeberufe. Wissenschaftliche Verlagsgesellschaft mbH, Stuttgart 2007

Studt, Hans-H.: Allgemeine und spezielle Infektionslehre. Infektionskrankheiten, Mirkobiologie, Parasitologie, Hygiene. Kohlhammer, Stuttgart 2003

www Webseite des Robert-Koch-Instituts http://www.rki.de

2 Infektionskrankheiten

Pia und Tim sind zurzeit auf der gleichen Station: der chirurgischen Kindersta-tion. Da Tim lieber Spätdienst macht – er hat morgens oft Probleme mit dem pünktlichen Dienstbeginn –, haben die beiden abgesprochen, dass Pia entspre-chend die Frühdienste übernimmt. Die Stationsleitung war mit der Absprache einverstanden. Pias kleine Schwester Maike liegt mit Masern zu Hause. Vor der Übergabe am Montag fragt Pia Tim: „Du Tim, ich habe da ein echtes Problem. Meine kleine Schwester Maike hat die Masern und darf nicht in den Kindergar-ten. Und meine Mutter hat schon Probleme mit ihrem Chef, weil Maike dieses Jahr schon so oft krank war und sie deshalb auch schon so oft gefehlt hat. Wenn ich diese Woche Spätdienst machen könnte, dann bräuchte sie nicht zu Hause bleiben." Tim ist nicht gerade begeistert: „Du hast doch schon letzte Woche erzählt, dass Maike Masern hat! So krank kann die Kleine doch gar nicht mehr sein, dass sie nicht in den Kindergarten kann! Ich glaube manchmal, ihr über-treibt es mit dem behüten. Aber gut, wenn's denn sein muss."

1   Wer von Ihnen hatte schon einmal die Masern? Erzählen Sie davon!

2   Welche anderen Kinderkrankheiten kennen Sie?

3   Wenn Sie davon aus-gehen, dass die Ma-sern ansteckend sind, sollte Pia dann auf der Kinderstation ar-beiten?

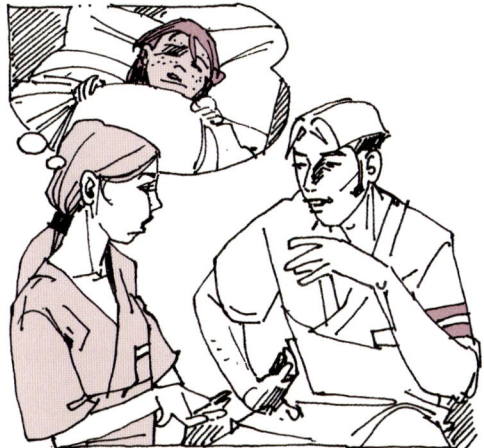

Eine **Infektion** (inficere, lat. = hineintun) ist das Eindringen von Krankheitser-regern in den Körper, mit anschließender Vermehrung und der nachfolgenden Reaktion des Körpers. Die Folge davon sind Störungen der physiologischen Abläufe von Organen oder des gesamten Körpers.

Man unterscheidet Infektionen und Infektionskrankheiten. Die Infektion kann sich lokal auf ein Organ beschränken und ist in der Regel nicht infektiös für andere Menschen, wie z. B. das Gerstenkorn am Auge, die Gallen- oder Harnblasenentzün-dung. Eine Infektionskrankheit zeichnet sich dadurch aus, dass andere Menschen sich damit anstecken können.

Infektionskrankheiten verlaufen meist in sechs Phasen, die je nach Erreger und Abwehrlage des Menschen unterschiedlich ausgeprägt sein können:

♦ Invasionsphase: Der Erreger dringt in den Körper ein.

♦ Inkubationsphase: Es treten noch keine Symptome auf, der Erreger vermehrt sich und nistet sich ein. Diese Phase kann nur wenige Stunden, z. B. beim Norovirus, bis zu mehreren Jahren, z. B. bei HIV betragen. Meist besteht in diesem Stadium schon Ansteckungsgefahr für andere Menschen.

♦ Generalisationsstadium: Die ersten allgemeinen Krankheitssymptome wie Abgeschlagenheit, Temperaturerhöhung oder Müdigkeit treten auf. Dauer wenige Stunden bis mehrere Tage.

♦ Manifestationsstadium: Höhepunkt der Krankheit mit allen dazugehörigen Krankheitszeichen wie hohes Fieber, Schmerzen, Ausschläge, Pusteln oder Durchfälle. Bleibt diese Phase aus oder verläuft nur sehr schwach, spricht man von einem stummen Verlauf.

♦ Rekonvaleszenz: Der Körper hat ausreichend Antikörper gebildet, um den Erreger zu vernichten, und erholt sich wieder vollkommen.

♦ Immunität: Der Körper hat ausreichend Antikörper vorrätig bzw. deren Informationen in Gedächtniszellen gespeichert, um sich zukünftig gegen eine erneute Infektion durch den gleichen Erreger zu schützen.

Die Pflege von Patienten mit Infektionskrankheiten bezieht sich immer auf die jeweiligen Krankheitssymptome. Aufgrund der Infektionsgefahr müssen immer geeignete Maßnahmen zum Eigenschutz und zum Schutz anderer Patienten bis hin zur Isolation getroffen werden. Wesentliche Voraussetzungen zum Schutz vor Infektionsverbreitung bietet das Infektionsschutzgesetz. Dort wird auch das Management bei dem Ausbruch einer Infektion geregelt.

Hygienische Hände-desinfektion Band 1, J 3.5.3

Standard-isolation Band 1, J 4.2

Immunisierung Band 4, C 1.4

2.1 Kinderkrankheiten

Bei den nachfolgend beschriebenen Kinderkrankheiten handelt es sich um meist hoch ansteckende Infektionskrankheiten. Man geht heute davon aus, dass man mit entsprechenden Impfungen eine Erkrankung und deren Spätfolgen umgehen kann.

Werden keine Impfungen vorgenommen und die Erkrankung im Kindesalter nicht durchlebt, kann auch der erwachsene Mensch daran erkranken. Die Krankheitsverläufe sind dann meist viel schwerer, Spätfolgen häufiger.

Kinderkrankheiten

Pflege bei Fieber
Band 3, D 3.5

Krankheit/ Erreger	Infektionsweg/ Inkubationszeit	Symptome Diagnostik	Komplikationen	Therapie/Impfung
Diphterie Coryne- bakterium diphteriae	Tröpfcheninfektion 2–5 Tage	Manifestiert sich in Tonsillen, Kehlkopf, Nase oder der Haut, typisch sind grau-weiße Membrane/Pseudomembrane die Schlucken und Atmung behindern.	10% Sterblichkeit Erreger- und Toxinnach- weis	zur Erregerbekämpfung Penicillin oder Erythromycin, Antitoxingabe aktive und passive Impfung
Drei-Tage-Fieber Humanes Herpes Virus Typ 6 und Typ 7	Tröpfcheninfektion (Erwachsene und Kin- der >2 Jahre können Dauerausscheider sein) 5–15 Tage	Sehr hohes Fieber, meist über 3 (max. 8) Tage, nach plötz-lichem Fieberabfall für wenige Stunden sichtbares, vom Kör-perstamm ausgehendes Exanthem. Diagnostik über Symptome	Krampfanfälle (durch hohes Fieber)	symptomatisch keine Immunisierung möglich
Keuchhusten/ Pertussis Bordetella pertussis (Bakterium)	Tröpfcheninfektion 7–21 Tage	1–2 Wochen unspezifische Erkältungszeichen 2–6 Wochen konvulsives Stadium, stakkatoartiger Husten mit anschließendem Stridor, geht bis zum Würgen und Erbrechen 3–8 Wochen Abnahme der Häufigkeit und Schwere der Hus-tenattacken Achtung: Bei Säuglingen kein Husten, sondern Apnoen! Diagnostik über Antikörpernachweis oder Erregernachweis im Abstrich aus Nasen-Rachen-Raum	Pneumonie bei Säuglingen Apnoen Meldepflicht bei Todes-fällen	möglichst frühe Antibiotikagabe symptomatisch aktive Immunisierung, bei sicherem Kontakt ist Infek-tionsprophylaxe mit Antibiotika möglich

Krankheit/ Erreger	Infektionsweg/ Inkubationszeit	Symptome Diagnostik	Komplikationen	Therapie/Impfung
Mumps/Parotitis endemica Paramyxovirus parotitis	Tröpfcheninfektion, durch direkten Kontakt mit speichelverschmutzten Gegenständen 12–25 Tage	Beginnt meist mit einseitiger, schmerzhafter, teigiger Schwellung einer Speicheldrüse (meist Parotis) und Schluckbeschwerden, nach einigen Tagen folgt die andere Seite, nur leichtes Fieber. Oft auch stummer oder asymptomatischer Verlauf, Diagnostik über Symptome oder Antikörper.	abakterielle Meningitis, seltener Enzephalitis Bei 30 % der erkrankten Männer nach der Pubertät Orchitis mit Epididymitis, kann zur Sterilität führen.	symptomatisch, evtl. schmerzlindernde Umschläge aktive Immunisierung
Kinderlähmung (Poliomyelitis) Polio Virus Typ I-III	Fäkal-orale Infektion 5–24 Tage	häufig stummer Verlauf Fieber, Kopfschmerzen, Somnolenz, Schwindel, Erbrechen, Obstipation, Erkältungszeichen; später erneuter Fieberanstieg, Symptome einer Meningitis oder schlaffe Lähmungen, beginnen meist in den Beinen, können aber auf die gesamte Muskulatur übergehen, auch auf die Atemmuskulatur. Diagnostik über typischen doppelgipfeligen Fieberverlauf mit Lähmungen, Erreger- und Antikörpernachweis	Atemstillstand, Nerven- und Muskelatrophie, Koordinationsstörungen, Kontrakturen, Beinverkürzungen, Skoliose	symptomatisch, bei Betroffenheit der Atemmuskulatur Beatmung, bei Lähmungserscheinungen intensive Krankengymnastik aktive Immunisierung
Ringelröteln (Erythema infectiosum) Parvovirus B19	Tröpfcheninfektion 4–21 Tage	häufig stummer Verlauf Grippeähnlicher Verlauf, nur bei 20 % der Infizierten typisches Erythem: beginnt an den Wangen, spart Mundpartie aus, tritt bis zu 7 Wochen noch in girlandenähnlichen Mustern an Oberarmen und -schenkeln, Gesäß und Schulter auf, bei jungen Erwachsenen auch vaskulitische Hauterscheinungen an Fingern und Zehen. Diagnostik über typischen Hautausschlag, Antikörpernachweis	Entzündungen der kleinen Gelenke, hämolytische Anämie	symptomatisch, keine Impfung entwickelt

200

Krankheit/ Erreger	Infektionsweg/ Inkubationszeit	Symptome Diagnostik	Komplikationen	Therapie/Impfung
Röteln Rötelvirus	Tröpfcheninfektion 14–21 Tage	häufig stummer Verlauf Für 3 Tage ein vom Kopf ausgehendes, feinfleckiges, dicht stehendes, leicht erhabenes Exanthem, dann Fieber, Lymph- knotenschwellungen, besonders an Nacken und Ohren, evtl. Gliederschmerzen, Milz- und Lebervergrößerungen. Diagnostik über Symptome, Leukopenie, Antikörpernachweis	sehr selten Enzephalitis, bei Jugendlichen und Erwachsenen Arthritiden Bei Infektionen in der 6.–10. Schwangerschafts- woche Embyopathie (z. B. Hirnfehlbildungen, Innenohrschwerhörigkeit, Herzfehler, psychomoto- rische Entwicklungsstö- rungen)	symptomatisch aktive Immunisierung Bei Verdacht auf Infektion in der Schwangerschaft passive Immu- nisierung möglich.
Scharlach Streptokokkus pyogenes (Bakterien)	Tröpfchen- und Kontaktinfektion 2–4 Tage	häufig stummer Verlauf Plötzlicher Beginn mit Schmerzen an Hals, Kopf und Glieder, Husten, Übelkeit, Schluckbeschwerden und Schwellung der Halslymphknoten. Nach drei Tagen Rötung der Zunge (Himbeerzunge) und in der Leiste/Achseln beginnendes Exanthem (nicht Mund- Kinn-Dreieck), das nach ca. 7 Tagen verschwindet, z. T. mit Abschuppung der Haut an Finger- und Zehenkuppen. Diagnostik über Symptome oder Erregernachweis im Rachen- abstrich	Erbrechen, Durchfälle, Kreislaufversagen, Herz- muskelentzündungen, Gehirnhautentzündung, rheumatisches Fieber, Glomerulonephritis	Antibiotika symptomatisch Impfungen nicht möglich

Isolierung
Band 1, J 4.2

Für Kinder mit Infektionskrankheiten gelten Isolierungsmaßnahmen, d. h., dass zu der bedrohlichen Situation des Krankenhausaufenthalts noch das Alleinsein dazukommt. Deshalb ist die psychische Betreuung dieser Kinder besonders wichtig. Dazu gehören Alternativen zur Isolierung (wie z. B. Kohortenisolierung) oder die erweiterte Besuchsmöglichkeit durch gute Aufklärung der Besucher.

2.1.1 Masern

Den Masern wurde von der WHO (World Health Organization) der Kampf angesagt. Man versucht durch groß angelegte Impfkampagnen das ehemals weltweit verbreitete Virus auszurotten. Je nach Durchimpfung ist dies in einigen Ländern/Kontinenten schon gelungen, so gilt z. B. das gesamte Nord- und Südamerika als masernfrei. Die wenigen noch vorkommenden Maserninfektionen wurden von nicht geimpften Menschen eingeschleppt.

Präventive Maßnahmen

Der menschliche Organismus ist das einzige Reservoir, in dem der Erreger bestehen kann. Der sehr labile Erreger ist leicht zu zerstören und außerhalb des Körpers nur kurz überlebensfähig. Daher kommt der hygienischen Händedesinfektion im Rahmen der Prophylaxe eine besondere Bedeutung zu.

Der hoch kontagiöse Masernerreger ist ein Paramyxovirus, der ausschließlich beim Menschen vorkommt und Epidemien auslöst. Er wird durch Tröpfchen oder Kontaktinfektion übertragen und ist sehr empfindlich gegenüber äußeren Einflüssen wie Licht, Temperatur, UV-Strahlung oder Desinfektionsmittel. Seine Überlebensdauer außerhalb des Körpers beträgt ca. zwei Stunden. Die Ansteckungsgefahr besteht ca. drei Tage vor Beginn des Exanthems bis zu dessen vollkommenem Verschwinden.

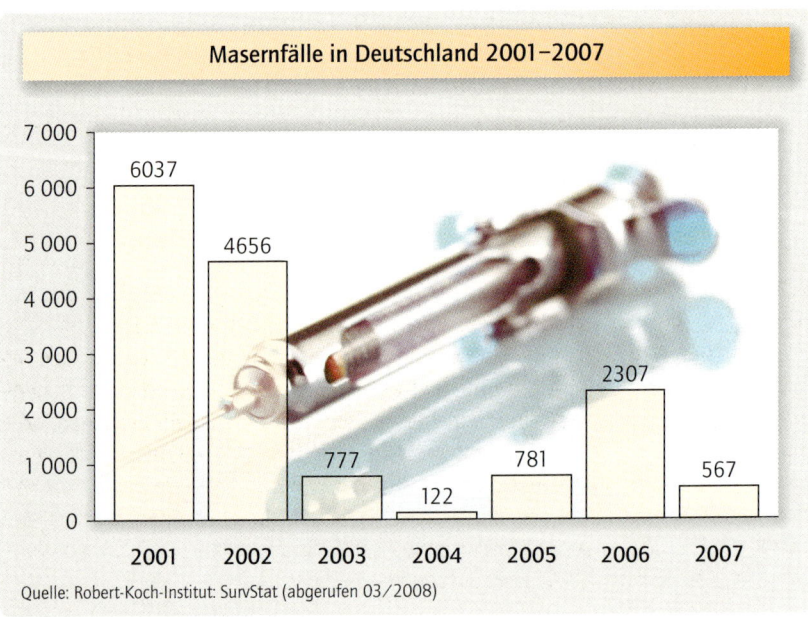

Masernfälle in Deutschland 2001–2007

Quelle: Robert-Koch-Institut: SurvStat (abgerufen 03/2008)

Die Inkubationszeit beträgt 10–14 Tage. Meist verlaufen die Masern in zwei Phasen:

Erste Phase: Uncharakteristische Erkältungsbeschwerden mit Husten, Schnupfen, Konjunktivitis (Augenbindehautentzündung), eventuell hohes Fieber, Übelkeit und Kopfschmerzen. Typisch in diesem Stadium sind die Koplik-Flecken (weiße fest haftende Stippchen an der Wangenschleimhaut). Leichte Besserung der Beschwerden.

Zweite Phase: Ab dem 12. Tag kommt es zum Exanthem mit einem zweiten Fiebergipfel und häufig auch Lymphknotenschwellung. Die roten punktförmigen blasigen Flecken beginnen zunächst hinter den Ohren, später am ganzen Körper. Nach ca. fünf Tagen bilden sich die Symptome zurück. An manchen Stellen wird die Haut sehr schuppig.

Typisches Masernexanthem

Bis zu sechs Wochen nach der Erkrankung besteht in der Regel eine Immunschwäche, die eine zusätzlich Gefahr für andere Infektionen begründet. Nach einer durchlebten Erkrankung besteht meist eine lebenslange Immunität.

Hilfreich bei der Diagnosestellung sind Angaben zu Erkrankungen im Umfeld. Weiterhin wird das typische Exanthem entsprechend bewertet, dabei kann es zu Verwechslungen mit Röteln oder Scharlach kommen. Im Blutbild sind eine Leuko- und eine Thrombozytopenie zu beobachten. Der sichere Nachweis wird mit der Bestimmung der Antikörper erbracht, der Erregernachweis ist sehr aufwändig.

Bei ca. 30 % der Erkrankten entstehen Komplikationen, wobei Diarrhö, Mittelohr- und Lungenentzündungen die häufigsten und Hirnentzündungen die gefährlichsten sind. Die Letalitätsrate (Sterbefälle) beträgt 1:10.000. Die Krankheitsschwere und die Komplikationen nehmen mit dem Alter der Infizierten zu.

Die Therapie ist symptomatisch: fiebersenkend, hustenstillend und schmerzlindernd. Zusätzliche bakterielle Infektionen werden mit Antibiotika behandelt. Bettruhe wird empfohlen. Besteht ein dringender Verdacht auf eine Infektion bei einem ungeimpften Menschen, kann mit passiven und aktiven Impfungen der Verlauf deutlich gemildert werden. Besteht der Verdacht auf eine Infektion oder ist diese nachgewiesen, darf der Erkrankte keine Gemeinschaftseinrichtungen mehr besuchen, bis er wieder genesen ist. Die von Impfgegnern veranstalteten „Masernpartys", bei denen sich nicht geimpfte Kinder an einem Erkranken mit Masern infizieren sollen, erfüllen den Tatbestand der Körperverletzung und können entsprechend geahndet werden. Masern zählen außerdem zu den meldepflichtigen Erkrankungen, deren Verbreitung nach dem Infektionsschutzgesetz erfasst werden müssen.

Infektions-
schutzgesetz
Band 1, J 1.2.5

2.1.2 Varizellen (Windpocken)

Die Bezeichnung Windpocken wird auf die hohe Infektiosität der Viren zurückgeführt, die einige Meter Entfernung überwinden können (werden mit dem Wind gebracht), obwohl sie nur wenige Minuten außerhalb der Körpers überleben können. Betroffen von der Erkrankung sind fast ausschließlich Kinder. Beim Erwachsenen kommt es meist zu schweren Verläufen, mit z. T. tödlichem Ausgang.

Der Erreger, das Varizella-Zoster-Virus, gehört zu den Herpes-Viren und verbreitet sich über Tröpfchen-, Kontakt- und Schmierinfektion. Infizierte Personen können schon zwei Tage vor Krankheitsausbruch bis zum Verkrusten der letzten Bläschen den Erreger an andere weitergeben.

Die Inkubationszeit beträgt 10–21 Tage. Die Krankheit beginnt mit leichtem Fieber, Kopf- und Gliederschmerzen. Nach wenigen Stunden bilden sich die typischen Hauterscheinungen: juckende rote Flecken mit Knötchen, die sich in zunächst mit klarer, später mit gelblicher Flüssigkeit gefüllte Bläschen verwandeln. Diese sind zuerst am Rumpf und am Kopf (auch im Haarbereich), später auch an den Gliedmaßen, eventuell in Mund, Nase, Augen, Genital- und Afterbereich zu entdecken. Die Bläschen platzen auf, verkrusten und heilen in der Regel nach einer Woche narbenfrei ab.

Sepsis
Band 4, C 2.4

Zur Narbenbildung kommt es, wenn durch Kratzen Bakterien wie Staphylokokken oder Streptokokken in die Bläschen eingebracht werden und es zu weiteren Infektionen bis hin zur Sepsis kommt, die dann mit Antibiotika behandelt werden muss.

Weitere, eher selten auftretende Komplikationen sind Lungen- oder Hirnhautentzündungen oder Leber- und Gelenkbeschwerden. Eine Erkrankung in der Schwangerschaft kann verschiedene Fehlbildungen beim Fötus hervorrufen.

Die Diagnose wird anhand der charakteristischen Bläschen und epidemischen Ausbreitung gestellt. In der Bläschenflüssigkeit kann der Erreger und im Blut die Antikörper nachgewiesen werden.

Viren
Band 4, C 1.1.3

Nach einer durchlebten Erkrankung kann das Virus in Spinalganglien unbemerkt über viele Jahre überleben und erst bei reduzierter Abwehrlage eine Gürtelrose (Herpes Zoster) auslösen. Die Symptome der Gürtelrose sind ähnlich der von Windpocken.

Das Virus breitet sich jedoch nur entlang des Nervensegmentes aus. Dort erscheinen die typischen Bläschen, die hoch infektiös sind. Gürtelrose bei Erwachsenen kann sehr starke Nervenschmerzen hervorrufen, die noch Wochen und Monate nach der Infektion vorhanden sein können. Es kann zu Lähmungserscheinungen kommen.

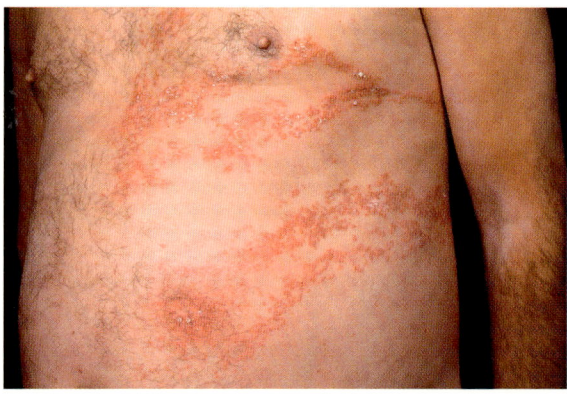

Gürtelrose

Die Therapie der Windpocken bezieht sich auf die Symptome. Am meisten leiden die Patienten unter dem Juckreiz, dem man mit Antihistaminika (Medikamente gegen allergische Reaktionen und Juckreiz) entgegenwirken kann. Kühle, feuchte Umschläge lindern den Juckreiz ebenso wie weite luftige Kleidung. Die Bläschen trocknen mit der Behandlung mit Zinkschüttelmixturen schneller aus. Da bei Kindern ein Kratzen kaum auszuschließen ist, sollten die Fingernägel sehr kurz gehalten und eine gute Handhygiene vorgenommen werden, um eine Superinfektion zu vermeiden. Besteht ein dringender Verdacht der Infektion, kann zur Minderung der Symptome innerhalb von 24 Stunden ein Antivirostatikum eingenommen werden. Nach einer durchlebten Erkrankung besteht lebenslang Immunität. Eine aktive Impfung wird dringend empfohlen, besonders bei Frauen mit Kinderwunsch, die keine Antikörper besitzen.

Präventive Schutzmaßnahmen für Mitarbeitende

Pflegende und Mitarbeiter des ärztlichen Dienstes, die nachweislich eine Windpockeninfektion durchgemacht haben, können ohne Mund- und Nasenschutz zum Patienten. Alle nicht immunen Mitarbeiter sollen – falls möglich – diese Patienten nicht betreuen.

Die relevante Gefahr einer Ansteckung für Schwangere besteht, wenn es zu einen face-to-face Kontakt gekommen ist oder sich der Kranke und die Schwangere länger als eine Stunde im gleichen Zimmer aufgehalten haben. Hier sind entsprechende Schutzvorkehrungen zu treffen.

2.1.3 Mononukleose (Pfeiffersches Drüsenfieber)

Das Pfeiffersche Drüsenfieber wird im Volksmund auch Kusskrankheit genannt, da der Erreger (Ebstein-Barr-Virus, EBV) über Tröpfcheninfektion und vor allem durch Kontakt- oder Schmierinfektion durch Speichel, z. B. beim Küssen, übertragen wird. Entdeckt wurde die Erkrankung von Emil Pfeiffer (1846–1921, Internist und Kinderarzt). Dieser brachte die beiden Hauptsymptome in Zusammenhang: die geschwollenen Lymphknoten, die Drüsen und das Fieber.

Die Inkubationszeit beträgt 10–50 Tage. Die Erkrankung äußert sich zunächst mit einer mehrtägigen Phase mit allgemeinen Erkältungssymptomen wie Müdigkeit, Fieber, Appetitlosigkeit, Hals- und Muskelschmerzen. Darauf folgen dann die typischen Krankheitszeichen:

- hohes Fieber
- Halsentzündungen mit geschwollenen Mandeln und festen grauen Belägen
- Lymphknotenschwellungen, hauptsächlich an Hals und Nacken
- starkes Krankheitsgefühl wie Abgeschlagenheit und Müdigkeit
- Kopfschmerzen
- Übelkeit
- Milz- und/oder Lebervergrößerung

Mit zunehmendem Alter steigt die Schwere der Erkrankung. Bei kleinen Kindern wird Mononukleose oft nicht erkannt und als Erkältung bewertet, während die Krankheitszeichen bei Erwachsenen wochenlang anhalten und die Genesungsphase Monate betragen kann. Wenn diese Jahre beträgt, spricht man sogar von einem chronischen Verlauf der Erkrankung.

Deutlicher diagnostischer Hinweis sind die Veränderungen des Blutbildes: eine deutliche Erhöhung der Lymphozyten. Die Diagnose kann mit dem Nachweis der Antikörper bestätigt werden, deren Bildung sich jedoch bis zu drei Wochen hinziehen kann.

Durch die geschwächte Abwehr kommt es oft zu sekundären Infektionen, wie einer bakteriellen Angina, Entzündungen der Herzmuskels (Myokarditis) oder des Herzbeutels (Perikarditis), der Lungen, der Hirnhäute (Meningo-Enzephalitis) oder des Gehirns (Enzephalitis), die dann entsprechend mit Antibiotika und eventuell Kortison behandelt werden müssen. Weiterhin kann es zum Anschwellen der oberen Atemwege bis hin zur Atemnot kommen. Eine weitere Komplikation ist das z. T. schmerzhafte Anschwellen der Milz und Leber, bis zum spontanen Milzriss, der eine akute Lebensgefahr darstellt und eine sofortige operative Entfernung des Organs zur Folge hat. Da diese Organe auch noch in der Rekonvaleszenzzeit angeschwollen sein können, sind stumpfe Bauchtraumen zu vermeiden. Man nimmt an, dass das Ebstein-Barr-Virus in bestimmten Regionen für die Entstehung bösartiger Tumore verantwortlich gemacht werden kann (Burkitt-Lymphom = Tumor des Kiefers in Afrika, oder Nasen-Karzinom in Südchina). Die Therapie der Mononukleose ist wie bei den meisten viral bedingten Erkrankungen unspezifisch und auf die Symptome bezogen:

♦ Pflege bei Fieber

♦ Pflege bei Halsentzündungen und Schluckbeschwerden

♦ Bettruhe

Eine Impfung wurde bisher noch nicht entwickelt. Wer die Krankheit durchlebt hat, besitzt in der Regel eine lebenslange Immunität.

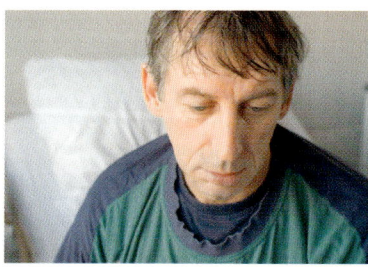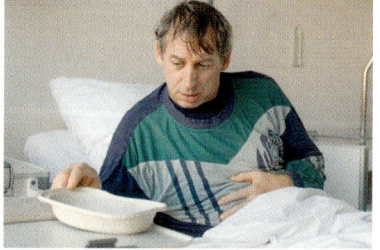
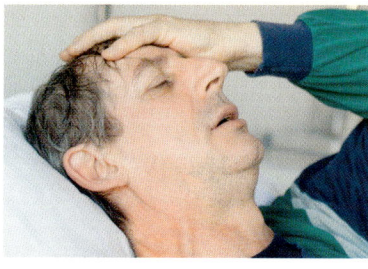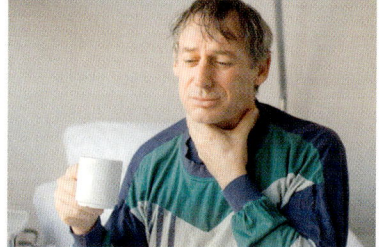

Symptome der Mononukleose

2.2 Hepatitiden

Mit dem Begriff **Hepatitis** bezeichnet man zunächst ganz allgemein die Entzündung der Leber (griechisch hepar = Leber), die im Volksmund auch Gelbsucht genannt wird (aufgrund des erhöhten Bilirubinspiegels erscheinen die Skleren = weiße Bindehaut des Auges, und die Hautfarbe gelblich).

Die Ursachen einer Hepatitis können sehr unterschiedlich sein, z. B. durch Toxen wie Alkohol oder Medikamente, als Begleiterscheinung verschiedenster Krankheitsbilder wie Mononukleose oder Borrelien, als Autoimmunerkrankung, bei bestimmten Stoffwechselstörungen oder durch Viren ausgelöst. Dieses Kapitel beschäftigt sich mit den Letzteren, den infektiösen oder Virushepatitiden. Hier sind zurzeit fünf verschiedene Viren bekannt, die mit Buchstaben gekennzeichnet wurden. Folgend ist die Bezeichnung der Erkrankung von Hepatitis A bis E.

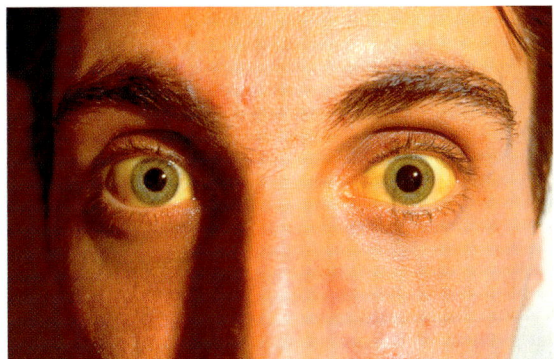

Patient mit Gelbsucht

2.2.1 Hepatitis A

Diese Form der Hepatitis wird auch Reisehepatitis genannt. Verbreitet ist sie in Ländern mit niedrigen Hygienestandards wie in Asien, Afrika, Mittel- und Südamerika, Naher Osten, aber auch in großen Teilen Osteuropas oder den südlichen Mittelmeerländern.

Das Virus verbreitet sich fäkal-oral durch Kontakt- und Schmierinfektion, d. h. über verunreinigte Getränke oder Lebensmittel, wie ungekochte Speisen, Eis, rohe Meeresfrüchte.

Meist erkranken die Menschen erst nach ihrer Rückkehr von der Reise, da die Inkubationszeit 10–50 Tage beträgt. Die Symptome sind sehr allgemein: Appetitlosigkeit, Übelkeit, Oberbauchbeschwerden, Abgeschlagenheit und Müdigkeit. Selten tritt ein Ikterus (Gelbfärbung der Haut) auf.

Die Diagnose wird aufgrund der Anamnese gestellt. Bei den oben genannten Symptomen und einem vorangegangenen Auslandsaufenthalt kann der Verdacht mithilfe des Antikörpernachweises bestätigt werden.

Da die Krankheit innerhalb von vier Wochen bis zu drei Monaten (selten mehrere Monate) von alleine ausheilt und nie chronisch verläuft, beschränkt sich die Therapie auf die Symptome. Bei Reisen in die genannten Länder wird eine entsprechende Impfung empfohlen, deren Kosten jedoch selbst getragen werden müssen. Zusätzlich empfiehlt es sich, die entsprechenden Hygienemaßnahmen zu treffen, besonders was Speisen und Getränke betrifft.

2.2.2 Hepatitis B

Hepatitis B zählt zu den häufigsten Virusinfektionen weltweit. Man geht davon aus, dass bei ca. 1/3 der Bevölkerung Antikörper nachzuweisen sind. Die Viren werden über Körperflüssigkeiten wie Blut, Speichel, Sperma, Vaginalsekret und Muttermilch übertragen. Zu den Risikogruppen zählen Menschen mit häufig wechselnden Geschlechtspartnern, Menschen, die häufig mit infektiösen Körperflüssigkeiten in Kontakt kommen wie Ärzte oder Pflegende, Kinder von virustragenden Müttern und Heroinabhängige. Blut und Blutprodukte werden heute sehr genau auf diese Erreger überprüft.

Die Inkubationszeit kann bis zu sechs Monate betragen. Infektiös ist der Mensch während der gesamten Dauer der Erkrankung.

Ca. 60 % aller Hepatitis B Erkrankungen verlaufen still. Treten Symptome auf, sind diese zu Beginn sehr allgemein: Appetitlosigkeit, Übelkeit, Abneigung gegen bestimmte Lebensmittel, Muskel- und Gelenkschmerzen sowie leichtes Fieber. Später kommt es zu einer Erhöhung des Bilirubins mit Entfärbung des Stuhlgangs, Dunkelfärbung des Urins und einem Ikterus. Diese akute Phase heilt meist nach sechs Monaten aus. Es kann auch zu symptomlosen Virusträgern kommen, die dauerhaft infektiös bleiben. Seltene Komplikationen sind Beeinträchtigung der Gerinnung und Enzephalopathien (Schädigungen des Gehirns). Bleiben die Beschwerden weiter bestehen, spricht man von einer chronischen Hepatitis B (betrifft ca. 10 % der Fälle). Der chronische Verlauf kann zu dauerhaften Einschränkungen der Leberfunktionen bis hin zur Leberzirrhose oder Leberkrebs führen.

Leberzirrhose Band 3, J 2.3.5

Im Blut können die Antikörper nachgewiesen werden, die Leberenzyme sind erhöht. Die Erkrankung ist nach dem Infektionsschutzgesetz meldepflichtig.

Die Therapie der akuten Hepatitis B bezieht sich auf die Symptome und die Schonung der Leber durch Bettruhe, Alkoholverbot und Vermeidung aller die Leber belastenden Medikamente. Geht die Hepatitis in die chronische Phase über, werden Antivirostatika verabreicht und das Immunsystem wird mit Interferon unterstützt (wirkt immunstimulierend, antiviral und antitumoral).

Heute werden die meisten Säuglinge gegen Hepatitis B geimpft. Bei gefährdeten Berufsgruppen wie Pflegenden und Ärzten werden die Impfungen oft vom Arbeitgeber übernommen. Oft findet ein kombinierter Impfstoff gegen Hepatitis A und B Anwendung.

Zur Prävention sollte man dennoch nicht auf den Schutz durch Handschuhe verzichten. Spritzen und Kanülen dürfen nur einmal benutzt werden. Tätowierer und Piercer müssen ihre Werkzeuge hygienisch aufbereiten.

2.2.3 Hepatitis C

Dieses Virus ist erst seit 1989 bekannt. Es wird ausschließlich über Blut übertragen. Vor der Entdeckung wurden viele Menschen über Blut und Blutbestandteile und bei Dialysen infiziert. Die Inkubationszeit beträgt zwischen zwei Wochen und sechs Monaten.

Zunächst treten unspezifische Symptome wie Übelkeit, Appetitlosigkeit, Kopf- und Gliederschmerzen, Abgeschlagenheit und leichtes Fieber auf. Bei nur 1/5 aller Erkrankten kommt es zum Ikterus und zur Leberschwellung. Leider verläuft die Erkrankung bei über 50 % chronisch und führt oft zur Leberzirrhose und zum Leberzellkarzinom.

Die Diagnose wird über erhöhte Leberwerte und den Antikörpernachweis gestellt. Hepatitis C ist nach dem Infektionsschutzgesetz meldepflichtig. Schon die akute Hepatitis C wird mit Interferon und Antivirostatika therapiert, um einen chronischen Verlauf zu vermeiden. Eine Impfung ist zurzeit noch nicht möglich. Deshalb kann man nur dafür Sorge tragen, sich nicht mit dem Virus zu infizieren.

2.2.4 Hepatitis D und E

Hepatitis D kommt nur sehr selten vor. Dieses eigentlich defekte Virus benutzt die Hülle des Hepatitis B-Virus, um im menschlichen Körper überleben zu können. Es muss also zur gleichzeitigen oder nachfolgenden Infektion kommen. Das Krankheitsbild entspricht der Hepatitis B. Bei einer gleichzeitigen Infektion verläuft die Erkrankung deutlich schwerer, bei einer nachfolgenden Erkrankung kommt es häufiger zu Komplikationen und Folgeschäden. Übertragungsweg, Therapie und Immunisierung sind mit den Angaben der Hepatitis B identisch.

Infektionsweg, Krankheitsverlauf und Therapie der Hepatitis E gleicht der Hepatitis A. Sie tritt als Epidemie bei Überschwemmungen in Asien und Afrika auf, z. B. in der Regenzeit. Diese Erkrankung verläuft oft schwerer, Impfungen wurden noch nicht entwickelt.

2.3 HIV und AIDS

HIV (Humanes Immundefizit Virus) und AIDS (Acquired Immunodeficiency syndrome/erworbenes Immundefektsyndrom) gehören zu den jüngeren Viruserkrankungen, die wahrscheinlich von einem Tier (Affen) auf den Menschen übertragen wurden. Das HI-Virus I wurde im Jahr 1983 entdeckt, das HI-Virus II 1986. Diese Viren lösen die bisher als unheilbar geltende Immunschwächeerkrankung AIDS aus.

Aufgrund des Übertragungswegs (Blutkontakt oder Geschlechtsverkehr) und der zu Ausbruchsbeginn hauptsächlich betroffenen Personengruppen (Homosexuelle) wurden in den ersten Jahren der Umgang mit der Erkrankung und die Meldepflicht sehr kontrovers diskutiert. Zum einen sollte die Ausbreitung vermieden werden, zum anderen befürchtete man eine Stigmatisierung der Infizierten. Jedes Jahr kommt es in Deutschland zu ca. 2.500 Neuinfektionen. Im Jahr 2006 lebten ca. 56.000 Menschen mit HIV in der BRD. Davon sind ca. 15% Frauen und unter 1% Kinder. Bei ca. 15% der Infizierten ist AIDS bereits ausgebrochen. Die meisten Krankheitsfälle treten in Afrika, Osteuropa und Asien auf.

2.3.1 Pathophysiologie

Das HIV ist ein Retrovirus aus der Familie der Lentiviren. Die verschiedenen Untergruppen mit ihren Subtypen können unterschiedlichen Landstrichen zugeordnet werden. Diese Viren haben die Fähigkeit, ihre genetischen Eigenschaften in das Erbgut des Infizierten einzubauen und sind somit nie vollkommen aus dessen Körper zu entfernen. Die Erkrankungen durch Lentiviren verlaufen meist chronisch, mit langen Latenzzeiten und unter Beteiligung des Nervensystems.

Die Infektion geschieht ausschließlich über direkten Körperkontakt. Körperflüssigkeiten, in denen sich Viren befinden, müssen über Verletzungen in den Körper eingebracht werden, z. B. durch Blut, Sperma, Vaginalsekret, Liquor und Muttermilch. In sehr geringen Mengen, die für eine Infektion nicht ausreichen, kommen die Erreger auch im Speichel, Schweiß und in Tränenflüssigkeit vor. Die Infektion geschieht am häufigsten beim ungeschützten Vaginal- oder Analverkehr oder beim Benutzen von infizierten Spritzenbestecken beim intravenösen Drogenkonsum. Die Infektion durch die Mutter kann während der Schwangerschaft oder unter der Geburt stattfinden. Eine Infektion durch Blutkonserven und andere Blutprodukte kommt aufgrund der sorgfältigen Untersuchungen kaum noch vor.

> Weltweit kommt es inzwischen zu einem Anstieg der Neuinfektionen. Die Gründe hierfür sind vielfältig. Immer noch glauben viele Menschen, HIV sei inzwischen heilbar. Bei anderen scheint der „Kick" des möglichen Ansteckungsrisikos ein Grund für unachtsames Verhalten im Umgang mit erkrankten Personen zu sein.

Bei einer Infektion schleust sich das HIV in die Immunzellen (besondere T-Helferzellen und Makrophagen) ein und benutzt diese zur Vermehrung, nachdem es sein eigenes Erbgut dort eingebracht hat. Die neu produzierten Viren werden nach der Zerstörung der Wirtszelle ersetzt und befallen sofort neue T-Helferzellen. Dies führt zunächst zu einer Erhöhung der T-Helferzellen, später zu einem drastischen Rückgang.

CDC-Klassifizierung von A1–C3 (CDC = Center for Disease Control and Prevention in USA (Gesundheitsministerium))

HIV-Stadium	Anzahl der T-Helferzellen
1	> 500 T-Helferzellen/nüliter Blut
2	200–499 T-Helferzellen/nüliter Blut
3	< 200 T-Helferzellen/nüliter Blut

	Symptome
A	Müdigkeit Kopf- und Gliederschmerzen Durchfälle Erbrechen Appetitlosigkeit Fieber Halsentzündungen geschwollene Lymphknoten Hautausschlag
B	unklares Fieber Durchfälle Pilzbefall Gürtelrose Nervenerkrankungen bakterielle Infektionen (häufig Lungenentzündungen mit dem Erreger pneumocystis carinii)
C (AIDS)	starker Gewichtsverlust Enzephalopathie häufige Infektionen mit den unterschiedlichsten Erregern Karzinosen

2.3.2 Symptome

Eine Infektion mit HIV kann sich nach wenigen Tagen bis Wochen mit unspezifischen Infektionssymptomen wie Fieber, Hautausschlag, orale Ulzera, Gelenkschmerzen, Halsschmerzen, Abgeschlagenheit und einer vorübergehenden Vergrößerung der Lymphknoten zeigen. Meist werden diese 7–14 Tage andauernden Krankheitszeichen als Erkältung angesehen und nicht als HIV-Infektion erkannt. Dies hat zur Folge, dass eine frühzeitige Therapie zur Stärkung der Immunabwehr unterlassen wird und eine Infektion von Sexualpartnern nicht vermieden wird.

Besteht eine Infektion mit HIV, beginnt eine ständige Gratwanderung zwischen notwendiger Therapie und Abwägung der reduzierten Lebensqualität durch die Nebenwirkungen. Die antiretroviralen Medikamente, die die Vermehrung und das Wachstum der Viren hindern, haben sehr viele Nebenwirkungen wie Hautausschläge, Blutbildstörungen, Störungen des Magen-Darm-Traktes oder Diabetes mellitus.

Die sichere Diagnose einer Infektion kann erst nach zwei bis drei Monaten mithilfe des Antikörpernachweises gestellt werden. Ein erstes positives Testergebnis muss durch andere Tests bestätigt werden. Erst dann kann man sicher sagen, dass ein Mensch HIV-positiv getestet wurde.

2.3.3 Umgang mit infizierten Personen

Hygiene
Band 1, J 1.3

Der Umgang mit HIV-infizierten Menschen im Alltag bedarf in der Regel keiner besonderen Schutzmaßnahmen, da eine Übertragung durch die gemeinsame Benutzung von Gebrauchsgegenständen wie Handtücher, Geschirr oder Toiletten nicht möglich ist. Ein Infektionsrisiko besteht nur bei intimen Beziehungen oder dem Umgang mit infektiösen Flüssigkeiten. Bei der Pflege von infizierten Patienten sind beim Umgang mit infektiösen Körperflüssigkeiten immer flüssigkeitsdichte Handschuhe zu tragen. Die Patienten müssen über ihre Infektiösität sehr gut aufgeklärt und bei der Durchführung entsprechender Maßnahmen unterstützt werden. Dies trifft besonders bei Kindern zu, die sich beim Spielen oder bei Auseinandersetzungen mit Freunden kleinere Verletzungen zufügen können. Im Fokus der Pflege steht aufgrund der schlechten Prognose die psychische Unterstützung.

Bei dem dringenden Verdacht einer akuten Ansteckung kann, wie bei vielen anderen Infektionskrankheiten auch, eine Postexpositionsprophylaxe (PEP) durchgeführt werden.

Postexpositionsprophylaxe = Durch Impfung bzw. eine medikamentöse Therapie wird versucht, bei einer (möglichen) Infektion den Ausbruch der Erkrankung zu verhindern bzw. deren Verlauf deutlich abzuschwächen. Je früher die PEP nach Infektionsverdacht durchgeführt wird, desto größer sind die Erfolgschancen. Die Entscheidung zu einer PEP sollte innerhalb von 72 Stunden durch erfahrene Ärzte getroffen werden. Die Behandlung besteht aus einer Kombination aus verschiedenen Medikamenten, mit all ihren Nebenwirkungen.

2.3.4 Behandlung

Bisher ist eine Infektion mit dem HI-Virus nicht heilbar. Inzwischen stehen jedoch verschiedene Medikamente zur Verfügung, die das Vollbild einer AIDS-Erkrankung um mehrere Jahre nach hinten verzögern. Die regelmäßige und gewissenhafte Einnahme dieser Medikamente stellt für die Betroffenen häufig ein großes Problem dar. Wesentliche Voraussetzung für eine erfolgreiche antivirale Therapie ist die Bereitschaft zur Kooperation seitens des Patienten. Dies nicht zuletzt, da die Medikamente starke grippeähnliche Nebenwirkungen haben. Der Patient muss darüber informiert und in der Durchführung der Behandlung unterstützt werden.

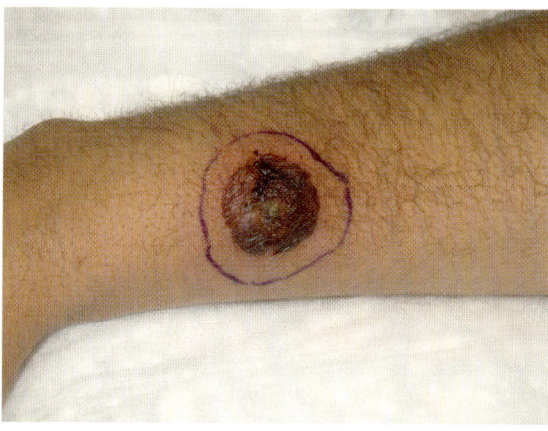

Karposi-Sarkom

2.3.5   Von HIV zu AIDS

Je nach Erreger, Therapie, psychischer Verfassung und dem individuellen Lebensstil kommt es erst nach mehreren Jahren zu verschiedenen Erkrankungen und Symptomen, die dem Vollbild der AIDS-Erkrankung zuzurechnen sind. Hierzu zählen Gewichtsabnahme, chronische Müdigkeit, Nachtschweiß, Durchfälle oder Fieber. Durch die Schwächung des Immunsystems und das Absinken der T-Helferzellen auf unter 200 (normal 600–1000) können verschiedene Infektionserkrankungen auftreten. Zu den bakteriellen Infektionen gehört das Mykobakterium avium, das normalerweise die Lunge befällt, aber bei AIDS alle Organe befallen kann, und die Tuberkulose. Zu den viralen Infektionen gehört die Zytomegalie, die Hepatitiden und Herpes simplex, zu den Mykosen gehört die Candida und die Kryptokokkus Meningitis, durch Parasiten die Pneumocystis carinii Pneumonie (PNP) und die Toxoplasmose. Dazu können verschiedene kanzerogene Erkrankungen kommen, wie das typische Karposi-Sarkom (Tumor der Gefäßwände, sichtbar durch rötlich-lilafarbene Hautflecken) oder das Non-Hodgkin-Lymphom. Die Behandlung entspricht der jeweiligen Infektion.

2.4   Sepsis

Der Begriff Sepsis stammt aus dem Griechischen und bedeutet Fäulnis. Unter einer Sepsis versteht man eine normalerweise harmlose, lokale Infektion, die auf den gesamten Organismus übergesprungen ist.

2.4.1   Ursachen

Zu diesen Infektionen können Mandel-, Lungenentzündungen oder Infektionen des Urogenitaltrakts genauso gehören wie entzündete Wunden. Eigentlich gehört die Sepsis nicht zu den Infektionserkrankungen, sondern ist als Komplikation einer solchen zu sehen. Mit ca. 60.000 Toten jährlich ist die Sepsis die dritthäufigste Todesursache in Deutschland.

Eine Sepsis wird von verschiedenen Faktoren begünstigt:

♦ geschwächte Immunabwehr

♦ hohe Anzahl hoch pathogener Erreger

♦ fehlende Therapie

♦ Eindringen des Erregers in die Blutbahn

2.4.2   Pathophysiologie

Über die Blutbahn werden die Erreger im gesamten Organismus verbreitet und können so auf die verschiedenen Organe des Körpers übergreifen. Dieser Vorgang wird SIRS genannt (Systemic Inflammatory Reponse Syndrom – Systemische Entzündungsreaktion), der auch bei großflächigen Verbrennungen oder bei Traumen auftreten kann.

Man geht aufgrund des besonderen Keimspektrums und der verschiedenen Grunderkrankungen der Patienten im Krankenhaus davon aus, dass es dort häufiger zu septischen Infektionen kommt. Der Verlauf einer Sepsis ist sehr typisch. Während einer bestehenden Lokalinfektion treten plötzlich Fieber, eine Tachykardie, eine

Tachypnoe und eine Leukozytose auf. Bei Säuglingen und Kleinkindern oder bei stark abwehrgeschwächten Menschen können auch eine Untertemperatur und eine Leukopenie auftreten.

Nach wenigen Stunden kann es zu einer unkontrollierten, überschießenden Abwehrreaktion in den kleinen Blutgefäßen kommen. Sie erweitern sich so stark, dass das Blut förmlich darin versackt und dem Kreislauf nicht mehr zur Verfügung steht. Dies führt zum Sauerstoffmangel verschiedener Organe und wird schwere Sepsis genannt. Besonders schnell betroffen sind das Gehirn, die Lunge, die Leber und die Nieren. Auch die Gerinnung und andere Kreislauffunktionen können gestört sein.

Je früher mit der Behandlung begonnen wird, desto geringer ist die Komplikationsrate. Bei falscher oder zu später Behandlung kann es zum septischen Schock mit Organversagen kommen, der bei ca. jedem zweiten Menschen tödlich endet. Man spricht in diesen Fällen von einem Mehrfachorganversagen (MOV).

Schock
Band 4, B 2.2

2.4.3   Behandlung

Antibiotika
Band 4, D 9.1

Eine Sepsis muss intensivmedizinisch behandelt werden. Zur Therapie muss zunächst der Infektionsherd saniert werden. Gleichzeitig erfolgt eine Abdeckung mit einem Breitbandantibiotikum, nach der Erregerbestimmung in der Blutkultur mit einem spezifisch wirksamen Antibiotikum.

Daneben sollten sofort den Kreislauf stabilisierende Maßnahmen wie Flüssigkeitszufuhr, den Blutdruck steigernde Medikamente und Sauerstoffgabe ergriffen werden. Gleichzeitig ist eine engmaschige Vitalwert- und Blutkontrolle notwendig, um ein Übergreifen auf andere Organe frühzeitig erkennen zu können. Kommt es zu einer Abweichung, müssen sofort die entsprechenden Maßnahmen getroffen werden, wie Beatmung, Hämofiltration (Nierenersatztherapie), Schockbehandlung, parenterale Ernährung oder Ersatz von Blutbestandteilen.

2.5   Magen-Darm-Infektionen

Die leicht übertragbaren Magen-Darm-Infektionen, die regelmäßig ein- bis zweimal im Jahr wellenartig die Bevölkerung treffen, werden im Normalfall von den Betroffenen gut überstanden. Problematisch wirkt sich diese Infektion jedoch bei Säuglingen und durch Krankheit oder Therapie geschwächten und alten Menschen (z. B. nach Chemotherapie) aus. Tritt so eine Infektion im Krankenhaus oder Pflegeheim auf, ist zur Vermeidung einer weiteren Ausbreitung auf eine uneingeschränkte Hygiene im täglichen Umgang mit den Erkrankten zu achten. Sobald auch Pflegende sich mit dem Erreger infiziert haben, sollten sie nicht mehr arbeiten und erst nach vollständiger Genesung an den Arbeitsplatz zurückkehren.

Ursächlich kommt für eine Infektion des Magen- und Darmtrakts eine Vielzahl von Erregern infrage.

2.5.1 Noroviren

Das Virus trat 1968 in dem Ort Norwalk in den USA das erste Mal auf und hat sich von dort aus weltweit verbreitet. Eine saisonale Häufigkeit besteht in den Wintermonaten. Besonders betroffen sind Gemeinschaftseinrichtungen wie Kindergärten, Altenheime oder Krankenhäuser. Bei Ausbruch einer Infektion müssen alle zentralen Stellen der Einrichtung (Küche, Wäscherei usw.) in das Infektionsmanagement einbezogen werden.

Ausbreitung

Der Infektionsweg verläuft meist fäkal-oral über kontaminierte Speisen, Getränke oder verunreinigte Gegenstände, z. B. schmutzige Toiletten, aber auch über Erbrochenes. Einen weiteren Infektionsweg bilden virushaltige Aerosole, die sich beim Erbrechen bilden und von anderen Personen eingeatmet werden können.

Schon zehn der unbehüllten, umweltresistenten Viren reichen für eine Erkrankung aus. Erkrankte sind mit Beginn der Ansteckung während der gesamten Krankheitsdauer, bis zu zwei Tagen nach Abklingen der Symptome infektiös. Es können bis zu zwei Wochen nach Erkrankung Viren ausgeschieden werden. Das bedeutet, dass erkranktes Personal mindestens 48 Stunden nach der Erkrankung nicht in den Gemeinschaftseinrichtungen arbeiten und zwei Wochen nicht mit Lebensmitteln arbeiten darf.

Inkubationszeit

Die Inkubationszeit beträgt wenige Stunden bis zu drei Tagen. Die Krankheit beginnt heftig mit Übelkeit, explosionsartigem Erbrechen und/oder massiven wässrigen Durchfällen. Es können auch Bauch-, Kopf- und Gliederschmerzen dazukommen. Die Symptome dauern nur ein bis drei Tage. Die Infektion kann auch nur leicht oder asymptomatisch verlaufen.

Erregernachweis

Die Diagnosestellung erfolgt durch die Anamnese. Der Erreger kann im Stuhl nachgewiesen werden, obwohl aufgrund der geringen Erregerzahl eine negative Stuhlprobe eine Infektion nicht ausschließt. Die Therapie ist ausschließlich symptomatisch mit Ausgleich des Flüssigkeits- und Elektrolythaushalts. Besonders bei Kleinkindern und älteren Menschen können Komplikationen wie Exsikkose oder Kreislaufinstabilitäten auftreten. Erkrankte Patienten sind zu isolieren, eine Kohortenisolation ist möglich. Da der Norovirus keine Hüllmembran besitzt, müssen besondere hygienische Maßnahmen getroffen werden. Es sind spezielle antivirostatische Flächen- und Hautdesinfektionsmittel zu benutzten. Die Viren können auf kontaminierten Flächen mehrere Tage problemlos überleben, deshalb sind Toiletten und alle Flächen, die oft mit den Händen berührt werden, wie Handläufe, Türgriffe, Lichtschalter, mehrmals täglich zu desinfizieren. Die Erkrankung ist nach dem Bundesseuchengesetz meldepflichtig. Unter Umständen müssen Einrichtungen geschlossen werden. Eine Impfung ist nicht möglich.

Umgang mit infizierten Personen

Um eine Ausbreitung der hoch ansteckenden Infektion weitgehend einzudämmen, werden die betroffenen Patienten bzw. Bewohner isoliert von den Gesunden be-handelt. Sind mehrere Personen erkrankt, können diese zusammen in einem Zimmer gepflegt werden. Mitarbeitende sollen Schutzklei-dung und Handschuhe tragen. Auf eine einwandfreie hygienische Händedesinfektion ist zu achten. Die Desinfektion benutzter Flächen geschieht unmittelbar nach Kon-takt mit dem Erkrankten, z. B. bei Toilettenbenutzung von mehreren Personen.

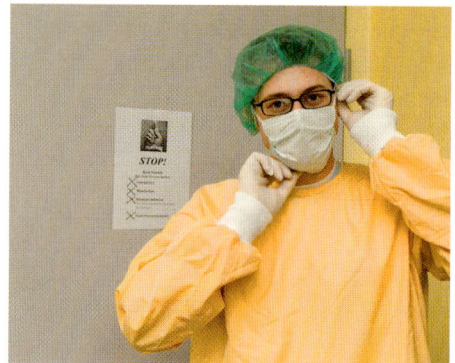

2.5.2   Salmonellosen

Salmonellen sind stäbchenförmige Bakterien, die meist Störungen des Magen-Darm-Trakts hervorrufen. Von den über 2000 verschiedenen Arten sind für den Menschen hauptsächlich drei von Bedeutung:

♦ Salmonella enteritidis und Salmonella typhimurium (beschränkt sich auf den Magen-Darm-Trakt mit Brech-Durchfall)

♦ Salmonella typhi (Typhus, Allgemeininfektion)

♦ Salmonella paratyphi (Paratyphus, Allgemeininfektion, mildere Verlaufsform des Typhus)

Die Infektion verläuft immer oral, meist über infiziertes Wasser oder Nahrung. In-fektiös ist der Erkrankte während der gesamten Erkrankung. Es gibt Menschen, die nach einer Erkrankung den Erreger nicht vollkommen bekämpfen. Sie scheiden ihn weiterhin aus, ohne Symptome zu zeigen. Sie werden symptomlose Dauerausschei-der genannt.

Salmonellen-Enteritis

Diese Form des Brech-Durchfalls kommt besonders häufig in den Sommermonaten vor. Die Bakterien vermehren sich besonders gut in eiweißreichen Lebensmitteln, wie Fleisch, Fisch und rohen Eiern. Nur wenn eine hohe Keimzahl aufgenommen wird (1–1.000 Mio. Erreger), kann die natürliche Barriere des Magens (Magensäu-re) überwunden werden.

Wichtige Maßnahmen zur Vorbeugung sind:

♦ gefährdete Lebensmittel im Kühlschrank aufbewahren

♦ Auftauwasser von gefährdeten eingefrorenen Lebensmitteln sofort entsorgen

♦ gefährdete Lebensmittel nicht roh oder halbgar verzehren

♦ gründliche Handhygiene vor jedem Essen

Die Inkubationszeit beträgt wenige Stunden bis zu drei Tagen, je nach Anzahl der zu sich genommenen Erreger. Die Bakterien führen zu einer Infektion des Dünndarms und des oberen Dickdarms, was wiederum zu schnell einsetzendem

Erbrechen, Bauchschmerzen und wässrigen Durchfällen führen kann. Die Erkrankten fühlen sich schwer krank. Die Infektion verläuft meist ohne Fieber und dauert ein bis drei Tage an, selten eine Woche.

Die Diagnose wird anhand der typischen Anamnese gestellt: meist sind mehrere Personen betroffen, die alle die gleichen Lebensmittel zu sich genommen haben. Zusätzlich kann im Stuhl der Erreger nachgewiesen werden. Die Therapie des Brech-Durchfalls beschränkt sich in der Regel auf die Symptome.

Eine Isolation mit allen Maßnahmen der Aufklärung ist notwendig.

Nur bei Kleinkindern, Hochbetagten oder Menschen mit geschwächtem Immunsystem ist die Gabe von Antibiotika notwendig, um Komplikationen wie Dehydration, übermäßige Gewichtsabnahme oder eine Elektrolytentgleisung zu vermeiden. Dauerhafte Antikörper werden nicht gebildet, eine Impfung ist nicht möglich.

Schon der Verdacht auf eine Infektion sowie die Erkrankung oder der Tod durch die Erkrankung ist nach dem Bundesseuchengesetz meldepflichtig.

Besteht bei einem Menschen der Verdacht, dass er Salmonellen ausscheidet, darf er weder in Gemeinschaftseinrichtungen wie Schulen oder Kindergärten noch in Lebensmittel verarbeitenden Betrieben arbeiten.

Ausscheiden
Band 2, J 1

Isolierung
Band 1, J 4.2

Typhus

> **Typhus**: griechisch typhos = Dunst, Nebel, Schwindel. Bezeichnet schwere Infektionskrankheiten, die meist mit Durchfall verbunden sind und durch Salmonellen hervorgerufen werden.

Diese Salmonellenform kommt überwiegend in warmen Ländern mit schlechten hygienischen Bedingungen vor. Auch während Katastrophen, die das Grundwasser verunreinigen, wie Erdbeben oder Überschwemmungen, kommt es zu Typhusepidemien.

Zur Vorbeugung gelten alle bei der Salmonellen enteritidis genannten Maßnahmen. Vor jedem Essen muss eine gründliche Handhygiene vorgenommen werden. Obst und Gemüse sollte mit sauberem Wasser gereinigt oder geschält werden. Auch Leitungswasser hat in einigen Ländern keine Trinkwasserqualität und sollte abgekocht oder auf chemische Weise keimfrei gemacht werden. Die Inkubationszeit beträgt bei hohen Keimzahlen meist zehn Tage, sie kann bei niedrigen Keimzahlen aber auch bis zu 60 Tagen betragen. Durch die Darmwand gelangt der Erreger in das lymphatische System, vermehrt sich dort und gelangt über die Lymphknoten in das Blut. Von dort aus befällt er hauptsächlich das lymphatische Gewebe des Darms, kann aber auch Entzündungen in anderen Organen hervorrufen.

Die Krankheit beginnt schleichend mit unspezifischen Symptomen. In der ersten Woche treten Fieber, Kopf-, Bauch- und Gliederschmerzen, Mattigkeit, Verstopfung und Gewichtsabnahme auf. Ein typisches Zeichen ist eine grau-gelb belegte Zunge mit hochrotem Rand und Spitze. Die Patienten fühlen sich schwer krank. In der zweiten Woche steigt das Fieber oft dauerhaft auf 41 °C, begleitet von einer Bradykardie. Oft kommt es auch zu einem Ausschlag am Rumpf, den Roseolen. Zusätzlich kann es zu erbsbreiartigen Stühlen und Bewusstseinseintrübungen kommen. Erst in der vierten Woche klingen alle Symptome langsam ab. Die Patienten fühlen sich noch wochenlang geschwächt. Auch hier hilft die Anamnese bei der Diagnose, z. B. die Ermittlung eines Aufenthaltes in einem Infektionsgebiet. Der Erreger kann in den ersten beiden Krankheitswochen im Blut nachgewiesen werden, ab der dritten Woche ist auch ein Antikörpernachweis möglich.

Die Therapie orientiert sich an den Symptomen und der Antibiotikagabe für eine bis drei Wochen. Der Patient wird isoliert. Je länger die Erkrankung nicht behandelt wird, desto eher kommt es zu Komplikationen: schwere Darmblutungen, die Bildung von Darmgeschwüren bis hin zum Darmdurchbruch. Da die Erreger über die Lymphbahn ins Blut gelangen, können sie auch in anderen Organen Infektionen hervorrufen, z. B. der Lunge, Leber, Gallenblase, Hirnhaut und dem Herzmuskel. Die Erkrankung ist meldepflichtig. Menschen, die in Typhusgebiete fahren, wird eine Impfung empfohlen, die einen Schutz vor Erkrankung bzw. bei Infektion einen milden Krankheitsverlauf bewirkt.

?

1 Was ist eine Infektion?

2 In welchen Phasen verläuft eine Infektionskrankheit?

3 Nennen Sie mindestens vier Kinderkrankheiten und die jeweiligen Symptome.

4 Welche Maßnahmen können Sie gegen den Juckreiz bei Windpocken ergreifen?

5 Nennen Sie die prophylaktischen Maßnahmen, die Sie gegen die Hepatitis B ergreifen können.

6 Was genau bedeutet „HIV-Stadium 2B"?

7 Nennen Sie drei Erkrankungen, die häufig das Vollbild AIDS begleiten.

8 Warum müssen bei einer Norovirusinfektion besondere hygienische Maßnahmen getroffen werden?

9 Nennen Sie die typischen Symptome einer Typhusinfektion.

1 Finden Sie anhand des gültigen Hygieneplans heraus, welche Maßnahmen bei einer Norovirusinfektion innerhalb Ihres nächsten Einsatzgebietes ergriffen werden müssen.

2 Recherchieren Sie im Internet und erstellen Sie eine Rangliste mit den fünf in der BRD am häufigsten vorkommenden Kinderkrankheiten.

3 Erarbeiten Sie zu den Infektionserkrankungen Grippe, Soor, Toxoplasmose und FSME (Frühsommer-Meningoenzephalopathie) folgende Inhalte: Erreger, Übertragungsweg, Symptome, Therapie und prophylaktische Maßnahmen.

Arasteh, Keikamus/ Steven, Beate/Weiß, Rudolf: Menschen mit Aids – Stationäre und ambulante Pflege. Springer, Heidelberg, 1999

Bierbach, Elvira/Georgie, Peter.: Infektionslehre für Pflegeberufe. Elsevier, München, 2006

Glück, Thomas/Trautmann, Matthias/Prümm, Heidi: Infektionskrankheit von A–Z. Wissenschaftliche Verlagsgesellschaft, Stuttgart 2006

Studt, Hans-H.: Allgemeine und spezielle Infektionslehre. Infektionskrankheiten, Mikrobiologie, Parasitologie, Hygiene, 13. Aufl., Kohlhammer, Stuttgart 2003

9658218

Von Risiken und Nebenwirkungen

Mit Medikamenten verantwortungsvoll umgehen

D

Tim arbeitet auf der kardiologischen Station, dort wo Patienten mit Herzproblemen behandelt werden. Heute ist Tim für die Pflege von Herrn Erik Johnson zuständig. Als Tim am Morgen das Zimmer betritt, sieht er sofort, dass etwas nicht stimmt. Herr Johnson sitzt fast aufrecht im Bett. Er hat eine Hand auf die linke Brust in Höhe des Herzens gelegt und stöhnt. Tim reagiert schnell, er betätigt die Notrufanlage und geht zu Herrn Johnson ans Bett, um zunächst Puls und Blutdruck zu überprüfen. Noch bevor er damit fertig ist, steht Britta Schneider, eine sehr erfahrende Pflegende, hinter ihm. Während sie dem Patienten zwei Hübe eines Sprays unter die Zunge verabreicht und ihm eine Sauerstoffbrille aufsetzt, wendet sie sich an Tim: „Herr Johnson leidet an Angina pectoris. Das sind sehr starke Schmerzen am Herzen, verursacht durch eine Unterversorgung des Herzens mit Sauerstoff." Das Spray und der Sauerstoff zeigen ihre Wirkung, die Schmerzen lassen nach und der Patient atmet ruhiger. „Trotzdem müssen wir die Ärztin über diesen Vorfall informieren. Wahrscheinlich müssen noch diagnostische Tests durchgeführt und die Medikamente von Herrn Johnson umgestellt werden. Dies ist schon der zweite schwere Anfall in dieser Woche", äußert Britta Schneider.

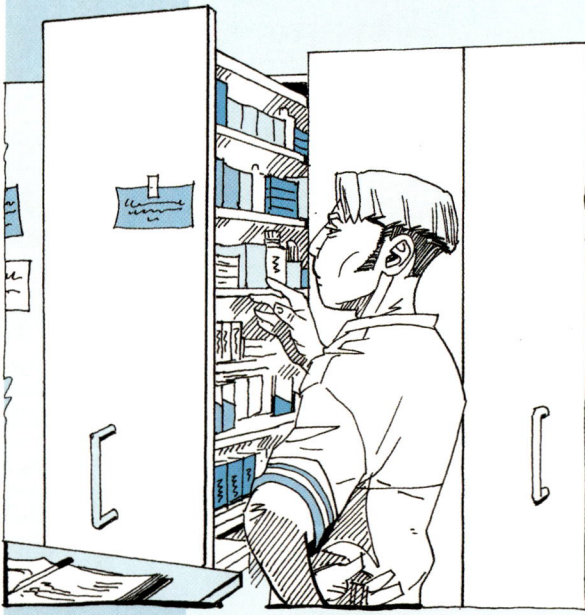

Tatsächlich verordnet die Ärztin nach eingehender Untersuchung des Patienten andere Medikamente. Nun soll er ein Pflaster mit einem für das Herz wirksamen Mittel bekommen. Tim wendet sich an Britta, die ihm dann erklärt: „Das ist das gleiche Mittel wie das Spray, das ich ihm unter die Zunge gesprüht habe. Aber jetzt erhält er es ständig und nicht nur in der Akutsituation. Außerdem gibt es den Wirkstoff als Infusionslösung oder als Tablette. Aber dafür besteht bei Herrn Johnson im Moment noch keine Indikation." Tim ist beeindruckt: „Du kennst dich aber gut aus." „Ja, ich finde es auch für Pflegende unerlässlich, sich mit den Medikamenten gut auszukennen."

1   Vielleicht müssen oder mussten Sie auch schon einmal Medikamente einnehmen. Wogegen haben Sie diese eingenommen? Berichten Sie davon.

2   Über welche Hinweise im Zusammenhang mit der Einnahme von Medikamenten möchten Sie als möglicher Patient informiert werden und warum?

3   Medikamente werden vom Arzt verordnet. Warum ist es wichtig, dass Pflegende sich ebenfalls mit Medikamenten auskennen? Diskutieren Sie.

1 Umgang mit Medikamenten

Die 9-jährige Nadja Schneider leidet seit zwei Jahren an Diabetes mellitus, der Zuckerkrankheit. Nach der ersten Einstellung mit Insulin ist sie bereits zum dritten Mal mit einem entgleisten Blutzucker auf der Kinderstation aufgenommen worden. Nadja ist ein wenig pummelig und mag sich nicht sehr viel bewegen. Sie sitzt viel lieber an ihrem Gameboy, statt mit ihren Freundinnen Robe-skipping zu spielen. Nadja hat noch vier Geschwister und lebt mit ihrer Familie in einer kleinen Wohnung, da die Familie nur über sehr begrenzte finanzielle Mittel verfügt. Der Vater ist Arbeiter auf dem Bau, die Mutter hat als Reinigungskraft bei einer großen Firma gearbeitet.

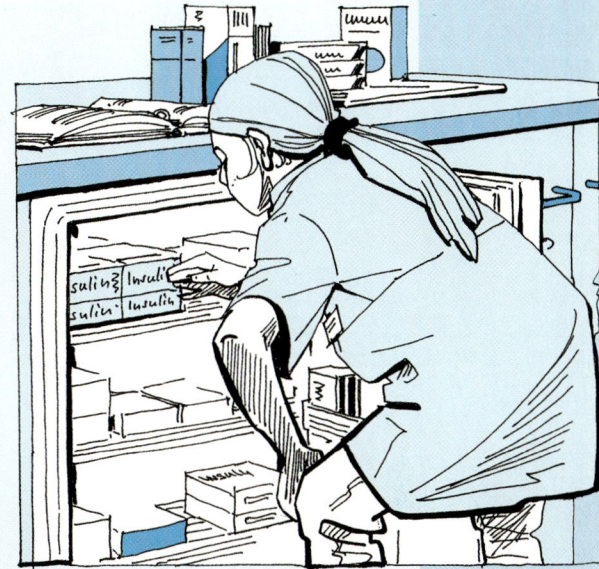

Pia bittet Nadja und ihre Mutter, unter ihrer Aufsicht die benötigte Insulinmenge vor dem Mittagessen aufgrund des bestimmten Blutzuckerwerts selbst zu berechnen und zu injizieren. Die Mutter beschließt, ohne lange zu überlegen, dass Nadja wie immer acht Einheiten Insulin erhält, und zieht den Pen aus der Toilettentasche, die auf der sonnigen Fensterbank über der Heizung steht.

1 Offensichtlich kommen Nadja und ihre Eltern mit der Erkrankung zu Hause nicht zurecht. Überlegen Sie sich Maßnahmen, die eine eigenständige Versorgung zu Hause unterstützen können.

2 Bestimmte Medikamente, wie z. B. Insulin, können nicht per os verabreicht werden. Welche Gründe könnte es dafür geben?

3 Wie soll sich Pia in der oben geschilderten Situation verhalten?

1.1 Verantwortung der Pflegenden

Pflegende sind verantwortlich für die Verabreichung der Medikamente, die vom Arzt verordnet wurden. Sie richten die Medikamente, teilen diese aus, beobachten den Patienten auf mögliche Unverträglichkeiten und überwachen die regelmäßige und sachgemäße Einnahme. Dies alles geschieht in selbstständiger Verantwortung jeweils in Absprache mit dem Arzt. Pflegende müssen daher die Medikamente in Anwendung, Wirkung, Nebenwirkung und mögliche Interaktionen untereinander kennen.

Es besteht für Pflegende eine Meldepflicht für Nebenwirkungen, die nicht im Beipackzettel erwähnt sind. Die Meldung erfolgt an den zuständigen Arzt, der diese an die Arzneimittelkommission der deutschen Ärzteschaft und an den Hersteller weitergibt.

Meldepflicht
Band 4, A 1

Gesundheitsamt
Band 5, D 2.4.1

Da Medikamente bei unsachgemäßem Umgang großen Schaden bei dem Patienten anrichten können, müssen Pflegende korrekt damit umgehen können.

Bezugswissenschaft Pharmakologie und Pharmazie

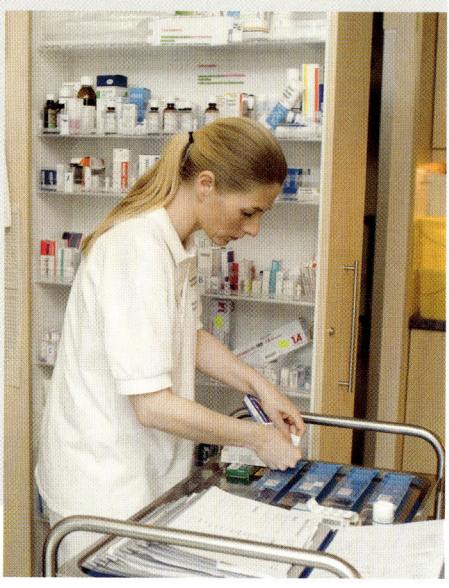

Der Begriff stammt aus dem Griechischen: Pharmakon = Arzneimittel, logos = Lehre. Die Arzneimittellehre (Pharmakologie) befasst sich mit den Wirkungen zwischen Medikament und Organismus. Sie ist Teilgebiet der Medizin. Die Pharmazie beschäftigt sich mit den stofflichen Eigenschaften, Verabreichungsformen, Qualitätskontrollen; also solchen Tätigkeiten, die in die Zuständigkeit der Apotheker fallen.

Als **Arzneimittel** gelten alle Stoffe oder Stoffzusammensetzungen, die beim Menschen

– zur Heilung oder Verhütung von Krankheiten dienen

– dazu bestimmt sind, im oder am Körper zur Erstellung einer ärztlichen Diagnose oder zur Wiederherstellung, Besserung oder Beeinflussung der Körperfunktionen angewendet zu werden.

Die Mischung der Wirkstoffe in bestimmten Dosierungen und das Verpacken in die entsprechende Applikationsform ist Aufgabe des Galenikers – nach dem griechischen Arzt Galenos (Galenik = Wissenschaft der Arzneimittelformulierung).

Applikation
Band 4, D 2.4.1

Grundsätzlich unterscheiden sich die Fertigarzneimittel und die Rezepturen.

Fertigarzneimittel werden von der Industrie in großen Mengen hergestellt und die Apotheken über einen Großverteiler damit beliefert. Bevor ein neuer Wirkstoff auf den Markt gebracht werden darf, muss er von dem Bundesinstitut für Arzneimittel und Medizinprodukte (BfArM) zugelassen sein. Eine solche Zulassung erfordert das Durchlaufen von drei Phasen der klinischen Prüfungen inklusive vieler Studien zu den Wirkungen und Nebenwirkungen des Wirkstoffs (Medikament wird in der Praxis an Patienten, die dafür ihre Zustimmung geben, geprüft).

Rezepturen werden von Apothekern speziell für bestimmte Patienten angefertigt. Oft handelt es sich dabei um Salben oder Cremes.

1.2 Medikamentenverpackung

Jede Medikamentenverpackung muss genaue Bezeichnungen beinhalten, die die wichtigsten Informationen zum Inhalt wiedergeben:

♦ Handelsname (mit ® gekennzeichnet, als registriertes Warenzeichen)

♦ Wirkstoffe

♦ Menge; sowohl Gesamtmenge als auch Dosis pro abgeteilter Form (z. B. pro Tablette oder Ampulle)

♦ Chargenbezeichnung (ChB)

♦ Verfallsdatum und Lagerungshinweise

♦ Angabe der Norm-Packungsgröße durch N1 bis N3

Weitere Informationen wie Anwendungsgebiete, Gegenanzeigen, Wechselwirkungen, Warnhinweise, Dosierung, Einnahmevorschriften oder Nebenwirkungen sind der beiliegenden Gebrauchsanleitung (Beipackzettel) zu entnehmen.

Medikamente und ihre Verpackung

Medikamentenform/Anwendung	Verpackung/Besonderheiten
Feste Formen	
Tablette: gepresstes Pulver; teilbar	Blister, selten Dosen
Dragee: Tablette mit Überzug (meist Zucker), manchmal magensaftresistent (MRT), damit sie sich erst im Dünndarm auflöst	Blister, selten Dosen; säurefester Überzug darf nicht beschädigt werden, meist vor dem Essen einnehmen
Kapsel: im Magen-Darm-Trakt lösliche Hülle, meist auf Stärke- oder Gelatinebasis, gefüllt mit flüssigem oder pulver-/granulatförmigem Arzneimittel, werden als Ganzes geschluckt, selten Zerbeißkapsel	Blister, selten Dosen nicht teilbar
Brausetablette: Tablette, die sich unter Freisetzung von Kohlendioxid im Wasser löst	Röhrchen; immer verschlossen aufbewahren, da sie hygroskopisch sind (ziehen Feuchtigkeit an)
Granulat: grobkörnige Substanz	Beutel, selten in Dosen
Pulver: fein zerkleinerte Substanz, zum Auflösen in Wasser (enteral oder parenteral); zum Auftragen auf die Haut, z. B. Babypuder	Beutel, Ampullen oder Dosen
Globuli: homöopathische Arzneimittel, dürfen nicht mit Haut oder Metall in Berührung kommen	dunkle Glasbehälter; Globuli unter der Zunge zergehen lassen oder in Wasser auflösen
Tee: getrocknete Pflanzenteile, auch als Extrakt erhältlich	Beutel oder lose

Medikamentenform/Anwendung	Verpackung/Besonderheiten
Halbfeste Formen	
Salbe: Wirkstoff in streichfähiger Grundmasse, meist auf Fettbasis; Anwendung meist kutan, auch zum Einbringen in Körperöffnungen, z. B. rektal, nasal, vaginal	Tube, selten Dosen (= Kruke)
Creme: weiche Salbe durch höheren Wassergehalt	Tube, Dose
Paste: feste Salbe mit höherem Pulvergehalt Anwendung meist kutan	Tube, selten Dose
Gel: Wirkstoff in gelartiger Grundmasse, sehr hoher Wasseranteil; Anwendung meist kutan	Tube
Transdermale therapeutische Systeme (TTS): Wirkstoff in pflasterähnlicher Form, wird in definierter Geschwindigkeit über die Haut aufgenommen	Pflaster
Flüssige Formen	
Lösung: in Lösungsmittel gelöster Wirkstoff Verabreichung enteral und parenteral, aber auch in Auge, Nase, Ohr oder auf die Haut	Flaschen, Ampullen; Sterilität bei der Verabreichung beachten, Datum auf Verpackung vermerken, 4 Wochen nach Anbruch die Fläschchen entsorgen
Sirup: Lösung mit hohem Zuckeranteil	Flaschen
Mixtur: wässrige, meist aromatisierte, gesüßte, alkoholische Lösung	Flaschen
Tropfen: Lösung zur oralen Einnahme	Flaschen; hohe Konzentration, meist Verdünnung notwendig
Suspension: Aufschwemmung von nicht löslichen festen Teilchen in einer Flüssigkeit, setzen sich nach längerem Stehen meist am Boden ab, müssen aufgeschüttelt werden	Flaschen, Beutel
Emulsion: besteht immer aus Wasser und Öl in unterschiedlichem Mischverhältnis mit Wirkstoffen	Flaschen
Gasförmig	
Gase: reine Gase, ohne Zumischungen, werden eingeatmet, z. B. Sauerstoff oder Narkosegase	Druckluftflaschen
Aerosole: feste oder flüssige Stoffe in Gas, werden eingeatmet; können auch durch Zerstäubung aus Lösungen erzeugt werden	Druckluftpatrone

Medikamente sollten erst kurz vor der Verabreichung aus ihren Verpackungen genommen werden. Die Verpackung schützt die Form, die Umhüllung und auch den Wirkstoff vor äußeren Einflüssen wie Licht oder Feuchtigkeit. Die Verpackung hängt von der Form des Medikaments ab.

Verabreichung
Band 4, D 2.4

1.3 Medikamentenaufbewahrung

Alle Medikamente enthalten Wirkstoffe, die sich aufgrund von Umwelteinflüssen verändern und damit die Wirkung verringern können.

Im Krankenhaus und im Pflegeheim gibt es im Stationszimmer geeignete Medikamentenschränke, die nur für Befugte zugänglich sind. Hier stehen auch ausschließlich für Medikamente zu benutzende Kühlschränke und Tresore zur Verfügung.

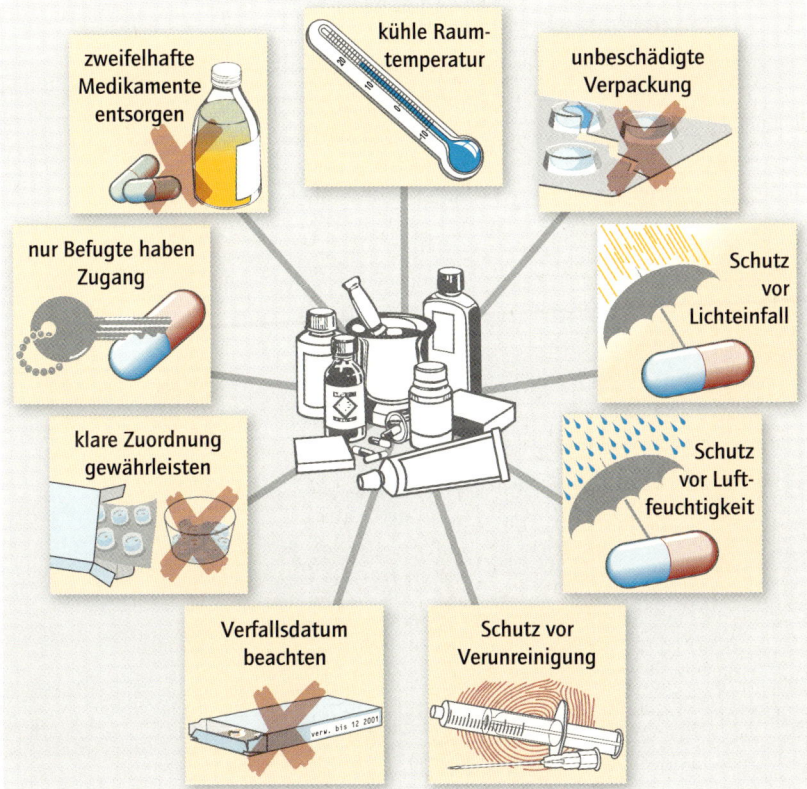

zweifelhafte Medikamente entsorgen

kühle Raumtemperatur

unbeschädigte Verpackung

nur Befugte haben Zugang

Schutz vor Lichteinfall

klare Zuordnung gewährleisten

Schutz vor Luftfeuchtigkeit

Verfallsdatum beachten

Schutz vor Verunreinigung

Prinzipien beim Umgang mit Medikamenten

Bestimmte Medikamente müssen besonders gelagert werden, z.B. Kühlschrank, Lichtschutz oder abschließbarer Schrank. Die jeweiligen Lagerungshinweise müssen stets beachtet werden.

1.3.1 Medikamentenschrank

Prinzipiell gilt, dass immer erst die angefangene ältere Packung geleert wird, bevor eine neue angebrochen wird. Die neue Packung kommt immer hinter die alte. Bei Anbruch einer neuen Packung sollte das Anbruchsdatum darauf vermerkt und die Packung mit einem gut sichtbaren Kreuz versehen werden.

Besonderheiten im Krankenhaus: Oft werden die Medikamente nach ihren Applikationsformen sortiert gelagert: Tabletten, Tropfen, Ampullen, Infusionen, Suppositorien und Salben getrennt voneinander. Jede Gruppe wird alphabetisch sortiert, um einen schnellen Zugriff gewährleisten zu können.

> Jegliche Entwendung von Medikamenten wird als Diebstahl gewertet, auch die Schmerztablette oder die Lutschpastille für die Pflegenden mit Kopf- oder Halsschmerzen. Die zuständige Apotheke überprüft die Einrichtungen zweimal im Jahr bezüglich des Umgangs mit und der Lagerung von Medikamenten.

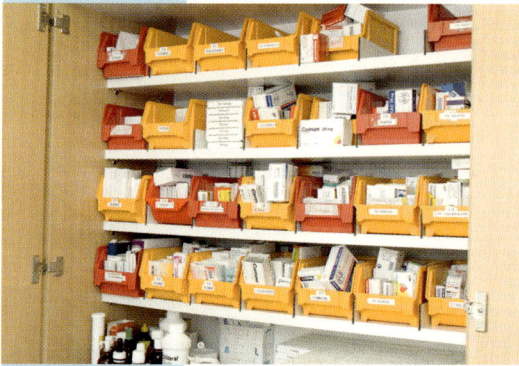

Medikamentenschrank im Pflegeheim

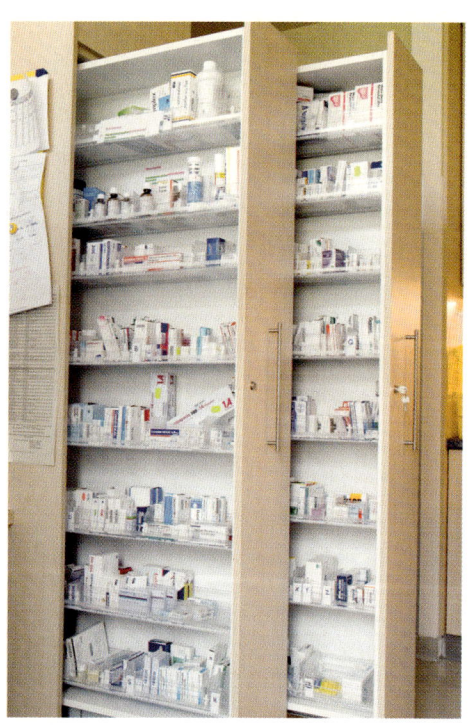

Medikamentenschrank im Krankenhaus

Besonderheiten im Pflegeheim: Um eine bessere Übersicht zu haben, werden die Medikamente meist in Behältnissen für jeden Einzelnen im Medikamentenschrank gelagert und mit dem jeweiligen Namen versehen. Alle Medikamente werden auf die Bewohner bezogen bereitgestellt, d. h., dass alle Bewohner nur ihre eigenen Medikamente einnehmen. Das kann dazu führen, dass z. B. 15 offene Fläschchen Schmerztropfen im Schrank stehen, da dies die Bedarfsmedikation von 15 verschiedenen Bewohnern ist. Salben und Cremes werden oft im Zimmer des Bewohners gelagert, damit sie schnell griffbereit sind.

Besonderheiten in der häuslichen Pflege: Medikamente werden idealerweise in geeigneten Schränken im Schlaf- oder Wohnzimmer kühl und trocken aufbewahrt. In der Realität befinden sie sich meist lose stehend in der Küche, wo sie für den Patienten schnell griffbereit sind. Dort sind die Medikamente aber auch den Küchendünsten (Wasserdampf) ausgesetzt. Daher sollten sie an einem trockenen Ort, z. B. im Schlafzimmer, aufbewahrt werden. Besteht die Gefahr, dass Menschen die Medikamente fälschlicherweise einnehmen können, muss gemeinsam nach einer sicheren Lösung gesucht werden. Beispielsweise können die Medikamente auch in den Räumlichkeiten des ambulanten Pflegedienstes aufbewahrt werden und der Klient erhält immer nur die notwendige Tagesration.

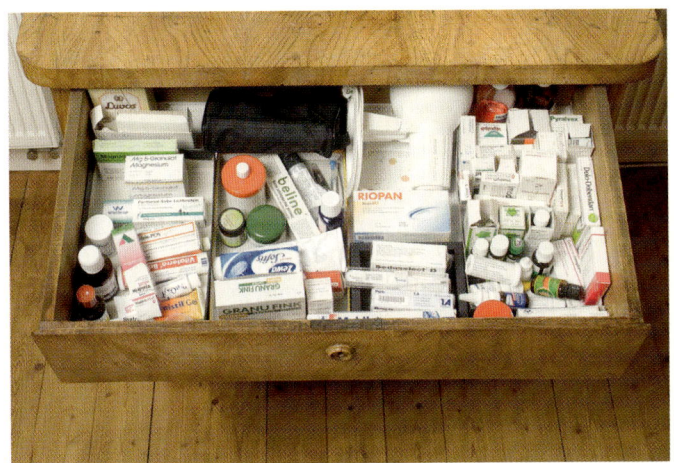
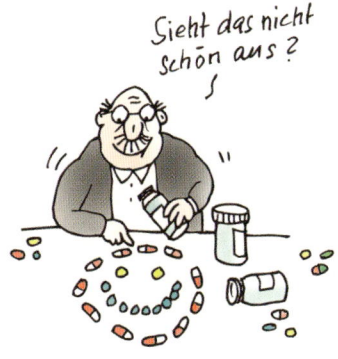

Medikamente zu Hause

1.3.2 Kühlschrank

Einige Medikamente müssen bei 2–8 Grad Celsius im Kühlschrank gelagert werden, was an der entsprechenden Kennzeichnung auf der Außenverpackung zu erkennen ist. Dazu zählen z. B. Insuline, Impfstoffe oder bestimmte Augentropfen. Diese Medikamente sollen nicht an der Kühlschranktüre (zu warm) oder an der Kühllamelle (zu kalt) gelagert werden.

In Einrichtungen wie Krankenhäusern oder Pflegeheimen sind gesonderte Kühlschränke vorgesehen, die ausschließlich für die Lagerung von Medikamenten bestimmt sind. Lebensmittel dürfen aus hygienischen Gründen nicht darin gelagert werden. Diese Kühlschränke müssen zur Temperaturkontrolle mit einem Thermostat versehen sein, der zwischen 2–8° C (Grad Celsius) eingestellt ist.

Die Sortierung innerhalb des Kühlschranks sollte dem System der anderen Medikamente gleichen: entweder patientenbezogen oder alphabetisch nach Applikationsform sortiert.

In der häuslichen Pflege müssen diese Medikamente im normalen Haushaltskühlschrank – möglichst getrennt von den Lebensmittelvorräten – gelagert werden. Eventuell müssen wärmeempfindliche Medikamente wie Zäpfchen in den Sommermonaten ebenfalls im Kühlschrank gelagert werden. Die Klienten, die durch Pflegende zuhause betreut werden, müssen über diese besondere Art der Lagerung informiert werden. In manchen Fällen wird es nötig, das Sortieren des Kühlschranks

Beratung
Band 5, J 8

Privatsphäre
Band 5, J 5

gemeinsam vorzunehmen. Den Klienten ist, wann immer möglich Unterstützung und Hilfe im Umgang mit den Medikamenten anzubieten. So kann eine sichere Einnahme durch den Patienten eher gewährleistet werden. Gespräche sollten mit entsprechendem Einfühlungsvermögen geführt werden, da der Patient am Ort seines Zuhauses aufgesucht und betreut wird.

*Medikamenten-
kühlschrank*

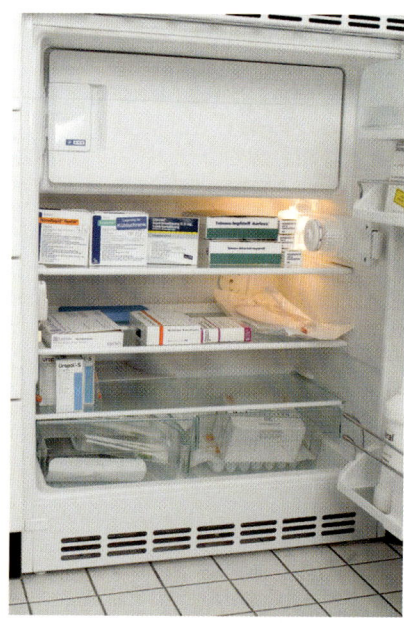

1.3.3 Betäubungsmittelfach

Die Verschreibung, Abgabe und der Umgang mit den Betäubungsmitteln ist im Betäubungsmittelgesetz (BtMG) und in der Betäubungsmittel-Verschreibungsverordnung (BtMVV) geregelt.

Betäubungs-
mittel
Band 4, D 2.2.3

Betäubungsmittel (BtM) müssen getrennt von anderen Medikamenten in einem abschließbaren Teil des Medikamentenschranks aufbewahrt werden, um Missbrauch zu verhindern. Im Krankenhaus handelt es sich um einen kleinen Tresor, im Pflegeheim um ein gesondertes Fach. Der Schlüssel dazu sollte sich stets im Besitz der jeweiligen Pflegenden, die verantwortlich für die Schicht ist, befinden.

> Als **Betäubungsmittel** gelten Medikamente, die zur Behandlung schwerer Schmerzzustände geeignet sind und meist ein hohes Suchtpotenzial besitzen, z. B. hoch dosierte Benzodiazepine, Opiate.

Die Verschreibung von Betäubungsmitteln erfolgt mit einem gesonderten Rezept mit zwei Durchschlägen. Auf dem Rezept müssen genaue Angaben über die Höhe der Dosierung und die Abgabemenge ersichtlich sein. Zusammen mit den Betäubungsmitteln wird das Betäubungsmittelbuch aufbewahrt. Jedes einzelne Betäubungsmittel (im Pflegeheim nach Bewohnern sortiert) hat seine eigenen fortlaufenden Seiten, auf denen jeder Zu- und Abgang dokumentiert wird. Der Bestand und das Buch werden regelmäßig kontrolliert. Diese Kontrolltätigkeit kann delegiert werden. So wird sie in der Regel von den Pflegenden, die an diesem Tag für die Betäubungsmittel verantwortlich sind, durchgeführt. Im Krankenhaus unterschreibt zusätzlich einmal im Monat der Stationsarzt im Betäubungsmittelbuch und bestätigt so den Bestand an Arzneimitteln, die unter das Betäubungsmittelgesetz fallen.

Auch Patienten im häuslichen Bereich können auf Rezept Betäubungsmittel erhalten. Das ausgestellte Rezept muss innerhalb von acht Tagen eingelöst werden und darf die Bedarfsmenge von 30 Tagen nicht überschreiten. Die Patienten und ihre Angehörigen sind über den Umgang mit Betäubungsmitteln und deren Aufbewahrung genau zu informieren. Dies sollte stichprobenartig von den Pflegenden, die den Klienten zuhause betreuen, nachgeschaut werden.

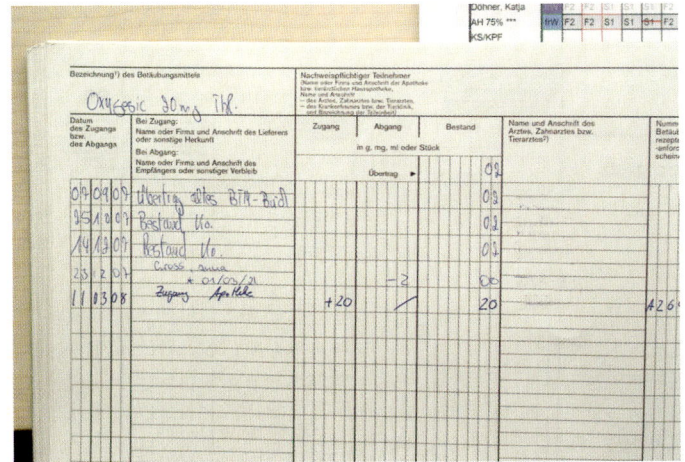

Betäubungs-mittelbuch

Der Missbrauch von Betäubungsmitteln, durch Ärzte oder Pflegende muss angezeigt werden. Die Tat wird strafrechtlich verfolgt.

In seltenen Fällen werden auch von außenstehenden Personen, z. B. Drogenabhängigen, Medikamente aus dem Stationszimmerschrank entwendet. Befinden sich alle Pflegenden in den Patientenzimmern, sollten daher die Tür des Stationszimmers und der Medikamentenschrank geschlossen sein.

1.3.4 Abgelaufene Medikamente

Der Medikamentenschrank und Salbenschubladen müssen regelmäßig auf abgelaufene Medikamente überprüft werden. Im Krankenhaus kommt dies eher selten vor, da die tägliche Menge an gebrauchten Arzneimitteln groß ist. Dennoch sollten bei der Medikamentenbestellung keine Vorräte gehortet werden. Abgelaufene Medikamente können kostenlos an die zuständige Apotheke zurückgegeben werden. Die Einnahme bereits abgelaufener Medikamente ist gefährlich, da die Wirkungsweise der Präparate nicht mehr garantiert werden kann. Gerade im Bereich der häuslichen Pflege kann es vorkommen, dass Patienten längst abgelaufene Medikamente bei erneut auftretenden Beschwerden (z. B. Schmerzen) einnehmen. Hier kann den Klienten angeboten werden, dass man mit ihnen zusammen die Medikamentenvorräte durchschaut und eventuell unbrauchbar gewordene Arzneimittel aussortiert und in die Apotheke gibt. Die Personen, die zuhause pflegerisch betreut werden, sollten über den richtigen Umgang und die Lagerung ihrer Medikamente instruiert werden.

1 Welche Voraussetzungen müssen erfüllt sein, damit Pflegende Verantwortung im Umgang mit Medikamenten übernehmen können?

2 Erläutern Sie den Unterschied zwischen Tablette, Dragee und Kapsel.

3 Erläutern Sie den Unterschied zwischen Salbe, Paste und Gel.

4 Nennen Sie Gründe, warum Medikamente in dafür geeigneten Schränken gelagert werden sollen.

5 Wie hoch ist die geforderte Temperatur in einem Medikamentenkühlschrank?

6 Der Umgang mit Betäubungsmitteln unterliegt besonderen Vorschriften. Inwieweit sind diese Richtlinien gerechtfertigt?

1 Begutachten Sie den Medikamentenschrank Ihres Praxisortes. Nach welcher Systematik sind die Medikamente sortiert?

2 Der 84-jährige Herr Fritz Münster lagert in einer Schublade zuhause viele Medikamente, die bereits abgelaufen sind. Informieren Sie den Klienten über die notwendigen Maßnahmen und informieren Sie ihn verständlich über die Gefahren. Üben Sie diese Situation im Rollenspiel. Notieren Sie anschließend, was Ihnen besonders schwer gefallen ist.

3 Führen Sie mit einer erfahrenen Kollegin/einem erfahrenen Kollegen die Kontrolle der Betäubungsmittel an Ihrem jeweiligen Praxisort durch und notieren Sie sich das Wichtigste.

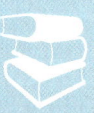

Berthold, Heiner K.: Klinikleitfaden Arzneimitteltherapie, Urban & Fischer Verlag, München und Jena 2002

Busek, Stephan: Arzneimittellehre für die Krankenpflege. Huber Verlag, Bern 2002

Mutschler, Ernst/Geisslinger, Gerd/Kroemer, Heyo/Schäfer-Korting, Monika: Arzneimittelwirkungen. Wissenschaftliche Verlagsgesellschaft mbH, Stuttgart 2008

Schmid, Beat/Hartmeier, Cora/Bannert, Christian: Arzneimittellehre für Krankenpflegeberufe. Wissenschaftliche Verlagsgesellschaft mbH, Stuttgart 2003

www.bmg.bund.de/Gesetzestexte/Arzneimittel
Webseite des Bundesministeriums für Gesundheit mit vielen Informationen zu Medikamenten

2 Medikamente beschaffen und verabreichen

Pia ist für ihre praktische Ausbildung in der häuslichen Pflege beim ambulanten Pflegedienst Lenz eingeteilt. Gemeinsam mit Doris Hubacher, die seit vielen Jahren in der häuslichen Pflege tätig ist, übernimmt Pia die Pflege der 91-jährigen Frau Martha Kroll. Frau Kroll kann sich aufgrund einer bestehenden Lähmung des rechten Arms und Beins nach einem Schlaganfall vor zwei Jahren nicht mehr allein versorgen und lebt seitdem bei ihrer Tochter. Die Pflegenden übernehmen die Körperpflege und das tägliche Richten der Medikamente. Die ebenfalls schon betagte 72-jäh-

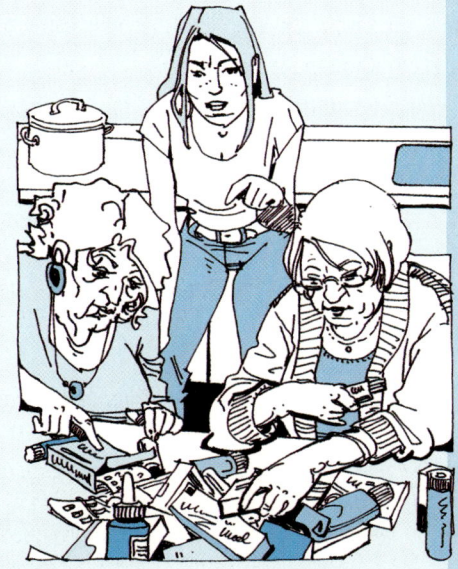

rige Tochter leidet an einer Sehschwäche, die durch eine Durchblutungsstörung im Auge und eine Linsentrübung verursacht wird. Obwohl sie zunehmend schlechter sieht, übernimmt die Tochter den größten Teil der Tagesbetreuung ihrer Mutter. Während Doris Hubacher bereits den nur zwei Häuser entfernten nächsten Patienten aufsucht, soll Pia noch alle Maßnahmen in die Dokumentation eintragen. Dabei beobachtet sie, wie die Tochter Frau Kroll zusätzlich zu den von ihnen gerichteten Medikamenten noch verschiedene Tabletten aus anderen Packungen verabreicht.

1 Wie sollte sich Pia in dieser Situation verhalten?

2 Diskutieren Sie die Gefahren, die von einem selbst zusammengestellten Medikamentenmix ausgehen.

3 Wer trägt Ihrer Meinung nach die Verantwortung für die Zusammenstellung der Medikation im häuslichen Bereich, wenn verschiedene Fachärzte an der Verschreibung beteiligt sind?

2.1 Ärztliche Verordnung

Prinzipiell gilt, dass alle rezeptpflichtigen Medikamente von einem Arzt verordnet werden müssen. Apothekenpflichtige und frei verkäufliche Medikamente können von jeder Person ohne Arztanordnung gekauft und auf eigene Verantwortung eingenommen werden. Idealerweise sollte auch diese Medikamenteneinnahme mit dem Arzt besprochen werden. Ärztliche Anordnungen über Medikamente werden auf einem Extrablatt vermerkt. Dieses Medikamentenblatt ist fester Bestandteil der Pflegedokumentation und wird in der Patientenkurve/Bewohnerakte abgelegt.

Dokumentation
Band 1, E 2.1
Verantwortung
der Pflegenden
Band 4, D 1.1

Pflegende müssen die Anordnungen der Ärzte ebenso genau befolgen wie die Anwendungshinweise auf den einzelnen Präparaten. Hinzu kommt die genaue Krankenbeobachtung auf Wirkung und Nebenwirkung des Medikaments. Auch die Beratung der Patienten und Angehörigen bezüglich Aufbewahrung, Einnahmevorschriften oder Nebenwirkungen wird häufig durch Pflegende durchgeführt. Besonders im Hinblick auf Schwangere oder stillende Mütter darf kein Risiko für das Kind eingegangen werden, da durch die Plazenta bzw. durch die Muttermilch das Kind die Wirkstoffe ebenfalls erhält. Auch bei der Anwendung von Arzneimitteln bei Kindern oder älteren Menschen muss auf eine genaue Dosierung, bezogen auf den Stoffwechsel und das Körpergewicht, geachtet werden, um Schäden oder paradoxe (= entgegenwirkende) Wirkungen zu vermeiden.

Jede neue Anordnung oder Veränderung bestehender Verordnungen wird auf dem Medikamentenverordnungsblatt notiert. Pflegende dürfen nur in Notfällen die vom Arzt angesetzte medikamentöse Therapie verändern; der Arzt ist darüber unverzüglich zu informieren.

> Im Umgang mit ärztlichen Verordnungen gilt: Die ärztliche Anordnung hat immer zweifelsfrei zu sein. Sind Anordnungen unverständlich oder ungenau, muss umgehend nachgefragt werden.

Verordnungen über die Einnahme bzw. Verabreichung von Medikamenten müssen die folgenden Kriterien erfüllen, damit Pflegende sie ausführen können:

- schriftliche Anordnung (Ausnahme ist der Notfall, hier muss auf Zuruf gehandelt werden.)
- Vermerk des Vor- und Zunamens und eventuell Geburtsdatums des Patienten
- korrekter Medikamentenname mit Zusatz (z. B. ASS 100 oder Digimerck minor®)
- genaue Dosierung
- Applikationszeitpunkt und Applikationsart
- Datum und Unterschrift des Arztes

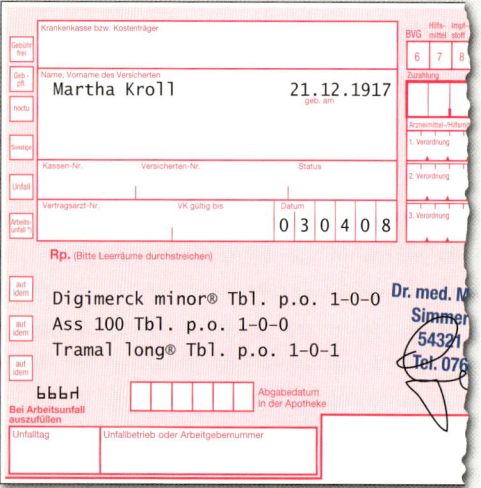

Korrekte Medikamentenverordnung

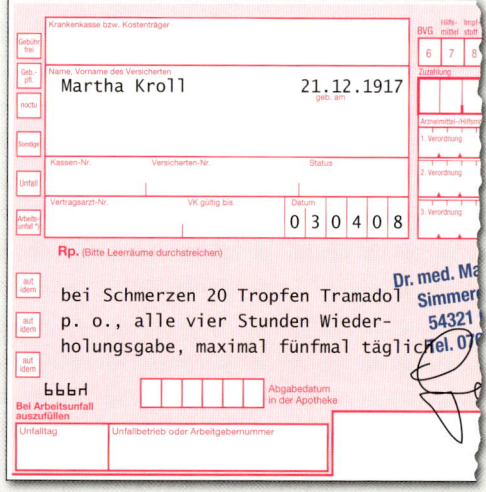

Korrekte Bedarfsmedikationsverordnung

Viele Patienten können in besonderen Situationen eine Bedarfsmedikation erhalten. Zusätzlich zu den bestehenden Kriterien wird auf Folgendes geachtet:

♦ genaue Beschreibung des Bedarfsfalls (z. B. bei Schmerzen, bei einer Körpertemperatur über 39 °C, bei einem Blutdruck über 210/100 mmHg)

♦ korrekter Medikamentenname mit Zusatz (z. B. Tramal long®, Benuron® 250, Adalat® sublingual)

♦ genaue Einmaldosierung, Mindestabstände im Wiederholungsfall, maximale Tagesdosis

> Bei einer Anordnung könnte ein Medikament mit drei Namen bezeichnet werden: dem chemischen Namen, dem Freinamen und dem Handelsnamen. Zum Beispiel Acetylsalicylsäure = ASS = Aspirin®.

Im Krankenhaus ist es meist kein Problem, eine entsprechende Anordnung zu erhalten, da hier die Ärzte normalerweise vor Ort sind. In Pflegeheimen oder in der häuslichen Pflege ist dies schwieriger. Hier kann beispielsweise ein Fax oder eine E-Mail versandt werden. Bei telefonischen Anordnungen sollte eine zweite Person über einen Lautsprecher mithören oder die Anordnung sollte für sie wiederholt werden. Prinzipiell sollte das Verstandene für den Arzt wiederholt und bestätigt werden und von den Empfängern dokumentiert und abgezeichnet werden.

> Telefonisch empfangene Anordnungen für den Arzt wiederholen, mit „vug" (vorgelesen und genehmigt) versehen und abzeichnen.

2.2 Bestellung

Die Art der Beschaffung für die verschiedenen Medikamente ist je nach Arzneimittel und Institution unterschiedlich. Prinzipiell gilt, dass **nicht apothekenpflichtige** Arzneimittel auch im Supermarkt erworben werden können. Dabei handelt es sich z. B. um Vitaminpräparate oder Nahrungsergänzungsmittel. Frei käufliche Präparate sind ebenso wie Medikamente nur bei bestehender Indikation und nach den abgegebenen Informationen einzunehmen.

Apothekenpflichtige Medikamente können in der Apotheke ohne Rezept zur Eigenbehandlung erworben werden, z. B. Grippe- oder Abführmittel. Hier ist es die Pflicht des Apothekers, den Käufer zu beraten, da das Arzneimittel bei falschem Gebrauch eine potenzielle Gefahr darstellt.

Verschreibungspflichtige Medikamente dürfen von der Apotheke nur gegen ein Rezept an den Patienten herausgegeben werden. Sie werden dem Patienten zur Behandlung einer Krankheit verschrieben und können bei falscher Anwendung großen Schaden anrichten.

2.2.1 Im Krankenhaus

Krankenhäuser werden immer von der gleichen Apotheke beliefert. Diese ist auch für die jährlichen Kontrollen der Arzneimittelschränke und Aufbewahrung der Mittel zuständig. Meist liegt es in der Verantwortung der Pflegenden, dafür zu sorgen, dass die notwendigen Arzneimittel immer vorrätig sind. Dies geschieht, indem an

Abgelaufene
Medikamente
Band 4, D 1.3.4

Medikamenten-
aufbewahrung
Band 4, D 1.3

verabredeten Tagen der Bestand kontrolliert und Verbrauchtes oder Benötigtes über bestimmte Formulare bestellt wird. In manchen Fällen ist die Unterschrift des Arztes auch hier notwendig. Für außergewöhnliche Medikamente, die nicht zum Grundbestand der Apotheke gehören oder nur in Ausnahmesituationen eingesetzt werden sollen (Reserveantibiotika, sehr kostenintensive Arzneimittel), gibt es Sonderanforderungsscheine, die vom Ober- oder Chefarzt unterschrieben werden müssen.

> Im Zuge der Wirtschaftlichkeit sollte immer nur so viel bestellt und gelagert werden, wie notwendig ist. Bei Apothekenlieferungen immer sofort kontrollieren, ob Medikamente dabei sind, die kühl gelagert werden müssen.

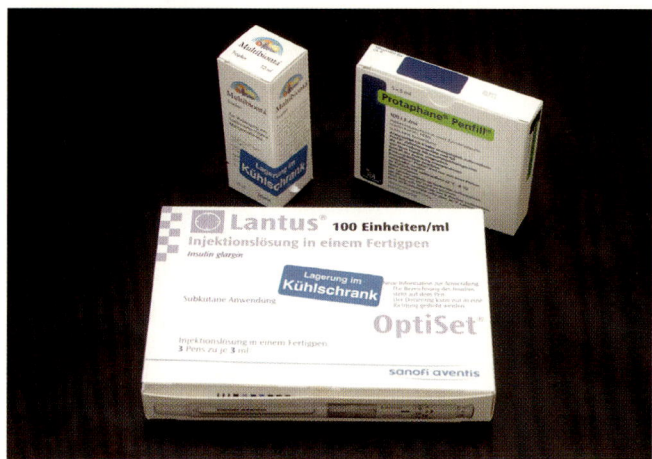

Zu kühlende Medikamente

Delegieren der Medikamentenbestellung

In manchen Häusern wird die Bestellung von Stationshilfen oder Computerprogrammen übernommen. Dazu muss ein Mindestbestand an Arzneimitteln definiert werden. Die Hilfsperson stellt anhand der Sichtkontrolle, das Programm anhand der elektronischen Patientenakten den Verbrauch fest und bestellt die Differenz. Die Bestellung wird dann zu einem definierten Zeitpunkt auf die Station geliefert und von examinierten Pflegenden kontrolliert.

2.2.2 Im Pflegeheim

Im Gegensatz zum Krankenhaus werden die Medikamente nicht als Teil der Stationsapotheke bestellt, sondern durch die jeweiligen Hausärzte der Bewohner individuell verordnet und erst dann bestellt. Dies bedeutet, dass sich der Bewohner, seine Angehörigen oder die Pflegenden, je nach Absprache, bei zur Neige gehenden Medikamenten um ein entsprechendes Rezept kümmern müssen. Auch hier wird häufig mit niedergelassenen Apotheken zusammengearbeitet, die die entsprechenden Medikamente in das Heim liefern und damit auch die Pflicht der Beratung und Arzneimittelkontrolle vertraglich übernehmen.

2.2.3 In der häuslichen Pflege

Die Klienten in der häuslichen Pflege erhalten die Medikamente auf Rezept durch ihren Haus- oder Facharzt. Pflegende, die Klienten zuhause betreuen, sollten einen Überblick über die Medikamentenvorräte der Klienten haben, um so rechtzeitig ein neues Rezept zu veranlassen bzw. dafür sorgen, dass neue Medikamente in der Apotheke geholt oder von ihr geliefert werden.

Betäubungs-
mittelfach
Band 4, D 1.3.3

2.2.4 Sonderfall: Betäubungsmittel

Für die Beschaffung von Betäubungsmittel gelten aufgrund der Suchtgefahr besondere Regeln, die in der Betäubungsmittel-Verschreibungsverordnung (BtMVV) beschrieben sind.

Im Krankenhaus werden Betäubungsmittel über den Betäubungsmittel-Anforderungsschein, im Pflegeheim und in der häuslichen Pflege mit einem Betäubungsmittelrezept bestellt. Beide sind dreiteilig, wobei die Teile I und II immer in die Apotheke gehen und der Teil III beim Arzt verbleibt. Alle Scheine sind durchnummeriert und müssen vom Arzt registriert werden. Das ausgefüllte Rezept/die Anforderung ist der Apotheke ausschließlich durch vertrauenswürdige Personen zu überbringen. Diese darf das Betäubungsmittel nur den überbringenden Personen abgeben.

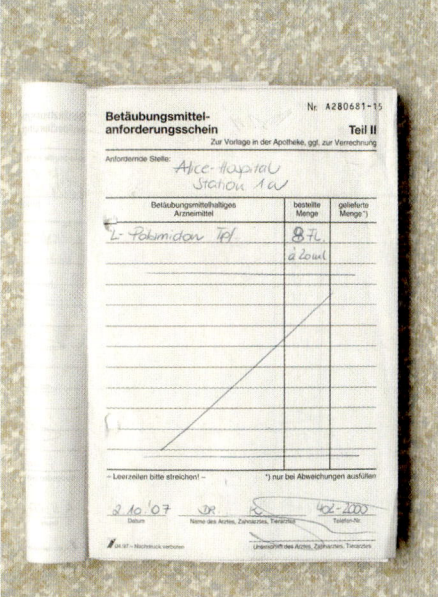

*Korrekt ausgefülltes
Betäubungsmittelrezept*

Ein Rezept bzw. eine Verordnung über den Bezug von Betäubungsmitteln muss folgende Angaben enthalten:

♦ Name, Vorname und Anschrift des Patienten bzw. der Einrichtung, für den/die das Medikament bestimmt ist

♦ Ausstellungsdatum

♦ Arzneimittelbezeichnung mit zusätzlichen Bezeichnungen, Gewichtsmengen und Abpackungseinheit

♦ Menge des verschriebenen Arzneimittels in Gramm, Millilitern, Stückzahl oder abgeteilter Form

♦ Gebrauchsanweisung mit Einzel- und Tagesgabe oder im Fall, dass dem Patienten eine schriftliche Gebrauchsanweisung übergeben wurde, der Vermerk „Gemäß schriftlicher Anweisung"; im Fall des § 5 Abs. 8 BtMVV (Substitution) zusätzlich eine Angabe darüber, wie lange das Medikament in Tagen reicht

♦ Bei Überschreitung der Höchstmenge für 30 Tage „A", bei Substitution „S", bei Notfallverschreibung auf Normalrezept „N"

♦ Name des verschreibenden Arztes, seine Berufsbezeichnung und Anschrift einschließlich Telefonnummer

♦ Unterschrift des verschreibenden Arztes, im Vertretungsfall darüber hinaus der Vermerk „i. V."

2.3 Vorbereitung

Die Vorbereitung der Medikamente ist Aufgabe der Pflegenden. Grundlage dieser Vorbereitung sind die Einträge in der Patientenakte. Das hat den Vorteil, dass mögliche Veränderungen sofort gesehen und Übertragungsfehler auf etwaige Medikamenten-, Tropfen- oder Spritzenpläne vermieden werden. Die Vorbereitung findet im Krankenhaus und im Heim immer im Stationszimmer statt, in der ambulanten Pflege im Wohnfeld des Pflegebedürftigen. Dabei sind folgende Punkte zu beachten:

♦ Die Arbeitsfläche ist je nach Umfeld mit einer Wischdesinfektion zu reinigen und die Hände sind zu desinfizieren.

Desinfektion
Band 1, J 2.2

♦ Alle notwendigen Materialien sind bereitzustellen, z. B. Dispenser, Tropfenbehälter, Spritzen, Kanülen, Infusionssysteme je nach Verabreichungsart.

♦ Ruhige, konzentrierte Atmosphäre schaffen, um Flüchtigkeitsfehler zu vermeiden, z. B. Telefon abgeben, Tür schließen.

♦ Medikament überprüfen auf
  – richtigen Namen
  – richtige Dosierung
  – Verfallsdatum
  – Veränderungen (z. B. in Farbe oder Konsistenz)

♦ Es werden immer erst angebrochene Packungen verbraucht. Zur Neige gehende oder fehlende Arzneimittel werden bestellt.

♦ Die neuen Behältnisse wie Medikamentendispenser oder Tropfenbecher werden zweifelsfrei beschrift.

Feste Medikamente dürfen nur geteilt oder zermörsert werden, wenn sie dazu geeignet sind, d. h. keinen magensaftresistenten Überzug besitzen. Bei der Zusammenstellung mehrerer unterschiedlicher Medikamente ist auf **Wechselwirkungen** unter den Medikamenten zu achten. Gerade bei mehreren behandelnden Ärzten, die alle unabhängig von einander Medikamente verordnen, ist es wichtig, dass z. B. der Hausarzt und die zuständige Pflegende den Überblick über alle Medikamente behalten. Im Zweifelsfall sollten Pflegende Rücksprache mit dem Arzt oder Apotheker nehmen.

Während in Kliniken die feste orale Medikation, wie Tabletten oder Kapseln, aus organisatorischen Gründen jeweils für einen Tag vorbereitet wird, kann dies im Pflegeheim oder in der häuslichen Pflege für eine Woche geschehen. Entsprechend sind die Dispenser gestaltet. Medikamente, die gekühlt aufbewahrt werden müssen, werden erst kurz vor der Verabreichung gerichtet. Lichtempfindliche Medikamente werden mit dem Blister gerichtet, so bleibt der besondere Schutz gewährleistet. Da sich bei Patienten medikamentöse Anpassungen ergeben können, müssen die Medikamente von der Person, die die Arznei an die Patienten austeilt, jeweils vorher anhand der Unterlagen überprüft werden.

Flüssige oral einzunehmende Arzneimittel werden immer erst kurz vor dem Einnehmen vorbereitet.

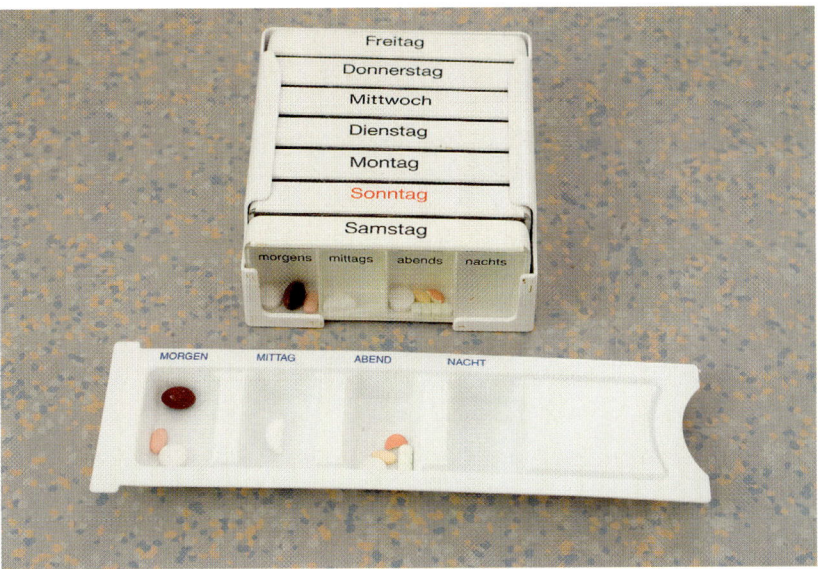

Tages- und Wochendispenser

Alle Medikamente und Lösungen die parenteral (unter Umgehung des Magen-Darm-Trakts), z. B. intravenös oder subkutan bzw. intramuskulär in Form einer Infusion oder Injektion in den Körper eingebracht werden, dürfen ebenfalls erst kurz vor der Verabreichung vorbereitet werden.

Injektionen
Band 4, E 3

2.4 Verabreichung

Um bei der Verabreichung von Medikamenten keine Fehler zu machen, empfiehlt es sich, das Vorgehen nach der **5-R-Regel** durchzuführen.

5-R-Regel
– Richtiger Patient?
– Richtiger Zeitpunkt?
– Richtiger Wirkstoff?
– Richtige Dosierung?
– Richtige Applikationsform?

Idealerweise werden Medikamente von der Pflegeperson vorbereitet, die diese auch verabreicht. Da das nicht immer möglich ist, ist eine Kontrolle unerlässlich. Medikamente sollten nur den Menschen verabreicht werden, für die sie verordnet wurden, und niemals anderen Personen mit ähnlichen Symptomen. Besonders bei **Kindern** ist zu berücksichtigen, dass sie keine kleinen Erwachsenen sind. Ihr Stoffwechsel funktioniert aufgrund des Wachstums und der körperlichen Entwicklung anders. Die jeweilig genaue Dosierung ist zu prüfen und einzuhalten.

Mögliche Verabreichungsformen von Medikamenten

Verabreichungsart	Beschreibung / Besonderheiten
p. o. (per os) oder peroral	flüssige und feste Medikamente, die geschluckt und im Magen-Darm-Trakt resorbiert werden
bukkal, lingual, sublingual (sl.)	wirken auf oder durch die Mundschleimhäute, z. B. ASS rapid, Lutschpastille, Temgesic sublingual
i. c. (intrakutan)	unter die Haut, z. B. beim Quaddeln
s. c. (subkutan)	Injektion in die Unterhaut, kann auch vom Patienten durchgeführt werden, z. B. Heparin, Insulin
i. m. (intramuskulär)	Injektion in den Muskel, nur von erfahrenen Personen durchzuführen, z. B. Impfstoffe, Depot-Neuroleptika
i. v. (intravenös)	Injektion in die Vene, meist ärztliche Tätigkeit, z. B. Infusionen, Antibiotika
i. a. (intraarteriell)	Injektion in die Arterie, ausschließlich ärztliche Tätigkeit, z. B. Kontrastmittel
intrakardial	Injektion in das Herz
intralumbal	Injektion in den Lumbalkanal, z. B. bei der Lumbal(Spinal)anästhesie
intrathekal	Injektion in den Liquorraum
intraartikulär	Injektion in ein Gelenk
intraperitoneal	Injektion in die Bauchhöhle
kutan	aufbringen auf die Haut, z. B. Salben, Cremes, Medikamentenpflaster
konjunktival	aufbringen auf den Augapfel
nasal	aufbringen auf die Nasenschleimhäute
otal, aural	einbringen in den Gehörgang, immer auf Körpertemperatur erwärmen
pulmonal, per inhalationem	Inhalation in die Lunge
rektal	einbringen des Wirkstoffes in den Enddarm, z. B. Suppositorien (Zäpfchen)
vaginal	einbringen des Wirkstoffs in die Vagina, z. B. Vaginalovulum
intraurethal	Injektion des Wirkstoffs in die Harnröhre und Blase

Injektionen
Band 4, E 3

Die Form des Medikaments wird vom Wirkstoff, aber auch von der Art der Verabreichung bestimmt. Die meisten Medikamente werden über den Magen-Darm-Trakt aufgenommen und gelangen so in den Organismus und an den Ort, an dem sie wirken sollen. Einige würden jedoch zerstört werden, z. B. eiweißhaltige Medikamente. Sie müssen parenteral verabreicht werden. Auch der Wirkungseintritt wird über die Verabreichungsform gesteuert.

Die **Dosierung** des Medikaments ist von unterschiedlichen Faktoren abhängig. Dazu gehört die Applikationsform, die Resorption, die Verteilung, die Umwandlung im Körper und der Abbau bzw. die Ausscheidung des Wirkstoffs über die Leber, die Nieren oder die Haut. Dies ist auch abhängig vom Alter des betreffenden Patienten und von seiner Grunderkrankung.

Müssen Medikamente nur einmal täglich eingenommen werden, geschieht dies meist bei der ersten Mahlzeit. Abweichungen und ob vor oder nach dem Essen sollten in dem jeweiligen Beipackzettel nachgelesen werden. Zu beachten sind spezielle Einnahmevorschriften wie „nicht mit Milchprodukten oder Grapefruitsaft einnehmen", da diese Stoffe negative Wirkungen auf das Medikament haben, z. B. deren Wirkung herabsetzen oder verstärken. Dies bedeutet auch, dass kurz vor oder kurz nach der Einnahme diese Lebensmittel nicht verzehrt werden dürfen.

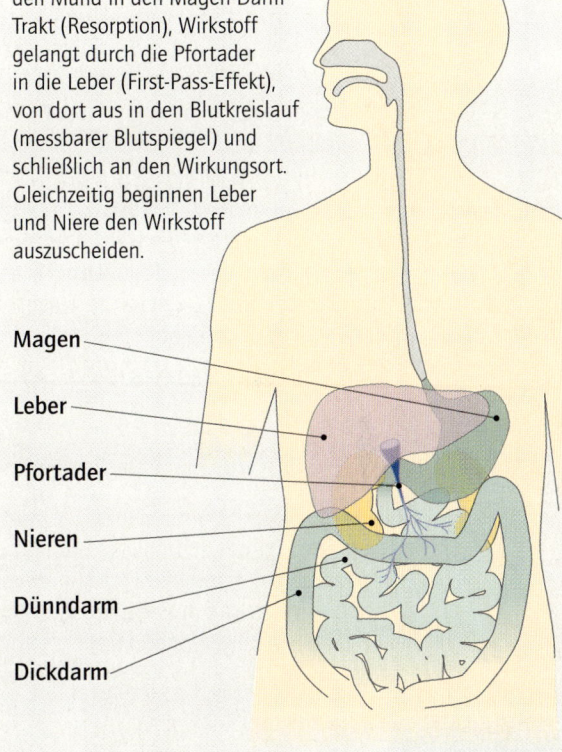

Das Medikament gelangt über den Mund in den Magen-Darm-Trakt (Resorption), Wirkstoff gelangt durch die Pfortader in die Leber (First-Pass-Effekt), von dort aus in den Blutkreislauf (messbarer Blutspiegel) und schließlich an den Wirkungsort. Gleichzeitig beginnen Leber und Niere den Wirkstoff auszuscheiden.

Magen

Leber

Pfortader

Nieren

Dünndarm

Dickdarm

Weg der Wirkstoffe im Körper

Medikamente, die oral eingenommen werden, zerfallen im Magen-Darm-Trakt in ihre Bestandteile und geben die Wirkstoffe frei. Diese werden über den Dünndarm resorbiert und gelangen über die Pfortader in die Leber. Diese verändert (= metabolisiert) Fremdstoffe so, dass sie entweder wirksam, unwirksam oder schneller ausgeschieden werden **(Biotransformation, Metabolisierung)**. Auf dem Weg von der Einnahme des Medikaments bis ins Blut verlieren die Medikamente einen Teil ihrer Wirksamkeit. Dies wird als **„first pass effect"** bezeichnet.

Magen, Darm
Band 2, J 1.2.9

Bei solchen Medikamenten ist eine höhere Dosierung, eine andere Applikationsart oder eine Art „Tarnung" notwendig. Die Biotransformationsfähigkeit der Leber von Säuglingen und älteren Menschen ist deutlich herabgesetzt, wohingegen sie bei ein- bis achtjährigen Kindern wesentlich erhöht sein kann. Die unterschiedliche **Pharmakokinetik** muss jeweils beachtet werden. Manche Medikamente werden nach Bedarf verabreicht, wie z. B. Insulin oder Marcumar®. Hier ist jeweils der entsprechende Wert im Blut vorher zu bestimmen. Bei vielen Medikamenten muss regelmäßig der Spiegel im Blut bestimmt werden, damit die Dosis vom Arzt weiter verordnet werden kann, z. B. bei bestimmten Herzmedikamenten, bei Antiepileptika oder Antidepressiva. Zu Beginn der Therapie wird mit der **Initialdosis** eine höhere Dosis gewählt, damit der Wirkungsspiegel schnell im so genannten therapeutischen Bereich ist. Die anschließende tägliche **Erhaltungsdosis** ist dann niedriger.

Pharmakokinetik

Die Pharmakokinetik gibt an, wie ein Medikament in den Körper gelangt, wie es an den Zielort gelangt, wie viel wirksames Medikament dort ankommt und wie es wieder ausgeschieden wird. Jeder Wirkstoff ist nur in einer bestimmten Konzentration im Körper des Menschen therapeutisch wirksam **(therapeutische Breite).** Ist sie zu niedrig, wirkt er nicht, ist sie zu hoch, wirkt er toxisch (giftig). Manche Dosierungen beziehen sich auf das Körpergewicht des Patienten, dies ist besonders bei Kindern zu berücksichtigen. Jeder Wirkstoff hat seine eigene **Halbwertszeit** (Zeit, die es dauert, bis nur noch die Hälfte des Wirkstoffs im Körper ist). Von dieser Zeit hängt es ab, wie lange es dauert, bis die wirksame Konzentration unterschritten wird und neuer Wirkstoff verabreicht werden muss. Je kürzer die Halbwertszeit, desto häufiger muss ein Medikament eingenommen werden.

2.5 Orale Gabe von Medikamenten

Nicht jedem Patient gelingt die **orale** (durch den Mund) Aufnahme von Tabletten und Kapseln. Bereits die Entnahme aus den jeweiligen Verpackungsblistern kann problematisch sein. Tabletten und vor allem Kapseln (die durch den Gelatineüberzug weniger gut rutschen) sollen mit viel Flüssigkeit und in aufrechter oder sitzender Haltung eingenommen werden, damit sie nicht in der Speiseröhre hängen

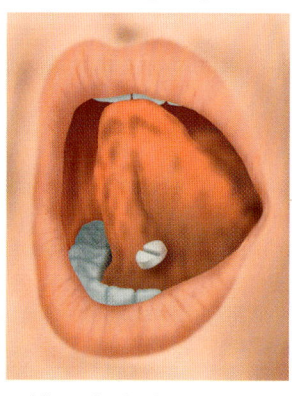

Sublinguale Platzierung von Tabletten

bleiben. In einigen Fällen ist es nötig, anschließend die Mundhöhle zu untersuchen. Gerade bei Patienten mit Schluckstörung (z. B. nach einem Schlaganfall) können Tabletten in den Wangentaschen verbleiben. Wird die Tablette von den Pflegenden eingegeben, sollte diese ungefähr auf die Mitte der Zunge gelegt werden. So verbleibt sie beim Schlucken sicher im Mund und kann mit der Flüssigkeit heruntergespült werden. Medikamente, die zur **sublingualen** Verabreichung gedacht sind (Sprays, Tabletten), werden unter die Zunge platziert. Über die gut durchblutete Mundschleimhaut werden die Wirkstoffe so schnell aufgenommen. Eine sublinguale Verabreichung ist immer dann angeraten, wenn der Wirkstoff besonders schnell aufgenommen werden soll. Dies gilt für Herzmedikamente bei Angina pectoris oder zur schnellen Behandlung eines sehr hohen Blutdrucks.

Lutschtabletten werden in die Wangentasche gelegt, wo sie langsam durch die Zungenbewegung und durch den Speichel aufgelöst werden.

Beispiel: Medikamentengabe über eine perkutane endoskopische Gastrostomie (PEG)

Patienten, die aus unterschiedlichen Gründen nicht mehr schlucken können (krankheits- oder bewusstseinsbedingt), erhalten eine Sonde durch die Bauchdecke. So kann eine ausreichende Nahrungs- und Flüssigkeitsmenge durch die Pflegenden oder pflegende Angehörige gewährleistet werden. Auch Medikamente können über diese Sonde verabreicht werden. Hier ist unbedingt darauf zu achten, dass nur solche Medikamente sondiert werden, die für diese Verabreichungsart auch geeignet sind. Kapseln, die erst im Dünndarm wirksam werden, dürfen nicht geöffnet und der Wirkstoff entnommen werden. Auch Tabletten mit einem Schutzüberzug dürfen nicht gemörsert werden, da sie sonst ihre Wirksamkeit verlieren. Im Zweifelsfall sollte der Apotheker oder der Arzt gefragt und die Form des Medikaments (z. B. als Brausetablette, die aufgelöst ohne Probleme sondiert werden kann) geändert werden. Zum Zerkleinern geeignete Tabletten sollten stets separat mit stillem Mineralwasser angeschüttelt und über die Sonde verabreicht werden.

Sondenkost
Band 4, E 8

2.6 Rektale Gabe von Medikamenten

Die rektale Gabe von Medikamenten (z. B. Schmerzzäpfchen, Klistiere bei Obstipation) ist für den Patienten ein Eingriff in seine Intimsphäre, daher eventuell einen Sichtschutz anbringen. Wann immer möglich, sollte der Patient die Gelegenheit erhalten, sich die Medikamente selbst rektal einzuführen. Ist dies nicht möglich, wird dies von den Pflegenden ausgeführt. Der Patient ist über die geplante Maßnahme angemessen zu informieren. Es kann empfehlenswert sein, den Patient vor der Maßnahme auf die Toilette zu führen bzw. für einen leeren Enddarm zu sorgen. Der Patient nimmt eine bequeme Seitenlage (möglichst links) ein und entspannt sich. Eventuell kann das Zäpfchen bzw. der Einführschaft des Klistiers mit Vaseline gleitfähiger gemacht werden. Mit dem behandschuhten Zeigefinger wird das **flache Ende** des Zäpfchens vorsichtig zwei bis vier Zentimeter in den Anus eingeführt.

Klistiere
Band 3, E 3

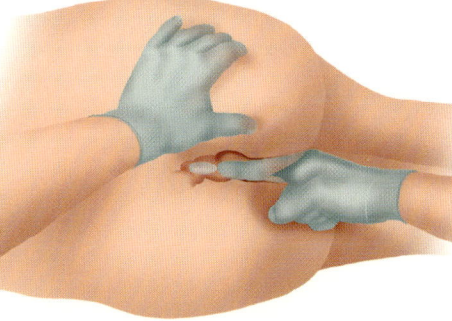

Gibt der Patient heftige Schmerzen beim Einführen an, ist die Maßnahme abzubrechen und der Arzt zu informieren.

Rektale Gabe eines Zäpfchens

2.7 Vaginale Gabe von Medikamenten

Die Verabreichung von Zäpfchen in die Vagina stellt einen Eingriff in die Intimsphäre der Frau dar. Sie ist vor der Maßnahme zu informieren und wann immer möglich sollte die Frau das Zäpfchen selbst einführen. Ist dies nicht möglich, wird dies von den Pflegenden, unter Sichtschutz vor den Mitpatientinnen, ausgeführt. Damit das Zäpfchen nicht herausrutscht, soll die Frau anschließend eine halbe Stunde liegen bleiben. Daher ist es von Vorteil, diese Medikamente vor der Nachtruhe zu verabreichen. Die Patientin sollte vorher noch einmal Urin lassen. In Rükkenlage wird mithilfe eines Applikators das Zäpfchen in die Scheide gebracht und dort am oberen Ende abgelegt. Meist spüren die Frauen, wenn die Zäpfchen richtig liegen. Bei Schmerzen beim Einführen ist die Maßnahme abzubrechen und der Arzt zu informieren.

2.8 Medikamentengabe in Auge, Ohr und Nase

In Ohr und Auge werden entweder Tropfen oder Salbe appliziert, in der Nase kann es auch ein Spray sein. Bevor Tropfen oder Salben verabreicht werden, ist der Patient darüber zu informieren. Die hygienischen Maßnahmen – Händedesinfektion – sind vorher durchzuführen. Werden die Medikamente in die **Augen** verabreicht, soll sich der Patient entweder hinlegen oder im Sitzen den Kopf etwas zurückneigen. Das untere Lid des betreffenden Auges wird wenig nach unten gezogen. In die nun sichtbare Vertiefung wird – ohne dass das Tropfenfläschchen bzw. die Tube vom Auge oder Lid berührt wird – das Medikament getropft bzw. als Salbenstrang von außen nach innen gegeben. Herauslaufende Tropfen können mit einem Papiertuch ohne Reiben abgetupft werden.

Für die Medikamentengabe ins **Ohr** begibt sich der Betreffende am besten in Seitenlage. Die verordnete Tropfenzahl wird in das Ohrinnere getropft, ohne dies mit dem Fläschchen zu berühren. Der Patient soll anschließend ca. 15 Minuten in dieser Stellung verbleiben, damit die Tropfen nicht wieder herausfließen.

Vor der Gabe von Nasentropfen, -salbe oder -spray soll der Betreffende die **Nase** putzen. Mit der Saugpipette wird die benötigte Menge Tropfen aus dem Fläschchen entnommen. Der Patient legt den Kopf leicht in den Nacken. Die Pipette oder das Tubenansatzstück vorsichtig in das Nasenloch einführen und das Medikament verabreichen. Wenn möglich, soll der Patient den Kopf noch einige Minuten in dieser Position halten, damit die Tropfen von der Schleimhaut aufgenommen werden können. Meistens werden Dosiersprays nur für einen Patienten oder Einzeldosierpipetten verwendet.

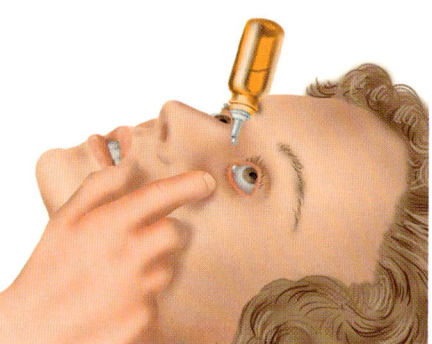

Medikamentenapplikation ins Auge

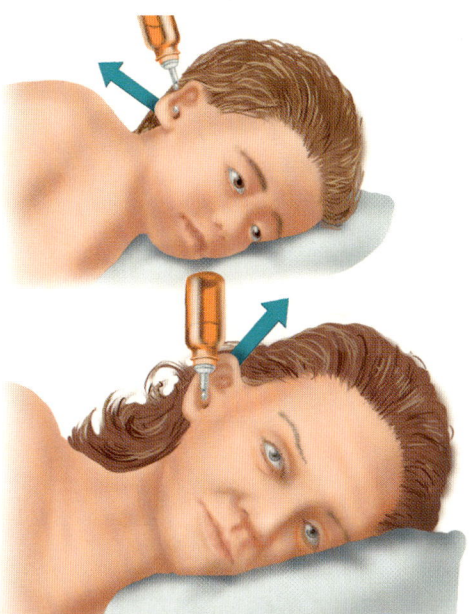

Verabreichung von Ohrentropfen

2.9 Medikamentengabe über die Haut

Bevor Salbe oder Creme auf die Haut aufgetragen werden kann, sollte der Bereich auf Auffälligkeiten inspiziert werden. Salbenreste sollten mit einem Tuch und warmem Wasser entfernt werden. Salbe und Creme können mit den behandschuhten Fingern und/oder mit einem Einmal-Spatel aufgetragen werden. Auf behaarten Körperpartien wird Salbe oder Creme in Haarwuchsrichtung aufgetragen bzw. leicht einmassiert. Werden Medikamente in Pflasterform aufgeklebt, darf die Haut nicht verletzt oder fettig sein, damit der Wirkstoff gut aufgenommen werden kann. Eventuell muss bei starker Behaarung zuerst die entsprechende Körperstelle rasiert werden (Vorsicht: Hautreizung). Nach dem Auftragen eines Medikaments sollte der Patient auf eine mögliche lokale allergische Reaktion beobachtet werden.

Häufig werden Hautpilze (Mykosen) im Intimbereich oder zwischen den Zehen mit einer Salbe behandelt. Bei dieser Therapie ist unbedingt darauf zu achten, dass auch nach Abklingen der sichtbaren Symptome das Medikament über die vorgeschriebene Zeit eingestrichen wird, da es sonst zu einem erneuten Auftreten des Pilzes kommen kann.

?

1 Welche Angaben muss eine ärztliche Medikamentenanordnung enthalten?

2 Welche Angaben muss ein Betäubungsmittelrezept enthalten?

3 Warum sollte die Patienten-/Bewohnerakte als Grundlage zur Vorbereitung von Medikamenten dienen?

4 Erläutern Sie die 5-R-Regel zur Medikamentenverabreichung.

5 Erläutern Sie den Begriff „first pass effect".

6 Erläutern Sie den Begriff „therapeutische Breite".

7 Wie werden Augen- und Ohrentropfen korrekt verabreicht?

1 Erkundigen Sie sich, wie an Ihrem Praxisort mit Betäubungsmitteln umgegangen wird. Wo werden sie aufbewahrt? Wer hat den Schlüssel dazu? Wie werden sie bestellt? Wie sieht die Dokumentation aus?

2 Erstellen Sie für sich einen Einnahmeplan eines Medikaments, das regelmäßig alle vier Stunden eingenommen werden muss. Welche Uhrzeiten würden am besten in Ihren Tagesablauf passen?

3 Begutachten Sie Ihre Hausapotheke (oder die Ihrer Eltern). Ähnliche Hausapotheken werden Sie auch bei Patienten/Klienten in der häuslichen Pflege sehen. Achten Sie besonders auf das Haltbarkeitsdatum und Hinweise zur Aufbewahrung. Gibt es rezeptpflichtige Medikamente, die nicht mehr benötigt werden?

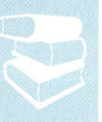

Berthold, Heiner K.: Klinikleitfaden Arzneimitteltherapie, Urban & Fischer Verlag, München und Jena 2002

Busek, Stephan: Arzneimittellehre für die Krankenpflege. Huber Verlag, Bern 2002

Mutschler, Ernst/Geisslinger, Gerd/Kroemer, Heyo/Schäfer-Korting, Monika: Arzneimittelwirkungen. Wissenschaftliche Verlagsgesellschaft mbH, Stuttgart 2008

Schmid, Beat/Hartmeier, Cora/Bannert, Christian: Arzneimittellehre für Krankenpflegeberufe. Wissenschaftliche Verlagsgesellschaft mbH, Stuttgart 2003

www.pharmatrix.de
Informationen zu Arzneimitteln und deren Verabreichung

3 Psychopharmaka

Frau Rita Meyer hat ihr Leben lang mit ihrer zehn Jahre jüngeren Schwester zusammengelebt. Sie war zwar als junge Frau zweimal verlobt, doch der erste Verlobte hatte es nur auf die Firma ihres Vaters abgesehen und bei dem zweiten fand sie zwei Tage vor der Hochzeit heraus, dass er sie mit einer anderen Frau betrog. Diese Erfahrungen haben ihr Vertrauensverhältnis zu Männern nachhaltig erschüttert. Ihre Schwester ist vor zwei Jahren verstorben. Vor einem halben Jahr hat sich Frau Meyer nach einem mehrwöchigen Krankenhausaufenthalt wegen einer Exsikkose, verursacht durch heftige Durchfälle, zum Einzug ins Seniorenzentrum Gutleben entschlossen.

Als Tim Frau Meyer die Abendmedikation geben will, behauptet sie, das sei nicht ihre übliche Medikation und sie möchte diese nicht einnehmen. Sie zeigt Tim einen Artikel mit dem Titel „Chemische Keule für unsere Senioren" aus einer Wochenzeitschrift. In dem Artikel geht es um ein Altenheim, das negative Schlagzeilen gemacht hat. Vielen Bewohnern, besonders den unruhigen oder Bewohnern mit Demenz, wurden ohne ärztliche Verordnung beruhigende Psychopharmaka gegeben. Sie waren dadurch ruhiggestellt und brauchten weniger Betreuung. Somit konnte der Heimbetreiber Personalkosten sparen.

Tim ist sich ganz sicher, dass dies die Medikamente von Frau Meyer sind, sieht aber trotzdem in ihrer Akte nach. Daraus geht hervor, dass heute Frau Meyers Hausärztin einige Medikamente umgestellt hat. Als Tim Frau Meyer davon erzählt, glaubt sie ihm nicht und will die neuen Medikamente nicht nehmen. Die Patientin hat Angst, mit Medikamenten „ruhiggestellt" zu werden.

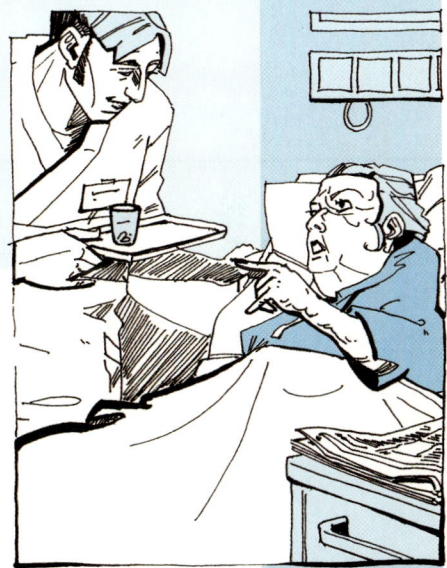

1   Welche Arzneimittel gehören Ihrer Meinung nach zu den Psychopharmaka? Bei welchen Krankheitsbildern werden sie angewendet?

2   Welche Nebenwirkungen von Psychopharmaka sind Ihnen aus Ihren bisherigen Tätigkeitsgebieten bekannt? Welche sind besonders unangenehm für den Patienten?

3   Wie sollte sich Tim in der geschilderten Situation verhalten?

Arzneimittel, die die Psyche beeinflussen, wurden schon vor mehreren tausend Jahren erwähnt. So beschreibt Homer mit diesen Eigenschaften „ein Mittel, gegen Kummer und Groll und aller Übel Gedächtnis. Wer das hinunterschluckt ... dem rinnt keine Träne ... von den Wangen." Wahrscheinlich handelte es sich hier um Opium. Die Geschichte der Psychopharmaka in der heutigen Definition begann erst in den 50er Jahren des vorigen Jahrhunderts. Eine Revolution bedeutete die Einführung des ersten Psychopharmakons 1952 in Frankreich. Damit stand erstmals eine Substanz zur Verfügung, mit der der Arzt gezielt die geistig-seelische Verfassung eines Menschen (z. B. Stimmung, Emotionen, Wahrnehmung) beeinflussen oder verändern konnte. Inzwischen steht eine Vielzahl unterschiedlicher Medikamente zur Behandlung von seelisch-geistigen Krankheiten zur Verfügung.

3.1 Neuroleptika

Neuroleptika sind Substanzen zur Behandlung von Psychosen. Die Krankheit wird nicht geheilt, sondern die Symptome werden therapiert, die wahrscheinlich durch eine überschießende Wirkung von Dopamin im zentralen Nervensystem hervorgerufen werden. Neuroleptika wirken als Dopamin-Antagonisten (Gegenspieler).

Zentrales
Nervensystem
Band 2, C 1

Psychosen
Band 5, C 7.1.2

Neuroleptika: Anwendungsgebiete und Wirkstärke

Wirkstoff	Handelsname
(sehr) starke Neuroleptika bei Schizophrenie, hoch floriden Psychosen, Halluzinationen, Wahnideen	
Benperidol	Glianimon®
Haloperidol	Haldol®
Risperidon	Risperdal®
mittelstarke Neuroleptika; Indikation: Schizophrenie, akute manische Phasen	
Olanzepin	Zyprexa®
Perphenazin	Decentan®
Chlorpromazin	Megaphen®
Pipamperon	Dipiperon®
Clozapin	Leponex®
schwache Neuroleptika, Indikation: psychotische und nicht-psychotische Unruhe, Schlafstörungen	
Chlorprothixen	Truxal®
Promethazin	Atosil®

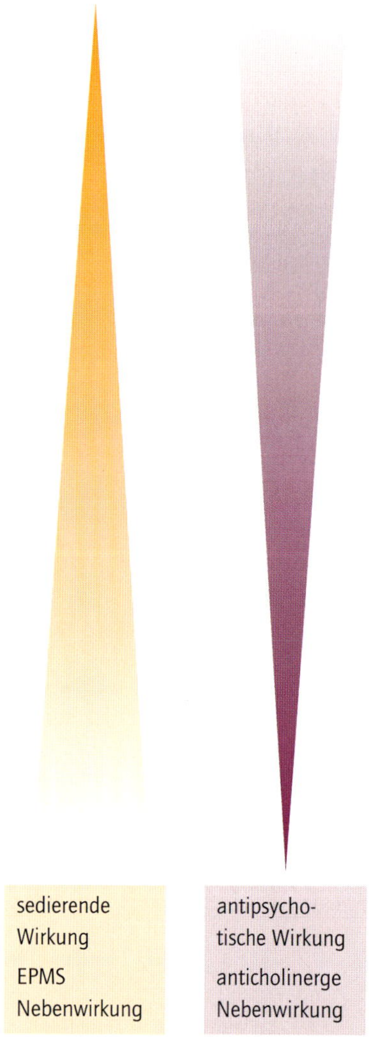

sedierende
Wirkung

EPMS
Nebenwirkung

antipsychotische Wirkung

anticholinerge
Nebenwirkung

Neuroleptika haben zwei Wirkungen:

♦ sedierende Wirkung, ohne schlaferzwingenden Effekt

♦ antipsychotische Wirkung

Die beiden Wirkungen verhalten sich gegenläufig: je stärker die antipsychotische Potenz, desto schwächer die sedierende Komponente und umgekehrt. Als unerwünschte Wirkungen sind vor allem die Beeinflussung des **extra-pyramidal-moto-rischen-Systems** (EPMS) und die vegetativen **Nebenwirkungen** zu sehen. Zu den EPMS-Nebenwirkungen zählen die Frühdyskinesien (Zungen-/Schlundkrämpfe, Grimassieren), Parkinson-Syndrom (schlurfender Gang, reduzierte Mimik), Akathisie (Unruhe), Spätdyskinesien (Kaubewegungen, häufig irreversibel). Als Antidot (Gegenmittel) steht bei schweren Nebenwirkungen Akineton® zur Verfügung.

An vegetativen **u**nerwünschten **A**rzneimittel-**W**irkungen (UAW) treten Mundtrockenheit, Schwindel, Verstopfung, Harnverhalten und Veränderungen der Sehfähigkeit (Sturzgefahr!) auf.

Depotneuroleptika werden im Abstand von zwei bis vier Wochen intramuskulär appliziert. Durch die langsame Freisetzung des Wirkstoffs aus einer öligen Lösung eines Pro-Drugs (Vorstufe der Wirksubstanz) wird für diesen Zeitraum ein Blutspiegel im therapeutischen Bereich erreicht.

> Die Einnahme von Neuroleptika darf nicht abrupt abgebrochen, sondern muss ausgeschlichen werden. Das bedeutet, dass die Dosis in Tages- bzw. Wochenabständen langsam reduziert wird, bis die Dosis so gering ist, dass man sie ohne unerwünschte Wirkungen beenden kann.

Neuroleptika als Schlaf- und Beruhigungsmittel bei alten Menschen

Schlafstörungen oder Unruhezustände bei alten Menschen werden häufig mit Neuroleptika behandelt, da diese Medikamente – im Gegensatz zu den Benzodiazepinen – nicht abhängig machen. Werden diese Medikamente über einen sehr langen Zeitraum verabreicht (manche Bewohner in Pflegeheimen nehmen diese Medikamente jahrelang), kann es dennoch zu unerwünschten Wirkungen kommen, wie sie oben beschrieben sind.

3.2 Antidepressiva

Obwohl sich Diagnose und Therapie der Depression in den vergangenen Jahren sehr stark verändert haben, führen depressive Erkrankungen in Deutschland jährlich zu 18 Millionen Krankheitstagen. Trotzdem sind von geschätzten vier Millionen behandlungsbedürftigen Personen nur 360.000 als adäquat behandelt zu bezeichnen.

Zentrales Nervensystem Band 2, C 1

3.2.1 Serotonin, Noradrenalin-Wiederaufnahme-Hemmer

Antidepressiva erhöhen am synaptischen Spalt die Konzentration von Serotonin und Noradrenalin, deren Fehlen als eine Ursache für Depressionen genannt wird.

Antidepressiva zeigen drei wichtige Wirkungen, die je nach Substanz unterschiedlich stark ausgeprägt sind:

♦ sedierend, angstlösend

♦ aktivierend

♦ stimmungsaufhellend

Diese Wirkungen treten in dieser Reihenfolge auf, wobei die stimmungsaufhellende, antidepressive Wirkung erst nach zwei bis drei Wochen zu erwarten ist. Ein Wechsel der Therapie ist aber oft schon vor dieser Zeit notwendig; dann nämlich, wenn die Nebenwirkungen vom Patienten nicht akzeptiert werden und er noch keine stimmungsaufhellende Wirkung bemerkt.

In dieser Phase (aktivierende Wirkung bei noch fehlender Stimmungsaufhellung) sind die Patienten besonders selbstmordgefährdet und bedürfen der Überwachung oder Begleittherapie (z. B. mit Tranquilizern).

Antidepressiva

Freiname	Handelsname
Amitriptilyn	Saroten®
Doxepin	Aponal®
Opipramol	Insidon®
Sertralin	Zoloft®
Fluoxetin	Fluctin®
Paroxetin	Seroxat/Tagonis®
Citalopram	Cipramil®
Johanniskraut-Extrakt	Jarsin®/Laif®

Als **Nebenwirkungen** treten anticholinerge Wirkungen (Schwindel, Obstipation, Blutdruckabfall, Störungen der Sehschärfe, Mundtrockenheit), sexuelle Störungen, EKG-Veränderungen (nur bei den trizyklischen Antidepressiva) und Übelkeit auf. Sie sind häufig die Ursache für **Non-Compliance** (Patient hält sich nicht an die Therapieempfehlung und nimmt die Medikamente nur sehr unzuverlässig ein) und Therapieabbrüche.

Antidepressiva werden weiterhin eingesetzt bei anderen psychischen Störungen wie Panik-, Angst- und Zwangsstörungen sowie zur symptomatischen Begleittherapie bei chronischen Schmerzzuständen und zur Linderung von Entzugssyndromen (Raucherentwöhnung).

3.2.2   Andere Antidepressiva

Lithiumsalze, eingesetzt zur Verlängerung der symptomfreien Phasen bei manisch-depressiven Patienten, haben eine sehr enge therapeutische Breite, weshalb die Blutspiegel überwacht werden müssen.

Bei der Einnahme des MAO-(Mono-Amino-Oxidase)-Hemmers Jatrosom® müssen bestimmte Lebensmittel (Chianti-Wein, eingelegter Fisch, einige Käsesorten) gemieden werden, da der gemeinsame Verzehr extreme Blutdrucksteigerungen hervorruft.

3.3   Tranquilizer

> Unter Tranquilizer werden Psychopharmaka zusammengefasst, bei denen die Dämpfung von Angst und Spannungszuständen im Vordergrund steht und die keinen antipsychotischen Effekt zeigen.

Die meisten Medikamente dieser Gruppe gehören der chemischen Gruppe der **Benzodiazepine** an. Das bekannteste Mittel dieser Gruppe ist Valium® (Freiname: Diazepam). Alle Benzodiazepine zeigen vier Wirkungen, die je nach Substanz unterschiedlich stark ausgeprägt sind. So wirkt beispielsweise

♦ Rivotril® = Clonazepam: antikonvulsiv (krampflösend)

♦ Dormicum® = Midazolam: sedierend

♦ Musaril® = Tetrazepam: muskelrelaxierend

♦ Tafil® = Alprazolam: angstlösend

Die wichtigsten **Indikationen** sind die Therapie von Krampfanfällen, Einschlaf- und Durchschlafstörungen, chronischen Angst- und Spannungszuständen. Benzodiazepine werden darüber hinaus als Kurzbetäubung für kurze operative Eingriffe und zur Einleitung der Narkosen verwendet. Sie werden unterteilt nach ihrer Wirkdauer und ihrer sedierenden Wirkung.

Benzodiazepine und ihre sedierende Wirkung

	geringe Sedierung	mäßige Sedierung	starke Sedierung
kurzwirkend	Trecalmo®		Dormicum® Halcion®
mittellangwirkend	Tafil®	Adumbran® Tavor® Lendormin®	Rohypnol® Dalmadorm®
langwirkend	Frisium®	Tranxilium®	Valium®

Als **Nebenwirkungen** treten Müdigkeit, Schwindel, Konzentrationsschwäche, eingeschränkte Gedächtnisleistung und Obstipation auf. Vor allem bei älteren Menschen werden Gleichgewichtsstörungen mit erhöhter Sturzgefahr und paradoxe Phänomene (Erregtheit, Schlaflosigkeit) beschrieben.

Benzodiazepine haben ein hohes Abhängigkeitspotenzial. Nach zwei bis drei Wochen sollte mit der Reduktion der Dosen begonnen werden, um einer Gewöhnung vorzubeugen. Trotz dieser Empfehlungen nehmen manche Patienten diese

Medikamente über einen sehr viel längeren Zeitraum. Eine langjährige Gabe von Benzodiazepinen darf nicht abrupt abgebrochen werden, da dadurch Krampfanfälle ausgelöst werden können.

3.4 Schlaffördernde Mittel

Schlaf
Band 5, J 3

Trotz der oben beschriebenen möglichen paradoxen Wirkung werden Benzodiazepine auch bei **Schlafstörungen** eingesetzt. Hier sollte ein kurz- bis mittellang wirkendes Präparat gewählt werden. Die Anforderungen, die an ein ideales Schlafmittel gestellt werden, sind hoch:

- keine Beeinträchtigung des Gedächtnisses
- keine atemdepressive Wirkung
- keine Interaktion mit Alkohol
- keine Toleranzentwicklung
- keine Abhängigkeit
- keine Verstärkung der Schlaflosigkeit nach Absetzen der Substanzen (Rebound-Insomnie)
- keine Nebenwirkungen
- keine aktiven Metaboliten
- optimale Halbwertszeit
- Induktion eines physiologischen Schlafmusters (mit paradoxem Schlaf)
- Verkürzung der Einschlafzeit
- schnelle Absorption

Schlafstörungen können sehr viele verschiedene Ursachen haben, die der Apotheker/Arzt erst abklären sollte, bevor er ein Schlafmittel empfiehlt oder verschreibt. An erster Stelle stehen nichtmedikamentöse Maßnahmen (z. B. Schlafhygiene) und erst wenn diese nicht greifen, sollte ein Schlafmittel verschrieben werden.

Sturzprophylaxe
Band 2, K 4.4

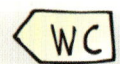

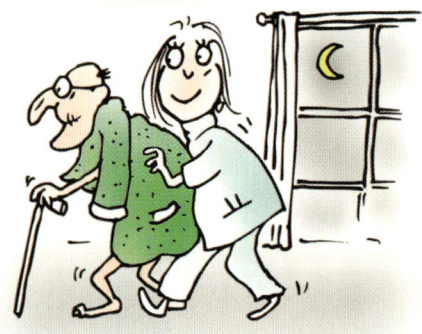

Im Bereich der freiverkäuflichen Schlaf- und Beruhigungsmittel werden **Antihistaminika** eingesetzt, da diese häufig als „unerwünschte Wirkung" eine sedierende Eigenschaft haben. Außerdem sind pflanzliche Präparate mit Extrakten aus Baldrianwurzeln, Hopfenzapfen, Melissenblättern und Passionsblumen rezeptfrei in der Apotheke erhältlich.

Erhält ein Patient ein Schlafmittel, sollte darauf geachtet werden, dass er wenn möglich nur in Begleitung einer Pflegeperson (z. B. in der Nacht zur Toilette) aufsteht. Durch die Wirkung auf den Wachheitszustand und das Reaktionsvermögen kann es bei alten Menschen vermehrt zu Stürzen kommen. Hier sind entsprechende Vorsichtsmaßnahmen zu ergreifen.

Übersicht der gängigen Schlafmittel

Gruppe	Freiname	Handelsname
Antihistaminika	Doxylaminsuccinat Diphenhydramin	SchlafTabs Ratio®, Gittalun® Betadorm D®, Dolestan®
pflanzliche Sedativa	Baldrian + Hopfen Pflanzenkombinationen	Baldrian Dispert® Euvegal®, Sedariston®
Benzodiazepine	Brotizolam Flunitrazepam Flurazepam Nitrazepam Temazepam	Lendormin® Rohypnol® Dalmadorm® Mogadan® Planum®
Benzodiazepin-ähnliche Substanzen	Zopiclon Zolpidem	Ximovan®, Somnosan®, Zop® Bikalm®, Stilnox®

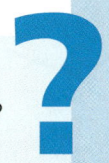

1 Welche wichtigen Nebenwirkungen treten bei Neuroleptika auf?

2 In welcher Reihenfolge treten die drei Wirkungen der Antidepressiva auf?

3 Warum ist die Gefahr der Non-Compliance bei der Einnahme von Antidepressiva sehr hoch? Was können Pflegende dagegen tun?

4 Warum ist die Suizidgefahr in den ersten Wochen der Therapie mit Antidepressiva sehr hoch?

5 Welche Wirkungen haben alle Benzodiazepine?

▌1 Erstellen Sie aus den Patientenunterlagen eine Übersicht, welche Psychopharmaka die Patienten zu Hause einnehmen. Finden Sie auch Psychopharmaka, die bei „nichtpsychiatrischen" Indikationen eingesetzt werden? Achten Sie bei diesem Auftrag in besonderer Weise auf den Datenschutz der Patienten.

▌2 Stellen Sie Literatur über die Geschichte der Psychopharmaka zusammen und bereiten Sie ein Kurzreferat zum Thema vor.

▌3 Erklären Sie mit dem Wissen aus anderen Lehrfächern und mithilfe der Ihnen zugänglichen Medien den Begriff „Psyche".

▌4 Sehen Sie sich die Schlafmittel an, die bei Bedarf an die Patienten/Bewohner ausgegeben werden. Welchen Wirkungsgruppen sind sie zuzurechnen?

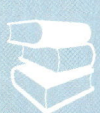

Mutschler, Ernst/Geisslinger, Gerd/Kroemer, Heyo/Schäfer-Korting, Monika: Arzneimittelwirkungen. Wissenschaftliche Verlagsgesellschaft mbH, Stuttgart 2008

Plötz, Hermann: Kleine Arzneimittellehre für Fachberufe des Gesundheitswesens. Springer Verlag, Berlin 2007

Schmid, Beat/Hartmeier, Cora/Bannert, Christian: Arzneimittellehre für Krankenpflegeberufe. Wissenschaftliche Verlagsgesellschaft, Stuttgart 2007

Zehentbauer, Josef: Chemie für die Seele. Psyche, Psychopharmaka und alternative Heilmethoden. Lehmann Verlag, Berlin 2007

4 Zytostatika

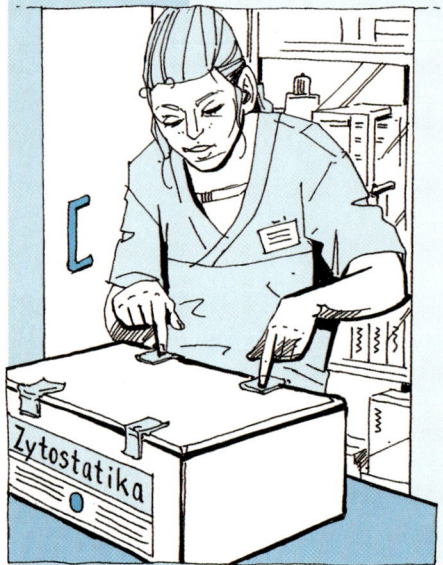

Pia arbeitet seit mehreren Wochen auf der gynäkologischen Station im Klinikum Gutleben. Täglich lernt Pia Patientinnen mit den unterschiedlichsten Krankheiten kennen, so dass die Arbeit abwechslungsreich und interessant ist. Heute ist sie für die Pflege von Frau Esther Kramer zuständig. Gemeinsam mit Bettina Rainer hat Pia am Morgen die 49-jährige Patientin aufgenommen, die für drei Tage zur Chemotherapie kommt. Bei Frau Kramer wurde vor zwei Monaten ein bösartiger Brusttumor operativ entfernt. Nun kommt sie zur vorerst letzten Chemotherapie, da dieser Teil der Brustkrebsbehandlung dann abgeschlossen ist.

Frau Kramer wirkt blass, müde und erschöpft, als Pia sie in ihr Zimmer begleitet. „Hoffentlich wird mir nicht wieder so schlecht wie beim letzten Mal", äußert Frau Kramer gleich ihre Ängste. Am Mittag soll sie bereits die erste Infusion erhalten. Bettina Rainer hatte bereits gestern alle nötigen Medikamente in der Klinikumsapotheke bestellt. Sie werden demnächst auf die Station geliefert. Für Pia ist es das erste Mal, dass sie eine Patientin mit einer Chemotherapie begleitet. Bettina Rainer nimmt sich daher viel Zeit, Pia alles genau zu erklären.

1 Vielleicht haben Sie bereits Patienten während einer Chemotherapie gepflegt und begleitet. Schildern Sie Ihre Erfahrungen mit dieser Situation.

2 Wie könnte Pia angemessen auf die geäußerten Ängste von Frau Kramer reagieren?

In Europa erkranken und sterben immer mehr Menschen an bösartigen (malignen) Tumorerkrankungen. Für das Jahr 2006 ermittelten französische Forscher insgesamt 3,2 Millionen Neuerkrankungen und 1,7 Millionen Todesfälle, bei denen Tumorerkrankungen die Ursache waren.

Bei einer Tumorerkrankung liegt eine fehlerhafte Steuerung der Zellteilung vor. Die Zellen teilen sich unkontrolliert und reagieren nicht mehr auf wachstumshemmende Mechanismen des Organismus. Zytostatika greifen an verschiedenen Stellen der Zellteilung an und versuchen dieses Wachstum zu stoppen oder mindestens zu bremsen. Zytostatika können sowohl zur **Kuration** (Heilung) als auch zur **Palliation** (Linderung) eingesetzt werden, um die Lebensqualität der betroffenen Patienten zu verbessern, z. B. indem sie tumorbedingte Schmerzen lindern.

Zellteilung
Band 2, B 1.2

Pflege von
Menschen mit
Chemotherapie
Band 4, E 6

Die Begriffe Chemotherapeutika und Zytostatika werden häufig synonym verwendet. Beide Begriffe bezeichnen Medikamente, die ins Zellwachstum eingreifen und Zellen am Wachstum hindern.

4.1 Arten der Zytostatika

Es wurde eine große Zahl von Substanzen entwickelt, die in die biochemischen Vorgänge der verschiedenen Teilungsstadien eingreifen und dadurch ihre zytotoxische Wirkung entfalten.

Antimetaboliten verdrängen natürliche Stoffwechselbausteine und stören dadurch den Zellstoffwechsel oder die Zellteilung. **Alkylantien** sind reaktionsfähige Verbindungen, die durch Ankopplung an die Nukleinsäuren zu Veränderungen in der DNA führen und die Zellteilung beeinflussen.

Topoisomerase-Hemmstoffe hemmen die Topoisomerase-Enzyme und führen zu permanenten Strangbrüchen in der DNA. **Mitosehemmstoffe** blockieren durch eine Störung im Aufbau des Spindelapparats die Zellteilung.

Antibiotika
Band 4, D 9

Aufbau des menschlichen Körpers
Band 2, B 1

Übersicht über die häufigsten Zytostatika

Gruppe	Freiname	Handelsname
Antimetabolite	Methotrexat (MTX)	Methotrexat®
	6-Mercaptopurin	
Alkylantien	Cyclophosphamid	Endoxan®
	Cisplatin	Platinex®
		Cisplatin®
Topoisomerase-Hemmer	Topotecan F	Hycamtin®
	Irinotecan	Campto®
Mitosehemmstoffe	Vincristin	Vincristin®
	Vinblastin	Velbe®
	Vinorelbin	Navelbin®
Antibiotika (zytostatisch wirksam)	Doxorubicin	Adriblastin®
	Epirubicin	Farmorubicin®
Hormone, Hormonantagonisten	Tamoxifen	Nolvadex®
Tyrosinkinase-Hemmstoffe	Erlotinib	Tarceva®
	Imatinib	Iressa®
	Sunitinib	Sutent®
Antikörper	Trastuzumab	Herceptin®
	Rituximab	MabThera®
	Cetuximab	Erbitux®
	Bevacizumab	Avastin®

Verabreichung
von Zytostatika
Band 4, E 6.3.5

Zytostatisch wirksame **Antibiotika** wurden ursprünglich als Antibiotika getestet, bis man ihre zellteilungshemmende Wirkung entdeckte. Auffallend sind ihre Kardiotoxizität (schädigende Wirkung auf das Herz) und die stark nekrotische Wirkung bei versehentlich paravenös verabreichten Infusionen.

Hormone und Hormonantagonisten sind keine Zytostatika im eigentlichen Sinn, werden aber mit Erfolg bei hormonabhängigen Tumoren eingesetzt. **Tyrosinkinase-Hemmstoffe** blockieren das Enzym Tyrosinkinase und können dadurch das Wachstum verschiedener Tumorarten stoppen. **Antikörper** stellen eine neue Generation von Zytostatika dar, die spezifisch an Oberflächenantigene bestimmter Tumore andocken und dann ihre Wirkung entfalten (z. B. hemmt Bevacizumab die Neubildung von Gefäßen und entzieht dem Tumor damit die Versorgung mit Nährstoffen).

4.2 Toxizität

Umgang mit
Zytostatika
Band 4, E 6.3

Nachdem 1979 die ersten Arbeiten über die Mutagenität von Zytostatika (Fähigkeit, das menschliche Erbgut zu schädigen) bei Pflegenden, die auf onkologischen Stationen arbeiten, veröffentlicht wurden, hat sich der Umgang mit Zytostatika grundlegend verändert. Heute werden Zytostatika in allen Häusern, die von einer Krankenhausapotheke versorgt werden, zentral in der Apotheke in eigenen Zytostatikalabors aseptisch patientenbezogen hergestellt. Diese Maßnahmen dienen dem **Personalschutz** und dem **Produktschutz**. Geregelt werden der Umgang und die Herstellung in verschiedenen Gesetzen, Verordnungen und Richtlinien.

Zytostatika zählen zu den CMR-Substanzen, d. h., sie sind:

C = kanzerogen (krebserregend)

M = mutagen (erbgutverändernd)

R = reproduktionstoxisch (fortpflanzungsgefährdend)

Die Zuordnung erfolgt in drei Kategorien: bei Substanzen der Stufe 1 (z. B. Endoxan®) und 2 ist die CMR-Wirkung beim Menschen oder Tier nachgewiesen, während bei Substanzen der Stufe 3 (z. B. 5-Fluoro-Uracil) „nur" der Verdacht besteht.

4.3 Nebenwirkungen

Pflege von
Menschen mit
Chemotherapie
Band 4, E 6.4

Zytostatika sind die Arzneimittel, die von den Patienten – neben den Psychopharmaka – wegen ihrer Nebenwirkungen am meisten gefürchtet werden. Das Problem der Zytostatikatherapien besteht darin, dass Tumorzellen körpereigene Zellen sind und sich nicht oder sehr selten gezielt bzw. isoliert schädigen und abtöten lassen. Durch eine Therapie werden immer alle Zellen mit hoher Teilungsrate angegriffen (z. B. Haarzellen). Diese Nebenwirkungen können durch die Unterstützung des Pflegepersonals und des Arztes sehr stark beeinflusst, wenn auch nicht ganz vermieden werden.

4.3.1 Übelkeit und Erbrechen

Diese unerwünschte Wirkung hängt von verschiedenen Faktoren ab und wird von vielen Patienten als schlimmste Nebenwirkung bezeichnet.

Patientenbedingte Faktoren

- Alter: die Wahrscheinlichkeit des Erbrechens nimmt mit zunehmendem Alter ab
- Geschlecht: Frauen sind häufiger betroffen
- Alkoholkonsum: je geringer der Alkoholkonsum, desto größer das Risiko
- Anamnese: bei Patienten, die unter der Reisekrankheit leiden, ist die Übelkeit wahrscheinlicher

Arzneimittelbedingte Faktoren

- Cisplatin und Dacarbazin führen fast immer zum Erbrechen
- Kombination mehrerer Substanzen erhöht das Risiko
- Zahl der Zyklen erhöht das Risiko

Beispiel: Prophylaxeschema bei Übelkeit und Erbrechen

Ein Stufenplan zur Prophylaxe des Erbrechens sollte in jeder onkologischen Station vorliegen und bei der Planung der Zytostatikaverabreichung beachtet werden. Dies kann z.B. bei Therapien mit geringer Wahrscheinlichkeit, dass sie Übelkeit und Erbrechen hervorrufen, wie folgt aussehen:

Tag 1: 5-HT3-Antagonist + Dexamethason 8 mg intravenös oder per os 30 Minuten vor der Zytostatikagabe

Tag 2: Dexamethason 2 x 4 mg per os + MCP 3 x 20 mg per os

Tag 3: MCP 20 mg 3 x 20 mg per os

Bei Therapieschemata mit größter Wahrscheinlichkeit, dass sie Erbrechen verursachen (z.B. bei der Cisplatin-Therapie), wäre folgendes Schema denkbar:

Tag 1: Aprepitand 125 mg oral eine Stunde vor Zytostatikagabe plus Dexamethason 12 mg intravenös als Kurzinfusion (über 30 Minuten) in 100 ml NaCl 0,9 % und ein 5-HT3-Antagonist

Tag 2 und 3: Aprepitand 80mg oral eine Stunde vor Zytostatikagabe.

Beim so genannten antizipatorischen Erbrechen (den Patienten wird bereits beim Betreten des Krankenhauses oder beim Anblick der Infusion wegen der vorherigen Erfahrungen schlecht) hilft häufig die Gabe eines Tranquilizers (Tavor®) am Vorabend.

Antiemetika
Band 4, D 5.5

Antiemetika müssen rechtzeitig – bis zu einer Stunde – **vor** Therapiebeginn verabreicht werden. Die Reihenfolge der Substanzen in den Schemata ist genau einzuhalten, da durch eine Umstellung die Wirkung vermindert werden kann.

Dexamethason darf in Dosen ab 16 mg nur als Kurzinfusion, nicht als Injektion verabreicht werden.

Zu beachten ist, dass Zytostatika bis zu sieben Tagen und länger auch mit Urin und Stuhl ausgeschieden werden!

4.3.2   Fatigue-Syndrom

Fatigue bezeichnet einen Zustand der andauernden Müdigkeit der Patienten, die sich auch nach ausreichendem Schlaf nicht bessert. Sie wird vor allem bei Patienten, die eine Chemotherapie erhalten, beobachtet. Beschrieben werden allgemeine körperliche Schwäche, vermindertes Konzentrationsvermögen, Schlaflosigkeit, Anstrengung zur Überwindung von Inaktivität, Schwierigkeiten bei der Erfüllung täglicher Aktivitäten usw. Diskutiert wird als Ursache u. a. eine Anämie durch die Zytostatikatherapie.

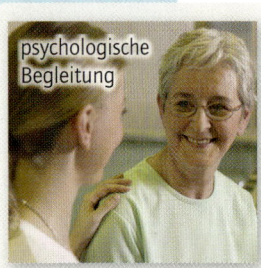

psychologische Begleitung

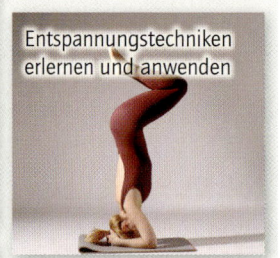

Entspannungstechniken erlernen und anwenden

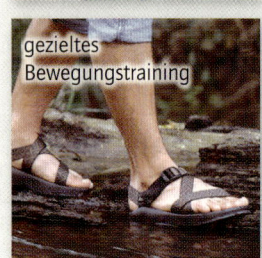

gezieltes Bewegungstraining

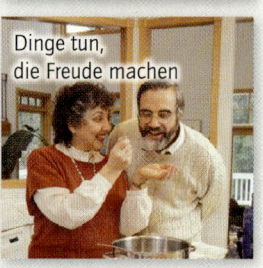

Dinge tun, die Freude machen

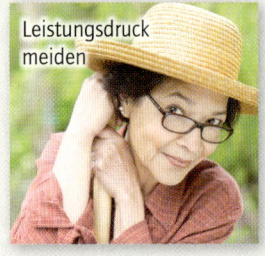

Leistungsdruck meiden

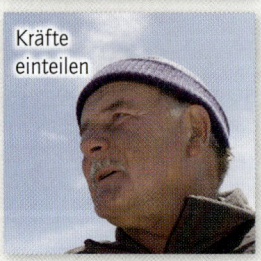

Kräfte einteilen

Pflegende sollten den Patienten über die Fatigue frühzeitig und verständlich informieren und ihn angemessen in den Aktivitäten des täglichen Lebens unterstützen. Die Patienten sollten über ihr Befinden sprechen und dieses nicht aus falscher Scham verschweigen. Die Fatigue kann nach einer Zytostatikatherapie monatelang anhalten und bessert sich nur langsam.

Behandlungsansätze bei Fatigue

4.3.3 Uro-/Nephrotoxizität

Bestimmte Zytostatika (z. B. Cyclophosphamid) führen bei den Patienten zu einer hämorrhagischen Zystitis. Die Betroffenen klagen über Blut im Urin (Hämaturie), vermehrten Harndrang und schmerzhafte Spasmen in der Harnblase. Um diese äußerst unangenehme Nebenwirkung zu vermeiden, werden drei Dosen des Arzneistoffs MESNA (Uromitexan®) in festgelegten Zeitabständen oral oder intravenös vor und nach der Zytostatikagabe verabreicht. Cisplatin zeigt als Nebenwirkung einen nephrotoxischen Effekt, weshalb den Patienten Elektrolytlösungen vor, während und nach der Zytostatikatherapie sowie Mannit-Lösungen infundiert werden. Dies dient zur Forcierung der Diurese (vermehrte Urinausscheidung durch das Spülen der Nieren mit Elektrolytlösungen, z. B. NaCl 0,9 %). Die Urinausscheidung muss bei Menschen, die eine Zytostatikatherapie erhalten, sorgfältig überwacht werden. Eine ausreichend große Urinmenge muss in einem bestimmten Zeitraum produziert werden, da sonst die Gefahr einer Nierenschädigung besteht.

Überwachung
Band 4, A 2.7

Paravasat

Läuft eine Zytostatikainfusion „para" (= neben das Blutgefäß), kann das fatale Folgen für den Patienten haben, was z. B. bis zur Amputation eines Armes reichen kann. Der Patient soll darüber informiert werden, dass er sich während der Infusion möglichst wenig bewegt, sich sofort meldet, wenn die Infusion langsamer läuft oder wenn er ein Brennen am Infusionsarm verspürt. Sollte es zu einem Paravasat gekommen sein, ist es sehr wichtig, die Kanüle liegen zu lassen, um eventuell Teile der Zytostatikalösung wieder aspirieren zu können. Neben den Schmerzen fällt vor allem die Schwellung am betroffenen Arm auf.

Verabreichen von Zytostatika Band 4, E 6.3.5

Paravenöse Infusion Band 4, E 4.6.3

1 Welche Nebenwirkungen der Zytostatika kennen Sie? Nennen Sie mindestens vier.

2 Welche der genannten Nebenwirkungen der Zytostatika beeinflussen den Patienten am stärksten?

3 Beschreiben Sie das Phänomen Fatigue. Wie können Pflegende betroffene Patienten angemessen unterstützen?

4 Warum erhalten manche Patienten Uromitexan® zu Endoxan® dazu?

5 Was ist ein Paravasat? Warum dürfen Sie die Kanüle nicht sofort ziehen, wenn Sie ein Paravasat entdecken?

1 Erarbeiten Sie ein Informationsblatt für Patienten, in dem Sie beschreiben, wie ein Patient sich verhalten soll, damit keine Paravasate auftreten bzw. wie diese sofort von ihm bemerkt und gemeldet werden.

2 Lassen Sie sich die Dokumentation eines Paravasats zeigen und versuchen Sie mit Ihren Mitschülerinnen herauszufinden,

a) was zu dieser Komplikation geführt hat und

b) was man für die Zukunft daraus lernen kann, um dieses Ereignis zu vermeiden.

3 Finden Sie heraus, auf welchen der Abteilungen in Ihrem Krankenhaus Chemotherapeutika verabreicht werden. Welche Schemata sind dort bekannt? Was sind die häufigsten Nebenwirkungen der einzelnen Medikamente?

4 Welchen Schutzmaßnahmen unterziehen sich Ihre examinierten Pflegepersonen bei der Verabreichung von Chemos?

Barth, Jürgen: Zytostatikaherstellung in der Apotheke; Deutscher Apotheker Verlag, Stuttgart 2003

Kroner, Thomas/Margulies, Anita/Taverna, Christian: Medikamente in der Tumortherapie. Springer Verlag, Heidelberg 2006

Margulies, Anita/Fellinger, Kathrin/Kroner, Thomas: Onkologische Krankenpflege. Springer Verlag, Heidelberg 2005

Predel, Beate/Barth, Jürgen/Wachsmuth, Jürgen/Meyer, Roswitha: Zytostatika. Pharmazeutische Grundlagen, Deutscher Apotheker Verlag, Stuttgart 2003

5 Magen-Darm-Medikamente

Als Olga am Mittag zum Spätdienst auf der internistischen Station erscheint, wird sie von Pia mit folgenden Worten empfangen: „Mensch Olga, wie siehst du denn aus? Du bist ja blass wie ein Gespenst! Und diese Augenringe!" Olga verdreht nur die Augen: „Ich fühle mich auch total elend ..."

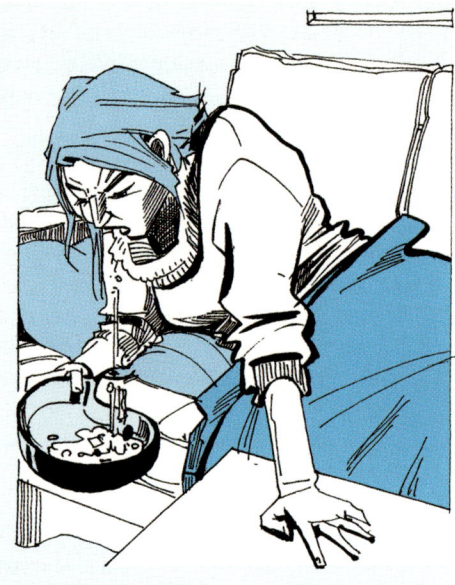

Gestern war sie mit Kindern bei einer befreundeten Familie zum Picknicken am See eingeladen. Es gab leckere Salate und kalte Brathähnchenbeine. In der Nacht ist sie dann plötzlich mit rasenden Kopfschmerzen und Übelkeit aufgewacht. Sie dachte erst an einen Migräneanfall, als sie dann aber erbrechen musste und wegen Durchfällen nicht mehr von der Toilette kam, wusste sie, dass sie sich einen Magen-Darm-Infekt eingefangen hatte. Bis auf eine Tasse Kamillentee hatte sie heute noch nichts zu sich genommen.

1 Finden Sie es sinnvoll, dass Olga zum Dienst erschienen ist? Begründen Sie Ihre Aussage.

2 Welche Ursachen für Durchfälle kennen Sie?

3 Hatten Sie schon einmal Brech-Durchfälle? Welche Symptome hatten Sie? Welche Maßnahmen haben Ihnen geholfen?

5.1 Therapie bei Gastritis und Magen-Darm-Ulcera

Im Magen-Darm-Trakt (Gastrointestinal-Trakt = GIT) besteht ein Gleichgewicht der aggressiven und der schützenden Faktoren. Durch äußere Einflüsse (kalte Getränke, Nikotin, Stress, Medikamente) werden die schützenden Faktoren (Schleimbildung, gute Durchblutung) reduziert oder die Kraft der aggressiven Faktoren (Salzsäure, Pepsin) verstärkt. Ergebnis ist eine Verschiebung des sorgfältig austarierten Systems, sodass die aggressiven Faktoren die Schleimhaut des Magens oder Darms schädigen können. Dies kann zu einer **Magenschleimhautentzündung** (Gastritis) oder zu **Schleimhautgeschwüren** im Magen oder Zwölffingerdarm führen (Ulcus ventriculi und Ulcus duodeni). Häufig ist der Keim **Helicobacter pylorii** nachzuweisen, der sich untypischerweise im sauren Milieu des Magens wohl fühlt und mit einer Antibiotikakombination behandelt wird. Ziel der Therapie ist es, die aggressive Magensäure (Salzsäure) zu binden oder gar nicht erst entstehen zu lassen.

Magen-Darm-Trakt
Band 3, J 1

Magenulkus
Band 3, J 1

5.1.1 Antazida

Mit der Übersetzung Anti (= gegen) und Azidum (die Säure) erklärt sich diese Gruppe selbst. Es werden Magnesium- und Aluminiumsalze verwendet, die die vorhandene Säure neutralisieren. Antazida müssen immer ein bis zwei Stunden **nach** dem Essen genommen werden, damit sie ihre Wirkung entfalten können.

5.1.2 H2-Antihistaminika (Säureblocker)

Der körpereigene Stoff Histamin lagert sich an zwei verschiedenen Rezeptoren an: Histamin-1- und Histamin-2(H2)-Rezeptoren. Letzteres führt zur vermehrten Ausschüttung von Säure aus den Belegzellen der Magenschleimhaut. Die Einführung der H2-Antihistaminika bedeutete einen großen Fortschritt in der Gastritistherapie. Sie verhindern die Anlagerung von Histamin an einen Teil der Rezeptoren, hemmen die Säurebildung und verhindern so die „Selbstverdauung" der Schleimhaut. Als **Nebenwirkung** können Müdigkeit, Potenzstörungen, Allergien und Leberschäden auftreten. Säureblocker zeigen eine Wechselwirkung mit anderen Medikamenten, z. B. gerinnungshemmenden Mitteln oder mit Benzodiazepinen.

5.1.3 Protonenpumpenhemmer

Eine vollständige Blockierung der Säureproduktion in den Zellen erreicht man mit den Protonenpumpenhemmern. Sie sind inzwischen Mittel der ersten Wahl bei peptischen Ulcera und der Refluxösophagitis, wo ein fast neutrales Milieu erwünscht ist.

Die Tabletten/Kapseln sind mit einem magensaftresistenten Überzug versehen, da der Wirkstoff im sauren Magen zerstört wird (bei Patienten mit Schluckstörungen dürfen daher die Tabletten nicht zermörsert werden).

Refluxöso-
phagitis
Band 5, J 1

Häufige Magen-Darm-Mittel

	Freiname	Handelsname
Antazida	Hydrotalcit	Talcid®
	Aluminiumoxid + Magnesiumhydroxid	Maaloxan®
	Kalzium- und Magnesiumcarbonat	Rennie®
H2-Antagonisten	Ranitidin	Sostril/Zantic® Ranitic® Raniteba/Ranitidin®
	Famotidin	Pepdul®
	Cimetidin	Tagamet®
Protonenpumpen-hemmer	Omeprazol	Antra® Omep®
	Esomeprazol	Nexium®
	Lansoprazol	Agopton®
	Pantoprazol	Pantozol®

Obstipation
Band 2, J 5

5.2 Therapie bei Obstipation

Ballaststoffarme Ernährung, Bewegungsmangel und Nebenwirkungen von Arzneimitteln (Opiate, Psychopharmaka, Diuretika) sind häufige Ursachen einer Obstipation (Verstopfung).

In der Fachsprache werden abführende Medikamente Laxantien genannt. Sie wirken nach verschiedenen Prinzipien, deren Ziel eine erleichterte Stuhlentleerung ist. Verwendet werden Substanzen, die durch eine Volumenvergrößerung die Füllungsperistaltik auslösen können – so genannte Quellmittel (z. B. Leinsamen) oder salinische (salzige) Mittel. Davon abzugrenzen sind die sehr viel stärkeren Abführmittel, die auch als darmirritierende Laxantien bezeichnet werden, z. B. Rizinusöl.

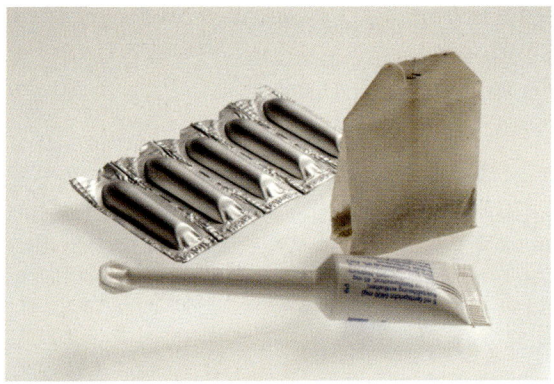

Verschiedene Laxantien

Beispiel: Abführmittelmissbrauch

Viele der abführenden Medikamente sind zwar apothekenpflichtig, können aber rezeptfrei bezogen werden. Sie sollten immer nur kurze Zeit genommen werden, denn eine langfristige Einnahme führt zu Veränderungen im Elektrolythaushalt (mit dem Stuhl wird vor allem Kalium ausgeschieden). Dies wiederum führt zu einer verminderten Darmperistaltik, was den Darm noch träger werden lässt. So entsteht schnell ein Teufelskreis regelmäßiger Einnahme und chronischer Obstipation. Durch die zunächst vollständige Leerung des Darms bei Einnahme von darmirritierenden Mitteln verzögert sich die nächste Entleerung, da es einige Tage dauert, bis der Stuhl im Darm bis zum Enddarm transportiert wird. Betroffene gehen dann davon aus, dass sie bereits wieder verstopft sind und greifen erneut zu immer stärkeren Abführmitteln.

Der weit verbreitete Schlankheitswahn führt immer häufiger – vor allem bei jungen Frauen – zum chronischen Missbrauch von Abführmitteln. Die regelmäßige Einnahme kann schwere körperliche Schäden verursachen. Betroffene Personen sollten einfühlsam auf die Problematik aufmerksam gemacht und mit Gesprächen und Hilfsangeboten (bis hin zur psychologischen Beratung) unterstützt werden.

Laxantien und ihre Wirkungsweise

	Freiname	Handelsname	Wirkung
Quellmittel	Leinsamen Flohsamen	Metamucil® Mucofalk®	Erhöhen durch Wasserauf-nahme das Darmvolumen und führen zur Entleerung; auf ausreichende Trinkmenge achten, um eine Verklebung in der Speiseröhre/im Darm zu verhindern.
Hemmung der Na/Wasser-Resorption	Rizinusöl Sennesblätter Faulbaumrinde Bisacodyl Natrium-picosulfat	Depuran® Midro® Dulcolax® Laxoberal®	Rizinusöl führt nach 2 Stunden, die Anthraglykoside aus Aloe, Faulbaum und Senna führen nach 8–10 Stunden zum Stuhlgang. Bisacodyl wird nach oraler Gabe resorbiert, in der Leber umgebaut, in den Darm ausgeschieden, wo es seine peristaltikanregende Wirkung nach 6–10 Stunden entfaltet. Zäpfchen führen nach 30–60 Minuten ab.
osmotisch wirksame Substanzen	Lactulose Macrogol	Bifiteral® Lactulose® Isomol®, Movicol® Klean Prep®	Fördern die Wasserabgabe aus der Darmschleimhaut ins Darmlumen und weichen den Stuhl auf. Neben Bitter- und Glaubersalz werden auch Zu-ckermoleküle (Lactulose) und nicht resorbierbare Substanzen verwendet. Als sehr stark abführende Medikamente werden Bitter- und Glaubersalze nicht routinemäßig eingesetzt, sondern nur im Zusammenhang mit einer umfassenden Darm-entleerung vor Darmeingriffen (OP oder endoskopische Ein-griffe).
Glycerol und Sorbit	Microklys	Mikroklist® Glycilax®	Werden rektal als Suppositorien oder Miniklysmen vor allem bei Kindern eingesetzt, um schonend den Defäkationsreiz auszulösen.

5.3 Therapie bei Diarrhö

Mehr als drei Toilettengänge täglich mit wässrigem oder breiigem Stuhl bezeichnet man als Durchfall bzw. Diarrhö.

Ernährung bei
Durchfall
Band 3, J

Ursachen einer Diarrhö können Bakteriengifte (durch verdorbene Lebensmittel oder bei einem bakteriell bedingten Infekt), die Einnahme osmotisch wirkender Substanzen (z. B. große Mengen Sorbit aus zuckerfreien Bonbons), entzündliche Darmerkrankungen (Morbus Crohn, Colitis ulcerosa) oder Stoffwechselerkrankungen (z. B. Hyperthyreose) sein. Bei schwer verlaufenden Diarrhöen, die durch bestimmte Bakterien ausgelöst wurden, ist die Gabe von Antibiotika notwendig.

Die Therapie der Diarrhö richtet sich nach der Ursache. Bei allen steht der Flüssigkeits- und Elektrolytersatz im Vordergrund. Für diese **Rehydratation** (Rückführung von Flüssigkeit) stehen Fertigarzneimittel als Pulver zur Verfügung (Oralpädon®, Elotrans®), die dem Patienten in Flüssigkeit aufgelöst zum Trinken angeboten werden. Sie enthalten Natrium, Kalium und Glukose.

Herstellen einer Rehydratationslösung
Eine selbst hergestellte Lösung aus einem Teelöffel Salz, zwei Teelöffeln Zucker (oder besser einem Esslöffel Traubenzucker), einem Glas Orangensaft und einem Liter abgekochtem Wasser erfüllt im Notfall den gleichen Zweck.

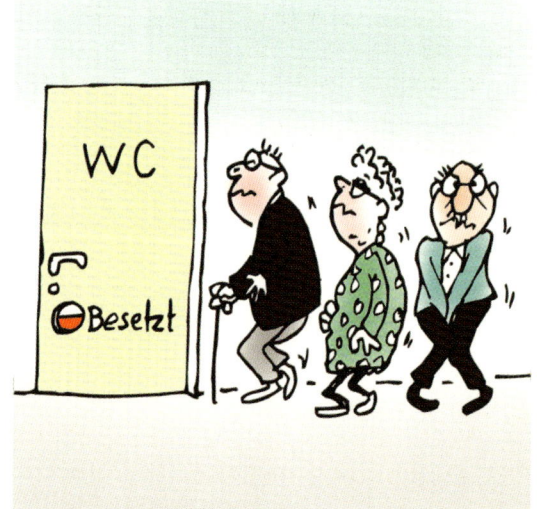

Bei leichteren Fällen der Diarrhö werden **gerbstoffhaltige** Präparate verwendet, die die Schleimhaut im Darm durch eine Gerbung ruhig stellen sollen. Weitere Möglichkeiten sind Kohle- und Pektinpräparate zum Binden der Giftstoffe im Darm. Der Patient ist darüber zu informieren, dass sich durch die Kohle die Farbe des Stuhls verändert. Loperamid, ein Opioidabkömmling, ist ein sicher wirkendes Mittel, um den Darm ruhig zu stellen, darf aber nicht bei bakteriell bedingten Durchfällen eingesetzt werden.

5.4   Therapie bei Erbrechen

Das Erbrechen (**Emesis** oder **Vomitus**) kann viele Ursachen haben. Im Einzelnen können dies sein:

♦ Vergiftungen

♦ Magenerkrankungen

♦ Erkrankungen der Galle und des Pankreas

♦ sehr starke Schmerzen

♦ Zytostatikabehandlung und Bestrahlung

♦ andauernder Hustenreiz

♦ Kinetose (Reisekrankheit)

♦ frühe Phase der Schwangerschaft (die ersten drei Monate)

♦ starker Schwindel

Bei der Auswahl der Substanzen (in der Fachsprache **Antiemetika** genannt) ist vor allem auf die Nebenwirkungen zu achten, um bei der symptomatischen Therapie nicht mehr zu schaden als zu nutzen (z. B. bei dem Schwangerschaftserbrechen).

Im Zusammenhang mit postoperativer Übelkeit und Erbrechen, aber auch anderen Formen der Übelkeit werden Metoclopramid (MCP), Domperidon und das Phytotherapeutikum Iberogast eingesetzt. In Fällen von Darmträgheit nach einer Operation wird MCP ebenfalls zur Normalisierung der Peristaltik als Infusionszusatz verabreicht.

Da MCP die Bluthirnschranke überwindet, führt es zu Müdigkeit und sollte bei Kindern unter zehn Jahren mit Vorsicht verwendet werden. Darüber hinaus können bei hohen Dosen von MCP auch bei gesunden Erwachsenen parkinsonähnliche Symptome auftreten.

Erkrankungen des Magen-Darm-Trakts Band 3, J 1

Pflege von Menschen mit Chemotherapie Band 4, E 6

Pflege von Menschen, die bestrahlt werden Band 4, E 7

Aufbau des zentralen Nervensystems Band 2, C 1.6

Antiemetika und ihre Wirkung

Gruppe	Freiname	Handelsname	Wirkung
Antihistaminika	Dimenhydrinat	Vomex® Vomacur®	Sedierende und antieme- tische Wirkung, gut verträg- lich, beim Schwangerschafts- erbrechen sehr zurückhaltend einsetzen (möglichst nicht in den ersten 16 Schwanger- schaftswochen).
Neuroleptika	Haloperidol Perphenazin Sulpirid	Haldol® Decentan® Vertigo-neogama® Dogmatil®	Starke Wirkung auf Brech- zentrum, besonders Haloperi- dol und Sulpirid. Haloperidol wirkt sehr gut beim starken Schluckauf (Singultus).
Motilitäts- fördernde Substanzen	Metoclopramid Alizaprid Domperidon	Paspertin® MCP® Gastronerton® Vergentan® Motilium®	Wirken auf den Magen und führen zu einer raschen Ent- leerung bzw. zum schnellen Weitertransport in den Darm.
Serotonin- Antagonisten	Dolasetron Granisetron Ondansetron Tropisetron Palonosetron	Anemet® (Ampul- len oder Tabletten) Kevatril® (Ampul- len oder Tabletten) Zofran®, Cellondan® Navoban® Aloxi®	Setrone (5-HT3-Antagonis- ten) haben eine sehr gute antiemetische Wirkung und sind Mittel der Wahl beim Erbrechen bei Chemothera- pie, auch beim postopera- tiven Erbrechen PONV (= Postoperative Nausea and Vomiting)
Neurokinin- Antagonisten	Aprepitand	Emend®	Aprepitand, ein Neurokinin- 1-Rezeptorantagonist. Die Zulassung erlaubt nur einen Einsatz in Kombination mit Dexamethason bei hoch übelkeitsverursachenden Zytostatikatherapien.

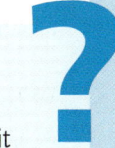

1 Wie wirken die verschiedenen Medikamente, die zur Behandlung eines Magengeschwürs eingesetzt werden?

2 Welche wichtigen Informationen sollen in einem Beratungsgespräch mit einer Patientin im Umgang mit Abführmittel unbedingt weitergegeben werden?

3 Welche Möglichkeiten der Diarrhöbehandlung kennen Sie? Nennen Sie mindestens drei. Was hat erste Priorität?

4 Wie erklären Sie einem Laien die müdemachende Nebenwirkung des Medikaments MCP, welches Sie ihm primär für den Magen verabreichen?

5 Nennen Sie drei Gruppen von Substanzen und Präparaten, die gegen Erbrechen eingesetzt werden.

1 Suchen Sie aus den Ihnen zugänglichen Quellen (Rote Liste, Internet, Gelbe Liste, Apotheke) die verschiedenen Applikationsformen von Loperamid® (Medikament gegen Durchfall) heraus und erarbeiten Sie die Vorteile und Nachteile der jeweiligen Verabreichungsformen.

2 Notieren Sie, wie viele Werbeanzeigen Sie in einem beliebigen Heft (Apothekenzeitung, Tageszeitung, Frauenzeitschrift) zum Thema Verstopfung finden. Wie viele und welche Präparate werden beworben? Erstellen Sie eine Übersicht.

3 Recherchieren Sie aus der Literatur/im Internet, welche verschiedenen Schemata gegen das zytostatikainduzierte Erbrechen eingesetzt werden.

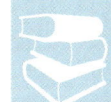

Berthold, Heiner K.: Klinikleitfaden Arzneimitteltherapie, Urban & Fischer Verlag, München und Jena 2002

Busek, Stephan: Arzneimittellehre in der Krankenpflege. Verlag Hans Huber, Bern 2002

Müller-Lobeck, Sabine: Arzneimittel in der Altenpflege. Verlag Hans Huber, Bern 2002

Mutschler, Ernst/Geisslinger, Gerd/Kroemer, Heyo/Schäfer-Korting, Monika: Arzneimittelwirkungen. Wissenschaftliche Verlagsgesellschaft mbH, Stuttgart 2008

Schmid, Beat/Hartmeier, Cora/Bannert, Christian: Arzneimittellehre für Krankenpflegeberufe. Wissenschaftliche Verlagsgesellschaft mbH, Stuttgart 2003

6 Hormone

Die 56-jährige Vranka Serba leidet seit 20 Jahren an chronischer Polyarthritis. Sie ist trotz der körperlichen Einschränkung eine lebenslustige Frau. Sie geht regelmäßig zur Kontrolle zum Arzt, nimmt ihre Medikamente nach Vorschrift ein und beteiligt sich an allen sonstigen Maßnahmen. Die Nebenwirkungen der Medikamente kennt die Patientin sehr gut. Wo immer möglich greift sie zusätzlich auf alternative Methoden zur Unterstützung ihres Wohlbefindens zurück.

Heute wird Frau Serba mit starken Schmerzen im Unterschenkel in das Klinikum Gutleben eingewiesen. Beim Nordic-Walken am Vortag ist der Schmerz blitzartig aufgetreten, sie hat nicht mehr auftreten können. Nachdem sie mithilfe ihrer Freundin nach Hause gekommen ist, hat sie das Bein hochgelegt und gekühlt. Der Schmerz ist jedoch unverändert.

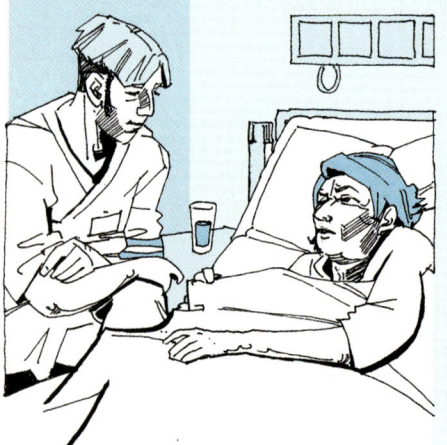

In der Notaufnahme wird der Verdacht auf eine Spontanfraktur geäußert, der durch eine Röntgenaufnahme abgeklärt werden soll. Tim kann gar nicht glauben, dass Knochen bei kleinen Belastungen spontan brechen sollen. Sandra Mitter in der Notaufnahme erklärt ihm: „Da hast du schon Recht, normalerweise kommen solche Spontanfrakturen nicht häufig vor. Aber du musst bedenken, dass Frau Serba wegen ihrer Polyarthritis schon sehr lange Cortison nehmen muss. Und jedes Medikament hat eben auch Nebenwirkungen. Bei Cortison ist eine davon die Osteoporose."

1   Welche alternativen Behandlungsmöglichkeiten zur Schulmedizin kennen Sie? Diskutieren Sie deren Sinn.

2   Bei welchen Erkrankungen haben Sie die Gabe von Cortison schon erlebt?

3   Diskutieren Sie, welche Nebenwirkungen eines Medikaments für Sie inakzeptabel wären.

> **Hormone** sind Regulationsstoffe, die von Drüsenzellen gebildet und in die Blutbahn abgegeben werden. Dort entfalten sie ihre Wirkung am Zielorgan durch ein Andocken an einen spezifischen Rezeptor.

Aufbau des Hormonsystems Band 2, C 1.9

Das sensible System, das die Hormonproduktion steuert und kontrolliert, misst ständig mithilfe von Rezeptoren im Blut, ob der Hormonspiegel ausreichend hoch ist. Die übergeordnete Schaltzentrale des Hormonsystems sitzt im Gehirn. Hier regeln die **Hypophyse** und der **Hypothalamus** das abgestimmte Zusammenspiel der lebenswichtigen Stoffe, wie z. B. die Regulierung des Blutzuckerspiegels oder das Zusammenspiel der Sexualhormone. Im Folgenden werden lediglich die wichtigsten Hormone im Zusammenhang mit der medikamentösen Verabreichung bei einem Mangel bzw. einer Störung im Hormonhaushalt beschrieben.

6.1   Hormone der Nebennieren

In den Nebennieren, speziell in der Nebennierenrinde, werden Hormone gebildet, die den Mineralstoffwechsel (Mineralocorticoide = Aldosteron) und den Kohlenhydrat- und Eiweißstoffwechsel (Glucocorticoide = Cortisol oder Hydrocortison) beeinflussen.

Cortisol erhöht den Blutzuckerspiegel, blockiert entzündliche Prozesse, hat antiallergische Wirkungen, hemmt körpereigene Abwehrmechanismen gegen Infektionserreger und vermindert die Antikörperbildung (immunsuppressive Wirkung). Durch chemische Abwandlung wurden Substanzen entwickelt, die wesentlich stärker als die körpereigene Substanz wirken. Eingesetzt werden diese **Glucocorticoide**

♦ zur Substitutionstherapie bei fehlender Cortisolproduktion der Nebennierenrinde (Morbus Addison)

♦ zur Blockierung entzündlicher Prozesse bei rheumatischen Erkrankungen, Hauterkrankungen, chronischen Lungen- oder Darmerkrankungen

♦ zur Erbrechensprophylaxe bei Zytostatikatherapien

♦ bei akuten allergischen Reaktionen

Anaphylaktischer Schock
Band 4, B 2.2.1

Um die entzündungshemmende (antiphlogistische) Wirkung der Cortisone zu vergleichen, setzt man sie ins Verhältnis zu Hydrocortison, dem die Wirkstärke 1 zukommt.

> Der **physiologische Cortisonspiegel** des Menschen ist morgens um ca. 6 Uhr am höchsten. Er erreicht gegen Mitternacht seinen physiologisch tiefsten Stand.
> Um die unerwünschten Wirkungen des von außen zugeführten Cortisons möglichst gering zu halten (z. B. nervöse Unruhe, Herzrasen, Morbus Cushing), sollten Cortisonpräparate – wenn immer möglich – morgens verabreicht werden. So passt sich die Medikamentengabe den physiologischen Schwankungen an und die Nebenwirkungen treten eventuell weniger ausgeprägt auf. Die Patienten sollten entsprechend darauf hingewiesen und instruiert werden.

Cortisone und ihre Wirkstärke

Freiname	Handelsname	Wirkstärke	Äquivalenzdosen
Hydrocortison	Hydrocortison®	1	20 mg
Prednison	Decortin®	4	5 mg
Prednisolon	Decortin H® Prednisolon®	4	5 mg
Triamcinolon	Volon A®	5	4 mg
Methylprednisolon	Urbason®	5	4 mg
Dexamethason	Fortecortin®	30	0,75 mg
Betamethason	Celestan®	30	0,75 mg

Aufbau des
Hormonsystems
Band 2, C 1.9.1

Beispiel: Cortisonbedingter Morbus Cushing

Patienten, die über einen längeren Zeitraum Cortison einnehmen müssen, entwickeln die typischen Symptome, die auch vorliegen, wenn der Körper krankheitsbedingt selbst zu viel Cortison bildet. Die Krankheit wird Morbus Cushing genannt. Auffallende Symptome sind ein Vollmondgesicht, Körperstammfettsucht bei gleichzeitig dünnen Extremitäten und Pergamenthaut. Hinzu kommt ein erhöhter Blutzuckerspiegel, der oft vorübergehend mit Insulin behandelt werden muss. Ein hoher Blutdruck sowie die Begünstigung einer Osteoporose gehören ebenfalls zu den Beschwerden, an die im Rahmen einer langjährigen Cortisontherapie gedacht werden muss.

> Nach längerer Anwendung dürfen Cortisonpräparate nicht plötzlich abgesetzt werden, da die Nebennierenrinde die eigene Produktion dieses lebenswichtigen Hormons bei einer Substitution einstellt. Die Dosierung von Cortison wird allmählich verringert, damit die körpereigene Produktion langsam wieder einsetzen kann. Dieses Verfahren bezeichnet man als „Ausschleichen" des zugeführten Präparates.

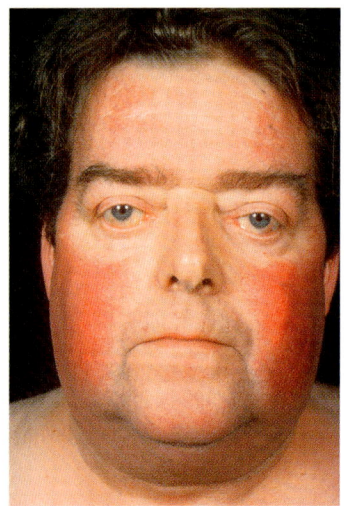

*Patient mit
Morbus Cushing*

6.2   Hormone der Schilddrüse

Die Schilddrüse setzt zwei jodhaltige Hormone frei: **Triiodthyronin** und **Levothyroxin**. Sie beschleunigen den Zellstoffwechsel und bewirken so einen erhöhten Sauerstoff- und Energieverbrauch. In der Wachstumsphase regen sie die Proteinbildung und den Kalziumstoffwechsel an.

↗

> **Schilddrüsenvergrößerung – Struma**
>
> Eine Vergrößerung der Schilddrüse (Struma) gibt keinen Aufschluss über die Art der Funktionsstörung (Über- oder Unterfunktion). Diese kann erst durch weitere Untersuchungen bestätigt und dann die entsprechende Therapie eingeleitet werden. Die häufigste Form der Struma ist die Jodmangelstruma, die meistens durch eine Kombination aus Schilddrüsenhormon und Jod therapiert werden kann.

6.2.1 Therapie bei Hypothyreose

Menschen, die an einer Hypothyreose (Unterfunktion der Schilddrüse) leiden, klagen über Müdigkeit, Antriebslosigkeit, Konzentrationsschwäche, häufig auch über Obstipation und Gewichtszunahme. Durch die Bestimmung der **Laborwerte** T3, T4 und TSH kann diese Unterfunktion erkannt werden. Die Betroffenen müssen lebenslang die fehlenden Hormone als Tabletten einnehmen. Die Patienten sind unbedingt darüber zu informieren, dass Schilddrüsenhormone wegen der besseren Resorption immer 30 Minuten **vor** dem Frühstück eingenommen werden sollen. Bei richtiger Dosierung (Vorsicht: Hyperthyreose bei Überdosierung) sind Schilddrüsenhormone fast ohne Nebenwirkungen.

Schilddrüsenhormon
Band 2, B 1.9

Schilddrüsentherapeutika

Freiname	Handelsname
Triiodthyronin	Thybon®
Levothyroxin	Euthyrox®, L-Thyrox®, Thevier®
Triiodthyronin + Levothyroxin	Novothyral®
Kaliumjodid	Jodid®
Levothyroxin + Jodid	Jodthyrox®, Thyronajod®
Calcitonin	CalciHexal®, Karil®, Calcitonin Amp.®

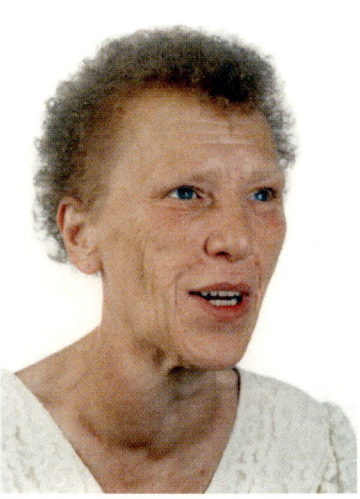

Patientin mit ausgeprägter Struma

6.2.2 Therapie bei Hyperthyreose

Zur Therapie einer Schilddrüsenüberfunktion werden **Thyreostatika** verwendet (z. B. Carbimazol), die die Bildung oder die Freisetzung der Hormone unterdrücken.

Um durch eine Gegenregulation des körpereigenen Regelkreises eine Kropfbildung (Struma) zu vermeiden, wird in manchen Fällen mit Schilddrüsenhormonen kombiniert. Da auch kleine Schwankungen im Hormonhaushalt Beschwerden hervorrufen können, muss der Medikamentenspiegel im Blut der betroffenen Personen regelmäßig kontrolliert und die Medikamentendosis eventuell angepasst werden.

Als Nebenwirkung kann eine **Agranulozytose** (starke Verminderung der Granulozyten) auftreten, auf deren Symptome die Patienten besonders hinzuweisen sind. Betroffene leiden an Müdigkeit und nicht erklärbarem Fieber. Daneben sind Kopf- und Gelenkschmerzen möglich. In manchen Fällen wurden Schädigungen der Leber festgestellt. Diese Beschwerden treten in der Regel in den ersten zwei Monaten der Behandlung auf.

6.3 Hormone der Bauchspeicheldrüse

Um den Glukosehaushalt im menschlichen Körper nach der Aufnahme von kohlenhydrathaltigen Speisen im Gleichgewicht zu halten, produziert die Bauchspeicheldrüse das Hormon Insulin.

Ein Mangel an Insulin wird als Diabetes mellitus bezeichnet. Zur Therapie bei einem **relativen** Mangel an Insulin können so genannte **Antidiabetika** (bei einem nicht insulinabhängigen Diabetes mellitus Typ II) eingesetzt werden. Bei einem **absoluten** Mangel an körpereigenem Insulin muss dieses Hormon mehrmals täglich als subkutane Injektion dem Körper von außen zugeführt werden (bei einem insulinabhängigen Diabetes mellitus Typ I).

Diabetes
mellitus
Band 3, J 3

6.3.1 Orale Antidiabetika

Zur oralen Therapie des Diabetes mellitus werden unterschiedliche Substanzen eingesetzt, die auf sehr verschiedenen Wegen den Blutzuckerspiegel senken und die Spätfolgen verringern können. Sie werden bei einem relativen Mangel an körpereigenem Insulin eingesetzt. Sie erhöhen die Empfindlichkeit der Zellen für das Insulin, so dass der Blutzuckerspiegel auch bei einer reduzierten Insulinproduktion im Normalbereich gehalten werden kann. In einigen Fällen (akuter Stress, Infektion) kann der Blutzuckerspiegel dennoch zu hoch sein und Insulin muss über einen begrenzten Zeitraum zusätzlich subkutan gespritzt werden.

Orale Antidiabetika

Gruppe	Freiname	Handelsname	Wirkung
Glucosidase-Inhibitoren	Acarbose	Glucobay®	Hemmen die Kohlenhydratspaltung und die Aufnahme in den Blutkreislauf. Die Einnahme muss mit den ersten Bissen des Essens erfolgen, damit der Wirkstoff mit dem Speisebrei gut vermischt im Darm vorliegt.
Sulfonylharnstoffe	Glibenclamid Glibornurid Glimepirid	Euglucon® Glutril® Amaryl®, Magna®	Setzen Insulin aus den B-Zellen der Bauchspeicheldrüse frei, aber nur, wenn noch eine Restfunktion der Zellen vorhanden ist.

Gruppe	Freiname	Handelsname	Wirkung
Biguanidderivate	Metformin	Glucophage®, Biocos®, Met®, Mediabet®	Reduzieren die Glukose-produktion in der Leber und verbessern ihre Verwertung. Eignet sich gut für die Behandlung von Menschen mit Diabetes mellitus Typ II, die übergewichtig sind.
Glinide	Nateglinid Repaglinid	Starlix® NovoNorm®	Wirken wie Sulfonylharnstoffe, wirken schneller und kürzer, wodurch die Gefahr von Hy-poglykämien verringert wird.
Glitazone	Rosiglitazon	Avandia®	Steigern die Glukoseaufnah-me der Zelle und verringern die Glukoneogenese in der Leber.
Inkretin-Mimetika	Exenatide Liraglutide	Byetta Fertigpen®	Erhöhen die Insulinwirkung, häufig kombiniert mit Met-formin.
DDP-IV-Hemmer	Sitagliptin	Januvia® Tbl.	Wirken auf Inkretine (Substanzen im Darm)

Subkutane Injektion Band 4, E 3.1.1

6.3.2 Subkutane Antidiabetika

Als Peptidhormon kann Insulin nicht oral gegeben werden, da es als Eiweißmolekül im Magen-Darm-Trakt wie andere Eiweiße auch verdaut werden würde. Es kann nur parenteral, meist subkutan, in besonderen Situationen (z. B. diabetisches Koma) aber auch intravenös verabreicht werden. Verwendet werden fast ausschließlich Humaninsuline, d. h. Insuline, die mit dem menschlichen Insulin identisch oder nur leicht abgewandelt sind.

Übersicht über Insuline

Gruppe	Freiname	Handelsname
kurzwirksame Insuline 30 Min. bis zu 6 Std.	Altinsulin = Normalinsulin	Actrapid Novo® Insuman Rapid®
kurzwirksam, schneller Wirkeintritt 5 Min. bis 3 Std.	Insulinglulisin Insulin lispro Insulinaspartat	Apidra® Humalog® NovoRapid®
Verzögerungsinsuline 1 bis 12 (18) Std.		Insuman Basal® Protaphan®

Gruppe	Freiname	Handelsname
sehr lange Wirkung bis zu 24 Std.	Insulin glargin	Lantus®
	Insulindetemir	Levemir®
Mischinsuline	30 % Alt- und 70 % Verzögerungsinsulin	Actraphnae 30® Novomix®
	25 % Alt- und 75 % Verzögerungsinsulin	Insuman comb 25 ® Humalog Mix 25 ®

> Die Dosierung des Insulins wird immer in I. E. (Internationale Einheiten) angegeben. Die Konzentration der Insulinlösung ist nicht immer gleich, z. B. haben Ampullen, die für einen Pen geeignet sind, eine höhere Konzentration als Stechampullen zum Aufziehen per Hand. Daher soll bei der Berechnung der Insulinmenge immer auf die Angaben des Herstellers geachtet werden.

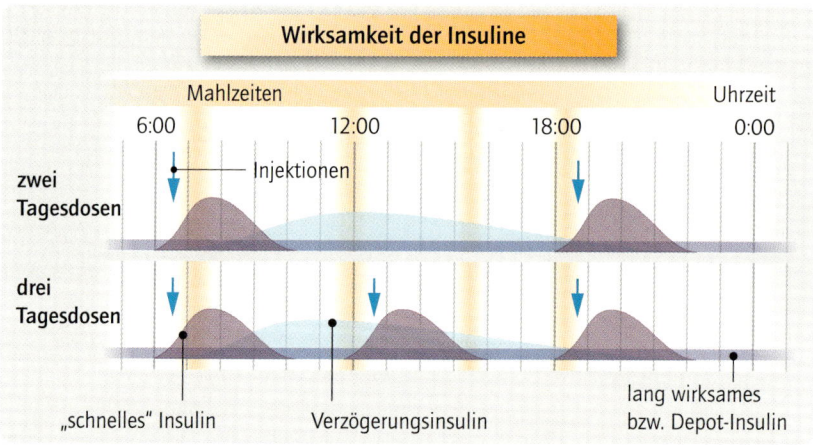

Wirksamkeit der Insuline

Drei Grundprinzipien werden bei der Insulin-Therapie unterschieden. Bei der **konventionellen** Therapie wird morgens und abends Insulin gespritzt. Nach diesem Schema werden Menschen, die an einem insulinpflichtigen Diabetes mellitus leiden, nur noch selten eingestellt. Durch die nur zweimalige Insulingabe kann es im Tagesverlauf zu großen Schwankungen des Blutzuckerspiegels kommen. So erhöht sich das Risiko möglicher Hypoglykämien, aber auch ein über Stunden zu hoher Blutzuckerspiegel ist möglich. Dies wirkt sich ungünstig auf das Gefäßsystem aus mit dem erhöhten Risiko für diabetesbedingte Spätfolgen.

Bei der **Basis-Bolus**-Therapie (intensivierte konventionelle Therapie) wird neben der Gabe der Langzeitinsuline (Basis-Dosis) zu den Mahlzeiten eine individuelle Dosis (Bolus) Insulin appliziert. Diese erfordert einen kooperativen Patienten, der den Blutzucker selbst misst und die Insulinmenge der Mahlzeit anpassen kann. Bei der **Pumpen-Therapie** erhält der Betroffene über eine kleine, externe Pumpe permanent eine geringe Menge eines schnell wirkenden Insulins subkutan. Eingesetzt wird sie bevorzugt bei jungen Patienten, deren Tagesablauf von unterschiedlichen Phasen der Aktivität (Sport, Arbeit) und Ruhe geprägt ist. Voraussetzung sind kognitive Fähigkeiten, um die Pumpe einstellen und bedienen zu können.

Behandlung des Diabetes mellitus Band 3, J 3.5

Insulinspritzenplan (Beispiel)

Diabetesspritzenplan **Name:** *Ilse Gerber* **Zeitraum:** *Juli 2008*

✗ = Standardtherapie: *Langzeitinsulin, morgens und abends*
● = Abweichungen

Datum	Blutzucker mg/dl				Insulin/Tabletten			
	Morgens (nüchtern)	Mittags	Abends	vor dem Schlaf	Morgens	Mittags	Abends	vor dem Schlaf
1. Juli	140	214	143	165	✗	2 JE schnell-wirksames Insulin ●	✗	
2. Juli	120	260	137	160	✗	4 JE schnell-wirksames Insulin ●	✗	

?

1 Welche Wirkungen hat Hydrocortison im Organismus?

2 Warum sollte Cortison möglichst am Morgen gegeben werden?

3 Zur Behandlung welcher Krankheiten wird Cortison eingesetzt? Nennen Sie vier Beispiele.

4 Über welche Beschwerden klagen Patienten, die bereits jahrelang Cortisonpräparate einnehmen müssen?

5 Über welche Regeln müssen Sie Patienten informieren, die eine orale Schilddrüsenhormon-Ersatztherapie erhalten?

6 Was ist eine Substitutionstherapie? Bitte nennen Sie zwei Beispiele.

1 Stellen Sie eine pflegerische Schulungs- und Beratungseinheit für einen Menschen mit Diabetes mellitus zusammen, der von der oralen Therapie auf die Insulininjektion umgestellt wird. Suchen Sie sich dazu aus der Arzneimittelübersicht „Rote Liste" die Hersteller der Insuline heraus und fordern Sie Materialien zum Üben an, speziell für sehbehinderte Patienten, Patienten mit Motorikstörungen, Patienten mit schlechten Deutschkenntnissen usw. Stellen Sie Ihre Einheit im Rahmen einer Unterrichtsstunde Ihren Mitschülerinnen vor.

2 Besorgen Sie sich die Beipackzettel verschiedener Cortisonpräparate, die in Ihrer Einrichtung üblicherweise verabreicht werden. Dies können Tabletten, aber auch Ampullen mit Trockenlösung zur Herstellung von Cortisoninfusionen sein. Lesen Sie den Beipackzettel aufmerksam durch. In welcher Weise wird dort auf die Nebenwirkung einer möglichen Osteoporose eingegangen?

Mutschler, Ernst/Geisslinger, Gerd/Kroemer, Heyo/Schäfer-Korting, Monika: Arzneimittelwirkungen. Wissenschaftliche Verlagsgesellschaft mbH, Stuttgart 2008

Schmid, Beat/Hartmeier, Cora/Bannert, Christian: Arzneimittellehre für Krankenpflegeberufe. Wissenschaftliche Verlagsgesellschaft mbH, Stuttgart 2003

Seifert, Michael: Pflege von Diabetespatienten. Kohlhammer Verlag, Stuttgart 2002

www.deutsche-diabetes-gesellschaft.de
www.rote-liste.de – Fachinformation (mit Suchfunktion) zu allen Medikamenten

7 Herzmedikamente

Markus Schild, 58 Jahre, fühlte sich in letzter Zeit nicht wohl. Er konnte diesen Zustand nicht genauer definieren, fühlte sich oft müde und schlapp. Seiner Arbeit als Koch in einer Großküche ist er immer sehr gern und mit Elan nachgegangen, in den letzten Wochen kam er jedoch immer völlig erschöpft nach Hause.

Vor einer Woche wurde er bei einem nächtlichen Gang zur Toilette ohnmächtig. Herr Schild glaubt nun doch nicht mehr, dass seine Abgeschlagenheit auf sein Alter zurückzuführen ist, und hat sich von seinem Hausarzt gründlich untersuchen lassen. Dieser stellte einen stark verlangsamten Herzschlag fest und rät Herrn Schild dringend zu einem Herzschrittmacher. Der zugezogene Kardiologe

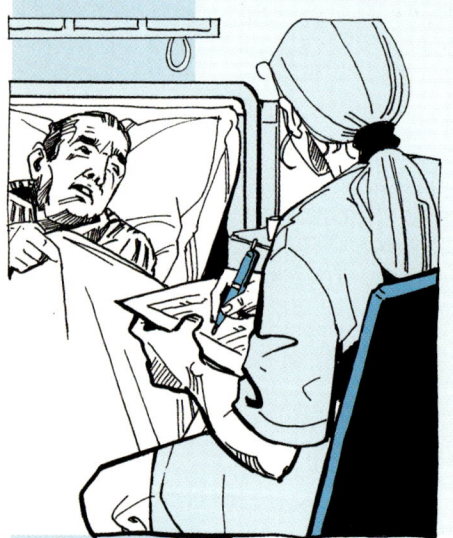

hat Herrn Schild dann zur Schrittmacher-Implantation ins Klinikum Gutleben überwiesen.

Heute kommt Herrn Schild zur stationären Aufnahme auf die kardiologische Station, und Pia führt das Aufnahmegespräch mit ihm. Nachdem sie das Gespräch beendet und Herrn Schild in sein Zimmer gebracht hat, nimmt sie sich die Rote Liste zur Hand und sucht nach Medikamenten, die auf die Reizleitung des Herzens wirken. Pia wundert sich, dass Herr Schild sofort einen Herzschrittmacher erhalten soll, ohne dass vorher ein Therapieversuch mit Medikamenten gestartet oder seine bisherigen Medikamente umgestellt wurden.

1 Wie erklären Sie sich pflegerisch-medizinisch den Ohnmachtsanfall von Herrn Schild?

2 Welche auf das Herz wirkende Medikamente kennen Sie? Wie wirken diese?

3 Bei der Einnahme von Herzmedikamenten müssen bestimmte Kontrolluntersuchungen durchgeführt werden. Was könnten die Gründe dafür sein?

7.1 Therapie bei Herzinsuffizienz

Herz
Band 2, H 1
Herzinsuffizienz
Band 2, H 3

Bei einer Herzinsuffizienz versucht der Organismus die ungenügende Herzförderleistung und verminderte Durchblutung der Organe mit Mechanismen zu kompensieren, die paradoxerweise die Herzinsuffizienz verstärken und Folgeschäden verursachen können. Dieses sind z. B. ein erhöhter peripherer Widerstand mit erhöhter Herzarbeit und Flüssigkeitseinlagerungen (Ödeme).

Hier greifen die neuen Therapieansätze der Herzinsuffizienz an. Während man in der Vergangenheit hauptsächlich mit positiv inotropen (auf die Schlagkraft des

Herzens wirkende) Substanzen die Pumpleistung erhöhte, werden heute vorwiegend Substanzen eingesetzt, die die Herzarbeit ökonomisieren und gleichzeitig die Schäden der Ausgleichsmechanismen aufheben.

7.1.1 ACE-Hemmer (Angiotensin-Converting-Enzym-Hemmer)

Diese Medikamente verhindern die Umwandlung von Angiotensin I in Angiotensin II, eine der stärksten blutdrucksteigernden Substanzen im menschlichen Körper. Als Nebenwirkung tritt bei 5–10 % der Patienten ein anhaltender trockener Reizhusten auf. Das Medikament wird zu Beginn niedrig dosiert und langsam – unter Berücksichtigung möglicher Nebenwirkungen wie Schwindel – gesteigert.

Renin-Angiotensin-Aldosteron-Mechanismus
Band 2, E 1

7.1.2 Betablocker

Beta-Rezeptorenblocker (kurz: Betablocker) sind Gegenspieler der Überträgerstoffe im sympathischen Nervensystem. Der Sympathikus ist verantwortlich u. a. für die Erhöhung der Herzfrequenz. Wirken Stress, Aufregung, körperliche Anstrengung, Freude oder Schreck auf den Menschen, schüttet die Nebennierenrinde die beiden Hormone Adrenalin und Noradrenalin aus.

Herz
Band 2, H 1
Nervensystem
Band 2, C 1

Dies bewirkt einen beschleunigten Herzschlag. Um das insuffiziente Herz nicht noch zusätzlich durch diese Frequenzsteigerung zu schwächen, versucht man medikamentös die Herzfrequenz niedrig zu halten. Viele Patienten leiden unter Nebenwirkungen wie Abgeschlagenheit, Müdigkeit und Potenzstörungen. Gerade junge Patienten nehmen daher diese Medikamente nicht regelmäßig ein.

7.1.3 Diuretika

Als Diuretika werden Substanzen bezeichnet, die die Harnausscheidung erhöhen. Die Wirkung kommt durch eine erhöhte Ausscheidung von Natrium- und Chloridionen zustande, wodurch auch gleichzeitig die Wasserausscheidung erhöht wird. Bei akuter Herzinsuffizienz sind **Schleifendiuretika** nötig, da sie schnell wirken, der Betroffene die Flüssigkeit über die Niere ausscheidet und die Vorlast gesenkt wird. Das bedeutet, dass sich das Volumen, welches auf das rechte Herz wirkt, verringert. Dies führt zu einer Entlastung des Herzens.

Funktion
des Herzens
Band 2, H 1
Funktion
der Niere
Band 2, F 1

Die Blutdrucksenkung ergibt sich aus der anfangs gesteigerten Natriumausscheidung und später aus dem verminderten Ansprechen der Gefäßmuskulatur auf verengende Reize. Diesen Effekt macht man sich auch in der Behandlung der Herzinsuffizienz zunutze, da so das Herz gegen einen geringeren **peripheren Widerstand** pumpen muss, wodurch es auf Dauer geschont wird. Zur Behandlung einer chronischen, aber nicht dekompensierten Herzinsuffizienz werden Schleifendiuretika in kleineren Dosen oder kaliumsparende Diuretika eingesetzt. Diuretika werden manchmal als Monopräparate bei älteren Patienten verabreicht, aber vor allem als Kombinationspartner mit allen anderen Substanzen.

> Wann immer möglich sollten den Patienten die Diuretika am Morgen oder am Mittag verabreicht werden. Eine Gabe am Abend stört die Nachtruhe durch das häufige Aufsuchen der Toilette und erhöht so die Sturzgefahr bei alten Menschen.

Diuretika

Gruppe	Freiname	Handelsname
Thiazide und ähnliche	Hydrochlorothiazid	Esidrix®
	Chlortalidon	Hygroton®
	Xipamid	Aquaphor®
Schleifendiuretika	Furosemid	Lasix®, Furobeta®, Fusid®
	Piretanid	Arelix®
	Torasemid	Unat®, Torem®
kaliumsparende Diuretika	Spironolacton	Aldactone®, Spiro®
	Triamteren	in Dytide H®

Schleifendiuretika wirken an der Henle'schen Schleife, davon leitet sich der Name ab. In diesem Teil des Harnsystems wird auch Kalium ausgeschieden. Daher sind regelmäßige Kontrollen des Kaliumblutspiegels unabdingbar.

7.1.4 Herzglykoside

Herzglykoside (Glykosid = Pflanzeninhaltsstoff, in dem ein Zuckeranteil mit einer Alkoholgruppe eines Moleküls verbunden ist) sind Pflanzenstoffe, die seit über 200 Jahren in der Medizin eingesetzt werden. Verwendet werden heute hauptsächlich Digitalisglykoside, die in der Pflanze Roter Fingerhut (lat. Digitalis purpurea) vorkommen und in chemisch veränderter Form zum Einsatz kommen.

Herz
Band 2, H1
Herzinsuffizienz
Band 2, H 3

Herzglykoside haben folgende Wirkungen:

♦ Steigerung der Kontraktionskraft des Herzmuskels

♦ Reduzierung der Herzfrequenz

♦ verminderte Erregungsleitung

♦ Senkung der Reizschwelle

Diese Wirkungen führen insbesondere bei Vorhofflimmern und schnellem, unregelmäßigem Puls zur Ökonomisierung der Herzarbeit, d. h., das Herz ist in der Lage, kräftiger und effizienter zu schlagen. Infolgedessen kommt es zu einer Steigerung der Koronardurchblutung, der Ausschwemmung der Ödeme und einer Senkung der Vorlast. Eingesetzt werden die Herzglykoside nicht nur bei der chronischen Herzinsuffizienz, sondern auch bei supraventrikulären Tachykardien sowie Vorhofflimmern.

Behandlungsbeginn mit Digitalispräparaten

Herzglykoside haben eine enge therapeutische Breite, sodass die Symptome der Über- und Unterdosierung den Patienten und dem Pflegepersonal bekannt sein müssen. Um den wirksamen Blutspiegel bei neu eingestellten Patienten zu erreichen, wird anfangs höher dosiert, vor allem bei Digitoxin. Trotz der Gefahr einer Überdosierung wählt man diesen Weg, da es mit der niedrigen Erhaltungsdosis etwa fünf Wochen bis zum Erreichen des wirksamen Blutspiegels dauern würde.

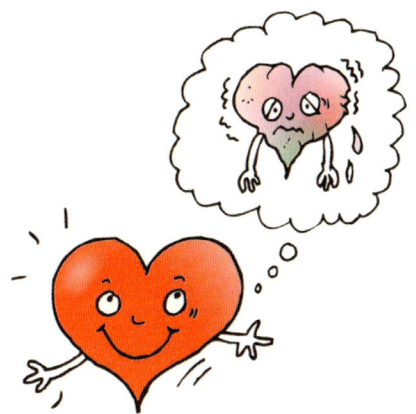

Als **Nebenwirkungen** treten bei
ca. 20 % der Patienten auf:

♦ Arrhythmien

♦ Kopfschmerzen

♦ farbgestörtes Sehen (Gelb)

♦ Übelkeit und Erbrechen

Bei einer Überdosierung treten diese Symptome in verstärkter Form auf. Wichtige **Wechselwirkungen** sind mit Diuretika, Laxantien und Insulin beschrieben. Durch eine Absenkung des Kaliumspiegels verstärkt sich die Digitaliswirkung, ebenso durch die intravenöse Gabe von Kalzium.

Herzglykoside

Freiname	Handelsname
Digoxin	Lanicor®
Beta-Metil-Digoxin	Lanitop®
Beta-Acetyl-Digoxin	Novodigal®, Digostada®
Digitoxin	Digimerck®, Digitoxin®

7.1.5 Ergänzende medikamentöse Therapie

AT1-Rezeptorblocker und Aldosteronantagonisten gehören ebenfalls zu den Substanzen, die bei der Herzinsuffizienz eingesetzt werden. Unter strenger Überwachung in der Klinik werden auch Katecholamine (Dopamin und Dobutamin), Phosphodiesterase-Hemmer (Milrinon und Enoximon) und Nitroglycerin als Infusion eingesetzt.

Therapie der Hypertonie
Band 4, D 7.3

7.2 Therapie bei Herzrhythmusstörungen

Gerät das Herz durch Beeinflussung der Erregungsbildung oder -leitung aus dem gleichmäßigen Takt, sprechen wir von Rhythmusstörungen. Diese Rhythmusstörungen können vereinzelt in Form von **Extrasystolen** (Extraschlag) auftreten. Viele Menschen leiden an dieser meist nicht behandlungsbedürftigen Form. Andere Formen (Kammertachykardie, Re-entry-Tachykardie) können lebensgefährlich sein und müssen unverzüglich intensivmedizinisch behandelt werden.

Herz
Band 2, H 1
Reanimation
Band 4, B 2.3

Antiarrhythmika sollen durch Beeinflussung der Erregungsbildung und -leitung die Frequenz wieder normalisieren, können aber dadurch selbst wieder Arrhythmien auslösen. Wird eine medikamentöse Therapie der Rhythmusstörungen begonnen, muss der Patient entsprechend überwacht werden (Vitalzeichenkontrolle, EKG).

Überwachung
Band 4, A 2

Übersicht der Antiarrhythmika

Freiname	Handelsname
Chinidin	Chinidin Duriles®
Ajmalin	Gilurytmal Amp.®
Prajmalium	Neogilurytmal®
Mexiletin	Mexitil®
Phenytoin	Phenytoin®, Zentropil®
Propafenon	Rytmonorm®
Amiodaron	Cordarex®
Verapamil	Isoptin®
Diltiazem	Dilzem®

7.3 Therapie bei Hypertonie (Bluthochdruck)

Hypertonie,
Band 2, H 2

Unterschieden wird zwischen der **primären** (oder essenziellen) Hypertonie, deren Ursachen noch weitgehend unbekannt sind, und der **sekundären** Hypertonie, die als Folge von Erkrankungen einzelner Organe (Niere, Herz, Nervensystem) auftritt.

Bei der primären Hypertonie, die der Arzt bei 90 % der Patienten mit hohem Blutdruck feststellt, wird eine symptomatische Arzneimitteltherapie durchgeführt. Obwohl der Patient die Hypertonie nicht spürt, sondern diese nur messen kann, ist eine Therapie dringend notwendig, da an 25 % aller Todesfälle die Hypertonie direkt oder indirekt beteiligt ist. Sie wird in der englischsprachigen Literatur auch als **„silent killer"** bezeichnet.

Genauso vielfältig wie die Ursachen der Hypertonie sind auch die Angriffspunkte der verschiedenen Arzneisubstanzen, die in der Therapie eingesetzt werden.

Patientenberatung

Die Patienten mit einer Hypertonie sind ganz besonders auf die Aufklärung durch Arzt und Pflegende sowie andere Mitglieder des Gesundheitswesens angewiesen. Da bei Menschen mit einer Hypertonie oft kein Leidensdruck besteht (ganz im Gegenteil: manchen Patienten geht es nach der Einnahme der Antihypertonika schlechter als vorher), werden diese Medikamente sehr häufig nicht eingenommen. Man spricht in diesem Fall von einer Non-Compliance des Patienten, d. h., er hält sich nicht an die Therapieempfehlungen. Auch die Empfehlungen über Änderungen der Lebensweise (nicht Rauchen, Kochsalzzufuhr reduzieren, Gewichtsabnahme, Bewegung) werden nicht befolgt. Deshalb ist es die Aufgabe aller Beteiligten, diese Patienten immer wieder auf die Folgen der Hypertonie aufmerksam zu machen bzw. auf die positiven Effekte der Blutdrucksenkung hinzuweisen.

Parallel zu den nicht-medikamentösen Maßnahmen ist fast immer eine medikamentöse Therapie notwendig, die nach dem Stufenschema der Deutschen Hochdruckliga, nach entsprechender Differentialdiagnose und nach Berücksichtigung der Nebenwirkungen der Arzneistoffe durchgeführt wird.

Von der Deutschen Liga zur Bekämpfung des hohen Blutdrucks wird ein Stufenschema der Therapie empfohlen, das regelmäßig weiterentwickelt wird (www.hochdruckliga.de).

7.3.1 Kalziumantagonisten (Kalziumkanalblocker)

Diese Medikamente hemmen den Einstrom von Kalzium in die Zelle und verringern dadurch die Gefäßspannung; es kommt zur **Vasodilatation** (Weitstellung der Gefäße). Die Medikamente wirken unterschiedlich auf die Erregungsbildung und -leitung am Herzen, wodurch sich auch verschiedene Indikationen für die Präparate ergeben. Alle Substanzen werden bei koronarer Herzkrankheit **und** Hypertonie eingesetzt, während Verapamil und Diltiazem zusätzlich auch bei tachykarden Rhythmusstörungen indiziert sind.

7.3.2 Angiotensin-II-Rezeptor-Antagonisten (AT1-Blocker)

Diese Medikamente wirken als Gegenspieler des Angiotensin II und verhindern dadurch dessen gefäßverengende Wirkung. Sie werden vor allem bei Patienten eingesetzt, die ACE-Hemmer nicht vertragen.

Renin-Angiotensin-Aldosteron Mechanismus Band 2, E 1

Medikamentöse Stufentherapie der Hypertonie

Stufe 1	Monotherapie			
ACE-Hemmer	Betablocker	Kalziumantagonist	Diuretikum	AT1-Blocker
Stufe 2	Kombinationstherapie mit 2 Substanzen			
ACE-Hemmer + Diuretikum	Beta-Blocker + Diuretikum	Kalziumantagonist + Diuretikum		
ACE-Hemmer + Kalciumantagonist	Beta-Blocker + Kalciumantagonist			
Stufe 3	Kombinationstherapie mit 3 Substanzen			
In der 3er-Kombination ist immer ein Diuretikum dabei.				

Antihypertonika

Gruppe	Freiname	Handelsname
Beta-Blocker	Metoprolol	Beloc®, Metobeta®, Metoprolol®
	Atenolol	Tenormin®, Atehexal®
	Bisoprolol	Concor®, Bisobeta®
Calciumantagonisten	Nifedipin	Adalat®, Nifehexal®
	Amlodipin	Norvasc®, Amlobeta®
	Felodipin	Modip®, Munobal®
	Nisoldipin	Baymycard®
	Nitrendipin	Bayotensin®
	Diltiazem	Dilzem®, Diltahexal®
	Verapamil	Isoptin®, Verahexal®
ACE-Hemmer	Captopril	Lopirin®, Tensobon®, ACE-Hemmer Ratio®
	Benazepril	Cibacen®
	Enalapril	Xanef®, Pres®, Enahexal®
	Fosinopril	Fosinorm®, Dynacil®
	Lisinopril	Acerbon®, Coric®
	Perindopril	Coversum®
	Ramipril	Delix®, Vesdil®
AT1-Blocker	Candesartan	Atacand®, Blopress®
	Irbesartan	Aprovel®, Karvea®
	Losartan	Lorzaar®
	Valsartan	Diovan®, Provas®
Nitrate	Nitroglycerin	Nitrolingual®
Kombinationspräparate 2 Stoffe	Metoprolol + Hydrochlorothiazid	Beloc comp®
	Ramipril + HCT	Delix plus®

7.4 Therapie bei koronarer Herzkrankheit (KHK)

Bei der koronaren Herzkrankheit kommt es zu einer Sauerstoffmangelversorgung des Herzmuskels.

Risikofaktoren sind neben den bestehenden Faktoren (familiäre Disposition, Alter, Geschlecht) die beeinflussbaren Faktoren (Nikotin, Gewicht). Besonders ungünstig wirkt sich der Diabetis mellitus aus. Leidet der Patient an Symptomen, kann dies medikamentös, z. B. mit **Nitraten** behandelt werden. Diese Wirkstoffgruppe führt an der Venenmuskulatur zur Venenerweiterung und damit zu einer vermehrten Blutaufnahme im venösen Teil des Gefäßsystems und verringert so den Rückstrom zum Herzen. Nitroglycerin ist darüber hinaus das wichtigste Mittel zur Akuttherapie des Angina-pectoris-Anfalls. Nitrate sind als Zerkaukapseln für den akuten **Angina-Pectoris-Anfall**, als Spray sowie als transdermales therapeutisches System (Medikamentenpflaster) erhältlich. Die Dosierung richtet sich nach der Art und Schwere der Symptome. In einigen Fällen können als **Nebenwirkung** Hypotonien beobachtet werden. Manche Patienten klagen bei Therapiebeginn über Kopfschmerzen. Die Patienten sind entsprechend auf diese Nebenwirkungen hinzuweisen. Die Nitrattherapie ist eine lediglich symptomatische Maßnahme, sie bewirkt keine Verbesserung der Prognose.

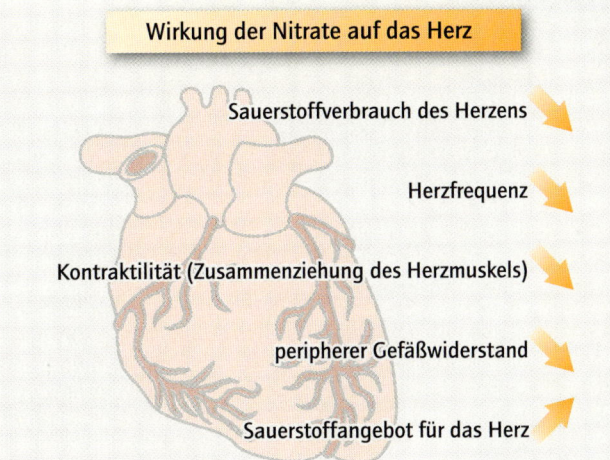

Wirkung der Nitrate auf das Herz

Sauerstoffverbrauch des Herzens

Herzfrequenz

Kontraktilität (Zusammenziehung des Herzmuskels)

peripherer Gefäßwiderstand

Sauerstoffangebot für das Herz

Herzmedikamente bei Kindern

Auch Kinder können bereits an einer Insuffizienz des Herzens leiden. Oft liegt bereits ein Herzfehler vor, aus dem sich dann die Herzschwäche ergibt. Problematisch gestaltet sich die Anwendung der Medikamente, die primär für ältere Erwachsene entwickelt und vor diesem Hintergrund erforscht worden sind. In den Leitlinien der Medizinischen Fachgesellschaften (AWMF) werden zur rationellen Diagnostik und Therapie in der Pädiatrischen Kardiologie in der Fassung vom 11. Juli 2005 Angaben über die Höhe der Dosierung und möglicher Medikamente gemacht. Nicht alle Herzmedikamente sind jedoch bisher für die Behandlung von Kindern zugelassen. Setzt der Arzt dennoch dieses Medikament ein, führt er einen so genannten **off-label-use** durch. Dies bedeutet, er setzt Medikamente ein, obwohl sie dafür nicht vorgesehen sind. Der Arzt übernimmt in diesem Fall eine besondere Verantwortung.

Therapie der Hypertonie Band 4, D 7.3

Dosisempfehlung für die Therapie chronischer Herzinsuffizienz bei Kindern

Substanz	Erstdosis (mg/kg/Tag)	Zieldosis (mg/kg/Tag)
Captopril	3 x 0,1	1–3
Enalapril	2 x 0,03	0,15–0,3
Metoprolol *	2 x 0,1–0,2	1–2,5
Carvedilol	2 x 0,05–0,1	0,5–0,8
Bisoprolol *	1 x 0,02	0,15
Hydrochlorothiazid		2–4
Furosemid *		2–(10)
Spironolacton		2–3
Digoxin		Plasmaspiegel: 0,5–0,9 ng/ml

* einzelne Präparate für Kinder zugelassen

?

1 Beschreiben Sie die medikamentösen Säulen der Herzinsuffizienzbehandlung.

2 Ein Patient, der mit ACE-Hemmer behandelt wird, klagt seit Therapiebeginn über störenden trockenen Reizhusten. Welche Erklärung sollte er vom Arzt erhalten?

3 Was versteht man unter der Non-Compliance des Patienten? Welche Gründe könnten dafür vorliegen? Nennen Sie mindestens vier.

4 Welche Wirkungen haben Herzglykoside?

5 Welche Anzeichen einer Überdosierung bemerken Sie am Patienten, der mit Digitalispräparaten behandelt wird?

6 Im Beipackzettel der Herzglykoside wird auf die enge therapeutische Breite hingewiesen. Erklären Sie den Begriff einem Laien.

7 Wo wirken Schleifendiuretika und was ist bei ihrer Anwendung besonders zu beachten?

8 Welche Schwierigkeiten bestehen bei der Behandlung von Kindern mit den üblichen Herzmedikamenten?

1 Schauen Sie sich an Ihrem Praxisort die Medikamentenverordnungen der Patienten genauer an. Welche Herzmedikamente finden sich häufig bei den Patienten? Erstellen Sie eine Übersicht.

2 Entwerfen Sie ein Informationsblatt für Patienten, die wegen einer Herzinsuffizienz mit Diuretika behandelt werden müssen. Welche Informationen sollten die Patienten Ihrer Meinung nach über diese Medikamentengruppe erhalten?

3 Erarbeiten Sie eine Liste der Wechselwirkungen von Herzmedikamenten mit
a) anderen Arzneimitteln
b) Lebensmitteln.
Bitten Sie eventuell Ihren Stations- oder Hausarzt um Hilfe.

Berthold, Heiner K.: Klinikleitfaden Arzneimitteltherapie, Urban & Fischer Verlag, München und Jena 2002

Busek, Stephan: Arzneimittellehre in der Krankenpflege. Verlag Hans Huber, Bern 2002

Müller-Lobeck, Sabine: Arzneimittel in der Altenpflege. Verlag Hans Huber, Bern 2002

Mutschler, Ernst/Geisslinger, Gerd/Kroemer, Heyo/Schäfer-Korting, Monika: Arzneimittelwirkungen. Wissenschaftliche Verlagsgesellschaft mbH, Stuttgart 2008

Schmid, Beat/Hartmeier, Cora/Bannert, Christian: Arzneimittellehre für Krankenpflegeberufe. Wissenschaftliche Verlagsgesellschaft mbH, Stuttgart 2003

www.dgk.org – Webseite der Deutschen Gesellschaft für Kardiologie; bietet Wissenswertes über Behandlungsrichtlinien, Empfehlungen für Betroffene und veröffentlicht aktuelle Forschungsergebnisse

www.rote-liste.de – Fachinformation (mit Suchfunktion) zu allen Medikamenten

8 Analgetika – Schmerzmittel

Olga pflegt und betreut Frau Gudrun Gräfer bereits seit einigen Wochen auf der Pflegestation des Seniorenzentrums Gutleben. Zwischen den beiden hat sich eine gute Arbeitsbeziehung entwickelt, die von Offenheit und Vertrauen geprägt ist. Frau Gräfer leidet unter sehr starken Schmerzen. Vor 20 Jahren wurde bei der Bewohnerin ein Tumor der Brust festgestellt und entfernt. Viele Jahre konnte Frau Gräfer ein zufriedenes Leben führen. Vor einem Jahr jedoch hatte man bei ihr Knochenmetastasen im linken Oberschenkel und im Becken festgestellt. Frau Gräfer weiß, dass sie den Krebs nicht besiegen kann und daran sterben wird.

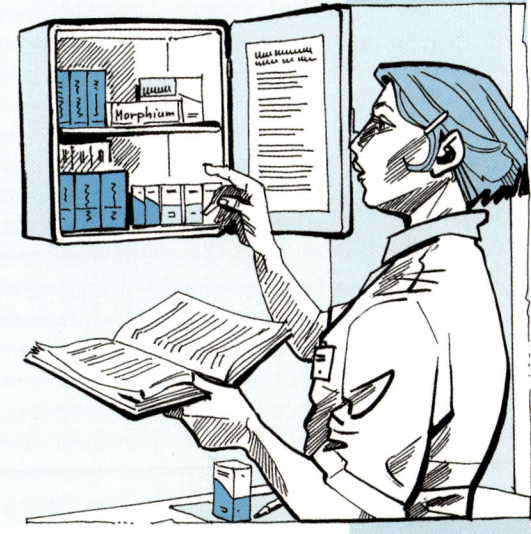

Als Olga am Morgen das Zimmer betritt, liegt die Bewohnerin in ganz ungewöhnlicher Stellung im Bett. „Nur so sind die Schmerzen erträglich", erklärt Frau Gräfer ihre Maßnahme. Auf dem Nachttisch sieht Olga noch die starken Schmerztabletten vom Abend.

„Ich habe wohl schon geschlafen, als ihre Kollegin ins Zimmer gekommen ist. Und ich möchte nicht so viele Schmerzmedikamente nehmen, ich werde ja noch ganz abhängig von den Dingern." Die Situation bessert sich an diesem Tag kaum für Frau Gräfer. Sie ist zu schwach zum Aufstehen, auch essen möchte sie nichts. Olga findet die Situation sehr unbefriedigend und wendet sich an ihre Praxisanleiterin Ilka Schröder.

1 Diskutieren Sie, ob es einen Unterschied zwischen Abhängigkeit und Sucht gibt?

2 Hätte die Kollegin vom Spätdienst Frau Gräfer wecken sollen? Diskutieren Sie in der Gruppe.

3 Welche Schmerzmittel kennen Sie? Welche haben Sie selbst schon bei welchen Schmerzen genommen?

4 Was erwarten Sie von einem Schmerzmittel? Welche Eigenschaften sollte es besitzen?

Unter **Analgetika** fasst man die Substanzen zusammen, die die Schmerzempfindung verringern bzw. unterdrücken, ohne eine narkotische Wirkung zu besitzen. Man unterscheidet in **zentral** wirkende Opioide und (hauptsächlich) **peripher** wirkende Nicht-Opioide. Um das richtige Schmerzmittel auswählen zu können, ist eine Analyse des Schmerzes nach bestimmten Kriterien notwendig, die auch die Auswahl der Begleitmethoden der physikalischen Therapie und Psychotherapie beeinflussen.

Für die Schmerzbehandlung hat sich das Vorgehen nach einem definierten Schema bewährt, das sich an der Stärke des Schmerzes orientiert, die der Patient jeweils selbst angibt.

8.1 Nicht-opioide Analgetika

Diese Medikamentengruppe **hemmt** die Prostaglandin-Synthese. Wegen ihrer allgemein guten Verträglichkeit werden diese Medikamente häufig eingesetzt. Dennoch muss im Einzelfall geprüft werden, ob keine Kontraindikationen bei dem betreffenden Patienten vorliegen, die es nicht gestatten, diese Medikamente einzunehmen.

8.1.1 Nicht-steroidale Antiphlogistika
(NSAID = non-steroidal-anti-inflammatory-drug)

Hinter dieser Bezeichnung verbergen sich entzündungshemmend wirkende Substanzen, die keine Cortisone sind. Sie wirken schmerzstillend, fiebersenkend und entzündungshemmend.

Acetylsalicylsäure (ASS) ist das meistproduzierte Arzneimittel. Neben dem o. a. Effekt wirkt es auch hemmend auf die Thrombozytenaggregation (Dosierung 100 mg/Tag). Dies macht man sich in der Prophylaxe von Herzinfarkten und Schlaganfällen zunutze. Beim Dauergebrauch treten häufig Sodbrennen, Magenbeschwerden und Blutungen im Magen-Darm-Bereich auf. Weiter kann ASS zu Ohrensausen, Hörverlust, Schwindel und Erbrechen führen und Asthmaanfälle bei Allergikern auslösen.

Paracetamol hat sehr gute fiebersenkende, schmerzstillende Eigenschaften und ist in therapeutischen Dosen gut verträglich. Dosen über 10 Gramm (= 20 Tabletten à 500 mg) führen bei Erwachsenen unbehandelt zu tödlichen Leberzellnekrosen. Die empfohlene Tagesdosis sollte vier Gramm nicht übersteigen.

Novaminsulfon hat gute schmerzstillende und auch krampflösende Eigenschaften. Die parenterale Gabe sollte als Kurzinfusion (keine Dauerinfusion!) erfolgen, da die Injektion zum Auftreten eines Schocks führen kann. Es ist in vielen Ländern wegen seiner Nebenwirkungen auf das Blutbild (Agranulocytose) nicht zugelassen.

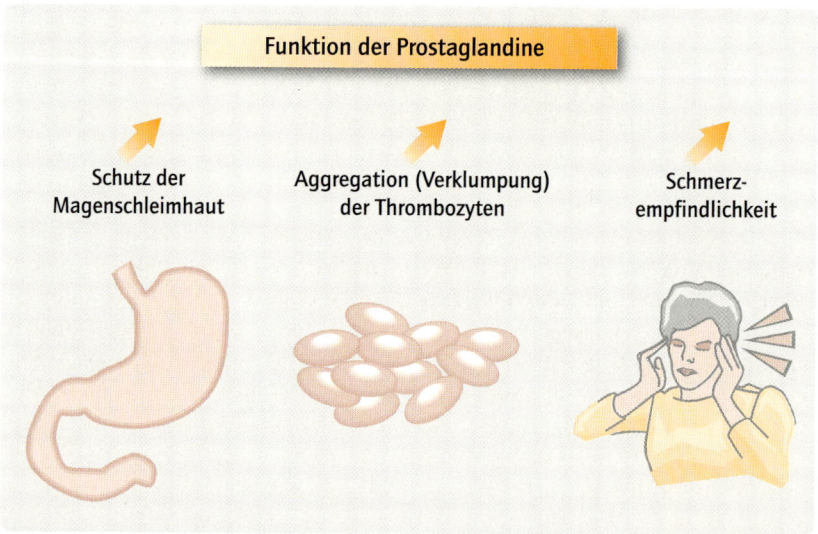

Funktion der Prostaglandine

Schutz der Magenschleimhaut

Aggregation (Verklumpung) der Thrombozyten

Schmerz-empfindlichkeit

Diclofenac wird in Deutschland sehr häufig verordnet. Als Nebenwirkungen werden auch hier die gastrointestinalen Beschwerden beschrieben. Nach der intravenösen Gabe als Kurzinfusion müssen die Patienten eine Stunde beobachtet werden, da diese Gabe einen Schock auslösen kann.

Schock
Band 4, B 2.2

NSAIDs (Auswahl)

Freinamen	Handelsnamen
Acetylsalicylsäure	Aspirin®, Aspisol® i. v, ASS®
Diclofenac	Voltaren®, Diclofenac®, Diclac®
Ibuprofen	Ibuprofen®, Ibu®, Aktren®
Piroxicam	Felden®, Piro®
Meloxicam	Mobec®
Celecoxib	Celebrex®
Etoricoxib	Arcoxia®

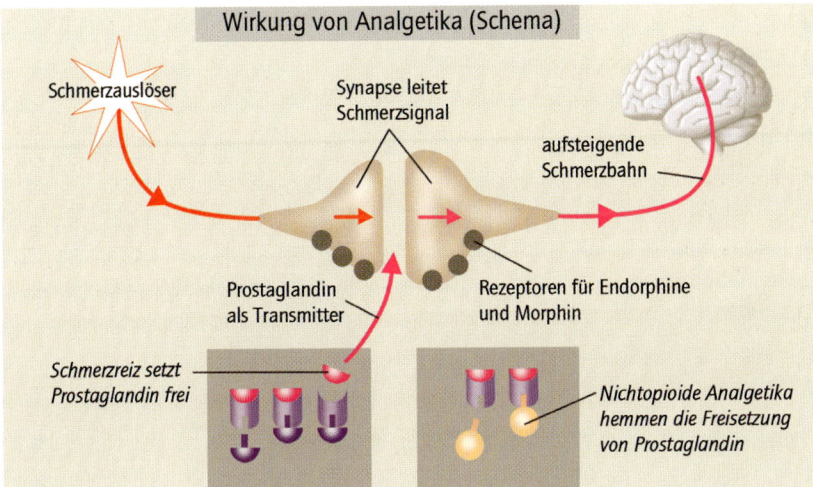

Wirkung von Analgetika (Schema)

Schmerzauslöser — Synapse leitet Schmerzsignal — aufsteigende Schmerzbahn — Prostaglandin als Transmitter — Rezeptoren für Endorphine und Morphin — Schmerzreiz setzt Prostaglandin frei — Nichtopioide Analgetika hemmen die Freisetzung von Prostaglandin

8.1.2 Antirheumatika

Viele Menschen leiden an einer rheumatoiden Arthritis, die man umgangssprachlich auch als Rheuma bezeichnet. Die rheumatischen Erkrankungen gehören in die Gruppe der **Autoimmunerkrankungen.** Die phasenweise starken (chronischen) Schmerzen in den Gelenken schränken die Betroffenen häufig am Morgen und bei wechselnder Wetterlage besonders ein. Da die Heilung der rheumatoiden Arthritis bisher nicht möglich ist, besteht das vorrangige Therapieziel in der Schmerzlinderung und der Dämpfung des Entzündungsprozesses, um Gelenkdestruktionen (= Verformungen) zu vermeiden. Die Betroffenen sind besonders auf die möglichen Nebenwirkungen der Schmerzmedikamente hin zu beobachten, da eine Einnahme häufig über viele Jahre nötig ist.

Antirheumatika

Freinamen	Handelsnamen	Weitere Indikation
Methotrexat	MTX®	Zytostatikum
Cyclophosphamid	Endoxan®	Zytostatikum
Ciclosporin	Sandimmun®	Immunsuppressivum
Azathioprin	Imurek®, Zytrim®	Immunsuppressivum
Infliximab	Remicade®	Monoklonaler Antikörper
Sulfasalazin	Azulfidine RA®	Morbus Crohn
Gold	Tauredon®, Ridaura®	chronische Polyarthritis

8.2 Opioide und Ko-Analgetika

Ausgangssubstanz und Namensgeber der Gruppe ist Opium, der getrocknete Milchsaft unreifer Mohnkapseln. Dieses Naturprodukt enthält sehr viele Substanzen (neben Morphin auch Narcotin, Codein, Papaverin u. a.).

Opioide

♦ hemmen schmerzvermittelnde Impulse.

♦ aktivieren das schmerzhemmende System.

♦ vermindern Aufmerksamkeit und Konzentrationsfähigkeit (sedierende Wirkung).

♦ haben eine euphorisierende Wirkung.

♦ hemmen das Atemzentrum und blockieren das Hustenzentrum (Atemdepression kommt bei Schmerzpatienten selten vor, es sei denn, sie leiden an Lungenerkrankungen).

♦ erregen anfangs das Brechzentrum.

♦ führen zu einer Pupillenverengung.

Daneben haben sie auch periphere Wirkungen, sie:

♦ verzögern die Magenentleerung (Übelkeit/Erbrechen zu Beginn der Therapie).

♦ reduzieren die Motilität das Magen-Darmtrakts (Obstipation mit milden Laxantien **vorbeugen**).

♦ kontrahieren die Sphinkter der Gallenwege.

♦ erhöhen den Tonus der Harnblasenmuskulatur und des Blasenschließmuskels (Harnverhalt wird wegen der analgetischen Wirkung oft erst spät bemerkt).

♦ können durch Histaminfreisetzung Hautreaktionen und Bronchospasmen erzeugen.

Aus diesem Wirkprofil ergeben sich die **Indikationen** und **Nebenwirkungen** der Opioide. Sie werden bevorzugt eingesetzt zur Behandlung von starken Schmerzen (intra- und postoperative Schmerzen, Tumorschmerzen, Schmerzen des Bewegungsapparats, bei Herzinfarkt). Außerdem kommen sie bei der Substitutionsbehandlung

Drogenabhängiger zum Einsatz (Methadon, Buprenorphin, Dihydrocodein). Für viele Schmerzpatienten stellt die Einnahme von Morphinpräparaten ein Problem dar, da sie noch immer stark mit Drogensucht und Missbrauch assoziiert werden.

„by the mouth, by the clock and by the ladder", „start low and go slow"

Prinzipiell gelten für die Verabreichung von Schmerzmitteln wichtige Grundregeln, die so weit als möglich einzuhalten sind. Eine Regel lautet: „by the mouth, by the clock and by the ladder". Gemeint ist damit, dass Schmerzmedikamente möglichst oral genommen werden sollen. Der Wirkungseintritt und die Dosierung können besser gesteuert werden und der Schmerzpatient ist möglichst unabhängig von fremder Hilfe. Schmerzmedikamente sollen stets nach der Uhr genommen werden, d.h. in regelmäßigen Abständen. Die orale Therapie von retardierten Morphinpräparaten sollte sich an einen 12-stündigen Rhythmus halten. So werden Schmerzspitzen verhindert und es wird dafür gesorgt, dass ein möglichst konstanter Schmerzmittelspiegel im Blut der Betroffenen vorhanden ist. Inzwischen sind auch Präparate im Handel, die nur einmal täglich genommen werden müssen, z. B. MST continuus, jurnista.

Für die Verabreichung von Schmerzmitteln bei alten Menschen folgt man darüber hinaus noch der Regel, mit einem niedrig dosierten Präparat zu beginnen und die Dosis langsam zu steigern („start low and go slow"). Durch die veränderte Pharmakokinetik (Aufnahme und Verarbeitung von Medikamenten im menschlichen Körper) bei alten Menschen dient dies als Sicherheit vor einer Überdosierung und möglichen folgenschweren Nebenwirkungen wie Erbrechen, Schwindel oder Sturz, die ein Abbrechen der Therapie erfordern können. Mit der Regel „by the ladder" wird das stufenweise, systematische Vorgehen bei der Erhöhung des Schmerzmittelbedarfs beschrieben. Dies gilt für alle Schmerzpatienten. Das Stufenschema der WHO nimmt dies auf.

Zur Behandlung chronischer Tumorschmerzen empfiehlt die **WHO** (Weltgesundheitsorganisation) ein stufenförmiges Vorgehen.

WHO
Band 5, D 2.4.2

WHO Stufenschema für Schmerzmittelgabe

Stufe III — **starke Opioide** – möglichst in Retardform – wie Morphin, Fentanyl, Buprenorphin **(+ Nichtopioide)**, Ko-Analgetika; bei starken und sehr starken Schmerzen oder wenn die Stufe II keine Schmerzlinderung bewirkt

Stufe II — **schwache Opioide (+ Nichtopioide)**, Ko-Analgetika, Kombination beider Wirkprinzipien; vorzugsweise als Retardpräparate, bei starken Schmerzen, z. B. Tramal/Codein und Paracetamol

Stufe I — **nichtopioide** Auswahl nach substanzspezifischen Wirk- und Nebenwirkungsprofilen, Ko-Analgetika; regelmäßige Gabe, bei leichten bis mäßigen oder bei erstmaligen Schmerzen, z. B. ASS oder Paracetamol

Inzwischen wird das Schema auch für die Behandlung von nicht tumorbedingten Schmerzen eingesetzt. Leidet ein Patient an starken Schmerzen, kann gleich auf der Stufe II begonnen werden. In allen Stufen ist die gleichzeitige Gabe von Nicht-Opioiden und **Ko-Analgetika** in Abhängigkeit vom Schmerztyp sinnvoll. Darunter wird eine Gruppe von Substanzen zusammengefasst, die unter spezifischen Gegebenheiten eine Verstärkung der Schmerzlinderung bewirken (z. B. Corticosteroide, Antidepressiva, Antiepileptika, Muskelrelaxantien, Neuroleptika). Bei einem ungünstigen Verhältnis von Nebenwirkungen und Analgesie oder bei unzureichender Schmerzlinderung trotz schmerztypadäquater Gabe von Ko-Analgetika und angemessener Dosis kann ein Wechsel des Opioids erfolgreich sein. Es liegen entsprechende Umrechnungstabellen vor.

Opioide

Freinamen	Handelsnamen
nicht betäubungsmittelpflichtige Präparate	
Tramadol	Tramal®
Tilidin-Naloxon	Valoron N®, Tilidin comp 50/4®
Dihydrocodein	Paracodin®
Codein (nicht retardiert)	Meist in Kombinationen: Nedolon P®, Talvosilen®
betäubungsmittelpflichtige Präparate	
Morphin	Morphin Amp.®, MSI®
Morphin retardiert	MST®, Morphinsulfat retard®
Pethidin	Dolantin Amp.®
Fentanyl	Durogesic/Fentanyl® Pflaster Fentanyl® Ampullen
Levomethadon	l-Polamidon®
Buprenorphin	Temgesic® subligual Transtec® Pflaster Subutex® (zur Substitution)
Oxycodon	Oxygesic®
Oxycodon + Naloxon	Targin Retard® Tabletten
Hydromorphon	Palladon®
Hydromorphon retard	Palladon retard® Jurnista retard®

Manchmal wird es nötig, die orale Therapie umzustellen und die Schmerzmittel über ein Pflaster zu verabreichen. Gründe dafür können die nicht ausreichende Compliance des Schmerzpatienten (er nimmt die Medikamente nicht regelmäßig und in der empfohlenen Dosierung) oder Resorptionsstörungen des Magen-Darm-Trakts sein. Die transdermale (über die Haut) Verabreichung von Schmerzmitteln wird auch nötig, wenn ausgeprägte Schluckstörungen verhindern, dass der Betreffende die Tabletten sicher schlucken kann. Bei einer Umstellung von der oralen Therapie auf Pflaster ist zu beachten, dass

- es 12–24 Stunden dauert, bis sich der wirksame Blutspiegel aus dem Pflaster aufbaut, d. h., mit dem Aufkleben des Pflasters muss die orale (retardierte) Tablette noch einmal gegeben werden.
- für die Berechnung der Pflasterstärke (Angaben in µg / Stunde) Umrechnungstabellen von der oralen Dosis auf die transdermale Form vorliegen.
- für die Terminalphase transdermale Systeme oft ungeeignet sind.

Pflaster nicht auf Knochenvorsprünge (bei sehr dünnen Personen Schulterblatt, Beckenknochen) kleben, damit der Wirkstoff über die Haut gut aufgenommen werden kann. Bei Patienten, die stark schwitzen oder die sehr unruhig sind, regelmäßig kontrollieren, ob das Pflaster noch auf der Haut klebt. Mit wasserfestem Stift das Datum auf das Pflaster schreiben, damit klar wird, wann der nächste Wechsel durchgeführt werden muss.

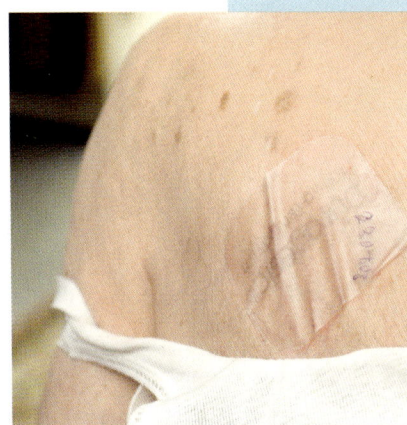

Patient mit Schmerzpflaster

1 Wie unterscheiden sich zentral und peripher wirkende Schmerzmittel voneinander?

2 Auf welche Nebenwirkungen müssen Sie bei der Gabe von Acetylsalicylsäure achten?

3 Nennen Sie drei Vorteile der Schmerzpflaster.

4 Welche Nebenwirkungen treten bei der Morphingabe auf?

5 Erklären Sie einem Laien die Prinzipien „by the mouth, by the ladder, by the clock" sowie bei alten Menschen „start low and go slow" im Zusammenhang mit der Schmerzmittelgabe.

1 Erstellen Sie ein Informations- und Merkblatt für betroffene Patienten und deren Angehörige über die wichtigsten Punkte einer Schmerzmitteltherapie mit Morphium.

2 Viele Menschen nehmen bei den ersten Zeichen einer Erkältung ASS oder Paracetamol. Was ist davon zu halten? Führen Sie zu diesem Thema eine Diskussion in Ihrer Klasse.

Bausewein, Claudia / Remi, Constanze / Twycross, Robert / Wilcock, Andrew: Arzneimitteltherapie in der Palliativmedizin; Urban & Fischer, München 2005

Mutschler, Ernst / Geisslinger, Gerd / Kroemer, Heyo / Schäfer-Korting, Monika: Arzneimittelwirkungen. Wissenschaftliche Verlagsgesellschaft mbH, Stuttgart 2008

Thomm, Monika: Schmerzpatienten in der Pflege; Kohlhammer Verlag, Stuttgart 2005

www.deutscheschmerzgesellschaft.org

9 Antiinfektiva

Es ist Sonntagabend, als Olgas Telefon klingelt. Tim ist am Apparat und bittet Olga um Rat. Er erzählt, dass er zum Wochenende seine 82-jährige Oma besucht hat. Sie lebt seit dem Tod ihres Mannes vor fünf Jahren allein. Am Montag hatte sie sich plötzlich sehr krank gefühlt, stark gehustet und hohes Fieber bekommen. Sie glaubt, dass sie sich am Sonntag in der Kirche infiziert hat. Als Tim am Freitag ankam, hatte sie seit Montag schon kaum noch etwas gegessen und deutlich zu wenig getrunken. Noch am Freitag veranlasste Tim einen Hausbesuch ihres Arztes, der ihr nach dem Abhören ein Antibiotikum verschrieb. Tims Oma hatte sich eine beginnende Lungenentzündung zugezogen. Nun ist sie ganz besorgt.

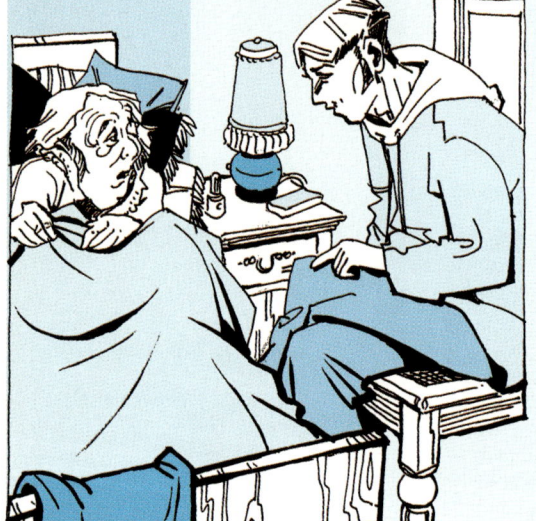

„Antibiotika sollte man ja möglichst nicht einnehmen, sonst wird der Körper dagegen immun", erklärt sie Tim ihre Bedenken. Tim ist verunsichert und beschließt, das nach seiner Rückkehr unbedingt nachzulesen. Tim pflegt seine Großmutter zwei Tage lang. Sie hat zu jeder Mahlzeit – wenn auch nur wenig – gegessen, dafür aber ausreichend getrunken. Die Antibiotika hat sie vorschriftsmäßig eingenommen. Der Husten ist nach wie vor sehr schlimm und die Temperatur ist bisher noch nie unter 38°C gefallen. Dazu kommt, dass die alte Dame nun auch noch Durchfälle bekommen hat. Tim ist sich unsicher, ob er seine Oma nicht besser in ein Krankenhaus bringen sollte.

1 Mussten Sie schon einmal Antibiotika einnehmen? Welche unerwünschte Wirkung konnten Sie eventuell beobachten?

2 Was glauben Sie, erhofft sich Tim von einem Krankenhausaufenthalt?

3 Tauschen Sie sich mit Ihren Mitschülerinnen darüber aus, warum Antibiotika nur nach strenger Indikation verschrieben werden sollen.

Krankheits-erreger Band 4, C 1.1

Unter **Antibiotika** verstand man ursprünglich Stoffwechselprodukte einfacher Organismen (z. B. Pilze, Bakterien), die andere niedere Organismen (= Bakterien) am Wachstum hinderten oder töteten. Es handelt sich hier um Stoffe natürlichen Ursprungs. Im Gegensatz dazu sind **Chemotherapeutika** Wirkstoffe synthetischer Natur, die das Wachstum von Infektionserregern oder Tumorzellen hemmen oder diese abtöten. Der Begriff **Antiinfektiva** umfasst beide Wirkstoffgruppen. Gemeint sind sowohl Mittel gegen Bakterien (Antibiotika natürlichen Ursprungs und auch Chemotherapeutika aus der Retorte) als auch Mittel gegen Pilze, Protozoen (z. B. Malaria) oder Viruserkrankungen.

Antibiotika greifen in den Stoffwechsel der Bakterien ein, hemmen den Aufbau ihrer Zellwände oder verändern deren Eigenschaften. Sie können bacterizid (bakterientötend) oder bakteriostatisch (das Bakterienwachstum hemmend) wirken. **Breitspektrumantibiotika** wirken gegen viele unterschiedliche Keime, **Schmalspektrumantibiotika** nur gegen wenige spezielle Keime.

Die Empfindlichkeit der im Untersuchungsmaterial (Sputum, Abstrich, Urin) gefundenen Bakterien im Labor im Blättchentest oder Reihenverdünnungstest bestimmt. Keime, deren Wachstum vom Antiinfektivum gehemmt wird, werden im **Antibiogramm** als sensibel bezeichnet, Keime, die weiter wachsen, als resistent.

Gewinnung von Untersuchungsmaterial
Band 4, A 3

Antibiotikaresistenzen

Die immer häufigere Anwendung von Breitspektrumantibiotika im ambulanten Bereich und die falsche Dosierung (zu kurz, zu niedrig) sind einige Gründe für das vermehrte Auftreten von Infektionen mit multiplen Resistenzen. Das heißt, dass es immer mehr krankmachende Bakterien gibt, die resistent gegen die Antibiotika sind. Verantwortlich dafür ist auch der Einsatz der Antibiotika in der Landwirtschaft, die dort in niedriger Dosierung in der Tierzucht verwendet werden.

Antibiotika werden nur in wenigen Indikationen zur Prophylaxe eingesetzt: im Krankenhaus z. B. in der One-Shot-Therapie (einmalige Gabe vor oder während einer Operation) bei einigen Operationen oder zur Endokarditisprophylaxe im ambulanten Bereich, z. B. bei größeren kieferchirurgischen Eingriffen. Ansonsten bleibt der Einsatz von Antibiotika ausschließlich der Therapie von bakterienbedingten Infektionen vorbehalten und sollte nach strenger Indikationsstellung erfolgen.

Antibiotika haben Nebenwirkungen. Im Einzelnen können dies sein:

♦ Übelkeit und Erbrechen

♦ allergische Reaktion

♦ Durchfall durch die gestörte Darmflora

♦ Appetitlosigkeit

♦ Risiko einer Pilzinfektion im Mund (Soor) oder in der Vagina

9.1 Beta-Lactam-Antibiotika

Zu dieser Gruppe gehören Penicilline und Cephalosporine, die das gleiche chemische Grundgerüst haben.

Penicillin wurde 1928 von Sir Alexander Fleming entdeckt und 1940 eingeführt. Penicillin G kann nur parenteral appliziert werden, da es im Magen zerstört wird. Wegen der kurzen Halbwertszeit muss es vier- bis sechsmal pro Tag infundiert werden. Bei der oralen Gabe ist bei Phenoxymethylpenicillin darauf zu achten, dass

♦ es regelmäßig gegeben wird (alle acht Stunden) und

♦ dem Patienten empfohlen wird, es auf nüchternen Magen einzunehmen.

Manche Bakterien bilden das Enzym Beta-Lactamase, mit dem sie die Penicilline und Cephalosporine abbauen und damit deren Wirkung vermindern oder verhindern können. Um auch diese Bakterien zu bekämpfen, wurden Beta-Lactamase-Hemmer (Clavulansäure, Sulbactam, Tazobactam) entwickelt, die diese Abwehrmechanismen der Bakterien durchbrechen. Diese Substanzen werden nur in Verbindung mit Penicillinen gegeben.

Antibiotika (Auswahl)

Freinamen	Handelsnamen
Penicillin G	Penicillin G®
Mezlocillin	Baypen®
Piperacillin	Pipril®
Phenoxymethylpenicillin	Megacillin®, Arcasin®
Amoxicillin	Amoxypen®
Ampicillin + Sulbactam	Unacid®
Amoxicillin + Clavulansäure	Augmentan®, Amoxiclav®

Cephalosporine sind sehr gut verträgliche Antibiotika, die nach ihren Wirkspektren und nach dem Applikationsweg eingeteilt werden. Einige orale Cephalosporine erreichen in ihrem Wirkungsspektrum die parenteralen Breitspektrum-Cephalosporine.

Cephalosporine (Auswahl)

Gruppe	Freiname	Handelsname
orale Cephalosporine	Cefaclor	CEC®
	Cefuroxim-axetil	Elobact®, CefuHexal®
	Cefpodoxim-proxetil	Orelox®, Podomexef®
	Cefixim	Cephoral®, Suprax®,
	Ceftibuten	Keimax®
Basis-Cephalosporine	Cefazolin	Basocef®
Übergangs-Cephalosporine	Cefuroxim	Zinacef®
	Cefotiam	Spizef®
Breitspektrum-Cephalosporine	Ceftazidim	Fortum®
	Cefotaxim	Claforan®
	Ceftriaxon	Rocephin®

9.2 Makrolide und Tetracycline

Erythromycin® ist der bekannteste Vertreter der **Makrolide**. Dies sind Substanzen, die im grampositiven Bereich wirken, gut verträglich sind und bei penicillinresistenten Keimen und bei Patienten mit einer Penicillinallergie eingesetzt werden (z. B. Erysipel, Scharlach, Prophylaxe des rheumatischen Fiebers).

Tetracycline dürfen Kindern unter acht Jahren wegen irreversibler Schädigung des Zahnschmelzes nicht verordnet werden. Unangenehm ist die photosensibilisierende Wirkung: Die Haut wird sehr empfindlich gegen Sonnenstrahlen, was zu Erythemen (Hautausschlägen) führen kann. Die Einnahme erfolgt zum Essen mit reichlich Flüssigkeit (keine Milch oder Milchprodukte, da das Kalzium in der Milch sich mit dem Tetracyclin zu einem nicht aufnehmbaren Komplex verbindet).

9.3 Aminoglykoside

Aminoglykoside − bekanntester Vertreter ist Gentamycin (Refobacin®) − besitzen ein breites Wirkungsspektrum. Sie sind säurelabil und können zur systemischen Therapie daher nur parenteral appliziert werden. Hervorzuheben ist die mögliche Oto- und Nephrotoxizität (toxische Wirkung auf das Ohr und die Nieren). Um diese Gefahr zu verringern, darf Gentamycin nur als Kurzinfusion über 30 Minuten verabreicht werden. Lokal wird Gentamycin zur Therapie eitriger Augeninfektionen angewendet. Weitere Vertreter sind Streptomycin in der Behandlung (immer in Kombination) der Tuberkulose und Paromomycin zur Darmdekontamination (= Reduktion der Darmflora vor Operationen oder auf Intensivstationen).

Verabreichung von Medikamenten
Band 4, D 2.8

9.4 Andere Einzelstoffe

Ursprünglich wurde **Metronidazol** nur bei Infektionen mit Trichomonaden in der Gynäkologie als Tabletten und Vaginalzäpfchen eingesetzt. Heute wird es hauptsächlich parenteral in Kombination mit anderen Antibiotika zur Therapie von Anaerobier-Infektionen appliziert. Das Wirkspektrum von **Linezolid** umfasst grampositive Problemkeime wie multiresistente Staphylokokken (MRSA). Wegen der sehr guten Resorption der oralen Form wird Linezolid hauptsächlich oral eingesetzt.

Clindamycin wirkt sehr gut gegen Staphylokokken und anaerobe Keime. Da es sich im Knochen anreichert, sind die Hauptindikationsgebiete die Zahnheilkunde und die Knochenchirurgie. Als Nebenwirkungen treten Diarrhö und pseudomembranöse Kolitiden auf. **Vancomycin** tötet aerobe und anaerobe grampositive Keime ab. Da es nicht aus dem Darm resorbiert wird, muss es zur Therapie von Staphylokokken- (MRSA) und Enterokokken-Infektionen parenteral verabreicht werden. Wegen der individuellen Pharmakokinetik und der schweren Nebenwirkungen (Ototoxizität) wird bei Vancomycin häufig ein therapeutisches Drug Monitoring durchgeführt.

Multiresistente Keime
Band 1, J 4.4

Wunden mit MRSA-Besiedlung
Band 4, H 3.1.6

9.5 Antimykotika

Antimykotika dienen der Behandlung von Pilzinfektionen. Sie greifen in den Stoffwechsel der Pilze ein und verhindern dadurch eine Vermehrung der Organismen (**fungistatische** Wirkung) oder töten diese ab (**fungizide** Wirkung).

Während die lokal anzuwendenden Antimykotika sehr häufig auch im ambulanten Bereich eingesetzt werden, bleibt die parenterale Gabe der stationären Behandlung in einem Krankenhaus vorbehalten. Orale Antimykotika sind bei Nagelmykosen und Haut- und Schleimhautbefall indiziert, die lokal nicht erfolgreich therapiert werden konnten.

Antimykotika

Gruppe	Freiname	Handelsname
oral applizierbare Antimykotika	Fluconazol	Diflucan®
	Itraconazol	Sempera®
	Ketoconazol	Nizoral®
	Voriconazol	Vfend®
	Terbinafin	Lamisil®
lokale Therapie	Nystatin	Moronal®
	Clotrimazol	Canesten®, Mykohaug®, Kadefungin®
	Miconazol	Daktar®
	Econazol	Epi-Pevaryl®
parenterale Therapie	Amphotericin B	Amphotericin®
	Fluconazol	Diflucan®
	Capsofungin	Cancidas®
	Posaconazol	Noxafil®
	Voriconazol	Vfend®

Beispiel: Behandlung eines Hautpilzes

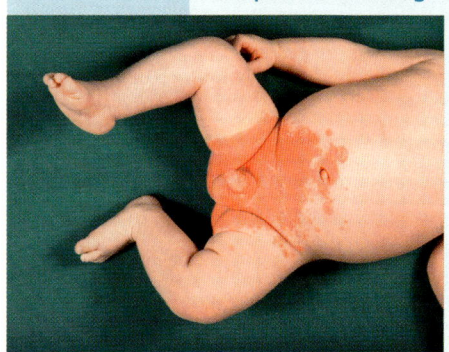

Hautpilz

Eine wichtige Maßnahme bei der Behandlung von Hautmykosen ist die Prophylaxe. So ist darauf zu achten, dass Körperstellen, die ein erhöhtes Risiko für ein feucht-warmes Milieu aufweisen, regelmäßig auf Veränderungen hin inspiziert werden. Patienten sind darauf hinzuweisen, dass Kleidung aus Naturstoffen (z. B. Baumwolle) den synthetischen Kleidungsstücken vorzuziehen ist, da sie Feuchtigkeit besser aufnehmen kann. Hautpilze entstehen vor allem an Körperstellen, an denen es feucht und warm ist. Zu diesen Hautregionen gehören die Füße, aber auch die Leistengegend und bei Frauen der Bereich unter der Brust. Bei stark übergewichtigen Personen können es auch ausgeprägte Hautfalten sein. Glänzende, dunkelrote, leicht schuppige Hautareale in diesen Bereichen weisen auf eine Pilzinfektion hin. Häufig – aber nicht immer – geben die Betroffenen Juckreiz an. Ein Arzt stellt die Diagnose und verordnet die weiteren Maßnahmen. Hautpilzinfektionen werden lokal mit Salben behandelt. Dabei ist es sehr wichtig, dass die vorgegebene Zeit der Therapie unbedingt auch dann eingehalten wird, wenn sich die Rötungen schnell bessern. Wird die Lokalbehandlung zu früh beendet, kann die

Pilzinfektion wieder auftreten. Beim Auftragen der Salbe sollten Handschuhe getragen werden. Die Salben sollten entweder mit einem frischen Spatel aus den Tuben bzw. Dosen entnommen werden oder jeder betroffene Patient eine eigene Tube erhalten, um eine mögliche Verschleppung zu verhindern.

9.6   Virustatika

Virustatika werden bei lebensbedrohlichen Virusinfektionen eingesetzt. Sie hemmen nur die Vermehrung der Viren, eine Abtötung ist nicht möglich. Eingesetzt wird Aciclovir bei **Herpes simplex** und Varizella-Zoster-Infektionen. Aciclovir kann lokal, oral und parenteral (bei immunsupprimierten Patienten) angewendet werden. In der Pädiatrie ist die Gabe von Ganciclovir bei Cytomegalieviren indiziert; obwohl es sehr schlecht resorbiert wird, ist die orale Gabe manchmal die einzige Möglichkeit. Zur Hemmung der Influenza-Viren stehen Amantadin, Oseltamivir und Zanamivir zur Verfügung.

Krank-
heitserreger
Band 4, C 1.1

Virustatika (Auswahl)

Indikation	Freiname	Handelsname
Herpes-Zoster-Viren	Aciclovir	Acic®, Zovirax®
	Valaciclovir	Valtex®
Cytomegalie-Viren	Ganciclovir	Cymeven®
Anti-Influenza-Mittel	Oseltamivir	Tamiflu®
	Zanamivir	Relenza®
HIV	Lamivudin	Epivir®
	Indinavir	Crixivan®
	Lopinavir	Kaletra®
	Zidovudin	Retrovir®

Das wichtigste Einsatzgebiet der Virustatika ist die Therapie beim **Human-Immun-defizienz-Virus** (HIV). Da sehr schnell Resistenzen auftreten, werden immer mehrere Virustatika kombiniert. Beim Vollbild der Erkrankung des **Acquired Immuno-Deficiency Syndrom** (AIDS) sind zusätzlich Arzneimittel zur Therapie der Begleiterkrankungen notwendig.

HIV
Band 4, C 2.3

Post-Expositions-Prophylaxe

In Krankenhäusern werden in der Regel an zentralen Stellen Post-Expositions-Prophylaxe-Sets (PEP) gelagert. Bei einem dringenden Verdacht auf eine HIV-Infektion nach Nadelstichverletzung können diese Medikamente nach enger Absprache mit einem Arzt innerhalb kurzer Zeit bis zur endgültigen Diagnostik eingenommen werden. Sie sind lediglich zur vorbeugenden Behandlung in der geschilderten Situation gedacht.

9.7 Tuberkulostatika

Die Tuberkulose ist eine schwere Erkrankung, deren Behandlung langwierig ist und von den Betroffenen ein hohes Maß an Verantwortung und Geduld verlangt. Therapiert wird die Krankheit mit einer dreifachen (bis fünffachen) Kombinationstherapie, die mit einer zweimonatigen Initialphase beginnt und in einer anschließenden vier- oder mehrmonatigen Stabilisierungsphase endet. Durch diese lange Behandlungsphase wird verhindert, dass die Krankheitserreger gegen die Medikamente resistent (= unempfindlich) werden. Eine wieder begonnene medikamentöse Behandlung mit dem gleichen Mittel wäre dann erfolglos. Die Mittel sollten in einer täglichen Einmaldosis gegeben werden, um die Compliance der Patienten zu fördern.

Krankheitserreger Band 4, C 1.1

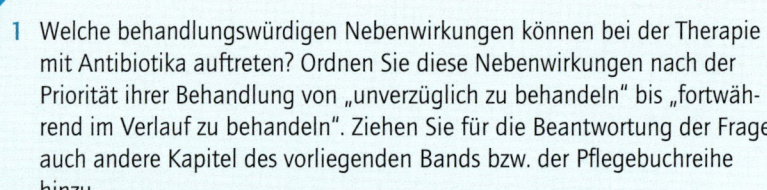

1 Welche behandlungswürdigen Nebenwirkungen können bei der Therapie mit Antibiotika auftreten? Ordnen Sie diese Nebenwirkungen nach der Priorität ihrer Behandlung von „unverzüglich zu behandeln" bis „fortwährend im Verlauf zu behandeln". Ziehen Sie für die Beantwortung der Frage auch andere Kapitel des vorliegenden Bands bzw. der Pflegebuchreihe hinzu.

2 Welche Vorgehensweise bei der Behandlung mit einem lokalen Antimykotikum sollte unbedingt eingehalten werden und warum?

3 Was versteht man unter der Compliance eines Patienten?

4 Wie wirken Virustatika?

5 Erläutern Sie den Unterschied zwischen fungistatisch und fungizid.

1 Üben Sie im Rollenspiel die Situation, dass ein Patient die Medikamente wegen der starken Nebenwirkungen nicht einnehmen will. Wechseln Sie sich in der Rolle des Patienten und der beratenden Pflegenden ab. Notieren Sie, wie es Ihnen in der jeweiligen Rolle geht.

2 Erstellen Sie ein Merkblatt speziell für alte Menschen, das auf die erwarteten Nebenwirkungen einer oralen Antibiotikatherapie hinweist. Erarbeiten Sie Kriterien, die ein solches Merkblatt aufweisen muss, damit es auch von alten Menschen gut verstanden wird.

3 Informieren Sie sich beim Gesundheitsamt über die aktuellen Therapieempfehlungen der Krankheiten HIV und AIDS.

Berthold, Heiner K.: Klinikleitfaden Arzneimitteltherapie, Urban & Fischer Verlag, München und Jena 2002

Mutschler, Ernst/Geisslinger, Gerd/Kroemer, Heyo/Schäfer-Korting, Monika: Arzneimittelwirkungen. Wissenschaftliche Verlagsgesellschaft mbH, Stuttgart 2008

Schmid, Beat/Hartmeier, Cora/Bannert, Christian: Arzneimittellehre für Krankenpflegeberufe. Wissenschaftliche Verlagsgesellschaft mbH, Stuttgart 2003

www.bgm.de – Webseite des Bundesgesundheitsministeriums

www.gib-aids-keine-chance.de – Webseite der Deutschen Aidshilfe

10 Gerinnungsbeeinflussende Medikamente

Im Sommer sitzen Olga, Pia und Tim in der Mittagspause zusammen im Park und genießen die Sonne. Pia betrachtet ihre Arme und Beine, die mehrere Hämatome aufweisen, und erklärt den beiden anderen: „Sieht aus, als ob ich verprügelt worden wäre! Dabei habe ich doch vorgestern nur an einer Probestunde Ju-Jutsu teilgenommen." Tim berichtet daraufhin von einer Patientin auf der Station, auf der er gerade eingesetzt ist. Sie hat sich nach einem Sturz eine tiefe Beinwunde zugezogen, die nicht mehr aufhörte zu bluten. Auf Nachfrage hatte die Patientin dann berichtet, dass sie wegen Herzrhythmusstörungen schon lange ein stark blutverdünnendes Medikament einnehmen müsse.

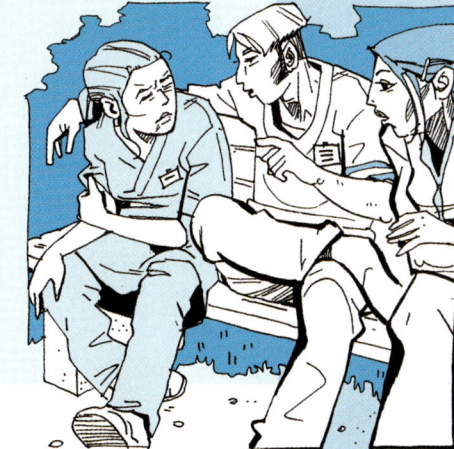

1 Erinnern Sie sich an ihr letztes Hämatom. Wodurch haben Sie es sich zugezogen?

2 Kennen Sie Patienten, die Mittel zur Reduzierung der Blutgerinnung nehmen? Wenn ja, welche Erkrankungen haben sie?

In unserem Körper besteht ein permanentes Gleichgewicht zwischen Blutungs- und Gerinnungsneigung. Neigt sich die Waage auf die Seite der Blutung, besteht die Gefahr, dass kleinste – auch innere – Verletzungen zu großen Blutverlusten führen, da die Blutungen nicht gestillt werden. Wird das Gleichgewicht auf die andere Seite verlagert, besteht die große Gefahr, dass durch entstehende Zusammenballung der Blutbestandteile (Aggregation) der Blutfluss unterbrochen wird (Thrombose, Embolie).

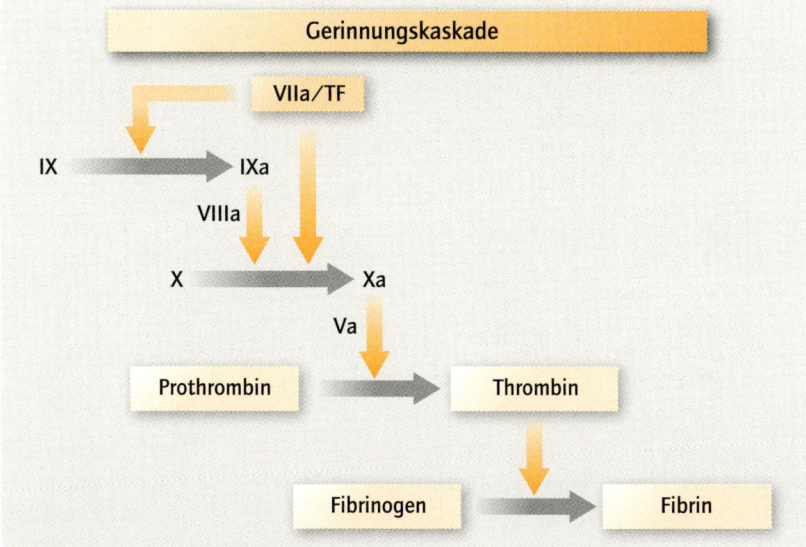

Zusammenspiel der Gerinnungsfaktoren V–X

10.1 Heparine

Heparin ist ein körpereigener Stoff, der die Gerinnung des Blutes verhindert, indem er an verschiedenen Stellen der Gerinnungskaskade eingreift. Es wird oral nicht resorbiert und deshalb bei Bedarf subkutan oder intravenös zugeführt.

Blutgerinnung
Band 2, H 1

Subkutane
Injektion
Band 4, E 3.1.1

Die Hauptindikationen sind die Thromboseprophylaxe (z. B. prä- und postoperativ oder bei Immobilität), instabile Angina pectoris sowie die Therapie der Thrombose/Embolie. Eingesetzt werden unfraktionierte Heparine und niedermolekulare Heparine.

Niedermolekulare Heparine (NMH)

Durch chemischen Abbau der Standardheparine erhält man Heparine, die wesentlich länger wirken und dementsprechend nur einmal (zur Prophylaxe) oder zweimal (zur Therapie) täglich appliziert werden. Die Zulassung zur Therapie der Thrombose erlaubt auch eine ambulante Behandlung. Zu beachten ist die unterschiedliche Dosierung der einzelnen NMH: dem Körpergewicht angepasste oder absolute Dosis. Als Nebenwirkungen treten u. a. die heparininduzierte Thrombopenie (HIT), Blutungen, Haarausfälle und Osteoporose auf.

Heparinoide und Hirudine

Heparinoide sind Stoffe, die heparinartige Wirkungen haben. Sie sind sehr teuer und werden daher fast ausschließlich als Alternative zu Heparinen bei HIT eingesetzt werden. Hirudin ist ein Wirkstoff, der von Blutegeln abgesondert wird und gerinnungshemmende Wirkungen hat. Lepirudin ist eine Alternative der Gerinnungshemmung bei Patienten mit einer HIT. Da es über die Niere ausgeschieden wird, müssen bei den Patienten vorher die Nierenfunktion bzw. die Nierenwerte im Blut kontrolliert werden.

Heparine/Heparinoide/Hirudinderivate

	Freiname	Handelsname
niedermolekulare Heparine	Tinzaparin	Innohep®
	Dalteparin	Fragmin®
	Reviparin	Clivarin®
	Nadroparin	Fraxiparin®
	Certoparin	Mono Embolex®
	Enoxaparin	Clexane®
Heparinoide	Danaparoid	Orgaran®
	Fondaparinux	Arixtra®
Hirudinderivate	Lepirudin	Refludan®

10.2 Kumarine

Kumarine sind Vitamin-K-Antagonisten, d.h., sie hemmen als falsches Vitamin K die Synthese von funktionsfähigen Gerinnungsfaktoren in der Leber. Die blutverdünnende Wirkung tritt nach zwei bis drei Tagen ein. Kumarine werden als Tabletten verordnet und bedürfen einer sorgfältigen Aufklärung der Patienten. Die hohe Initialdosis wird nach der Bestimmung des Quick- oder INR-Wertes angepasst.

Kumarine werden zur Langzeittherapie bei der Prophylaxe und Therapie von Thromboembolien verordnet. Sie haben eine geringe therapeutische Breite und sind durch die hohe Eiweißbindung (99 %) sehr empfindlich für Wechselwirkungen. Der Patient muss über die Besonderheiten in Bezug auf die Ernährung informiert und über seine erhöhte Blutungsneigung umfassend und verständlich aufgeklärt werden.

Als **Antidot** (Gegenmittel) bei Überdosierung steht Vitamin K (Wirkeintritt nach mehreren Stunden bis Tagen) zur Verfügung. Bei Operationen, die keinen zeitlichen Aufschub erlauben, wird der Quickwert des Patienten durch die Gabe von Gerinnungsfaktoren angehoben.

Patienten-
schulung
Band 5, A 5.3.2

> Alle Patienten, die Kumarine einnehmen, müssen einen Ausweis über die Höhe der Dosierung und die aktuellen Gerinnungswerte bei sich tragen. In der Regel wird der INR-Wert im Abstand von zwei bis drei Wochen beim Hausarzt kontrolliert, damit dieser die Therapieverordnung fortschreiben kann. Bekanntestes Medikament aus dieser Gruppe ist das Marcumar® (Freiname: Phenprocoumon).

10.3 Thrombozyten-Aggregations-Hemmer (TAH)

Durch Veränderungen an der Blutgefäßinnenseite, durch künstliche Herzklappen und durch Implantate können sich Blutbestandteile zusammenballen und Thromben bilden. Mit Thrombozyten-Aggregations-Hemmern wird versucht, dieses zu vermeiden.

Anders als Kumarine verhindern diese Stoffe die Zusammenballung der Thrombozyten und nicht die gesamte Blutgerinnung. Verwendet werden in oraler Form

♦ Acetylsalicylsäure in niedrigen Dosierungen (100 mg/Tag)
♦ Ticlopidin (Tiklyd®)
♦ Clopidogrel (Plavix®, Iscover®)

In der Klinik werden bei der akuten Behandlung ReoPro®, Aggrastat® oder Integrilin® verwendet, die alle parenteral appliziert werden müssen.

10.4 Blutstillende Mittel

Vitamin K wird zum Aufbau der Gerinnungsfaktoren in der Leber benötigt. Ein Mangel und damit eine Blutungsneigung können auftreten, wenn das fettlösliche Vitamin durch das Fehlen von Gallenflüssigkeit nicht mehr aufgenommen wird. Mangelzustände können auch bei Neugeborenen auftreten, wenn die Mutter nicht ausreichend mit Vitamin K versorgt wurde. Bei **akuten Blutungen** und **akuten Operationen** eines Patienten, der mit einem die Gerinnung hemmenden Medikament behandelt wird und einen sehr niedrigen Quickwert hat, werden Gerinnungsfaktoren in Form von Konzentraten intravenös zugeführt. Deren Einsatz muss genau überlegt sein, da diese Präparate aus menschlichem Serum gewonnen werden und trotz aller diagnostischen Fortschritte immer noch ein geringes Restrisiko der Übertragung von Viruskrankheiten (Hepatitis B, HIV) besteht. Weiter stehen Faktor-8-Präparate (zur Substitution bei Hämophilie A), Faktor-9-Präparate (Hämophilie B) und Fibrinogen (bei Verbrauchskoagulopathie) zur Verfügung.

Beispiel: Krankheitsbild Hämophilie

Die im Volksmund auch „Bluterkrankheit" genannte Störung des blutgerinnenden Systems zeigt ihre Symptome häufiger bei Jungen bzw. Männern. Frauen können die Krankheit zwar an ihre Kinder weitervererben, sie zeigen jedoch seltener Symptome (z. B. in Form verstärkter Regelblutung oder häufiger Hämatome). Hauptsymptom ist die verlängerte Blutungszeit bei Verletzungen. Je nach Ausprägungsgrad der Krankheit kann es zu lebensgefährlichen Spontanblutungen kommen. Bei schweren Unfallverletzungen kommt es zu lebensbedrohlichen Blutungen, die unmittelbar in einer Klinik mit der Gabe von Gerinnungsfaktoren behandelt werden müssen.

?

1 Nennen Sie die zwei großen Gruppen der Heparine.
 Welche Vorteile haben die niedrigmolekularen Heparine?

2 Nennen Sie wichtige Nebenwirkungen der Heparine.

3 Warum erhalten manche Herzpatienten ASS® als Medikament?

4 Welches Antidot kann bei der Marcumar®- Überdosierung eingesetzt werden?

5 Welche Möglichkeiten gibt es, um lebensbedrohliche Blutungen bei Personen mit Hämophilie zu behandeln?

1 Stellen Sie aus der Roten Liste oder Fachinformationen (erhältlich in der Apotheke) eine Liste zusammen, welche niedermolekularen Heparine zur Therapie einer tiefen Beinvenenthrombose bei einem 80 kg schweren Patienten in welcher Dosierung eingesetzt werden können.

2 Üben Sie ein Informationsgespräch mit einer Mitschülerin über die Instruktion der selbstständigen Kumarineinnahme. Auf welche Besonderheiten dieser Therapie müssen Sie die Patientin bei der Entlassung aufmerksam machen? Erstellen Sie einen Gesprächsleitfaden.

Berthold, Heiner K.: Klinikleitfaden Arzneimitteltherapie, Urban & Fischer Verlag, München und Jena 2002

Mutschler, Ernst / Geisslinger, Gerd / Kroemer, Heyo / Schäfer-Korting, Monika: Arzneimittelwirkungen. Wissenschaftliche Verlagsgesellschaft mbH, Stuttgart 2008

Schmid, Beat / Hartmeier, Cora / Bannert, Christian: Arzneimittellehre für Krankenpflegeberufe. Wissenschaftliche Verlagsgesellschaft mbH, Stuttgart 2003

www.rote-liste.de – Fachinformation (mit Suchfunktion) zu allen Medikamenten

11 Respirationstraktwirksame Medikamente

Pia arbeitet zurzeit auf der internistischen Kinderstation. Sie ist überrascht, wie viele Kinder bereits Probleme mit den Atemwegen und der Atmung haben. Insgeheim fragt sie sich, woran dies wohl liegen mag. Ihr ist der kleine Jonas Baehr

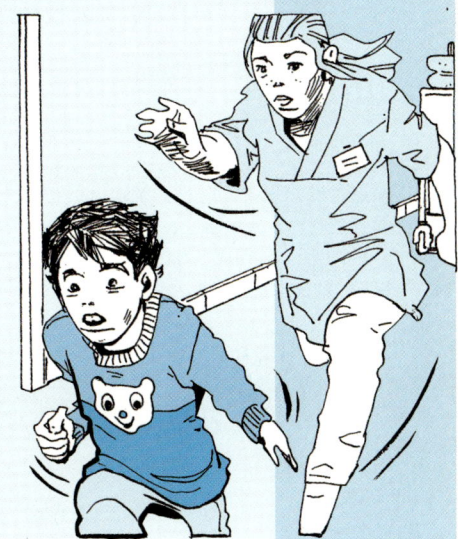

besonders ans Herz gewachsen. Der 6-jährige Junge leidet an Asthma bronchiale und wurde vor einer Woche mit einer Pneumonie auf der Station aufgenommen. Jonas ist ein richtiger Sonnenschein und Wirbelwind. Kaum war das Fieber gesenkt, war er nicht mehr im Bett zu halten und tobte schon wieder mit den anderen Kindern über den Flur und durch das Spielzimmer.

Leider hat Jonas noch kein Gefühl dafür entwickelt, wie weit er sich belasten kann. Er überfordert sich permanent, sodass es immer wieder zu schlimmen Husten- und Asthmaanfällen kommt, bei denen er blau anläuft und fast zu ersticken droht. Seine Mutter ist unglücklich darüber und würde ihren Sohn am liebsten im Bett festbinden.

1 Haben Sie schon einmal einen Atemnotanfall miterlebt? Was genau ist geschehen? Wie hat sich der Patient verhalten?

2 Was würden Sie der Mutter von Jonas raten und warum?

3 Welche Maßnahmen würden Sie bei einem Patienten mit akuter Atemnot ergreifen?

Die Erkrankungen der Atemwege stehen in der Rangfolge der Todesursachen an vierter Stelle und haben eine große wirtschaftliche Bedeutung durch die notwendige Verschreibung der Medikamente und die Arbeitsunfähigkeit infolge der Erkrankungen.

Atmung
Band 2, G 1

11.1 Therapie bei Asthma bronchiale

Bei der Therapie des Asthma bronchiale werden Substanzen zur Dauer- und Bedarfsmedikation nach einem Stufenplan eingesetzt. Die Dauermedikation soll die Entzündungsreaktion unterdrücken, die Übererregbarkeit senken und dadurch langfristig die Symptome kontrollieren. Die Bedarfsmedikation dient der symptomatischen Behandlung der akuten Atemwegsobstruktion und der Atemnot.

Wichtige Kriterien für die Arzneimittelbeurteilung sind:

♦ Wie wirkt das Medikament?

♦ Wie schnell tritt die Wirkung ein?

♦ Kann es im Notfall eingesetzt werden?

♦ Wie wird es dosiert?

11.1.1 Antientzündlich wirkende Medikamente

Die entzündliche Reaktion der Bronchialschleimhaut wird durch den Einsatz von Glucocorticoiden und durch Hemmstoffe der Mediatorenfreisetzung gebessert. Sie greifen an verschiedenen Stellen des Entzündungsgeschehens ein und ergeben eine sinnvolle Kombinationstherapie. Verwendung finden sie in der Dauertherapie und nicht beim akuten Asthmaanfall (mit Ausnahme der hoch dosierten systemischen Glucocorticoidgabe). Für die Inhalationstherapie im Rahmen des Asthma bronchiale stehen die **Glucocorticoide** zur Verfügung. Der Vorteil liegt in der lokalen Anwendung. So wird nicht der ganze Körper durch Cortison belastet, wie dies bei der oralen Aufnahme der Fall wäre.

Hormone der Nebenniere Band 4, D 6.1

Entscheidend ist die richtige und regelmäßige Anwendung. Zur Vermeidung von lokalen Nebenwirkungen im Mund sind Inhalationshilfen (z. B. Aerochamber) verfügbar, die bei Dosieraerosolen die großen Teilchen des Aerosols abfangen und nicht in den Mund gelangen lassen. Um die Nebenwirkungen im Mund (Pilzbefall = Soor) und der oberen Atemwege (Heiserkeit) zu reduzieren, sollten die Patienten vor dem Essen inhalieren oder nach jeder Cortisoninhalation den Mund mit Wasser ausspülen.

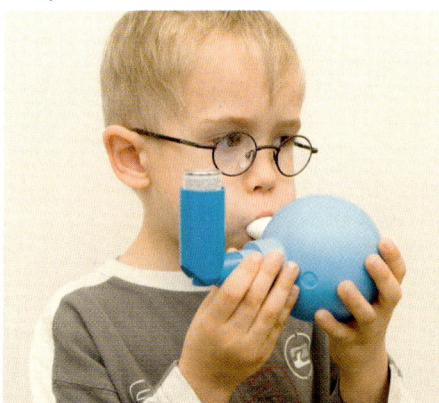

Hemmstoffe der **Mediatorenfreisetzung** werden nicht zur Behandlung eingesetzt, sie dienen nur der Prophylaxe. In der Kinderheilkunde können durch ihre regelmäßige Gabe leichtere Asthmaformen allergischen Ursprungs ohne weitere Therapie behandelt werden. Sie wirken hemmend auf bestimmte allergieauslösende Stoffe im menschlichen Körper und verhindern so die Manifestation der Erkrankung.

Inhalierhilfe

11.1.2 Bronchospasmolytika / Bronchodilatatoren

Bronchospasmolytika lösen die Spastik der Bronchien und sind zur Behandlung und Vorbeugung des akuten Asthmaanfalls geeignet, da ihre Wirkung sehr schnell einsetzt. Als Substanzen werden Beta-2-Sympathiko-Mimetika, Parasympathiko-Lytika (Verhinderung des Ruhereflexes) und Theophyllin verwendet. **Beta-2-Sympathiko-Mimetika** (meist als Beta-2-Mimetika bezeichnet) führen zu einer Erschlaffung der Bronchialmuskulatur. Einige Beta-2-Mimetika wirken sehr lange und werden zur Basistherapie in Kombination mit Corticoiden eingesetzt. **Parasympathiko-Lytika (Anticholinergika)** wirken krampflösend durch Blockierung des Parasympathikus. Die Wirkung setzt schnell ein und hält bis zu 24 Stunden an.

Nervensystem Band 2, C 1

Theophyllin als krampflösendes Mittel kann nur oral oder parenteral angewendet werden. Problematisch sind die enge therapeutische Breite und die großen individuellen Unterschiede in der Wirkdauer. In vielen Kliniken wird deshalb vom Labor oder der Apotheke ein therapeutisches Drug Monitoring angeboten, d. h., die Blutspiegel werden zu genau dokumentierten Zeitpunkten gemessen und daraus neue Dosen oder Dosierungsintervalle errechnet.

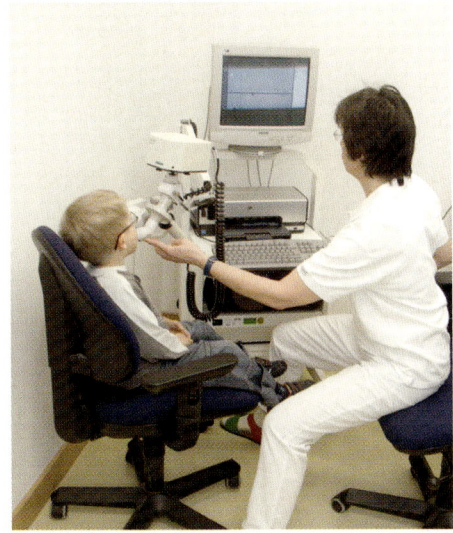

Peak-Flow-Messung

Auch zur Behandlung der **chronisch-obstruktiven Lungenerkrankung** (COPD = chronic obstructive pulmonary disease) werden diese Medikamente eingesetzt. Die Behandlung richtet sich nach dem Schweregrad der Erkrankung und beginnt mit dem Vermeiden der Risikofaktoren (Rauchen). Die inhalative Therapie mit Beta-2-Mimetika – auch in Kombination mit Anticholinergika – sowie systemische Theophyllingabe sind die nächsten Stufen der Behandlung.

Überwachung
Band 4, A 2

Stufenplan der Asthmatherapie

Die Therapie des Asthmas richtet sich nach der Anfallshäufigkeit und dem Schweregrad der Erkrankung. Nach diesen Kriterien wird von der Deutschen Atemwegsliga e.V. regelmäßig ein Stufenplan für Kinder und Erwachsene weiterentwickelt. Zur richtigen Einschätzung des Therapieerfolgs sollte der Patient ein Peakflow-Meter verwenden, mit dem die Stärke des ausgepusteten Luftstromes gemessen wird, und diese Daten in ein Tagebuch eintragen. Daraus ergeben sich objektive Hinweise für eine Veränderung der Lungenfunktion, die eine rechtzeitige Korrektur der Arzneimittelanwendung ermöglichen.

Medikamente mit Wirkung auf den Respirationstrakt (Auswahl)

Gruppe	Freiname	Handelsname
Glucocorticoide zum Inhalieren	Budesonid	Pulmicort® Turbohaler®, Budes Dosieraerosol®
	Beclometason-DPP	Sanasthmyl®
Mediatorenhemmstoffe	Cromoglicinsäure	Intal Lösung®
	Nedocromil	Tilade®

Gruppe	Freiname	Handelsname
Beta-2-Mimetika kurzwirksam	Fenoterol Salmeterol Salbutamol	Berotec® Serevent® Sultanol®, Salbuhexal®, Salbulair®, Loftan® (oral)
Beta-2-Mimetika langwirksam	Formoterol Salmoterol	Oxis®, Foradil® Serevent®
Kombinationen Cortison + Beta-2-Mimetikum	Formeterol + Budesonid Salmoterol + Fluticason	Symbicort® Atmadisc®, Viani®
Parasympathiko-Lytika	Ipratropiumbromid Tiotropiumbromid	Atrovent® Spiriva®
Kombination Beta-2-Mimetikum + Parasympathikolytikum	Fenoterol + Ipratropiumbromid	Berodual®
Theophyllin	Theophyllin	Bronchoretard®, Euphy-long®, Solosin®, Unilair®, Uniphyllin®

11.2 Expektorantien

Mit dem Begriff Expektorantien werden Substanzen beschrieben, die das Abhusten des Bronchialsekrets aus den Bronchien erleichtern sollen. Verwendet werden

♦ ätherische Öle

♦ Ambroxol

♦ Acetylcystein

Trotz der sehr häufigen Verwendung ist ihre Wirkung mehr als umstritten. Entscheidend ist bei allen Stoffen die ausreichende Flüssigkeitszufuhr. Nur wenn der Körper genügend Flüssigkeit erhält, kann sich der zähe Schleim verflüssigen und vom Patienten abgehustet werden. Eine entsprechende Anleitung und Information der Betroffenen ist daher unerlässlich.

11.3 Antitussiva

Diese Medikamente unterdrücken den Hustenreflex im zentralen Nervensystem. Eine Untergruppe dieser Medikamente leitet sich chemisch von den zentral wirksamen Schmerzmitteln ab und hat deren Nebenwirkungen (Atemdepression, Sedierung, Obstipation, Abhängigkeitspotenzial). Hustenblocker sollten nur bei trockenem Reizhusten bzw. abends gegeben werden, um dem Organismus die Möglichkeit zu geben, tagsüber den Schleim abzuhusten. Die gleichzeitige Gabe von Expektorantien und Hustenblockern ist kontraindiziert.

Expektorantien und Antitussiva

Gruppe	Freiname	Handelsname
Expektorantien	Ambroxol	Mucosolvan®
	N-Acetylcystein	ACC®, NAC®
	Thymian, Anis, Menthol	Bronchicum®
Antitussiva	Codein	Codipront®, Codicompren®
	Dihydrocodein	Paracodin®
	Noscapin	Capval®
	Dextromethorphan	Wick Medinait, Silomat DMP®
		Hustenstiller ratio®

?

1 Welche Wirkstoffgruppen werden in der Asthmatherapie verwendet?
2 Welche Vorteile hat die inhalative Cortisontherapie gegenüber der systemischen Therapie?
3 Was sind Expektorantien und welche Stoffe werden eingesetzt? Nennen Sie einige bekannte Medikamentennamen.
4 Wie wirken Antitussiva und welche Nebenwirkungen haben sie?
5 Welche Ziele verfolgt man bei Asthma mit der Dauertherapie und welche mit den Bedarfsmedikamenten?

▌ 1 Sprechen Sie sich in der Klasse ab und schreiben Sie arbeitsteilig verschiedene Pharmafirmen an. Lassen Sie sich Demoversionen von den jeweiligen Asthmasprays der Firmen schicken. Bilden Sie Arbeitsgruppen, erarbeiten Sie Schulungsmaterialien und zeigen Sie die Besonderheiten und Fehlermöglichkeiten der Applikation bei den verschiedenen inhalativen Applikationsformen auf (Dosieraerosol, Autohaler, Disk, Novolizer, Handihaler, Turbohaler, Respimat usw.). Formulieren Sie Ihre Resultate in einem Merkblatt für betroffene Patienten und ihre Angehörigen.

▌ 2 Lassen Sie sich von jedem aufgenommenen Asthma/COPD-Patienten die Anwendung seines Sprays zeigen und nicht nur erklären (über 40 % aller Inhalationen werden falsch durchgeführt). Erstellen Sie eine Checkliste mit den wichtigsten Informationen, die der Patient im Umgang mit der Inhalation kennen sollte.

▌ 3 Recherchieren Sie, welche Notfallmedikamente in Ihrer Einrichtung bei einem akuten Asthmaanfall zur Verfügung stehen würden und welche Maßnahmen Sie noch ergreifen müssten.

Mutschler, Ernst/Geisslinger, Gerd/Kroemer, Heyo/Schäfer-Korting, Monika: Arzneimittelwirkungen. Wissenschaftliche Verlagsgesellschaft mbH, Stuttgart 2008
Schmid, Beat/Hartmeier, Cora/Bannert, Christian: Arzneimittellehre für Krankenpflegeberufe. Wissenschaftliche Verlagsgesellschaft mbH, Stuttgart 2003

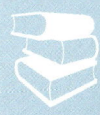

www.lung.ch – Webseite der Lungenliga Schweiz
www.rote-liste.de – Fachinformation (mit Suchfunktion) zu allen Medikamenten

12 Infusionen

Auf der kinderchirurgischen Station liegt die 5-jährige Nelly. Am Morgen wurde bei ihr eine Tonsillektomie (Entfernung der Rachen- und Gaumenmandeln) durchgeführt. Frau Fuentes, Nellys Mutter, hat sich als Begleitperson mit aufnehmen lassen und weicht nicht von der Seite ihrer einzigen Tochter. Pia wurde mit der postoperativen Überwachung von Nelly beauftragt. Die Vitalwerte sind im Normbereich und es ist keine Blutung festzustellen. Nelly ist noch sehr verschlafen und jammert leise vor sich hin. Fünf Minuten nach der letzten Kontrolle klingelt Frau Fuentes. Nelly scheint größere Schmerzen zu haben und klagt über starken Durst. Von der Infusion mit dem Schmerzmittel ist bisher noch nicht viel eingelaufen. Frau Fuentes weißt Pia auf die leichte Schwellung an der Hand ihrer Tochter hin, in der die Verweilkanüle liegt. Pia hat die Vermutung, dass die Verweilkanüle nicht mehr in der Vene liegt und stellt die Infusion zunächst ab. Dann holt sie sich Rat bei ihrer Praxisanleiterin.

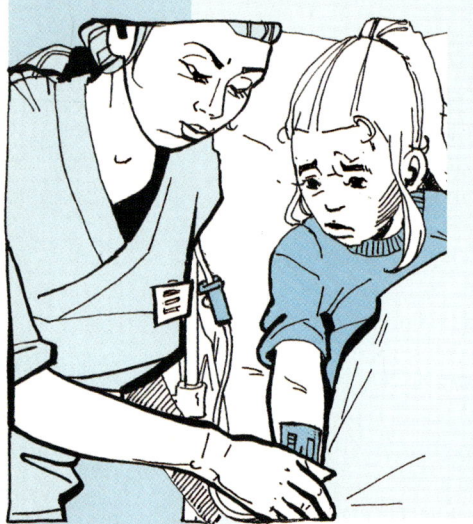

1   Haben Sie in der Praxis schon einmal erlebt, dass eine Infusion nicht in die Vene, sondern in das umliegende Gewebe gelaufen ist? Wenn ja, was waren die Symptome und welche Maßnahmen wurden ergriffen?

2   Welche von Nellys Problemen würden Sie am dringendsten behandeln? Begründen Sie Ihre Entscheidung.

3   Welchen Zweck könnte die postoperative Infusion bei Nelly erfüllen?

Wasser- und Elektrolyt-haushalt Band 2, E 1

Der menschliche Organismus besteht zu 60–70 % aus Wasser, das sich auf drei Flüssigkeitsräume verteilt, die in einem ständigen Austausch miteinander stehen. Ein ausgeglichener Wasser- und Elektrolythaushalt wird **Homöostase** genannt. Störungen können durch Durchfall, Blutungen (Operationen, Verletzungen) oder Nierenerkrankungen verursacht werden. Bei kleineren Verlusten ist die Substitution über die orale Zufuhr möglich, während bei größeren Verlusten – oder wenn der Patient nichts oral zu sich nehmen darf – die Flüssigkeit als Infusion verabreicht werden muss.

12.1 Lösungen zur Elektrolytzufuhr

Infusions-lösungen Band 4, E 4.3

Die einfachste Elektrolytlösung ist **isotone Kochsalzlösung** (0,9 % physiologische Kochsalzlösung). Physiologisch deshalb, weil diese 0,9%ige Lösung den gleichen **osmotischen Druck** wie das Blutplasma hat. Hypertone Lösungen haben einen höheren, hypotone Lösungen einen niedrigeren osmotischen Druck.

Isotone Kochsalzlösung wird häufig als Trägerlösung für Elektrolytkonzentrate und Medikamente verwendet. So genannte **Vollelektrolytlösungen** enthalten ca. 140 mval/l Natrium und Elektrolyte etwa in der Konzentration des Blutplasmas. Dazu zählen Ringer- und Ringerlactatlösung, aber auch Jonosteril. **Zweidrittelelektrolytlösungen** sind für den prä-, peri- und postoperativen Einsatz gedacht. Sie enthalten 100 mval/L Natrium. **Halbelektrolytlösungen** enthalten nur ca. 70 mval/l Natrium und dadurch viel „freies" Wasser. Infundiert werden sie als Flüssigkeitssubstitution bei normalem Elektrolythaushalt.

Patienten, die aufgrund eines schweren Krankheitsbildes (Sepsis, Herz-Kreislauf-Versagen und Reanimation) eine Verschiebung des Säure-Basen-Haushaltes aufweisen, erhalten zur Korrektur und zur Aufrechterhaltung eines normalen Blut-pH-Werts korrigierende Elektrolytlösungen in Form von Natriumhydrogencarbonat 8,4 %.

Elektrolytkonzentrate (meist in Form von 20-ml-Plastikampullen) werden den Infusionslösungen zur Korrektur bestimmter Defizite zugesetzt, entweder als Mischungen (Inzolen®, Tracitrans plus) oder als Monopräparate (Kaliumchlorid, Natriumchlorid 20 %, Natriumglycerophosphat). Die Infusionen laufen zur besseren Kontrolle und Überwachung an Infusionspumpen, um eine gleichmäßige Infusionsgeschwindigkeit zu gewährleisten.

> Wichtig ist, dass die Infusionslösungen nach dem Zuspritzen gut gemischt werden müssen, um keine (tödlichen) Konzentrationen von Kalium am Boden der Infusion zu infundieren.

12.2 Lösungen zum Volumenersatz

Elektrolytlösungen haben nur einen geringen und kurzen Volumeneffekt, da die Elektrolyte und in ihrem Gefolge das Wasser sehr schnell über die Niere ausgeschieden werden. Um bei größeren Blutverlusten einen längeren Effekt zu erzielen, werden Substanzen infundiert, die von den Nieren nicht so schnell ausgeschieden werden. Diese Substanzen (Gelatine, chemisch behandelte Stärke) bleiben so lange im Körper, bis sie auf eine ausscheidbare Molekülgröße verstoffwechselt wurden. Bekannte Infusionen zum Volumenersatz sind beispielsweise Gelafundin®, Expafusin®, HAES-steril®, Rheohes® oder Voluven®.

12.3 Lösungen zur Energiezufuhr

Als Energieträger kommen fast ausschließlich Glukoselösungen und Fettlösungen zum Einsatz. Glukoselösungen bis 5 % und Fettlösungen können auch über periphere Venen appliziert werden, da die Osmolarität der des Blutplasmas entspricht. Im Rahmen einer parenteralen Ernährung werden auch 10 %-, 20 %- oder 40 %ige Glukoselösungen eingesetzt. Hier ist auf eine sorgfältige und engmaschige Überwachung des Blutzuckerspiegels des Patienten zu achten. Als einzelne Fettinfusionen sind beispielsweise Clinoleic®, Deltalipid LCT®, Lipofundin MCT® oder Lipovenös® jeweils als 10- oder 20 %ige Lösung in den Volumina 100 ml bis 500 ml verfügbar.

Fließ- und Tropfgeschwindigkeit
Band 4, E 4.5.2
Infusionsgeräte
Band 4, E 4.8

12.4 Lösungen zur Osmotherapie

Gehirn
Band 2, C 1

Diese Infusionen sind hochkonzentrierte Glycerin-, Mannit- oder Sorbitlösungen, die z. B. zur Senkung des Hirndrucks und zur forcierten Diurese eingesetzt werden. Die Zucker in den hochkonzentrierten Lösungen kristallisieren bei kühler Lagerung häufig aus, können aber durch kurzfristiges Erwärmen wieder aufgelöst werden. Zum Einsatz kommen beispielsweise Glycerosteril®, Mannitol oder Osmofundin 20 %.

12.5 Lösungen für die Pädiatrie

Diese Infusionslösungen tragen der Erkenntnis Rechnung, dass (Klein-) Kinder keine kleinen Erwachsenen sind. Die Lösungen haben eine dem kindlichen Organismus angepasste Zusammensetzung und werden natürlich auch in kleineren Volumina geliefert. Die Zusatzbezeichnung „päd" oder „infant" im Namen deutet auf die Anwendung in der Pädiatrie hin. Bekannte Infusionen sind beispielsweise Aminoven® infant oder Primene®.

12.6 Totale parenterale Ernährung

Patienten, die nichts enteral (über den Magen-Darm-Trakt) aufnehmen können oder dürfen, werden komplett durch Infusionen ernährt. Für jeden Patienten ist der Bedarf an benötigten Infusionen und die abgestimmte Zusammensetzung der Infusionsbestandteile (Glukose, Fette, Eiweiße) individuell auszurechnen.

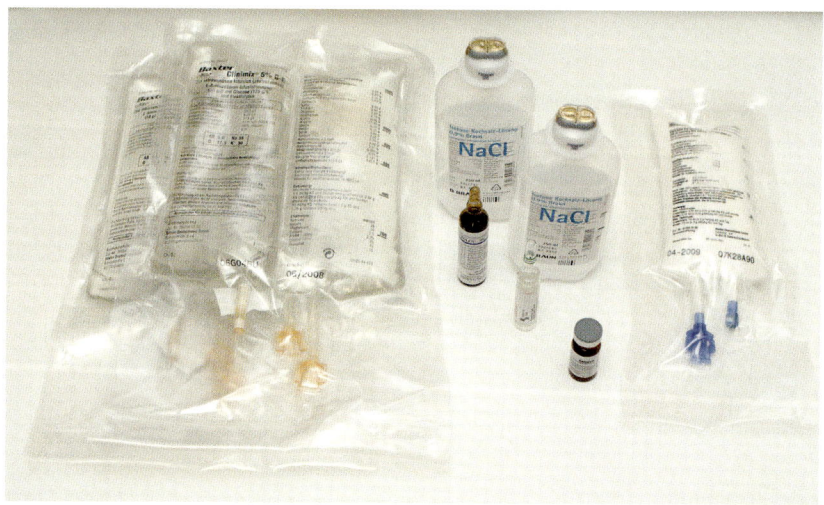

Sonden-
ernährung
Band 4, E 8

Verdauungs-
system
Band 2, J 1

Eine parenterale Ernährung sollte immer nur so kurz wie möglich durchgeführt werden. Sobald es der Zustand des Patienten erlaubt, sollte mit dem enteralen Kostaufbau begonnen werden, um das Risiko einer Störung im Verdauungssystem – und nachfolgender schwerer Krankheitsbilder (z. B. lang andauernde Darmatonie) – zu minimieren. Bei schwer kranken Patienten, die die Nahrung nicht oral zu sich nehmen können, wird sobald als möglich mit der Nahrungszufuhr über eine nasale Ernährungssonde oder über eine PEG begonnen.

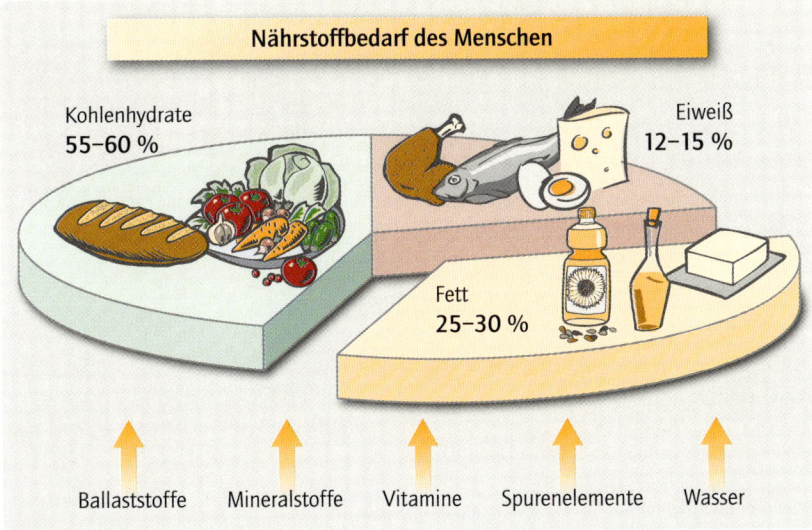

Nährstoffbedarf des Menschen

Kohlenhydrate
55–60 %

Eiweiß
12–15 %

Fett
25–30 %

Ballaststoffe · Mineralstoffe · Vitamine · Spurenelemente · Wasser

Diese Lösungen enthalten u. a. eine Mischung von bis zu 20 **Aminosäuren** (mit allen essenziellen Aminosäuren) in leicht unterschiedlichen Abwandlungen. Mögliche Präparate sind Aminoven®, Aminoplasmal® oder Aminofusin.

Zur parenteralen Ernährung werden heute oft Komplettlösungen eingesetzt, die nach dem Mischen der 2- oder 3-Kammerbeutel (wegen Stabilitätsproblemen bei der Lagerung bleiben die Lösungen bis kurz vor der Anwendung getrennt) folgende Bestandteile enthalten:

♦ Aminosäuren: 3–5 %

♦ Kohlenhydrate (meist Glukose): 5–10 %

♦ Fett: 2–4 %

♦ Elektrolyte

Der Kaloriengehalt beträgt bis 1200 kcal pro Liter, sodass mit zwei Litern dieser Komplettlösungen der Tagesbedarf eines Erwachsenen abgedeckt werden kann.

Handelsübliche Infusionen für die total parenterale Ernährung sind beispielsweise StructoKabiven®, OliClinomel® oder NuTRIflex®, die in Dreikammerbeuteln von der Industrie angeboten werden.

Errechnen des Nährstoffbedarfs im Rahmen einer totalen parenteralen Ernährung

Der Bedarf des Patienten kann z. B. nach der Harris-Benedict-Gleichung errechnet werden. Eine einfachere Annäherung des Bedarfs ergibt die folgende Rechnung.

Pro Kilogramm Körpergewicht pro Tag sind notwendig:

Flüssigkeit: 30 ml

Energie: 25–35 kcal (davon 40 % als Fett)

Aminosäuren: 0,8–1 g (bis 2 g bei Verbrennungsopfern)

Dazu müssen dem Patienten Elektrolyte, Spurenelemente und Vitamine appliziert werden. Bei Erkrankungen der Leber, Niere, des Pankreas, bei Diabetes mellitus, Herzinsuffizienz, Sepsis, Verbrennungen usw. sind Veränderungen der Bedarfsberechnung notwendig.

!

Ein Zuspritzen weiterer Substanzen (Vitamine, Spurenelemente) zu den Komplettlösungen ist nur in ganz wenigen Ausnahmefällen erlaubt. Das Zuspritzen muss unter aseptischen Bedingungen geschehen, da Aminosäuren- und Fettlösungen der ideale Nährboden für Bakterien sind. In der zuständigen Apotheke kann nachgefragt werden, ob die Infusionslösung und das zuzuspritzende Mittel kompatibel (= verträglich) sind. Nur wenn dies vom Infusionshersteller getestet wurde, ist das Zuspritzen erlaubt. Diese Informationen liegen den Apothekern vor.

Kurzkennzeichnungen auf Infusionslösungen (Rote Liste)

Abkürzung	Bedeutung
AS	Aminosäure
E	Elektrolyte
HES	Hydroxyethylstärke
LCT	langkettige Triglyceride
MCT	mittelkettige Triglyceride
F	Fructose
G	Glukose
X	Xylit

Vitamine und Spurenelemente

Vitamine, Spurenelemente und Mineralstoffe sind wichtige Nahrungsinhaltsstoffe, die der Körper nicht selbst herstellen kann und die deshalb über die Nahrung zugeführt werden müssen. Sie greifen in den Stoffwechsel ein, unterstützen bestimmte Körperfunktionen und besitzen auch eine Schutzfunktion.

Der Bedarf an Vitaminen ist abhängig vom Individuum und von der biologischen Situation (Alter, Schwangerschaft, Krankheit). Als Risikogruppen für eine unzureichende Vitaminversorgung gelten z. B. chronisch kranke Menschen (bei Diabetes mellitus), Senioren, Vegetarier, Schwangere und Stillende, bei denen es durch mangelnde Zufuhr, Störung der Resorption oder erhöhten Verlust zu Vitaminmangelzuständen kommen kann. Die Vitamine teilt man in fettlösliche und wasserlösliche Vitamine ein.

Empfohlene Vitaminzufuhr

Zur allgemeinen Orientierung, ob die Versorgung mit einem Nährstoff ausreichend ist oder nicht, dienen die DACH-Werte, die die Ernährungsgesellschaften von Deutschland (D), Österreich (A) und der Schweiz (CH) herausgegeben haben. Nach Aussagen der Deutschen Gesellschaft für Ernährung (DGE) sind bei einer ausgewogenen Ernährung zusätzliche Vitamingaben und Nahrungsergänzungsmittel überflüssig. Die Bevölkerung verhält sich aber anders: In Apotheken, Drogeriemärkten und bei anderen Bezugsquellen werden Millionenumsätze getätigt, um das ungesunde Leben mit den Ergänzungsmitteln zu kompensieren.

Zu warnen ist vor einem Bezug von Nahrungsergänzungsmitteln aus unzuverlässigen Quellen, da deren Zusammensetzung nicht einwandfrei deklariert ist oder sie manchmal überhöhte Dosierungen enthalten. Bester Schutz vor einer Unterversorgung ist eine ausgewogene Ernährungsweise (Problemfall: z. B. alleinstehende Senioren) und eine schonende Zubereitung der Nahrungsmittel, um die Vitamine nicht zu zerstören.

In anderen Fällen ist die Substitution von Vitaminen sinnvoll:

- Rachitisprophylaxe mit Vitamin D bei Säuglingen
- Blutungsprophylaxe durch Vitamin-K Gabe bei Säuglingen
- bei Menschen, die strenge Diäten einhalten müssen
- bei Menschen mit wenig Appetit, während Erkältungs-/Infektionskrankheiten
- Folsäure und Jod bei Frauen mit Kinderwunsch und Schwangeren
- Vitamin-B-Komplex bei älteren Menschen
- Vitamin D und Kalzium zur Osteoporose-Prophylaxe
- Vitamin C für Raucher
- Vitamin-B-Komplex bei Alkoholkonsum

Spurenelemente sind Stoffe, die in geringen Mengen in der Nahrung und im Organismus vorkommen. Zu den lebensnotwendigen Substanzen gehören Eisen (im Hämoglobin), Cobalt (im Vitamin B12), Chrom, Kupfer, Molybdän, Selen und Zink (als Bestandteil von Enzymen), Jod (in der Schilddrüse) und Fluor (im Zahnschmelz und in den Knochen). Durch Mangel- und Fehlernährung kann es zu einer Unterversorgung kommen, die in Ausnahmefällen mit Nahrungsergänzungsmitteln ausgeglichen werden kann. In der parenteralen Ernährung erhalten die Patienten diese Mikronährstoffe als Begleitinfusion zu den Makronährstoffen (Eiweiß, Kohlenhydrate, Fett).

Vitamine und Spurenelemente in der parenteralen Ernährung (Auswahl)

Gruppe	Handelsname	Bemerkung
Vitamine	Cernervit® Ampullen	alle Vitamine, aber ohne Vitamin K
	Soluvit® Ampullen	wasserlösliche Vitamine
	Vitalipid® Ampullen	
	FrekaVit® wasserlöslich	fettlösliche Vitamine
	FrekaVit® fettlöslich	
Spurenelemente	Addel® Ampullen	
	Inzolen® Ampullen	
	Tracitrans plus® Ampullen	
	Tracutil®	

?

1 Was bedeuten die Begriffe „physiologische" und „isotone" Kochsalzlösung?

2 Warum eignet sich eine isotone Elektrolytlösung nur kurzfristig zum Volumenersatz?

3 Welche drei Grundkomponenten enthalten Lösungen zur totalen parenteralen Ernährung?

4 Wie berechnen Sie den Bedarf eines Patienten im Rahmen einer totalen parenteralen Ernährung?

5 Was ist aus pharmakologischer Sicht beim Zuspritzen von Medikamenten in Infusionslösungen zu beachten?

6 Nennen Sie drei Beispiele, in denen es notwendig sein kann, Vitamine zusätzlich zur Nahrung zuzuführen.

1 Errechnen Sie den Ernährungsbedarf für einen Patienten (männlich, 65 Jahre, 70 kg, 180 cm, Zustand nach einer Darmoperation) und stellen Sie eine parenterale Ernährung aus den Lösungen zusammen, die an Ihrem Praxisort verwendet werden.

2 Schauen Sie in den Infusionsschrank Ihres derzeitigen Praxisortes und ordnen Sie die Infusionen den jeweiligen Indikationen zu. Erstellen Sie eine Übersicht.

3 Schreiben Sie bei einem Patienten, der parenteral ernährt wird, die Gesamtzufuhr an Vitaminen und Spurenelementen auf und vergleichen Sie Ihr Ergebnis mit den DACH-Werten.

4 Recherchieren Sie zu fünf Vitaminen Ihrer Wahl die Symptome, die bei einer Überdosierung und bei einer Unterversorgung auftreten können.

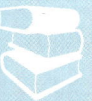

Berthold, Heiner K.: Klinikleitfaden Arzneimitteltherapie, Urban & Fischer Verlag, München und Jena 2002

Brandstatter, Michela: Parenterale Ernährung. Elsevier Verlag, München 2002

Mutschler, Ernst / Geisslinger, Gerd / Kroemer, Heyo / Schäfer-Korting, Monika: Arzneimittel-wirkungen. Wissenschaftliche Verlagsgesellschaft mbH, Stuttgart 2008

Reinicke, Maria-Franziska: Parenterale Ernährung – Kompatibilitäten, Inkompatibilitäten und ihre Auswirkungen. Fresenius Kabi Deutschland GmbH

Schmid, Beat / Hartmeier, Cora / Bannert, Christian: Arzneimittellehre für Krankenpflege-berufe. Wissenschaftliche Verlagsgesellschaft mbH, Stuttgart 2003

www.dge.de – Webseite der Deutschen Gesellschaft für Ernährung

www.rote-liste.de – Fachinformation (mit Suchfunktion) zu allen Medikamenten

13   Komplementäre Medikamente

Pia, Olga und Tim sitzen während der Mittagspause zusammen in der Cafeteria. Zum Nachtisch gibt es Heidelbeerkompott. Tim rührt mit einem Lächeln darin herum und erzählt: „Bei meinem letzten Einsatz im ambulanten Pflegedienst habe ich einen alten Herren betreut. Der Mann war ja ganz in Ordnung, aber seine Frau .... Das war so eine richtige Kräuterhexe. Die kannte für jede Krankheit einen anderen Tee. Ihr Mann musste wegen einer schlimmen verschleppten Bronchitis Antibiotika einnehmen und hat daraufhin einen ziemlichen Durchfall bekommen. Dann musste er jede Stunde zehn Heidelbeeren in den Mund nehmen, 50x kauen und dann herunterschlucken. Und das war noch das Wenigste, gegen den Husten musste er die verschiedensten Tees aus Thymian, Fenchel und Spitzwegerich trinken, dann gab es noch Lindenblütentee gegen das Fieber und heiße Kartoffelwickel auf die Brust. Der Mann ist vor lauter Trinken und Anwendungen gar nicht zum Ausruhen gekommen. Und genutzt hat das Ganze auch nichts, wenn der Arzt schon gleich zu Beginn der Erkrankung gerufen worden wäre, dann wäre es ja gar nicht erst so weit gekommen!"

Olga sieht Tom nachdenklich an und meint: „Für Naturheilkunde begeisterst du dich wohl nicht? Ich finde das gar nicht so schlecht. Meine Freundin ist Heilpraktikerin. Wenn meine Kinder mal wieder ein Wehwehchen haben, dann gehe ich zu ihr und sie gibt mir ein paar Globuli. Meistens hilft das sehr gut. Ich habe das Gefühl, dass das Zeug gerade bei so beginnenden Erkältungskrankheiten klasse wirkt und es dann gar nicht erst zu einer richtigen dicken Erkältung kommt." Pia nickt zustimmend: „Und außerdem stammen doch ganz viele Medikamente aus der Natur, da haben wir z. B. Morphium, Digitalis oder auch Baldrian, Johanniskraut und Kürbissamen. So verkehrt kann das also gar nicht sein!"

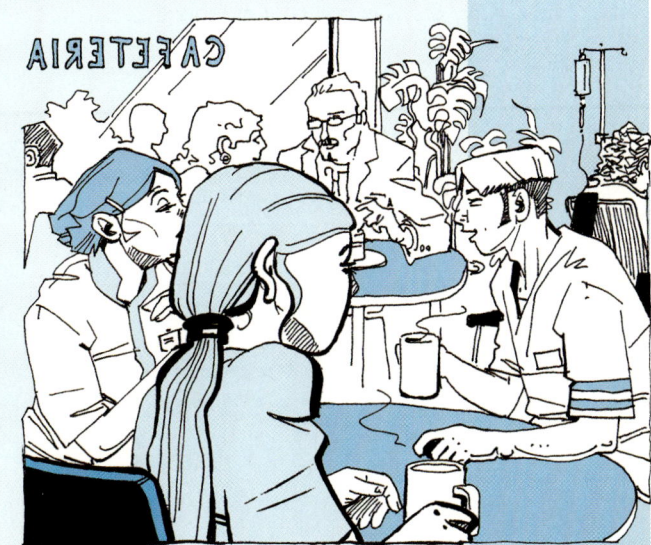

1   Stimmen Sie Tim bei seiner Aussage zu, dass die Naturheilkunde nicht hilft? Diskutieren Sie mit anderen darüber.

2   Welche natürlichen Arzneimittel kennen Sie?

3   Welche Maßnahmen ergreifen Sie, wenn Sie an einer beginnenden Erkältung leiden?

Alternative Heilverfahren können sowohl in Kombination mit der Schulmedizin als auch ohne sie angewandt werden. Zum Teil sind die Verfahren gut erforscht und von den Krankenkassen als Therapieformen bei bestimmten Erkrankungen anerkannt. Zum Teil ist ihre Wirkung nicht wissenschaftlich nachgewiesen. Immer wieder wird die Frage nach der Sinnhaftigkeit der alternativen Heilverfahren diskutiert. Zu den gängigen Verfahren gehören die **Homöopathie** und die **Traditionelle Chinesische Medizin**. Daneben gibt es noch andere Verfahren.

Beispiel: Alternative Heilverfahren

Anthroposophie: Wurde vor ca. 100 Jahren von dem österreichischen Mediziner und Philosophen Rudolf Steiner begründet und gilt als Lebensphilosophie, die ihre Auswirkungen in vielen Lebensgebieten zeigt (u. a. Waldorfschulen). Der Mensch, als Teil des kosmischen Ganzen, wird in vier Wesensarten unterteilt: den Körper, den Astralleib, den Aetherleib und das Ich. Die Behandlungsmethoden umfassen eine medikamentöse Therapie (auch Homöopathie), eine vegetarische Ernährung, künstlerische Heilmethoden wie Eurythmie oder Euthonie und intensive Gespräche. **Aromatherapie:** Wurde vor knapp 100 Jahren in Frankreich entwickelt. Mithilfe von ätherischen Ölen, die sowohl inhaliert, auf die Haut aufgetragen als auch eingenommen werden können, soll die Gesundheit und das Wohlbefinden des Menschen positiv beeinflusst werden. **Ayurveda:** Über 3000 Jahre altes Gesundheitskonzept aus Indien, das sich auf eine gesunde Lebensführung und eine besondere Heilbehandlung bezieht. Bei der Heilbehandlung wird besonders die Ernährung, die Entschlackung des Körpers, der Einsatz von Heilpflanzen berücksichtigt, aber auch die Meditation, Farben, Aromen und Töne spielen eine Rolle. **Bachblütentherapie:** Wurde vor rund 70 Jahren in England von dem Arzt Edward Bach entwickelt und beruht auf der Annahme, dass negative Seelenzustände die Ursache für Krankheiten sind. Die Einnahme von Blütenessenzen soll helfen, diese Seelenzustände positiv zu' verändern. **Frischzellentherapie:** Wurde vor ca. 70 Jahren von dem Schweizer Arzt Paul Niehans entwickelt. Mit fetalen Zellen von Kälbern oder Lämmern soll die körpereigene Abwehr gestärkt und ein Anti-Aging-Effekt erzielt werden. **Schüßler-Salze:** Vor über 150 Jahren benannte Dr. Wilhelm Schüßler 12 verschiedene Salze, deren Fehlen er als die Ursache von Krankheiten benannte. Durch die Zuführung dieser Salze können Krankheiten geheilt und vermieden werden.

13.1   Homöopathie

Homöopathie von homoios (grie. = ähnlich) und pathos (grie. = Leiden), bedeutet „ähnliches Leiden". Die Homöopathie wurde vor rund 200 Jahren von dem deutschen Arzt Samuel Hahnemann begründet. Sie geht von Hahnemanns Annahme aus „Ähnliches möge durch Ähnliches geheilt werden".

In der Homöopathie werden nicht einzelne Krankheiten, sondern der kranke Mensch als Ganzes behandelt. Der Mensch wird als gesund erachtet, wenn all seine Systeme ausgeglichen sind. Krankheit wird als eine Störung dieses Gleichgewichts gesehen. In der Regel werden nur Naturheilmittel nach dem Ähnlichkeitsprinzip angewandt. Um zu wissen, welcher Wirkstoff bei welchen Symptomen eingesetzt werden soll, wird die eigentliche Wirkung des Stoffs genau betrachtet. Symptom der Krankheit und Wirkung des Naturstoffs sollten in der Homöopathie immer ähnlich sein. Inzwischen haben sich viele unterschiedliche Richtungen der Homöopathie entwickelt. Hier werden die Grundannahmen der Klassischen Homöopathie vorgestellt.

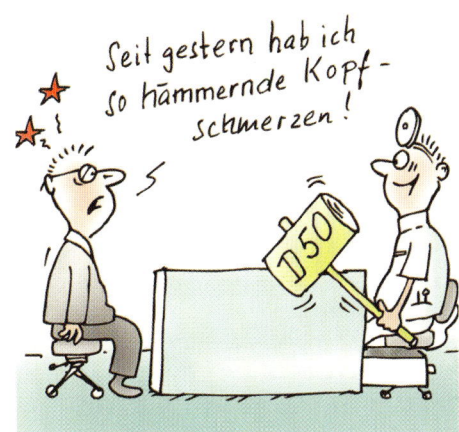

13.1.1 Therapie

Vor der Festlegung der Therapie steht eine gründliche Anamnese des Patienten. Dabei geht es weniger um eine körperliche Untersuchung, sondern um die Befragung und Beobachtung aller Systeme, die den Mensch betreffen. So werden beispielsweise auch die psychische und soziale Situation des Menschen, seine Vorlieben oder Abneigungen sowie Schlaf- und Essgewohnheiten berücksichtigt. Die Auswahl des Naturheilmittels erfolgt nach dem Kriterium: Ähnliche Wirkungsweise des Mittels hilft bei ähnlichen Symptomen. In der klassischen Homöopathie werden immer nur einzelne Mittel angewandt und keine Kombination mehrerer Wirkstoffe. Eine vorübergehende Erstreaktion **(Erstverschlimmerung)** der Symptome zu Beginn der Therapie wird als Zeichen der richtigen Wahl in Kauf genommen.

13.1.2 Homöopathische Mittel

Viele Naturheilmittel, die in der Homöopathie eingesetzt werden, können in ihrer von der Natur vorgegebenen Form nicht angewandt werden, da sie auf den menschlichen Organismus giftig wirken und eine Abwehrreaktion hervorrufen. Sie müssen entsprechend verdünnt werden. Bei der **Potenzierung** in der Homöopathie handelt es sich um eine starke Verdünnung mit Alkohol oder Milchzucker. Je nach Potenz können unter Umständen keine Wirkstoffe mehr nachgewiesen werden. Man geht hingegen davon aus, dass der Wirkstoff seine Informationen und Energie auf die Verdünnungssubstanz weitergibt, die im Organismus Impulse setzt und die entsprechende Reaktion hervorruft. Bei der Verdünnung unterscheidet man verschiedene Potenzen.

Beispiel: Verschiedene Potenzen

D-Potenz = 1 : 10

C-Potenz = 1 : 100

LM-Potenz = 1 : 50.000

D20 bedeutet: ein Teil Wirkstoff wird mit neun Teilen Alkohol / Milchzucker verdünnt, von dieser Lösung wird wiederum ein Teil mit neun Teilen Alkohol / Milchzucker verdünnt, insgesamt 20 Mal.

Homöopathische Mittel werden als Tropfen **(Dilution)** oder häufiger als Milchzuckerkügelchen **(Globuli)** angeboten. Je nach Anordnung sollen diese entweder langsam im Mund, z. B. auf der Zunge zergehen gelassen oder in Wasser aufgelöst werden. Beim Umgang mit Globuli ist zu beachten:

♦ Aufbewahrung wie Medikamente

♦ nicht bei elektrischen Geräten lagern, die Strahlen empfangen oder aussenden, z. B. Mikrowelle oder Funktelefon

♦ nicht mit Metall in Verbindung bringen (Plastiklöffel benutzen)

♦ mindestens 30 Minuten vor und nach der Einnahme nichts anderes essen oder trinken

♦ während der Behandlung kein Koffein, kein Pfefferminz oder Kamille und keine ätherischen Öle zu sich nehmen

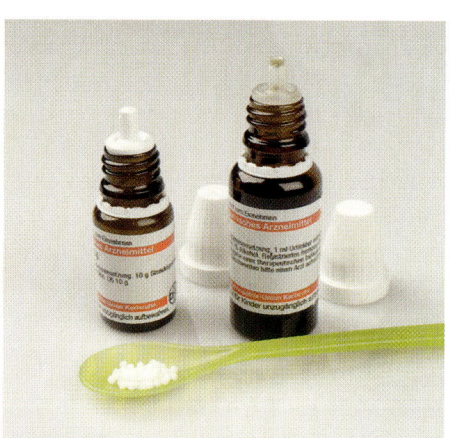

Globuli und homöopathische Tropfen

13.2 Traditionelle Chinesische Medizin

Die Traditionelle Chinesische Medizin (TCM) ist eine über 2000 Jahre alte Heilkunst aus China. Als Ursachen von Krankheiten werden Unfälle, Ernährungsfehler, äußere pathogene (Wind, Kälte, Hitze, Feuchtigkeit und Trockenheit) und innere pathogene Faktoren (Zorn, Freude, Sorge, Grübeln, Trauer, Angst und Schrecken) genannt. Die TCM betrachtet den Menschen in Bezug auf Körper und Geist ganzheitlich und zielt nicht nur auf die Heilung von Krankheiten, sondern auch auf die Erhaltung der Gesundheit und die Vorbeugung.

Die Systematisierung des Menschen folgt bestimmten Prinzipien; so stehen Yin und Yang in ständiger Wechselbeziehung zueinander:

Yin hat die Farbe Weiß und steht für Materie.

Yang hat die Farbe Schwarz und steht für die Energie.

Die **Fünf Wandlungsphasen** beschreiben die zyklischen Abläufe, in denen alle Prozesse des Lebens geschehen: Holz, Feuer, Erde, Metall und Wasser. Diese Wandlungsphasen wirken aufeinander.

Die **Substanzen des Lebens** bestehen aus Blut, Essenz (reguliert Entwicklung und Fortpflanzung), Geist (Wahrnehmung, Denken, Gedächtnis, Konzentration und Intelligenz), Säfte (alle Körperflüssigkeiten außer Blut) und Qi (Energie oder Lebenskraft).

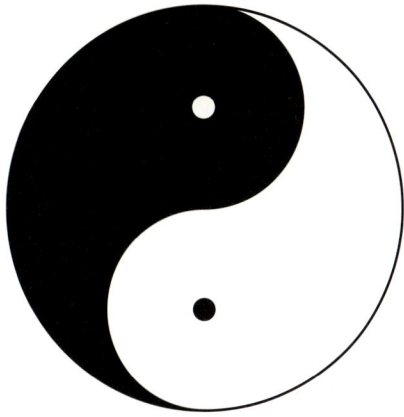

Yin-Yang-Symbol

13.2.1 Diagnostik

Die Diagnostik in der TCM bezieht sich nicht auf das einzelne Organ, sondern auf den ganzen Menschen mit all seinen Systemen. Zusätzlich zur ausführlichen Befragung des Patienten nach seiner Erkrankung und den anderen oben genannten Bereichen nutzt der Arzt die Sinne Sehen, Hören und Riechen.

Er beobachtet zunächst den Gesamteindruck des Patienten, sein Erscheinungsbild, sein Auftreten, seinen Geruch.

Weitere spezielle **Untersuchungsmethoden** sind:

- ◆ Antlitzdiagnostik: Gesicht und Auge werden als Spiegel des Körpers gesehen und geben Hinweise auf viele Störungen.
- ◆ Pulsdiagnostik: Es werden 28 verschiedene Pulsqualitäten unterschieden.
- ◆ Leitbahndiagnostik: Auf der Körperoberfläche verlaufen verschiedene Leitungsbahnen (Meridiane), die mit den unterschiedlichen Organen verbunden sind. Unnormale Reaktionen bei der Untersuchung (z. B. Schmerzen) werden bestimmten Organveränderungen zugeordnet.
- ◆ Zungendiagnostik: Form, Farbe und Belag der Zunge stehen in engem Zusammenhang zu anderen Organen.

13.2.2 Therapie

Die Therapie der TCM bezieht sich immer auf die Harmonisierung von Yin und Yang. Dazu werden verschiedene Methoden gewählt. Bei der **Akupunktur** werden bestimmte Punkte auf den Meridian-Bahnen und so das entsprechende Organ mithilfe einer Nadel stimuliert. Die Akupunktur kann einmalig oder auch mithilfe einer Dauernadel erfolgen. Eine Abwandlung der Akupunktur ist die Stimulation des Punkts durch Fingerdruck, die **Akupressur.** Durch das Abbrennen von getrocknetem Beifußkraut über den Akupunkturpunkten können diese zusätzlich stimuliert werden **(Moxibustion).**

Im Gegensatz zur Homöopathie werden **Chinesische Heilkräuter** immer als Kombination verschiedener Einzeldrogen verordnet. Der Patient erhält die Mischung der Kräuter und muss sich selbst nach Anweisung einen Sud daraus kochen, der über den Tag verteilt getrunken wird. Der häufig unangenehme Geschmack führt in manchen Fällen zum Behandlungsabbruch. Die Harmonisierung von Yin und Yang kann auch mithilfe von bestimmten Bewegungen erfolgen. Die bekanntesten Bewegungslehren sind **Qi gong** und **Tai Chi**, die oft mit meditativen Elementen verbunden sind. Auch über die **Ernährung** werden bestimmte Prozesse beeinflusst. Es ist nicht nur entscheidend, was man isst, sondern auch ob die energetische Qualität des Lebensmittels gut ist (z. B. Anbau oder Frische) und sie zu der individuellen Konstitution passen. Auch die Zubereitungsart ist von entscheidender Bedeutung.

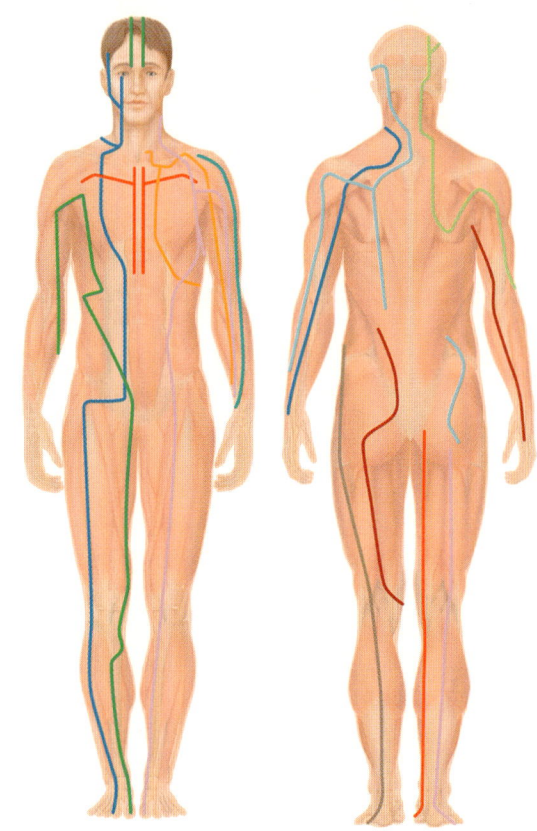

12 Meridiane

?

1 Nennen Sie vier alternative Heilmethoden.

2 Erläutern Sie die Grundannahme der Homöopathie.

3 Welche Potenzen bei homöopathischen Mitteln gibt es?

4 Was ist im Umgang mit homöopathischen Heilmitteln zu beachten?

5 Welche diagnostischen Methoden der Traditionellen Chinesischen Medizin gibt es?

6 Erläutern Sie das Prinzip der Akupunktur.

1 Finden Sie heraus, ob in Ihrem nächsten Einsatzgebiet alternative Heilmethoden eingesetzt werden.

2 Informieren Sie sich bei der Deutschen Gesellschaft für Homöopathie über die dort eingesetzten Substanzen und ihre Wirkungsweise.

Kaptchuk, Ted: Das große Buch der Chinesischen Medizin. Fischer Verlag, Frankfurt 2006

www.dgkh-homoeopathie.de – Deutsche Gesellschaft für klassische Homöopathie
www.dhu.de – Deutsche Homöopathie-Union Karlsruhe
www.tcm-germany.de – Institut für chinesische Medizin Köln
www.tcm.edu – Internationale Gesellschaft für Chinesische Medizin e. V.

Profis handeln gemeinsam

Therapie durchführen und dabei mitwirken

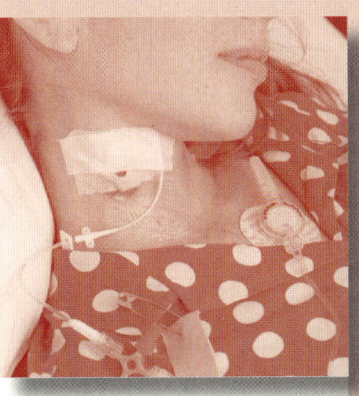

E

Pia, Olga und Tim haben in ihrer Ausbildung inzwischen ganz unterschiedliche Stationen und Abteilungen kennen gelernt. Pia gefällt es auf der internistischen Station am besten. Olga hingegen ist froh, dass sie im Seniorenzentrum mit Bewohnern arbeiten kann, die eigentlich nicht krank sind, die keine Operation oder sonstige invasive Therapien benötigen. Für Tim ist klar: „Mir gefällt es auf der Chirurgie am besten. Dort gibt es viele unterschiedliche pflegerische Dinge, und den meisten Patienten geht es nach der Operation schnell besser." Trotz der Erfahrungen, die die drei Lernenden bisher sammeln konnten, zeigen sich viele Parallelen. „Am Anfang hatte ich großen Respekt vor den vielen Schläuchen der Patienten", berichtet Tim weiter. „Dabei finde ich es immer sehr interessant, dem Arzt zu assistieren." Pia nickt bejahend. „Ja, das ging mir auch so. Häufig überlege ich mir, wie es wohl den Patienten geht, mit den vielen Infusionen. Ein Patient von mir behauptet immer scherzhaft, er gehe jetzt mit seinem Weihnachtsbaum spazieren. Erst habe ich überhaupt nicht verstanden, was er meinte. Aber dann nahm er seinen Infusionsständer und ging auf den Stationsflur." Im Seniorenzentrum begegnet Olga ein ganz anderes Bild. „Ich bin froh, dass Infusionen bei uns nicht so häufig vorkommen. Das ist ein ziemlicher Aufwand. Der Arzt muss jedes Mal zu uns kommen, damit eine Bewohnerin ihre Medikamente für kurze Zeit über eine Infusion erhält. Die Bewohnerin ist immer froh, wenn ich ihr die Nadel wieder entfernen kann."

Im Lauf der Diskussion stellt Pia dann fest: „Nur der Arzt darf die Infusionen legen. Die Pflegenden aber überwachen dann die Infusion und geben Bescheid, wenn etwas nicht stimmt." Tim schaut nachdenklich: „Ja, dass stimmt schon. Aber dafür kümmern sich die Pflegenden um die anderen Sonden. Wir legen die Harnblasenkatheter oder die Magensonden. Der Arzt verordnet das, und dann dürfen die erfahrenen Kollegen das durchführen." Da Olga beide pflegerischen Maßnahmen seltener sieht, überlegt sie eine Weile, welche Intervention sie selbstständig nach Verordnung durchführt.

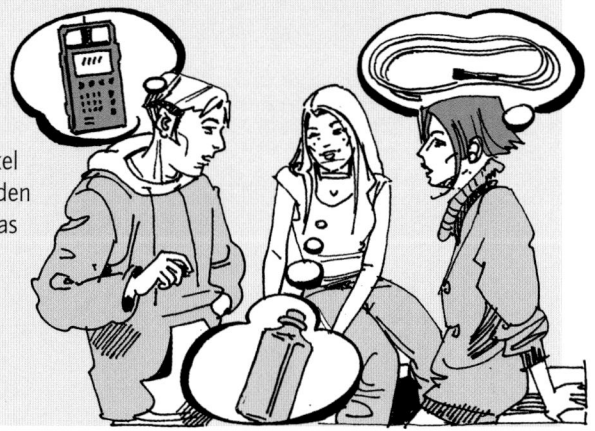

„Na klar, die ganzen Wickel und Auflagen,die wir bei den Bewohnern anwenden. Das ist unsere Domäne."

1 Welche Erfahrungen haben Sie bisher mit Infusionen, Sonden und Drainagen im Rahmen Ihrer Ausbildung gemacht? Tauschen Sie sich in der Gruppe darüber aus.

2 Wie sind die unterschiedlichen Einsatzgebiete der verschiedenen oben beschriebenen Pflegemaßnahmen zu erklären?

3 Auf was achten Sie in diesem Zusammenhang besonders?

1 Intravenöse Therapie – allgemein

Pia arbeitet auf einer medizinischen Station im Klinikum Gutleben. Dort werden vor allem Patienten betreut, die an Krankheiten der inneren Organe leiden. So auch Frau Helga Keller, die in schlechtem Allgemeinzustand ins Krankenhaus kam, die sich jedoch recht gut wieder erholt hat. Am Anfang war es schwer, Frau Keller genügend Flüssigkeit zuzuführen. Sie hatte nicht ausreichend getrunken, so dass man ihr mit Infusionen helfen musste.

Eine andere Patientin wurde mit einer Lungenentzündung aus einem Pflegeheim ins Krankenhaus eingewiesen. Frau Erna Glaser benötigte in den ersten Tagen eine intravenöse Antibiotikatherapie. Sie hat zwar die Antibiotika gut vertragen, aber mit dem Infusionsschlauch hatte sie Mühe. Ständig hat sie sich darin verheddert und einmal in der Nacht hatte sie sich sogar die Infusion selbst herausgezogen. Die Kollegin von Nachtdienst musste das ganze Bett neu beziehen, weil es aus der Einstichstelle geblutet hatte.

Im Nebenzimmer pflegt Pia Herrn Hassan Yildiz, ein Patient, der ursprünglich aus der Türkei kommt. Herr Yildiz hatte einen Herzinfarkt, von dem er sich nur allmählich erholt. Auch dieser Patient hat eine Infusion, über die er eine kontinuierliche Blutverdünnung erhält.

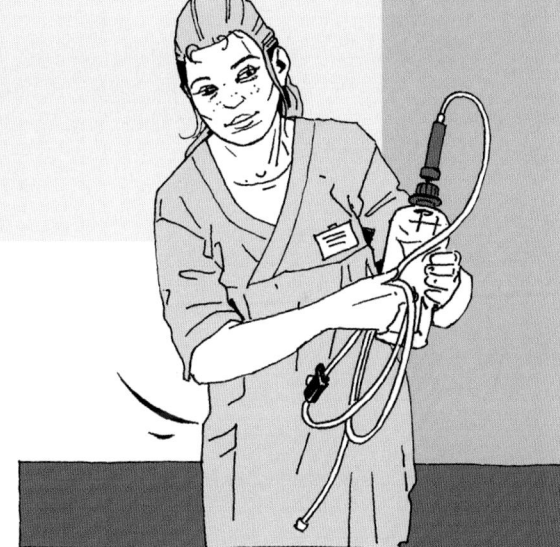

1. Wie erleben Sie den Umgang mit Infusionen auf Ihrer Station? Berichten Sie und tauschen Sie sich aus.
2. Auf was müssen Pflegende im Umgang mit Infusionen achten? Stellen Sie Vermutungen an.

1.1 Anatomische und physiologische Grundlagen

In vielen Fällen der medizinischen Behandlung wird es nötig, dass die Patienten über einen intravenösen Zugang mit Flüssigkeiten und/oder Medikamenten versorgt werden. Grundsätzlich ist das Legen einer Infusion die Aufgabe des Arztes. Die Aufgabe der Pflegenden besteht in der Vorbereitung und in der Assistenz.

Anlageorte
Band 4, E 2.1.2

Dem Arzt stehen verschiedene Venen zur Verfügung, um eine Infusion anzulegen. Grundsätzlich sollte die am besten zu punktierende Vene gewählt werden, unter Berücksichtigung des größten Komforts für den Patienten. Dies bedeutet, dass die beste Vene für den Arzt nicht immer die beste Stelle für den Betroffenen ist. Soweit möglich, sollte auf die Wünsche des Patienten eingegangen werden.

Häufig spricht man von der so genannten Infusionsnadel oder „der Nadel in der Vene oder im Arm". Dabei handelt es sich nicht tatsächlich um eine in der Vene verbleibende Nadel, sondern um einen dünnen Plastikschlauch. Mithilfe einer Nadel wird während des Legens der Infusion die Vene punktiert, die eigentliche Nadel wird aber aus der Verweilkanüle herausgezogen. Patienten sollten bei Rückfragen entsprechend informiert werden.

1.1.1   Physiologische Voraussetzungen

Das Herz des Menschen pumpt mit einem bestimmten Druck das Blut durch den Körper. Für ein erfolgreiches Punktieren einer peripheren Vene, z. B. am Unterarm, ist ein ausreichender Füllungszustand der Vene nötig. Dieser wird bestimmt durch das Flüssigkeitsvolumen des Körpers, durch Puls und Blutdruck. Bei sehr stark ausgetrockneten Patienten kann die Anlage einer Infusion daher schwierig sein.

Herz-Kreislauf Band 2, H 1

Häufig benötigen Patienten eine Infusion in einer Notfallsituation. Im Verlauf einer Reanimation oder eines Schocks ist es durch die Pulslosigkeit und den oft sehr tiefen Blutdruck ebenfalls sehr schwierig, eine Vene zu punktieren.

Ein weiteres Kriterium für die erfolgreiche Anlage einer Infusion sind die Hautverhältnisse des Patienten. Alte Menschen zeigen häufig trockene, rissige Haut. Menschen, die über Jahre Cortisonpräparate einnehmen mussten (z. B. Menschen

Reanimation Band 4, B 2.3

mit Asthma), zeigen die dafür typische Pergamenthaut. Diese Haut ist sehr empfindlich und neigt zu Abschürfungen, kleinen Wunden und Hämatomen. Hier ist auf eine sorgfältige Vorgehensweise beim Legen der Infusion sowie beim täglichen Verbandwechsel der Punktionsstelle zu achten. Anders bei kleinen Kindern: Hier ist durch das vorhandene Unterhautfettgewebe die Punktion der Vene häufig erschwert.

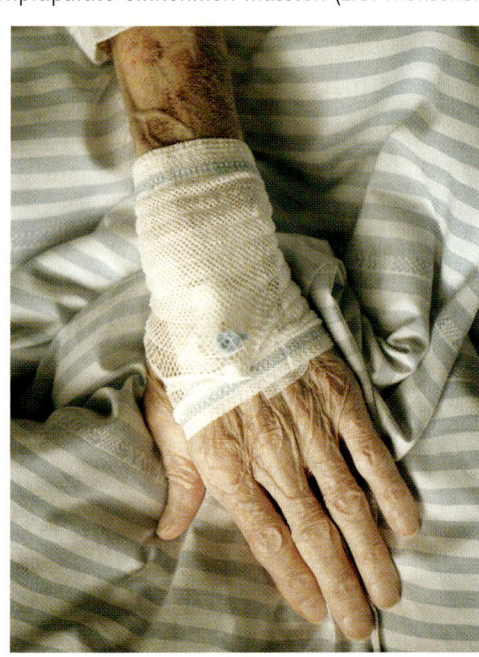

Pergamenthaut

Je nach Anlageort kann es nötig werden, den Arm oder die Hand des Patienten zu schienen. Häufig knickt die Infusionsnadel ab, die Infusionsflüssigkeit kann nicht wie geplant einfließen und der Infusionsplan kann nicht eingehalten werden. Hinzu kommt, dass eine abgeknickte Infusion eine häufige Ursache für das Verstopfen des Zugangs ist, was eine neue Anlage nötig macht.

1.1.2 Kognitive Voraussetzungen

Im eigentlichen Sinn müssen keine kognitiven Voraussetzungen bei den Patienten erfüllt sein, um eine Infusion anzulegen. Dennoch kann es hilfreich sein, auch diese mit in die Überlegungen einzubeziehen. Menschen mit akuten oder chronischen Verwirrtheitszuständen sind die Maßnahmen, die die Anlage einer Infusion mit sich bringen, häufig unverständlich. Die als Fremdkörper wahrgenommene Infusion wird abgelehnt und durch den Patienten selbstständig entfernt.

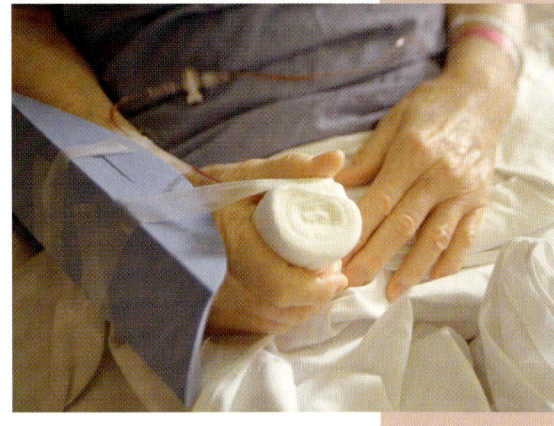

Patient mit Armschiene

Den Betreffenden sollte die Maßnahme in Ruhe und verständlich erklärt werden. Im Vorfeld sollten außerdem andere Alternativen zur Infusion diskutiert werden, z.B. regelmäßiges Anbieten von Getränken, um den Flüssigkeitsbedarf des Betroffenen auf diese Weise zu gewährleisten.

1.2 Hygienische Richtlinien

Jeder intravenöse Zugang stellt eine Möglichkeit der Keimbesiedlung dar. In diesem Zusammenhang spricht man auch von Keimschiene.

Drainagen
Band 4, G 4.6

> Dies gilt nicht nur für die intravenösen Zugänge am Patienten, sondern lässt sich auf alle Sonden und Drainagen, z.B. Harnblasenkatheter oder Redon übertragen.

Dies kann unter Umständen schwere gesundheitliche Konsequenzen haben, z.B. eine Sepsis nach Eindringen der Keime in die Blutbahn.

Aus diesem Grund ist bereits beim Legen der Zugänge auf keimarmes Arbeiten zu achten. Dazu gehören die vorherige hygienische Händedesinfektion des Arztes und der assistierenden Pflegenden sowie das sorgfältige Desinfizieren des gewählten Hautareals für die Venenpunktion mit einem geeigneten Hautdesinfektionsmittel.

Desinfektion
Band 1, J 2.2

Auch in Notfallsituationen sollte auf einen Mindeststandard der Hygiene geachtet werden. Im Extremfall entscheiden jedoch der Zustand des Patienten und die Gesamtsituation.

> Die vorgeschriebene Einwirkzeit des Hautdesinfektionsmittels ist unbedingt einzuhalten. Daneben steht der Selbstschutz des Arztes im Vordergrund. Beim Legen einer Infusion sollten daher – genau wie beim Blutabnehmen – Handschuhe getragen werden.

Pflege bei
peripherer
Verweilkanüle
Band 4, E 2.1.5

Je nach Art des Verbands – nicht durchsichtig oder durchsichtig – wird die Punktionsstelle täglich bzw. jeden zweiten Tag desinfiziert und neu verbunden. Auch bei dieser Tätigkeit ist auf hygienisch einwandfreies Arbeiten zu achten. Dies gilt sowohl für den Verband der peripheren Verweilkanüle als auch für den Verband des zentralen Venenkatheters.

1.3 Rechtliche Grundlagen

Wird die Anlage eines intravenösen Zugangs notwendig, ist der Patient entsprechend durch den Arzt darüber zu informieren. Der Betreffende stimmt in der Regel mündlich dieser medizinischen Maßnahme zu. Bei Nichteinholen der mündlichen Einwilligung bei einwilligungsfähigen Patienten erfüllt dieses Vorgehen den Tatbestand der Körperverletzung und kann entsprechend bestraft werden. Ausnahme davon bildet lediglich die Notfallsituation, in der der Betreffende nicht in der Lage ist, seine Einwilligung zu geben. In diesem Fall wird von einer vorliegenden Einwilligung des Patienten ausgegangen.

Rechtliche
Aspekte
Band 4, A 1.4

Wird die Anlage eines zentralen Venenkatheters nötig, z. B. im Rahmen einer großen Operation oder für die ausgedehnte parenterale Ernährung, muss der Patient über Risiken und Komplikationen durch den zuständigen Arzt aufgeklärt werden. Der Patient unterschreibt auf einem Einwilligungsbogen, dass er sich mit diesem Vorgehen einverstanden zeigt und dass er entsprechend aufgeklärt worden ist. Eine Ausnahme bildet auch hier die Notfallsituation.

1.4 Bedeutung für den Patienten

Die Anlage und die Pflege von intravenösen Zugängen – seien es nun periphere Verweilkanülen oder zentrale Venenkatheter – gehören in der täglichen Arbeit zu den Routineaufgaben von Ärzten und Pflegenden. Darüber darf aber nicht vergessen werden, dass sie für die Patienten stets eine besondere Situation darstellen. Die meisten der Betroffenen haben ein durchaus ambivalentes Verhältnis zur Infusionstherapie und die dafür benötigten Zugänge. Nach dem Informationsgespräch wissen die Patienten, dass

♦ die Infusion sie mit der nötigen Flüssigkeit und den notwendigen Medikamenten versorgt.

♦ die Infusion dabei helfen kann, dem Körper wichtige Stoffe zuzuführen.

♦ die Infusion nicht länger als tatsächlich nötig gelegt wird.

Diese positiven Aspekte leuchten den meisten Patienten schnell ein und tragen zur Akzeptanz der Therapie bei. Die Anlage einer Infusion hat aber auch Nachteile für den Patienten, die nicht übergangen oder unterschätzt werden sollten. Diese Nachteile können sein:

- eingeschränkte Mobilität
- Gefühl von „Angebunden-sein"
- sich noch kranker zu fühlen
- eingeschränkte Möglichkeiten bei der Körperpflege, z. B. beim Baden oder Duschen
- Umstände beim An- und Ausziehen der Kleidung
- Angewiesensein auf Hilfe durch die Pflegenden, insbesondere wenn die Infusion an einer Infusionspumpe läuft
- Gefühl der Abhängigkeit
- Verlust der Selbstkontrolle

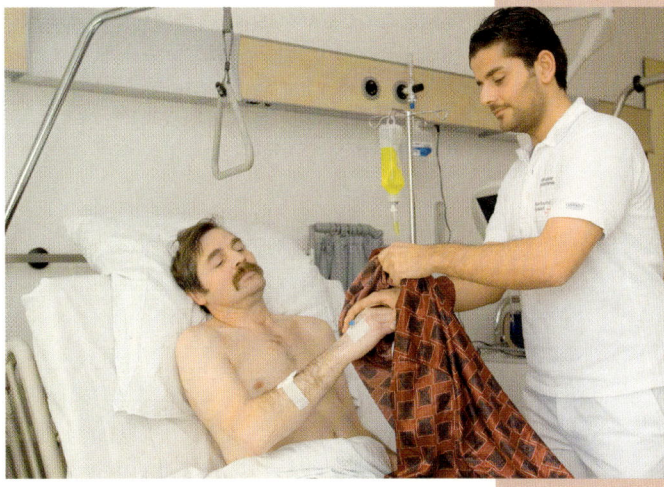

Einschränkung des Patienten mit Infusion

- Angst vor Komplikationen, z. B. Bildung eines Blutgerinnsels, Infektionen oder Aspirieren von Luft im Infusionsschlauch

!

Was für Ärzte und Pflegende mit relativ wenig Aufwand an therapeutischen Maßnahmen durchzuführen ist, hat für mehrere Tage weit reichende Auswirkungen auf die Lebensqualität des Betroffenen. Dieser Tatsache sollten sich alle Beteiligten stets bewusst sein und eine möglichst enge Indikation stellen, um eine intravenöse Therapie durchzuführen.

Für die Pflegenden bedeutet dies, darauf zu achten, wie lange die Infusion bereits liegt und ob die ursprüngliche Indikation noch besteht. Meist verbleibt die Infusion, auch wenn z. B. die intravenöse Antibiotikatherapie längst abgeschlossen ist. Bei Unsicherheit sollte der zuständige Arzt gefragt werden, wie lange die Infusion noch nötig ist.

1.4.1 Instruktion des Patienten

Um eine möglichst große Akzeptanz für die oben beschriebenen Einschränkungen zu erzielen, sollte der betroffene Patient informiert und fachgerecht im Umgang mit der Infusion instruiert werden. Zu den wichtigsten Instruktionen zählen:

- Manipulationen an der Infusion sind nur von Ärzten und erfahrenen Pflegenden durchzuführen, Patienten dürfen nicht selbstständig die Fließgeschwindigkeit variieren oder die Infusion abstellen.
- Beobachtungen des Patienten, z. B. Blut fließt aus der Vene zurück und staut sich dort, die Infusion tropft nicht mehr oder ist vorzeitig leer, melden diese unverzüglich den Pflegenden. So können unnötige Komplikationen, wie eine verstopfte Infusionsnadel, vermieden werden.

- Bei den Aktivitäten des täglichen Lebens, wie Körperpflege, Anziehen und Essen, sollten die Betroffenen falls nötig die Hilfe der Pflegenden in Anspruch nehmen.
- Im Umgang mit der Infusion sollte auch der Patient Vorsicht walten lassen und darauf achten, dass der Infusionsschlauch nicht eingeklemmt oder abgeknickt ist.

Mit diesen einfachen Hinweisen erlangt der Patient ein gewisses Maß an Selbstkontrolle und Selbstverantwortung. Dies setzt jedoch voraus, dass der Betreffende körperlich und kognitiv in der Lage ist, in dieser Weise mitzuarbeiten.

1.4.2 Unterstützung des Patienten

Patienten, bei denen eine Infusion angelegt wurde, benötigen in verschiedenen Bereichen der Aktivitäten des täglichen Lebens die Unterstützung und Hilfe der Pflegenden.

Hier ist insbesondere die Hilfe beim An- und Entkleiden zu nennen. Um den Patienten möglichst wenig in seinen Gewohnheiten einzuschränken, sollte es ihm – vorausgesetzt der körperliche Zustand des Patienten lässt dies zu – ermöglicht werden, auch mit der Infusion zu duschen. Dazu sind nur wenige Vorbereitungen nötig:

- die Einstichstelle bzw. der Verband der peripheren Verweilkanüle oder des zentralen Venenkatheters ist mit einem wasserdichten Verband zu versorgen
- die Duschmöglichkeit muss genügend Platz für den Infusionsständer bieten, der vor der Duschkabine platziert wird
- eventuell ist es nötig, längere Infusionsschläuche anzulegen
- nach erfolgtem Duschbad muss die korrekte Lage und Einlaufgeschwindigkeit der Infusion geprüft werden
- der Verband ist auf Nässe zu prüfen und eventuell zu wechseln
- im Einzelfall sind diese Maßnahmen mit dem zuständigen Arzt vorher zu besprechen

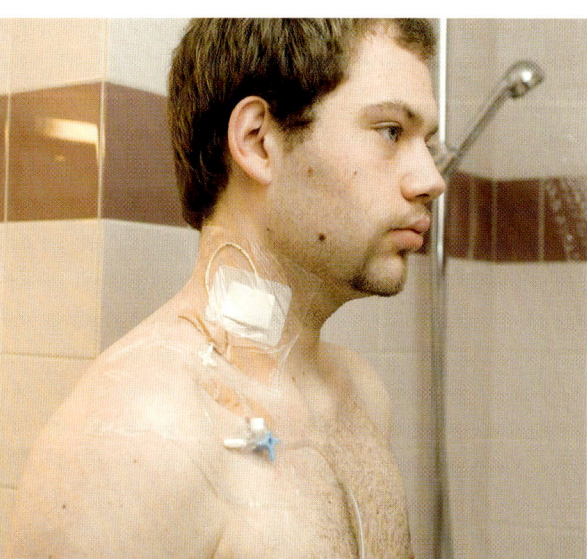

Wasserdichter Verband

1.5 Bedeutung für die Pflegenden

Die Pflege eines Patienten mit Infusionstherapie, die Pflege der venösen Zugänge und die Überwachung der Infusionstherapie gehört zu den komplexen pflegerischen Tätigkeiten. Diese Tätigkeiten müssen mit der nötigen Fachkompetenz ausgeführt werden und sollten nicht von unerfahrenen Lernenden übernommen werden. Die besondere Situation von Anlage durch den Arzt, dann aber die Pflege und Überwachung durch die Pflegenden selbst, macht eine enge interdisziplinäre Zusammenarbeit zwischen den beiden Berufsgruppen nötig. Regelmäßige gegenseitige Information und Rückfragen sollten selbstverständlich sein.

Ähnlich ambivalent wie sich die Infusionstherapie und die damit verbundenen Auswirkungen für den Patienten gestalten, stellt sich dies für die Pflegenden dar. Durch die Infusionen sind die Patienten auf die Hilfe und Unterstützung durch die Pflegenden angewiesen. Dies bedeutet mehr pflegerischen Aufwand in der Begleitung der Patienten. Dennoch gehört dies zu den pflegerischen Aufgaben und sollte im Sinne einer ganzheitlichen Patientensituation stets in Verbindung mit dem entsprechenden Patienten und der ärztlich verordneten Therapie gesehen werden. Der sorgfältige und fachgerechte Umgang mit intravenösen Zugängen stellt einen wichtigen Punkt im Zusammenhang mit der Patientensicherheit dar. Pflegende sollten sich daher ihrer Verantwortung bewusst sein. Ein ängstlicher Umgang mit den Infusionstherapien ist jedoch weder nötig noch sinnvoll.

1 Unter welchen Bedingungen bzw. in welcher Patientensituation ist die Anlage einer Infusion häufig erschwert?

2 Welche Bedeutung kann die Anlage einer Infusion für den Patienten wohlmöglich haben?

1 Üben Sie in der Gruppe ein Instruktionsgespräch mit einem fiktiven Patienten, der für mindestens sieben Tage eine Infusion benötigt (Antibiotikatherapie). Notieren Sie sich die wichtigsten Punkte stichwortartig.

2 Befragen Sie erfahrene Kollegen, wie diese die Kompetenzen im Umgang mit Infusionen erworben haben.

Kirschnick, Olaf: Pflegetechniken von A–Z, Thieme Verlag, Stuttgart 2001
London, Fran: Schulen, Anleiten, Beraten. Huber Verlag, Bern 2006

2 Intravasale Zugänge

Tim arbeitet auf der chirurgischen Station des Klinikums in Gutleben. Vor einigen Tagen hat er den 78-jährigen Herrn Paul Becker als Patienten aufgenommen. Bei ihm wurde ein Darmtumor festgestellt und die Operation für den nächsten Tag angesetzt. Mit Herrn Becker wurde ausführlich besprochen, was genau bei der Operation gemacht werden muss; er ist daher informiert, dass man einen großen Teil des Darms entfernen muss. Nach der Operation wird er deshalb ein paar Tage nur wenig essen können. Yvonne Maurer, die auf Station zuständige Praxisanleiterin erklärt Tim: „In den ersten Tagen nach der Operation darf der operierte Darm nicht zu sehr belastet werden, denn die Anastomosen – also die neu verbundenen Darmabschnitte – sollten möglichst geschont werden." Das leuchtet Tim ein. Er betreut den Patienten bis zum Vorabend der Operation. Dabei erzählt Herr Becker Tim, dass der Narkosearzt ihm erklärt habe, er bekomme vor der Operation einen Katheter in die Schlüsselbeinvene gelegt, damit er nach der Operation darüber seine Infusionen, seine Medikamente und falls nötig seine Ernährung erhalte. „Bei den anderen Patienten habe ich immer nur eine Nadel im Arm gesehen. Warum geht das nicht auch bei mir?", möchte der Patient etwas besorgt wissen. Tim weiß nicht genau, was Herr Becker mit diesem Katheter meint und fragt deshalb Yvonne Maurer. „Ja, Patienten, bei denen eine größere Operation geplant ist, bekommen häufig einen ZVK – also einen zentralen Venenkatheter. Am besten schaust du dir morgen an, wie so etwas aussieht, wenn wir Herrn Becker aus dem Aufwachraum abgeholt haben."

1 Für welche Patientengruppen sind intravasale Zugänge, also die Anlage einer Infusion sinnvoll und warum?

2 Vielleicht haben Sie bereits Patienten in der Praxis gepflegt, die einen zentralen Venenkatheter hatten. Berichten Sie über Besonderheiten.

3 Welche Bedeutung könnte der geplante ZVK für Herrn Becker haben? Begründen Sie Ihre Aussagen.

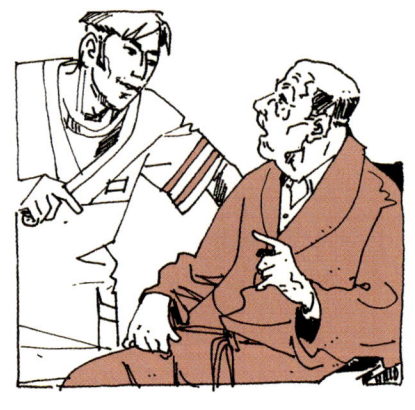

2.1 Periphere Verweilkanüle

Intravasal = in ein Gefäß, innerhalb eines Gefäßes

Periphere Verweilkanülen werden sehr häufig in Kliniken, in Ambulanzen, Tageskliniken und Arztpraxen gelegt. Sie dienen in erster Linie als Zugang zum Blutkreislauf des Patienten. So können z. B. jederzeit Medikamente intravenös oder Infusionen

– also Volumen – verabreicht werden. In der Notaufnahme erhält fast jeder Patient eine Infusion, da bei manchen Beschwerden die Entwicklung der Situation nicht vorhersehbar und im Falle einer akuten Verschlechterung schnelles Handeln nötig ist. Auch Patienten vor einer Operation erhalten eine periphere Verweilkanüle, über die während des Eingriffs die Narkotika intravenös sowie die Infusionen und die Schmerztherapie nach der Operation verabreicht werden.

Infusionen
Band 4, G 4.7

Je nach Venenverhältnissen des Patienten und geplanter intravenöser Verabreichung, z. B. eine Blutkonserve, wird die Größe der zu legenden Verweilkanüle ausgewählt. Sie unterscheiden sich in ihrer Größe durch unterschiedliche Farben.

Butterfly

Im ambulanten Bereich oder in der häuslichen Pflege bzw. im Pflegeheim kann es vorkommen, dass nur eine einmalige Gabe einer Infusion oder Kurzinfusion nötig wird. Dann bietet sich die Möglichkeit, einen so genannten Butterfly durch den Arzt zu legen. Diese an einen Schmetterling erinnernde kleine Kanüle bietet verschiedene Vorteile. So ist die Nadel dünner und kürzer als die meisten Verweilkanülen, d. h., die Punktion ist weniger schmerzhaft. Hinzu kommt, dass die Materialkosten etwas niedriger liegen. Ein Butterfly sollte jedoch konsequent nur für die kurzzeitige Therapie genutzt werden.

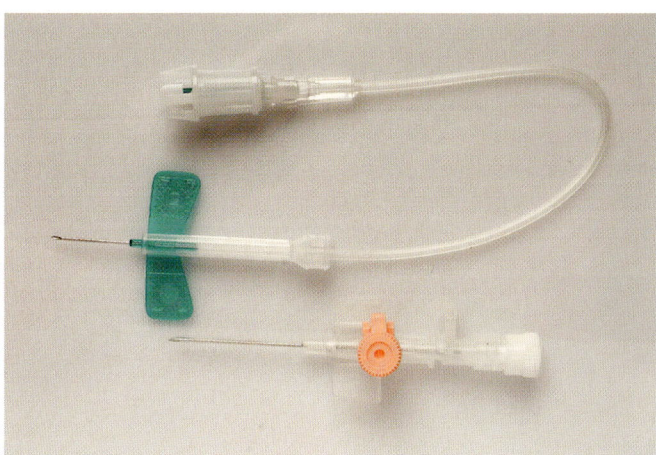

Periphere Verweilkanüle und Butterfly

2.1.1   Indikationen

Zu den wichtigsten Gründen, eine intravenöse Verweilkanüle zu legen, gehören:

♦ zum Verabreichen von Medikamenten, z. B. postoperativ

♦ zur Gewinnung von venösem Blut, falls nicht anders möglich

♦ für Kurzinfusionen, z. B. Antibiotika oder Antiemetika (Medikamente gegen Übelkeit und Erbrechen) für wenige Tage

♦ zum Infundieren von Infusionslösungen z. B. postoperativ, bei Exsikkose (Austrocknung) oder bei Nahrungskarenz (Patient darf nichts essen)

♦ Gabe von Blut, Erythrozytenkonzentraten und Blutersatzlösungen

♦ zum Verabreichen von Medikamenten, Infusionslösungen während Untersuchungen, z. B. in der Endoskopie

♦ zur Gabe von Narkosemitteln während Operationen

2.1.2 Anlageorte

Es eignen sich alle peripher gelegenen, gut zugänglichen Venen. Zu den häufigsten Punktionsstellen zählen:

♦ die Venen des Unterarms: Werden aufgrund der guten Zugänglichkeit und der meist guten Toleranz des Patienten sehr häufig gewählt und sollten bevorzugt genutzt werden.

♦ die Venen des Handrückens: Erweisen sich häufig bei schlechten Venenverhältnissen als einzige Möglichkeit; da die Patienten jedoch in der Bewegungsfreiheit der Hand stark eingeschränkt sind, und durch die ständige Reizung sich die Vene entzünden kann, sollte dies eher selten in Betracht gezogen werden; hinzu kommt, dass die Anlage meist sehr schmerzhaft ist.

♦ die Vene in der Ellenbeuge: sollten wegen der Abknickung des Arms nur dann punktiert werden, wenn keine andere Vene geeignet ist. Hier können die gleichen Probleme wie bei einer Anlage am Handrücken auftreten.

♦ die Vene in der Leiste: Wird sehr selten praktiziert, ist jedoch in einigen Situationen die einzige Möglichkeit; hierbei ist zu beachten, dass der Patient anschließend stark in seiner Mobilität eingeschränkt wäre und die sichere Verabreichung der Infusionstherapie nicht gewährleistet werden kann. Daher wird diese Möglichkeit nur bei Patienten gewählt, die Bettruhe haben.

♦ Kopfvenen: Diese Anlage ist bei Säuglingen häufig die einzige Möglichkeit für die Infusion. Durch die größeren Körperfettanteile liegen die Venen meist so tief, dass sie nicht punktiert werden können. Außerdem minimiert sich bei dieser Anlagenart das Risiko, dass die Kanüle herausgerissen wird.

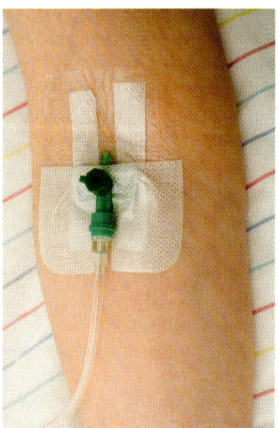 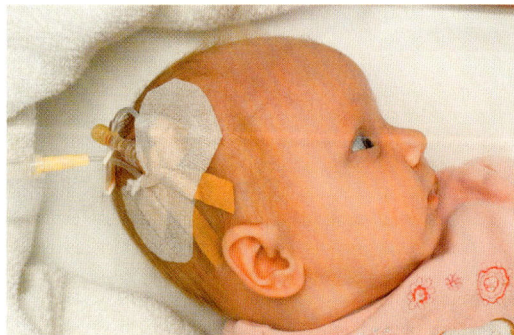

Typische Anlageorte für Verweilkanülen

2.1.3 Vorgehensweise

Zum Legen einer peripheren Verweilkanüle sollten folgende Vorbereitungen getroffen werden:

- Der Patient ist über Sinn und Zweck der Kanüle zu informieren und was darüber verabreicht werden soll.
- Die verordnete Infusionslösung mit entsprechendem Schlauchsystem ist vorbereitet.
- Verweilkanüle, Kanülenklebeverband und Mullbinde, Pflaster.

Vor dem Legen einer Verweilkanüle am Unterarm ist eine Rasur zu empfehlen, insbesondere bei stark behaarten Männerarmen, weil Haare eine sichere Fixierung mit Pflaster verhindern und eine Infektionsquelle darstellen. Beim Pflasterwechsel empfiehlt sich zum besseren Ablösen des Pflasters das vorherige Einsprühen mit Desinfektionsmittel.

Der Punktierende trägt Handschuhe, sieht sich die möglichen Punktionsstellen an, tastet die mit einem Stauschlauch vorher gestauten Venen ab. Die Stelle wird desinfiziert. Die Einwirkzeit ist zu beachten. Anschließend wird die Haut über der Vene leicht gespannt, wodurch die Vene etwas fixiert werden kann. Wurde die Vene erfolgreich punktiert, zeigt sich am Ende der Kanüle Blut. Nun kann die Kanüle weiter nach vorne geschoben und fixiert werden. Der Mandrin wird herausgezogen. Dabei empfiehlt es sich, die Vene leicht mit einem Finger zu komprimieren, damit kein Blut auf die Unterlage tropft. Nun kann der Infusionsschlauch angeschlossen werden.

Manche Patienten sind sehr ängstlich und schmerzempfindlich. Dies gilt vor allem für kleinere Kinder. Hier sollte die Punktionsstelle mit einem Hautanästhetikum eingerieben werden. Diese Methode kann auch erfolgreich bei verwirrten Personen eingesetzt werden, die vielleicht die Punktionsschmerzen anders wahrnehmen und interpretieren, als es die Situation vermuten lässt. Um sicherzustellen, ob die Kanüle auch nach der Fixierung noch in der Vene liegt, kann die Infusion kurz unter das Armniveau des Patienten gehalten werden. Bei korrekter Kanülenlage läuft Blut in den Infusionsschlauch zurück.

Die Kontrolle der Einstichstelle auf Entzündungszeichen geschieht beim Verband-/Pflasterwechsel. Der Pflasterwechsel sollte immer erfolgen, wenn das Pflaster durch Blut oder andere Verschmutzungen verunreinigt ist, spätestens jedoch an jedem zweiten Tag. Der Verbandwechsel wird dokumentiert.

2.1.4 Komplikationen

Obwohl die Anlage einer peripheren Verweilkanüle zur routinierten Tätigkeit in der Klinik gehört, können Komplikationen eintreten. Diese sind sofort dem Arzt zu melden und unverzüglich zu behandeln.

- Infektionen an der Einstichstelle
- Entzündungen der punktierten Vene in ihrem Verlauf (Thrombophlebitis) bis hin zur Sepsis im schlimmsten Fall
- Die Infusion läuft nicht in die Vene, sondern in das umliegende Gewebe. Im Fachjargon spricht man von „die Infusion ist para gelaufen", was so viel wie „sie ist daneben gelaufen" bedeutet.

Paravenöse Infusion Band 4, E 4.6.3

◆ Die Kanüle ist verstopft, die Infusion läuft nicht mehr. Dies kann nach Abknicken der Infusion oder bei einer leeren Infusion, die nicht schnell genug gewechselt wurde, auftreten. In diesem Fall ist umgehend der Arzt zu informieren.

◆ Durchstechen der Vene mit nachfolgender Hämatombildung

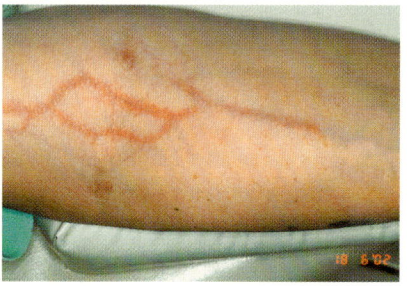

Thrombophlebitis

> ! Das eigenmächtige Manipulieren, Durchspülen oder Pumpen der Infusion und an der Kanüle ist unbedingt zu unterlassen. Die Gefahr, dass ein Blutpfropfen dabei gelöst und in die Blutbahn gespült wird, ist groß. Wandert dieser Pfropfen in die Lunge, kann eine Lungenembolie mit lebensgefährlichen Konsequenzen resultieren.

2.1.5   Pflege bei peripherer Verweilkanüle

Die Durchführung und Überwachung der Infusionstherapie sowie die Pflege der Verweilkanüle gehören in den pflegerischen Aufgabenbereich. Dazu gehören der Verbandwechsel sowie die Beobachtung der Einstichstelle. Muss aufgrund einer eingetretenen Komplikation die Kanüle entfernt werden, muss die Körperstelle anschließend über mehrere Tage sorgfältig beobachtet werden.

> ! Meldet sich ein Patient mit Schmerzen an der Einstichstelle oder an der umgebenden Körperregion, muss unverzüglich reagiert werden. Auch hier gilt der Grundsatz: Ein Patient, der Schmerzen angibt, hat immer Recht.

Bei einer Venenentzündung können kühlende Umschläge zur Linderung der Schmerzen und zur Förderung des Wohlbefindens angelegt werden. Dies geschieht nach Rücksprache und auf Anordnung des Arztes. In manchen Fällen kann dann zusätzlich eine Heparinsalbe aufgetragen werden.

Der Betroffene sollte ca. zwei Tage auf einen möglichen Temperaturanstieg und Schmerzen beobachtet und überwacht werden. Kann Eiter aus der Einstichstelle gewonnen werden, wird in einigen Fällen ein Abstrich angeordnet. So wird es gezielt möglich, den Erreger zu bestimmen.

Bei para gelaufener Infusion ist diese sofort zu stoppen und der zuständige Arzt zu informieren. Die Kanüle wird entfernt. Auch hier können kühlende Umschläge die Beschwerden lindern. Zusätzlich wird in der Regel der betroffene Arm leicht erhöht gelagert, so dass er besser abschwellen kann. Sind die Finger des Betroffenen stark geschwollen, ist daran zu denken, dass eventuell vorhandene Ringe entfernt – in ausgeprägten Fällen aufgeschnitten – werden müssen.

2.2 Zentraler Venenkatheter

Der **zentrale Venenkatheter** wird auch als Cavakatheter bezeichnet; es ist ein flexibler, steriler Kunststoffschlauch mit Führungsdraht und Venenpunktionskanüle. Im Gegensatz zur peripheren Venenpunktion liegt die Katheterspitze herznah (= zentral). In der Regel wird die Vena subclavia (Subklaviakatheter) oder die Vena jugularis (Jugulariskatheter) punktiert. Der Katheter wird über die Kanüle bis zur oberen klappenlosen Hohlvene (= Vena cava superior) bis kurz vor den rechten Vorhof geschoben.

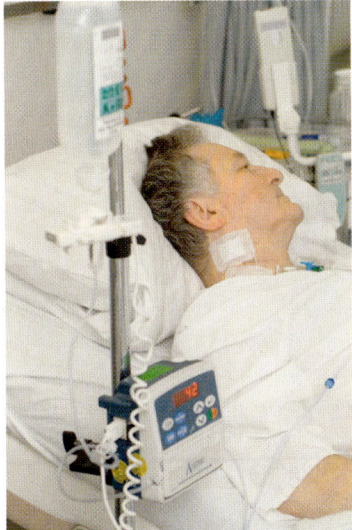

Patient mit zentralem Venenkatheter

Eine Sonderform des zentralen Venenkatheters ist der Seldinger Katheter. Dabei handelt es sich um einen Dialysekatheter zur Hämodialyse. Er ist sehr dick, hat zwei Lumen und wird bei Patienten, die notfallmäßig oder nur vorübergehend dialysepflichtig sind, eingesetzt.

Pflegerische Aufgaben im Umgang mit einem zentralen Venenkatheter sind die Assistenz beim Legen, der aseptische Verband der Punktionsstelle, die Beobachtung der Einstichstelle, weitere Verbandwechsel, Beobachtung des Patienten (Schmerzen, Unruhe, Vitalzeichenüberwachung), Verabreichung der angeordneten Infusionen und die Messung des zentralen Venendrucks über den Katheter.

2.2.1 Indikationen

Die Gründe für einen zentralen Venenkatheter sind vielfältig. Sie haben zum Ziel:

♦ Verbesserung des Flüssigkeitshaushalts durch Infusionen

♦ Stabilisierung des Kreislaufs

♦ Vermeidung von Komplikationen bei Langzeitinfusionstherapie, Medikamentenzufuhr, Transfusionstherapie (z. B. Thrombophlebitis)

♦ diagnostische Erkenntnis über mechanische Störungen des Blutstroms, z. B. bei Herzklappeninsuffizienz oder über den zentralen Venendruck zur Bestimmung des Volumens im Körper

♦ Messung des zentralen Venendrucks in der oberen Hohlvene bei z. B. Patienten der Intensivstation

◆ akute Erkrankungen wie Schock, Verbrennungskrankheit, Lungenödem, die mit Hypo- oder Hypervolämie einhergehen zu behandeln

◆ Verabreichung bestimmter Medikamente (z. B. hochdosierter Zusatz von Kalium in der Infusion)

◆ Flüssigkeitszufuhr, wenn keine periphere Vene punktiert werden kann, bzw. ein sicherer venöser Zugang für einen längeren Zeitraum nötigt wird

◆ Infusionen hyperosmolarer (stark Venen reizender) Lösungen wie bei der parenteralen Ernährung

◆ präoperative Therapie bei zu erwartender längerfristigen Infusionstherapie mit Medikamentenzusatz

Bezugswissenschaft Anatomie / Physiologie

Gute Kenntnisse der Anatomie/Biologie und Physiologie sind die Voraussetzung zur Venenpunktion im Zusammenhang mit venösen Zugangsmöglichkeiten zum menschlichen Organismus.

2.2.2 Vorbereitung des Materials

Ein zentraler Venenkatheter wird vom Arzt – häufig von der Anästhesie – gelegt. Der Pflege obliegt neben der Assistenz die Beobachtung des Patienten und der Einstichstelle, die Sicherstellung der angeordneten Infusionstherapie, das Messen des zentralen Venendrucks und der Verbandwechsel. Die Assistenz der Pflegeperson bei der Anlage des zentralen Venenkatheters schließt die Lagerung und die Überwachung des Kreislaufs sowie das Richten und die Kontrolle der Infusion mit ein. Die Information des Patienten über Sinn und Zweck, Durchführung und Dauer der Maßnahme ist Aufgabe des behandelnden Arztes.

Material zum Legen eines ZVK

Unsterile Materialien	Sterile Materialien
Mundschutz, Kopfhaube	Schutzkittel
Desinfektionsspray	Spritze mit Kanüle (Lokalanästhesie)
Bettschutz	Lokalanästhetikum
Einmalrasierer	Punktionsset (Spritze, Stichlanzette, Punktionskanüle, Katheter in erforderlicher Länge, Dreiwegehahn, Abdecktuch, Loch oder Schlitztuch und Handschuhe)
Abwurfbehälter	
Infusionsständer	
Röntgenanforderungsschein (Lagekontrolle des Katheters)	10 ml NaCl-Lösung
Beistelltisch als Ablagefläche	Fixationsmaterialien (z. B. Pflasterzügel oder chirurgische Nadel, Nadelhalter mit Nahtmaterial)
	Verbandmaterialien
	Infusion und Infusionssystem

2.2.3 Vorbereitung des Patienten

Um einen reibungslosen Arbeitsablauf zu ermöglichen, sollte wie folgt vorgegangen werden:

- Maßnahme mit dem Patienten besprechen
- Zugluft vermeiden – Fenster und Türen schließen
- eventuell Rasur der Punktionsstelle bei starkem Haarwuchs
- wenn die Punktion im Bett durchgeführt wird, für freien Zugang zum Kopfende sorgen (Bettbügel und obere Bettlade entfernen)
- für gute Beleuchtung sorgen
- Patient soll Blase entleeren
- Lagerung des Patienten je nach Ort des zentralen Venenkatheters

Zentrale Venenkatheter und die Lagerung des Patienten

Form des zentralen Venenkatheters	Lagerung des Patienten
Vena jugularis interna	in leichter Trendelenburg-Lage, (Kopf-Tief-Lage) zur besseren Venenfüllung und Vorbeugung einer Luftembolie
	Körper flach in Rückenlage
	Dorsalflexion des Kopfes
	Stützkissen unter die Schulter
	Kopf leicht zur entgegen gesetzten Seite drehen
Vena jugularis externa	leichte Trendelenburg-Lage
	Kopf zur entgegen gesetzten Seite drehen
Vena subclavia	leichte Trendelenburg-Lage
	Kopf zur entgegen gesetzten Seite drehen

2.2.4 Durchführung und Assistenz bei der Anlage

Im Folgenden sind die wichtigsten Schritte zusammengefasst.

- Absprache mit dem Arzt über die Vorgehensweise und die geplanten Handreichungen. Jeder Arzt hat eine etwas andere Vorgehensweise.
- Vorbereitung der sterilen Materialien nach den Richtlinien der Hygiene (Händedesinfektion, Herrichten einer sterilen Arbeitsfläche, steriles Anreichen der Materialien)
- Vorbereitung und Lagerung des Patienten wie unter 2.2.3 beschrieben

Hygiene
Band 1, J 3

- Durchführung der Maßnahme unter sterilen Bedingungen (steriles Abdecken des Patienten an Punktionsstelle, sterile Handschuhe, Desinfektion der Punktionsstelle)
- nach erfolgreicher Punktion der entsprechenden Vene schiebt der Arzt über einen Mandrin den eigentlichen zwei- oder selten dreilumigen Katheter in das Gefäß ein (Seldinger-Technik)
- Beobachtung des Patienten auf Schmerz, Atemfrequenz, Hautfarbe, eventuell Sauerstoffsättigung, Puls und Blutdruck per Messgerät (in dieser Situation ist es schwierig, eine Blutdruckmanschette anzulegen; dies sollte bereits im Stadium der Vorbereitung geschehen, damit man während der Maßnahme problemlos die Vitalzeichen kontrollieren kann)
- Meist näht der Arzt den Katheter in einer bestimmten Technik mit wenigen Stichen an. Anschließend wird der zentrale Venenkatheter steril verbunden.
- Nach Einlage eines zentralen Venenkatheters wird die korrekte Lage (nicht zu weit am rechten Vorhof gelegen) durch eine Röntgenaufnahme der Lunge überprüft. In seltenen Fällen muss der Katheter durch den Arzt wenige Zentimeter zurückgezogen und neu fixiert werden.

Beispiel: Fixierung eines zentralen Venenkatheters

Mit einer ausreichenden Fixierung des Katheters möchte man unbedingt vermeiden, dass der Katheter ver- oder herausrutschen kann (mit allen Komplikationen des Blutverlustes und der Gefahr einer Luftembolie). Dies ist insbesondere bei sehr unruhigen oder Patienten mit Verwirrtheitszuständen von Bedeutung. Daher wird neben der Hautnaht der Katheter häufig in einer kleinen Schlinge auf einen sterilen Tupfer nahe der Einstichstelle gelegt, dieser mit einem sterilen Tupfer abgedeckt und mit Fixierungsverband abgeklebt. Zusätzlich wird der erste Teil des austretenden Katheters mit einem Pflasterzügel an der Haut befestigt. Hierbei ist auf mögliche Allergien des Patienten auf Fixierungsmaterial zu achten.

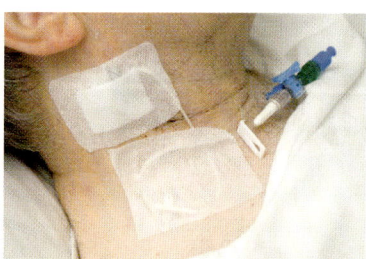
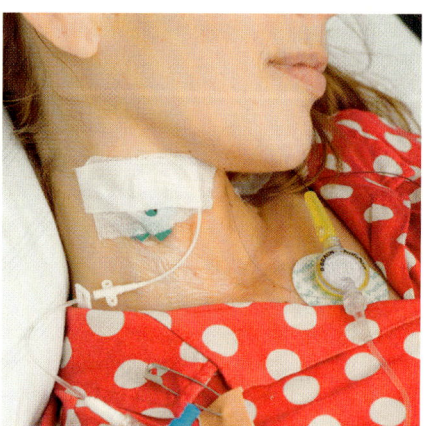

Mögliche Fixierungsarten eines zentralen Venenkatheters

2.2.5 Nachbereitung

Nach der Einlage des zentralen Venenkatheters und nach Überprüfung der korrekten Lage durch eine Röntgenaufnahme kann der Patient prinzipiell wieder aufstehen, falls keine anderen Indikationen die Bettruhe erforderlich machen.

Der Patient ist über mögliche Verhaltensweisen (keine eigenständige Manipulation am Katheter, Vermeiden von Zug am Katheter, Duschbad nur nach vorherigem wasserdichten Verband) zu informieren. Die benötigten Materialien werden entsorgt und das Patienten- oder Behandlungszimmer wieder entsprechend hergerichtet.

Hilfreich sind folgende Fragen, um die Maßnahme aus pflegerischer Sicht zu reflektieren:
Wurde der Venenkatheter ausreichend fixiert? Läuft die Infusion in der verordneten Geschwindigkeit? Wurden die Vitalzeichen des Patienten kontrolliert? Ist der Patient informiert, sich bei Veränderungen sofort zu melden und befindet sich die Rufanlage in Reichweite? Fühlt sich der Patient wohl?

2.2.6 Katheterpflege

Die Katheterpflege und laufende Überwachungsmaßnahmen sind unerlässlich bei intravasalen Zugängen. Eine Infektionsprophylaxe mit dem Ziel der Vermeidung einer mikrobiellen Kontamination und damit Verringerung eines Infektionsrisikos steht an erster Stelle der Pflegemaßnahmen. Des Weiteren ist nach der Befindlichkeit des Patienten zu sehen sowie weitere angeordnete Maßnahmen durchzuführen.

Der Katheter wird täglich unter hygienischen Gesichtspunkten verbunden und die Kontrolle der Einstichstelle auf Zeichen einer Infektion wird durchgeführt.

Wurde ein durchsichtiger Verband gewählt, reicht ein Verbandwechsel alle 48–72 Stunden, wobei auf die hausinternen Vorgaben zu achten ist.

Ein zentraler Venenkatheter sollte in der Regel nach sieben bis höchstens zehn Tagen gezogen werden. Zeigen sich bereits vorher Zeichen einer Infektion (Rötung der Einstichstelle, Patient entwickelt Fieber) muss der Katheter früher entfernt werden.

Aseptisches Arbeiten Band 1, J 4.1

Aseptischer Verbandwechsel Band 4, H 5.3.1

Beispiel: Ziehen eines zentralen Venenkatheters

Das Ziehen eines zentralen Venenkatheters wird in manchen Fällen an erfahrene Pflegende delegiert. Hier hat es sich bewährt, diese Maßnahme zu zweit durchzuführen. Nach Entfernen des Verbands werden mit einem sterilen Nahtset die Hautfäden entfernt. Unter hygienischen Bedingungen und mit Handschuhen geschützt wird der Katheter vorsichtig herausgezogen. Die zweite Pflegekraft hält ein steriles Röhrchen und eine sterile Schere bereit, um die Spitze des Katheters abzuschneiden und in die Mikrobiologie einzusenden. So kann ein eventuelles Keimwachstum nachgewiesen und behandelt werden. Die andere Pflegende verschließt die Einstichstelle gleichzeitig nach dem Herausziehen mit einem kleinen sterilen Tupfer. Ein Verband kann in den ersten Tagen angelegt werden, bis die Einstichstelle verheilt ist.

Mögliche Komplikationen bei einem zentralen Venenkatheter

Möglichen Komplikationen	Verursacht durch
Thrombophlebitis, Thrombose, Thrombo-embolie, Blutung, septische Embolie, Luft- und Katheterembolie, Infektion umliegender Organe (Lunge und Herz), Luftaspiration und Embolie durch nicht richtig verschlossene Katheterlumen und Ansaugung von Luft	durch den Katheter selbst, in Form einer Reizung der Venen durch das Material, das einen Fremdkörper darstellt
Gefäßverletzungen mit der nachfolgenden Komplikation eines Hämatho- oder Pneumothorax, Venenschädigung (Hämatom, paravenöse Injektion bzw. Infusion), Verletzung umliegender Gewebe (je nach Punktionsstelle: Nerven, Arterien, Weichteile)	durch die Fehlpunktion der Vene

Lungenembolie
Band 3, G 3.2

Die Einlage eines zentralen Venenkatheters geschieht nach strenger Indikationsstellung. Wann immer möglich, wird eine intravenöse Therapie mit einer peripheren Verweilkanüle durchgeführt. Dies ist zum einen begründet in der aufwändigeren Behandlungsmaßnahme und zum anderen in der höheren Zahl potenzieller Risiken eines zentralen Venenkatheters.

2.2.7 Dokumentation

Nach der Versorgung des Patienten und seiner aktuellen Bedürfnisse erfolgt die Dokumentation der durchgeführten Maßnahme in den Patientenunterlagen bzw. im Pflegebericht. Die Dokumentation des Legens wird mit Art, Ort, Zeitpunkt und Anordnung vom Arzt festgehalten. In der Pflegeplanung müssen die Folgemaßnahmen wie Kontrolle oder Verbandwechsel geplant und abgezeichnet werden. Täglich werden im Pflegebericht Auffälligkeiten oder sichtbare Reizungen an der Eintrittsstelle schriftlich festgehalten.

Zusätzlich zu den üblichen Aspekten der Patientendokumentation sollten sich Informationen zu folgenden Bereichen im Pflegebericht finden:

♦ Zeitpunkt und Datum der Anlage (einmalig)

♦ Ort der Punktionsstelle (einmalig)

♦ Beobachtungen der Einstichstelle (lokal auf dem Verband das Datum des Verbandwechsel) (täglich)

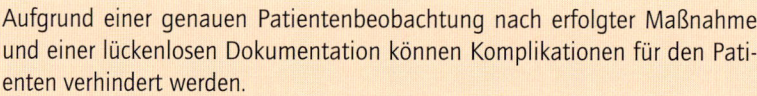

Aufgrund einer genauen Patientenbeobachtung nach erfolgter Maßnahme und einer lückenlosen Dokumentation können Komplikationen für den Patienten verhindert werden.

2.2.8 Intravasale Zugänge bei Kindern

Intravenöse Zugänge bei Kindern werden aus den gleichen Gründen nötig wie bei Erwachsenen. Periphere Verweilkanülen sind in entsprechender Größe zu wählen. Wird eine langfristige parenterale Ernährung nötig, wird auch bei Kindern ein zentraler Venenkatheter gelegt. Es gelten die gleichen Richtlinien und Vorgehensweisen bei der Einlage und Pflege wie bei Erwachsenen.

Eine Besonderheit stellt die Möglichkeit des Nabelvenenkatheters bei Neugeborenen bis zum zehnten Lebenstag dar. Hier führt der Arzt den Katheter über die Nabelvene ein und platziert das distale Ende in der Vena cava inferior. Wird eine solche Punktion bei einem Neugeborenen geplant, muss die Nabelvene mit sterilen Kochsalztupfern feucht gehalten werden. Bei zu weit fortgeschrittener Verkrustung der Nabelwunde ist eine Punktion nicht mehr möglich. Diese Art von intravenösem Zugang findet sich in der Regel nur im intensivpflegerischen Bereich der Kinderheilkunde.

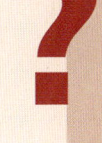

1 Welche Venen eignen sich zum Legen eines ZVK?

2 Welche Komplikationen können beim Legen eines ZVK auftreten?

3 Worauf achten Sie besonders in Ihrer Pflege bei einem liegenden ZVK?

1 Lesen Sie im Band 2 nach und benennen Sie die Venen der oberen Extremitäten und die Venen der unteren Extremitäten.

2 Erstellen Sie eine einfache Schemazeichnung, die den Verlauf der wichtigsten großen Venen der oberen Extremität darstellt.

3 Erarbeiten Sie sich die Hygieneregeln (z. B. hausinterne Standards) zum Umgang mit zentralen Venenkathetern und stellen Sie diese in Ihrer Klasse didaktisch aufbereitet mit verschiedenen Medien vor.

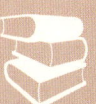

Holoch, Elisabeth / Gehrke, Ulrich / Knigge-Demal, Barbara / Zoller, Elfriede (Hrsg.):
Lehrbuch Kinderkrankenpflege, Huber Verlag, Bern 1999

Kirschnick, Olaf: Pflegetechniken von A–Z, Thieme Verlag, Stuttgart 2001

3 Injektionstherapie

Olga arbeitet seit vier Wochen auf der medizinischen Station im Klinikum Gutleben. Dort pflegt sie seit Tagen Frau Johanna Zauck, eine nette ältere Dame. Ursprünglich wurde die Patientin mit unklaren Symptomen wie Abgeschlagenheit und Müdigkeit stationär aufgenommen. Die verschiedenen Untersuchungen haben ergeben, dass Frau Zauck an einem Diabetes mellitus erkrankt ist, der nun mit Insulin behandelt wird. „Ich bin ja froh, dass es nichts Schlimmeres ist", berichtet die Patientin Olga am Nachmittag, nachdem sie die Ergebnisse erfahren hat. „Aber ich weiß überhaupt nicht, wie ich das machen soll mit diesen Spritzen. Ich würde es gerne lernen, damit ich nicht länger auf Hilfe angewiesen bin. Meinen Sie, ich schaffe das? Sie spritzen doch auch immer abends dieses Blut verdünnende Medikament." Olga blickt zuversichtlich die Patientin an. „Das schaffen Sie bestimmt. Ich habe es ja auch erst lernen müssen, aber mit ein wenig Übung ist das wirklich kein Problem. Außerdem denke ich, dass Sie einen Pen erhalten werden, damit ist es dann noch einfacher." Frau Zauck schaut ein wenig verwirrt und möchte mehr erfahren.

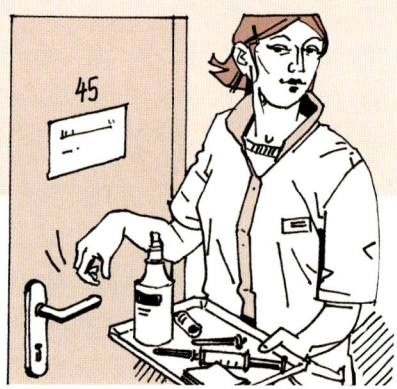

1 Welchen Vorteil könnte die Verabreichung mit einem Pen im Gegensatz zu einer Spritze für die Patientin haben?

2 Überlegen Sie, wie Olga der Patientin am einfachsten zeigen kann, wie man richtig spritzt.

3 Welche Informationen muss Olga an Frau Zauck weitergeben?

4 Welche Personen im interdisziplinären Team wären geeignet, Frau Zauck die Spritztechnik zu erklären?

Injektion: parenterale Verabreichung von Medikamenten oder anderen Stoffen nach Arztanordnung in das Gewebe mithilfe einer Injektionskanüle. Intraarterielle und intravenöse Injektionen werden vom Arzt durchgeführt. Subkutane und intramuskuläre Injektionen fallen in den Aufgabenbereich der Pflegenden. Für jede Injektion durch die Pflegeperson muss eine Arztanordnung vorliegen

Haut
Band 2, D 1

3.1 Arten von Injektionen

Je nach zu verabreichendem Medikament werden die Arten der Injektionen unterschieden. Diese sind:

- subkutane Injektionen (s. c. Injektionen)
- intramuskuläre Injektionen (i. m. Injektionen)
- intravenöse Injektionen (i. v. Injektionen)
- intraarterielle Injektionen (i. a. Injektionen)
- intrakutane Injektionen

Im Folgenden werden nur die Arten ausführlich beschrieben, die von pflegerischer Relevanz sind. In der ärztlichen Anordnung muss immer die Art der Injektion enthalten sein. In einigen Fällen können Medikamente auf mehrere Arten gespritzt werden (Hinweise finden sich auf der Packung und im Beilagezettel des Medikaments). Hier entscheidet sich die Injektionsart nach dem gewünschten Wirkungseintritt.

Injektionsarten und ihre Besonderheiten

Injektionsart	Erklärung	Besonderheiten	Indikationen
subkutane Injektion	Verabreichung eines Medikaments unter die Haut ins Unterhautfettgewebe (Subkutis).	Die Resorption des Medikaments findet verzögert statt. In der Regel tritt die Medikamentenwirkung nach 15 Minuten ein.	Insulin- und Heparininjektion Schmerzmittelinjektion
intrakutane Injektion	Verabreichung eines Medikaments in die oberste Hautschicht (Epidermis).	Die Resorption des Medikaments findet nach 20–60 Stunden statt.	Allergieaustestung Lokalanästhesie (Quaddeln) vor Punktionen Impfung Sensibilisierungstest (z. B. Tuberkulintest)
intramuskuläre Injektion	Verabreichung eines Medikaments in den Muskel.	Die Resorption des Medikaments findet durch die bessere Durchblutung des Muskels im Gegensatz zum Fettgewebe schneller statt, d. h. bereits nach 30 Minuten.	Schmerzmittelinjektion Impfung (z. B. Tetanus) Injektionen von Präparaten mit Depotwirkung

Um die subkutane Injektion für Menschen, die sich selbst ihr Medikament (in der Regel Insulin) spritzen, zu erleichtern, wurden die so genannten Pens erfunden. Sie erlauben eine Form der subkutanen Injektion über eine Injektionshilfe in Füllhalterform, bestehend aus einer Medikamentenpatrone, einem Dosierkopf zum Einstellen der Medikamenteneinheiten und einer Injektionskanüle. Durch Knopfdruck wird die vorgegebene Medikamentenmenge gespritzt.

Diabetes mellitus Band 3, J 3

3.1.1 Subkutane Injektion

Diese Art der Injektion kommt häufig in der klinischen, aber auch häuslichen Pflege vor. Bevor eine subkutane Injektion durchgeführt werden kann, müssen die benötigten Materialien und das entsprechende Medikament vorbereitet und der Patient über die Maßnahme informiert werden.

> Bei der subkutanen Medikamentenverabreichung sind die üblichen Grundsätze der Medikamentengabe zu befolgen. Richtiger Patient, richtiges Medikament, richtige Dosierung, richtiger Zeitpunkt und richtige Verabreichungsart?

Verabreichung von Medikamenten
Band 4, D 2.4

Für die Zubereitung der Injektion sollte man sich einen ruhigen Platz suchen, damit man ungestört die Angaben überprüfen kann. In der Regel verfügen die Stationen über ein separates Zimmer, in dem Injektionen und Infusionen gerichtet werden.

Zur Vermeidung eines Injektionsschadens dürfen Injektionen nicht in entzündete oder geschwollene Gewebeabschnitte (z. B. Ödeme, Hämatome), in veränderte Hautareale (z. B. Narben, Muttermale), bei Patienten mit Gerinnungsstörungen (gilt nur für intramuskuläre Injektionen) oder mit einer Zentralisation des Kreislaufs verabreicht werden, da das Medikament in diesem Zustand subkutan nur sehr langsam resorbiert – also vom Körper aufgenommen – wird (z. B. bei Herzinfarkt, Schock).

Es empfiehlt sich, folgende Materialien bereitzustellen:

♦ Verordnungsplan
♦ Spritzentablett
♦ verordnete Injektionslösung
♦ Zellstofftupfer
♦ Aufziehkanüle, sterile Injektionskanüle (Größe z. B. 20–25 G)
♦ sterile Einmalspritze (Größe der Injektionsmenge entsprechend, bei Insulininjektion Spritze mit spezieller Graduierung)
♦ Pflaster
♦ Kanülenabwurfbox
♦ Hautdesinfektionsmittel

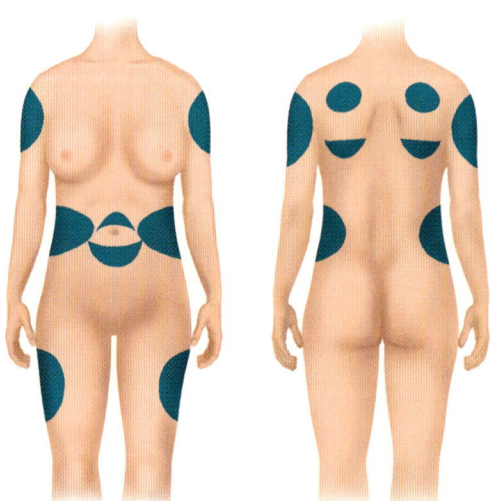

Mögliche Körperregionen für subkutane Injektionen

!

> Wegen der Gefahr der Nachblutung aus der Einstichstelle sollten sowohl bei der s. c. als auch bei der i. m. Injektion Handschuhe getragen werden.

Durchführung

Der fachgerechte Ablauf wird im Folgenden beschrieben. Beachten Sie immer auch die hausinternen Richtlinien und Pflegestandards.

♦ Injektionsstelle desinfizieren (Einwirkzeit beachten!)

♦ Bei Injektionen mit dem eigenen Pen ist keine Desinfektion erforderlich, weil die körpereigenen Keime der Haut keine Gefahr für den Patienten darstellen.

♦ Hautfalte mit Daumen und Zeigefinger abheben, bei sehr dünnen Patienten die Haut spannen und möglichst schräg subkutan stechen.

♦ Injektionsnadel im 45°- bzw. 90°-Winkel einführen. Selbst aufgezogene Insuline im 45°-Winkel in die Bauchdecke verabreichen zur besseren Handhabe.

♦ Insulin-Pen werden im 90°-Winkel eingestochen, ebenso Fertigspritzen (Einmal) mit Heparin im Winkel von 90° einstechen.

♦ Medikament ohne zu aspirieren langsam injizieren. Nach der Injektion Kanüle noch drei Sekunden liegen lassen, um einen Rückfluss des Medikaments beim Herausziehen zu vermeiden.

♦ Patienten auf mögliche Nebenwirkungen beobachten.

♦ Nadel herausziehen und den Tupfer auf die Einstichstelle legen.

♦ Kanüle direkt in der Kanülensicherheitsbox entsorgen.

♦ Einstichstelle abtupfen (Medikament nicht verreiben!)

♦ Eventuell Pflaster auf die Einstichstelle kleben.

♦ Nach der Injektion kann der Patient die Injektionsstelle wieder bedecken und eine bequeme Lage einnehmen.

♦ Gebrauchte Materialien werden nach Vorschrift entsorgt.

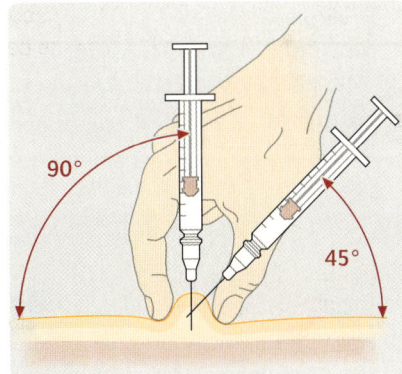

Spritzwinkel

Beispiel: Injektionsschema

Wenn Patienten über lange Zeit subkutane Injektionen erhalten, wie z. B. Menschen mit Diabetes, empfiehlt sich das Anlegen eines Injektionsschemas. Darin werden Injektionsstellen für jede neue Injektion festgelegt und täglich gewechselt, um die Haut und das darunter liegende Gewebe zu schonen. Meist bringen Menschen, die einen insulinpflichtigen Diabetes mellitus haben, ihr Spritzenbuch mit. Dort ist häufig ein solches Schema patientenindividuell eingezeichnet.

Subkutane
Injektion
Band 4, E 3.1.1

Hilfreich zur Reflektion der Situation sind folgende Fragen:

Blutet es nach aus der Einstichstelle? Dokumentation in den Patientenunterlagen erfolgt? Geht es dem Patienten gut? Benötigt der Patient noch etwas?

3.1.2 Intrakutane Injektion

Die intrakutane Injektion wird nur selten durchgeführt. Vorbereitend sind dieselben Materialien wie bei der subkutanen Injektion bereitzulegen.

Auch die Durchführung ähnelt der subkutanen Injektion – jedoch mit kleinen Unterschieden:

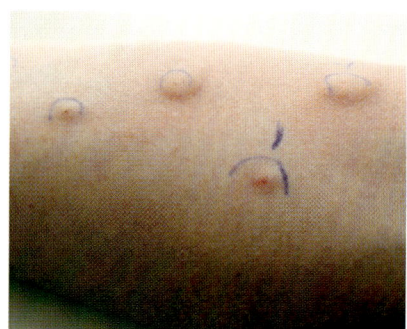

Patient mit gequaddelten Stellen

- Injektionsstelle (z. B. Unterarminnenseite, Schulterblattbereich) auswählen und Patient unterstützen, sich bequem zu lagern.
- Haut spannen, Anschliff der Kanüle zeigt nach oben und Injektionsnadel flach zur Haut in einem Winkel von ca. 30 Grad einführen.
- Medikament langsam injizieren. Bei korrekter Applikation kommt es zur Quaddelbildung (kleine Hauterhebung).
- Nach der Injektion keinen Tupfer auf die Einstichstelle drücken oder Quaddel verreiben.
- Injektionsstelle bei Austestung einer Allergie mit einem Fettstift markieren und Patienten informieren, den markierten Bereich nicht zu berühren oder zu waschen.

Die Nachbereitung entspricht dem Vorgehen bei der subkutanen Injektion.

Zum Reflektieren der Situation sind folgende Fragen hilfreich:

Wurde die Einstichstelle markiert? Ist notiert, welche Stellen nicht gewaschen werden dürfen?

3.1.3 Injektion mit dem Pen

Diabetes
mellitus
Band 3, J 3

Diese Art der Injektion wurde für den selbstständigen Umgang der Patienten mit zu verabreichenden Medikamenten entwickelt. Häufig findet man sie bei Menschen mit einem insulinpflichtigen Diabetes mellitus. Auch andere Arten von Medikamenten – vorwiegend Hormone (z. B. Wachstumshormone) – lassen sich auf diese Art applizieren. Zum Pen gehören Zusatzmaterialien wie Spezialkanüle, Etui und eventuell neue Zylinderampulle.

Der Ablauf ähnelt der subkutanen Injektion mit Kanüle und Spritze.

- Spezialkanüle auf den Pen aufschrauben, eventuell ist die Mehrfachbenutzung möglich. Die meisten Benutzer bevorzugen jedoch die einmalige Verwendung, da die Spitze nach Gebrauch schnell stumpf wird und so die nächste Injektion schmerzhaft sein kann. Aus Kostengründen werden in der häuslichen Pflege die Nadeln von den Patienten jedoch mehrmals verwendet.

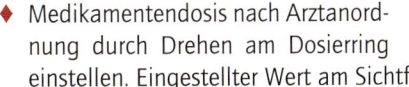

Pen zur subkutanen Injektion

- Medikamentendosis nach Arztanordnung durch Drehen am Dosierring einstellen. Eingestellter Wert am Sichtfenster ablesbar.

- Injektionsstelle nach Injektionsschema auswählen, Schutzkappe von der Kanüle entfernen.

- Hautfalte abheben und Injektionsnadel im 90°-Winkel einführen.

- Medikament durch Druck auf den Penkopf vollständig injizieren und Kanüle kurz im Stichkanal belassen, um den Rückfluss des Medikaments beim Herausziehen zu vermeiden.

- Injektionsnadel rasch herausziehen.

- Nach der Injektion Sicherungsring wieder in die Ausgangsposition drehen, Spezialkanüle abschrauben und direkt in die Kanülensicherheitsbox entfernen.

Kanülenlänge zur subkutanen Injektion

Kanülenlänge	Farbkodierung	Injektionsanwendung
6 –12 mm	Pen-Nadel	Insulin
12 –16 mm	Lichtgrau/orange	Insulin/Heparin

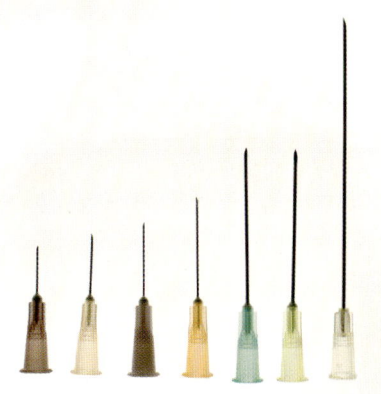

Mögliche Kanülen

Subkutane Injektion Band 4, E 3.1.1

3.1.4 Intramuskuläre Injektion

Um zu erreichen, dass bestimmte Medikamente schnell vom Körper aufgenommen werden, appliziert man sie in das gut durchblutete Muskelgewebe, z. B Schmerzmittel. Auch Medikamente mit einer so genannten Depotwirkung (z. B. Vitamine) werden intramuskulär verabreicht. Prinzipiell ist jeder Muskel für die Injektion geeignet, es werden doch drei Stellen am Körper bevorzugt.

♦ Oberarmmuskel (Bizeps)

♦ großer Gesäßmuskel (Musculus glutaeus maximus)

♦ Außenseite des Oberschenkelmuskels

**Herzinfarkt
Band 3, H 2.1**

Kontraindikationen für eine intramuskuläre Injektion sind über die bei subkutanen Injektionen beschriebenen Hautzustände hinaus auch eine veränderte Gerinnungsneigung des Patienten. Dies trifft für Patienten mit einer oralen Antikoagulantientherapie oder nach durchgeführter Lysetherapie (medikamentöse Auflösung eines Blutgerinnsels, z. B. bei einem Herzinfarkt oder Schlaganfall) sowie bei angeborenen oder erworbenen Blutgerinnungsstörungen zu.

Das benötigte Material entspricht dem der subkutanen Injektion, mit Ausnahme der entsprechenden Injektionskanüle, die in der Regel länger und ein wenig dicker ist. Die Durchführung gleicht den ersten Schritten der subkutanen Injektion. Die Abweichungen werden unter den einzelnen Injektionssorten behandelt.

> **!** Das fachgerechte Durchführen einer intramuskulären Injektion ist von großer Bedeutung. Der Einstich darf nicht zu tief sein, damit beispielsweise der Knochen oder die Knochenhaut nicht verletzt werden, muss aber tief genug sein, damit das Medikament tatsächlich in den Muskel gespritzt wird.

Injektion in den Oberarmmuskel

Der Patient sollte sich setzen und den betreffenden Arm locker nach unten hängen lassen. Mit der freien Hand drückt die Pflegende den Muskel etwas zusammen, damit er sich leicht abhebt. Im 90°-Grad Winkel wird die Kanüle in den Muskel eingestochen, die Flüssigkeit wenig aspiriert, um sicherzugehen, dass man nicht in ein Blutgefäß gestochen hat. Die Flüssigkeit langsam injizieren. Die Nachbehandlung entspricht der bereits beschriebenen subkutanen Injektion.

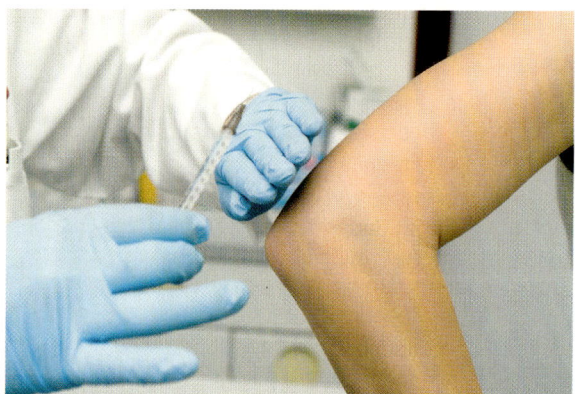

Auffinden der richtigen Injektionsstelle

Injektion in den Gesäßmuskel

Anatomisch befindet sich der Ischiasnerv nahe der möglichen Injektionsstelle. Daher ist es erforderlich, dass der Injektionsort fachgerecht bestimmt wird. Dies geschieht durch eine einfache Abmessmethode, ausgehend vom Beckenkamm des Patienten.

Schadenersatz

In den letzten Jahren ist es immer wieder zu unsachgemäßen intramuskulären Injektionen und Folgeschäden für den Patienten gekommen. In der Regel handelt sich dabei um Abszessbildungen im Applikationsgebiet, die entsprechend behandelt werden müssen. Bei einer Schadenersatzklage und einer Gerichtsverhandlung wurden diese Fehler bekannt. In einigen Fällen wurden die verantwortlichen Pflegenden zu Geldstrafen verurteilt.

Beispiel: Bestimmung des Injektionsortes ventroglutäal nach v. Hochstetter

Diese Injektionstechnik orientiert sich an Knochenvorsprüngen, die auch für Anfänger leicht zu finden sind.

Ein Schwurfinger der ertastenden Hand wird auf den vorderen Darmbeinstachel (Spina iliaca anterior superior) gelegt. Der zweite Schwurfinger tastet den Darmbeinkamm (Crista iliaca) bis zum Darmbeinhügel (Eminentia cristae iliaca) entlang.

Damit der Handballen auf den großen Rollhügel (Trochanter major) zu liegen kommt, wird der dorsale Schwurfinger ca. zwei bis drei Zentimeter nach unten verschoben. Der erste Finger bleibt auf dem Darmbeinstachel, der so zum Drehpunkt dieser Handbewegung wird. Die Injektion erfolgt in die untere Hälfte des zwischen Zeige- und Mittelfingers entstehenden Dreiecks und erreicht so den mittleren und kleinen Gesäßmuskel (Musculus glutaeus medius et minimus) in großer Distanz zu Nerven und Blutgefäßen. Dabei ist es unerheblich, welche Hand an welcher Körperseite des Patienten für das Auffinden der Einstichstelle angelegt ist, da in der Länge der gespreizten Finger keine wesentlichen Unterschiede zwischen Zeige- und Mittelfinger bestehen und das aufgesuchte Injektionsgebiet an dieser Stelle so viel Spielraum zulässt. Nach dem Einstechen in das Körpergewebe aspirieren, dabei die Kanüle fixieren, um Lageveränderungen zu vermeiden, bei Aspiration von Blut Vorgang abbrechen, Medikament neu aufziehen und Injektion an anderer Stelle wiederholen.

Die Nachbereitung entspricht dem üblichen Vorgehen nach Injektion.

Äußert der Patient beim Einführen der Kanüle einen stechenden Schmerz mit Ausstrahlen in das Bein, wurde vermutlich ein Nerv angestochen. Dann Kanüle sofort entfernen und den behandelnden Arzt informieren, ebenso bei Taubheitsgefühl oder Missempfindungen.

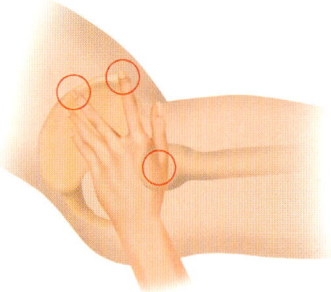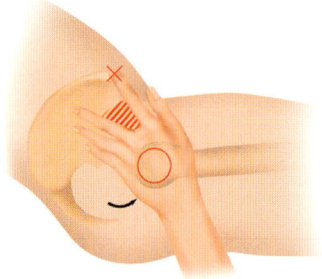

Intramuskuläre Injektion nach Hochstetter

Nach durchgeführter Injektion können folgende Fragen zur Reflexion der Situation nützlich sein:

Blutet es nach aus der Einstichstelle? Ist der Patient informiert, sich bei Veränderungen zu melden (wenn Schmerzen oder Ähnliches auftreten) und ist die Rufanlage in Reichweite? Wirkt das Medikament?

Injektionen in den Oberschenkel

Die Vorbereitung von Material und Patient entspricht der Vorgehensweise bei der subkutanen Injektion.

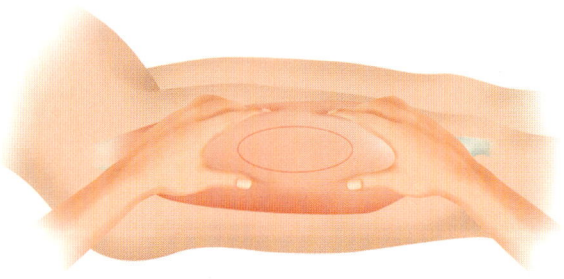

Am einfachsten lässt sich eine intramuskuläre Injektion in den Oberschenkel durchführen, wenn der Patient auf dem Rücken liegt. Dabei sollte der Oberschenkelmuskel möglichst entspannt werden. Auch hier ist die fachgerechte Bestimmung des Injektionsortes wichtig. Die beste Stelle befindet sich ca. eine Handbreit unterhalb und oberhalb des Oberschenkels, also im mittleren Drittel der Außenseite.

Abmessen des Injektionsortes – Oberschenkel

Komplikationen und Risiken bei intramuskulären Injektionen

Trotz fach- und sachgerechter Durchführung kann sich nach einer intramuskulären Injektion eine Komplikation entwickeln. Aufgabe der Pflegenden ist es, diese Veränderungen rechtzeitig zu erkennen, zu dokumentieren und unmittelbar den Arzt darüber zu informieren. Nur so kann gewährleistet werden, dass die auftretende Komplikation schnell behandelt wird.

Mögliche Komplikationen bei intramuskulärer Injektion

Während der Injektion	Nach der Injektion
– Aspiration von Blut: Injektion abbrechen bei Aspiration von Blut, weil es sonst zu Schmerzreaktionen und/oder Hämatombildung kommen kann; die Möglichkeit, dass die Injektion versehentlich intravenös verabreicht wird, muss unbedingt vermieden werden. – Abbrechen der Kanüle (Materialschaden seitens der Hersteller); die abgebrochene Nadel wird dann operativ entfernt, dies tritt sehr selten auf – Treffen eines Nervs, Nervenreizung und Nervenschädigung (durch das injizierte Medikament), dadurch kann es zu Sensibilitätsstörungen, Bewegungseinschränkungen oder Lähmungserscheinungen im Bein auf der betroffenen Seite kommen – Angst vor der Injektion mit vegetativen Erscheinungen, z. B. Pulsbeschleunigung, Zittern, Angstschweiß	– Nachblutungen (z. B. bei Patienten mit Antikoagulantien- oder frischer Lysebehandlung ist eine i. m. Injektion verboten) – Nervenreizung, Nervenschädigung, Nervenlähmung – Hämatome – Infektion – Fettembolie – Abszesse (wenn das Medikament nicht tief genug in den Muskel injiziert wird, bei kontaminierten Materialien) – Vernarbungen von Gewebe (bei zu häufigen Injektionen in die gleichen Körperstellen) – allergische Erscheinungen (z. B. Hautausschlag, Übelkeit, anaphylaktischer Schock) – Schmerzen, die in die Extremität ausstrahlen (z. B. wenn die Knochenhaut verletzt wird) – Missempfindungen, Kribbeln, Ziehen, Hitze in der Körperseite

3.1.5   Intravenöse Injektion

In seltenen Fällen kann es vorkommen, dass einem Patient ein Medikament direkt in die Vene injiziert werden muss. Gründe dafür können zum einen die geplante – nur einmalige – Gabe des Medikaments oder eine Notfallsituation sein.

Die geeignete Stelle für die intravenöse Injektion ist die Vene in der Ellenbeuge.

> Die intravenöse Injektion wird ausschließlich von einem Arzt/einer Ärztin durchgeführt.

Wird die mehrmalige intravenöse Medikamentengabe nötig, erhält der Betroffene einen intravenösen Zugang, also eine periphere Verweilkanüle, die ebenfalls durch den Mediziner gelegt wird. So besteht die Möglichkeit, kontinuierlich Medikamente zu verabreichen (z. B. Heparin als Dauerinfusion) oder als Bolus (z. B. Antiemetika) zu spritzen.

Periphere Verweilkanüle Band 4, E 2.1

3.1.6 Injektion bei Kindern

Das Kind erfasst abhängig vom Alter und Entwicklungsstand die Maßnahme einer Injektion unterschiedlich. Diesem Umstand ist bei der Durchführung Rechnung zu tragen. Im Einzelfall sollte versucht werden, mit dem älteren Kind eine Technik zu besprechen, die es ihm ermöglicht, den Injektionsschmerz zu bewältigen. Die Vorbereitung einer Injektion bei Kindern gleicht dabei im Wesentlichen derjenigen bei Erwachsenen.

Die kindlichen Proportionen von subkutanem und Fettgewebe machen es nötig, die Länge der Kanüle bei intramuskulären Injektionen nach folgender Formel auszurechnen: Fettgewebe in mm plus die Hälfte der Muskelgewebedicke in mm plus 10 mm Sicherheitsabstand plus drei mm Anschliff. Mit der so gewählten Nadellänge ist eine sichere Injektion möglich.

Auch bei Kindern wird häufig der große Gesäßmuskel als Injektionsort gewählt. Die Methode der Abmessung unterscheidet sich jedoch von derjenigen bei Erwachsenen. Das Kind wird in die Seitenlage gebracht, wobei der Kopf links von der Pflegenden liegt. Die linke Hand der Pflegenden markiert den Darmbeinkamm. Mit der rechten Hand misst die Pflegende nun unterhalb des Darmbeinkamms je nach Körpergröße des Kindes mit den Fingern die entsprechende Stelle ab. Bei Kindern von einem Meter nimmt man einen Finger, bei Kindern von einem bis eineinhalb Meter nimmt man zwei, bei noch größeren Kindern nimmt man drei Finger. Dieses Vorgehen wird Methode nach Sachtleben genannt.

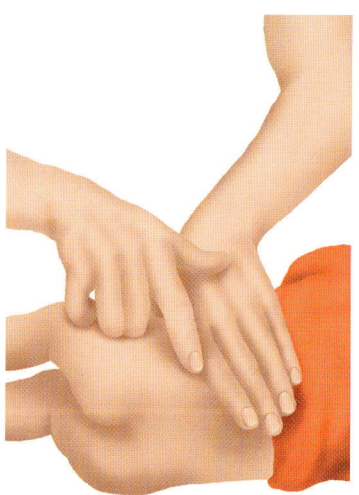

Aufsuchen der Injektionsstelle bei Kindern

3.2 Dokumentation

Grundsätzlich ist das Anordnen von Injektionen vom Arzt auf dem Verordnungsblatt zu dokumentieren. Dort muss ersichtlich sein, welches Medikament in welcher Dosierung zu welchem Zeitpunkt bei dem entsprechenden Patienten verabreicht werden soll. Die ausführende Pflegeperson dokumentiert den Zeitpunkt der durchgeführten Injektion (subkutan oder intramuskulär) und die eventuell beobachtete Reaktion des Patienten mit ihrem Handzeichen in den Patientenunterlagen.

1 Welche Injektionsarten gibt es, und in welcher Situation werden sie angewendet? Erstellen Sie eine Tabelle.

2 In welcher Weise können Sie insulinpflichtige Patienten anleiten, damit sie die regelmäßigen subkutanen Injektionen ohne Komplikationen auch jahrelang durchführen können?

3 Zu welchen Komplikationen kann es bei einer nicht fachgerecht durchgeführten intramuskulären Injektion kommen? Zählen Sie die wichtigsten auf und ordnen Sie diese nach der Priorität.

4 Bei welchen Erkrankungen ist die Durchführung einer intramuskulären Injektion absolut kontraindiziert? Nennen Sie mindestens drei.

5 Welche Besonderheiten sind bei der Durchführung von Injektionen bei Kindern zu beachten?

1 Zeichnen Sie in einem Körperschema mögliche Orte ein, die sich für eine subkutane Injektion besonders eignen. Markieren Sie darüber hinaus die Stellen, an denen keine subkutane Injektion durchgeführt werden darf.

2 Erstellen Sie ein Informationsblatt für Patienten und Bewohnerinnen über die Durchführung einer intramuskulären Injektion nach der v. Hofstetter Methode. Über was genau müssen die Betroffenen informiert werden?

3 Üben Sie im Rollenspiel die Situation, in der ein vierjähriges Kind eine intramuskuläre Injektion benötigt. Wie gehen Sie auf das Kind ein, wie gehen Sie auf die anwesenden Eltern ein?

Holoch, Elisabeth / Gehrke, Ulrich / Knigge-Demal, Barbara / Zoller, Elfriede (Hrsg.): Lehrbuch Kinderkrankenpflege. Huber Verlag, Bern 1999

Kirschnick, Olaf: Pflegetechniken von A–Z, Thieme Verlag, Stuttgart 2001

Schneider, Rainer / Kunz, Winfried: Systematik der Krankenpflege, 4. Auflage, Schlütersche Verlagsgesellschaft, Hannover 1995

4 Infusionstherapie

Tim hat Spätdienst auf der chirurgischen Station im Klinikum Gutleben. Herr Bernd Layer – ein Patient, den Tim schon vor der Operation gepflegt hat – wurde am Vormittag an einer Nabelhernie operiert. Herr Layer leitet am Down-Syndrom, in einer mild ausgeprägten Form. Vor der Operation hat er sich selbstständig versorgt. Damit der Patient nach der Operation engmaschig überwacht werden konnte, wurde er länger als üblich im Aufwachraum betreut. Die Pflegende des Anästhesieteams übergibt am Nachmittag Tim und Yvonne Maurer den Patienten, und sie bringen ihn zurück auf die Station. Herr Layer ist ansprechbar und orientiert. „Ich habe Bauchschmerzen", äußert er sich, kaum ist er wieder im Zimmer. Yvonne Maurer schaut auf dem Verordnungsblatt nach und sagt: „Ich gebe Ihnen sofort etwas, die letzte Schmerzmittelgabe ist ja schon eine Weile her. Dann bringe ich auch gleich eine verordnete Infusionen mit." Tim folgt ihr und beobachtet sie bei der Zubereitung der benötigten Medikamente und Infusionen.

1   Menschen mit Behinderung sind häufig in besonderer Form auf Hilfe und Unterstützung im Krankenhaus angewiesen. Wie könnte diese Unterstützung jeweils aussehen?

2   Wahrscheinlich konnten Sie bereits Erfahrungen mit Patienten sammeln, die eine Infusion hatten. In welcher Weise hat die Infusion Ihre Pflege behindert oder unterstützt? Diskutieren Sie pro und contra für ein frühzeitiges Entfernen der Infusion.

3   Worauf sollte Tim im weiteren Verlauf der Pflege von Herrn Layer Wert legen?

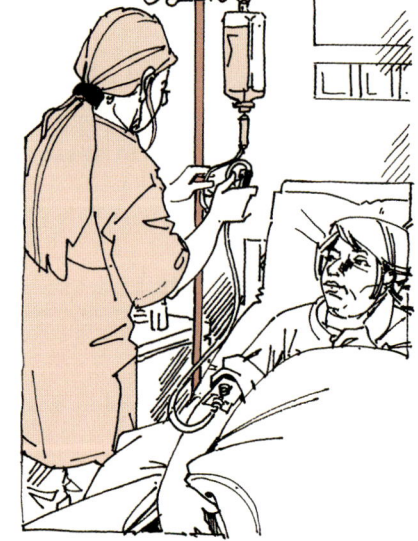

4.1 Indikationen

In der häuslichen Pflege sind Infusionen seltener und falls sie notwendig werden, erhält der Betroffene die Infusionen in der Regel in der Hausarztpraxis, in der er während der Dauer der Infusion vom dortigen Personal überwacht wird. Im Langzeitpflegebereich begleiten Pflegende ebenfalls selten Bewohner und Bewohnerinnen, die eine Infusion benötigen.

Im Akutpflegebereich eines Krankenhauses hingegen erhalten die Patienten häufig eine intravenöse Infusionstherapie. Die häufigsten Gründe dafür sind:

♦ parenterale Verabreichung von verschiedenen Flüssigkeiten

♦ Notwendigkeit, bestimmte Medikamente schnell wirksam (z. B. Antiemetika oder Antibiotika intravenös) oder kontinuierlich zu verabreichen, z. B. intravenöse Heparindauertherapie

♦ parenterale Ernährung, z. B. nach einer großen Operation des Magen- und Darmtraktes oder bei bewusstlosen Patienten, die nicht über eine PEG-Sonde ernährt werden

♦ offen halten von peripheren Verweilkanülen und zentralen Venenkathetern

> Die Anordnung der Infusionstherapie – also Menge der Infusionsflüssigkeit, die innerhalb einer festgelegten Zeit (normalerweise in 24 Stunden) dem Patienten zugeführt werden soll und Art der Infusionszusammensetzung – liegen im Aufgabenbereich des Arztes.
>
> Das Richten der Infusionen (der Trägersubstanz, z. B. Kochsalzlösung – NaCl 0,9 % – oder Ringerlösung werden bestimmte Zusätze beigefügt, z. B. Kaliumchlorid oder Heparin) gehört zum Aufgabenbereich der Pflegenden. Der Arzt schließt den Patienten zu Beginn der Therapie an die Infusion an, die Pflegenden beobachten den Patienten, überwachen die Infusion und dokumentieren die erhaltenen Flüssigkeitsmengen und Medikamente.

4.2   Richten einer Infusion

Bevor die Infusion gerichtet werden kann, sind verschiedene Aspekte zu prüfen. Die benötigten Informationen sollten auf der schriftlichen Anordnung durch den Arzt ersichtlich sein. Bestehen hier Unklarheiten, sollte unbedingt nachgefragt werden.

♦ Welche Trägersubstanz soll verabreicht werden?

♦ Verfallsdatum der Lösung? Hier wird die Infusionslösung entsprechend überprüft.

♦ Trübungen, Ausfällung, Verfärbung der Lösung? Durch Inspektion der Flasche lassen sich solche Veränderungen feststellen. Bei Unsicherheiten sollte die Lösung nicht verwendet werden und später eventuell mit einer Kollegin genauer angeschaut werden.

♦ verordnete Zusätze bereitstellen

♦ Spritzen und Kanülen bereitlegen. Für jeden Zusatz ist eine neue Spritze und Kanüle zu verwenden. So können eventuelle Medikamentenreaktionen verhindert werden.

♦ Infusion mit Name des Patienten, Zimmernummer, eventuell Bettnummer und allen beigefügten Zusätzen beschriften. Hier haben sich vor allem Infusionsaufkleber bewährt, die ausgefüllt auf die Flasche oder auf den Plastikbeutel geklebt werden oder wasserfeste Stifte zum Beschriften der Infusion.

Verabreichung von Medikamenten
Band 4, D 2.4

Ähnlich der Überprüfung bei der Medikamentenverabreichung – auch Infusionen und ihre Zusätze sind Medikamente – können die 5 R als Checkliste hilfreich sein:

- richtiger Patient (Zimmernummer, Vor- und Zuname)
- richtige Infusion (Patientenunterlagen, Dokumentation)
- richtige eigene Vorbereitung (Information über den Patienten, zu beachtende Hygiene)
- richtiger Zusatz (verordnetes Medikament)
- richtiger Zeitpunkt (Vorbereitung der Infusion und des benötigten Zubehörs kurz vorher)

Zum Richten der Infusionen sollte man sich einen ruhigen Ort suchen, damit man beim Zufügen der verschiedenen Zusätze nicht gestört wird.

> Infusionen sollten erst kurz vor Gebrauch gerichtet und mit den nötigen Zusätzen versehen werden. Dies ist häufig nicht möglich, da Pflegende von den Zeiten, in denen ein Arzt für das Anlegen der Infusion zur Verfügung steht, abhängig sind. Um dort für die nötige Patientensicherheit zu sorgen, erlassen die Krankenhäuser durch die Hygienekommissionen Richtlinien, die das Vorgehen genau regeln.

Beim Richten einer Infusion oder eines ganzen Programms – der Patient erhält mehrere Infusionen parallel oder über den Tag verteilt – müssen die Grundsätze der Hygiene eingehalten werden. Dadurch wird verhindert, dass sich Keime in den Flüssigkeiten oder Infusionsbeuteln bilden und über den Blutweg in den Patienten gelangen, wo sie schwere Infektionen auslösen könnten.

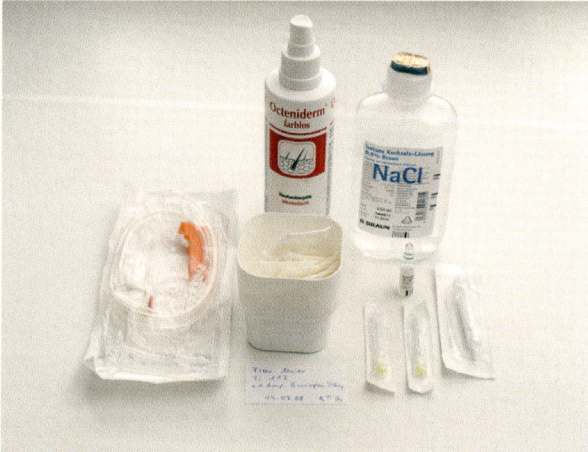

Bereitgestellte Materialien zur Infusion

Vorgehen beim Richten einer Infusion

Schritte	Begründung
Hygienische Händedesinfektion	Keimreduktion
Bereitstellen aller benötigten Materialien	zügiges Arbeiten, das nicht ständig unterbrochen wird
Infusion in Zubereitungshilfe stellen (bei Plastikbeuteln) und Verschlusskappe bzw. Deckel der Glasflasche entfernen	Plastikbeutel erhält einen besseren Stand, was das Einspritzen der Zusätze erleichtert. Alternativ: Beutel mit einer Hand festhalten und mit der anderen Hand die Zusätze einspritzen.
Vorgesehene Durchstichstellen gründlich desinfizieren	Keimreduktion
Zusätze nach Verordnung aufziehen. Kontrolle, ob richtige Infusion für richtigen Patienten zum richtigen Zeitpunkt. Jeder Zusatz wird mit neuer Kanüle und neuer Spritze aufgezogen und durch die Einstichstelle in die Infusion gespritzt.	Bestimmte Medikamente können ausflocken, wenn sie mit anderen Stoffen in Berührung kommen. Eine ausgeflockte Infusionslösung darf den Patienten auf keinen Fall verabreicht werden; sie ist sofort zu entsorgen.
Nach Zugabe aller verordneten Zusätze die Einstichstelle abschließend desinfizieren. Anschließend ist die Infusionsflasche unverzüglich zu beschriften, wobei alle beigefügten Medikamente aufzuführen sind.	Keimreduktion. Beim Richten mehrerer Infusionen werden Verwechslungen vermieden. Am Bett muss stets ersichtlich sein, welche Medikamente/Zusätze die Infusion enthält, dies ist im Notfall (z. B. bei einer allergischen Reaktion) essentiell.
Infusionsbesteck aus Verpackung entnehmen, Schutzkappe entfernen, Infusionsbesteck in die dafür vorgesehene – vorher desinfizierte – Stelle stecken	Keimreduktion
Rollklemme am Infusionsbesteck schließen und Infusion an den Infusionsständer hängen Durch leichtes Zusammendrücken der Tropfenkammer einen Flüssigkeitsspiegel in der Kammer herstellen (etwa 2/3 sollte die Kammer mit Infusionsflüssigkeit gefüllt sein). Rollklemme öffnen und Besteck vollständig mit Flüssigkeit füllen (in der Praxis spricht man von Entlüften).	Durch das Schließen der Rollklemme wird verhindert, dass bereits Flüssigkeit in das Besteck läuft. Der Flüssigkeitsspiegel gewährleistet, dass beim Entlüften keine Luftzwischenräume im Schlauch gebildet werden, die dann mit der Infusion in die Vene des Patienten geführt werden.
Infusionsschlauch aufrollen und so am Infusionsständer platzieren, dass er sicher mit keinen Gegenständen in Berührung kommt oder Konus des Schlauchsystems bis zum Anschluss mit Plastikhülle verschlossen halten	Keimreduktion, Hygiene

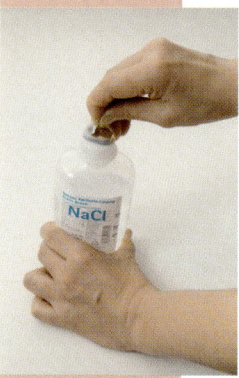 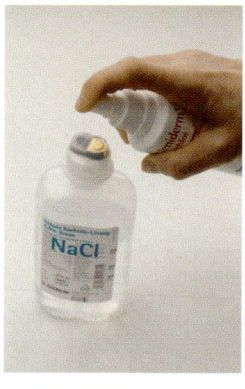 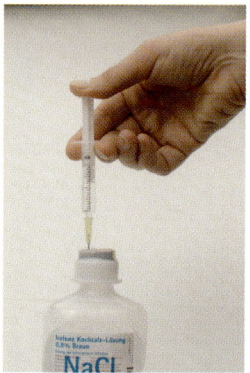 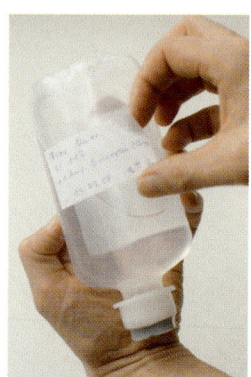

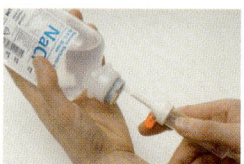 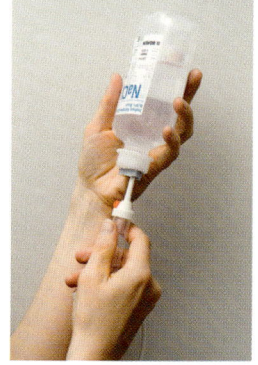 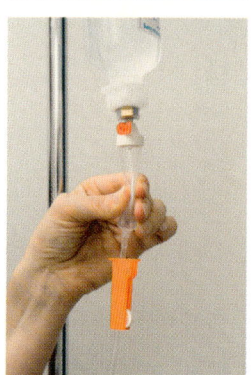

Richten einer Infusion – die einzelnen Schritte

In bestimmten Situationen wird es nötig, in eine bereits angehängte Infusion Zusätze zu geben. Dies muss beispielsweise geschehen, wenn die aktuellen Blutwerte eine Anpassung der Therapie nötig machen. Dann kann auf Anordnung in die Infusion, die bereits am Bett hängt, der entsprechende Zusatz dazugespritzt werden. Folgendes Vorgehen ist möglich:

◆ Überprüfung der Zumischbarkeit von Medikamenten zur Infusionslösung (Herstellerinformationen, Apotheke nachfragen)

◆ verordneter Zusatz wird in der Apotheke oder im Spritzenaufziehraum in eine Spritze aufgezogen und auf einem Medikamententablett zum entsprechenden Patienten gebracht

◆ Desinfektionsmittel und Tupfer werden bereitgelegt

◆ der Patient wird über die notwendige Anpassung der Infusion durch den Arzt informiert

◆ die laufende Infusion wird unterbrochen durch Verschluss der Rollklemme am Infusionsschlauch

◆ die Infusion wird vom Infusionsständer genommen und der Einspritzzugang wird desinfiziert

◆ anschließend wird der Zusatz eingespritzt, die Einstichstelle erneut desinfiziert und die Infusion wieder am Infusionsständer zum Laufen gebracht

◆ der hinzugefügte Zusatz ist auf der Infusion und in der Patientenakte zu vermerken

Infusionsreste

In einigen Situationen wird es nötig, die am Patient begonnene Infusion entweder vorzeitig zu wechseln (die Infusionstherapie wird geändert) oder ganz zu entfernen (Medikament, z. B. Heparininfusion, wird nicht länger benötigt), obwohl die Infusionsflasche oder der -beutel noch nicht leer sind. Die Flüssigkeit sollte aus der Flasche oder dem Infusionsbeutel entleert werden (Infusion hängt am Infusionsständer, Flüssigkeit läuft in das Waschbecken im Spritzenaufziehraum), bevor die Flasche in der Krankenhausapotheke oder in den Glasmüll, bzw. der Beutel in den Plastikmüll entsorgt wird.

Abfall-
beseitigung
Band 1, J 1.2.3

4.3 Infusionslösungen

In der modernen Gesundheitsversorgung stehen eine große Anzahl verschiedener Infusionslösungen für die individuelle intravenöse Therapie zur Verfügung. Auch Pflegende sollten die üblichen Infusionen kennen.

Verschiedene Arten der Infusionslösung

Arten	Verwendung/Indikation
Elektrolytlösungen	Blutisotone Grundlösungen Bilanzierende Elektrolytlösungen Vollelektrolytlösungen Korrigierende Elektrolytlösungen
Lösungen zur parenteralen Ernährung	Aminosäurelösungen Glucoselösungen, 5 %, 10 %, 20 %, 40 %, 50 %, 70 % Fettlösungen, z. B. Intralipid, Lipofundin 10 %, 20 % Mischlösungen
Onko- und Osmotherapeutika Werden in der Regel in der Apotheke gerichtet und kommen fertig auf Station	Onkotherapie Kolloidaler Volumenersatz Osmotherapeutika
Andere	Leberschutzlösungen Hämoderivate zur Infusion (Serumprotein bzw. Albuminlösungen), Serumderivate

Infusionen
Band 4, D 12

4.4 Parenterale Ernährung

Parenterale Ernährung: Die ausreichende Ernährung über die Vene durch Applikation von Grundnahrungsstoffen wie Fett, Eiweiß, Kohlenhydrate, Vitamine und Spurenelemente in gelöster Form unter Umgehung des Magen-Darm-Traktes. So wird die Versorgung der Patienten mit Nährstoffen und Flüssigkeit, z. B. nach großer Operation oder wenn die orale Aufnahme beeinträchtigt ist, gewährleistet.

Infusions-
lösungen
Band 4, E 4.3

Infusionsgeräte
Band 4, E 4.8

Die Anordnung der Menge, Zusammensetzung, Dauer und Verabreichungsfolge der Infusionslösungen zur parenteralen Ernährung obliegt dem behandelnden Arzt. Die Infusionslösungen zur parenteralen Ernährung sollten über einen zentralen Venenkatheter appliziert werden. Die Zusätze in den Infusionen können zu Reizungen der peripheren Venen führen, was einen ständigen Wechsel der Zugänge nötig machen würde. Außerdem können periphere Verweilkanülen häufig die Menge nicht bewältigen. Hinzu kommt die Gefahr, dass die Infusionen durch die Lageabhängigkeit peripherer Zugangswege nicht gleichmäßig laufen. Die parenterale Ernährung wird bevorzugt über Infusionsgeräte kontinuierlich verabreicht.

So ist eine sichere Überwachung der eingelaufenen und noch zu verabreichenden Infusionen möglich. Darüber hinaus erleichtert die kontrollierte Gabe mit Infusionsgeräten die beim ausgedehnten Infusionsprogramm nötige Bilanzierung der Ein- und Ausfuhr.

Von Herstellern werden verschiedene kalorische Infusionen und Fertigmischungen in Beuteln zur parenteralen Ernährung angeboten. Fettlösungen sind immer alleine als Einzelinfusion zu verabreichen und sollten alleine an einem Lumen des zentralen Katheters laufen. So sollen Reaktionen mit anderen Infusionen verhindert werden.

> Patienten, die parenteral ernährt werden, erhalten regelmäßige Blutuntersuchungen (Kalium, Natrium), um größere Schwankungen der Elektrolytkonzentration und anderer Blutwerte wie Kreatinin und Fettwerte rechtzeitig zu erkennen.

4.5 Pflege und Überwachung

Die Überwachung und Dokumentation der Infusionsmenge, Einfließgeschwindigkeit und die Bilanzierung der Ein- und Ausfuhr von Flüssigkeiten sind Aufgabe der Pflegenden. Erhält eine Patientin zum ersten Mal ein Medikament intravenös, muss auf Zeichen einer Unverträglichkeit – allergische Reaktion – geachtet werden.

> Bei beobachteter Unverträglichkeitsreaktion (z. B. Übelkeit, Erbrechen, Schwindel, Ausbildung von Hautreaktionen, Krampfanfällen) ist sofort die Infusionszufuhr zu unterbrechen und unverzüglich der Arzt zu informieren. Idealerweise geschieht dies durch eine zweite Pflegeperson, denn der Patient sollte in dieser Situation nicht alleine gelassen werden. Eine solche Situation ist ein Notfall und muss entsprechend behandelt werden.

4.5.1 Verbandwechsel

Die Einstichstelle des intravenösen Zugangs ist täglich auf Entzündungszeichen hin zu kontrollieren. Ist der Zugang mit einem Kompressenverband abgedeckt, muss dieser täglich gewechselt werden, bei der Versorgung mit einem durchsichtigen Verband genügt ein Verbandwechsel jeden zweiten Tag. Dies erfordert eine gute und nachvollziehbare Dokumentation, wann der letzte Verbandwechsel durchgeführt wurde. Zeigen sich Anzeichen einer Rötung der Einstichstelle oder einer

Venenentzündung (Phlebitis; zeigt sich oft an einer linienförmigen Rötung im Verlauf der Einstichstelle), ist der zuständige Arzt umgehend zu informieren.

In der Regel wird der Zugang dann gezogen und an einer anderen Stelle wird eine neue periphere Verweilkanüle gelegt.

4.5.2 Fließ- bzw. Tropfgeschwindigkeit

In den ärztlichen Anordnungen wird oft nur die Infusionsmenge, die über einen bestimmten Zeitraum verabreicht werden soll, notiert. Die Pflegenden sind dafür verantwortlich, dass diese Angaben eingehalten werden. Die Infusion darf nicht zu langsam laufen – der Patient benötigt eine vorgegebene Menge an Flüssigkeit und Medikament. Sie darf aber auch nicht zu schnell laufen – die Menge an Flüssigkeit bei manchen Patienten ist begrenzt, z. B. bei Menschen mit einer Herzinsuffizienz mit der Gefahr der Überwässerung (Hypervolämie) oder bei der Zugabe von Medikamenten.

Die Anzahl der Tropfen pro Minute, die eine Infusion über den gewünschten Zeitraum einlaufen soll, wird errechnet und durch Einstellen an der Rollklemme des Infusionsbestecks entsprechend variiert.

Herzinsuffizienz Band 2, H 3

> Beim Einstellen der Tropfgeschwindigkeit „per Hand" bewährt es sich, die Tropfen eine Minute mitzuzählen und so die richtige Geschwindigkeit einzustellen. Bei diesen so genannten „frei laufenden" Infusionen, auch Schwerkraftinfusionen, die über einen peripheren Zugang verabreicht werden, ist zu bedenken, dass die Einlaufgeschwindigkeit sehr von der Lage der Verweilkanüle abhängt. Deshalb muss darauf geachtet werden, dass die Kanüle durch Lageveränderung z. B. des Handrückens oder der Ellenbeuge nicht abgeknickt wird. Das Problem kann minimiert werden, indem von Anfang an die Kanüle an einer günstigen Stelle, z. B. am Vorderarm, gelegt wird.
>
> Infusionsmenge (ml) x 20 : Infusionsdauer (in Min.) = Tropfen pro Min.
> oder
> Infusionsmenge (ml) : Infusionsdauer (in Stunden) x 3 = Tropfen pro Min.

Die errechnete Tropfenzahl/Minute sollte ebenfalls auf der Infusion und in der Dokumentation vermerkt werden. So kann die Pflegende, die den Patienten weiter betreut, kontrollieren, ob die Tropfgeschwindigkeit stimmt. Wann immer möglich, sollte eine Infusion an einem Infusionsgerät oder an einer Spritzenpumpe laufen. So kann eine kontinuierliche Verabreichung der Infusionen mit Medikamentenzusatz gewährleistet werden und die Überwachung gestaltet sich einfacher.

Infusionsgeräte Band 4, E 4.8

Pflegende sollten ihren Blick auf die Infusionen schulen. Bei jedem Patientenkontakt ist eine kurze Kontrolle der Infusion sinnvoll. Der erste Blick gilt dem Patienten. Fühlt dieser sich wohl, kontrolliert man die Infusion. Um welche Infusion handelt es sich? Welche Zusätze befinden sich in der Infusion? Tropft die Infusion? Zu schnell, zu langsam? Ist die Infusion zu schnell gelaufen? Muss sie unter Umständen in der Tropfgeschwindigkeit verändert werden?

4.6 Komplikationen

> Schmerzen, die ein Patient im Zusammenhang mit der Infusion oder dem intravenösen Zugang äußert, müssen immer ernst genommen werden und bedürfen einer umsichtigen Überprüfung der Kanüle und Infusion.

4.6.1 Venenentzündung – Phlebitis

Häufig geben die Patienten ein Brennen an. Dies ist ein erster Hinweis auf eine sich entwickelnde oder entstandene Venenentzündung. In diesem Fall sind die Einstichstelle und das umliegende Gebiet – häufig im Verlauf der Vene – auf Entzündungszeichen zu untersuchen. Nach Absprache mit dem Arzt wird die Kanüle gezogen. Kühlende Verbände mit Alkohol oder Salben auf Heparinbasis lindern die Beschwerden und können nach Rücksprache mit dem Arzt pflegerisch eingesetzt werden. Auch in den Folgetagen ist die Komplikation auf Veränderungen – nochmalige Verschlechterung oder Heilung – zu beobachten. Betroffene, die eine Phlebitis entwickelt haben, können leichtes Fieber entwickeln. Sie sind entsprechend daraufhin zu beobachten und zu kontrollieren.

Überwachung des Patienten Band 4, A 2

4.6.2 Allergischer Infusionszwischenfall

In seltenen Fällen kommt es bei der ersten Gabe der Infusion zu einer Unverträglichkeitsreaktion des Patienten. Diese Gefahr besteht in höherem Maße bei der Verabreichung von Antibiotika intravenös. Häufig ist den Betroffenen nicht bekannt, dass sie bestimmte Medikamentstoffe nicht vertragen und allergisch darauf reagieren. Diese Reaktionen können von

- Übelkeit und Erbrechen
- Hautausschlag
- Blutdruckabfall und Kreislaufkollaps bis hin zum
- anaphylaktischen Schock

Schock Band 4, B 2.2

reichen. In diesem Fall ist die Infusion sofort zu stoppen, der Arzt zu informieren, der Patient zu überwachen und zu lagern sowie weiterführende Maßnahmen – nach Anordnung – durchzuführen.

4.6.3 Paravenöse Infusion

Ebenso kann es passieren, dass durch ein Verrutschen der Kanüle die Infusionsflüssigkeit nicht in die Vene, sondern in das umliegende Gewebe läuft. Dies zeigt sich an einer Schwellung um die Einstichstelle und einer Zunahme des Gewebeumfangs. Im Fachjargon sagt man „die Infusion ist para gelaufen", im Sinne von „die Infusion ist daneben gelaufen". In diesem Fall wird die Kanüle gezogen und das betroffene Gebiet mit kühlenden Umschlägen und einer Hochlagerung zur Abschwellung versorgt.

Bei einer para gelaufenen Infusion mit Zytostatika reichen die beschriebenen Maßnahmen nicht aus. Hier wird im Einzelfall durch den Arzt das weitere Vorgehen angeordnet.

Elephantitis

In seltenen Fällen laufen Infusionen in großen Mengen unbeobachtet in das Gewebe, ohne dass es von den Pflegenden bemerkt wird. Bei extremer Flüssigkeitsansammlung im Gewebe spricht man von der so genannten Elephantitis. Dies ist eine schwere Komplikation, die unbedingt vermieden werden muss, vor allem bei der Gabe von Zytostatika. Dies geschieht durch sorgfältige Beobachtung und Kontrolle des Patienten und der Infusionen.

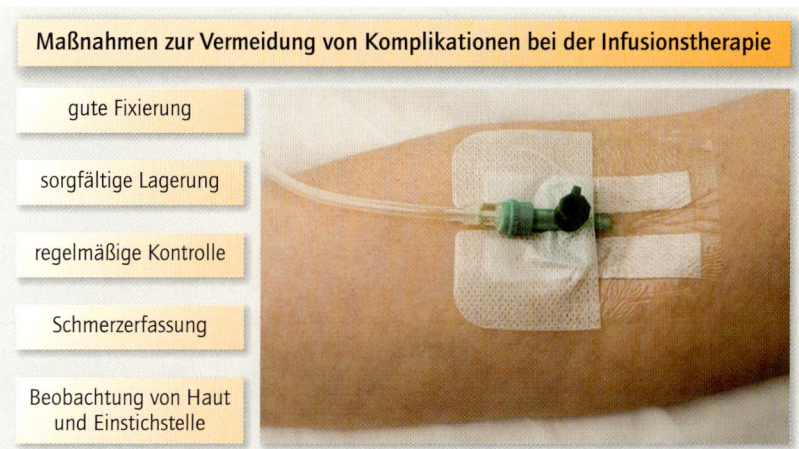

Maßnahmen zur Vermeidung von Komplikationen bei der Infusionstherapie

gute Fixierung

sorgfältige Lagerung

regelmäßige Kontrolle

Schmerzerfassung

Beobachtung von Haut und Einstichstelle

4.7   Infusionen bei Kindern

Im Wesentlichen gelten bei der Infusionstherapie die gleichen Aspekte wie bei Erwachsenen. Durch die veränderten Proportionen der Körperzusammensetzung und den kleineren Körperkreislauf muss jedoch streng darauf geachtet werden, dass es zu keiner Volumenüberbelastung kommt. In der Regel werden die verabreichten Medikamente, die einer Infusion zugegeben werden, pro Kilogramm Körpergewicht vom Arzt ausgerechnet und angeordnet.

Um eine Überbelastung mit Volumen zu vermeiden, erhalten Säuglinge die Infusionen nicht als Beutel oder Flaschen mit entsprechender Flüssigkeitsmenge, sondern die Zufuhr erfolgt mittels Spritzenpumpen mit jeweils nur 50 ml Flüssigkeit. Die Infusionsrate ist entsprechend auf wenige Milliliter pro Minute eingestellt. Die so verabreichten Infusionsmengen lassen sich gut managen, ohne dass der Säugling einen Überschuss an Flüssigkeit erhält.

Infusions-
spritzenpumpen
Band 4, E 4.8.2

Wegen des größeren Bewegungsdrangs von Kindern sollte der intravenöse Zugang sehr sicher und abdeckend verbunden sein, so dass ein versehentliches Herausziehen vermieden wird.

Sobald als möglich sollte die Flüssigkeits- und Medikamentengabe auf eine nicht-invasive Methode umgestellt werden.

4.8 Infusionsgeräte

Manchmal werden Infusionsgeräte für die Infusionstherapie notwendig. Mögliche Indikationen/Argumente für den Einsatz solcher Geräte sind:

♦ viele Infusionen (2000–3000 ml pro 24 Stunden)

♦ Medikamentenverabreichung über einen bestimmten Zeitraum, z.B. Cortison-präparate über vier Stunden

♦ exakten Gabe von Medikamenten, die nicht überdosiert verabreicht werden dürfen (z.B. herzwirksame Medikamente, Schmerzmittel)

4.8.1 Vor- und Nachteile von Infusionsgeräten

Wann immer möglich, sollten diese Geräte zum Einsatz kommen. Dennoch dürfen neben den offensichtlichen Vorteilen die Nachteile, die der Einsatz und Gebrauch dieser Hilfsmittel mit sich bringt, nicht unberücksichtigt bleiben.

Vor- und Nachteile von Infusionsgeräten

Vorteile	Nachteile
exakte Dosierung	
akustischer Alarm	kann Patientenruhe stören
	Detektoren können defekt sein und somit eine Luftinsufflierung die Folge sein
Infusionen laufen nach vorher eingestellten Werten	kann dazu führen, dass der Patient weniger nach seinem Befinden befragt wird, laufende Infusion weniger nachgesehen wird
	regelmäßige Wartung der Infusionspumpe muss stattfinden

4.8.2 Arten von Infusionsgeräten

Prinzipiell unterscheidet man zwei Arten von Infusionsgeräten. Dies sind zum einen die Infusionspumpen, an denen die Flaschen und Infusionsbeutel mit speziellen Infusionsbestecken angeschlossen werden, und zum anderen handelt es sich um so genannte Infusionsspritzenpumpen, bei denen die Medikamente und kleinere Infusionslösungen mit einer 50 ml Spritze kontinuierlich intravenös verabreicht werden (z.B. Heparin in physiologischer Kochsalzlösung gelöst während der Hämodialysebehandlung oder Herzmedikamente mit NaCl 0,9 % oder Aqua destilata aufgezogen).

Infusionspumpen

Dieses Gerät ist eine über Strom oder Akku betriebene Pumpe, die ein eigenes Infusionsbesteck nötig macht, damit der Infusionsschlauch in die entsprechende Vorrichtung eingespannt werden kann. Es gibt verschiedene Hersteller, die die Pumpen in verschiedenen Farben und gering abweichendem Design anbieten. Die Pumpe ist mit Druck- und Luftdetektoren ausgestattet, die bei Störungen einen akustischen Alarm auslösen. Diese Infusionspumpen befördern die Infusionslösung mit peristaltischen Wellen in Richtung Patient. Sie verhindern, dass Blut des Patienten lageabhängig in den Infusionsschlauch zurückfließen kann, und verringern dadurch die Gefahr, dass der intravenöse Zugang verstopft. Nachteilig an diesen Pumpen ist jedoch, dass sie die Flüssigkeit auch dann weiter verabreichen, wenn die Infusionsnadel verrutscht und die Flüssigkeit ins Gewebe infundiert wird. Dies kann z. B. nachts vorkommen, wenn der Patient schläft und die verursachten Schmerzen nicht wahrnimmt. Manche Medikamente dürfen aus diesem Grund nicht über eine Infusionspumpe in eine periphere Vene verabreicht werden, z. B. Infusionen mit Kaliumchloridzusatz oder Zytostatika.

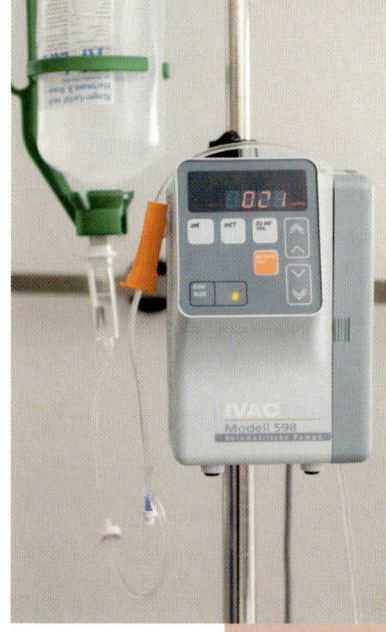

Infusionspumpe

Infusionsspritzenpumpen

Spritzenpumpen kommen zum Einsatz bei der Verabreichung von geringen Mengen eines Medikaments, wenn z. B. in der Stunde lediglich 0,5 Milliliter verabreicht werden sollen. Hier liegt der Vorteil in der auf Milliliter genauen Dosierung. Schmerzmedikamente, die dem Patienten über eine PCA (patienten-kontrollierte Analgesie) verabreicht werden, werden unverdünnt in eine geeignete 50-ml-Spritze aufgezogen und über die Spritzenpumpe verabreicht.

Infusionen bei Kindern Band 4, E 4.7

Patienten, die aus unterschiedlichen Gründen, z. B. der Gefahr eines Flüssigkeitsüberschusses bei einer Herzinsuffizienz eine reduzierte Volumeneinfuhr einhalten müssen, erhalten so weniger Flüssigkeit intravenös, als dies mit einer Infusion möglich wäre. Der Einsatz dieser Spritzenpumpen findet sich hauptsächlich in der intensivmedizinischen Pflege und Therapie, seltener auch auf einer Bettenstation.

Spritzenpumpe

1 Welche Informationen sind wichtig für eine Patientin, die erstmalig Infusionen erhält?

2 Beschreiben Sie die fachgerechte Überwachung eines Patienten mit einem ausgedehnten Infusionsprogramm über 24 Stunden.

3 Welchen besonderen Vorkehrungen treffen Sie, wenn ein Kind Infusionen erhalten soll?

4 Wie reagieren Sie bei einem Infusionszwischenfall und wie betreuen Sie den Patienten in der Zeit danach?

5 Bei welchen Patienten kommen Infusionspumpen zum Einsatz?

6 Welche Vorteile hat der Einsatz von Infusionspumpen, welche Nachteile kennen Sie? Erstellen Sie eine Übersicht.

1 Tauschen Sie Ihre Erfahrungen im Umgang mit Infusionen in der Gruppe aus und notieren Sie diese zur Vorstellung in der Klasse.

2 Sie sollen ein Referat halten zum Thema der rechtlichen Situation bei einer Infusionsbehandlung. Wie gehen Sie vor und welche Inhalte holen Sie sich von welchen Quellen?

3 Üben Sie in einem Rollenspiel die Situation, dass ein vierjähriges Kind eine intravenöse Antibiotikatherapie benötigt, was bedeuten würde, dass das Kind viermal täglich eine Kurzinfusion erhält. Wie gehen Sie angemessen und informativ auf das Kind zu? Wie gehen Sie angemessen auf die besorgten Eltern zu?

4 Erstellen Sie ein Merkblatt für Eltern, deren Kinder ihre Medikamente und Flüssigkeitszufuhr über Infusionen erhalten müssen. Welche Aspekte stellen Sie dabei in den Vordergrund?

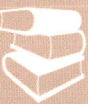

Holoch, Elisabeth / Gehrke, Ulrich / Knigge-Demal, Barbara / Zoller, Elfriede (Hrsg.): Lehrbuch Kinderkrankenpflege. Huber Verlag, Bern 1999

Kirschnick, Olaf: Pflegetechniken von A–Z, Thieme Verlag, Stuttgart 2001

Schneider, Rainer / Kunz, Winfried: Systematik der Krankenpflege, 4. Auflage, Schlütersche Verlagsgesellschaft, Hannover 1995

5 Transfusionstherapie

Tim ist auf der Intensivstation des Klinikums Gutleben eingesetzt. Die intensivpflegerische Betreuung gefällt ihm sehr gut. Bereits während der ersten Tage ist ihm aufgefallen, dass die Patienten auffallend oft Bluttransfusionen erhalten. Dies hat er auf den bisherigen Stationen nicht bemerkt. „Ja, die meisten unserer Patienten erhalten in der ersten Phase nach der Operation die Bluttransfusion. Je nach dem wie groß der Blutverlust intraoperativ war oder wie viel die verschiedenen Sonden und Drainagen anschließend gefördert haben", erklärt ihm Gaby Meyer, die gerade die Fortbildung in intensivmedizinischer Pflege absolviert. Tim überlegt, ob auch Patienten auf den Stationen Bluttransfusionen erhalten haben und mit welchem Aufwand dies verbunden wäre. „Stimmt, ich habe das vorher noch nie gesehen, weil die Patienten in der kritischen Phase immer noch auf der Intensivstation gepflegt werden", wendet er sich an Gaby Meyer.

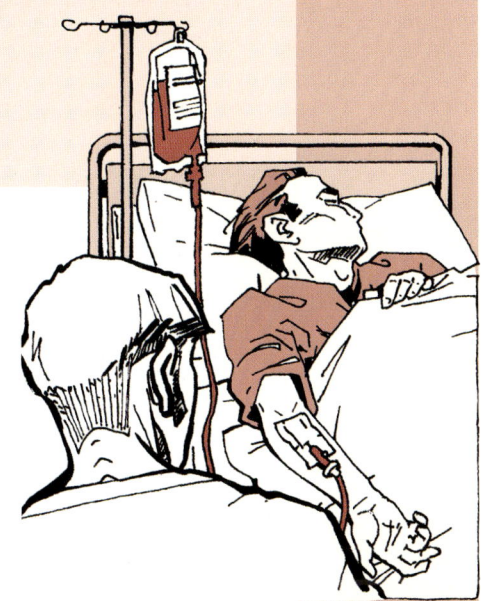

1 Welche Risiken können für den Patienten und die Pflegenden bzw. Ärzte beim Verabreichen von Bluttransfusionen bestehen?

2 In vielen Krankenhäusern ist es inzwischen möglich, eine so genannte Eigenblutspende zu erhalten. Diskutieren Sie Vor- und Nachteile dieses Verfahrens.

5.1 Indikationen

Bei Patienten, die an einer akuten oder chronischen Anämie leiden oder die einen Mangel an bestimmten Blutbestandteilen aufweisen (z. B. Thrombozyten), wird eine Transfusion nötig. Transfusion meint das Zuführen von Blut oder Blutbestandteilen. Stammt das Blut bzw. die Bestandteile von einem fremden Spender, spricht man von einer Fremdblutspende. Sind Spender und Empfänger die gleiche Person, nennt man dies Eigenblutspende oder Autotransfusion. Das Einverständnis des Patienten muss vorliegen. Ausnahmen sind nur im Notfall zulässig. Die Verabreichung von Blut oder Blutbestandteilen wird im Transfusionsgesetz geregelt.

Der Begriff **Anämie** stammt aus dem Griechischen und bedeutet Blutlosigkeit. Er bezeichnet eine Verminderung des roten Blutfarbstoffes (Hämoglobin) und der Erythrozytenzahl. Im Deutschen spricht man von Blutarmut.

Ursachen einer Anämie können sein:

♦ große Blutverluste nach schweren Unfällen (Polytraumen, Amputationsverletzungen, Blut-Volumen-Mangelschock) oder nach Operationen mit hohem Blutverlust

♦ chronischer Blutverlust bei Sickerblutungen, z. B. bei einem Magengeschwür oder bei Schleimhautblutungen im Darm

♦ Störungen des blutbildenden Systems

Schock
Band 4, B 2.2

Ziel der Transfusionstherapie ist es, den Patienten eine große Zahl an Blut und seinen Bestandteilen zuzuführen, damit die lebenswichtigen Funktionen (z. B. Sauerstofftransport, Blutgerinnung) aufrechterhalten werden können. In akuten Situationen muss dies sehr schnell geschehen, da sich größere Blutungen sofort hämodynamisch auswirken und es zu massiven Kreislaufproblemen kommen kann.

5.2 Vorbereitung, Durchführung und Nachbereitung

Bevor der Patient eine Transfusion erhält, muss seine Blutgruppe und sein Rhesusfaktor im Labor getestet werden. Genau genommen handelt es sich bei einer Transfusion um eine Transplantation, jedoch von flüssigem Gewebe. Daher sind Verträglichkeitstests nötig. Im Normalfall werden nur Transfusionen der gleichen Blutgruppe und des gleichen Rhesusfaktors verabreicht. Lediglich in Notfallsituationen kann die Universalblutgruppe 0 Rh negativ gegeben werden. Sie enthält keine Antikörper und kann so allen Patienten verabreicht werden.

ABO-System
Band 2, H 1

Wurde dem betreffenden Patienten das Kreuzblut (= Probe, die im Labor mit Spender-Erythrozyten „gekreuzt" wird, um so die Verträglichkeit einer Blutkonserve zu testen) abgenommen, erhält der Patient ein Band (Vor- und Zuname, Geburtsdatum) ans Handgelenk. So wird die einwandfreie Identifikation des Empfängers der Transfusion gewährleistet. Die Kreuzprobe ist drei Tage gültig. Die Blutkonserven werden in der Regel vom hausinternen oder regionalen Blutspendezentrum oder Labor geliefert. Dort wurde bereits mittels der Kreuzprobe die Verträglichkeit des Patientenblutes mit dem entsprechenden Blutprodukt getestet. Blutkonserven werden gekühlt aufbewahrt und geliefert, sie sollten nicht sehr kalt verabreicht, sondern vor Verabreichung auf Zimmertemperatur erwärmt werden.

Während des Transports darf hingegen die Kühlkette nicht unterbrochen werden.

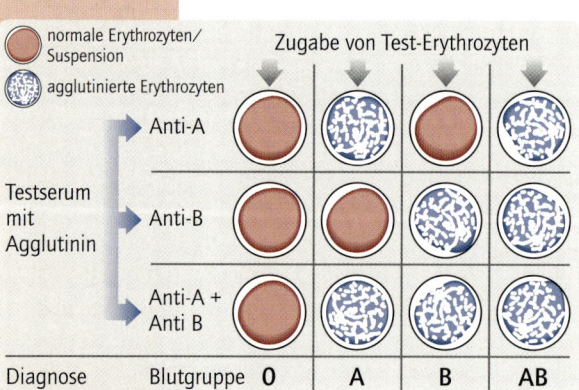

Bed-site-Test

Die angelieferten Blutkonserven werden von zwei Personen (Pflegende und Arzt) geprüft. Insbesondere kontrolliert werden:

♦ Blutgruppe und Rhesusfaktor

♦ Verfallsdatum

♦ Nummer der Konserve und Vergleich mit den Lieferformularen

Eine Blutkonserve wird mit einem speziellen Transfusionsbesteck intravenös verabreicht. Im Gegensatz zu den sonstigen Infusionsbestecken verfügt dieses über einen Filter in der Tropfenkammer. Eine Blutkonserve wird in der Regel vom Arzt angehängt und über mehrere Stunden verabreicht; die Tropfgeschwindigkeit wird per Hand eingestellt.

Bevor die Blutkonserve dem Patienten angehängt wird, führt der Arzt den so genannten Bed-site-Test durch. Hier wird nochmals die Blutgruppe des Patienten mit der Blutgruppe der Konserve verglichen. Dafür wird Blut des Patienten auf Testfelder gegeben und mit einem Testserum vermischt. Je nach Verklumpungsreaktion ermittelt man die Blutgruppe des Patienten erneut. So wird das Risiko einer Unverträglichkeit weitgehend minimiert.

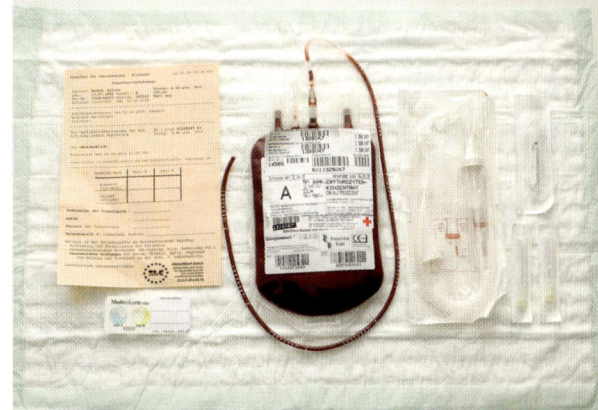

Nachdem die Blutkonserven transfundiert wurden, werden die leeren Beutel sicherheitshalber in Plastiksäcken

Transfusionsbeutel und -besteck

verpackt dem Hausmüll zugeführt. Der an den Konserven befestigte Kreuzprobenschlauch wird entfernt und mit den Unterlagen noch einige Tage aufbewahrt. So lassen sich auch später auftretende Unverträglichkeiten (vor allem Rhesusfaktor bedingte) einer bestimmten Konserve zuordnen.

Eine Laboruntersuchung, die in der Regel am nächsten Tag durch den Arzt angeordnet wird, prüft den Erfolg der Transfusion und zeigt, ob sich die Werte verbessert haben. Eventuell wird eine erneute Gabe von Blutkonserven oder Blutbestandteilen nötig.

Auch bei Kindern jeden Alters werden Transfusionen nötig. Es gelten die gleichen Richtlinien und Vorgehensweise wie bei erwachsenen Patienten. Es ist darauf zu achten, dass es durch die Volumengabe nicht zu einer Überbelastung des kindlichen Kreislaufs mit nachfolgenden Komplikationen der Dekompensation kommt.

5.3 Überwachung und Dokumentation

Unmittelbar nach dem Anhängen der Transfusion wird der Patient auf Vitalzeichen, Wohlbefinden und Unverträglichkeitszeichen hin überwacht. Die Überwachungsintervalle sind zu Beginn engmaschig. Bei guter Verträglichkeit kann das Intervall nach der Hälfte der verabreichten Blutkonserve ausgedehnt werden. Vor jeder neuen Transfusion wird wieder mit dem engmaschigen Intervall begonnen. Für die Dokumentation der Überwachungsergebnisse empfiehlt es sich, ein separates Überwachungsblatt zu beginnen. Es gestaltet sich übersichtlicher und großzügiger, so dass auch die pflegerischen Beobachtungen ausreichend schriftlich festgehalten werden können.

Der Arzt dokumentiert:
Patientenidentifikationsnummer oder andere eindeutige Angaben zur Person, Chargenbezeichnung der Blutkonserve, Pharmazentralnummer, Datum und Uhrzeit der Verabreichung.

Überwachung
des Patienten
Band 4, A 2

Dokumentation
Band 1, E 2

5.4 Risiken und Transfusionszwischenfälle

Trotz der ausgedehnten Sicherheitsprüfungen kann es zu Transfusionszwischenfällen kommen. Hierunter sind meist Unverträglichkeitsreaktionen zu verstehen, die von einer Hautrötung bis zu einem massiven Blutdruckabfall und anaphylaktischem Schock reichen können. Sehr selten kommt es zu Reaktionen aufgrund einer verunreinigten (kontaminierten) Blutkonserve.

Anaphylaktischer Schock Band 4, B 2.2

Im Fall der ersten Unverträglichkeitszeichen sind die Transfusion sofort zu stoppen und der Arzt zu informieren. Der intravasale Zugang wird belassen. Zeichen der Unverträglichkeit sind z.B.:

♦ starker Temperaturanstieg und Schüttelfrost

♦ massiver Blutdruckabfall und Pulsanstieg (Schockzeichen)

♦ Luftnot

Reanimation Band 4, B 2.3

♦ Hautveränderungen wie Jucken, Rötung, Quaddelbildung

♦ Unruhe

In diesen Fällen ist sofort den Anweisungen des Arztes zu folgen. Der Patient ist engmaschig zu überwachen, nicht alleine zu lassen, Sauerstoff wird verabreicht. In einigen Fällen wird eine Reanimation nötig.

1 Erklären Sie einer Mitschülerin die Bedeutung des Bed-site-Tests im Zusammenhang mit der Verabreichung von Bluttransfusionen.

2 Erstellen Sie eine ausführliche Liste, bei welchen Krankheitsbildern bzw. Patientensituationen unter Umständen eine Bluttransfusion nötig wird.

1 Erkundigen Sie sich in Ihrer Ausbildungseinrichtung über das übliche Verfahren der Blutkonservenbestellung.

2 Organisieren Sie für Ihre Klasse eine Exkursion zum zuständigen Blutspendedienst (z.B. beim Roten Kreuz) und bereiten Sie sich auf den Besuch mit Fragen gezielt vor.

Deschka, Marc: Laborwerte von A–Z. Kohlhammer Verlag, Stuttgart 2007

Transfusionsgesetz (TFG): Gesetz zur Regelung des Transfusionswesens. Fassung vom 28. August 2007

6   Pflege von Menschen mit Chemotherapie

Olga betreut Frau Reante Wagner, eine 70-jährige Frau, auf der geriatrischen Station im Seniorenzentrum Gutleben. Bei Frau Wagner wurde von einem Jahr eine chronisch myeloische Leukämie (CML) festgestellt. Seither erhält sie die Zytostatikatherapie oral verabreicht. In der Pflegeschule hatte Olga erst vor kurzem das Thema: „Umgang mit Zytostatika". Dort wurde im Unterricht bisher der Umgang mit den intravenösen Chemotherapeutika und den Sicherheitsvorschriften behandelt. Frau Wagner erbricht häufig kurz nach der Einnahme der Zytostatikatablette, und Olga überlegt nun, ob es nicht wichtig wäre, das Erbrochene separat zu entsorgen, um einen Kontakt mit dem Umfeld zu vermeiden.

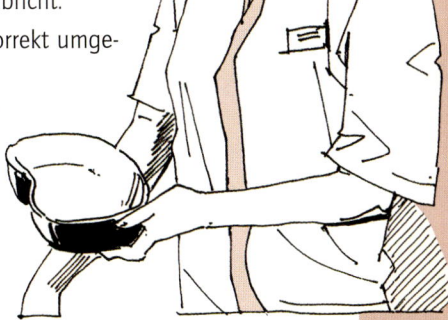

1   Überlegen Sie, warum Olga sich so viele Gedanken macht, wenn die Patientin Zytostatika erbricht.

2   Wie könnte Olga mit dieser Situation korrekt umgehen?

3   Welche anderen Applikationsformen für Zytostatika sind Ihnen noch bekannt?

4   Überlegen Sie, welche Gefahren im Umgang mit Zytostatika bestehen.

6.1   Indikationen

Der Begriff **Chemotherapie**, wurde ursprünglich für die Behandlung von Infektionskrankheiten mit chemischen Substanzen verwendet.
Heute wird der Begriff Chemotherapie für die Behandlung von Tumorkrankheiten mit Zytostatika verwendet.
Zytostatika (von griech. Zytos = Zelle und Stasis = Stillstand) sind Substanzen, die das Wachstum, die Teilung und die Vermehrung von (Tumor-)Zellen verhindern.

Die Entwicklung der Medizin macht es möglich, immer gezielter hochwirksame Chemotherapien anzubieten. In der Regel bleibt die Verabreichung und Verwendung von Chemotherapien der onkologischen Medizin und Pflege vorbehalten. Nur selten werden heutzutage Chemotherapeutika auch für Krankheiten, die nicht aus dem onkologischen Formenkreis stammen, eingesetzt, z. B. bei der Behandlung der schubförmig verlaufenden Multiplen Sklerose (MS).

Onkologie

Die Onkologie befasst sich mit der Prävention (Vorsorge), Diagnostik, Therapie und Nachsorge von malignen (bösartigen) Erkrankungen. Tumor bedeutet „Schwellung" und wird in der Fachsprache auch für benigne (gutartige) Erkrankungen verwendet. Jedes Gewebe, Organ oder Organsystem kann Ausgangsort für eine Krebserkrankung sein. Die Bezeichnung des Tumors richtet sich nach dem Gewebe, aus dem er gebildet wird (Gewebetyp).

Gutartige Tumoren, z. B. Lipome (Tumoren des Fettgewebes) und Fibrome (Tumor, der vom Bindegewebe ausgeht), Adenome (Tumoren des Drüsengewebes), Myome (Tumoren der Muskulatur), zeichnen sich durch langsames, umschriebenes Wachstum aus und bilden keine Metastasen (Tochtergeschwülste). Gutartige Tumoren können auch lebensbedrohlich werden, wenn sie durch ihr Wachstum auf lebenswichtige Organe – Gehirn oder Rückenmark – drücken, wenn sie platzen oder stark bluten.

Bösartige Tumoren, z. B. Karzinome (Tumoren mit epithelialem Ursprung), Sarkome (Tumoren mit bindegewebigem Ursprung), Leukämien und Lymphome (Tumoren mit Ursprung im blutbildenden und lymphoretikulären System), Gliome (Tumoren mit Ursprung im zentralen Nervensystem), malignes Melanom und Mischtumoren (Tumoren, die sich schlecht einstufen lassen) zeichnen sich durch schnelles, infiltrierendes und zerstörendes Wachstum aus und bilden meist Metastasen.

Da das Auftreten von Tumorerkrankungen in Abhängigkeit vom betroffenen Gewebetyp steht, und unabhängig vom Alter des Patienten auftreten kann, sind onkologische Patienten in jedem Fachgebiet anzutreffen. Um eine für den Patienten optimale Behandlung zu gewährleisten, ist eine interdisziplinäre Zusammenarbeit zwischen dem jeweiligen Facharzt (Internisten, Gynäkologen, Pädiater, Dermatologen, HNO-Arzt usw.), Chirurgen und Radiologen notwendig.

Beispiel: Therapie bei Mammakarzinom

Wird bei einer Frau ein bösartiger (maligner) Tumor der Brust festgestellt, wird dieser zunächst operativ entfernt. Heutzutage versucht der Operateur, brusterhaltend zu operieren. Dies ist jedoch nur bei früh diagnostizierter Krankheit möglich. Im fortgeschrittenen Stadium muss die betroffene Brusthälfte amputiert werden, es wird eine Mastektomie durchgeführt. An die Operation schließt sich dann unmittelbar die Chemotherapie an. Die Chemotherapie wird in bis zu sechs Zyklen durchgeführt, d. h., die Frau erhält im Abstand von vier Wochen für drei bis vier Tage – zunächst im Krankenhaus, später eventuell ambulant – die Chemotherapie intravenös per Infusion. Nach Abschluss der Chemotherapie wird mit der Strahlentherapie versucht, mögliche Tumorreste bzw. Tumorzellen zu zerstören. Die Bestrahlungsbehandlung dauert ca. sechs bis acht Monate. Die Frauen werden nach überstandener Behandlung in regelmäßigen Abständen untersucht. Die Nachbetreuung ist wichtiger Bestandteil des Behandlungsplans.

6.2 Wirkungsweise der Zytostatika

Zytostatika haben die Eigenschaft nur auf wachsende, nicht aber auf ruhende Zellen zu wirken. Das bedeutet, dass auch Tumoren stets einen gewissen Anteil ruhender Zellen enthalten, eine einmalige, kurzzeitige Zytostatikatherapie reicht zur Heilung nicht aus. Mehrere Behandlungszyklen sind notwendig. Durch die Zytostatika wird auch normales, gesundes Gewebe geschädigt und zwar umso stärker, je häufiger die Zellen sich teilen. Betroffen sind hiervon vor allem die Haare. Die einzelnen Zytostatika(-gruppen) greifen in die verschiedenen Phasen der Zellteilung ein.

Zytostatika
Band 4, D 4

> **Bezugswissenschaft: Pharmakologie, Biologie (Zelle)**
>
> Um das Wachstumsverhalten von Tumoren nachvollziehen zu können, sind Kenntnisse über den Zellzyklus notwendig. In diesem Zusammenhang lässt sich auch die Wirkungsweise der unterschiedlichen Zytostatika in ihrer Wirkung entsprechend den Zellteilungsvorgängen nachvollziehen.

Zelle
Band 2, B 1

6.3 Umgang mit Zytostatika

Zytostatika sind giftige Substanzen. Studien zeigen, dass für das Personal, das kontinuierlich Umgang mit Zytostatika hat, kaum Gefahren bestehen, wenn die bestehenden Regeln im Umgang mit Zytostatika eingehalten werden.

Der Umgang mit Zytostatika ist gesetzlich geregelt. So dürfen Pflegende in bestimmten Situationen (Schwangerschaft, Stillzeit) nicht mit der Durchführung und Überwachung einer Chemotherapie beauftragt werden.

6.3.1 Rechtliche Vorschriften

Verschiedene Gesetze, Verordnungen und Regeln gelten für Zytostatika. So regelt das Arbeitsschutzgesetz, dass schwangere oder stillende Frauen und Jugendliche nicht mit Zytostatika hantieren dürfen. Andere rechtliche Grundlagen liefern die technischen Regeln für Gefahrenstoffe (TRGS), die Zytostatikarichtlinie der Länder und das Arzneimittelgesetz.

> Sorgfalt im Umgang mit Zytostatika ist wichtig bei:
> - Zubereitung (Apotheke, Station)
> - Transport (von der Apotheke auf die Station oder ins Krankenhaus oder andere Pflegeinstitution)
> - Verabreichung (auf der Station und am Patienten)
> - Entsorgung (Arzneimittelreste, Leergut, Körperausscheidungen)

6.3.2 Zubereitung von Zytostatika in der Apotheke – zentrale Zubereitung

Dem zentralen Zubereiten von Zytostatika ist der Vorzug vor dem dezentralen zu geben. Die Mitarbeiter in der Apotheke verfügen über die notwendigen Fachkenntnisse. In der Apotheke werden die Zytostatika in entsprechend ausgerüsteten Räumlichkeiten gerichtet. Der Herstellungsvorgang wird dokumentiert.

Durch den so nötigen Transport der anwendungsfertigen Zytostatika werden bestimmte Sicherheitsmaßnahmen nötig. So müssen die Flaschen oder Beutel in bruchsicheren, dicht schließenden und gut auswaschbaren Behältern transportiert werden. Behälter in denen Zytostatika transportiert werden, sollten mit dem Hinweis „Vorsicht Zytostatika" gekennzeichnet sein.

6.3.3 Zubereitung auf Station – dezentrale Zubereitung

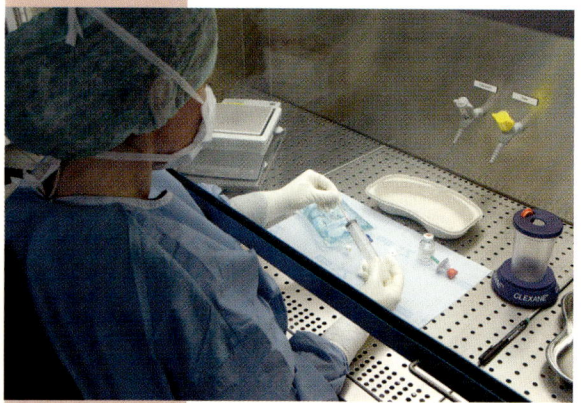

Wird die Chemotherapie auf der Station von den Pflegenden gerichtet, empfiehlt es sich, die Zytostatika möglichst zentral in einem abgetrennten und nur für diesen Zweck vorgesehenen Raum zuzubereiten. Die Sicherheitsstandards sind heute sehr hoch. So muss ein solcher Raum auf der Station mit einem bestimmten Luftabzugssystem – dem so genannten Laminar Air Flow – ausgerüstet sein. Da der Einbau aufwändig ist, werden die Zytostatika meist in der Apotheke hergestellt und an die Stationen geliefert.

Zytostatikazubereitung

Diese hier beschriebenen Punkte sind nicht in jeder Pflegeeinrichtung gleichermaßen vorzufinden. Lernende sollten sich daher vor Ort über die Vorgehensweise im Umgang mit und beim Richten von Chemotherapeutika informieren.

6.3.4 Persönliche Schutzmaßnahmen

Um eine Kontamination mit Zytostatika zu vermeiden, sollten bereits zum Auspacken Handschuhe getragen werden. Am Infusionsschlauch sollten zur Vermeidung einer versehentlichen Freisetzung und um die Sterilität zu wahren, Druckentlastungs- und Überleitungssysteme (z. B. Chemo-spike und Luer-Lock-System) verwendet werden.

6.3.5 Verabreichung von Zytostatika

Die Chemotherapie wird nach ausführlicher Information des Patienten als Infusion verabreicht. Das Infusionssystem ist, bevor es an die Zytostatikalösung angeschlossen wird, mit einer NaCl 0,9 %-Lösung zu entlüften. So kann eine Kontamination der Haut mit dem Medikament vermieden werden.

Auch hier sind die beschriebenen Schutzmaßnahmen einzuhalten, d.h. die Infusion wird mit Handschuhen angeschlossen. In manchen Fällen werden vor der eigentlichen Chemotherapie prophylaktisch Medikamente, z. B. Antiemetika verabreicht. Einige der verabreichten Zytostatika müssen lichtgeschützt verabreicht werden. Hierzu stehen in der Regel spezielle Plastikbeutel zur Verfügung.

Am Ende der Infusion kann dem Patient der Medikamentenrest im Infusionsschlauch ebenfalls noch verabreicht werden. Dies geschieht, indem man die leere Infusion abnimmt, den Infusionsschlauch mit einer Kurzinfusion (50 oder 100 ml NaCl 0,9 %) verbindet und so durchspült.

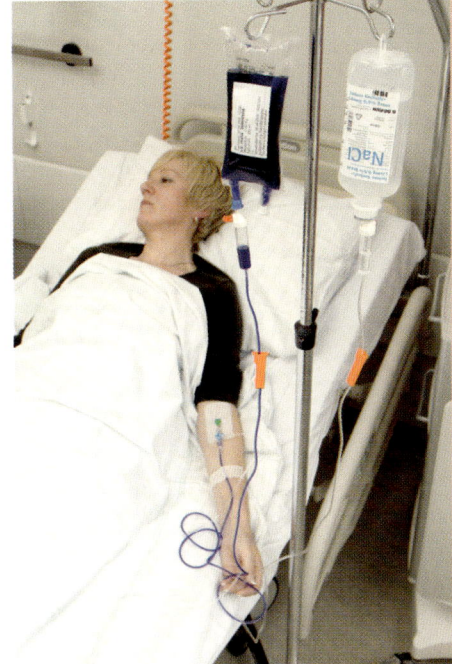

Patientin mit Chemotherapieinfusion

Einige Patienten reagieren bereits beim Anblick der Zytostatikainfusion – die oft eine rote oder blaue Flüssigkeit zeigt – mit Übelkeit und Erbrechen. Die Ursachen sind meist stressbedingt. Pflegende können diesem Phänomen begegnen, indem sie die Infusion in undurchsichtigen Beuteln verabreichen. Eine verdeckt laufende Infusion ist unter besonderem Augenmerk zu verabreichen, da man nicht auf den ersten Blick erkennt, ob sie wie geplant läuft.

Wenn Zytostatika nicht ins Blutgefäß, sondern paravenös ins umgebende Gewebe fließen, kann es je nach Zytostatikum zu Haut- und Gewebeschädigungen bis zur Nekrose (= Absterben von Gewebe) kommen. Unverzüglich sind folgende Maßnahmen zu ergreifen:
- Infusion/Injektion stoppen
- intravenösen Zugang belassen
- sofort den zuständigen Arzt (Notfall!) informieren und weiteres Vorgehen von ihm verordnen lassen

6.3.6 Entsorgung von Zytostatika und Zytostatikaabfällen

Bei der Entsorgung von Zytostatika und kontaminierten Materialien sind die abfallrechtlichen Bestimmungen der Bundesländer zu beachten.

Zytostatikareste sind als besonders überwachungsbedürftiger Abfall in gekennzeichneten, ausreichend widerstandsfähigen, dicht schließenden Behältnissen zu sammeln und zu entsorgen. Leere Infusionssysteme und -beutel werden ebenfalls in diese Behältnisse entsorgt.

Der Verordnungsgeber stuft Körperflüssigkeiten und Ausscheidungsprodukte von Zytostatikapatienten nicht als Gefahrstoffe im Sinne der Gefahrstoffverordnung (GefStoffV) ein. Nur bei der Beseitigung und Entsorgung von Erbrochenem nach oraler Gabe und bei Ausscheidungsprodukten nach Hochdosis-Chemotherapie fordern die technischen Regeln für Gefahrstoffe (TRGS) Schutzmaßnahmen. Es empfiehlt sich aus hygienischen Gründen, bei der Entsorgung von Körperflüssigkeiten und Ausscheidungen mindestens Schutzhandschuhe zu tragen.

Umgang bei Kontamination mit Zytostatika

Nach einer Kontamination mit Zytostatika sind unverzüglich der Betriebsarzt und die für die Arbeitssicherheit Verantwortlichen zu informieren. Alle Zytostatikaunfälle sind schriftlich zu dokumentieren.

Bei Unfällen ist der verunreinigte Bereich (Arbeitsfläche, Fußboden) bis zur Dekontamination zu kennzeichnen, zu sperren und zur sofortigen sachgerechten Dekontamination am Arbeitsplatz ein so genanntes „Notfallset" bereitzuhalten und einzusetzen. Kontaminierte Oberflächen sind mehrmals gründlich zu reinigen. Der Dekontaminationserfolg kann durch Wischproben kontrolliert werden. Wurde Kleidung mit Infusionsflüssigkeit kontaminiert, ist diese sofort zu wechseln. Gelangen Spritzer der Infusion auf die Haut, sollte sie mit viel klarem Wasser abgewaschen werden. Gelangt das Medikament in die Augen, sind diese sofort mit viel lauwarmem Wasser auszuwaschen, eventuell muss das in der augenärztlichen Abteilung durchgeführt werden.

6.4 Pflegerische Maßnahmen

Die Pflege und Begleitung von Patienten, die eine Chemotherapie erhalten, stellt für alle Beteiligten (Patienten, Pflegende und Angehörige) oft eine belastende Situation dar.

Begleitung von Sterbenden Band 5, E 4

6.4.1 Psychische Belastung der Patienten

Für den Patienten ist die Diagnose Krebs sehr häufig mit dem Gedanken verbunden, einen qualvollen, schmerzhaften und frühen Tod zu erleiden. Hoffnungslosigkeit ist ein häufiger Begleiter. Da sich viele Tumorarten unbemerkt und schmerzfrei entwickeln, steht der Patient oftmals unvorbereitet vor der Diagnose. Die Fragen, inwieweit die Behandlungsmaßnahmen die Gesundheit wieder herstellen können, ob der Tumor weiter wächst und der Krebs sich ausbreitet, lösen Unsicherheit und Angst aus. Die psychischen Reaktionen darauf sind sehr unterschiedlich.

Chemotherapieinduzierter Haarausfall

Durch die Chemotherapie werden auch die Haarzellen geschädigt. Da eine Chemotherapie oft zur kompletten Haarlosigkeit am Kopf führt, wird die oft lebensbedrohliche Erkrankung auch nach außen sichtbar. Haare gelten in unserem Kulturbereich als Schönheitsmerkmal. Haare unterstützen unser Selbstbild und tragen dazu bei, uns selbstbewusst und attraktiv zu finden. Daher spielt der Haarverlust in diesem Zusammenhang eine große Rolle. Ob das Kopfhaar gar nicht, schwach, völlig oder auch Augenbrauen, Wimpern und Körperbehaarung ausfallen, hängt von der Art der Arzneimittel, der Dosis und der Veranlagung der Patienten ab.

Ist ein Haarverlust durch die geplante Chemotherapie wahrscheinlich, können sich Patienten vor Beginn des Krankenhausaufenthalts einen Haarersatz

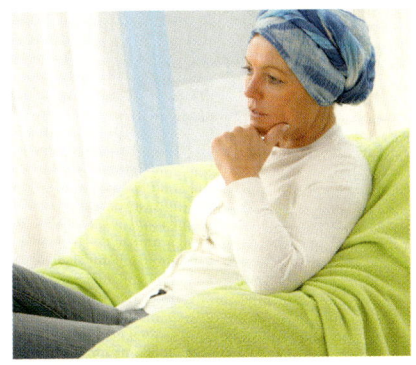

Umgang mit Haarverlust

(Perücke) verordnen lassen. Die Kosten dafür übernimmt die Krankenversicherung.

Alle ausgefallenen Haare fangen bereits wieder an nachzuwachsen, wenn die Zytostatika im Körper abgebaut sind. Etwa drei Monate nach der letzten Chemotherapiegabe sind die Kopfhaare dann schon wieder so gewachsen, dass die meisten Betroffenen ohne Perücke auskommen. Viele Patienten entscheiden sich dafür, den Haarverlust nicht mit einer Perücke zu verbergen. Hüte, Mützen und Tücher verbergen den Haarverlust ebenso. Im Sommer sollte die kahle Kopfhaut vor direkter Sonne geschützt werden. Die Kopfhaut sollte in die normale Körperpflege einbezogen werden.

6.4.2   Körperpflege

Bei der Pflege und im Umgang mit Patienten, die eine Chemotherapie erhalten haben, sind keine speziellen Schutzmaßnahmen der Pflegenden nötig, weil Körperflüssigkeiten aufgrund der hohen Verdünnung nicht als Gefahrstoffe eingestuft sind. Nur bei Hochdosistherapien, die in ausgewählten onkologischen Zentren durchgeführt werden, wird dies eventuell nötig.

Hautveränderungen treten meist bei der Kombinationstherapie von Chemotherapie und Bestrahlung (Radio-Chemotherapie) auf.

Da durch die Chemotherapie die blutbildenden Zellen (z. B. die Leukozyten) geschädigt werden, ist ein wichtiges Ziel, die Haut intakt zu halten, damit sie die Funktion der natürlichen Schutzbarriere für Keime aufrechterhalten kann. Pflegerische Maßnahmen sind:

♦ tägliche Hautbeobachtung

♦ tägliche Hautpflege (mit Cremes)

♦ symptomatische Behandlung der Haut (z. B. bei Juckreiz empfehlen sich Juckreiz lindernde Cremes, Salben oder auch vorbeugende Medikamente, z. B. Tavegil®).

6.4.3   Mundpflege

Da die Schleimhautzellen zur Gruppe der schnell teilenden Zellen gehören, sind diese sehr häufig von der Zytostatikawirkung betroffen. Sehr häufig kommt es zu Geschwüren, Aphten, Soorbefall der Mundschleimhaut, Stomatitis und/oder Ösophagitis.

Körperpflege
Band 2, D 3

Bestrahlung
Band 4, E 7

Pflegerische Maßnahmen sind:

- tägliche Inspektion der Mundhöhle

- tägliche sorgfältige Reinigung des Mundes (Zähne putzen mit weicher Zahnbürste/spezielle desinfizierende Mundspüllösungen) symptomatische Behandlung (bei Bedarf anästhesierende Lutschtabletten oder Salben, antimykotische Lösungen)

- Schmerzbeobachtung (bezogen auf Schluckbeschwerden und Schmerzen in der Mundhöhle)

Mundhöhle
Band 2, J 1.2

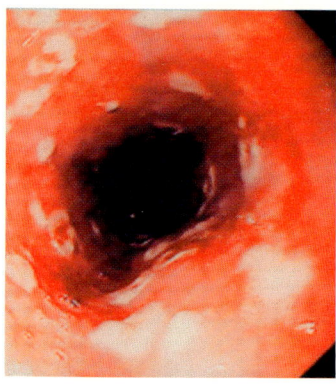

Soorbefall der Speiseröhre

6.4.4 Ernährung

Viele Zytostatika lösen Appetitlosigkeit, Übelkeit und Erbrechen aus. Die Nebenwirkungen sind unterschiedlich ausgeprägt. Der Zeitpunkt des Erbrechens kann unterschiedlich sein. Es gibt das antizipatorische Erbrechen (= vorweggenommenes Erbrechen), dies steht in Zusammenhang mit Vorerfahrungen, Angst und Unsicherheit. Das akute Erbrechen tritt meist während der Chemotherapie und auch Tage später noch auf. Pflegerisches Ziel ist die Vorbeugung und Linderung der Übelkeit und die Unterstützung beim Erbrechen. Ein Flüssigkeits- und Nährstoffverlust ist zu vermeiden.

Empfehlungen für die Patienten sind:

- (orale) Zytostatika nach den Mahlzeiten einnehmen

- mehrere kleine Mahlzeiten über den Tag verteilt

- auf Nikotin, Alkohol, Kaffee verzichten und scharfe Gewürze und starke Gerüche vermeiden

- während der Zytostatikagabe Geschmacksablenkung mit Kaugummi, Bonbons usw.

Für das Pflegepersonal ist es wichtig:

- Zeitpunkt, Dauer, Menge und Aussehen des Erbrochenen zu dokumentieren

- Antiemetikagabe nach Arztanordnung

- Unterstützung und Begleitung des Patienten

- Hautkontakt mit dem Erbrochenen vermeiden

- nach dem Erbrechen Mundpflege durchführen bzw. anbieten

Im Allgemeinen müssen Patienten während der Chemotherapie keine spezielle Diät einhalten. (Ausnahme: Patienten mit Leukopenie sollen stark keimbesiedelte Nahrungsmittel wie frisches Gemüse, ungeschältes Obst, Rohkostsalate, Zitrusfrüchte vermeiden). Viele Patienten leiden während der Therapie unter Störungen der Nahrungsaufnahme sowie -verwertung und sind in ihrem Ernährungszustand beeinträchtigt. Eine auf den Gesundheitszustand abgestimmte Ernährung spielt eine wichtige Rolle. Ziel aller angebotenen Maßnahmen ist eine ausgewogene Nährstoffzufuhr. Grundsätzlich sollte der Patient essen, was ihm schmeckt und was ihm gut bekommt.

6.4.5 Diarrhö und Obstipation

Die die Darmschleimhaut reizenden Wirkstoffe einiger Zytostatika können eine Diarrhö verursachen. Die Beobachtung der Ausscheidung und das Einleiten spezieller pflegerischer Maßnahmen sind immer erforderlich, da es bei einer bestehenden Diarrhö rasch zu Elektrolyt- und Mineralstoffverschiebungen kommen kann.

Einige Zytostatika und Schmerzmittel (Morphium) lähmen die Darmperistaltik oder beeinflussen das vegetative Nervensystem. Mangelnde Bewegung, falsche Ernährung und eine zu geringe Trinkmenge können ebenfalls für eine Obstipation verantwortlich sein. Bei Patienten mit einer Chemotherapie ist daher auf regelmäßigen, weichen Stuhlgang zu achten.

Magen-Darm-Medikamente Band 4, D 5

Verdauung Band 2, J 1

6.4.6 Überwachung

Patienten mit Chemotherapie sind besonders anfällig für Infektionen. Dies ergibt sich aus den Blutbildveränderungen, die eine Chemotherapie im Körper bewirkt. Liegt eine Leukozytopenie vor (Verminderung der weißen Blutkörperchen auf weniger als 4000 µl) steigt die Infektanfälligkeit der Patienten stark an.

> Als Aplasie (von griechisch a- = nicht, plastein = gestalten, formen) wird in der Medizin das Fehlen oder die Nichtanlage eines Organs bezeichnet. In der Tumormedizin bezeichnet man Patienten, die als Folge einer Zytostatika-behandlung eine extreme Verminderung der weißen Blutzellen (Leukozyten) haben, als aplastisch oder im Zustand der Aplasie befindlich.

Ziel der Pflege ist es, die Patienten vor Umgebungskeimen zu schützen, die körpereigenen Keime zu reduzieren und Infektionen frühzeitig zu erkennen. Bei weniger als 1000µl Leukozyten ist unter Umständen eine Umkehrisolierung notwendig. Neben der Prophylaxe ist es wichtig, den Patienten auf Infektionszeichen zu beobachten: Temperaturanstieg, Schmerzen beim Harnlassen, Husten, Auswurf, Schnupfen und Symptome einer Vaginalinfektion.

Therapie der Leukozytopenie

Die Leukozytenzahlen können medikamentös durch Gabe von hämatopoetischen Wachstumsfaktoren wie G-CSF (= Granulocyte-Colony Stimulating Factor) erhöht werden. Dieser Stoff wird u. a. bei Entzündungen vom Körper ausgeschüttet und regt die Leukozytenbildung an.

Im Rahmen der Behandlung kann es außerdem zu einer Thrombozytopenie (Verminderung der Thrombozyten) kommen. Normalerweise liegt der Wert bei 150.000–300.000 µl. Bei Werten unter 20.000 µl kann es zu gefährlichen Spontanblutungen kommen. Das Ziel der Pflege ist es, die Patienten vor Verletzungen/Blutungen zu schützen. Beim Patienten sollte auf offensichtliche (z. B. Nasenbluten, Zahnfleischbluten, petechiale Blutungen der Haut, Schleimhaut, Retinablutungen, Hämaturie, Teerstuhl, Bluterbrechen) oder versteckte Blutungszeichen (z. B. Kopfschmerzen, Sehstörungen, Schwindel, Schocksymptomatik) geachtet werden. Diese Patienten dürfen keine intramuskulären Injektionen erhalten. Außerdem ist auf klopfen, massieren und übermäßige Wärmezufuhr zu verzichten. Um keine Darmblutung auszulösen, ist für regelmäßigen, weichen Stuhlgang zu sorgen.

Darüber hinaus leiden viele betroffene Chemotherapiepatienten an einer Anämie (Verminderung des roten Blutfarbstoffs, der Erythrozytenzahl und des Hämatokrits). Symptome bei einer Anämie können sein:

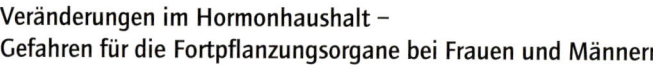

Petechienblutung

♦ Kopfschmerzen und Schwindel

♦ Müdigkeit und erhöhtes Schlafbedürfnis

♦ Hypotonie

♦ Sehstörungen

♦ Tachykardie

♦ Dyspnoe

♦ Blässe der Haut und Schleimhaut

Indikation zur
Transfusions-
therapie
Band 4, E 5.1

Das Ziel der Pflege ist es, den Patienten zu überwachen und entsprechend seinen Symptomen Unterstützung bei den alltäglichen Verrichtungen anzubieten.

**Veränderungen im Hormonhaushalt –
Gefahren für die Fortpflanzungsorgane bei Frauen und Männern**

Die Gewebe der Keimdrüsen (Hoden, Eierstöcke) reagieren wegen ihrer hohen Teilungsrate sehr empfindlich auf Zytostatika. Die Hormonproduktion der Frau verringert sich oder wird eingestellt. Bedingt durch diese Veränderung kommt es in den meisten Fällen zur Amenorrhoe (Aussetzen der Menstruation). Nach Ende der Behandlung ist dies zumeist rückläufig.

Schwangerschaftsverhütende Maßnahmen sollten bis ca. zwei Jahre nach Beendigung der Therapie durchgeführt werden, um die Entwicklung einer möglicherweise geschädigten Leibesfrucht auszuschließen. Die Pillen-Einnahme sollte mit dem Arzt besprochen werden, da einige Tumoren der weiblichen Geschlechtsorgane mit erneutem Wachstum auf die Hormone reagieren.

Zytostatika können sich schädlich auf das Keimepithel der Männer auswirken, dadurch kann es zu einer Verminderung bzw. einer reduzierten Beweglichkeit der Spermien und dadurch auch zur Sterilität kommen. Für jüngere Männer, bei denen die Familienplanung noch nicht abgeschlossen ist, sollte die Möglichkeit einer Samenspende angesprochen werden. Sie sollte vor Therapiebeginn durchgeführt werden, da zu diesem Zeitpunkt eine Genschädigung durch die Zytostatika ausgeschlossen ist.

> Neben den oben beschriebenen Nebenwirkungen kann es zu weiteren Komplikationen kommen, die jedoch nicht bei jeder Zytostasebehandlung auftreten müssen. Daher nennt man sie „substanzspezifische" Nebenwirkungen. Hierzu gehören z. B. Hörschäden, Nierenschäden, blutige Blasenentzündung, Nervenentzündungen, Herz- und Leberschäden.

6.5 Chemotherapie bei Kindern

Kinder, die an einer akuten lymphatischen Leukämie oder einer akuten myeloischen Leukämie leiden, werden mit einer Chemotherapie behandelt. Die Krankheit kann in allen Altersstufen des Kindseins auftreten. Inzwischen sind die Überlebenschancen gut. Je nach Alter und Entwicklungsstand bringen die Kinder ein unterschiedliches Verständnis für die Situation mit. Auch andere Krebserkrankungen im Kindesalter werden mit Zytostatika behandelt (z. B. Osteosarkome = kindlicher Knochenkrebs). Häufig reifen die Kinder unter der Behandlung schneller als ihre gesunden Altersgenossen und zeigen erstaunliche Bewältigungsstrategien. Darüber hinaus darf während der Pflege nicht vergessen werden, dass es sich häufig um sehr junge Kinder handelt. Stimmungsschwankungen und unterschiedliche Kooperationslevels sind häufig anzutreffen.

Bei Kindern können die gleichen Nebenwirkungen und Komplikationen wie bei Erwachsenen auftreten. Wegen des höheren Risikos, eine Exsikkose zu entwickeln (z. B. durch das therapiebedingte Erbrechen und Durchfälle), muss sorgfältig auf eine ausreichende Flüssigkeitszufuhr geachtet werden. Zusätzlich ist eine forcierte Diurese (beschleunigte Harnausscheidung) anzustreben, damit die Zytostatika möglichst schnell ausgeschieden werden können. Durch die verringerten körperlichen Reserven des Kindes ist ebenfalls frühzeitig auf eine ausreichende Nährstoffversorgung zu achten.

In der Regel werden die Kinder von einem Elternteil in die Klinik begleitet. Häufig wird die Mutter auch stationär aufgenommen. Das bedeutet für Pflegende, dass ständig jemand von der Familie bei dem Kind ist und in die Pflege mit einbezogen werden muss. Dies stellt in manchen Situationen alle Beteiligten vor große Herausforderungen – gerade in Fällen, in denen die Eltern mit einer Pflegeintervention nicht einverstanden sind oder das Gefühl haben, die zuständige Pflegende kenne das Kind zu wenig oder sei noch zu unerfahren in der Betreuung von schwerkranken Kindern.

Die besonderen Umstände, in denen sich die Familie mit einem kranken Kind befindet, können Konflikte fördern und auslösen. Hier ist eine einfühlsame und wertschätzende Haltung auf beiden Seiten besonders wichtig.

Leukämie
Band 3, H 1.2

Kind im
Krankenhaus
Band 2, A 2.2

?

1. Welche allgemeinen Schutzmaßnahmen werden für die Zubereitung von Zytostatika gefordert?

2. Welche persönlichen Schutzmaßnahmen sind bei der Zubereitung von Zytostatika zu beachten? Begründen Sie die einzelnen Maßnahmen.

3. Welche Vorschriften gelten für die Entsorgung von Zytostatika und Zytostatikaabfällen?

4. Was müssen Sie bedenken, wenn Sie unbeabsichtigt Kontakt mit Zytostatika hatten?

5. Wo liegen die pflegerischen Schwerpunkte in der Begleitung von Menschen mit Chemotherapie?

1. Es gibt unterschiedliche Zytostatika; die Einteilung der Zytostatika erfolgt nach ihren Wirkungsmechanismen. Erstellen Sie eine Übersicht der Ihnen bekannten Zytostatika. Arbeiten Sie ergänzend mit der Roten Liste.

2. Erklären Sie einem Laien, wieso Zytostatika nicht nur einmalig, sondern in bestimmten Abständen verabreicht werden müssen.

3. Wie hoch sehen Sie persönlich Ihr Gefährdungspotenzial im Umgang mit Zytostatika – diskutieren Sie in der Gruppe.

4. Erstellen Sie einen Pflegeplan für einen Patienten/eine Patientin mit Chemotherapie.

5. Erstellen Sie einen Pflege- und Beschäftigungsplan für ein 9-jähriges Kind, das wegen einer Leukämieerkrankung im Krankenhaus chemotherapeutisch behandelt wird. Auf welche Aspekte legen Sie besonderen Wert? Begründen Sie Ihre Aussagen.

Berufsgenossenschaft für Gesundheitsdienst und Wohlfahrtspflege: Sichere Handhabung von Zytostatika. Ein interaktives Programm auf CD-ROM und Merkblatt M 620. Film in Wissenschaft und Technik – Studio GmbH, Bielefeld 2000

Bundesverband der Unfallkassen (Hrsg.): Merkblatt GUV-I 8533 (bisher GUV 28.3)

Heese, Bettina / zur Mühlen, Alexander: Umgang mit Zytostatika – Ein Leitfaden für die Praxis. Bayerisches Staatsministerium für Gesundheit, Ernährung und Verbraucherschutz 2002

Holoch, Elisabeth / Gehrke, Ulrich / Knigge-Demal, Barbara / Zoller, Elfriede (Hrsg.): Lehrbuch Kinderkrankenpflege. Huber Verlag, Bern 1999

www.unfallkassen.de

7 Pflege von Menschen, die bestrahlt werden

Tim betreut Frau Magda Scherrer, eine 48 Jahre alte Patientin auf der gynäkologischen Station. Frau Scherrer hat vor zwei Wochen an ihrer rechten Brust einen Knoten getastet. Eine ambulant durchgeführte Ultraschalluntersuchung und Mammografie ergab den Verdacht auf ein Mammakarzinom (Brustkrebs). Die Verdachtsdiagnose hat sich bestätigt. Bei Frau Scherrer wurde vor fünf Tagen eine brusterhaltende Operation durchgeführt, die sie gut überstanden hat. Tim betreut die Patientin in den ersten Tagen nach der Operation und hat ein gutes Verhältnis zu Frau Scherrer aufgebaut. Nun soll im Verlauf der zweite Schritt im Behandlungsverfahren für Frau Scherrer eingeleitet werden. Auf der Visite informiert der Arzt Frau Scherrer, dass, sobald die Wundnaht verheilt ist, mit der Bestrahlungstherapie begonnen wird. Frau Scherrer wirkt nach dem Gespräch mit dem Stationsarzt verunsichert und ängstlich. Sie wendet sich im Beisein von Tim an die erfahrene Bettina Rainer und fragt: „Was genau wird bei einer Bestrahlung gemacht? Und wie lange dauert so eine Behandlung?" Wichtige Fragen für die Patientin, denkt Tim bei sich und verfolgt aufmerksam das Gespräch.

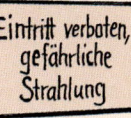
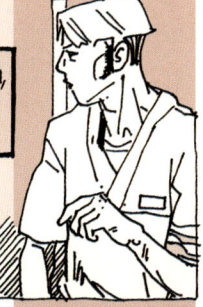

1   Frau Scherrer wirkt nach ihrem Eingriff deutlich verunsichert. Wie kann Tim mit den Ängsten von Frau Scherrer umgehen?

2   Welche Informationen kann ein Gespräch enthalten, um die Patientin über die geplante Strahlentherapie aufzuklären?

7.1 Strahlentherapie

Strahlentherapie: Anwendung ionisierender (energiereicher) Strahlung zur Behandlung maligner (bösartiger), selten auch benigner (gutartiger) Neoplasien (Neubildungen). Im weiteren Sinne werden unter Strahlentherapie auch die medizinische Anwendung von Mikrowellen- und Wärmestrahlen, die Licht- und UV-Therapie sowie die Behandlung mit Ultraschallstrahlung verstanden. Die Strahlentherapie stellt eine wichtige Säule in der onkologischen Behandlung der Patientinnen und Patienten dar.

Chemotherapie
Band 4, E 6

Tumortherapie		
Turmorchirurgie	Systemtherapie Chemotherapie Hormontherapie Immuntherapie	Strahlentherapie

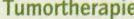

Die drei Säulen der Onkologie

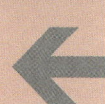

> **Bezugswissenschaft: Radiologie**
>
> Mit der Entdeckung der Röntgenstrahlen durch C. W. Röntgen (1895), der Radioaktivität durch Becquerel (1896) und der erstmaligen Anwendung beim Patienten durch Leopold Freund (1896) in Wien wurde die Basis für die Strahlentherapie geschaffen. Bereits damals erkannte man den wachstumshemmenden Einfluss von Strahlen auf Tumoren und es wurden die ersten Röntgenbestrahlungsgeräte zur Therapie von Krebserkrankungen erfolgreich eingesetzt. Seit der Entdeckung der ionisierenden Strahlung und ihrer Wirkung auf Tumorgewebe vor gut 100 Jahren wird Strahlentherapie zur Behandlung von bösartigen Erkrankungen eingesetzt.

7.1.1 Indikation

Die Strahlentherapie ist neben der Tumorchirurgie und der Systemtherapie eine der Hauptbehandlungsformen der Onkologie. Neben den bösartigen Erkrankungen sind auch eine kleine Anzahl gutartiger Erkrankungen strahlentherapeutisch behandelbar.

Anwendungsbeispiele bei bösartigen Erkrankungen sind z. B. Brustkrebs, Kehlkopfkrebs und Prostatakrebs.

Anwendungsbeispiele bei gutartigen Erkrankungen sind Veränderungen entzündlicher und degenerativer Art, z. B. Arthrosen der verschiedenen Gelenke, Schulterschmerzen, Tennisellbogen.

7.1.2 Ziel

Die kurative (heilende) kann von der palliativen (lindernde) Behandlungsform bei onkologischen Erkrankungen unterschieden werden. Ausschlaggebend dafür sind die Tumorarten und der Erkrankungsgrad (Größe des Tumors, Metastasenbildung).

Kurative Strahlentherapie kann sowohl bei einem bestehenden Tumor als auch vorbeugend durchgeführt werden; Letzteres dann, wenn befürchtet wird, dass z. B. im Operationsgebiet noch vereinzelte Tumorzellen zurückgeblieben sind. Diese Tumorzellen sollen durch Bestrahlung vernichtet werden (= adjuvante Strahlentherapie). Beispiele für die Heilung von sichtbaren Tumoren durch eine alleinige Strahlentherapie sind Lymphdrüsenkrebs, Stimmbandkrebs, Hautkrebs und Prostatakrebs. Beispiele für die adjuvante Bestrahlung sind die Strahlentherapie nach organerhaltender Operation bei Brustkrebs und die Nachbestrahlung bei Darmkrebs.

Durch die palliative Therapie kann eine Besserung tumorbedingter Symptome und so eine Verbesserung der Lebensqualität erreicht werden. Im Vordergrund steht dabei häufig die Schmerzbehandlung. Besonders gut auf Bestrahlung sprechen Knochenmetastasen und dadurch verursachte Schmerzen an; bei ca. 80 % kann eine Linderung durch Bestrahlung erzielt werden. In vielen Fällen kann der Knochen wieder aufgebaut und damit auch Knochenbrüche verhindert werden. Ebenso häufig können Atemnot, Schluckbeschwerden, Lähmungen, Harnstau, Lymphstau oder Blutungen günstig beeinflusst werden.

Strahlenwirkung

Strahlen verändern die DNS (Erbmaterial), so dass die Zellteilung gestört oder verhindert wird. Zellen und Gewebe besitzen eine Reparaturfunktion. Diese Funktion ist bei gesunden Zellen besser ausgeprägt als bei vielen Tumorzellen. Daher ist die schädigende Wirkung der Strahlen bei Tumoren größer als im gesunden Gewebe. Die Tumorzellen sterben ab.

Zur Strahlentherapie muss ein Bestrahlungsverfahren gewählt werden, mit dem es gelingt, unter weitgehender Schonung des gesunden Gewebes die erforderliche Strahlendosis in das Tumorgebiet zu bringen. Unterschiedliche Tumorerkrankungen erfordern auch unterschiedliche Strahlenbehandlungen.

Bestrahlungsarten

Bestrahlungsart	Erklärung	Beispiel
Äußere (= externe) Strahlentherapie	Teletherapie: über mehrere Strahlungsfelder, perkutan von außen über die Haut	Nachbehandlung bei Brustkrebs oder zur Behandlung von Kehlkopfkrebs
Innere (= interne) Strahlentherapie	Brachytherapie: (Afterloading = Nachladetherapien): Intracavitäre (lat. Cavum = Höhle) Bestrahlung tumornah in Körperhöhlen	
	Interstitielle (lat. Interstitium = Zwischenzellraum) Bestrahlung tumornah in/auf Organe	z. B. Prostata, Tumoren der Mundhöhle und des Rachens
	Radioaktive Substanzen in flüssiger Form oder als Kapseln (Radiojodtherapie mit Jod 131) gehört zur internen Strahlentherapie	z. B. Schilddrüsenkarzinom

Bildgebende
Verfahren
Band 4, A 4.6

Aufklärung
Band 4, A 1.1

Beispiel: Verlauf einer Strahlenbehandlung

Staging

Ziel der Strahlentherapie ist es, durch ionisierende Strahlung das Tumorgewebe möglichst stark zu schädigen bzw. zu vernichten und dabei das umliegende gesunde Gewebe so weit wie möglich zu schonen. Um dies zu erreichen, benötigt man Angaben über die genaue Lage und Ausbreitung des Tumors im Körper, aber auch über eventuelle Zweiterkrankungen. Die Art und Ausbreitung des Tumors wird z. B. mittels Ultraschall, Röntgen, Computertomografie (CT) oder Magnetresonanztomografie (MRT) genau festgestellt.

Aufklärungsgespräch

Der Arzt informiert den Patienten über den Befund, die Heilungschancen und die einzelnen Behandlungsschritte. Der Strahlentherapeut (Radioonkologe) erläutert anhand der Unterlagen das Behandlungsziel, den Verlauf und mögliche Nebenwirkungen und gibt Verhaltenshinweise. Der Aufklärungsbogen dient als Einverständniserklärung und muss vor der ersten Bestrahlung vom Patienten unterschrieben werden. Juristisch gesehen hat dieser Aufklärungsbogen eine ähnliche Funktion wie der Beipackzettel bei Medikamenten: Mögliche Nebenwirkungen werden aus juristischen Gründen auch dann aufgeführt, wenn sie äußerst selten auftreten.

Bestrahlungsplan

Für jeden Patienten wird ein spezieller Plan über Art und Verlauf der Strahlenbehandlung aufgestellt. Festgelegt werden:

- Strahlenart (z. B. Elektronen, Protonen, Neutronen, Photonen)
- Strahlendosis (z. B. Angabe in Gray = Gy, benannt nach dem gleichnamigen Physiker)
- Einstrahlart (z. B. Pendel-, Kreuzfeuerbestrahlung)
- Bestrahlungsrhythmus (Die zur Vernichtung des Tumors nötige Strahlendosis wird in der Regel nicht auf einmal, sondern in mehreren Sitzungen verabreicht = fraktioniert. Dadurch wird das gesunde Gewebe weniger stark belastet.)

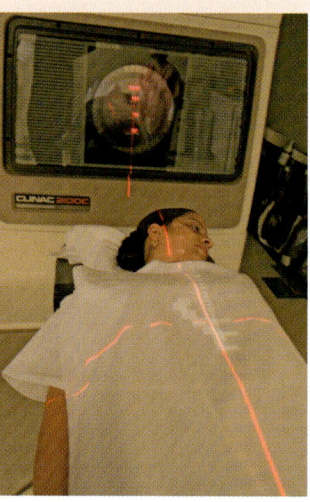

Einzeichnen des Bestrahlungsfeldes

Lokalisation

Vor der Bestrahlung findet eine Simulation mit bildgebenden Verfahren statt. Die genaue Lage der Bestrahlungsfelder wird festgelegt und auf der Haut angezeichnet. Im Kopfbereich wird dafür eine Maske angefertigt, auf der die Markierungen angebracht werden.

Ablauf einer Bestrahlung

Die Bestrahlung eines Bestrahlungsfeldes dauert etwa eine halbe bis maximal vier Minuten. Da eine Bestrahlungssitzung meist mehrere Bestrahlungsfelder umfasst und die sorgfältige Lagerung auf dem Bestrahlungstisch eine gewisse Zeit erfordert, dauert eine Bestrahlungssitzung in der Regel 15 bis 30 Minuten. Der Patient muss während der Bestrahlung absolut ruhig liegen, damit nur das berechnete Feld bestrahlt wird. Bei Bestrahlungen im Kopfbereich sichert die Maske die korrekte Lage. Die Zahl der Bestrahlungssitzungen und damit auch die Gesamtdosis hängt ab von der Art des Karzinoms, der Größe und dem Stadium, vom allgemeinen körperlichen Zustand und davon, ob der Patient noch andere Therapieformen erhält (z. B. Chemotherapie, Hormontherapie). Die meisten Patienten werden täglich bestrahlt, die Unterbrechungen an Wochenenden sind günstig, damit sich das gesunde Gewebe erholen kann. Die Dauer der gesamten Bestrahlungstherapie kann sich über mehrere Monate hinziehen.

Nachbehandlung

Am Ende der Strahlentherapie werden eine Abschlussuntersuchung und ein entsprechender Bericht an den überweisenden Arzt (z. B. Hausarzt) erstellt. Um den Bestrahlungserfolg, mögliche akute Strahlenreaktionen und Spätreaktionen zu erfassen, werden über mehrere Jahre nach Beendigung der Strahlentherapie Nachuntersuchungen durchgeführt.

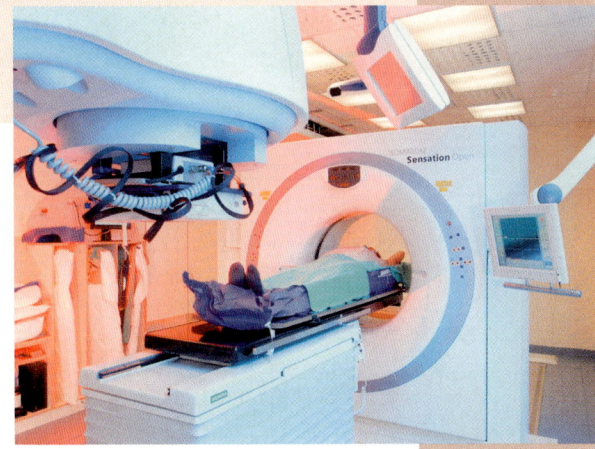

Bestrahlungseinheit

7.2 Pflegerische Maßnahmen

Eine Strahlentherapie schließt sich in der Regel an eine Operation und/oder eine Chemotherapie an. In vielen Fällen sind die Patienten daher noch deutlich geschwächt. Nach der Entlassung aus dem Krankenhaus müssen sie oft noch monatelang ambulant die Strahlenabteilung aufsuchen, um die Behandlung fortzusetzen. Viele der Patienten sind während und nach der Behandlung stark verunsichert, wie sie sich nun am besten verhalten sollen.

Manche Tumorarten machen auch bei Kindern nach abgeschlossener Chemotherapie eine Bestrahlung nötig. Dies können vor allem Knochenkrebsarten wie ein Osteosarkom sein. Es gelten im Wesentlichen die Richtlinien und Vorgehensweisen wie beim Erwachsenen beschrieben.

Sicherheit im Umgang mit Patienten, die bestrahlt werden

Im Umgang mit Bestrahlungspatienten bestehen oft Ängste, dass die Patienten Strahlen abgeben und dadurch eine Gefahr sind. Bei einer externen Strahlentherapie wird man nicht radioaktiv. Die Strahlung kommt aus einem speziellen Therapiegerät (Linearbeschleuniger oder Telekobaltgerät) und verbleibt nicht im Körper. Bei einer internen Strahlentherapie, bei der radioaktives Material in den Körper eingebracht wird, strahlt immer eine gewisse Menge Radioaktivität aus. Daher gibt es für diese Patienten je nach Implantattyp bestimmte Einschränkungen und Auflagen, die hinsichtlich ihres Aufenthalts und Umgangs mit Besuchen einzuhalten sind. Die meiste Radioaktivität konzentriert sich auf den zu behandelnden Tumor. Wenn das Implantat entfernt ist, strahlt der Patient nicht mehr.

Am Beispiel der Radiojodtherapie zeigt sich, welche Sicherheitsauflagen einzuhalten und zu beachten sind. Aus Strahlenschutzgründen müssen die Patienten stationär therapiert werden. Da die Atemluft und die Ausscheidungen (Stuhl, Urin, Schweiß, Speichel) Radioaktivität abgeben, wird z. B. Abwasser der Stationen aufgefangen und darf erst nach Abklingen der Radioaktivität ins öffentliche Abwassernetz gegeben werden. Das gesamte Personal, das in diesen Bereichen arbeitet, muss bei Betreten z. B. die Schuhe und Kittel wechseln und bei Verlassen die Hände, Füße und Kleidung durch Kontaminationsmonitore überprüfen.

7.2.1 Körperpflege

Körperpflege
Band 2, D 3

Jeder Reiz auf der bestrahlten Haut sollte vermieden werden. Die Haut sollte nur mit Mitteln gepflegt werden, die verordnet wurden. In der Zeit der aktiven Bestrahlung darf die Haut nicht gewaschen werden, da dies bereits zu Reizungen führen würde. Während dieser Zeit kann die Hautpartie pflegend mit Puder behandelt werden. Puder ist umstritten, da es bei Patienten, die schwitzen, oftmals zu Hautirritationen führen kann. Häufig wird die Haut, wenn sie leicht gerötet ist, dünn mit z. B. Bepanthen®-Creme eingecremt.

Es sollten keine Cremes und Salben bis zu drei Stunden vor dem Bestrahlungstermin aufgetragen werden. Durch die verschiedenen Inhaltsstoffe in Verbindung mit der Bestrahlung kann es zu Unverträglichkeitsreaktionen der Haut kommen. Die Hautmarkierungen sind sehr wichtig und dürfen daher nicht entfernt werden. Wenn diese Feldzeichnungen nicht mehr erkennbar sind, müsste die Ermittlung des Bestrahlungsfelds wiederholt werden.

Die Haare im bestrahlten Gebiet fallen aus. Ob die Haare ausfallen, wann und wie stark, hängt von der Strahlendosis ab, die direkt auf die Haut bzw. Wurzeln auftrifft, nicht von der Gesamtstrahlendosis, die auf den Tumor im Kopfinneren gerichtet wird. Der Patient sollte darüber informiert werden. Bis zu sechs Monate müssen sich Patienten gedulden, bis ein erster Flaum sichtbar wird. Wenn ein Tumor im Gehirn durch eine Bestrahlung vollständig geheilt werden soll und die Behandlung nicht andere Methoden wie Operation oder Chemotherapie nur ergänzt, sind so hohe Strahlendosen notwendig, dass das Haar etwas schütterer als vorher nachwächst.

7.2.2 Ernährung

Es konnte bisher keine wissenschaftliche Studie belegen, dass eine spezielle Diät bei Patienten mit bösartigen Tumoren das Wachstum des Tumors nachhaltig beeinflussen kann. Günstig ist – weil gesund: Mischkost mit genügend Eiweiß und Kohlenhydrate, nicht zu viel Fett und Zucker sowie ausreichend Vitamine. Bei Bestrahlungen im Bauchbereich kann es sein, dass Rohkost nicht gut vertragen wird, in diesem Fall sollte man leichte Kost zu sich nehmen. Ebenso besteht die Möglichkeit, dass die Schleimhäute im Bereich der Mundhöhle oder Speiseröhre aufgrund der Bestrahlung sensibel auf saure oder scharf gewürzte Speisen oder Fruchtsäfte reagieren.

7.2.3 Belastbarkeit der Patienten

Abhängig vom Bestrahlungsfeld, der Strahlendosis und dem körperlichen Zustand ist es möglich, der gewohnten Arbeit nachzugehen. Das Ausmaß der Anstrengung richtet sich nach der Belastungstoleranz des Betroffenen, die stark variieren kann. Starke körperliche und psychische Belastungen sollten vermieden werden. Häufig beschreiben Patienten nach einer onkologischen Behandlung eine sich nicht bessernde Müdigkeit. Auch nach ausreichendem Schlaf fühlen sich die Betroffenen nicht ausgeruht. Dieses als **Fatigue** bezeichnete Phänomen stellt häufig eine zusätzliche Belastung für den Kranken und die Angehörigen dar. Während der Behandlung sollte dies bereits besprochen und erklärt werden.

7.2.4 Bewältigungsstrategien

Während der Strahlenbehandlung treffen die Erkrankten immer wieder mit anderen Menschen, die ein Tumorleiden haben, zusammen. Veränderungen – insbesondere Verschlechterungen – bei anderen Patienten können sehr belastend sein, da häufig Rückschlüsse auf den eigenen Verlauf gezogen werden. Empfehlungen und Ratschläge können durchaus sinnvoll sein, können aber auch zu einer starken Verunsicherung des Patienten führen. In diesen Fällen sollten sich die Patienten mit ihren Fragen direkt an die Ärzte, Pflegekräfte, Psychologen oder Sozialberater wenden. Patientenorganisationen (z. B. Krebsberatungsstellen) und auch Selbsthilfegruppen können sehr hilfreich sein, um den Krankheitsprozess zu bewältigen.

Coping
Band 5, J 3.8.1

?

1 Was versteht man unter dem Begriff Strahlentherapie?

2 Wann wird ein Mensch bestrahlt?

3 Welche unterschiedlichen Bestrahlungsarten gibt es?

4 Beschreiben Sie den Ablauf einer Bestrahlungstherapie.

5 Welche Tipps können Sie einem Bestrahlungspatienten für den Alltag geben?

1 Erstellen Sie mithilfe der „Verordnung über den Schutz vor Schäden durch Röntgenstrahlen, Röntgenverordnung – RÖV" (1987) und der „Verordnung über den Schutz vor Schäden durch ionisierende Strahlen = Strahlenschutzverordnung – StrlSchV" (2001) ein Merkblatt für Berufseinsteiger. Überlegen Sie insbesondere, was wichtig im Umgang mit Bestrahlungspatienten ist und welche Schutzmaßnahmen durchzuführen sind.

2 Diskutieren Sie auf der Grundlage der Ausführungen unter Punkt 7.2, wie mit Kindern während der Zeit ihrer Strahlenbehandlung umgegangen werden sollte.

Bäumer, Rolf / Maiwald, Andrea: THIEME's onkologische Pflege, Thieme Verlag, Stuttgart 2008

Margulies, Anita / Fellinger, Kathrin / Kroner, Thomas / Gaisser, A.: Onkologische Krankenpflege. 4. Aufl., Springer Verlag, Heidelberg 2006

www.krebshilfe.de – Webseite der Deutschen Krebshilfe mit Informationen und Hilfsangeboten für Betroffene und deren Angehörigen

www.degro.org – Webseite der Deutschen Gesellschaft für Radioonkologie e. V.

www.dkfz.de – Webseite des Deutschen Krebsforschungszentrums in Heidelberg

8 Enterale Sondenernährung

Olga berichtet ihren beiden Freunden, dass im Seniorenzentrum eine neue Bewohnerin aufgenommen wurde. Pia kennt die Patientin ebenfalls. Sie freut sich,
dass sie durch Olga erfährt, wie sich Frau Erna Schreiber von ihrer Krankheit
erholt. Die Patientin hatte vor vier Wochen einen ausgeprägten Schlaganfall.
Die linke Körperhälfte war gelähmt, Frau Schreiber in allen Aktivitäten stark
eingeschränkt und auf pflegerische Hilfe angewiesen. Das größte Problem
zeigte sich jedoch in den anhaltenden Schluckstörungen. Gleich zu Beginn erhielt Frau Schreiber daher eine Magensonde. Anfangs klagte sie über Übelkeit,
aber nach einigen Tagen konnte man ihr in sehr kleinen
Portionen Sondenkost über die Sonde verabreichen. Da
sich die Probleme beim Schlucken trotz intensiver logo-
pädischer Therapie nicht besserten, entschied man – mit
Einverständnis von Frau Schreiber – einen Schlauch durch
die Magenwand nach außen zu leiten und die Patientin darüber zu ernähren. „Nun pflegst du sie also. Das
freut mich. So weiß ich weiterhin, welche Fortschritte Frau
Schreiber macht", sagt Pia. Tim mischt sich ein: „Die arme
Frau, heißt das, sie darf nie mehr was essen? Stellt euch
das mal vor."

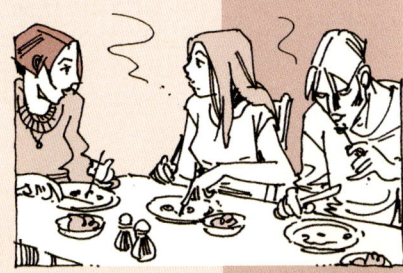

1   Welche Bedeutung hat essen und schmecken für Sie? Diskutieren Sie in der
    Klasse.

2   In welcher Weise kann man Frau Schreiber Anreize des Schmeckens trotz
    der enteralen Sondenernährung geben?

3   Vielleicht haben Sie bereits Patienten gepflegt, die eine enterale Sonden-
    ernährung erhielten. Berichten Sie von Ihren Erfahrungen.

Sondenernährung: künstliche Ernährung; Zufuhr einer dünnbreiigen oder
flüssigen Nahrung über eine vorübergehend durch Mund oder Nase eingeführte Sonde in den Magen oder über eine PEG-Sonde direkt in den Gastroin-
testinaltrakt, zum Zweck der Ernährung, Flüssigkeitsgabe und Verabreichung
nötiger Medikamente, falls dies auf normalen, oralen Weg nicht mehr möglich ist.

8.1 Indikation

In fast allen pflegerischen Abteilungen finden sich Patienten, die entweder kurzzeitig oder über einen längeren Zeitraum über eine Sonde ernährt werden müssen.
Voraussetzung, um mit einer Sondenernährung beginnen zu können, sind:

♦ der Patient sollte nicht unter andauernder Übelkeit oder Erbrechen leiden

♦ der Patient befindet sich in stabiler Stoffwechsellage; d. h. keine akuten metabo-
    lischen Entgleisungen (z. B. ein entgleister Diabetes mellitus, keine akuten Organ-
    insuffizienzen, z. B. eine ausgeprägte Darm- oder Niereninsuffizienz)

♦ die Motilität (Bewegung) und Resorption des Gastrointestinaltrakts verlaufen
    weitgehend ungestört

Indikationen der enteralen Sondenernährung nach Fachgebieten

Fachgebiet	Erkrankung
Onkologie	Tumorkachexie, Stenosen im Mund-, Rachenbereich Ösophaguskarzinome, Chemo-/Strahlenenteritis
Gastroenterologie	Morbus Crohn, Colitis ulcerosa, Pankreasinsuffizienz
Neurologie	Kau- und Schluckstörungen (apoplektischer Insult, amyotrophe Lateralsklerose, Multiple Sklerose, apallisches Syndrom, Demenz im weit fortgeschrittenen Stadium, Morbus Parkinson)
Chirurgie	prä-/postoperative Ernährung, Gesichtsfrakturen, Operationen im Zahn-, Mund-, Kieferbereich
Intensivtherapie	Bewusstlosigkeit, Schädel-Hirn-Trauma, Verbrennungen, große operative Eingriffe
Pädiatrie	Mukoviszidose, zerebrale Schädigungen, körperliche/geistige Behinderung, Gedeih- und Wachstumsstörungen

Das Legen einer Ernährungssonde erfolgt ausschließlich auf ärztliche Anordnung. Die Einwilligung des Patienten muss vorliegen. Voraussetzung dafür ist eine verständliche Information und Aufklärung durch den Arzt. Sie muss angemessen durchgeführt werden und auf Fragen und Wünsche des Betroffenen eingehen. So kann die Akzeptanz erhöht werden.

Wenn der Patient nicht selber einwilligen kann, muss die Einwilligung der nächsten Angehörigen oder des Betreuers eingeholt werden. Sind keine Angehörigen vorhanden, muss eine Vollmacht eines dazu bestellten Betreuungsrichters vorliegen.

Ethische Entscheidungsfindung

Die Entscheidung für eine PEG-Anlage kann sich schwierig gestalten, wenn die Patienten nicht mehr in der Lage sind, selbst zu entscheiden, z. B. bewusstlose Menschen. Hier muss sehr sensibel vorgegangen werden, unter Abwägung der Situation und unter Einbeziehung aller an der Pflege und Betreuung Beteiligten. Eventuell liegt eine Patientenverfügung vor. Bei Patienten mit einer ausgeprägten Demenz muss die Einwilligung der bestellten Betreuungsperson vorliegen, gegebenenfalls entscheidet der zuständige Betreuungsrichter. Im Vordergrund der Entscheidung steht der „mutmaßliche Wille" des Patienten. Des Weiteren ist abzuwägen, wie die weitere Entwicklung der

Kranken- und Lebensgeschichte (Prognose) ist. Mit in die Entscheidung fließt, ob die enterale Ernährung im Rahmen einer kurativen, unterstützenden oder palliativen Behandlung erfolgen soll.

Allen Beteiligten kommt in solchen Fällen ein hohes Maß an ethischer Verantwortung für die ihnen anvertrauten Menschen zu. Nicht selten befinden sie sich in einem ethischen Dilemma. Es sollte sich ein interdisziplinäres Team bilden, um die Situation zu beraten. Pflegende sollten sich im Diskurs vermehrt zu Wort melden, da sie in der Regel die meiste Zeit mit den Patienten verbringen und ihre Patientenbeobachtungen von großem Wert sind. In manchen Kliniken wird eine Ethikkommission mit der Entscheidung beauftragt.

8.2 Sondenarten

Inzwischen stehen eine Reihe von verschiedenen Sonden für die Verabreichung von Flüssigkeit oder Sondenkost von verschiedenen Herstellern zur Verfügung. Vom Prinzip her lassen sich drei größere Gruppen unterscheiden.

Sondenarten und ihre Verwendung

Bezeichnung	Erklärung	Indikation/Verwendung
Ernährungssonde	In Magen oder Duodenum nasal oder oral eingeführte dünne, sehr weiche Sonde, über die Flüssigkeit verabreicht wird.	Geplante Zufuhr von Sondenkost über einen begrenzten Zeitraum (bis zu zwei Monaten)
Magensonde	In Magen nasal oder oral eingeführte Sonde, die nur kurzfristig eingesetzt werden sollte.	Ablaufentlastung, z. B. bei Patienten, die beatmet werden; als erste Sonde im Notfall. Verbleibt nur für wenige Tage
PEG-Sonde (= perkutane endoskopische Gastrostomie)	Durch die Bauchdecke wird nach vorheriger Punktion während einer Magenspiegelung ein Katheter in den Magen eingelegt, nach außen geleitet und fixiert.	Bei irreversiblen Schluckstörungen und zur Langzeiternährung über eine Sonde.

8.2.1 Magensonde – Ernährungssonde

Das Legen einer Magensonde gehört in den Zuständigkeitsbereich der Pflegenden. Sie erfolgt auf ärztliche Anordnung. Der Patient wird entsprechend durch den Arzt informiert und muss seine Einwilligung zu dieser Maßnahme geben.

Auch bewusstlose Patienten werden über die geplante Maßnahme informiert, das Einverständnis wird von den Angehörigen eingeholt.

Im Einzelnen werden folgende Materialien benötigt:

♦ geeignete Sonde, z. B. Magensonde zur Entlastung von Magensaft und zur Prophylaxe bei Erbrechen, oder eine – meist etwas dünnere – Ernährungssonde

♦ Gleitmittel (z. B. anästhesierendes Gel, Spray)

♦ Nierenschale mit Zellstoff, Papiertaschentücher

♦ Markierungsstift

♦ Pflaster zur Sondenfixierung

♦ Glas warmes Wasser oder Tee; nur bei wachen Patienten

♦ Sichtschutz zur Wahrung der Privatsphäre

♦ unsterile Einmalhandschuhe

♦ Stethoskop

♦ Abwurfbeutel

♦ Einmalspritze 20 ml und gegebenenfalls Adapter

Alle benötigten Utensilien werden auf einem Tablett gerichtet und auf Vollständigkeit überprüft. Bei Fehlbildungen oder Verletzungen im Mittelgesichtsbereich oder bei Liquorfluss aus der Nase (Liquorrhoe) bei Patienten mit einer Kopfverletzung (meist liegt eine Fraktur der Schädelbasis vor) darf keine Magensonde gelegt werden. Durch die offenen Verletzungen im Kopfbereich sind die Gefahr einer Infektion und die Gefahr einer Sondenfehllage zu groß. Bei diesen Patienten ist eine Magensonde absolut kontraindiziert. Sie erhalten die Flüssigkeit entweder intravenös oder frühzeitig über eine PEG.

Infusionstherapie
Band 4, E 4

Beispiel: Legen einer Magensonde

Vor der Durchführung sind Türe und Fenster zu schließen, ein Sichtschutz anzubringen, eventuell werden die Mitpatienten über die Maßnahme informiert. Anschließend wird die hygienische Händedesinfektion durchgeführt. Die Patienten im Bett aufsetzen, bewusstlose oder bewusstseinsgetrübte Patienten auf die Seite lagern. Die Nase mit Watteträger säubern bzw. schnäuzen lassen und das geeignete Nasenloch auswählen. In diese Entscheidung kann der Patient miteinbezogen werden. Dies vermittelt ihm ein Gefühl der Kontrolle der Situation. Um die Länge der Sonde für die korrekte Lage zu ermitteln, misst man den Abstand vom Ohrläppchen zur Nase und die Länge von der Nase zur Magengrube. Dies ergibt bei normal großen Patienten eine Sondenlänge von ca. 50 cm. Bei sehr großen Patienten kann dies bis zu 60–65 cm reichen. Der Rachenraum wird mit Anästhesiespray eingesprüht, die Sonde mit einem Markierungsstift bis zur einzuführenden Länge markiert und mit Gel gleitfähig gemacht. Die Zeit des Wirkungseintritts des Sprays muss eingehalten werden. Dem sitzenden Patienten wird die Nierenschale in die Hand gegeben. Die Sonde ca. 10 cm vom einzuführenden Ende her anfassen, in das Nasenloch einführen und mit leichter Drehbewegung in den Rachenraum vorschieben. Dabei die anatomischen Engen der Nase beachten. Nach ca. 15 cm – wenn die Sonde an den Kehlkopf gelangt – den Patienten auffordern, den Kopf nach vorne zu beugen und zu schlucken. Dabei kann es hilfreich sein, etwas Wasser anzubieten. Manche Patienten können bei der liegenden Sonde nicht trinken und es erweist sich eher als hinderlich. Die Sonde wird zügig bis zur abgemessenen Stelle vorgeschoben.

Obere Luftwege
Band 2, G .3.1

Anschließend muss kontrolliert werden, ob die Sonde richtig liegt. Dies geschieht, indem man Luft in die Sonde spritzt und gleichzeitig mit dem Stethoskop auf ein blubberndes Geräusch im Magen hört. Erst dann kann die Sonde am Nasenausgang markiert und mit hautschonendem Pflaster ohne Druck auf die trockenen und fettfreien Nasenflügel fixiert werden. Um Zug von der Sonde zu nehmen und die Gefahr des Herausrutschens zu vermindern, wird sie mit einer Schlaufe in der Ohrgegend des Patienten doppelt mit Pflaster gesichert. Wichtig bei der Fixierung ist, das Sichtfeld des Patienten nicht zu behindern; d.h., die Sonde soll nicht unterhalb der Augen fixiert werden. Je nach Patient kann die Sonde mit einer großzügigen Schleife mit Pflastern oder einer kleinen Klemme an den Kleidern fixiert werden. Der Patient wird bei der bequemen Lagerung unterstützt, er wird nach seinen Bedürfnissen gefragt, für die Kooperation gelobt.

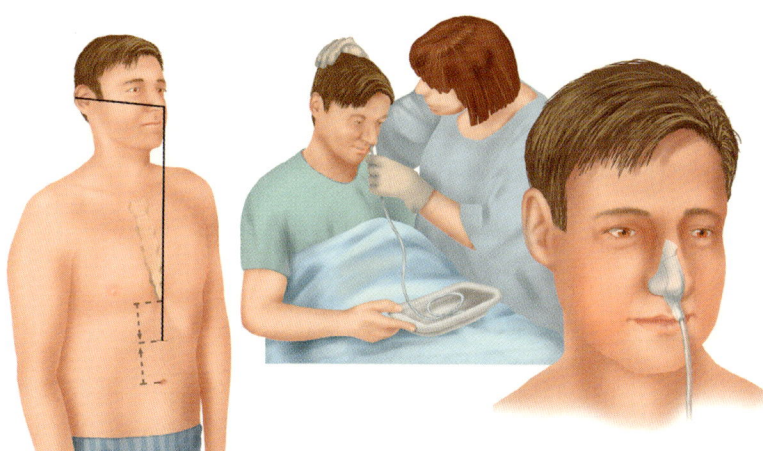

Legen einer Magensonde

Im Eisfach gelagerte Sonden sind beim Legen formstabiler; außerdem wird durch die Kühle die Nasenschleimhaut weniger gereizt.

Starker Hustenreiz oder Luftnot während des Einführens erfordern ein sofortiges Zurückziehen, da die Sonde wahrscheinlich in die Luftröhre gelangt ist. Man sollte eine Pause einlegen, gegebenenfalls wird das andere Nasenloch ausgewählt.

Bei Widerständen während des Legens die Sonde zurückziehen und erneut vorschieben, dabei leicht drehen. „Die Sonde einen neuen Weg suchen lassen." Sich Zeit lassen, eventuell kurze Pausen einlegen, den Patienten durchatmen, die Nase putzen lassen, weil durch den Fremdkörperreiz mehr Wasser und Schleim produziert werden. Den Patienten ermutigen und loben für seine Mitarbeit.

Bei liegenden Patienten wird die Sonde senkrecht von oben in den unteren Naseneingang eingeführt. Die Kontrolle der richtigen Lage muss – genau wie beim sitzenden Patienten beschrieben – erfolgen.

8.2.2 Perkutane endoskopische Gastrostomie – PEG-Sonde

Aus unterschiedlichen Gründen kann es zu Problemen bei der Nahrungsaufnahme kommen. In erster Linie sind hier die Schluckstörungen zu nennen. Auch Erkrankungen der Mundschleimhaut (z. B. Tumoren des Hals- und Rachenbereichs) können das Essen beeinträchtigen. Erkrankungen, die zu Appetitlosigkeit und Geschmacksveränderungen führen, wie z. B. bei onkologischen Patienten, veranlassen die Patienten, sich nicht mehr ausreichend zu ernähren. Stenosen (Verengungen) im Hals- und Kehlkopfbereich oder Bewusstlosigkeit (Intensivpatienten) machen eine orale Ernährung unmöglich, so dass diese Patienten über eine Sonde mit Nahrung versorgt werden müssen. Eine Ernährungstherapie ist für die oben beschriebenen Patienten mit einer beeinträchtigten Nahrungsaufnahme wichtig, um eine Mangelernährung zu verhindern oder zu beseitigen.

> **Mangelernährung**
>
> Mangelernährung bedeutet nicht allein Gewichtsabnahme (quantitative Mangelernährung), sondern auch das Fehlen einzelner essentieller Nährstoffe, wie z. B. Eiweiß, Mineralstoffe oder Spurenelemente (qualitative Mangelernährung).
> Mangelerscheinungen führen häufig zu Komplikationen bei der Wundheilung (z. B. Dekubitus, Anastomoseninsuffizienz = Schwäche der Nähte nach Darmoperationen) und zu Störungen der Infektabwehr. Ein verlängerter Krankenhausaufenthalt mit einem erhöhten Pflegeaufwand sind die Folgen.

Die Sondenernährung wird in der Regel über eine nasale Ernährungssonde begonnen. Wenn absehbar ist, dass das vorliegende Problem (Schluckstörung, Bewusstlosigkeit) über mehrere Wochen und Monate andauert, entscheidet man sich für die Anlage einer PEG-Sonde; dies aus folgenden Gründen:

♦ eine nasal eingeführte Sonde verursacht häufig trotz fachgerechter Pflege Ulzerationen/Druckstellen an der Schleimhaut der Nasenflügel

♦ die Gefahr, dass die Sonde herausrutscht bzw. von Betroffenen herausgezogen wird, ist relativ groß

♦ eine nicht richtig liegende Sonde erhöht die Gefahr einer Aspiration mit den nachfolgenden Komplikationen

♦ jede eingeführte Sonde ist auch eine so genannte „Keimschiene"; wegen der Nähe zum Gehirn und zur Lunge vermeidet man möglichst diese Form

♦ durch die nasale Anlage einer Sonde ist der Betroffene stets in seinem Aussehen verändert

8.3 Verabreichung von Sondenkost und Kostaufbau

Bei der enteralen Sondenernährung muss nach einem bestimmten Aufbauschema vorgegangen werden. Im Folgenden werden die einzelnen Phasen der Verabreichung beschrieben.

8.3.1 Aufbauphase

In der Aufbauphase wird am ersten Tag mit der langsamen Zufuhr von 500 ml Sondennahrung begonnen.

Dies kann mit mehreren Bolusgaben über den Tag verteilt geschehen. Insbesondere bei Intensivpatienten sowie postoperativen Patienten sollte die Zufuhr über eine Ernährungspumpe gesteuert werden (z. B. Sondomat plus). Die Zufuhrgeschwindigkeit von 25 ml/h sollte dabei nicht überschritten werden.

8.3.2 Steigerung der Zufuhrrate

In den folgenden Tagen kann bei Verträglichkeit der Sondennahrung die Zufuhrrate alle 24 Stunden um jeweils 25 ml/h auf 50 ml, 75 bzw. 100 ml/h erhöht werden.

Werden acht Stunden Nachtruhe gewünscht, kann die Menge auf 100 ml/h (20 Stunden) am 5. Tag und 125 ml/h (16 Stunden) am 6. Tag gesteigert werden. Sollten jedoch nach der Erhöhung der Zufuhrrate Komplikationen auftreten, wie z. B. Durchfälle oder Blähungen, muss die Zufuhr der Sondennahrung reduziert werden. Eine weitere Steigerung kann dann am nächsten Tag erneut versucht werden.

Eine bedarfsdeckende Ernährung wird auf diese Weise nach zwei bis fünf Tagen erreicht. Für eine zusätzlich ausreichende Flüssigkeitszufuhr über die Sonde mit stillem oder abgekochtem Wasser ist zu sorgen.

Die zusätzliche Flüssigkeit wird dem Patienten in der ernährungsfreien Zeit gegeben. Auf keinen Fall sollten Früchtetee oder Fruchtsaft verwendet werden, weil diese säurehaltigen Getränke eine Ausflockung der Sondennahrung verursachen, die dann zur Verstopfung der Sonde führt.

Zur Verabreichung von Sondennahrung kommen Einmalspritzen zur Bolusverabreichung und Einmalsysteme mit Sondenkostbeutel, Sondenkostflaschen zum Einsatz.

Wichtige pflegerische Punkte, die dabei beachten werden müssen, sind:

♦ bei der Verabreichung muss der Patient mit erhöhtem Oberkörper gelagert werden
♦ eine gute Beobachtung und Befragung des Patienten zur Verträglichkeit muss gewährleistet sein und dokumentiert werden, gegebenenfalls muss die Nahrungszufuhr unterbrochen werden
♦ die Sonde muss nach der Nahrungsverabreichung mit Wasser gut gespült werden
♦ die Flüssigkeitsgabe muss in den Nahrungspausen erfolgen

> Zur Praxis der enteralen Ernährung bieten Hersteller umfangreiche Leitfäden rund um die Ernährungssonde, Sondennahrung, weiter über Umgang mit Sondennahrung und Technik, Pflegemaßnahmen, Komplikationen der Sondenernährung bis hin zu Hygienehinweisen an.

8.4   Sondenernährung bei Kindern

Die Indikationen für die Einlage von Ernährungssonden gleichen im Wesentlichen denjenigen der Erwachsenen. Die Sondenkost kann kurzfristig über eine orale oder nasale Magensonde oder bei längerer Applikation über eine PEG-Anlage verabreicht werden.

Säuglinge und Kleinkinder zeigen bereits nach kurzer Zeit Symptome bei unzureichender Nahrungs- und Flüssigkeitsaufnahme. Daher sind die nötigen Interventionen frühzeitig einzuleiten, damit größere Komplikationen verhindert werden können. Der Kostaufbau ist an die anatomischen Gegebenheiten (kleiner Magen) des jeweiligen Kindes anzupassen. In der Regel wird mit einer stündlichen Zufuhr von nicht mehr als 25 ml begonnen und je nach Verträglichkeit gesteigert.

Wird bei einem Säugling eine Ernährungssonde nötig und das Kind kann daher nicht an die Brust der Mutter angelegt werden, können wichtige kindliche Bedürfnisse nicht erfüllt werden. Hier ist darauf zu achten, dass die Nähe zur Mutter unbedingt aufrechterhalten und gefördert wird, um dem Kind Sicherheit und Wohlbefinden zu vermitteln.

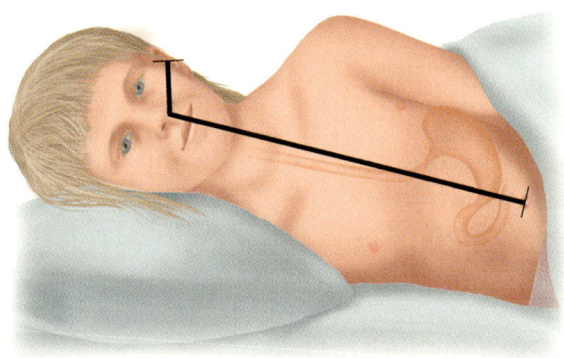

Abmessen der Magensonde beim Kind

Auch bei größeren Kindern kann die Verabreichung von Sondennahrung problematisch sein, da Kinder vor dem Schulalter meist nicht verstehen, warum sie nicht selbst bestimmen dürfen, was sie essen möchten. Einfühlsame und klärende Gespräche können hier eine wichtige grundlegende Intervention sein. Auch die Eltern müssen ausreichend über die Maßnahme informiert sein. Eine Akzeptanz durch die Eltern kann die Therapie positiv beeinflussen.

Um die Magensonde bei Kindern fachgerecht platzieren zu können, wird sie durch die Bestimmung des Abstands vom Ohrläppchen zur Nase, entlang von Mund, Kinn und Hals bis zur Mitte der Brustbeinspitze (Sternumspitze) abgemessen. Bei Kindern bis ca. fünf Jahren wählt man einen Punkt in der Mitte zwischen Brustbein und Nabel.

Häufig übernimmt der Arzt bei Kindern die Einlage der Magensonde. Die Tätigkeit kann auch von erfahrenen und geübten Pflegenden durchgeführt werden. In seltenen Fällen wird die Sondeneinlage nur unter einer Kurznarkose möglich.

Eltern und kranke Kinder

Häufig werden Kinder von einem Elternteil in der Klinik begleitet, d. h., in der Regel wird auch die Mutter stationär aufgenommen. Dies bedeutet, dass die Mutter als engste Bezugsperson bei der Pflege des Kindes ständig anwesend ist. Dies hat den Vorteil, dass sich das Kind mit der vertrauten Person sicher fühlt und oft besser beruhigen lässt. Es hat aber den Nachteil, dass die Mutter oder der Vater mit der Art der Pflege in manchen Fällen nicht einverstanden sein kann und sich entsprechend zu Wort meldet. Um Konfliktsituationen vorzubeugen, ist es sinnvoll, die Mutter in die Pflege – wo möglich – aktiv einzubinden und die Mutter-Kind-Bindung zu unterstützen.

Kind im Krankenhaus Band 2, A 2.2

8.5   Probleme und Komplikationen bei Sondenernährung

Bei der Sondenernährung kann es zu einer Reihe von Problemen kommen, die zum einen auf einer unsachgemäßen Handhabe beruhen und zum anderen abhängig sind von der Grunderkrankung des Patienten. Nachfolgend werden die wichtigsten Probleme, die pflegerisch zu lösen sind, aufgeführt.

8.5.1   Aspiration

Die Folgen einer Aspiration sind u. U. lebensbedrohlich und machen intensivmedizinische Maßnahmen erforderlich. Dementsprechend ist beim Auftreten einer schweren Aspiration sofortiges Absaugen erforderlich.

Ursachen können sein:

♦ Refluxerkrankung (Patienten mit Magenentleerungsstörungen)
♦ Sonde liegt nicht mehr richtig oder ist nicht mehr durchgängig

Bei der Verabreichung der Sondennahrung ist deshalb darauf zu achten, dass:

♦ die Sonde durchgängig ist (zu prüfen mit einer wassergefüllten Einmalspritze)
♦ der Patient aufrecht sitzt bei der Nahrungsverabreichung, auch ca. 20 Minuten nach Nahrungsaufnahme noch mit erhöhtem Oberkörper sitzen lassen
♦ die Sondennahrung nicht zu kalt ist, sondern ca. Zimmerwärme hat
♦ nicht zu schnell verabreicht wird, vor allem bei Bolusgabe mit einer Einmalspritze, Faustregel: alle zehn Minuten 50 ml verabreichen

8.5.2   Übelkeit/Erbrechen

In den ersten Tagen kann es bei der Sondenernährung zu Übelkeit und Erbrechen bei dem Patienten kommen. Dies ist ein häufiges Pflegeproblem. Ursachen können sein:

♦ Nahrungsunverträglichkeit
♦ zu schnelles Verabreichen
♦ Wechselwirkung mit Medikamenten (Antibiotika)

Eine mögliche pflegerische Intervention kann das Wechseln der Sondennahrung sein. Dies muss in Absprache mit dem Arzt geschehen. Eventuell wurde die Menge der Sondenkost zu schnell erhöht. In diesem Fall wird die Menge des jeweils verabreichten Bolus reduziert und anschließend sehr langsam erhöht. In manchen Fällen wird es nötig, die Sondennahrung mit Tee zu verdünnen (dabei ist darauf zu achten, dass es zu keinem Überangebot an Flüssigkeit mit nachfolgenden Komplikationen kommt). Wechselwirkungen mit anderen Medikamenten sind zu prüfen und die Präparate eventuell anzupassen.

8.5.3 Durchfälle (Diarrhö)

In den meisten Fällen führt die Sondenkost durch die Zusammensetzung und ihre Bestandteile selbst zu den Durchfällen. In diesem Fall sollte die Menge der Sondenkost reduziert und anschließend langsam wieder erhöht werden. Außerdem kann es hilfreich sein, die Sondenkost mit Tee zu verdünnen. So wird die Belastung für den Verdauungsapparat verringert. Falls diese Maßnahmen keinen Erfolg zeigen, kann es vorübergehend nötig werden, medikamentös zu behandeln, z. B. mit Imodium® gegen Durchfallerkrankungen. Diese Verordnung obliegt dem Arzt. Auslöser für Diarrhö können daneben Medikamente sein, die der Patient parallel zur Sondenkost entweder enteral oder parenteral erhält. Im Zweifelsfall ist dies zu prüfen. Bei den Medikamenten sind es häufig Antibiotika. Sie bewirken eine Zerstörung bzw. eine Veränderung der Darmflora. Nach ärztlichem Ermessen sollte ein Aufbau der Darmflora mit Hefepilzen betrieben werden (z. B. Perenterol®).

Mögliche Ursachen für Durchfälle, die pflegerisch zu beachten sind:

♦ Kontamination der Sondennahrung, deshalb angebrochene Flaschen innerhalb von acht Stunden nach Anbruch verbrauchen und im Kühlschrank (maximal 24 Stunden) verschlossen aufbewahren

♦ zu rasche Zufuhr oder keine Aufbauphase, deshalb Zufuhrgeschwindigkeit drosseln (bei Pumpenverabreichung maximal 150 ml pro Stunde verabreichen)

8.5.4 Verstopfte Sonde

Die beste Intervention ist hier die Prävention. Nach jeder Gabe von Sondenkost und Medikamenten ist die Sonde mit ausreichender Flüssigkeit durchzuspülen. Dies sollten mindestens 50 Milliliter Tee oder Wasser sein.

Falls die Sonde dennoch verstopft, kann versucht werden, mit kohlensäurigen Flüssigkeiten (z. B. Cola) die Sonde zu spülen. Die Kohlensäure bewirkt, dass sich kleinere Partikel lösen und so die Sonde freigespült werden kann. Im schlimmsten Fall muss die Ernährungssonde gewechselt oder die PEG neu gelegt werden.

8.6 Ernährungspumpen

Um eine kontinuierliche, längerfristige Ernährung vornehmen zu können, bieten sich Ernährungspumpen verschiedener Hersteller an. Sie ermöglichen eine exakte und gleichmäßige Dosierung mit einem definierten Volumen in einer vorgegebenen Zeit. Verschiedene Alarme erhöhen die Sicherheit bei der Applikation.

Ernährungspumpen können im stationären und ambulanten Bereich eingesetzt werden. Mithilfe spezieller Überleitsysteme wird auch während der Applikation der Sondennahrung die Mobilität des Patienten gewährleistet.

Die Vorteile der pumpengesteuerten Verabreichung liegen in der kontinuierlichen Nahrungsgabe und in der Vorausberechenbarkeit der zu verabreichenden Menge. Nachteilig ist die Abhängigkeit und das „Angebundensein" an das System und die andauernde Gabe von Nahrung, welche die Verdauungsorgane nicht zur Ruhe kommen lässt. Deshalb ist es sinnvoll, bei guter Verträglichkeit der Sondennahrung auch bei pumpengesteuerter Verabreichung Pausen, vor allem nachts, einzuhalten.

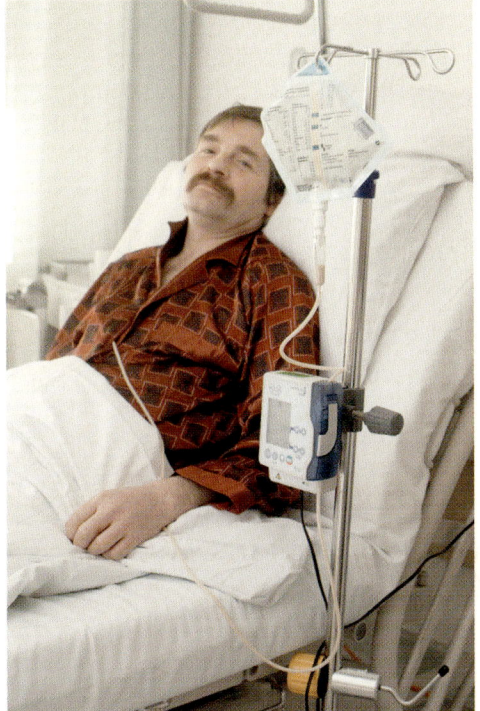

Ernährungspumpe

Ambulante Pflege

Vor allem in der häuslichen Betreuung von Patienten mit einer enteralen Ernährung muss ein Rhythmus für die „Mahlzeiten" gefunden werden, der Ruhepausen zulässt, insbesondere eine Nachtruhe garantiert. Es ist eher unphysiologisch, dass der Mensch sich 24 Stunden kontinuierlich Nahrung zuführt. Dies kann zu einer Belastung des Verdauungssystems führen und dem Patienten Unwohlsein verursachen.

Heutzutage gibt es ausgebildete Fachpflegekräfte der enteralen Ernährungstherapie zur Schulung von Patienten und ihren Angehörigen. Schulungen zum Umgang mit der Nahrung und den notwendigen Technikartikeln können in der Klinik beginnen, aber auch im Alten-/Pflegeheim oder zu Hause durchgeführt werden.

Standards als Arbeitsgrundlage können dabei von Vorteil sein.

?

1 Bei welchen Patienten wird eine Ernährung über eine Sonde notwendig?

2 Wie ist der Kostaufbau der Sondennahrung vorzunehmen?

3 Welche hygienischen Aspekte im Zusammenhang mit Sondennahrung sind zu beachten?

4 Wie schaffen Sie Abhilfe bei einer Unverträglichkeit der Sondenkost?

5 Welche Empfehlungen geben Sie Angehörigen von Patienten mit einer PEG-Sonde vor ihrer Entlassung aus dem Krankenhaus?

6 Welche speziellen Vorkehrungen treffen Sie bei der Verabreichung von Sondenkost bei einem Kleinkind von drei Jahren?

1 Seit kurzem sind Sie in der häuslichen Pflege eingesetzt. Sie pflegen Herrn Kurz, der seit ca. vier Wochen eine PEG-Sonde hat. Er verträgt die Sondennahrung recht gut, hat jedoch ab und zu starke Blähungen nach den „Mahlzeiten". Seine Frau weiß sich keinen Rat mehr. Erstellen Sie einen Pflegeplan für Herrn Kunz mit geeigneten Interventionen, um seine Beschwerden zu lindern.

2 Schauen Sie sich in Ihrer Einrichtung die verschiedenen Produkte einer enteralen Sondenernährung an. Erstellen Sie eine tabellarische Übersicht, in der Sie die Unterschiede und Gemeinsamkeiten der Produkte gegenüberstellen. Legen Sie dabei besonderen Wert auf die Bestandteile, Energiezufuhr, Indikationen und Preise.

3 Erstellen Sie ein informatives Merkblatt für Eltern von Kindern, die enteral mit Sondenernährung versorgt werden müssen. Auf welche Aspekte richten Sie besonderes Augenmerk?

Feldheim, Walter/Steinmetz, Ruth: Ernährungslehre. Kompendium für Pflegeberufe, 5. Aufl., Kohlhammer, Stuttgart 2007

Holoch, Elisabeth/Gehrke, Ulrich/Knigge-Demal, Barbara/Zoller, Elfriede (Hrsg.): Lehrbuch Kinderkrankenpflege. Huber Verlag, Bern 1999

Leitfaden „Praxis der Enteralen Ernährung" von Fresenius Kabi

Darf ich Sie einwickeln?

Physikalische Therapie durchführen

F

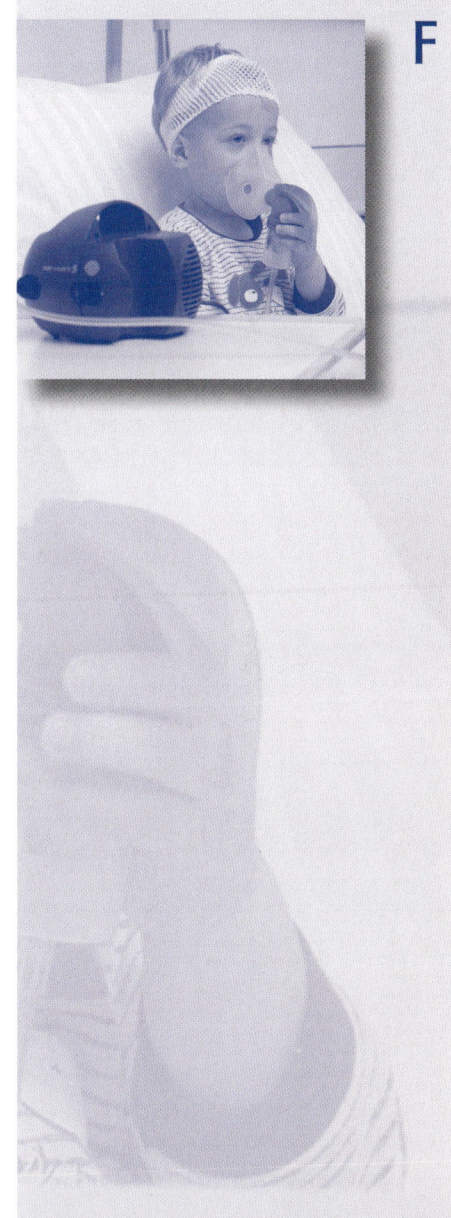

Pia fühlt sich schon seit Tagen nicht wohl. Das ist aber auch kein Wunder, denn fast alle Kolleginnen und Kollegen im Krankenhaus hatten in den vergangenen Wochen eine Erkältung. Obwohl die besser zuhause geblieben wären, haben sie auf der Station gearbeitet und so wahrscheinlich die anderen – und eben auch Pia – angesteckt.

Damit Pia schnell wieder auf den Beinen ist, hat sie am Morgen ihren Hausarzt aufgesucht, der ihren Verdacht bestätigte: Pia hat einen grippalen Infekt. Der Hausarzt schreibt sie krank und empfiehlt ihr, viel zu trinken, dreimal täglich ein Kopfdampfbad zu machen und Bettruhe einzuhalten.

Pia überlegt, wozu das gut sein soll. „Ein paar Tabletten hätten es auch getan", denkt sie. Pia will Tim nach seiner Meinung fragen. Den trifft sie dann auch gleich auf dem Weg nach Hause. Pia berichtet über ihre Erfahrung beim Hausarzt. „Vielleicht ist es manchmal für den Körper besser und schonender, wenn man nicht gleich Medikamente einnimmt", gibt Tim zu bedenken. „Letzte Woche hatte ich eine Patientin auf der Station, die hat über Halsschmerzen geklagt und dann hat meine Kollegin ihr einen kalten Halswickel gemacht. Ich habe gar nicht verstanden, wie das funktionieren soll, aber die Halsschmerzen waren am Morgen dann weg." Pia zeigt sich nur mäßig beeindruckt, überlegt aber anschließend, bei welchen Beschwerden sich sonst noch diese Art der Anwendung anbieten könnte.

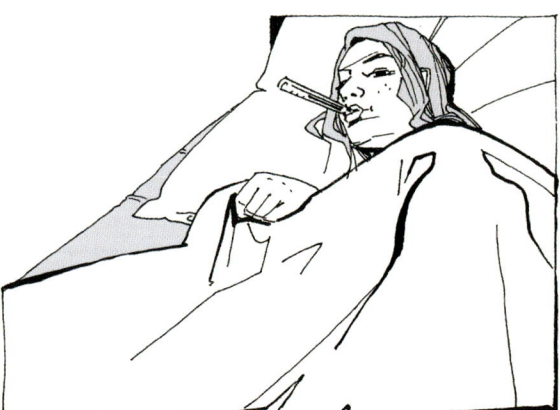

1   Diskutieren Sie in der Gruppe die Vor- und Nachteile einer solchen Behandlung.

2   Schauen Sie sich einmal in der Praxis um. Welche Requisiten finden Sie für den Einsatz physikalischer Therapien auf Station?

3   Vielleicht wenden Sie solche Maßnahmen bei sich selbst oder in der Familie bereits an. Schildern Sie Ihren Mitschülerinnen und Mitschülern, welche Wirkung eine solche Behandlung auf Sie hatte.

1 Wickel und Auflagen

Pia, Olga und Tim treffen sich am gemeinsamen Schultag vor dem Gebäude. Aus dem Stundenplan haben sie erfahren, dass es heute einen Vortrag eines Gastdozenten zum Thema „komplementäre Pflege" geben wird. Da Pia diesen Begriff noch nie gehört hat, fragt sie bei ihren Freunden nach. Aber auch die können Pia keine Auskunft geben. Tim steuert dann doch noch etwas dazu bei: „Ich glaube, das ist Pflege ohne Medikamente oder das, was die Kolleginnen und Kollegen von der Physiotherapie immer bei den Patienten machen." Da aber alle drei nicht so recht wissen, um was es sich genau handelt, warten sie gespannt auf die Ausführungen im Unterricht. Dort erfahren sie dann auch allerhand Interessantes; alle drei beschließen, die neuen Methoden bei Gelegenheit in der Praxis einmal anzuwenden.

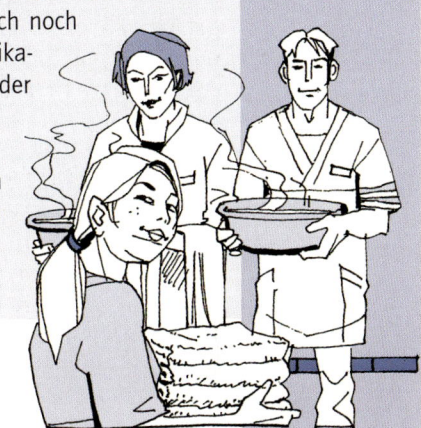

1   Überlegen Sie, welchen Stellenwert die Anwendung der physikalischen Therapie innerhalb der Pflege heute hat.

2   Wie kann man sich die Erkenntnisse der Naturheilkunde und der physikalischen Therapie auch in der Pflege zunutze machen? Diskutieren Sie in der Gruppe.

3   Kennen Sie komplementäre Pflegemaßnahmen? Wenn ja, welche?

1.1 Physikalische Therapie

Physikalische Therapie oder Physiotherapie ist eine wissenschaftlich fundierte Behandlungsmethode. Sie gehört in den Bereich der Naturheilkunde (griech. physis = Natur).

Dabei werden die in der Natur vorkommenden Elemente wie Sonnenlicht, Luft, Wärme, Kälte, Bewegung, Wasser und Elektrizität genutzt, um Krankheiten zu lindern, zu heilen und vorzubeugen.

Ein wichtiger Aspekt ist hierbei, den gesamten Körper anzuregen, die Selbstheilungskräfte zu mobilisieren, da durch diese Behandlungsmethoden die physiologischen Vorgänge im Organismus unterstützt und gefördert werden.

Bei chronischen Erkrankungen ist es oft sinnvoll, eine klassische schulmedizinische Behandlung mit physikalisch-therapeutischen Maßnahmen zu verbinden.

Physikalisch-therapeutische Maßnahmen sind zeitaufwändiger als eine medikamentöse Behandlung, was aber dem Patienten zugute kommt, da er mehr Aufmerksamkeit und Zuwendung erfährt.

Die Behandlungsdauer ist länger, aber die Wirkung nachhaltiger.

Die Naturheilkunde und in diesem Rahmen auch die physikalische Therapie hat eine lange Geschichte. So kann man die römischen Thermen als Vorläufer der Badekurorte betrachten.

Der Liegnitzer Stadtarzt Siegmund Hahn (1664–1742) ist der Begründer der Wassertherapie, die sein Sohn Johann Siegmund (1696–1775) als Kaltwasserbehandlung weiterführte. Vater und Sohn Hahn wurden bekannt als die „Liegnitzer Wasserhähne".

Der Begründer der Wickeltherapie war der Landwirt Vincenz Priessnitz (1799–1851). Der nach ihm benannte Wickel ist ein lauwarmer bis kalter Ganz- oder Teilwickel.

Pfarrer Sebastian Kneipp (1821–1897) ergänzte die Wasseranwendung noch durch Waschungen, Güsse, Wassertreten und Bädertherapie. Ebenso vervollständigte er die Wickeltechnik.

Pfarrer Kneipp erkannte, dass Wasser je nach Temperatur unterschiedliche Reize auf den Organismus ausübt, z. B. wirkt warmes Wasser beruhigend. Er legte den Grundstein für die heutigen Kneipp-Kuren, nachdem er seine eigene angeschlagene Gesundheit mit der Wasseranwendung, Ernährungsumstellung, Bewegung und Pflanzentherapie wiederherstellte und stabilisierte.

Heute benutzt man im klinischen Bereich Wasser, Wärme, Kälte, Licht und Elektrizität einzeln oder miteinander kombiniert für die Behandlung. Häufig wird bei der Anwendung von Wasser, Wärme und Kälte ein Wirkstoff aus der Pflanzenheilkunde zugesetzt, um eine gezielte Reaktion des Organismus hervorzurufen.

Ein solcher Wirkstoff wäre z. B. Kamille zur Entzündungshemmung oder Arnika zur Schmerzstillung und Beschleunigung der Resorption von Blutergüssen (Hämatomen).

Bezugswissenschaften

Physiologie (griech.) = Wissenschaft und Lehre von den normalen Lebensvorgängen, insbesondere von den physikalischen Funktionen im Organismus.

Physik (griech.) = Lehre von den Naturvorgängen ohne Stoffveränderung, wirksam z. B. beim Prinzip der Verdunstungskälte

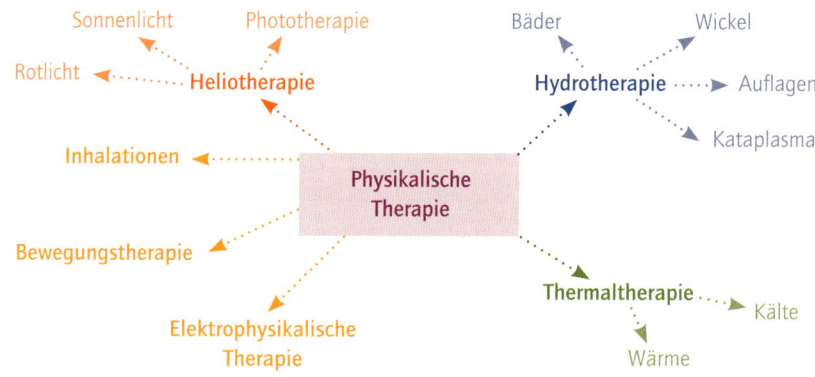

Viele physikalisch-therapeutische Maßnahmen können auch von Pflegenden durchgeführt und angewendet werden, vorausgesetzt sie besitzen die nötigen Fachkenntnisse. Für einige Bereiche sind jedoch nur ausgebildete Physiotherapeuten zuständig, z. B. für die Wechselstrombehandlungen.

Die Anordnungsverantwortung, welche Methode angewendet wird, liegt beim Arzt, der auch über Häufigkeit, Einwirkzeit und mögliche Zusätze entscheidet. Die Durchführungsverantwortung liegt beim Pflegepersonal.

Die Auffassungen, welche Maßnahme zur Thermo- oder zur Hydrotherapie gehört, sind in der Praxis sehr unterschiedlich. In der Regel wird nach der Temperatur oder dem Element unterschieden, wie z. B. die Zuordnung der Bäder und Wickel. Einmal sind sie der Thermotherapie zugeordnet und ein anderes Mal der Hydrotherapie. Die nachfolgenden Ausführungen orientieren sich an der Einteilung nach der Temperatur.

1.2 Wickel, Auflage und Kataplasma

In der Praxis werden Wickel und Auflagen in unterschiedlichen Ausführungen angewendet. Die grundsätzliche Unterscheidung dieser Interventionen hilft, sie den einzelnen Anwendungsbereichen besser zuzuordnen.

1.2.1 Wickel

Unter einem **Wickel** versteht man das zirkuläre Einhüllen einzelner Körperabschnitte mit zwei bis drei Tüchern. Die Wickel können sowohl warm als auch – in kurzen Intervallen – kalt angelegt werden.

Die Tücher werden als Innen-, Zwischen- und Außentuch bezeichnet. Sie sollten aus Naturfasern wie Seide, Baumwolle oder Leinen bestehen. Wolle eignet sich als Außentuch. Synthetische Fasern sind ungeeignet, da die Haut dann nicht „atmen" kann und zum unerwünschten Schwitzen angeregt wird.

Für wärmezuführende Wickel eignen sich ein Innentuch aus Baumwolle und ein Außentuch aus Wolle. Wolle hält die Wärme gut, gibt aber Feuchtigkeit nach außen ab, z. B. bei Brust- oder Halswickeln.

Für kühlende Wickel ist ein Innentuch aus Leinen sinnvoll, da dieses Material die Kälte besonders lange hält. Das Außentuch muss nicht aus Wolle sein, z. B. bei Wadenwickeln.

Werden Zusätze (z. B. Lehm) benutzt, die das Wolltuch verschmutzen könnten, bietet sich ein Zwischentuch als Schutz an, z. B. auch bei Quarkwickeln.

Die Wickel werden nach ihrem Anlageort (z. B. Wadenwickel, Brustwickel, Halswickel) oder ihrem Zusatz (z. B. Zwiebelwickel, Quarkwickel) bezeichnet. Vor der Anwendung sollte jeweils festgelegt werden, mit welchem Ziel und zu welchem Zweck die Maßnahme durchgeführt wird.

Es gibt verschiedene Ansichten, wie viele Tücher für einen Wickel verwendet werden sollen. Wickelt man nach den Vorgaben von Kneipp, so benutzt man immer drei Tücher. Ebenso lassen sich mit zwei Tüchern wirkungsvolle Wickel anlegen.

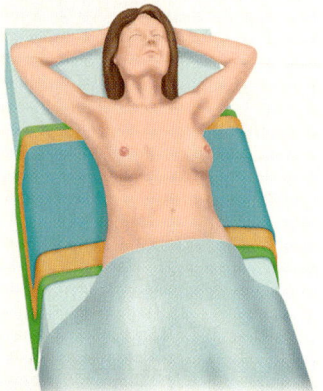

Bevor man einem Patienten einen Wickel anlegt, sollte man sich informieren, ob der Patient diese Anwendungsform kennt, ob sie bei ihm schon einmal durchgeführt worden ist und wie er darauf reagiert hat. In manchen Fällen kann es zu Einengungsgefühlen bis hin zur Platzangst kommen. Der Patient sollte deshalb jederzeit die Möglichkeit haben, sich durch klingeln bemerkbar zu machen.

Wickeltücher

1.2.2 Auflage oder Kompresse

Man spricht von einer **Auflage oder Kompresse**, wenn auf einen kleineren Körperbereich das Innentuch aufgelegt und im Gegensatz zum Wickel nicht zirkulär angelegt wird (z. B. Leberauflage).

Bei einer Auflage verwendet man immer nur zwei Tücher. Das Innentuch wird auf die bezeichnete Körperstelle aufgelegt und mit dem Außentuch umwickelt und befestigt.
Für das Tüchermaterial gelten die gleichen Regeln wie für die Wickel.

Als Innentuch können sehr gut etwas größere Stofftaschentücher verwendet werden.

1.2.3 Kataplasma

Ein **Kataplasma** ist eine heiße oder kalte Breiauflage auf mineralischer oder pflanzlicher Basis. Es besitzt die Eigenschaft, lange die Wärme bzw. die Kälte zu halten. Es eignet sich deshalb gut für eine längere Anwendung, in der der Patient entspannen kann, ohne dass er durch einen nötigen Wechsel des Materials gestört werden muss.

Kataplasmen werden eingesetzt zur Schmerzlinderung, bei oberflächlich gelegenen Entzündungen, bei Vereiterungen und Neuralgien (z. B. Leinsamen-Kataplasma bei Kiefernhöhlenvereiterung). Diese physikalische Maßnahme wird in der Regel in den Räumen der Physiotherapie durchgeführt, da dort alle benötigten Materialien in Griffweite bereitstehen.

Breiige Zusätze für Kataplasmen können z. B. Lehm oder Heilerde, Fango, gekochte, zerdrückte, heiße Kartoffeln, Leinsamen, Senfmehl oder antiphlogistische (entzündungshemmende) Pasten sein.

> Kataplasmen sind mit großer Sorgfalt, unter Beachtung des Hauttyps, anzuwenden, da sie sehr leicht zu Verbrennungen führen können. Es ist darauf zu achten, dass der Patient nicht zu stark mit den Tüchern eingepackt ist, da manche Menschen zu starkem Schwitzen während der Anwendung neigen. Dies kann die beabsichtigte Entspannung und Förderung des Wohlbefindens negativ beeinflussen.

1 Welche Elemente und ihre Wirkungen werden in der physikalischen Therapie benutzt?

2 Welchen Stellenwert hat die physikalische Therapie heute in der Pflege?

3 Wo kann die Physiotherapie die Pflegemaßnahmen sinnvoll ergänzen, wo grenzt sie sich klar ab?

4 Wodurch unterscheiden sich Wickel und Auflagen?

5 Was ist ein Kataplasma? Welche Zusätze werden dafür benutzt?

1 Tauschen Sie sich mit Ihren Mitschülerinnen und Mitschülern darüber aus, welche Wickel und/oder Auflagen Sie selbst schon einmal benutzt haben. Überlegen Sie, welche Empfindungen Sie dabei hatten (angenehm, unangenehm, einengend usw.). Falls Sie noch keine eigenen Erfahrungen mit Wickeln und/oder Auflagen haben: Wie könnte sich ein Patient/eine Patientin vermutlich über eine solche Anwendung äußern?

2 Stellen Sie fest, ob auf der Abteilung Ihres jetzigen Praxiseinsatzes Wickel und Auflagen angewendet werden.

3 Erstellen Sie eine Informationsbroschüre für Patienten und Patientinnen, in der Sie die Anwendung von Wickeln und/oder Auflagen erklären. Gehen Sie dabei auch auf den Begriff der komplementären Pflege ein.

Aßmann, Christa: Pflegeleitfaden: Alternative und komplementäre Methoden. Urban & Schwarzenberg, München 1996.

Bilz, Friedrich E.: Das neue Naturheilverfahren in zwei Bänden, Bilz Verlag, Dresden-Radebeul 1925

Hoehl, Mechthild/Kullik, Petra: Kinderkrankenpflege und Gesundheitsförderung. Thieme Verlag, Stuttgart 2002

Thüler, Maya: Wohltuende Wickel. Wickel und Kompressen in Kranken- und Gesundheitspflege. Thüler Verlag, Worb/Schweiz 2003

2 Thermotherapie

Klara Becker, Patientin auf Tims Station, hat Besuch von Therese Merz. Diese erzählt Frau Becker, sie sei so in Eile gewesen, dass sie im Treppenhaus auf dem Weg zu ihr gestolpert und auf das rechte Knie gefallen sei. Nun ist das Knie geschwollen und schmerzt zunehmend. Frau Merz äußert Besorgnis, dass sie sich etwas Ernstes zugezogen haben könnte. Und mit diesen Schmerzen wird sie es wohl kaum nach dem Besuch wieder alleine nach Hause schaffen, wie sie Frau Becker sorgenvoll mitteilt. Frau Becker beschließt daraufhin Tim zu fragen, was sie tun können und was wohl in dieser Situation am besten sei.

1 Vielleicht können Sie über ähnliche Erfahrungen berichten. Falls Sie sich schon einmal beim Sport am Fuß oder Knie verletzt haben: Berichten Sie Ihren Mitschülerinnen und Mitschülern, was damals zur Schmerzlinderung unternommen wurde.

2 Wie würden Sie sich verhalten, wenn eine Besucherin oder ein Besucher Sie zu Vorgehensweisen in Gesundheitsfragen anspricht? Diskutieren Sie im Team.

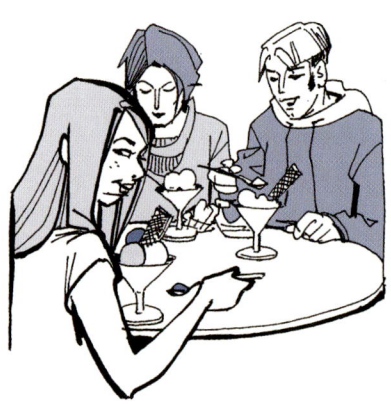

3 Welche Verletzung kann sich die Besucherin zugezogen haben?

2.1 Grundlagen der Kälteanwendung

Häufig wird für **Kältetherapie** auch der Begriff **Kryotherapie** verwendet. Er kommt aus dem Griechischen und leitet sich vom Wort „kry" ab. Dies bedeutet Frost oder Eiskälte. Kältetherapie bedeutet also die lokale Anwendung trockener oder feuchter Kälte.

Behandlungen im Rahmen der Kälteanwendung entziehen dem Organismus Wärme; dieses macht man sich zunutze, um z. B. das Fieber zu senken oder eine Entzündung zu behandeln.

Wie ein Patient auf eine Kälteanwendung reagiert, hängt von verschiedenen Faktoren ab, wie z. B.

◆ Alter

◆ Konstitution

◆ individuellem Wärmebedürfnis

2.1.1 Wirkprinzipien

Die Reaktionen des Organismus auf den Kältereiz sind abhängig von der Einwirkzeit und der Größe der behandelten Fläche. Trockene Kälte wird mithilfe von Kühlelementen oder mittels Eis lokal appliziert, um entzündliche Prozesse oder eine Hämatombildung zu hemmen sowie zur Schmerzbehandlung.

Feuchte Kälte wird in Form von Auflagen, Wickeln, Waschungen usw. angewendet, wenn dem Körper viel Wärme entzogen werden soll. Bei der Anwendung feuchter Kälte ist der Wärmeentzug durch die entstehende Verdunstungskälte intensiver.

> Kälte nur bei warmer Haut anwenden, ein „kalter Körper" kann auf den Reiz nicht adäquat reagieren!

Grundsätzlich lässt sich die Kurzzeit- von der Langzeitkälteanwendung unterscheiden. Bevor man eine solche Maßnahme bei einem Patienten durchführt, sollte feststehen, um welche Art der Anwendung es sich handelt.

Durchblutung
Band 2, H 3.1

Die Kurzzeitanwendung erhöht die lokale Durchblutung durch eine reaktive Hyperämie. Auf die kurze Kälteapplikation und die dadurch bedingte kurzzeitige Vasokonstriktion (Gefäßengstellung) reagiert der Körper mit Gefäßweitstellung und ermöglicht eine gesteigerte Durchblutung und Erwärmung.

Die Langzeitanwendung der Kälte bewirkt eine Hemmung der Gewebedurchblutung aufgrund einer andauernden Vasokonstriktion.

Die Kälteeinwirkung darf nicht die Durchblutung verhindern und damit eine Unterversorgung des Gewebes auslösen. Bei Anwendung von Temperaturen unter ~0 °C besteht die Gefahr, das tiefer liegende Gewebe zu schädigen. Daher muss der Patient sorgfältig auf Kälteunverträglichkeitszeichen beobachtet werden. Die angeordnete Einwirkzeit ist genau einzuhalten.

Kältekammern

Kältekammern werden zur Ganzkörperkältebehandlung bei Menschen, die an Rheuma leiden, benutzt. Für die Dauer von ein bis zwei Minuten werden die Betroffenen Temperaturen bis zu -70 °C ausgesetzt. Die Behandlung bewirkt, dass die entzündlich bedingten Symptome der Rheumaerkrankung abklingen. Diese Art der Anwendung findet sich jedoch nur in speziell dafür ausgestatteten Kliniken oder Einrichtungen der Physiotherapie.

Beispiel: Anwendung von Kälte bei Kindern

In einigen Fällen können Kälteanwendungen auch bei Kindern zur Anwendung kommen, z. B. werden bei Fieber Wadenwickel angelegt. Prinzipiell gelten die gleichen Grundsätze der Anwendung wie bei Erwachsenen. Manchmal muss man sich dem Kind auf spielerische Art und Weise – z. B. auch die Pflegende legt sich einen solchen Wickel an – nähern. Im Einzelfall sollte jeweils geprüft werden, ob die Anwendung toleriert wird und ob sie das angestrebte Ziel erreicht, oder ob die Belastungen für das Kind und die Umgebung den Effekt wieder aufheben, z. B. bei starker Unruhe des Kindes.

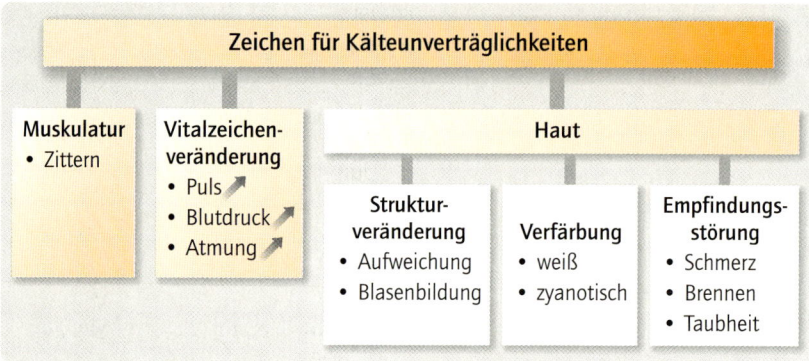

> Alle Elemente zur Kälteapplikation müssen in eine Schutzhülle gesteckt oder in ein Baumwolltuch eingeschlagen werden, z. B. Cold-pack in einen großen Waschhandschuh, um Kälteschäden der Haut zu vermeiden.

Indikationen und Kontraindikationen Kälteanwendung

Indikationen	Kontraindikationen
◆ zur Blutstillung nach Operationen wie Tonsillektomie (Mandeloperation) oder einer Kürettage (gyn. Eingriff)	◆ Anämie
◆ zur Blutstillung einer akuten Blutung, z. B. Nasenbluten	◆ Durchblutungsstörungen
◆ zur Schmerzlinderung z. B. bei Zahndurchbruch bei Säuglingen, Kopfschmerzen, frischer Bluterguss (Hämatom)	◆ Thermoregulationsstörungen
	◆ Sensibilitätsstörungen der Haut (z. B. nach einem Schlaganfall mit einer Lähmung)
◆ zur Entzündungshemmung, z. B. bei Mastitis, Arthritis (hier auch zur Schmerzlinderung)	◆ entzündliche Erkrankungen der Harnwege und Nieren
◆ zum Wärmeentzug bei Fieber und lokalen Entzündungen	◆ bewusstlose Patienten (eingeschränkt)

> Patienten mit Herz-Kreislauferkrankungen, Bewusstseinsstörungen oder desorientierte Patienten benötigen bei der Anwendung von Kältespendern vermehrte Beobachtung und Unterstützung.

2.1.2 Anwendung trockener Kälte

Die Anwendung von trockener Kälte findet sich häufig in verschiedenen Pflegesituationen. Die Möglichkeiten und Arten des Einsatzes sind vielfältig, die Methode hingegen kann mit wenig Aufwand kostengünstig eingesetzt werden.

Trockene Kälte und ihre Anwendung

Art der Kälte	Anwendungsmöglichkeit / Beschreibung
Eisbeutel	Der Eisbeutel wird bis zur Hälfte mit Eisgranulat oder möglichst kleinen Eiswürfeln gefüllt. Die Luft wird herausgepresst, damit der Beutel beweglich und anschmiegsam bleibt. Der Eisbeutel wird gut verschraubt und auf Dichtigkeit geprüft.
Eiskrawatte	Die Eiskrawatte wird nach den gleichen Richtlinien wie der Eisbeutel benutzt und ist wegen ihrer länglichen Form gut geeignet für die Applikation am Hals nach Tonsillektomie und Zahnextraktionen. Es ist darauf zu achten, dass die Krawatte im Nacken nur von Ohr zu Ohr angelegt wird, um den Austrittsort des Nervus trigeminus (vor dem Ohr) zu schützen.
Cold-packs	Cold-packs sind Gelkissen unterschiedlicher Größe, die im Kühlfach gelagert werden. Sie passen sind gut an den Körper an. Der Kälteeffekt lässt nach, wenn sie weich werden. Gut geeignet zur lokalen Behandlung, auch zur Fiebersenkung, wenn sie in die Leistenbeugen gelegt werden, da dort die großen Blutgefäße liegen. Der kühlende Effekt wird über die Blutbahn weitertransportiert.
Beißring	Der Beißring ist ein ringförmiges Gelkissen, was Säuglingen beim Zahndurchbruch zur Schmerzlinderung gegeben wird. Die Schmerzlinderung wird durch das Beißen und die Kältewirkung erzielt.
Körner- oder Kirschkernkissen	Diese Kissen müssen einige Stunden im Kühlfach liegen und können anstatt des Eisbeutels angewendet werden. Der Kältereiz ist aber milder.

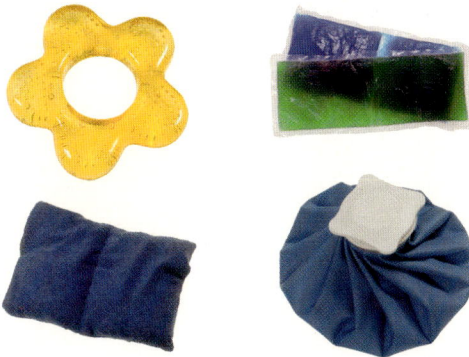

Material zur trockenen Kälteanwendung

2.1.3   Anwendung feuchter Kälte

Anstatt ausschließlich Kälte zu applizieren, ist es oftmals sehr hilfreich, der Auflage einen Wirkstoff zuzusetzen. So kann die Wirkung dieser Maßnahme verstärkt werden. Für die Kaltanwendung eignen sich folgende Kataplasmen:

♦ Quark

♦ Lehm

♦ antiphlogistische (entzündungshemmende) Paste wie z. B. Enelbin®, Kytta-Plasma

♦ essigsaure Tonerde

Die feuchte Kälte z. B. des Quarks wirkt schmerzlindernd und abschwellend. Quark leitet auf der Haut einen Milchsäureprozess ein, wodurch Entzündungsstoffe angezogen und abgeleitet werden. Quark ist sehr gut hautverträglich. Zudem ist er überall erhältlich und ein eher kostengünstiges Material.

Indikationen für feuchte Kälte sind:

♦ Sonnenbrand

♦ Akne

♦ Halsschmerzen und Heiserkeit

♦ Kopfschmerzen (auf Stirn oder Nacken auflegen)

♦ Oberflächliche Venenentzündung

♦ Brustdrüsenentzündung (Mastitis)

♦ Insektenstiche, Juckreiz

♦ Ekzeme

Beispiel: Quarkauflage bei Halsschmerzen

Material:
– dünnes Innentuch (großes Stofftaschentuch)
– aufnahmefähiges Zwischentuch
– Außentuch aus Wolle
– Quark

Durchführung:
Der Quark wird in Größe der zu behandelnden Fläche ½ cm dick auf das Innentuch aufgetragen, das Innentuch wird von allen vier Seiten eingeschlagen und von Ohr zu Ohr aufgelegt, so dass sich zwischen Haut und Quark nur eine Lage Stoff befindet. Das Zwischentuch wird zirkulär angelegt und muss das Innentuch gut bedecken. Mit dem Außentuch werden beide Tücher fixiert.

Anwendungsdauer:
etwa 20 Minuten oder bis sich die Auflage nicht mehr kalt anfühlt und eintrocknet

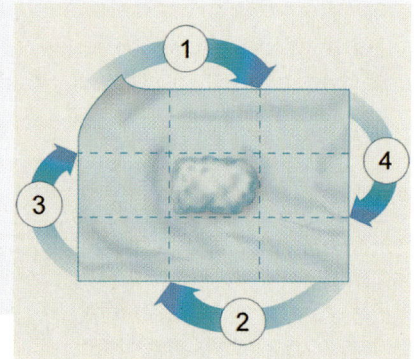

Falttechnik beim Halswickel

Anwendung des Wadenwickels

Der Wadenwickel gehört zu den bekannten physikalisch-therapeutischen Maßnahmen und findet auch häufig Anwendung in der häuslichen Pflege. Anwendung findet der Wadenwickel vor allem als Maßnahme der nicht-medikamentösen Fiebersenkung ab einer Temperatur von > 39 °C. Hierbei ist darauf zu achten, dass der Wadenwickel erst eingesetzt wird, wenn das Fieber seine maximale Höhe erreicht hat. Fröstelt der Patient oder hat er schon kalte Hände und Füße (Zeichen der Kreislaufzentralisation) darf der Wadenwickel nicht durchgeführt werden. Er gilt zwar als kreislaufschonende Methode der Temperaturregulierung, der Patient sollte dennoch in seinen Vitalzeichen überwacht werden.

Überwachung
Band 4, A 2

> **!**
>
> Je nasser die Wickeltücher sind, umso größer ist der Kälteeffekt, weil gleichzeitig Wärmeableitung und Verdunstung stattfinden.

Eine weitere Möglichkeit, einen Wickel zur Temperatursenkung anzulegen, ist der abkühlende Brustwickel. Dieser Wickel ist jedoch nicht für alle Patienten gleichermaßen geeignet, da er sehr kreislaufbelastend ist und daher für viele fiebernde Patienten keine fachgerechte Pflegemaßnahme zur Fiebersenkung darstellt. Im Einzelfall sollte sichergestellt werden, dass die geeignete Methode angewendet wird.

Fieber
Band 2, H 2.3

Beispiel: Wadenwickel

Material:
- wasserdichte Unterlage
- zwei der Unterschenkelgröße entsprechende Wickeltücher
- lauwarmes bis handkaltes Wasser
- ein großes Frotteetuch
- Socken

Eine wasserundurchlässige Unterlage in das Bett unter die Beine legen, zwei der Unterschenkelgröße entsprechende Tücher in lauwarmes Wasser tauchen. Die Wassertemperatur sollte nur ca. 10 °C unter der Körpertemperatur liegen, damit keine Vasokonstriktion entsteht, die den Wärmeentzug blockiert. Die Wickeltücher mäßig ausdrücken, zirkulär um die Unterschenkel anlegen und mit einem Frotteetuch abdecken. Socken anziehen, um kalten Füßen vorzubeugen.

Die Anwendung sollte dreimal zehn Minuten durchgeführt werden, danach erfolgt die Temperaturkontrolle, die Temperatur muss 0,5–1 °C gefallen sein.

> **!**
>
> Damit keine Luftbrücken entstehen, achtet man auf faltenloses Anlegen der Wickeltücher. Wadenwickel dürfen nicht warm werden, da sonst eine weitere Körpererwärmung stattfindet. Wadenwickel können je nach Kreislaufsituation drei- bis viermal täglich durchgeführt werden. Bei kreislaufinstabilen Patienten wird das nasse Innentuch zusätzlich mit einem trockenen Außentuch umwickelt, um den Verdunstungseffekt zu vermindern.

2.2 Grundlagen der Wärmeanwendung

Kälte-
anwendung
Band 4, F 2.1

> **Wärmebehandlung oder Wärmetherapie** bedeutet die lokale oder genera-
> lisierte Anwendung trockener oder feuchter Wärme.

Die Grundlagen der Wärmeanwendung entsprechen im Wesentlichen denen der Kälteanwendung. Die Einsatzgebiete der Wärmetherapie sind vielseitig und sie kann individuell bei den Patienten durchgeführt werden.

2.2.1 Wirkprinzipien

Die Wärmeeinwirkung auf die Haut führt zur Vasodilatation (Gefäßerweiterung) und dadurch zu einer vermehrten Durchblutung. Dies ist abhängig von der gewählten Temperaturhöhe und der Anwendungsdauer. Eine Wärmeeinwirkung in Höhe von 40 °C reicht aus, um tiefer gelegene Muskeln, Sehnen und Bänder besser zu durchbluten und eine verbesserte Dehnbarkeit und Beweglichkeit der Gelenke herbeizuführen.

Bei der Anwendung von Wärme entsteht eine Hyperämie, in deren Folge die Zufuhr von Sauerstoff, Nährstoffen, Antikörpern und Leukozyten einen gesteigerten Stoffwechsel bewirkt.

> Bei feuchter Wärmeanwendung muss darauf geachtet werden, wie gut das benutzte Element Wärme leitet, um Schäden wie Verbrühung der Haut zu verhindern. Bei der Anwendung trockener Wärme ist die Toleranzgrenze höher, weil Luft ein schlechter Wärmeleiter ist. Nach der Wärmeanwendung ist eine ½ Stunde Ruhe einzuhalten, um die Effekte der Wärmeanwendung nicht vorzeitig zu beenden.

Bei der Wärmebehandlung wird die zugeführte Wärme nervös-reflektorisch auf die inneren Organe und somit auf den gesamten Organismus ausgebreitet. Die Organleistung wird durch die Stoffwechselanregung verbessert, so dass Abbauprodukte zügiger abtransportiert werden und z. B. die Resorption von Wundsekret optimiert wird. Eine länger andauernde Wärmezufuhr setzt den Muskeltonus herab und wirkt dadurch vor allem bei chronischen Schmerzen lindernd.

Man geht davon aus, dass bei der Wärmeanwendung vier Mechanismen zur Schmerzlinderung führen.

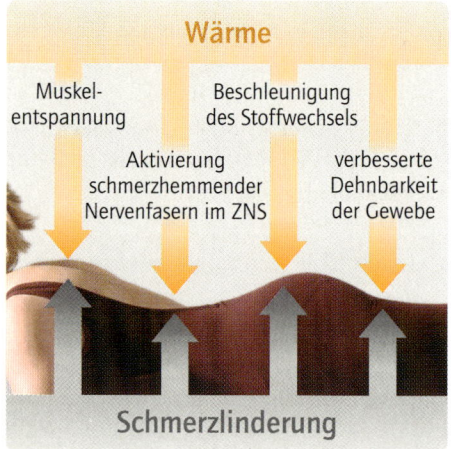

Wärme

Muskel-
entspannung

Beschleunigung
des Stoffwechsels

Aktivierung
schmerzhemmender
Nervenfasern im ZNS

verbesserte
Dehnbarkeit
der Gewebe

Schmerzlinderung

Indikationen und Kontraindikationen Wärmeanwendung

Indikationen	Kontraindikationen
◆ Beruhigung und psychische Entspannung, z. B. bei Stress	◆ unklare Bauchschmerzen wie z. B. Appendizitis
	◆ akute Gelenkentzündungen mit geschwollenen, überwärmten Gelenken
◆ Schmerzlinderung, z. B. bei chronisch-entzündlichen und degenerativen Erkrankungen des Bewegungsapparats (z. B. rheumatische Erkrankungen), Muskelverspannungen	◆ Fieber
	◆ Thrombophlebitis (Venenentzündung)
	◆ Ödeme
	◆ Blutungsneigung
	◆ Bewusstlosigkeit
	◆ Sensibilitätsstörungen
◆ krampflösende Wirkung, z. B. bei Menstruationsbeschwerden oder Obstipation	◆ desorientierte Patienten
	◆ Frühgeborene wegen der Unreife des Thermoregulationszentrums
	◆ Patienten mit Herz-Kreislaufproblemen (nur schwache Temperaturreize anwenden, um keine zusätzliche Kreislaufbelastung zu bewirken)

!

Eine gesteigerte Durchblutung begünstigt die Ausbreitung von Entzündungen und Schwellungen. Blutungen werden verstärkt. Bei Appendizitis (Blinddarmentzündung) führt Erwärmung zu einer Ausdehnung der Entzündung und kann eine Perforation bewirken.

Bei Neugeborenen, Säuglingen und Kleinkindern ist die Wärmeanwendung sehr vorsichtig durchzuführen, weil die Kinder verbal ihre Empfindungen nicht oder nur schwer mitteilen können.

Wärme nicht höher als die Körpertemperatur des Kindes zuführen.

Appendizitis
Band 4, G 4.6

2.2.2 Anwendung trockener Wärme

Für die Anwendung trockener Wärme stellen sich in der praktischen Arbeit viele Indikationen. Die wichtigsten sind in der nachfolgenden Tabelle zusammengestellt. Die Anwendung dieser physikalischen Maßnahme erfolgt in Absprache mit dem Arzt und wird als schriftliche Anordnung in den Patientenunterlagen dokumentiert. Den Pflegenden obliegen die Durchführung und die Überwachung des Patienten während der Maßnahme.

Patientendokumentation
Band 1, D 2

Trockene Wärme und ihre Anwendung

Art der Wärme	Anwendungsmöglichkeit / Beschreibung
Körner- oder Kirschkernkissen	Können im Backofen oder der Mikrowelle erwärmt werden. Hierbei ist die Gebrauchsanweisung zu beachten. Diese Kissen verbreiten eine sehr angenehme, gleichmäßige Wärme, die lange anhält.
Hot-pack	Hot-packs sind dieselben Gelkissen wie die Cold-packs. Für die Wärmeanwendung können sie im heißen Wasserbad oder in der Mikrowelle auf 60–70 °C erhitzt werden. Das Material kann viel Wärme aufnehmen und lang anhaltend an den Körper abgeben. Sie sind sehr anschmiegsam und lassen sich besonders gut um Extremitäten anlegen.
Gummiwärmflasche	Sie werden wegen ihrer einfachen Handhabung häufig benutzt. Für die Wärmflasche gelten dieselben Indikationen wie für das Körnerkissen. Außerdem sind sie gut geeignet, um Wickel warmzuhalten. (Wassertemperatur: 45–60 °C)

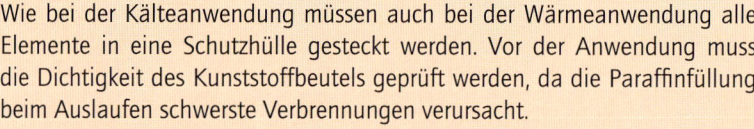

Wie bei der Kälteanwendung müssen auch bei der Wärmeanwendung alle Elemente in eine Schutzhülle gesteckt werden. Vor der Anwendung muss die Dichtigkeit des Kunststoffbeutels geprüft werden, da die Paraffinfüllung beim Auslaufen schwerste Verbrennungen verursacht.

Gummiwärmflaschen altern, sie werden brüchig. Daher muss die Dichtigkeit sorgfältig geprüft werden.

Umgang mit der Wärmflasche

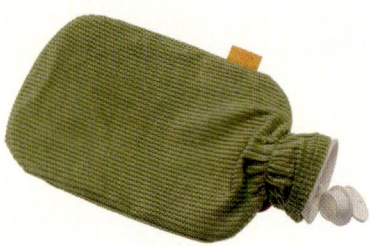

- ◆ Wärmflasche auf Schadhaftigkeit prüfen
- ◆ zur Hälfte mit Wasser füllen, damit die Flasche beweglich bleibt
- ◆ Luft herausstreichen
- ◆ Flasche verschließen und abtrocknen
- ◆ mit dem Verschluss nach unten halten und die Dichtigkeit überprüfen
- ◆ Wärmflasche in eine Schutzhülle stecken oder in ein Baumwolltuch einschlagen
- ◆ an der Innenseite des eigenen Unterarms die Temperatur überprüfen
- ◆ die Wärmflasche so anlegen, dass der Verschluss nach außen zeigt

- nach 1–2 Stunden muss das Wasser erneuert werden
- nach der Benutzung hängt man die Wärmflasche zum Trocknen mit dem Verschluss nach unten auf
- zum Aufbewahren wird sie mit Luft gefüllt verschlossen; so können die Flaschenwände nicht aneinander festkleben

> Eine Alternative ist der Wärmflaschenwärmer, der von verschiedenen Firmen angeboten wird. Hierbei wird ein Wärmeelement in eine Flasche geschraubt, das die Temperatur konstant auf 37 °C hält. Somit kann sichergestellt werden, dass die Wärme in für den Patienten angenehmer Temperatur eingesetzt und angewendet wird.

2.2.3 Anwendung feuchter Wärme

Feuchte Wärme wird in der Regel in Form von Auflagen/Kompressen oder Wickeln appliziert. Ob eine Auflage oder ein Wickel angelegt wird, ist abhängig von Lokalisation und Größe des zu behandelnden Gebiets. Bevor diese Art von Wärmeanwendung zum Einsatz kommt, sollte der Patient entsprechend informiert werden. Nicht alle Patienten empfinden diese Anwendungsart als wohltuend.

Im Umgang mit feuchter Wärme gelten folgende Grundregeln:

- Rasches Anlegen des Wickels in einem warmen Raum mit vorgewärmten Wickeltüchern in einem warmen Bett.
- Das Außentuch muss das Innentuch gut abdecken, damit keine Verdunstungskälte entsteht.
- Das in sehr warmes Wasser getauchte Innentuch wird gut ausgewrungen und faltenfrei um den Anlageort gewickelt.
- Der Patient wird gut zugedeckt.
- Die Wärmespeicherung wird mit einem Körnerkissen oder einer Wärmflasche im Bett unterstützt, wenn der Patient es als angenehme Wärme empfindet.
- Damit sich die Wirkung voll entfalten kann, soll sich der Wickel mindestens 15 Minuten warm anfühlen.
- Bei großflächig angelegten Wickeln müssen die Vitalzeichen überwacht werden.
- Wickelzusätze ohne chemische Zusätze verwenden, um Nebenwirkungen wie Hautreaktionen auszuschließen.
- Kampfer, Fenchel und Rosmarin entwickeln stark reizende Dämpfe und sind daher für Kinder ungeeignet.
- Bei Säuglingen und Kleinkindern muss unter Berücksichtigung der Allgemeinsituation sorgfältig eingeschätzt werden, ob eine Wickelanlage sinnvoll und erleichternd ist.
- Bei Kindern Wickel nicht zu heiß anlegen.

!

Patienten mit hohem Blutdruck bekommen körperwarme Wickel angelegt, weil durch die sanfte Wärme die Gefäße erweitert werden. Die Gefäßerweiterung führt zu einer Herzentlastung und einem Absinken des Blutdrucks.

Bei Patienten mit zu niedrigem Blutdruck können warme Wickel zu einer vorübergehenden Kreislaufschwäche führen; diese Form der Wärmeanwendung sollte daher mit Bedacht bei diesen Patienten gewählt werden.

Bei jeder Wickelanwendung muss die Pflegekraft ihren Patienten sorgfältig beobachten und betreuen.

Folgende Fragestellungen stehen im Vordergrund:

– Wie ist das Befinden des Patienten?

– Ist die Atmung tief und ruhig?

– Sind Körperhaltung und Gesichtsausdruck entspannt?

– Fühlt sich der Wickel warm an?

Bei der Vorbereitung des Wickels können manche Patienten oder Bewohner eines Seniorenheims selbstständig mitwirken, was die Akzeptanz und die Geduld für diese Pflegemaßnahme erhöht.

Ängstliche Kinder können spielerisch vorbereitet werden, indem sie ihrer Puppe oder ihrem Teddy einen Wickel anlegen. In jedem Fall ist der Pflegebedürftige, der diese Pflegemaßnahme erhält, angemessen zu beobachten und zu überwachen. So können mögliche unangenehme Empfindung frühzeitig erkannt und behandelt werden.

Beispiel: Anlegen eines feucht-warmen Brustwickels

Ein Brustwickel reicht von den Achselhöhlen bis unter die Rippenbögen. Als Wirkstoff können, je nach Krankheitsbild, Lösungen aus ätherischen Ölen oder Heilpflanzentee zugesetzt werden.

Die Wickeltücher werden im Bett ausgebreitet, zuunterst als größtes Tuch das Außentuch, dann das mittlere Wickeltuch als Zwischentuch und zum Abschluss das gut ausgewrungene, warm-heiße Innentuch.

Die Pflegekraft achtet darauf, dass die Tücher glatt übereinander liegen. Die zu pflegende Person legt sich auf die Tücher, die nacheinander, nicht einengend, um den Thorax gelegt werden. Die Tücher sollen straff anliegen, damit keine Verdunstungskälte entstehen kann.

Der Brustwickel bleibt 30 Minuten angelegt. Danach werden die Wickeltücher zügig entfernt, damit der Patient nicht friert. Er soll gut zugedeckt weitere 30 Minuten nachruhen. Abhängig von der Stabilität des Kreislaufs kann der zu pflegenden Person zwei- bis dreimal täglich ein Brustwickel angelegt werden.

Er eignet sich bei Erkrankungen der oberen Luftwege oder in der Entwöhnungsphase vom Beatmungsgerät (Respirator). Nicht angewendet wird er bei Fieber sowie bei Herz-Kreislauferkrankungen.

Leber
Band 2, J 1.2

Beispiel: Anlegen einer Leberauflage oder Leberkompresse

Die Leberauflage wirkt zum einen krampflösend und zum anderen anregend auf die Entgiftungsfunktion der Leber.

Die zu pflegende Person liegt bequem im Bett.

Die Pflegekraft faltet das Innentuch zu einem Rechteck passender Größe und taucht dies in heißes Wasser.

Gut ausgewrungen wird das gefaltete Tuch auf die Lebergegend gelegt und mit dem Außentuch sorgfältig abgedeckt.

Auf das Außentuch legt man eine 40–60 °C warme Wärmflasche oder ein Körnerkissen, um die Leberkompresse warm zu halten.

Anstatt einer Auflage kann auch nur eine Wärmflasche benutzt werden.

Die zu pflegende Person wird sorgfältig zugedeckt, damit sich eine angenehme, entspannende Wirkung entfalten kann.

Die Leberauflage wird, solange sie sich warm anfühlt, belassen.

Es ist sinnvoll die Leberauflage nach der Mahlzeit anzuwenden.

Eingesetzt werden kann die Leberauflage bei träger Verdauung, einer Gallenkolik oder bei bestimmten Lebererkrankungen. Die Anwendung ist jeweils mit dem Arzt abzusprechen.

Nicht eingesetzt wird diese Maßnahme bei nicht genau lokalisierbaren, unklaren Bauchschmerzen, da sie die Symptomatik verschleiern oder verschlimmern könnte.

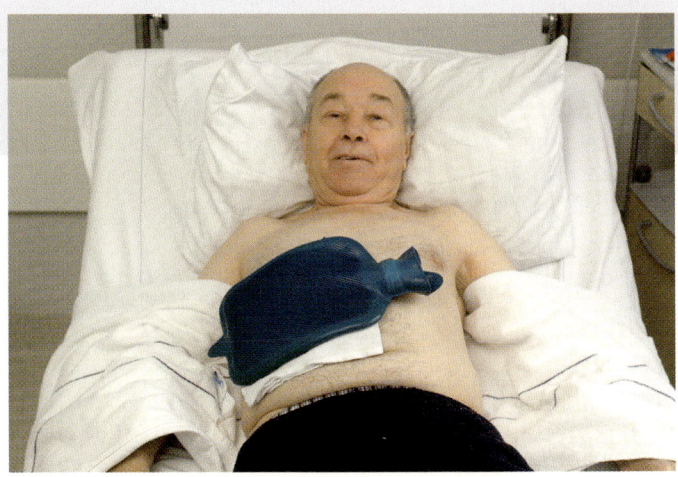

Leberauflage

Ist das Innentuch sehr heiß, kann man es gedreht in ein zweites größeres Tuch legen, dieses an den überstehenden Enden anfassen und auswringen.

Die entkrampfende Wirkung der Leberauflage lässt sich durch den Zusatz von Schafgarbe intensivieren. Im Einzelfall sollte den Wünschen und Bedürfnissen des Patienten entsprochen werden.

2.3   Grundlagen der Bäderanwendung

Bäder werden nicht nur zur Reinigung angewendet. Sie dienen unter dem Begriff „medizinische Bäder" auch in verschiedensten Formen therapeutischen Zwecken. Man unterscheidet je nach dem wie viel von der Körperoberfläche mit Wasser bedeckt ist:

Vollbad = das Wasser reicht bis zur Schulter

Halbbad = das Wasser reicht bis zur Taille

Teilbad = das Wasser bedeckt nur einen bestimmten Körperteil

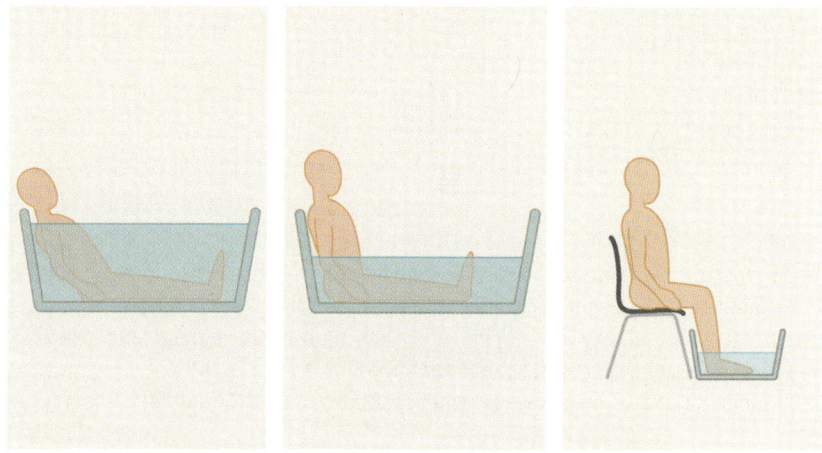

Verschiedene Bäderformen

Die therapeutische Wirkung wird entweder von der Wassertemperatur, der Badedauer oder dem medikamentösen Zusatz bestimmt. In Absprache mit dem Arzt werden die verordneten Zusätze dem Wasser beigegeben.

Grundsätzlich geht man von einer zehnminütigen Badedauer und einer Wassertemperatur von 37 °C aus, wenn keine andere ärztliche Anordnung besteht. In jedem Fall sind die Wünsche und Bedürfnisse des Patienten zu berücksichtigen. Hier können die Gewohnheiten oder Vorlieben sehr unterschiedlich sein. Für ein besseres Verständnis der Maßnahme ist der Patient über die beabsichtigte Wirkung vorher aufzuklären.

Die Wirkung eines Bades ist umso stärker, je mehr sich die Temperatur des Wassers von der Temperatur des Körpers unterscheidet.

Therapeutische Bäder werden ohne Seifenzusatz durchgeführt.

Die Bäderanwendung ist bei Risikopatienten, z. B. Menschen mit Angina pectoris oder anderen Herzbeschwerden, stets in Absprache mit dem verantwortlichen Arzt durchzuführen.

2.3.1 Badezusätze

Es gibt eine Vielzahl von natürlichen oder synthetisch hergestellten Badezusätzen, unter denen man den für die jeweilige Erkrankung oder gewünschte Wirkung passenden aussuchen kann.

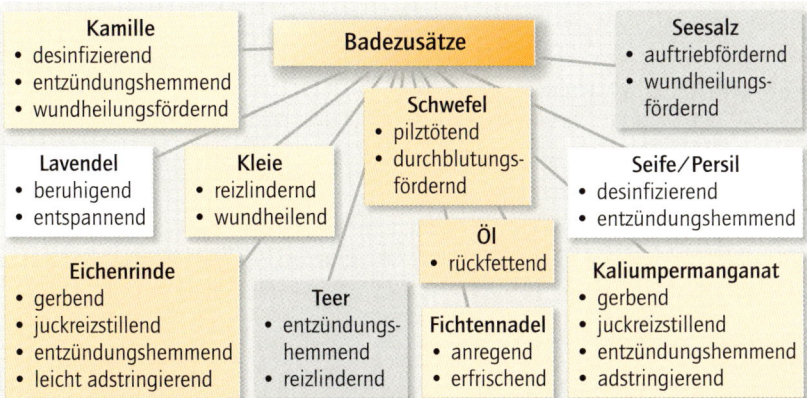

2.3.2 Badeformen

In der pflegerischen Praxis nehmen die verschiedenen Badeformen unterschiedliche Prioritäten ein. Gerade im häuslichen oder Langzeitpflegebereich sind sie eine gute Pflegeintervention, die von den meisten Patienten bzw. Bewohnern sehr geschätzt werden. Die wichtigsten werden im Folgenden kurz in ihrer praktischen Anwendung beschrieben. Darüber hinaus sind in der Praxis noch andere Formen der Bäder möglich.

Beispiel: Fußbad

Das Fußbad ist vor allem in der häuslichen Pflege ein häufiges, zur Erwärmung führendes, Teilbad. Eine kleine Wanne wird mit 37–40 °C warmem Wasser knöchelhoch gefüllt.

Man stellt die Wanne auf eine Unterlage und lässt den bequem sitzenden Patienten die Füße vorsichtig eintauchen. Die zu pflegende Person lässt die Füße solange im Wasser, bis sie sich gut warm anfühlen. Die Pflegekraft oder der Patient frottieren die Füße kräftig trocken, damit keine Feuchtigkeit zurückbleibt, wodurch sich Verdunstungskälte entwickeln könnte. Anschließend kann je nach Hautzustand eine pflegende Fußcreme einmassiert werden.

Um den Wärmeeffekt zu erhalten, werden angewärmte, weiche Frottee- oder Wollsocken angezogen.

Bei Hauterkrankungen am Fuß wie z. B. Mykosen (Pilzerkrankungen) fördert und beschleunigt ein Fußbad mit entsprechendem Zusatz die Heilung.

Hierfür sollte das Wasser eine Temperatur von 37 °C haben. Der medizinische Zusatz (z. B. Eichenrinde, Kaliumpermanganat) wird nach Gebrauchsanweisung dosiert und hinzugefügt. Die Badedauer beträgt zehn Minuten.

Anschließend werden die Füße vorsichtig, aber sehr gut abgetrocknet. Je nach Anordnung werden die erkrankten Hautstellen mit einer entsprechenden Creme oder Salbe behandelt.

Haut
Band 2, D 1.1

Beispiel: Eichenrindenbad

Das Eichenrindenbad kann als Teil-, Halb- und Vollbad durchgeführt werden. Eichenrinde wirkt juckreizstillend, entzündungshemmend, leicht adstringierend (austrocknend) und gerbend.

Um einen natürlichen Badezusatz herzustellen, benötigt man 250 g Eichenrinde. Die Eichenrinde wird in drei Litern kaltem Wasser sechs bis acht Stunden eingeweicht und dann auf eineinhalb Liter eingekocht. Der Sud wird durch ein feines Sieb gegossen. 500 ml des Suds braucht man für ein Vollbad.

Eichenrindenbadezusatz ist, synthetisch hergestellt, in der Apotheke unter dem Handelsnamen „Tannolact®" erhältlich. Das Pulver ist portionsweise in 10 g Beuteln abgepackt. Man benötigt einen Beutel für ein Vollbad. Eingesetzt wird das Eichenrindenbad vor allem bei Pilzerkrankungen, entzündlichen, juckenden Hauterkrankungen, nässenden Ekzemen und zur Nachbehandlung von Verbrennungen und Episiotomien (Scheidendammschnitt).

Durchführung:
- Badewasser 37 °C warm einlaufen lassen
- während des Einlaufens das Pulver hinzufügen und kurz umrühren
- Badedauer zehn Minuten
- nach dem Bad soll die Haut trockengetupft werden, um eine gute Aufnahme des Wirkstoffs in die Haut zu gewährleisten

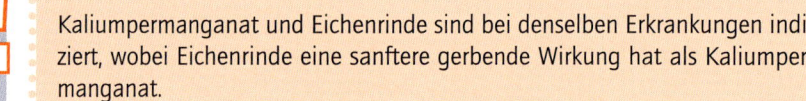

Kaliumpermanganat und Eichenrinde sind bei denselben Erkrankungen indiziert, wobei Eichenrinde eine sanftere gerbende Wirkung hat als Kaliumpermanganat.

1 Was müssen Sie grundsätzlich beachten bei der Anlage von Wadenwickeln?
2 Was bewirkt die Kurzzeitanwendung von Kälte?

1 Erstellen Sie eine Liste die zeigt, welche Bäder und Badezusätze in Ihrer Einrichtung angewendet werden.
2 Finden Sie heraus welche Behandlungsmethoden der Thermo- und Hydrotherapie Ihre Patienten oder Bewohner und Klienten kennen oder selbst als Hausmittel benutzen.

Aßmann, Christa: Pflegeleitfaden: Alternative und komplementäre Methoden. Urban & Schwarzenberg, München 1996.
Bilz, Friedrich E.: Das neue Naturheilverfahren in zwei Bänden, Bilz Verlag, Dresden-Radebeul, 1925
Hoehl, Mechthild / Kullik, Petra: Kinderkrankenpflege und Gesundheitsförderung. Thieme Verlag, Stuttgart 2002
Thüler, Maya: Wohltuende Wickel. Wickel und Kompressen in Kranken- und Gesundheitspflege. Thüler Verlag, Worb / Schweiz 2003

3 Inhalationen

Pia ist im Seniorenzentrum Gutleben im Wohnbereich „Wiesenblick" eingesetzt. Am Morgen ist dort ein neuer Bewohner, der 75-jährige Ernst Lindner, eingezogen. Pia begrüßt auf ihrem Rundgang zu Beginn des Spätdienstes alle Bewohner und stellt sich bei dieser Gelegenheit auch dem neuen Bewohner vor. Der noch rüstige Herr Lindner beginnt auch gleich ein Gespräch und berichtet über die vergangenen Wochen. „Wissen Sie, in letzter Zeit plagt mich so ein trockener Husten. In der Nacht ist es besonders schlimm. Nun habe ich zuhause schon begonnen, mir nachts feuchte Tücher über die Heizung zu hängen. Und damit ist es tatsächlich ein bisschen besser geworden." Herr Lindner bittet dann Pia, dies am Abend bei ihrem letzten Rundgang für ihn zu übernehmen. Herr Lindner hat sogar seine beiden Tücher mitgebracht. „Ich wusste ja nicht, ob Sie so was hier auch machen", erklärt er Pia.

1 Erklären Sie einer Mitschülerin/einem Mitschüler das Prinzip, das sich der Bewohner zunutze macht.

2 In welchen Situationen haben Sie ein ähnliches Vorgehen schon einmal gesehen oder selbst angewendet? Berichten Sie von Ihren Erfahrungen mit dieser Methode.

3 Wie könnte die beabsichtigte Methode der besseren Atmung noch unterstützt werden? Diskutieren Sie in der Gruppe.

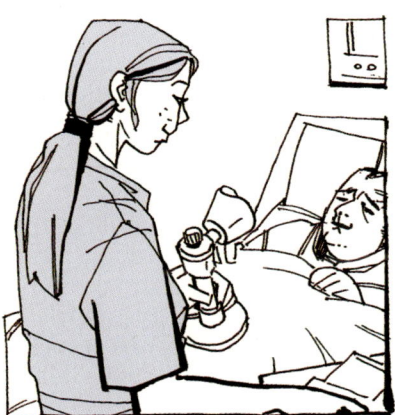

3.1 Inhalationen – allgemein

Der Begriff **Inhalation** = Einatmung stammt aus dem Lateinischen.
Inhalare = hauchen

So beschreibt der Begriff die Aufnahme von Heilmitteln in Form von Wasserdampf, dispergierten (aus zwei Stoffen bestehend) Stoffen und zerstäubten Flüssigkeiten in den Respirationstrakt (Atmungswege).

Die Inhalation wird zur Behandlung von Atemwegserkrankungen genutzt und hat den großen Vorteil, dass die Heilmittel direkt ihren Wirkungsort erreichen.

Abhängig von der Art des Inhaliergeräts bzw. der Methode, deren man sich bedient, dem Heilmittel und weiteren Faktoren werden folgende Ziele erreicht:

♦ Anfeuchtung der Atemluft

♦ Erwärmung der Atemluft

♦ Anfeuchtung der Tracheal- und Bronchialschleimhaut

♦ Verhütung von Atelektasen (kollabierte Lungenbläschen)

♦ Verminderung der Atemarbeit

♦ Behebung von Obstruktionen in den Atemwegen

♦ Rehabilitation bei chronischen Lungenerkrankungen

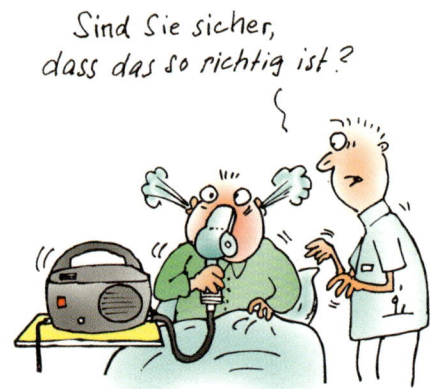

Atmung
Band 2, G 1

Die Effizienz der Inhalation wird von der Atemfrequenz und der Atemqualität beeinflusst. Bei schneller und flacher Atmung werden nur 10 % des Inhalats ausgenutzt, während bei physiologischer und normaler Atmung 50–60 % ausgenutzt werden. Außerdem wirken sich die verschiedenen Lumenweiten des Atemtrakts und die Größe der eingeatmeten Tröpfchen auf den Wirkungsgrad aus.

> Je kleiner die Tröpfchen, umso tiefer gelangen sie in den Atemtrakt. So ist bereits im Vorfeld der Pflegemaßnahme das beabsichtigte Ziel festzulegen, um die geeignete Inhalationsform auszuwählen.

Die Maßeinheit für die Tröpfchengröße ist 1 Mikrometer = 1 Mikron = 1/1000 Millimeter.

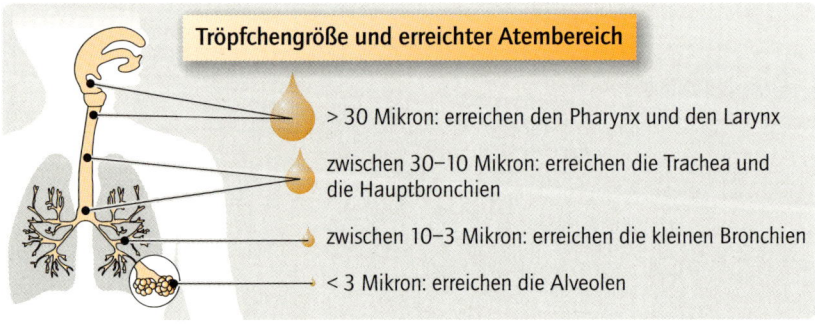

Tröpfchengröße und erreichter Atembereich

> 30 Mikron: erreichen den Pharynx und den Larynx

zwischen 30–10 Mikron: erreichen die Trachea und die Hauptbronchien

zwischen 10–3 Mikron: erreichen die kleinen Bronchien

< 3 Mikron: erreichen die Alveolen

Es gibt verschiedene Applikationen und Geräte, um eine Inhalation durchzuführen. Für die Inhalation mit einer Tröpfchengröße > 30 Mikron bestehen folgende Möglichkeiten:

♦ Freiluftbehandlung, die einfachste Form der Inhalation

♦ Aufhängen feuchter Tüchern unter Zusatz ätherischer Öle, z. B. für die Nachtruhe, ist eine einfache und effektive Maßnahme

♦ einfache Dampfinhalation mit warmem Dampf, z. B. Kamilledampfbad

♦ elektrisch betriebener Raumluftbefeuchter

Für die Inhalation mit einer Tröpfchengröße <30 Mikron können eingesetzt werden:

♦ Inhaliergeräte

♦ Aerosolgeräte

♦ Nebelzelte, sie werden unter Zusatz von Sauerstoff in Fachkliniken für Lungenerkrankungen benutzt

3.2 Einfache Dampfinhalation

Die einfache **Dampfinhalation**, auch Kopfdampfbad genannt, wird überwiegend in der häuslichen Pflege benutzt und wirkt im Nasen-Rachenraum mittels des heißen Dampfs durchblutungsfördernd und je nach zugesetztem Heilmittel sekretlösend sowie entzündungshemmend.

Für den sinnvollen Einsatz und für eine erfolgversprechende Anwendung sollten die möglichen Zusätze zum Dampfbad mit Bedacht gewählt werden. So wirkt Kamille als Lösung oder getrocknete Kamillenblüten reizlindernd und entzündungshemmend. Dampf mit Meersalz dagegen befeuchtet die Schleimhäute und führt daher zur Abschwellung und geringerer Sekretproduktion.

Eine weitere Möglichkeit ist der Zusatz von kleinen Mengen Erkältungsbalsam (1 cm Salbenstrang). Hierbei muss darauf geachtet werden, dass dieser bei Kindern kampferfrei ist, weil die entstehenden Dämpfe die Schleimhaut zu stark reizen. Erkältungsbalsam wirkt verstärkt durchblutungsfördernd und sekretlösend.

Dampfinhalationen werden bevorzugt bei einer Rhinitis (Schnupfen = Katarrh der Nasenschleimhaut) und/oder bei einer Sinusitis (Nasennebenhöhlenentzündung). Nicht geeignet ist diese Anwendung bei Patienten, die Platzangst bekommen, die im Bett liegen müssen oder die nicht orientiert sind.

Beispiel: Kopfdampfbad

20 ml Kamillenlösung oder eine Handvoll Kamillenblüten mit zwei Litern gerade nicht mehr kochendem Wasser überbrühen, der Patient sitzt mit geradem Oberkörper am Tisch und beugt den Kopf über die Schüssel. Ein großes Handtuch oder Laken bedeckt Kopf und Schüssel, damit kein Dampf entweichen kann. Solange der Dampf aufsteigt, soll der Patient mit offenem Mund oder Nase ein- und ausatmen. In der Regel wird ein Dampfkopfbad 15 Minuten einmal täglich durchgeführt.

Anschließend das Gesicht vorsichtig kalt abwaschen, um es abzukühlen, anschließend sorgfältig abtrocknen.

Gesicht eincremen (eigene Pflegeprodukte berücksichtigen) und darauf achten, dass die zu pflegende Person ½ Stunde nicht nach draußen geht, um die Wirkung des Dampfbads nicht zu unterbrechen.

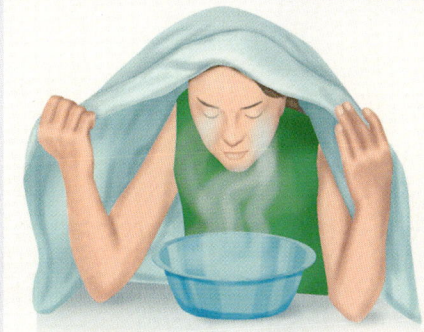

Kopfdampfbad

Durch die milde Reizung der Nasenschleimhäute kommt es häufig zu einer vermehrten Produktion von Schleim. Es hat sich bewährt, Papiertücher in Reichweite neben die Dampfquelle zu legen, damit sich der Betreffende anschließend oder während der Anwendung die Nase putzen kann.

Kinder dürfen nicht alleine unter dem Tuch sitzen! Die Verbrühungsgefahr durch das heiße Wasser ist ohne Aufsicht zu groß. Neben dieser Vorsichtsmaßnahme sollte im Vorfeld abgeklärt werden, ob das Kind dieses Verfahren kennt und ob es damit bereits Erfahrungen sammeln konnte. Im Einzelfall sollte individuell entschieden werden, ob und inwieweit die gewählte Methode sinnvoll und effizient angewendet werden kann. Die beruhigende Anwesenheit der Eltern oder eines Elternteils kann sich positiv auf die kindliche Akzeptanz des Dampfbads auswirken.

3.3 Inhalier- und Aerosolgeräte

Ein **Aerosol** ist ein festes oder flüssiges Schwebeteilchen in der Luft, das bis in die Alveolen eingeatmet werden kann.

Inhalier- und Aerosolgeräte werden eingesetzt, um die unteren Luftwege zu erreichen. Es gibt verschiedene technische Möglichkeiten, um Medikamente in Aerosole zu vernebeln. So können elektrisch betriebene Membrankompressoren (so genannte Pari-Vernebler), Inhaliergeräte, die mittels Druckluft oder Sauerstoff betrieben werden (Inhalette), oder Dosieraerosole, deren Druck durch Treibgas erzeugt wird, eingesetzt werden.

3.3.1 Inhalette

Die **Inhalette** ist ein mit Druckluft betriebener Düsenvernebler und zur Inhalation von Medikamenten, die in die unteren Atemwege gelangen sollen, geeignet.

Bevorzugt wird sie zur Prophylaxe und Behandlung einer Bronchitis oder Pneumonie (Lungenentzündung), zur Therapie einer Mukoviszidose (genetisch bedingte, erbliche Stoffwechselerkrankung mit einer generalisierten Dysfunktion exokriner Drüsen, vor allem im Atmungstrakt) oder eines Asthma bronchiale eingesetzt. Je nach Indikation werden der Trägerflüssigkeit entsprechende medikamentöse Zusatzstoffe beigefügt oder direkt fertige medizinische Inhalierlösungen verwendet.

Um eine aktive Mitarbeit der zu pflegenden Person zu erreichen, erklärt die Pflegekraft genau und verständlich, wie eine Inhalation abläuft, wie lange sie dauert und was zu beachten ist.

426

Die Inhalation wird **vor** der Mahlzeit durchgeführt. Der Patient soll bequem sitzen, um gut durchatmen zu können. Säuglinge werden auf den Arm genommen, Kleinkinder kooperieren auf den Schoß genommen besser.

Das Medikament und die Trägerflüssigkeit, wie z. B. isotonische Kochsalzlösung (NaCl 0,9 %), in das dafür vorgesehene Glas geben, passende Maske für den Patienten auf das Ansatzstück setzen. Den Patienten aushusten lassen. Maske nur locker auf das Gesicht halten, um Angstgefühle zu vermeiden, Mund und Nase werden bedeckt, das Druckluftventil am Wandanschluss öffnen, die Zerstäubung beginnt sofort.

In manchen Fällen sind die Patienten und Patientinnen nur sehr schwer vom Sinn der Inhalationsanwendung zu überzeugen. Dies kann zum einen in bereits gemachten – negativen – Erfahrungen der zu pflegenden Person liegen oder sich ganz pauschal gegen die Anwendung physikalischer Maßnahmen richten. Eine nur widerwillig durchgeführte Inhalationstherapie ist wenig erfolgversprechend.

Angebrochene Inhalierlösungen (meist werden Mehrfachentnahmefläschchen verwendet) müssen mit Datum und Uhrzeit versehen werden und können bis zu 72 Stunden im Kühlschrank aufbewahrt werden. Vor der Inhalation wird die entsprechende Menge Inhalierlösung entnommen.

Aufbewahrung und Lagerung von Arzneimitteln
Band 4, D 1

Die zu pflegende Person wird zum tiefen und ruhigen Atmen angehalten. Auch bei schon größeren Kindern sollte die Pflegende im Zimmer bleiben, bis die Inhalation beendet ist. Während und nach der Inhalation den Patienten zum Abhusten anhalten. Die zu pflegende Person soll solange inhalieren, bis das Medikament vollständig zerstäubt ist. Ein häufiger Pflegefehler ist die zu kurz durchgeführte Maßnahme.

Die Effektivität der Inhalation kann durch die Verwendung eines Mundstücks erhöht werden. Hier ist der Patient/Bewohner zur aktiven Mitarbeit aufgefordert und der Atemvorgang kann bewusster gesteuert werden. Bei Benutzung eines Mundstücks wird dieses auf die Zunge gelegt und mit dem Mund komplett umschlossen.

Nach der Inhalation Maske und Medikamentenbehälter je nach Klinikstandard oder Herstelleranweisung reinigen und desinfizieren. Jeder Patient sollte seine eigene Inhaliermaske haben, dann reicht in der Regel das Reinigen mit warmem Wasser. In wenigen Pflegeeinrichtungen werden die Inhalationsmasken von verschiedenen Pflegebedürftigen benutzt. Hier ist das desinfizierende Wannenbad obligatorisch, bevor die Maske wieder verwendet werden darf.

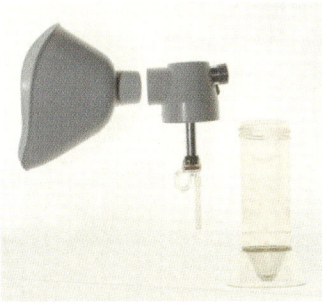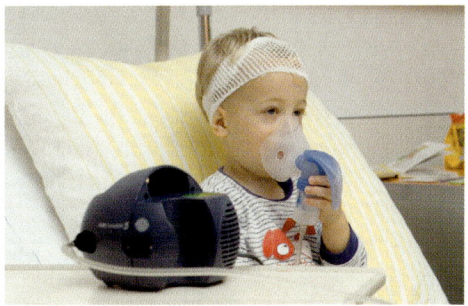

Verschiedene Inhaliergeräte

Bei Kindern bietet es sich an, spielerisch den Gebrauch der Inhalette an einer Puppe oder einem Bären zu demonstrieren.

Vor der Inhalation sollten die Betroffenen die Nase säubern, um eine ungehinderte Nasenatmung zu ermöglichen.

Nie kurz nach den Mahlzeiten inhalieren lassen, weil die Gefahr groß ist, dass der Patient erbricht und aspiriert.

Vor und nach der Inhalation Puls und Blutdruck kontrollieren, weil einige Medikamente Auswirkungen auf den Kreislauf haben können. Dies empfiehlt sich vor allem bei der Anwendung bei Kindern, die mit den Medikamenten Sultanol® oder Pulmicort® inhalieren.

Die Beobachtung und Überwachung der Atmung ist obligat, um die Wirkung der Inhalation beurteilen zu können.

Besonders bei nass-kalter Witterung sollte die zu pflegende Person nach der Inhalation nicht direkt ins Freie gehen, um ein Rezidiv der Erkrankung zu vermeiden.

Broncho-
spasmolytika
Band 4,
D 11.1.2

3.3.2 Dosieraerosole

Für Patienten mit chronischen Atemwegserkrankungen sind Dosieraerosole eine sehr hilfreiche Entwicklung. Das Medikament befindet sich in einem mit Treibgas gefüllten, hülsenförmigen Metallbehälter. Durch Druck auf ein Ventil strömt das Aerosol richtig dosiert heraus und kann so inhaliert werden. Der Patient wird

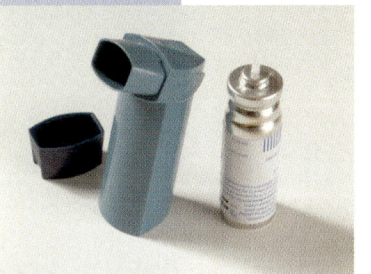

aufgefordert, das Medikament tief zu inhalieren und ca. zwei Sekunden die Luft anzuhalten, damit sich der Wirkstoff richtig verteilen kann und nicht gleich mit der Ausatmungsluft nach draußen strömt. Die Benutzung dieser Aerosole kann über Jahre zu Schleimhautveränderungen an Lippen und Mund des Betroffenen führen. Aus diesem Grund empfiehlt es sich, diese Dosieraerosole durch ein so genanntes Ausdehnungsgefäß (Spacer) zu inhalieren. Dies scheint zwar auf den ersten Blick umständlich und unpraktisch, wird aber von vielen Betroffenen schon nach kurzer Zeit selbstständig beherrscht.

Dosieraerosol

Viele Patienten bzw. Bewohner, die diese Dosieraerosole verwenden, sind in speziellen Patientenschulungen in der Anwendung diese Medikamente instruiert worden. Gerade an Zentren, die über eine pulmonologische Abteilung verfügen, ist die Instruktion und Schulung in Anwendung und Verabreichung von Inhalationen eine Aufgabe, die üblicherweise von Pflegenden übernommen wird. Inzwischen gibt es immer mehr Patienten, die einen Heiminhalator haben und diesen völlig selbstständig bedienen können. Falls ein Patient oder Bewohner über ein solches Gerät verfügt, sollte diese wichtige Ressource des Betreffenden auf diesem Gebiet von den Pflegenden genutzt werden.

Patienten-
schulung
Band 5, A 5.3.2

1 Beschreiben Sie die Ziele, die Sie mit der Anwendung der Inhalationstherapie bei den Patienten und Patientinnen erreichen können.

2 In welcher Körperhaltung soll eine Inhalation durchgeführt werden? Warum empfiehlt sich dies?

3 Wann wenden Sie ein Kopfdampfbad an und welche Zusätze sind sinnvoll?

1 Stellen Sie fest, welche Inhaliergeräte in Ihrer Einrichtung benutzt, zu welchem Zweck sie eingesetzt werden und wie häufig eine Inhalationstherapie von Pflegenden täglich durchgeführt wird.

2 Nehmen Sie selbst ca. 10 Minuten ein Kopfdampfbad. Beschreiben Sie anschließend Ihr Befinden (angenehme und störende Faktoren während der Durchführung), eine mögliche Wirkung und den Erfolg, den Sie erzielen konnten. Tauschen Sie sich mit Ihren Mitschülerinnen und Mitschülern darüber aus.

3 Welche Konsequenzen haben Ihre gesammelten Erfahrungen nun im Umgang mit der Inhalationstherapie in der Pflege?

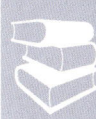

Aßmann, Christa: Pflegeleitfaden: Alternative und komplementäre Methoden. Urban & Schwarzenberg, München 1996.

Bilz, Friedrich E.: Das neue Naturheilverfahren in zwei Bänden, Bilz Verlag, Dresden-Radebeul, 1925

Hoehl, Mechthild / Kullik, Petra: Kinderkrankenpflege und Gesundheitsförderung. Thieme Verlag, Stuttgart 2002

Kasper, Martina: Lernkartei Physikalische Therapie. Huber Verlag, Bern 2004

Thüler, Maya: Wohltuende Wickel. Wickel und Kompressen in Kranken- und Gesundheitspflege. Thüler Verlag, Worb/Schweiz 2003

4   Heliotherapie

Olga und Tim haben ihr freies Wochenende genutzt, um bei herrlichem Wetter im Baggersee zu schwimmen und sich in der Sonne zu bräunen. Olga hatte sich gut mit Sonnenschutzmittel eingecremt, Tim war weniger sorgfältig und hat eine gerötete Nase und gerötete Ohren. „Dass man sich nicht ungeschützt der Sonne aussetzen soll, das weiß nun aber doch jedes Kind", kommentiert Pia am nächsten Tag die roten und sich schuppenden Stellen in Tims Gesicht. „So gefährlich werden diese Strahlen ja wohl nicht sein", kontert Tim. „Schließlich werden bei uns hier im Krankenhaus auch Patienten und Patientinnen mit Strahlen behandelt. Und ich habe gelesen, dass bei bestimmten Hautkrankheiten ebenfalls dieses UV-Licht eingesetzt wird." Pia muss Tim Recht geben, das hat sie auch schon gehört. Trotzdem denkt sie, dass die therapeutischen Anwendung und der Umgang mit diesem Licht etwas anderes ist, als sich beim Baden einen Sonnenbrand zu holen.

1   Vielleicht sind Sie in Ihrer pflegerischen Ausbildung schon mit dieser Anwendung in Berührung gekommen. Berichten Sie Ihren Mitschülerinnen und Mitschülern, in welchem Zusammenhang diese Therapieform tatsächlich angewendet wird. Falls Sie noch keine praktischen Erfahrungen sammeln konnten, stellen Sie Vermutungen an.

2   Vor Sonneneinstrahlung schützt man sich mit verschiedenen Sonnenschutzprodukten. Erklären Sie, was die Angabe des Sonnenschutzfaktors 20 bedeutet.

3   Wahrscheinlich hatten Sie auch schon einmal einen Sonnenbrand. Beschreiben Sie, wie Sie diesen empfunden haben.

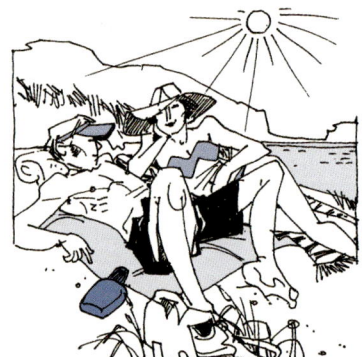

Der Begriff „Helios" stammt aus dem Griechischen und bedeutet Sonne. Folglich ist im ursprünglichen Sinn Heliotherapie die Behandlung mit Sonnenlicht oder natürlichem Licht. Erweitert definiert bedeutet Heliotherapie auch die Behandlung mit Licht aus verschiedenen künstlichen Quellen.

Bei der Heliotherapie mit einer künstlichen Lichtquelle ist darauf zu achten, dass ein Abstand von 60–100 cm zur Lichtquelle eingehalten wird, damit keine Umkehrung von heilender zu schädigender Bestrahlung entsteht. Thermische Hautverletzungen sind ausgesprochen schmerzhaft und können nachhaltige Auswirkungen auf die Gesundheit haben.

Die Bestrahlungsdauer für den einzelnen Patienten ist sehr unterschiedlich und muss individuell angeordnet werden. Allgemein geht man von Richtwerten zwischen 5–30 Minuten aus.

Die Heliotherapie zählt nicht zu den Standardbehandlungen in der Pflege, sondern wird nur bei bestimmten Patienten – in der Regel Menschen mit Hautproblemen, z. B. starke Neurodermitis oder Schuppenflechte (Psoriasis) – angewendet.

Ein weiteres Einsatzgebiet der Lichttherapie stellt die Behandlungen von Depressionen, vor allem den so genannten Winterdepressionen, dar. Diese Art von Depressionen lässt sich durch das fehlende oder nicht ausreichend vorhandene Sonnenlicht während der Wintermonate erklären. Die regelmäßige Anwendung von therapeutischem Licht kann hier zu einer wesentlichen Stimmungsbesserung der Betroffenen führen.

Depression
Band 1, C 4.1

Licht – was ist das?

Licht ist eine Wellenbewegung, es sind elektromagnetische Wellen.

Licht erzeugt nicht eine einzige zusammenhängende Lichtwelle, sondern eine Vielzahl von Wellenzügen, die auch Photonen genannt werden. Ein Photon entspricht dem kleinsten Energiebetrag, der in elektromagnetischen Wellen transportiert wird. Diese Photonen breiten sich im leeren Raum geradlinig aus. Betrachtet man eine Ausbreitungsrichtung, so spricht man von einem Lichtstrahl.

Licht braucht keine Materie, um sich auszubreiten. Materie hindert die Lichtenergie. Trifft ein Lichtstrahl auf Materie, entsteht Wärmeenergie.

Unsere Augen erfassen nur einen sehr kleinen Teil der elektromagnetischen Wellen.

Alle elektromagnetischen Strahlen sind nach Wellenlängen geordnet und zusammengefasst im elektromagnetischen Spektrum.

Das sichtbare Licht liegt im Spektralbereich von 400–760 Nanometern (= nm). Jede Wellenlänge entspricht einem anderen Farbeindruck.

> Je kürzer die Wellenlänge, umso höher ist die Frequenz.

4.1 Sonnenlicht – natürliches Licht

Das Sonnenlicht hat sehr gegensätzliche Wirkungen. Aufgrund der steigenden Anzahl von Hautkrebserkrankungen ist stundenlanges Sonnenbaden in Verruf gekommen, weil sich ein Zusammenhang zwischen erlittenen Sonnenbränden und Hautkrebs nachweisen lässt. Das Gefährliche an den UV-Strahlen ist das Unsichtbarsein für das menschliche Auge. So werden die Gefahren erst bemerkt, wenn es bereits zu spät ist und sich ein Sonnenbrand entwickelt hat. Trotz breit angelegter Kampagnen zum Thema Hautschutz kann vermehrt (wieder) ein unbekümmerter Aufenthalt in der Sonne beobachtet werden. Vor allem Kinder sollten sich in den Sommermonaten nur mit ausreichendem Schutz in Form von Haut- und Kopfschutz (Tuch oder Kappe) in der Sonne aufhalten.

> **Die Haut vergisst nichts!**
>
> Ein Sonnenbrand kommt einer Verbrennung 1. bis 2. Grades gleich und kann die gleichen Heilungsverläufe mit eventueller Blasenbildung durchlaufen. In extremen Fällen kann ein Sonnenbrand so stark sein, dass er Narben hinterlässt.

Trotzdem sind die positiven, heilenden Kräfte des Sonnenlichts nicht zu vergessen und zu unterschätzen. Eine Sonnenlichtbehandlung wird vor allem – unter Berücksichtigung eines ausreichenden Hautschutzes – in Hochgebirgskurkliniken durchgeführt. Manche Patienten sind zu Beginn einer solchen Behandlung verunsichert, da sie meist nur die schädigenden Faktoren des Sonnenlichts kennen. Hier ist eine angemessene und einfühlsame Aufklärung und Information – in Form von Gesprächen und Broschüren – nötig.

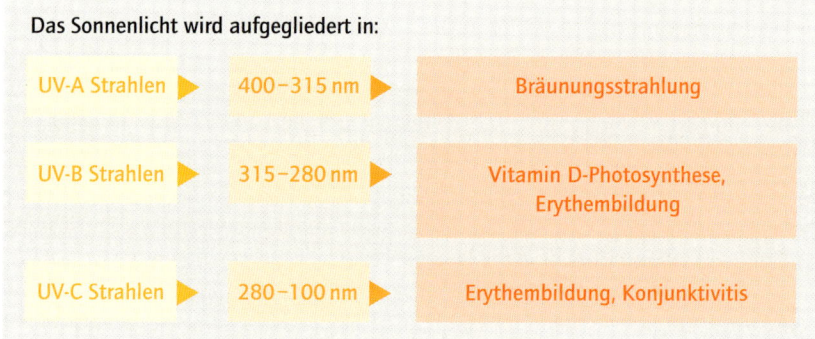

Das Sonnenlicht wird aufgegliedert in:

UV-A Strahlen ▶	400–315 nm ▶	Bräunungsstrahlung
UV-B Strahlen ▶	315–280 nm ▶	Vitamin D-Photosynthese, Erythembildung
UV-C Strahlen ▶	280–100 nm ▶	Erythembildung, Konjunktivitis

Positive und negative Wirkung der Sonnenbestrahlung

Schon sehr früh wurde auch die schützende Wirkung des Sonnenlichts erkannt. Bereits 100 v. Chr. galt ein Sonnenbad als ideales Mittel, um den Körper zu stärken, die Leistungsfähigkeit zu erhöhen und die Abwehrkräfte zu stärken.

Unter ausreichenden Schutzvorkehrungen wird Sonnenlicht daher bei vielen Krankheiten auch therapeutisch eingesetzt, z. B.:

◆ Hautkrankheiten
◆ Gelenktuberkulose
◆ Knochentuberkulose
◆ zur körperlichen Kräftigung in der Rekonvaleszenz (Erholung)
◆ Akne
◆ Erysipel
◆ Unterstützende Heilwirkung bei Wunden
◆ Steuerung des Calcium- und Phosphatstoffwechsels im Blut
◆ als Reiztherapie bei dystrophen Kindern
◆ zur Vorbeugung der Rachitis
◆ zur Behandlung von Winterdepressionen

Die positive Wirkung des Sonnenlichts auf die Psyche wird durch die Produktion von verschiedenen Hormonen und Botenstoffen im Gehirn erklärt. Hier ist in erster Linie das Serotonin zu nennen, das auch als so genanntes „Glückshormon" bekannt ist. Eine andere wichtige Funktion des Sonnenlichts besteht in seinem Anteil an der Vitaminproduktion im menschlichen Körper. So ist für die Herstellung von Vitamin D das Sonnenlicht erforderlich, weil die Vorstufen des Vitamins nur unter Einfluss von UV-Licht entsprechend umgewandelt werden können. Da Vitamin D eine wichtige Rolle für die Aufnahme von Kalzium im Darm spielt, wirkt sich ein Mangel an Sonnenlicht auch indirekt über eine verminderte Kalziumaufnahme auf die Knochenzusammensetzung aus. Somit stellt das Sonnenlicht bzw. dessen therapeutischer Einsatz eine wichtige Säule in der Prophylaxe von Osteoporose (= Knochenschwund) dar.

Der dosierte Einsatz von Sonnenlicht wird von Fachkräften (Physiotherapeuten) überwacht, damit es zu keiner Komplikation bzw. Schädigung des Patienten kommen kann. Unerwünschte Wirkungen können eine Hautverbrennung, die Schädigung der Kornea (Hornhaut des Auges) oder eine Schädigung der Retina (Netzhaut des Auges) sein.

4.2   Solarium – künstliches Sonnenlicht

Ein Solarium wird benutzt, um den ganzen Körper mit künstlichem UV-Licht zu bestrahlen. Dies ist vor allem in den lichtärmeren Wintermonaten sinnvoll. Frühzeitig und angemessen eingesetzt, kann künstliches Sonnenlicht einen wichtigen Beitrag in der prophylaktischen Behandlung von verschiedenen Krankheiten leisten. Im Unterschied zu den frei zugänglichen Solarien werden UV-Strahlen im hautärztlichen Bereich sehr wohldosiert und durch spezielle Geräte eingesetzt und verabreicht. Zu Beginn einer hautärztlichen Lichtbehandlung wird die Haut beispielsweise nur ca. zwei bis vier Sekunden bestrahlt, wobei die Dauer sehr langsam gesteigert wird. Eine solche Behandlung zieht sich unter Umständen dann über mehrere Wochen hin, z. B. zur Behandlung einer Neurodermitis.

Für das künstliche Sonnenlicht gelten fast dieselben Vor- und Nachteile wie für natürliche Sonnenbestrahlung. Allerdings ist die Strahlenzusammensetzung der Solarien anders als die des natürlichen Sonnenlichts, um eine noch schnellere Bräunung zu erzielen. Grundsätzlich sollte das natürliche Sonnenlicht dem Besuch eines Solariums vorgezogen werden.

> Gesunde Bräune gibt es nicht. Das Braunwerden der Haut ist eine Abwehrreaktion des Körpers. In der therapeutischen Nutzung der Strahlen kann diese Abwehrreaktion allerdings zu einer Besserung verschiedener Hautkrankheiten bewusst eingesetzt werden.

Für die Betreiber von Solarien gibt es keine Vorschriften, wie oft das Solarium gewartet werden muss, welche und wie viele Strahlen abgegeben werden. Folglich ist es wichtig, sich vor der Benutzung so viele Informationen wie möglich geben zu lassen.

Die meisten Solarien benutzen UV-A-Strahlen in hoher Dosierung (rasche Bräunung) und UV-B-Strahlen in niedrigerer Strahlungsstärke. Die UV-A-Strahlendosis ist bis zu zehnfach höher als die der natürlichen Sonne. UV-A-Strahlen führen zu schneller Hautalterung und können ebenso wie UV-B-Strahlen zu Hautkrebs führen.

Es gibt verschiedene Gerätetypen. Sie sind in fünf Gruppen eingeteilt:

Gruppe 1–3 geeignet für Sonnenstudios

Gruppe 4–5 sind nur in medizinischen Einrichtungen zu therapeutischen Zwecken zu nutzen, da sie so leistungsstark sind, dass ihre Strahlungsintensität die tropische Mittagssonne um ein Drei- bis Vierfaches übertrifft.

Zur Gesundheitsvorsorge und -förderung sollten einige Regeln beachtet werden:

♦ Selbstbedienungsstudios mit Münzautomaten meiden

♦ keine ganzjährige Dauerbräune

♦ nicht mehr als 50 Sonnenbäder pro Jahr insgesamt

♦ Sonnenbrand vermeiden

♦ empfohlene Regeln im Sonnenstudio strikt einhalten

♦ nicht zur Vorbräunung für Urlaub nutzen, weil Bräunung kein Schutz vor Hautkrebs ist

♦ bei Hautkrankheit, Medikamenteneinnahme und krankhaften Hautreaktionen den Arzt befragen

♦ einige Stunden vorher kein Parfüm benutzen, um allergische Reaktionen zu vermeiden

♦ immer eine Schutzbrille tragen

Gemieden werden sollte ein Solarium von Menschen

– unter 18 Jahren,

– mit dem Hauttyp 1 = helle Haut, Sommersprossen, blonde oder rote Haare, blaue oder grüne Augen,

– die mehr als 40 Leberflecke haben,

– die als Kind oft Sonnenbrand hatten,

– die zu Sommersprossen und Sonnenbrandflecken neigen,

– die eine Vorstufe von Hautkrebs haben,

– die an Hautkrebs erkrankt waren oder sind,

– die ein transplantiertes Organ haben.

4.3   Rotlicht – Infrarotlicht (Ultrarotlicht)

Unter **Rotlicht-Behandlung** versteht man die Bestrahlung mit sichtbarem Rotlicht. **Infrarotlicht-Behandlung** ist die Bestrahlung mit einem Wellenlängenbereich, der sich an den Bereich des sichtbaren Rotlichts anschließt.

Beide Bestrahlungen erzeugen Wärme, wobei die Infrarotbestrahlung mehr Wärmeenergie erzeugt und tiefenwirksamer ist. Sie kann auch zur Infrarotkoagulation (Blutgerinnung durch gebündelte Wärme) angewendet werden. Die Rotlichtbehandlung wird im stationären Bereich nur noch selten benutzt, ist aber ein gutes Hilfsmittel in der häuslichen Pflege und im Altenpflegebereich nach ärztlicher Absprache.

Genutzt werden kann das Rotlicht bei:

♦ Grippalen Infekten mit Beteiligung der Nasennebenhöhlen

♦ Erkrankungen der Atemwege

♦ Intertrigo (lat. = wundreiben, rote, begrenzte, juckende und brennende Hautveränderungen, bevorzugt in Körperfalten)

♦ Entzündungen des äußeren und mittleren Ohres

♦ Augenerkrankungen

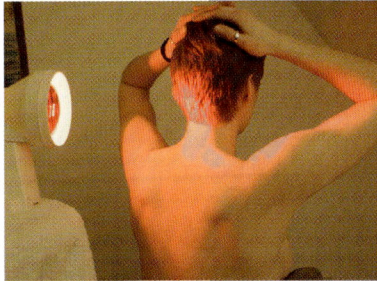

Die Bestrahlung lässt sich mit der „Solluxlampe" durchführen.

Die Solluxlampe ist eine Weißlichtlampe mit einer 300 Watt Birne. Durch Vorstecken eines roten oder auch blauen Filters erreicht man eine andere Wellenlänge für den jeweiligen Bestrahlungszweck.

Rotlichtlampe

Beispiel: Durchführung einer Rotlichtbehandlung

Durchführung und Wirkung der Bestrahlung erklären, um eine gute Kooperation der zu pflegenden Person zu erreichen.

Die zu pflegende Person soll eine bequeme Lage einnehmen.

Die Lichtquelle einen Meter vom Patienten entfernt aufstellen.

Steht die Rotlichtlampe in Blickrichtung, muss der Patient eine Schutzbrille tragen. Die Bestrahlungsdauer wird je nach Anordnung an der integrierten Zeitschaltuhr oder einem Kurzzeitwecker eingestellt. Unruhige Patienten und Kinder darf die Pflegende während der Bestrahlung nicht alleine lassen.

Nach der Rotlichtbestrahlung soll die zu pflegende Person ½ Stunde nicht ins Freie gehen, um die Wärmewirkung nicht zu unterbrechen.

Alle Metallteile, die im Bestrahlungsbereich liegen, vorher entfernen, um eine Verbrennung durch erhitztes Metall zu vermeiden.

435

4.4 Phototherapie

Pflege von
Neugeborenen
Band 3, A 1

> Die **Phototherapie** ist eine Bestrahlung mit blauem, sichtbarem Licht der Wellenlänge 460–480 nm. Die fahrbaren Lampen haben Leuchtstoffröhren mit einer Intensität von 4000–5000 Lux (Einheit für Beleuchtungsstärke).

Die Leuchtstoffröhren müssen nach 1000 Stunden Brenndauer gewechselt werden, weil ihre Wirksamkeit mit steigender Benutzungszeit nachlässt. Zur Kontrolle ist ein Betriebsstundenzähler an den Lampen installiert.

Anwendung findet die Phototherapie hauptsächlich in der Kinderabteilung zur Behandlung einer Hyperbilirubinämie des Früh- und Neugeborenen.

Steigt der Bilirubinwert des Neugeborenen unter Berücksichtigung des Alters nach Lebensstunden über die Normgrenze, ist eine Bestrahlung indiziert, um den Abbau des überschüssigen Bilirubins zu fördern.

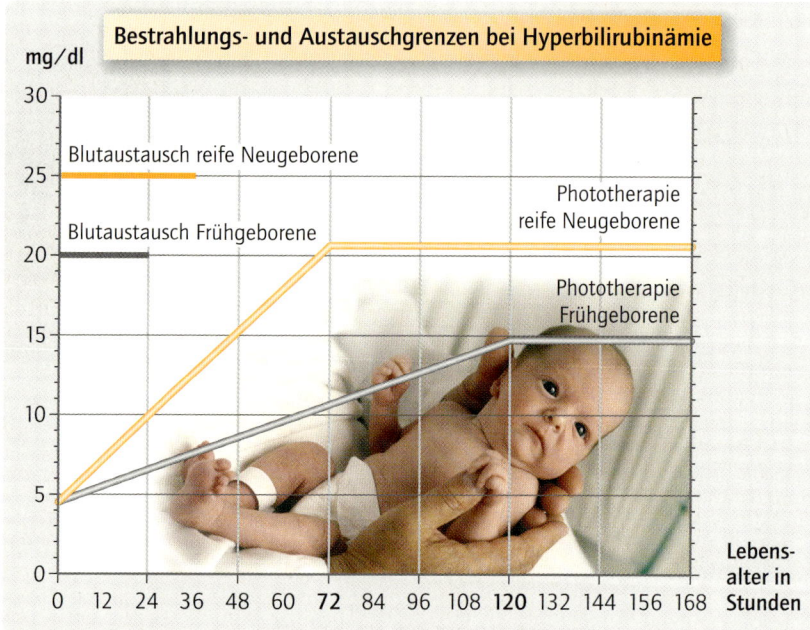

Bilirubinkurve

Leber
Band 2, J 1.2

4.4.1 Wirkungsweise der Phototherapie

Das blaue Licht dieser Wellenlänge wandelt durch eine photochemische Reaktion wasserunlösliches (indirektes) in wasserlösliches (direktes) Bilirubin um. Dieses wird dann über die Niere, Galle und Darm ausgeschieden.

> **Bezugswissenschaft: Anatomie/Physiologie**
> Die Leber hat eine wichtige Aufgabe im Prozess der Bildung und des Abbaus von Bilirubin.

Kinder, die unter der Phototherapielampe liegen, müssen sorgfältig betreut und überwacht werden. Die Pflegekraft muss den Eltern die Wirkungsweise und die möglichen Nebenwirkungen erklären. Sie muss darauf hinweisen, dass es keine UV-Bestrahlung ist und ihr Kind keinen Sonnenbrand davon bekommen kann, wohl aber Hauterscheinungen auftreten oder verstärkt werden können – wie das Erythema toxicum neonatorum (Neugeborenenakne) – ohne dass dies behandlungsbedürftig ist.

Kind im Krankenhaus Band 2, A 2.2

Um die Eltern-Kind-Bindung zu fördern, werden die Eltern so viel wie möglich in die Pflegemaßnahmen einbezogen.

> Frühgeborene und untergewichtige Neugeborene (unter 2500 g) sollten in einem Inkubator bestrahlt werden. Normalgewichtige Neugeborene können in einem Wärmebett bestrahlt werden.
>
> Je größer die bestrahlte Hautfläche ist, umso effektiver ist die Wirkung.

Bei der Anwendung der Phototherapie sind folgende pflegerischen Schwerpunkte unbedingt zu beachten:

♦ Aufrechterhaltung der physiologischen Körpertemperatur
♦ Ausreichende Flüssigkeitszufuhr
♦ Sorgfältiger Augenschutz
♦ Physiologische Hautbeschaffenheit
♦ Beratung und Unterstützung der Eltern im Umgang mit ihrem Kind

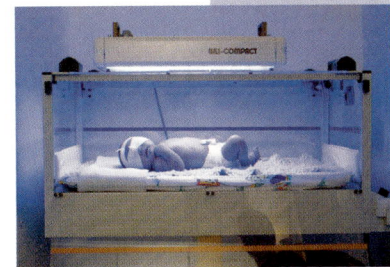

Neugeborenes unter Phototherapielampe

Beispiel: Durchführung einer Phototherapie

– Wärmebett oder Inkubator müssen aufgewärmt sein.

– Inkubatorfeuchte auf 100 % stellen.

– Bunte Bettwäsche schluckt zu viel Licht und wird deshalb durch weiße ersetzt.

– Höchstens ein Kuscheltier ins Bett legen, da auch sie das Licht absorbieren können.

– Das zu behandelnde Neugeborene ausschließlich mit einer schmalen Windel bekleiden, sehr kleine Kinder können einen Mundschutz als Windel tragen.

– Gegebenenfalls Nabelverbände verkleinern oder komplett entfernen.

– Venöse Zugänge, Fixationen von Schienen dürfen nicht umwickelt sein.

– Der Sensor des Pulsoximeters muss mit einem kleinen Baumwollhandschuh geschützt werden, weil der Lichteinfall die Werte verändern kann.

– Das Kind muss alle zwei bis vier Stunden umgelagert werden, um eine gleichmäßige Bestrahlung des ganzen Körpers zu gewährleisten.

– Die Phototherapielampe wird so positioniert, dass ein problemloser Zugang zum Kind gewährleistet ist.

– Andere Patienten werden vor dem Licht geschützt.

– Die Phototherapielampen dürfen wegen der Brandgefahr nicht mit Tüchern abgehängt werden.

– Die Augen werden mit einer weichen Phototherapiebrille vor dem Lichteinfall geschützt, weil sonst die Netzhaut geschädigt werden kann. Beim Anlegen ist darauf zu achten, dass die Nasenlöcher nicht verlegt werden.

– Wird das Kind zum Füttern und Schmusen auf den Arm genommen, wird die Brille abgesetzt, um Blickkontakt zu ermöglichen.

4.4.2 Pflege bei Phototherapie

Überwachung
Band 4, A 2
Neugeborene
Band 3, A 1

Das Früh- bzw. Neugeborene muss während der Therapieanwendung besonders überwacht werden. Dies ist vor allem wichtig, da sich ein Kind in diesem Alter nur unzureichend verbal bemerkbar machen und ausdrücken kann. Daher ist auf die nachfolgend aufgeführten Bereiche besonders zu achten.

Stabile Körpertemperatur

Alle zwei bis vier Stunden wird die Körpertemperatur gemessen, um nötigenfalls die Wärmebett- oder Inkubatortemperatur anzupassen. Bei länger andauernden pflegerischen oder therapeutischen Maßnahmen im Wärmebett oder Inkubator muss deren Temperatur nach Bedarf des Kindes für diesen Zeitraum reguliert werden. Wird das Kind aus dem Wärmebett/Inkubator herausgenommen, muss es angezogen werden, um eine Auskühlung zu vermeiden.

Ausreichende Flüssigkeitszufuhr

Sondenkost
Band 4, E 8

Regelmäßig soll dem behandelten Kind Nahrung oral verabreicht werden. Da die Kinder leicht ermüden und nicht gut trinken, sollen die restlichen Flüssigkeitsmengen über die Magensonde verabreicht werden.

Infusions-
therapie
Band 4, E 4

Dennoch ist häufig eine zusätzliche Infusionstherapie erforderlich, weil die Kinder durch die Bestrahlung viel Flüssigkeit verlieren. Auch die Infusionstherapie muss sorgfältig überwacht werden.

Physiologische Hautbeschaffenheit

Hautpflege
Band 2, D 3
Band 3, D 1

Durch die andauernde Bestrahlung und den Wasserverlust haben die Kinder oft eine trockene, rissige Haut und ein verstärktes Erythema neonatorum. Bei der Pflege ist darauf zu achten, dass die Pflegemittel nicht ölhaltig sind und keinen Lichtschutzfaktor haben. Die Haut wird auf der lichtabgewandten Seite gepflegt. Zum Waschen wird lediglich klares Wasser benutzt. Durch vermehrten Stuhlgang haben die Kinder oft Hautirritationen am Gesäß. Nach der Reinigung mit klarem Wasser wird eine schützende Pflegecreme dünn aufgetragen.

> Ölhaltige Pflegemittel verschließen die Poren und können zu einem Wärmestau führen.
>
> Zur Beurteilung des Hautkolorits muss die Phototherapie abgeschaltet werden, weil sonst eine Zyanose (Blauverfärbung der Haut) übersehen wird.

Elternberatung

Da die Phototherapie kontinuierlich durchgeführt wird, ist der Eltern-Kind-Kontakt gestört. Daher ist es wünschenswert, dass die Eltern ihr Kind möglichst viel betreuen. Es ist eine Aufgabe der Pflegekräfte, die Eltern dabei zu beraten und zu unterstützen.

Wenn die Mutter stillen möchte, ist sie auch darin zu unterstützen. Wird das Trinken an der Brust für das Kind zu anstrengend, ist es wichtig, die Mutter zu ermutigen die Milch abzupumpen, um den Milchfluss in Gang zu halten, bis das Kind wieder an der Brust trinken kann.

Stillen
Band 3, A 2.6

Eine andere Möglichkeit der Phototherapie stellt das „**BiliBed**" dar.

Hierbei liegen die Neugeborenen auf einer speziellen Folienmatratze und werden von unten bestrahlt. Es ist eine Methode, die sich auf die Kinder weniger traumatisierend auswirkt, weil kein Augenschutz benötigt wird und die Kinder näher bei ihren Müttern sein können.

Man hat festgestellt, dass die Neugeborenen eine niedrigere Herzfrequenz haben, weniger schreien und der Gewichtsverlust geringer ist, wenn diese Form der Phototherapie angewendet wird.

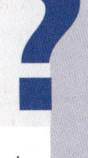

1 Welche positiven Wirkungen des Sonnenlichts kennen Sie?

2 Was bewirkt die Phototherapie im Organismus des Neugeborenen?

1 Erstellen Sie eine Pflegeplanung für ein drei Tage altes Neugeborenes mit einem Gewicht von 3000 g, das aufgrund zu hoher Bilirubinwerte unter der Phototherapielampe liegen muss.

2 Erkundigen Sie sich in Ihrer Neugeborenenabteilung, wie oft diese Bestrahlung durchgeführt werden muss und wie die Eltern darauf vorbereitet werden.

3 Erstellen Sie mit Ihren Mitschülern eine kurze Informationsbroschüre über die Bestrahlung und die Pflege während dieser Zeit. Zielgruppe: betroffene Eltern.

4 Informieren Sie sich bei der Deutschen Krebsliga über verschiedene Hautkrebsarten sowie deren Erkennungsmerkmale.

5 Bestimmen Sie Ihren Hauttyp anhand von Haar-, Augen- und Hautmerkmalen. Welche Konsequenzen ziehen Sie daraus für den Umgang mit Sonnenlicht?

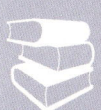

Aßmann, Christa: Pflegeleitfaden: Alternative und komplementäre Methoden. Urban & Schwarzenberg, München 1996

Bilz, Friedrich E.: Das neue Naturheilverfahren in zwei Bänden, Bilz Verlag, Dresden-Radebeul, 1925

Hoehl, Mechthild / Kullik, Petra: Kinderkrankenpflege und Gesundheitsförderung. Thieme Verlag, Stuttgart 2002

5   Elektrophysikalische Therapie

Tim arbeitet auf der chirurgischen Bettenstation im Klinikium Gutleben. In den letzten vier Wochen hatte er Gelegenheit, viele verschiedene Patienten mit den unterschiedlichsten Beschwerden und Operationen zu pflegen. An diesem Vormittag ist er für die 53-jährige Heidi Schuster zuständig. Sie wurde vor einer Woche an einem Bandscheibenvorfall operiert und ist bereits auf dem Wege der Besserung. „Zum Glück sind die Schmerzen schon besser," erwidert sie auf die Frage nach ihrem Befinden. „Aber der Arzt hat mich informiert, dass es wohl noch eine Weile dauert, bis ich ganz schmerzfrei bin. Und damit das noch besser geht, soll ich nun eine Strombehandlung vom Bein erhalten." Tim fragt sich sofort, von welcher Therapie Frau Schuster spricht, denn auf der Visite am Morgen hat Tim von einer Stromtherapie nichts gehört. Am Nachmittag wird Frau Schuster dann in die physiotherapeutische Abteilung gebracht. Tim fragt, welche Art von Behandlung sie dort erhalten hat, und sie erzählt. „Zu Beginn habe ich mich ein wenig gefürchtet, wer möchte schon Strom durch den Körper haben. Aber ich glaube, es hat mir gut getan. Morgen werde ich jedenfalls wieder hingehen." Tim beschließt nun doch, seine Praxisanleiterin nach diesem Verfahren zu fragen.

1   Wie kann Tim möglichst angemessen auf die oben angedeuteten Ängste der Patienten eingehen?

2   Welche Rollen spielen möglicherweise die elektrophysikalischen Therapien in der Behandlung von Patienten in einem Krankenhaus?

3   Kennen Sie Menschen, die sich einer elektrophysikalischen Therapie unterzogen haben? Erzählen Sie davon.

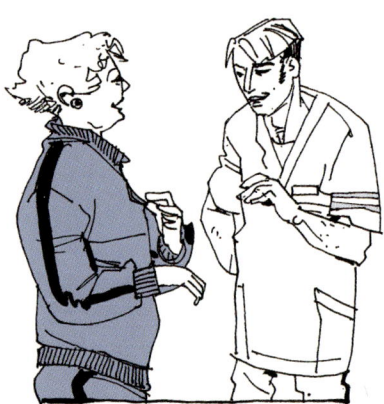

Bei der elektrophysikalischen Therapie wird der menschliche Körper direkt in den elektrischen Stromkreis eingefügt. Der menschliche Körper stellt im Stromkreis einen Widerstand dar, wodurch in seinem Inneren Wärme erzeugt wird.

Dabei ist die Wirkung des Stroms von verschiedenen Faktoren abhängig:

◆ Stromstärke

◆ Stromspannung

◆ Elektrodengröße und Abstand

◆ Stromart – Wechselstrom oder Gleichstrom

◆ Dauer der Behandlung

Bei Gleichstrom handelt es sich um niedrig frequenten Strom mit gleich bleibender Amplitude. Es wird auch als galvanischer Strom bezeichnet. Wechselstrom hingegen ändert sich in der Amplitude, also der Stärke.

5.1 Reizstromtherapie

Die Reizstromtherapie wird in Arzt- und Physiotherapiepraxen sowie in den physiotherapeutischen Abteilungen der Krankenhäuser durchgeführt.

Durch den Reizstrom sollen sich einzelne Muskeln oder Muskelgruppen zusammenziehen. Bei dieser Behandlungsform wird Gleichstrom eingesetzt.

Bei einer vorliegenden Muskelschwäche, z. B. nach einem Bandscheibenvorfall, bietet die Reizstromtherapie die Möglichkeit, den Muskel zum Zusammenziehen (Kontrahieren) zu aktivieren und so eine Atrophie (Rückgang) zu verhindern, bis sich die Schwächen wieder zurückgebildet haben. Des Weiteren können atrophische Muskeln durch die Therapie gekräftigt werden, z. B. nach einem Unfall oder der Behandlung eines Knochenbruchs mit einem Gipsverband.

Somit zählen zu den wichtigen Indikationen:

♦ Paresen (Lähmungen)

♦ Spasmen

♦ Schmerzlinderung auf die sensiblen Nervenbahnen

5.2 TENS = transkutane elektrische Nervenstimulation

TENS ist eine Methode zur Schmerzbehandlung. Hierbei werden periphere Nervenendigungen durch elektrische Impulse gereizt. Die Elektroden werden nicht bei jedem Patienten an der gleichen Stelle angebracht, sondern auf der Haut im Schmerzgebiet bzw. den **„Head-Zonen"** platziert.

Es handelt sich um eine niedrig frequente Stromform, aber mit unterbrochenem Gleichstrom.

> „Head-Zonen" sind benannt nach dem englischen Neurologen Sir Henry Head (1861–1940). Die Zonen bezeichnen Hautareale, in denen bei Erkrankung innerer Organe Hyperästhesie und Hyperalgesie durch viszerokutane (von außen über die Hand) Reflexe entstehen können.
>
> Diese Hautareale werden von demselben spinalen Segment innerviert wie das erkrankte Organ (z. B. strahlt bei koronarer Herzerkrankung der Schmerz in die Innenseite des Oberarms).

Hyperästhesie = Überempfindlichkeit für Temperatur- und Berührungsreize

Hyperalgesie = gesteigerte Schmerzempfindlichkeit

Die Elektroden (auch **Kathode** und **Anode** genannt) sind über ein flexibles Kabel mit einem Stimulator verbunden, der elektrische Impulse erzeugt. Diese Impulse sind den körpereigenen ähnlich, doch gleichzeitig auch so verschieden, dass die Übertragung von Schmerzimpulsen zum Gehirn blockiert wird. Hier macht man sich das Prinzip der **gate-control** der Schmerzreizleitung zunutze.

Schmerz
Band 5, E 2

Merkspruch für die Farbe der jeweiligen Elektrode des TENS-Geräts

Wenn man schwarzsieht, ist alles negativ. Daher ist die schwarze Kathode negativ. Die Anode ist in der Regel rot.

Möglicherweise wird durch TENS auch eine Ausschüttung körpereigener Endorphine gefördert. Die Methode des TENS wird vor allem bei chronischen Kopf- und Nackenschmerzen sowie bei chronischen Rücken- oder Gelenkschmerzen eingesetzt.

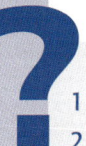

Vor der Behandlung ist der Patient darüber zu informieren, dass die Anwendung von Strom mittels dieses Geräts beim Einhalten einfacher Regeln ungefährlich ist. Weiter ist der Patient darüber zu informieren, dass er auf keinen Fall während der Behandlung die Elektroden selbstständig entfernen darf. Durch die Unterbrechung des Stromkreises bei eingeschaltetem Gerät kann der Betreffende einen „Stromstoß" erhalten. Der Patient sollte sich während der Behandlung melden können – daher Glocke in Reichweite.

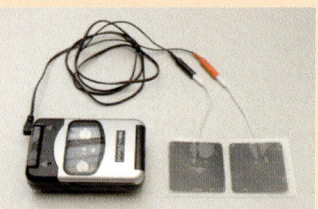

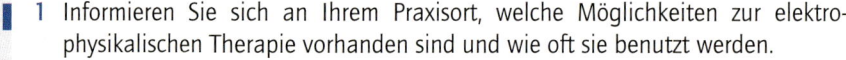

1 Welche Stromarten werden bei der elektrophysikalischen Therapie benutzt?
2 Welche Beschwerden können mit Reizstrom behandelt werden?

1 Informieren Sie sich an Ihrem Praxisort, welche Möglichkeiten zur elektrophysikalischen Therapie vorhanden sind und wie oft sie benutzt werden.

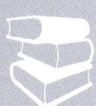

Aßmann, Christa: Pflegeleitfaden: Alternative und komplementäre Methoden. Urban & Schwarzenberg, München 1996.

Kasper, Martina: Lernkartei Physikalische Therapie. Huber Verlag, Bern 2004

Tupfer bitte!
Prä- und postoperativ pflegen

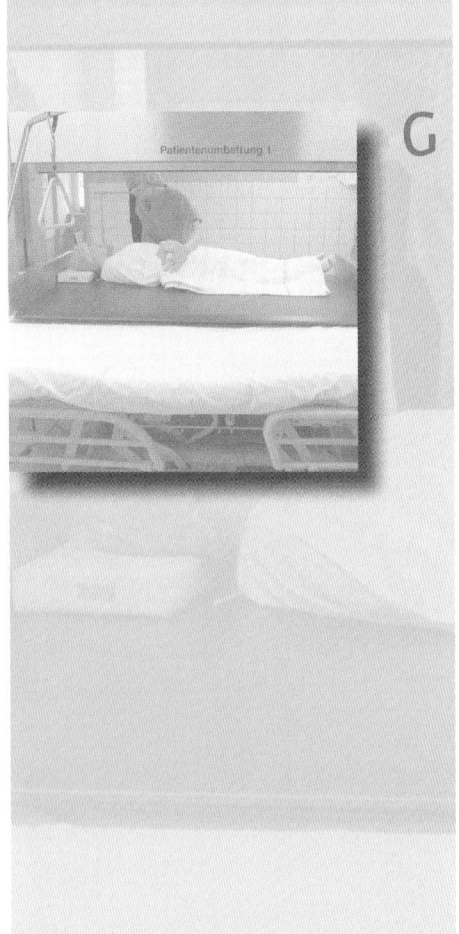

Für Pia ist es der erste Tag auf der neuen Station. Ihre praktische Ausbildung in chirurgischer Pflege absolviert sie auf einer Station, auf der Patienten und Patientinnen mit unterschiedlichen Krankheiten gepflegt und begleitet werden. Von ihren Freunden Olga und Tim, die beide schon auf einer solchen Station gearbeitet haben, hat Pia ganz unterschiedliche Erfahrungsberichte gehört. Nun freut sie sich darauf, sich selbst ein Bild von einer chirurgischen Station machen zu können. Yvonne Maurer begleitet Pia in den ersten Tagen. „Die Pflege von unseren Patienten und Patientinnen beginnt schon vor der Operation. Denn eine gute Vorbereitung auf den Eingriff beeinflusst auch die Pflege danach und sie hat Einfluss auf den reibungslosen Ablauf am Operationstag und im Operationssaal." Das leuchtet Pia schnell ein. Es geht ein bisschen hektisch zu an diesem Vormittag. Ein ständiges Kommen und Gehen. Neue Patienten melden sich an, andere werden entlassen, die Zimmer müssen wieder hergerichtet werden, Patienten aus dem Aufwachraum abgeholt, überwacht und gepflegt werden. Bald weiß Pia überhaupt nicht mehr, wo ihr der Kopf steht. „Ist das immer so auf dieser Station?", fragt sie daher etwas besorgt Yvonne Maurer. Und die erwidert prompt: „Nein, leider geht es nicht immer so ruhig zu. Viele Patienten müssen notfallmäßig operiert werden, dann haben wir kaum Zeit, die Patienten vorzubereiten, dann muss es oft sehr schnell gehen. Und manchmal sehen wir die Patienten erst, wenn sie nach der Operation zu uns verlegt werden."

Pia hat dann noch die Gelegenheit, zwei erfahrene Kolleginnen in den Aufwachraum zu begleiten, dort möchten sie Frau Ruth Meiner nach ihrer Gallenblasenoperation wieder zurück auf die Station holen. Im Zimmer beobachtet Pia dann, wie routiniert und konzentriert die Kolleginnen Frau Meiner versorgen. Und sie scheinen von den mit Blut gefüllten Beuteln, den Infusionsschläuchen und dem großen Verband nur wenig beeindruckt. „So möchte ich das auch können", denkt Pia bei sich.

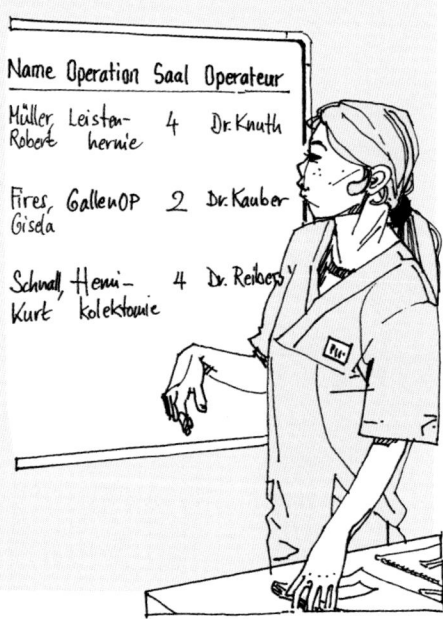

1   Vielleicht wurden auch Sie oder ein Mitglied Ihrer Familie schon einmal operiert. An was können Sie sich erinnern?

2   Warum beginnt die chirurgische Pflege bereits vor der Operation? Wie könnte die konkret aussehen? Diskutieren Sie in der Gruppe.

3   Erstellen Sie eine Liste mit allen wichtigen Angaben, die die Kollegen im Operationssaal Ihrer Meinung nach von den Patienten benötigen.

1 Notfalloperationen

Der 7-jährige Daniel Berger kommt in Begleitung seiner Mutter auf die Station. Die Kollegen der Notfallaufnahme haben den kleinen Patienten bereits angekündigt, er soll noch am gleichen Nachmittag operiert werden. Da die Kinderstation im Moment über kein freies Bett verfügt, hat man beschlossen, Daniel für die ersten Tage zu den Erwachsenen zu legen. Man hat den Verdacht, dass Daniel eine akute Blinddarmentzündung hat und fürchtet, der Blinddarm könnte platzen. Daniels Mutter ist sehr aufgeregt; Daniel selbst scheint eher gelassen. „Ich möchte, dass es nicht mehr so weh tut und dass ich nächste Woche wieder Fußball spielen kann." Pia bezweifelt zwar, dass der Patient so bald wieder rumtoben kann, ist aber froh, dass Daniel die Situation so gut meistert. Und Daniel erklärt Pia dann auch, warum dies so ist. „Vor zwei Wochen waren wir mit der Schule an einer Führung im Operationssaal, da hat man uns alles ganz genau erklärt. Der Arzt hat uns an einem Teddybären gezeigt, was genau gemacht wird, deshalb habe ich nur ein ganz klein wenig Angst", sagt Daniel tapfer.

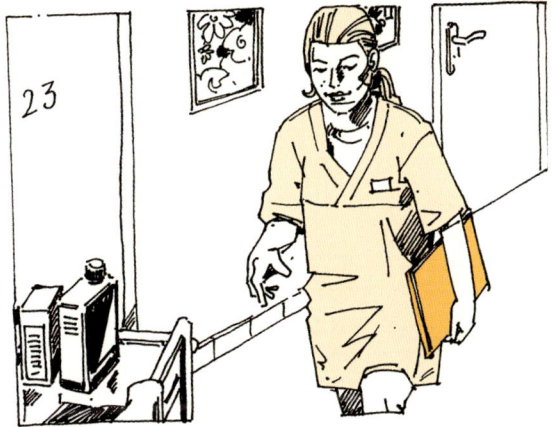

1   Was unterscheidet diese Situation von einer normalen, geplanten Operation? Tauschen Sie sich mit Ihren Mitschülerinnen und Mitschülern aus.

2   Kennen Sie Unterschiede zwischen den Vorbereitungen bei Kindern und Erwachsenen? Wenn ja, welche?

3   Die Mutter ist die wichtigste Bezugsperson für Daniel. Wie kann sie in die Vorbereitung einbezogen werden? Wo braucht sie selbst Unterstützung?

Gründe für eine nicht geplante bzw. Notoperation sind immer akute, zum Teil lebensbedrohliche Situationen wie Verletzungen nach einem Unfall oder akute Erkrankungen. Wird nicht sofort gehandelt, kann der Mensch sterben, die Therapie deutlich schwieriger werden oder der Mensch dauerhafte Schäden zurückbehalten. Beispiele für solche Notfälle sind ein notfallmäßig durchgeführter Kaiserschnitt (Sectio) bei einem Geburtsstillstand, akute Blutungen oder ausgedehnte Verletzungen nach Unfällen, die sofort operiert werden müssen.

Das Risiko, dass intra- oder postoperative Störungen auftreten ist bei Notfällen höher wie bei elektiven Eingriffen, da hier sowohl die Vorbereitungen des Patienten als auch der anderen Akteure unter hohem Zeitdruck durchgeführt werden.

Chirurgie (griech. Handtätigkeit) ist das medizinische Fachgebiet, das sich mit der Behandlung von Krankheiten und Verletzungen durch direkte, instrumentelle oder manuelle Einwirkung auf den menschlichen Körper befasst.

Unter einer **Operation** versteht man einen instrumentalen Eingriff am Körper des Menschen zum Zwecke der Therapie, selten auch zur Diagnostik. Schon seit frühester Menschheit ist der Mensch an seinen inneren Organen interessiert und versucht diese zu manipulieren.

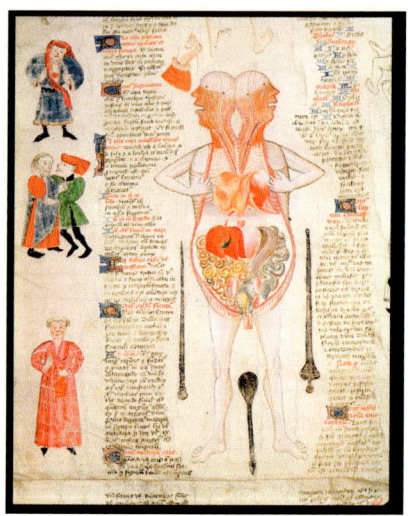

1.1 Operationsvorbereitung

Zwischen der Aufnahme ins Krankenhaus und der Operation bleiben nur wenige Minuten bis Stunden, um sowohl den Patienten als auch sich selbst entsprechend vorzubereiten.

Zu beachten ist dabei die besondere Situation des Patienten, der sich innerhalb kürzester Zeit mit dieser neuen, ihm unbekannten Situation auseinandersetzen muss. Er hat meist Angst vor dieser unbekannten Situation, die er kaum noch beeinflussen kann. Er weiß, dass es darum geht, sein bisher gewohntes Leben / seinen Körper zu erhalten. Er kann nicht einschätzen, wie es ihm nach der Operation geht. Dazu kommen oftmals akute Schmerzen und vielleicht noch die Sorge um Angehörige, die informiert werden müssen oder um deren Versorgung sich gekümmert werden muss.

Die Aufnahme des Patienten geschieht meist über die Notaufnahme. Es gibt aber auch die Möglichkeit, dass der Patient mit einer Einweisung direkt auf der Bettenstation aufgenommen wird.

Die Vorbereitungen laufen meist nicht im ruhigen Rahmen wie bei den geplanten Operationen, sondern müssen in aller Eile vor – in Ausnahmefällen auch erst im Operationssaal – erledigt werden.

Es gibt aber auch die Möglichkeit, dass der Patient mit einer Einweisung schon einen Tag vor der Operation stationär aufgenommen wird.

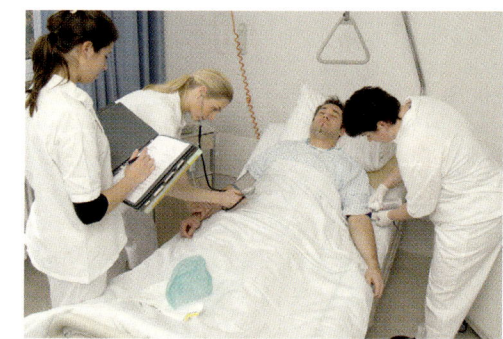

Juristisch wird jede Operation als Eingriff in die körperliche Integrität gewertet und gilt als Körperverletzung. Deshalb ist vor jeder Operation das schriftliche Einverständnis des Patienten oder seines gesetzlichen Vertreters einzuholen. Ist der Patient nicht ansprechbar und ist eine sofortige Notoperation durchzuführen, kann der Arzt die Entscheidung im Sinne des Hypokratischen Eides selbstständig treffen.

Prinzipielles
zur Diagnostik
Band 4, A 1

1.2 Vorbereitung des Patienten

Wenn es den Operationsbeginn nicht verzögert und es den Pflegenden irgendwie möglich ist, sollten alle Vorbereitungen stattfinden, die auch bei den geplanten Operationen durchgeführt werden. Dabei liegt der Schwerpunkt auf dem

Notaufnahme
eines Kindes
Band 2, A 2.2

♦ Erheben der Vitalzeichen wie Blutdruck, Puls, Temperatur, Schmerzstärke und anderen Angaben wie Größe und Gewicht

♦ Sammeln von Daten, wie Allergien oder andere Unverträglichkeiten

♦ Erfragen, wann das letzte Mal etwas gegessen oder getrunken wurde

♦ Erfragen von Grunderkrankungen/chronischen Erkrankungen

♦ Hinweis, dass die Angehörigen vom Arzt benachrichtigt werden

Häufig müssen diese pflegerischen Arbeiten unter großem Zeitdruck durchgeführt werden. In der Praxis sollte man sich jedoch Zeit zu nehmen. Gerade bei Notfalleingriffen ist der Patient häufig verunsichert und auf ausreichende Information durch die Ärzte oder die Pflegenden angewiesen.

1 Nennen Sie Gründe, warum ein Patient vor einer Notoperation ängstlicher sein kann als vor einem geplanten Eingriff.

2 Erläutern Sie den Unterschied zwischen einer geplanten und einer Notfalloperation.

3 Warum können Notfalloperationen ohne das Einverständnis des Patienten durchgeführt werden?

1 Entwickeln Sie einen Kurzaufnahmebogen für Notoperationen, der alle zu erfragenden relevanten Informationen enthält.

2 Recherchieren Sie, wie, in welcher Reihenfolge, wann und von wem die Beteiligten an einer Notoperation in Ihrem Haus informiert werden und wie viel Vorbereitungszeit sie benötigen.

Maxion-Bergemann, Stefanie/Faller, Irene/Kramer, Axel/Voigt, Harry/Waninger, Jörg: Pflege in der Chirurgie. Kohlhammer, Stuttgart, Berlin, Köln 1998

Paetz, Burkhard/Benzinger-König, Brigitte: Chirurgie für Pflegeberufe. Thieme Verlag, Stuttgart 2004

2 Geplante Operationen

Tim betreut den 64-jährigen Herrn Horst Wagner, der vor einer Woche auf die internistische Station wegen zunehmenden Schmerzen im linken Unterbauch aufgenommen wurde. Nach einer umfangreichen diagnostischen Abklärung hat sich der Verdacht auf eine Tumorerkrankung bei diesem Patienten leider bestätigt. Nun ist Herr Wagner sehr niedergeschlagen, zeitweise wirkt er verzweifelt. „Ich weiß überhaupt nicht, wie es weitergehen soll", äußert er dann. In zwei Tagen soll der Tumor entfernt werden, dabei ist ein künstlicher Darmausgang wahrscheinlich unumgänglich. Herr Wagner äußert insgesamt große Angst vor der Operation. Die Vorbereitung auf die geplante Operation soll auf der internistischen Station durchgeführt werden; erst nach der Operation wird Herr Wagner vom Aufwachraum direkt auf die chirurgische Station verlegt. Dieses Vorgehen ist für alle Beteiligten am wenigsten aufwändig und Herr Wagner ist froh, noch ein paar Tage die vertrauten Gesichter um sich zu haben.

1 Überlegen Sie, was bei einem solchen großen Eingriff im Vorfeld zu beachten ist.

2 Wie kann Tim mit den Äußerungen und den Ängsten des Patienten umgehen?

3 Welche Inhalte kann eine präoperative Beratung haben, um Herrn Wagner auf die erste postoperative Phase vorzubereiten?

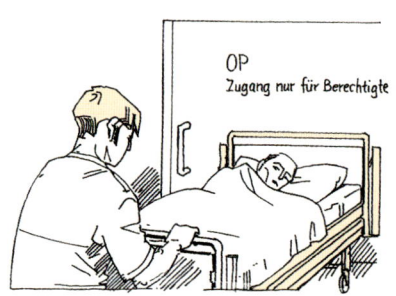

2.1 Gründe für geplante Operationen

Die Gründe für geplante (elektive) Operationen sind vielfältig. Je nach Eingriff haben sich chirurgische Stationen herausgebildet, die in der Mehrzahl Patienten mit der gleichen Operation bzw. Krankheit pflegen und begleiten. So lassen sich folgende Gründe für eine Operation unterscheiden:

♦ Entfernung von nicht mehr physiologisch arbeitenden Organen oder Organteilen, die unter Umständen die Gesundheit des gesamten Menschen bedrohen, z. B. die Entfernung des Wurmfortsatzes (Appendektomie) oder eine Zehenamputation

♦ Behebung von Defekten in Organen oder Organteilen, z. B. eine Erweiterung (Dilatation) von Arterien bei vorliegender Stenose (Verengung)

♦ Operative Versorgung eines Knochenbruches (Fraktur), z. B. Schenkelhalsfraktur

♦ Entfernung von entarteten oder nicht körpereigenen Stoffen, z. B. eine Gallensteinentfernung, eine Tumoroperation oder die Entfernung einer Fistel

♦ Ersetzen von nicht mehr physiologisch arbeitenden Organen oder Organteilen, z. B. Nierentransplantation, oder der Gelenkersatz, z. B. Kniegelenk

♦ Anpassung äußerer Merkmale, die dem gängigen Schönheitsideal nicht entsprechen, z. B. Nasenkorrektur oder Brustvergrößerung oder -verkleinerung

Schon in der Steinzeit wurden Operationen durchgeführt. Häufig handelte es sich dabei um Schädeleröffnungen, wobei die meisten Menschen starben. Heute kann man die Chirurgie unter anderem in folgende Fachgebiete unterteilen:

- Viszeralchirurgie   - Unfallchirurgie
- Gefäßchirurgie   - Thoraxchirurgie
- Herzchirurgie   - Neurochirurgie
- Orthopädie   - Urologie
- Gynäkologie   - Hals-Nasen-Ohren (HNO)

2.2   Operationsvorbereitungen

Monate bis Tage vor einer geplanten Operation muss bei den Patienten eine entsprechende Diagnose gestellt werden. Der Patient erhält von dem diagnostizierenden Arzt in der Regel eine Überweisung in ein Krankenhaus bzw. zu einem Facharzt. Meist nennt der Arzt einen Zeitrahmen, in dem die Operation durchgeführt werden soll, und empfiehlt in manchen Fällen auch eine Klinik oder einen Operateur.

Der Patient selbst wählt das entsprechende Krankenhaus aus und in Absprache mit dem behandelnden Arzt wird ein Operationstermin vereinbart. In der Regel erhält der Patient einige Wochen bis Tage vor der Operation einen Termin zur Voruntersuchung durch den zuständigen Anästhesisten (Narkosearzt), mit dem im Vorfeld die wichtigsten Dinge der Narkose und der operativen Nachbetreuung (z. B. die Notwendigkeit der Überwachung auf einer Intensivstation oder die Patienten kontrollierte Analgesie) besprochen werden.

Je nach Eingriff sind verschiedene Befunde notwendig, die gesichtet bzw. deren Erhebung veranlasst werden müssen, wie beispielsweise

- ♦ EKG
- ♦ Röntgen (z. B. Thorax, Knochen, ableitende Harnwege)
- ♦ sonstige bildgebende Verfahren wie eine Sonografie (Ultraschalluntersuchung), Computertomografie (CT), Magnetresonanztomografie (MRT)
- ♦ Blutwerte (Gerinnung, Blutbild, Leberwerte, Harnstoff, Kreatinin, Elektrolyte, Tumormarker)
- ♦ Blutgruppe (eventuell für eine Eigenblutspende)

Untersuchungen
Band 4, A 4

Spätestens zu diesem Zeitpunkt wird entschieden, ob die Operation stationär oder ambulant durchgeführt werden kann. Der Patient wird von den Ärzten über etwaige Gefahren und Risiken der Operation und der Narkose aufgeklärt und gibt sein schriftliches Einverständnis.

Aufklärung
Band 4, A 1

Der zeitliche Abstand zwischen einer geplanten Operation und der Aufklärung sollte mindestens 24 Stunden betragen, damit der Patient ausreichend Zeit hat, seine Entscheidung zu überdenken. Bei ambulanten Operationen erhält der Patient spezielle Hinweise zum postoperativen Verhalten zu Hause, besonders in Bezug auf auftretende Komplikationen. Der Patient erhält ebenso genaue Anweisungen zum Verhalten an den Tagen vor und nach der Operation.

```
                                      Klinikum Gutleben
Frauenärztin


Hiermit bestätige ich durch meine Unterschrift, daß ich über die Art
der vorzunehmenden




- Operation und deren evtl. Folgen aufgeklärt und mit deren
Ausführung einverstanden bin. Desgleichen gebe ich zu allen noch
während der Operation sich evtl. als notwendig erweisenden weiteren
Operationen meine Zustimmung.


        , den ..............


...........................        ...........................
                                    Unterschrift der Patientin
```

Verschiedene
Aufklärungsbögen

Protokoll

über die Aufklärung vor diagnostischen/therapeutischen Maßnahmen und Einverständniserklärung des Patienten / des gesetzlichen Vertreters / des Erziehungsberechtigten

Patient: ....

Bei oben genanntem Patienten sollen folgende Maßnahmen/Eingriffe durchgeführt werden:

Als Patient / Erziehungsberechtigter / gesetzlicher Vertreter wurde ich darüber aufgeklärt, daß ein solches ärztliches Vorgehen notwendig ist zur Erkennung/Behandlung der Erkrankung.

Diagnose:

Ich wurde ferner aufgeklärt über die typischen und die nicht selbstverständlichen bzw. nicht völlig unwahrscheinlichen Folgen, Gefahren und Nebenwirkungen des Eingriffes im allgemeinen und im besonderen Fall. Die Aufklärung über die nicht sehr wahrscheinlichen Folgen und Gefahren geschah dabei durch die pauschale Schilderung der Komplikationsdichte / durch Schilderung ihres Wahrscheinlichkeitsgrades im einzelnen.

Besonders erwähnt wurde: Blutung, Wundheilungsstörung, Thrombose,

Der Patient / Erziehungsberechtigte / gesetzliche Vertreter hat im Gespräch zu erkennen gegeben, daß er den Sachverhalt vollständig verstanden hat und sein Einverständnis zu dem Eingriff unmißverständlich gegeben. Dieses Einverständnis wurde bis zum Zeitpunkt des Eingriffes nicht widerrufen.
Der Erziehungsberechtigte handelt im Einverständnis mit dem anderen Elternteil / Gegenvormund.

Die Aufklärung erfolgte durch: ....(Name/Unterschrift)

im Beisein von: ....(Name/Unterschrift)

Ich habe von dem obigen Protokoll Kenntnis genommen und bin mit seinem Inhalt einverstanden.
Ich habe keine weiteren Fragen und fühle mich ausreichend und vollständig aufgeklärt.

Darmstadt, ...
                                                            Unterschrift Patient / Erziehungsberechtigte (r)
                                                            gesetzliche (r) Vertreter

---

!

Alle die Blutgerinnung hemmenden Medikamente wie Marcumar® oder Acetyl-salicylsäure sind einige Tage vor geplanten Operationen abzusetzen, damit es intraoperativ zu keiner starken Blutung kommt. Der Arzt entscheidet, ob vor-übergehend ein anderes Medikament gegeben werden soll, das die Blutgerin-nung beeinflusst, z. B. Heparin als Infusion oder als subkutane Injektion.

MIC (Minimal invasive Chirurgie)

So bezeichnet man die mikrochirurgische Durchführung von Operationen. Durch kleine Hautschnitte werden Endoskope mit mikrochirurgischen Instru-menten eingeführt. Die von ihnen aufgenommenen Bilder werden an einem Bildschirm wiedergegeben und vom Operateur entsprechend interpretiert. Der größte Vorteil dieser Operationstechnik entsteht durch das deutlich kleinere Wundgebiet. Dadurch kommt es zu weniger postoperativen Komplikationen und Schmerzen, zu einer kürzeren Krankenhausverweildauer, zur schnelleren Rekonvaleszenz (Erholung) und zu kleineren Narben.

Bei intraoperativen Komplikationen während einer Operation nach dieser Methode (z. B. Operationsgebiet ist nicht gut einsehbar oder ein zu entfer-nendes Gewebestück ist zu groß) wird auf die herkömmlichen chirurgischen Verfahren zurückgegriffen.

2.2.1 Krankenhausaufnahme

Nur noch selten werden die Patienten bereits mehrere Tage vor der geplanten Operation stationär aufgenommen. In der Regel werden die meisten Voruntersuchungen ambulant und damit kostensparender durchgeführt. Somit treten die Patienten erst am Operationstag in die Klinik ein.

Nachdem alle Formalitäten (Aufnahme, Anlegen einer Krankenakte, Bezug des Patientenzimmers) erledigt sind, werden noch fehlende oder für den Tag geplante Untersuchungen durchgeführt (z. B. aktuelle Blutbefunde, eine Sonografie durch den Operateur).

Im Idealfall führt der Operateur nochmals eine Visite bei dem Patienten durch, klärt offene Fragen und ordnet – falls sie vom üblichen Standard abweichen und nicht schon im Vorfeld durchgeführt wurden – die Operationsvorbereitungen an (z. B. Anzeichnen vom Operationsgebiet bei Krampfadern (Varizen), Darmreinigung, Gabe von Blutkonserven).

In dieser Phase sollten Pflegende den Patienten über den Ablauf am Operationstag und die Zeit danach informieren. Dazu gehören beruhigende Gespräche, Erläuterungen zu den Erklärungen des Arztes und die Unterstützung bei den Vorbereitungen, falls der Patient die Maßnahmen selbstständig durchführen kann, z. B. die Anwendung eines Klistiers zur Darmreinigung.

> Erläuterungen zur Arztaufklärung sollten nur von erfahrenen Pflegekräften gegeben werden. Der Patient soll umfassend informiert werden, damit er sich sicher fühlt. Kann eine noch unerfahrene Pflegekraft auf die Fragen der Patienten nicht glaubwürdig Auskunft geben, trägt dies zur Verunsicherung des Patienten bei und sollte unterlassen werden.

> Lernende sollten jede Gelegenheit nutzen, Ihren erfahrenen Kollegen „über die Schulter zu schauen", wenn sie einen Patienten auf eine Operation vorbereiten oder ein aufklärendes Gespräch führen. So erhalten sie wertvolle Tipps und lernen den Umgang mit den Patienten in dieser Situation.

Der Patient ist auch auf die Zeit nach der Operation vorzubereiten. Sind bei dem Patienten postoperative Bewegungseinschränkungen zu erwarten, sollten mit ihm bestimmte Abläufe eingeübt werden, z. B. das Gehen mit Gehhilfen oder die Mobilisation aus dem Bett. Zur Pneumonieprophylaxe ist das präoperative Einüben der richtigen (tiefen) Atemtechnik wichtig. Außerdem kann die richtige Atemtechnik gewinnbringend bei auftretenden Schmerzen als erste Maßnahme eingesetzt werden.

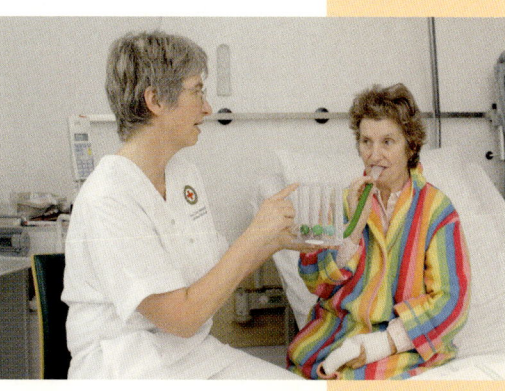

Benötigt der Patient nach der Operation Hilfsmittel, erscheint es sinnvoll, ihn bereits im Vorfeld damit vertraut zu machen, damit der Umgang nach der Operation leichter fällt. In der Aufwachphase nach der Operation ist es schwierig,

Willkommen in unserer Einrichtung
Band 2, A 1

Klistier
Band 3, E 3.3

Atemtherapie
Band 2, G 3.9

die Instruktionen sinngemäß zu verstehen und gleich umzusetzen. Eine Instruktion präoperativ kann für die richtige Handhabung der Bettpfanne oder Urinflasche, aber auch Dingen wie Stomabeutel, Katheterbeutel, Infusionen oder die Patienten kontrollierte Analgesie (Schmerzbehandlung) sinnvoll sein.

Postoperative Schmerzen werden von den meisten Menschen erwartet. Hierbei ist der Patient im Besonderen darauf hinzuweisen, dass er die Schmerzen auf keinen Fall aushalten muss und er sich jederzeit bei Schmerzen melden und ein Schmerzmittel erhalten kann.

Schmerzen
Band 4, E 4

Sechs bis acht Stunden vor der Operation darf der Patient das letzte Mal essen, trinken oder rauchen. Mit einem leeren Magen soll die Aspirationsgefahr von Mageninhalt bei der Narkose herabgesetzt werden.

> Der Patienten ist schon am Vortag darauf hinzuweisen, dass er alle Wertgegenstände wie Schmuck, Uhren oder Geld der Person seines Vertrauens mit nach Hause geben soll. Falls dies nicht möglich ist, stehen in den meisten Kliniken Tresore zur Verfügung. Zur Not können die Gegenstände in einen Briefumschlag gesteckt werden. Patientenname, Geburtsdatum und Inhalt werden auf das Kuvert geschrieben. Nach dem Zukleben unterzeichnen der Patient und eventuell die Pflegeperson diese Liste. Der Umschlag wird in der Verwaltung verwahrt, bis der Patient ihn wieder abholen kann.

In manchen Krankenhäusern sind präoperative Pflegevisiten durch das Operations- oder das Anästhesiepersonal üblich. Sie haben zum Ziel, dem Patienten für Informationen zur Verfügung zu stehen und ihm durch diese vertrauensbildende Maßnahme etwas Angst zu nehmen.

Anästhesiologisches präoperatives Beratungsgespräch

So wird die Visite zur Beurteilung der Narkosefähigkeit des Patienten durch den Anästhesisten genannt. Dabei ordnet er häufig Medikamente an, die ca. eine Stunde vor der Narkose zur Vorbereitung per os (durch den Mund, geschluckt) verabreicht werden. Sie können verschiedene Ziele haben: Sedierung und Beruhigung des Patienten, Schmerzlinderung, Vagusblockade (Herabsetzung der Magensaft- und Speichelsekretion, Dämpfung des Herzvagus) oder antihistaminische Wirkung. In der Regel findet dieses Gespräch bei den Sprechstundenterminen oder am Vorabend der Operation statt. Bei nicht geplanten Operationen wird dies auch erst im Vorbereitungsraum der Operationsabteilung durchgeführt.

Bei dieser Visite klärt der Anästhesist den Patienten über das Vorgehen und die Art der Narkose sowie über die Risiken auf. Er untersucht den Patienten kurz, erhebt die Krankengeschichte – soweit sie nicht aus den Unterlagen ersichtlich ist – und schaut dem Patienten in den Mund, um den Zahnstatus und die Mundspanne zu prüfen. Dies ist im Zusammenhang mit einer möglichen Intubation wichtig.

2.2.2 Operationstag

Die meisten Patienten werden am Tag ihrer Operation morgens nüchtern auf der Station aufgenommen. Liegt es in der Verantwortung der Pflegenden, die Patienten einzubestellen, ist der Operationsplan zu beachten. Es ist sehr ungeschickt, wenn sich der Patient schon um sechs Uhr morgens auf der Station einfindet und erst um 13.00 Uhr operiert wird. Dies kann im Gegenteil mehrere Nachteile haben:

◆ Der Patient musste unnötig früh aufstehen, ist unausgeschlafen und die Zeit, in der er nicht essen und trinken darf, wird unnötig lang.

◆ Es zeugt von wenig Patientenorientierung.

◆ Oftmals ist das Zimmer noch nicht hergerichtet und der neue Patient muss in Wartezimmern oder Fluren sitzen, da andere Patienten erst nach der Visite entlassen werden.

◆ Die Nervosität der Patienten steigert sich unnötig.

◆ Die Pflegenden haben einen unnötigen Mehraufwand, da dieser Patient zusätzlich betreut werden muss.

Je nach administrativem Aufwand und Organisation der Station genügt es, den Patienten ein bis zwei Stunden vor dem Operationstermin einzubestellen.

> Der Operationsplan berücksichtigt – wie auch beim Verbandwechsel – immer das Prinzip von aseptisch zu septisch. Stehen Patienten mit infizierten Wunden oder Infektionskrankheiten auf dem Plan (z. B. Hepatitis oder HIV) sind sie ans Ende des Programms zu setzen.

> A ist der erste Buchstabe des Alphabetes – aseptische Patienten werden auch zuerst operiert!

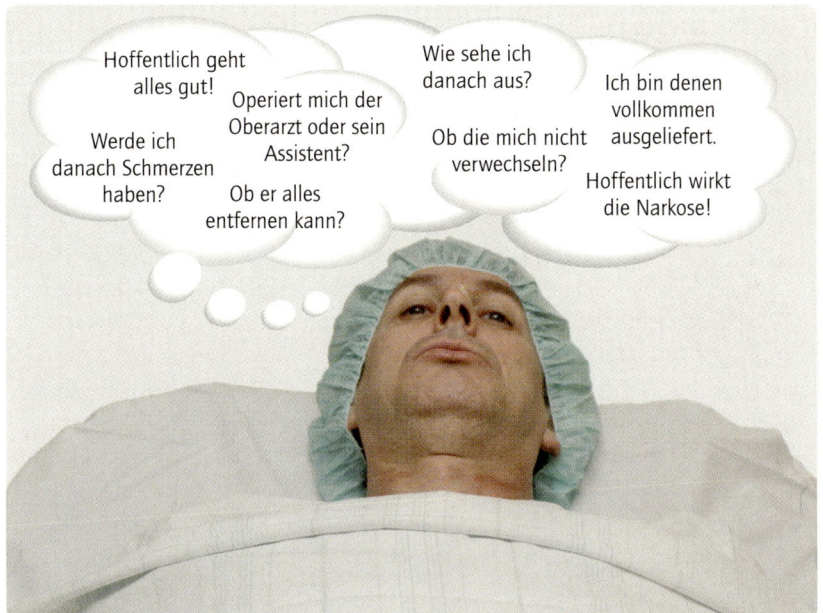

Hoffentlich geht alles gut!

Wie sehe ich danach aus?

Ich bin denen vollkommen ausgeliefert.

Operiert mich der Oberarzt oder sein Assistent?

Werde ich danach Schmerzen haben?

Ob die mich nicht verwechseln?

Ob er alles entfernen kann?

Hoffentlich wirkt die Narkose!

Vorbereitung zur Operation

Neu eingetroffene Patienten sollten sofort von der für ihre Pflege zuständigen Person begrüßt und falls möglich ins Zimmer geführt werden. Neben der Pflege der stationären Patienten sollte deshalb die verantwortliche Pflegende das Eintreffen der einbestellten Patienten im Hinterkopf haben. So fühlen sich die neu aufzunehmenden Patienten erwartet und willkommen. Dies fördert die Sicherheit und eine gute Zusammenarbeit mit dem Patienten.

Bei dem sofort anschließenden Aufnahmegespräch sind folgende Fragen zu erörtern:

- Ist der Patient nüchtern (nicht rauchen, trinken oder essen, auch keine Bonbons oder Kaugummis)?
- Leidet er unter akuten Erkrankungen, z. B. Erkältung, Bronchitis, Fieber?
- Hat er alle notwendigen Unterlagen dabei?
- Hat er in den letzten Wochen die Blutgerinnung hemmende Medikamente eingenommen (z. B. Aspirin®, Marcumar®)?

Falls der Patient eine der Fragen mit Ja beantwortet, ist der Anästhesist zu informieren und das weitere Vorgehen abzuklären.

Zu den prinzipiellen Operationsvorbereitungen gehören:

- Kontrolle von Blutdruck, Puls und Temperatur, bei Abweichungen Information des Operateurs bzw. Anästhesisten
- Patient sollte am Operationstag duschen (Reduzierung der Hautkeime)
- Je nach Arztanordnung Darmreinigung (z. B. Klysma)
- Ausgabe der Operationswäsche (Patientenhemd, Kopfhaube, eventuell Antithrombosestrümpfe abmessen und anpassen, Einmalschlüpfer)
- Patient ist nicht geschminkt, um die Durchblutung von Haut und Nägeln beobachten zu können (kein Rouge, kein Lidschatten, kein Lippenstift usw., auch kein Nagellack, weder an den Fingern noch an den Zehen)
- Jeglicher Schmuck ist abzulegen, wie z. B. Ringe, Haarspangen, Ketten, Ohrringe oder andere Pearcings (Achtung: Zungenpearcings müssen nach wenigen Stunden wieder eingesetzt werden, da sich das Loch sonst schließt)

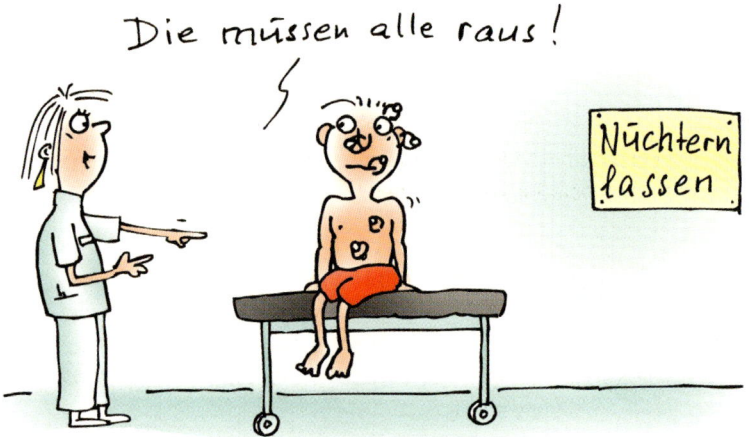

◆ Alle abnehmbaren Prothesen sind abzulegen (z. B. Zahnteile, Prothesen, Haarteile, Hörgeräte, Glasauge). Manchen Patienten ist es sehr unangenehm, sich vor anderen Personen ohne eine Prothese zu zeigen, oder sie fühlen sich hilflos, z. B. ohne Brille oder Hörgerät. Die Prothese kann auch erst an der Schleuse zum Operationssaal oder in Absprache mit dem Personal erst im Operationssaal entfernt werden.

> Alles, was der Mensch bei seiner Geburt nicht schon bei sich hatte oder was nicht angewachsen ist, gehört nicht in den Operationssaal.

◆ Eventuell Rasur des Operationsgebiets, da die Keime auf den Haaren als Infektionsgefahr für die Wunde gelten. Die Rasur kann nass, trocken oder mit speziellen Cremes erfolgen. Sie sollte auf jeden Fall atraumatisch und erst kurz vor der Operation geschehen. Es ist darauf zu achten, dass auch der Wundverband und Drainagen auf haarloser Haut besser halten und vor allem der Verbandwechsel deutlich schmerzarmer ist.

Haut
Band 2, D 1.1

◆ Entfernt werden sollten mindestens alle Haare, die sich ca. eine Handbreit um das Operationsgebiet herum befinden.

◆ Alle Hautveränderungen im Operationsgebiet, die auf eine Infektion schließen lassen, sind dem Operateur zu melden.

> In den meisten Kliniken bestehen Standards, die die Art und Weise, den Zeitpunkt und das Gebiet der einzelnen Operationen angeben. Falls möglich, sollte die Rasur immer erst im Vorbereitungsraum der Operationsabteilung durch das dortige Personal durchgeführt werden. In manchen Krankenhäusern ist dies jedoch aus organisatorischen Gründen oft nicht möglich.

Beispiel: Bei kleinen Operationen am Kopf (z. B. Bohrloch zur Ableitung eines subduralen Hämatoms) wird aus ästhetischen Gründen oft auf eine Rasur verzichtet bzw. das Areal maximal verkleinert. Bei Patienten in der Neurochirurgie, die einen größeren Eingriff haben, z. B. Entfernung eines Tumors, wird die Rasur des Kopfes erst im Vorbereitungsraum in der Operationsabteilung beim schlafenden und intubierten (künstlich beatmeten) Patienten durchgeführt.

◆ Verabreichung der Prämedikation mit einem kleinen Schluck Wasser.

◆ Richten der Operationsbegleitpapiere, in der Regel wird die gesamte Patientenakte mit in den Operationssaal gegeben.

> Nach der Einnahme der verordneten Prämedikation – in der Regel ein Beruhigungs- bzw. Schlafmittel – sollte der Patient nicht mehr alleine aufstehen. Er ist darüber zu informieren, dass er sich per Patientenruf melden soll und er in Begleitung falls nötig die Toilette aufsuchen muss. Bevor der Patient aufsteht, sollte der Blutdruck und der Puls überwacht werden.

Diabetes
Mellitus
Band 3, J 3

Herz
Band 2, H 1

Manche Patienten erfordern eine besondere Beachtung bei der Operationsvorbereitung. Dazu gehören vor allem Menschen mit einem Diabetes mellitus, Herzerkrankungen oder dialysepflichtige Patienten. Häufig wird diese Klientel einen Tag vor der Operation in die Klinik einbestellt und stationär aufgenommen, um nahezu optimale Operationsbedingungen (gut eingestellter Blutzucker, Überwachung der Herzfunktion) zu gewährleisten.

Thromboembolieprophylaxe
Operationen zählen zu den Risikofaktoren der Thromboembolie. Deshalb erhalten fast alle Patienten präoperativ Antithrombosestrümpfe und je nach Anordnung Heparin als subkutane Injektion.

Weg zum Operationssaal

Der Patient wird erst auf Abruf in den Operationssaal gebracht, d. h., die Operationsabteilung informiert die Station telefonisch, wann der Patient gebracht werden soll. Vorher ist ihm noch einmal die Gelegenheit zur Blasen- und Darmentleerung zu geben. Je nach Haus wird der Patient mit den notwendigen Papieren im Bett oder selten auf einer Trage in den Operationssaal gebracht. In der Regel erfolgt das Einschleusen auf der aseptischen Seite der Operationsabteilung. (Ausnahme sind septische Operationen wie Furunkel, Abszesse, Fistel, eiternde Wunden.)

Der Patient wird an der Schleuse vom Anästhesie-/Operationspersonal nach einer kurzen Übergabe übernommen. Hier werden geprüft:

♦ Name der Patienten

♦ Operation

♦ Besonderheiten bei der Operationsvorbereitung (z. B. Patient hat doch kurz vorher noch geraucht, bei der Rasur gab es leichte Hautläsionen usw. Dies sind wichtige Informationen für das Personal der Operationsabteilung.)

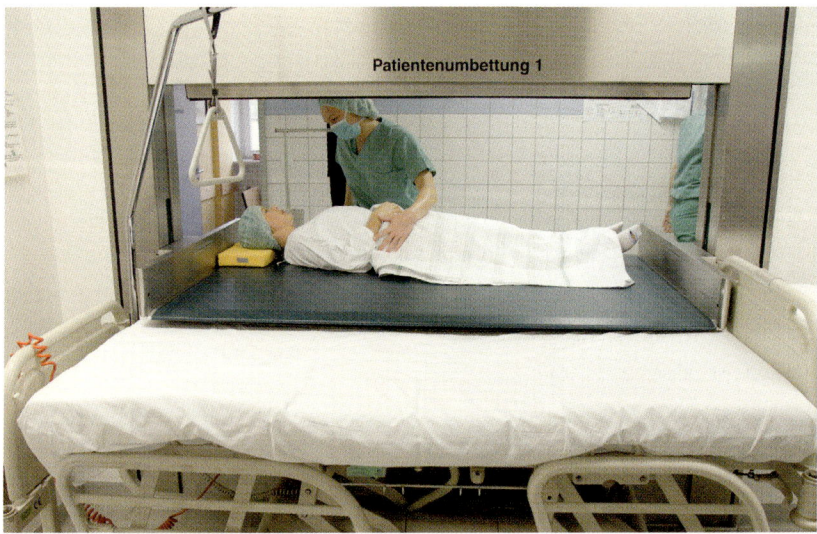

Einschleusen eines Patienten

Kinder, die operiert werden müssen, verlangen immer eine besondere Aufmerksamkeit. Gerade auf dem Weg in den Operationssaal können schwierige Situationen entstehen, z. B. das Kind zeigt deutlich Angst durch heftiges Weinen und Schreien. Bei ganz kleinen Kindern kommt dazu, dass man ihnen die Situation und das weitere Vorgehen durch das noch fehlende Sprachverständnis nicht erklären kann. Hier sind vor allem die Eltern eine wichtige Ressource. Sie sollten die Kinder auf jeden Fall auf dem Weg in den Operationssaal begleiten können. Für die Kinder ist es wichtig, eine vertraute Person um sich zu haben. In manchen Kliniken ist es möglich, dass die Eltern ihre Kinder bis in den Vorbereitungsraum begleiten und bei den die Narkose einleitenden Maßnahmen anwesend sein dürfen.

Kind im Krankenhaus Band 2, A 2.2

> Nicht nur Kinder bedürfen der Begleitung einer vertrauten Person, es gibt auch andere Patientengruppen wie Menschen mit einer geistigen Behinderung oder an Demenz Erkrankte. Auch für diese Patienten ist es wichtig, so bald wie möglich vertraute Personen um sich zu haben. So wird für alle Beteiligten der Stress reduziert und die pflegerische Arbeit häufig sehr viel leichter.

Vorbereitung des Zimmers

Wenn der Patient nach der Operation nicht auf eine andere Station verlegt wird, empfiehlt es sich, gleich nachdem der Patient in die Operationsabteilung gebracht wurde, das Zimmer für die postoperative Phase zu richten. Alles Notwendige zur Überwachung liegt dann griffbereit, muss nicht erst zusammengesucht werden und die ganze Aufmerksamkeit richtet sich nach der Operation auf den Patienten.

Bei der Vorbereitung kann man allgemeine und spezielle Maßnahmen unterscheiden. Das Zimmer sollte gelüftet werden; dabei ist jedoch darauf zu achten, dass gerade bei tiefen Außentemperaturen das Zimmer nicht völlig auskühlt, da operierte Patienten häufig frieren durch die kühlen Temperaturen im Operationssaal. Befinden sich noch Getränke am Bett, werden diese entfernt.

An einem vorbereiteten Bett eines frisch operierten Patienten sollen folgende Utensilien bereitstehen:

♦ Blutdruckmessgerät und Stethoskop

♦ Oxymeter (Sauerstoffsättigungsmesser)

♦ Sauerstoffwandanschluss inklusive Befeuchtungsbeutel

♦ Sauerstoffbrille oder Nasensonde (noch eingepackt ans Bett legen)

♦ Infusionsständer, eventuell Infusionspumpen

♦ Überwachungskurve

♦ Urinflasche/Bettpfanne

♦ Nierenschale und Zellstoff

♦ Klingel

♦ Mundpflegemittel, eventuell künstlicher Speichel oder Glycerin- bzw. Zitronenstäbchen

♦ Je nach Operationsart spezielles Lagerungsmaterial

?

1 Nennen Sie drei Gründe für geplante Operationen.

2 Nennen Sie Maßnahmen, die im Vorfeld eventuell auch außerhalb des Krankenhauses bei einer geplanten Operation stattgefunden haben sollten.

3 Mit welchen Maßnahmen kann die präoperative Angst des Patienten reduziert werden?

4 Warum muss der Patient vor geplanten Operationen nüchtern sein?

5 Was tun Sie mit Schmuck, der Ihnen von dem Patienten in der Schleuse gegeben wird?

6 Warum sollten Patienten erst ein bis zwei Stunden vor Operationsbeginn einbestellt werden?

7 Nennen Sie zwei hygienische Maßnahmen, die der Patient bzw. die Pflegenden am Patienten präoperativ durchführen sollten.

8 Nennen Sie drei Prinzipien, die bei der Rasur des Wundgebiets berücksichtigt werden sollten.

9 Zählen Sie fünf allgemeine und spezielle Vorbereitungen auf, die Sie treffen sollten, während der Patient im Operationssaal ist.

1 Entwerfen Sie eine Kitteltaschenkarte mit allen relevanten Informationen, die Sie brauchen, um einen Patienten am Operationstag aufnehmen zu können.

2 Entwerfen Sie eine Patienteninformation, die dem Patienten alle Informationen vermittelt, die er aus pflegerischer Sicht präoperativ benötigt.

3 Befragen Sie Freunde und Verwandte, die schon eine geplante Operation erlebt haben, nach deren positiven und negativen Erfahrungen. Vergleichen Sie Ihr eigenes Handeln mit diesen Erfahrungen.

Maxion-Bergemann, Stefanie / Faller, Irene / Kramer, Axel / Voigt, Harry / Waninger, Jörg: Pflege in der Chirurgie. Kohlhammer, Stuttgart, Berlin, Köln 1998

Paetz, Burkhard / Benzinger-König, Brigitte: Chirurgie für Pflegeberufe. Thieme Verlag, Stuttgart 2004

3   Im Operationssaal

Tim absolviert seinen heiß ersehnten sechswöchigen Wunscheinsatz im Operationssaal. Die enge, reibungslose, fast wortlose Zusammenarbeit zwischen allen Akteuren begeistert ihn genauso wie das hohe Tempo beim Wechsel von einer Operation zur nächsten. Der einzige Wermutstropfen für ihn ist, dass er, als Schüler, nur bei den Vor- und Nachbereitungen aktiv teilnehmen kann und bei den eigentlichen Operationen nur zusehen darf.

Nicht nur die Praxisanleiterin bemüht sich sehr ihm alles zu erklären, auch die anderen Pflegenden informieren ihn, wenn es etwas Besonderes zu sehen gibt.

Tim hat schon zwei Wochen im orthopädischen und zwei Wochen im urologischen Operationssaal verbracht und ist nun seit zwei Tagen im gynäkologischen Operationssaal.

Heute soll ein geplanter Kaiserschnitt bei Frau Jana Siegel-Schmitt stattfinden. Eine natürliche Geburt ist nicht möglich, da eine Plazenta praevia vorliegt, d. h., die Plazenta liegt teilweise vor dem inneren Muttermund und versperrt somit den Geburtskanal. Frau Siegel-Schmitt wurde von der Hebamme vorbereitet und in den Operationssaal gebracht. Ihr Mann, Herr Markus Schmitt, möchte bei dem Kaiserschnitt dabei sein und wurde von einem Pfleger in der Umkleide in Empfang genommen, eingekleidet und über den Ablauf der Operation informiert. Er erhielt genaue Anweisungen was er darf und was nicht, damit er die Operation nicht stört.

Auch für Tim ist es die erste Operation dieser Art und er ist schon gespannt auf die Misgav-Ladach-Technik, die zwar brutal aussehen, aber Gefäße und Nerven schonen soll. Kaum beginnt die Periduralanästhesie zu wirken, beginnt die Operateurin mit der Eröffnung der Bauchdecke. Sie reißt die Bauchdecke stumpf mit den Fingern auf. Sogar Tim wird es ziemlich mulmig und Herr Schmitt wird kreidebleich und muss sich setzen. Kaum ist seine gesunde Tochter jedoch entbunden, weicht er der Hebamme bei deren Erstversorgung nicht von der Seite.

1   Diskutieren Sie, warum Tim bei Operationen nicht assistieren darf.

2   Würden Sie bei einer Operation Ihres Partners anwesend sein wollen? Nennen Sie Vor- und Nachteile.

3   Welche Verhaltensvorschriften im Operationssaal halten Sie für zwingend notwendig?

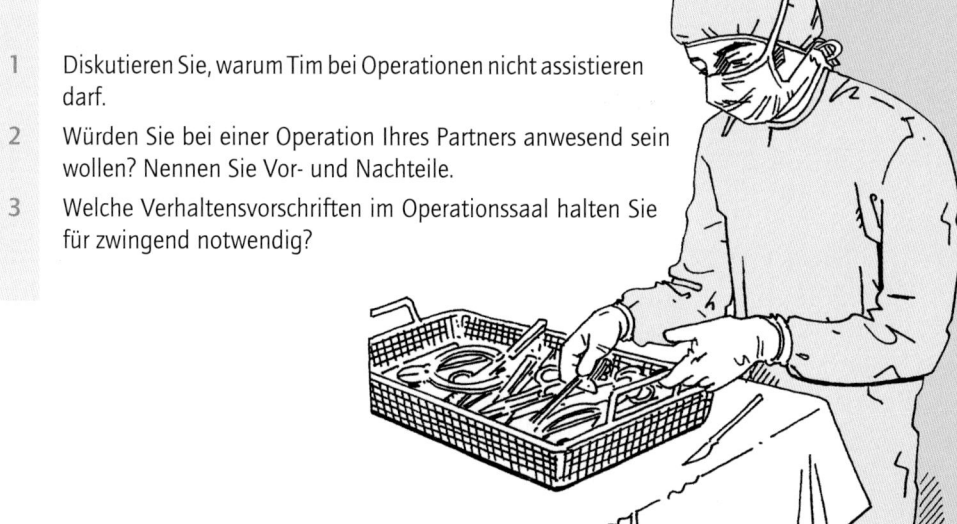

Bedeutet die gesamte Vorbereitung zur Operation für den Patienten schon Aufregung und Stress, so wird mit dem Ankommen in der Operationsabteilung der Höhepunkt des Stresspegels erreicht. Die Operationsabteilung befindet sich hinter verschlossenen Türen einer Klinik, zu der man nur eingeschränkt Zugang hat und die nur aufgesucht wird, wenn man sich einem Eingriff unterziehen muss. Daher herrscht oft große Verunsicherung bei den Patienten, weil sie nicht genau wissen, was sie dort erwartet.

Da der Patient meist von den Mitarbeiterinnen und Mitarbeitern der Anästhesie empfangen wird, liegt es an ihnen, dem Patienten trotz der vielen Apparate, den hinter Mundschutz und Haarhaube versteckten Menschen und dem meist sehr betriebsamen Ablauf, Ruhe zu vermitteln und sein Vertrauen zu stärken. Sie sollten

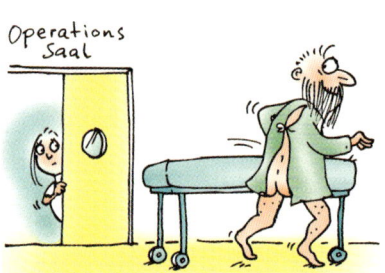

sich dem Patienten namentlich mit ihrer Funktion vorstellen und nochmals den Namen, Art des Eingriffs und die Narkose- und Operationsfähigkeit des Patienten kurz klären. Die Information an den Patienten über die einzelnen Handlungen ist nun besonders wichtig.

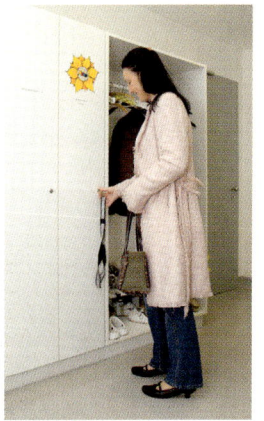

Pflegende in Straßenkleidung

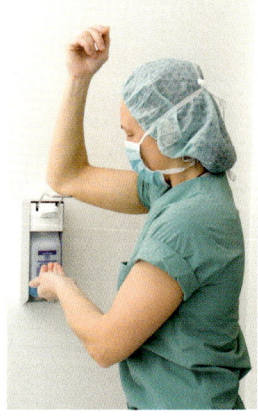

Hygienische Händedesinfektion

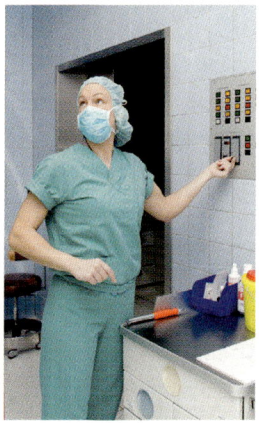

Pflegende in OP-Kleidung

3.1 Narkose

Während einer Operation ist eine Narkose – die Form hängt von der Operation ab – unabdingbar. Früher, als es noch keine Narkose gab, wurde versucht, die Menschen ohne eine entsprechende Betäubung zu operieren. Die Menschen erlagen meist diesem Verfahren. Man nimmt heute an, dass sie vor Schmerzen gestorben sind.

Die Narkose wird ausschließlich von einem Facharzt für Anästhesiologie durchgeführt. Dieser ist sowohl für die postoperative Überwachung als auch für die Schmerztherapie zuständig.

Anästhesist:					
Schwester/Pfleger:					

Zeit:	15	30	45	15	30
Succo					
Tracrium					
Norcuron					
Pancuronium					
Atropin					
Etomidate					
Barbiturat					
Propofol					
Dorm					
Fenta/Rapi					
Ultiva/Sufenta					
Fi O$_2$ %					
FLOW					
PEEP					
SEVOFL					
Elektrolytlsg.					
Plasma. Exp.					

Anaesthesia
(griech. Unempfindlichkeit)

Die Narkose hat den Zweck, die Schmerzen, das Bewusstsein und/oder die Muskeltätigkeit auszuschalten. Dabei können verschiedene Verfahren genutzt werden, die in Teil- oder Vollnarkose unterschieden werden.

Narkoseprotokoll (Ausschnitt)

Arbeiten in der Anästhesie

Die Abteilung Anästhesie ist Teilbereich der Operationsabteilung. Ihre Aufgabe ist die Narkose des Patienten und die Überwachung und Stabilisierung des Kreislaufs während der Narkose.

In dieser Abteilung arbeiten Pflegende mit einer grundständigen Pflegeausbildung, die sich durch die zweijährige Fachweiterbildung „Anästhesie- und Intensivpflege" für diesen Bereich spezialisiert haben. Geplant ist eine eigenständige dreijährige Ausbildung analog den OTAs (Operation-Technische-Assistenten), zu ATAs, Anästhesie-Technische-Assistenten. Mit dieser speziellen Ausbildung darf man ausschließlich in der Anästhesie arbeiten.

Bei einer Operation besteht die Tätigkeit der Pflegenden der Anästhesieabteilung in:
- Vorbereitung der Narkosemittel und für die Narkose notwendigen Geräte und Instrumente, z. B. Beatmungsgerät, venöser Zugang
- Den Patienten in Empfang nehmen und Kontrolle der Begleitpapiere auf Vollständigkeit
- Vorbereiten des Patienten auf die Narkose, z. B. Anlegen von EKG-Elektroden, O$_2$-Sensoren, um die Sauerstoffsättigung zu messen, Blutdruckmanschette
- Unterstützen des Anästhesisten bei der Narkose, Überwachung der Vitalzeichen des Patienten und beim Führen des Narkoseprotokolls
- Überwachung des Patienten während der Aufwachphase, eventuell Betreuung im Aufwachraum
- Übergabe des Patienten an die Pflegenden der Station
- Nachbereitung der für die Narkose benötigten Geräte

Oft bilden die Mitarbeiter der Anästhesie auch ein Bereitschaftsteam, das bei Notfällen in der Klinik gerufen wird und die entsprechenden Maßnahmen ergreift, bis der Arzt eintrifft.

3.1.1 Teilnarkose

Vollnarkose
Band 4, G 3.1.2

Im Gegensatz zur Vollnarkose werden hier nur begrenzte Körperareale in einen vorübergehenden funktions- und empfindungsunfähigen Zustand versetzt. Der Mensch ist bei vollem Bewusstsein.

Besonders bei Menschen, bei denen keine Vollnarkose angewandt werden kann, ist die Teilnarkose oft die einzige Möglichkeit, eine Operation durchzuführen.

> Die Lokalanästhesie ist nur bei kleineren, peripheren Blockaden für den Körper weniger belastend, nicht aber bei Peridural- oder Spinalanästhesie, da hier große Bereiche des Körpers betäubt werden.

Arten von Teilnarkosen

Nervensystem
Band 2, C 1

Lokalanästhesie	Leitungsanästhesie
Oberflächenanästhesie Aufbringen des Lokalanästhetikums auf die Haut, wirkt bei Rezeptoren und feinen Nervenästchen Anwendungsbereiche: Beim Legen von Blasenkathetern oder HNO-/Augenheilkunde Dauer: wenige Minuten	**Blockade einzelner Nerven** Injektion in unmittelbarer Nähe eines peripheren Nervenstrangs, keine Empfindung im Versorgungsbereich, eventuell keine Motorik Anwendungsbereiche: Bei allen gut erreichbaren Nerven, z. B. Zahnheilkunde, Geburtshilfe, Extremitäten Dauer: bis zu 3 Stunden
Infiltrationsanästhesie Injektion ins Gewebe, wirkt bei sensiblen Nervenenden Anwendungsbereiche: Bei allen oberflächlichen Operationen z. B. Wundversorgung Dauer: bis zu 60 Minuten	**Plexusblockade** Injektion in Nervenplexus führt zur Betäubung der Extremität Anwendungsbereiche: Bei Armplexus Dauer: bis zu 3 Stunden
	Rückenmarksnahe Blockade Spinalanästhesie bzw. Periduralanästhesie Anwendungsbereiche: Bei Eingriffen an den unteren Extremitäten, Uro-Genitaltrakt, Geburtshilfe Dauer: bis zu 3 Stunden

462

Spinalanästhesie/Lumbalanästhesie

Injektion in den Liquorraum in Höhe des 2.–5. Lendenwirbels. Achtung: Steigt das Anästhetikum auf, kann es zu Kreislaufproblemen (ab dem 8. Brustwirbel) oder zum Atemstillstand (ab dem 4. Halswirbel) kommen. Dies kann mit leichter Oberkörperhochlagerung vermieden werden.

Nebenwirkungen können Bradykardie, Blutdruckabfall, Atemstörungen und Kopfschmerzen sein.

Periduralanästhesie/Epiduralanästhesie

Injektion in den Periduralraum; es kommt zur gürtelförmigen Ausbreitung oder über die einzelnen Nervensegmente. Unter Umständen können Bereiche des Operationsgebiets nicht vollständig betäubt sein, da das Anästhetikum die entsprechenden Nervenbahnen nicht alle erreicht hat.

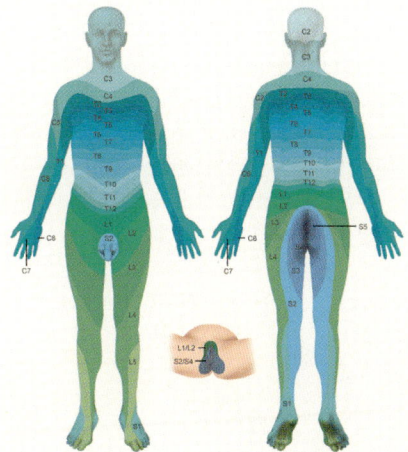

Wirkbereich Spinalanästhesien

Eine Teilnarkose darf nicht angewandt werden bei

♦ Entzündungen im Injektionsgebiet (Gefahr der Keimverschleppung)

♦ Allergie gegen Lokalanästhetika

♦ herabgesetzter Gerinnung (Blutungsgefahr)

♦ nicht kooperativen Patienten (A-Sepsis und gutes Operationsergebnis können dadurch gefährdet werden)

♦ komplexe kardiale Rhythmusstörungen (können durch Lokalanästhetika verstärkt werden)

Prinzipiell ist bei dieser Form der Narkose darauf zu achten, dass das Lokalanästhetikum nur an den Ort gelangt, wo es auch wirken soll. Eine Injektion in die Blutbahn ist unbedingt zu vermeiden. Je größer die zu anästhesierenden Areale sind, desto intensiver sollte die Kreislaufsituation des Patienten überwacht und Vorsorgemaßnahmen, wie das Legen einer Verweilkanüle, Bereitstellen eines Notfallbeatmungssystems oder des Gegenmittels, getroffen werden. In den meisten Fällen befindet sich das Anästhesieteam in stand-by, d. h., sobald es die Situation – ob nun operations- oder kreislaufbedingt – erfordert, wird der Patient intubiert (künstlich beatmet) und erhält somit eine Vollnarkose.

3.1.2 Vollnarkose

> Die **Vollnarkose** ist ein gewollt durch Medikamente herbeigeführter Bewusst-
> seinsverlust. Die Hauptziele dabei sind die Schmerzfreiheit, die Unterdrückung
> der Reflexe, die Muskelentspannung und unter Umständen auch die Läh-
> mung des zentralen Nervensystems.

Man unterscheidet in die Inhalations- und die Injektionsnarkose, wobei heute meist
eine Mischung beider Formen angewandt wird.

Die Injektionsnarkose dient meist der Narkoseeinleitung. Nach der intravenösen
(i. v.) Injektion des Narkotikums fällt der Patient schnell in einen der Bewusstlosigkeit ähnelnden Schlaf. Sein Schmerzempfinden ist dabei meist nicht ausgeschaltet,
die Atemschutzreflexe und der Kreislauf können jedoch herabgesetzt sein. Für nur
kurze Zeit andauernde Eingriffe oder diagnostische Maßnahmen ist diese Form der
Narkose ausreichend. Da die i. v. injizierten Narkotika schlecht zu steuern sind und
eventuell zusätzlich Analgetika (Schmerzmittel) verabreicht werden müssen, wird
bei länger andauernden Eingriffen oft auf die Inhalationsnarkose gewechselt.

Bei der **Inhalationsnarkose** werden die Narkotika über die Atemwege verabreicht.
Der durch die i. v. verabreichten Medikamente schlafende Patient wird mithilfe
eines Tubus bzw. einer Maske beatmet. Er erhält ein Sauerstoff-Gas-Gemisch, das
sowohl analgetisch als auch anästhesierend/hypnotisch wirkt. Nach Beendigung
der Zufuhr wird das Narkotikum schnell wieder abgeatmet und seine Wirkung somit
beendet.

Analgetika
Band 4, D 8

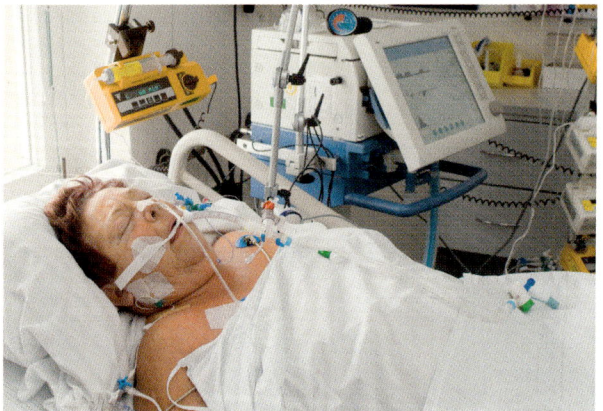

Intubierte Patientin

Ergänzend zu den verschiedenen Narkotika können während der Narkose noch zwei
andere Medikamentengruppen intravenös verabreicht werden:

Muskulatur
Band 2, F 1

♦ Opiate als Analgetika (zur Schmerzstillung)

♦ Muskelrelaxantien zur Lähmung der quergestreiften Muskulatur, z. B. bei großen
  Operationen am Körperstamm. Hier ist immer eine künstliche Beatmung notwendig.

Nach Beendigung der Operation können die zur Narkose und zur Muskelrelaxion
gegebenen Medikamente und Opioide mit der Gabe der entsprechenden Antagonisten neutralisiert und somit die normalen Körperfunktionen wieder hergestellt
werden.

3.2 Operation

Wirkt die Narkose, beginnt der eigentliche Teil der Operation. Bis jedoch der erste Schnitt getan werden kann, müssen von den unterschiedlichen Beteiligten viele Vorbereitungen getroffen werden.

3.2.1 Hygienische Richtlinien

Wichtig ist hier das Gebot der A-Sepsis und des sterilen Arbeitens. Bei einer Operation wird die normale Schutzhülle des Menschen, die ihn vor dem Eindringen von Fremdkörpern oder Erregern schützt, verletzt. Er muss folglich vor infektionsauslösenden Erregern geschützt werden, d. h., Erreger dürfen gar nicht erst in das Wundgebiet gelangen.

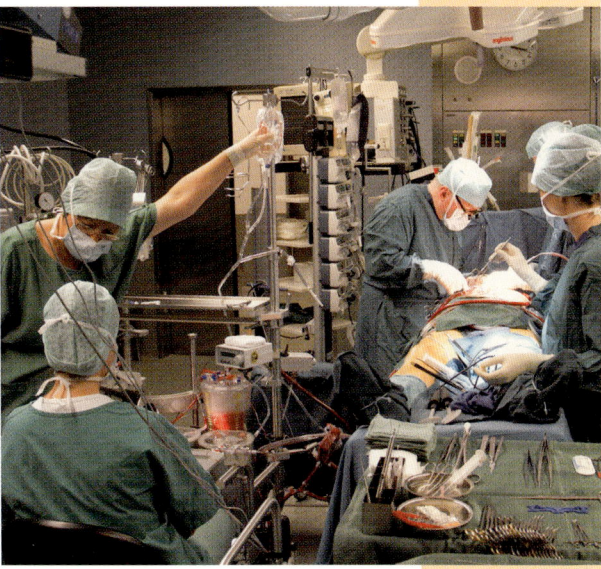

Am Operationstisch

Unter **Sterilität** versteht man die absolute Keimfreiheit. Die wird im Operationssaal durch die sterilisierten Instrumente, die keimfreien, sterilen Handschuhe und die Bekleidung des Operateurs und aller am Operationstisch arbeitenden Mitarbeiter gewährleistet. Der Operationssaal ist an sich nicht keimfrei, sondern keimarm. Daher wird dem aseptischen Arbeiten eine große Bedeutung beigemessen.

Eine weitere Maßnahme, um möglichst steril bei einem operativen Eingriff zu arbeiten, ist die gründliche Vorbereitung des Operateurs auf die Operation. Dazu gehört vor allem die fachlich richtig durchgeführte chirurgische **Händedesinfektion**. Anschließend reicht man der Operateurin einen sterilen Überkittel, Haube, Mundschutz und sterile Handschuhe. Die Pflegenden reichen das Material an und sind beim Anziehen behilflich, wobei sie darauf achten, die sterilen Flächen nicht zu berühren.

Hygienische Hände-desinfektion
Band 1, J 3.4.5

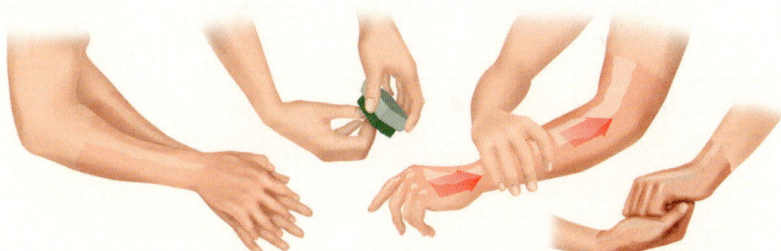

Nägel und Nagelfalze bürsten

Abspülen und abtrocknen immer Richtung Ellenbogen

Hände und Unterarme je nach Mittel 3–5 Minuten desinfizieren

3.2.2 Vorbereitungen

Der Saal ist für jede Operation individuell vorzubereiten. Das heißt für die Mitarbeiter der Operationsabteilung, dass sie vorher wissen müssen, welche Operation als Nächstes geplant ist. Meist teilen sich mehrere Pflegende die Vorbereitungsarbeiten. In der Regel ist die am Operationstisch stehende Pflegende – also die, die assistiert – auch für die sorgfältige Vorbereitung der Instrumente – abgestimmt auf die jeweilige Operationsart – verantwortlich. Es ist sinnvoll, dass der Instrumententisch immer von der instrumentierenden Pflegenden gerichtet wird, da jeder eine andere Arbeitsweise beim Anreichen der Instrumente hat.

Instrumententisch

Sterilisation
Band 1, J 2.3

Die Instrumente sind meist für bestimmte Operationen in Sets (so genannte Siebe) steril verpackt. Sie werden ausgepackt, kontrolliert, gezählt und in eine bestimmte Reihenfolge auf die sterile Arbeitsfläche bzw. den Instrumententisch gebracht. Die Kennzeichnung des Siebs wird in der Patientenakte dokumentiert. Ergänzt werden eventuell Bauchtücher, Streifen, Tupfer oder spezielle Gegenstände, wie z. B. Absauger oder Implantate.

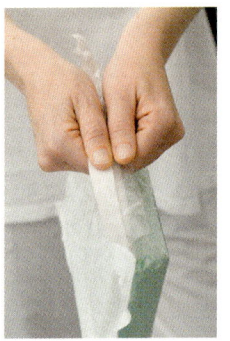 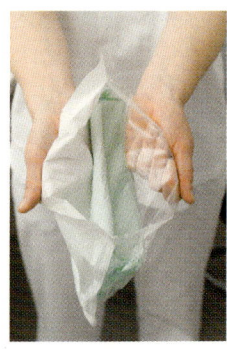 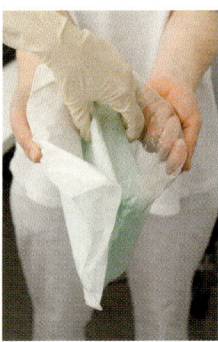

Verpacktes Sterilgut an den Öffnungen mit Daumen nach innen fassen

Verpackung auseinander ziehen, Hände eng an der Außenverpackung lassen

Sterile Hand greift den Inhalt, ohne die Außenverpackung bzw. die unsterile Hand zu berühren

Patient auf dem Operationstisch

Benötigte Elektroden, Gurte oder Lagerungshilfen werden bereitgelegt. Der Patient erhält seine Narkose und wird in der für die Operation vorgeschriebenen Position gelagert. Das Operationsgebiet wird mehrmals gründlich mit einem Hautdesinfektionsmittel großzügig eingerieben. Hier muss unbedingt die vorgeschriebene Einwirkzeit des Desinfektionsmittels beachtet werden. Anschließend wird überschüssiges Mittel abgewischt und der Patient wird mit sterilen Tüchern abgedeckt, so dass zum Schluss nur noch das Operationsgebiet sichtbar ist.

> Für die Desinfektion des Operationsgebiets werden sterile Tupfer benutzt. Jeder Tupfer wird nur einmal verwendet. Er sollte nicht zu nass sein, damit kein Desinfektionsmittel unter den Patienten läuft. Wegen der Verbrennungsgefahr beim Einsatz von Hochfrequenzchirurgie, wie z. B. zur Koagulation oder zum Schneiden anstelle eines Skalpells, muss die Unterlage trocken sein.

Verschiedene Lagerungen und ihre Anwendung

Operation	Lagerungsart	
Becken- und Unterbauchoperation	Kopftieflagerung	
Oberbauchoperationen	Fußtieflagerung	
Rektale und vaginale Eingriffe	Steinschnittlagerung	
Bei abdominalen Eingriffen	Rückenlagerung	
Rücken, Wirbelsäule, Gesäß	Bauchlagerung	
Thorax- oder Nieren-operationen	Seitenlagerung	
Frakturen an den Extremitäten	Extensionstisch	

> ! Der Patient ist während der Operation absolut bewegungsunfähig. Er spürt Auflagedrücke oder Überdehnungen nicht. Damit es zu keinen Lagerungsschäden kommt, ist bei der Lagerung sehr sorgfältig vorzugehen, z. B. Weichlagerung von Knochenvorsprüngen, kein Herunterhängen von Extremitäten und keine Überdehnung von Gelenken.

Dekubitus-prophylaxe
Band 2, K 4.3

3.2.3 Während der Operation

Während der eigentlichen Operation ist die Zusammenarbeit zwischen allen Beteiligten wichtig. Die Operation läuft in einer ruhigen, konzentrierten Atmosphäre ab. Am Ende einer Operation muss genau kontrolliert und dokumentiert werden, dass alle Materialien, die zur Vorbereitung zurechtgelegt wurden, noch im Operationssaal sind. Zu Beginn und am Ende der Operation werden jeweils die Wundtücher und die sterilen Gazen gezählt und überprüft, ob die Siebe vollständig sind. So gewährleistet man, dass keine Materialen im Patienteninneren vergessen werden.

Nachdem die Operation beendet und das Wundgebiet verschlossen ist, wird der Patient wieder in die normale Rückenlage gebracht und darf langsam aufwachen, bevor er aus der Operationsabteilung in den Aufwachraum oder zurück auf die Bettenstation transportiert wird.

Der Verlauf der durchgeführten Operation wird fortwährend dokumentiert. So kann man später den genauen Ablauf rekonstruieren. Dies ist besonders in Fragen des Haftungsrechts und beim Verdacht auf einen Kunstfehler von großer Bedeutung.

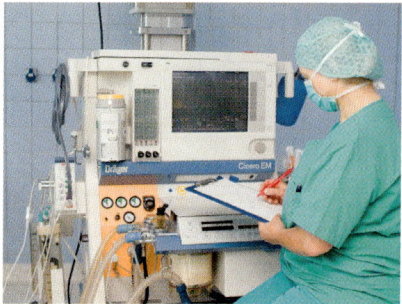

Beispiel einer pflegerischen Dokumentation während einer Operation

Aufgaben von Pflegenden im Operationssaal

In der Operationsabteilung arbeiten Pflegende mit einer grundständigen Pflegeausbildung. Sie können die Fachweiterbildung zum Funktionsdienst besuchen. In den letzten Jahren hat sich ein eigener Beruf entwickelt: der Operation-Technische-Assistent (OTA). Nach einer dreijährigen Ausbildung können die Absolventen im Operationssaal, in der Endoskopie oder in der Zentralsterilisation eingesetzt werden.

Aufgaben des Operationspersonals sind:

– Vorbereitung von Instrumenten und Patient zur Operation

– Instrumentieren während der Operation

– Mithilfe bei der Dokumentation

– als (nicht steril angezogener) Springer anreichen von benötigten Materialien, Verpackung und Versendung von gewonnenem Gewebe

– Nachbereitung des Patienten, des Instrumentariums und des Saals

Das Instrumentieren verlangt von den Pflegenden ein hohes Maß an Fachwissen und Konzentration. Genaue Kenntnisse der Anatomie und der Operationstechnik sind dazu Voraussetzung. Die Pflegende reicht dem Operateur die benötigten Instrumente ohne Aufforderung zügig nacheinander an, sie ist ihm in Gedanken also stets ein Schritt voraus.

Zentrale Sterilgut Versorgungsabteilung (ZSVA)

Die Instrumente werden heute fast alle zur Aufbereitung in die ZSVA gegeben, da dort die Aufbereitung unter strengen Qualitätskontrollen stattfindet. Die benutzten Instrumente kommen zunächst in ein Ultraschallbecken, das mit einer Reinigungslösung gefüllt ist. Verschmutzungen werden so gelöst. Nach dem anschließenden Abspülen werden sie kontrolliert und bei Bedarf mit einer Bürste mechanisch gereinigt. In der Spülmaschine findet eine thermische Reinigung und Desinfektion statt, die mit einer Plakette kontrolliert wird. Jedes Instrument wird nun ein zweites Mal in die Hand genommen, getrocknet, auf Funktionsfähigkeit kontrolliert und in die Siebe gepackt. Ist ein Sieb komplett, wird es mit einer Plombe verschlossen, gekennzeichnet und mit einer Kontrollplakette versehen. Bei der anschließenden Sterilisation verfärbt sich die Kontrollplakette, damit die nachfolgenden Nutzer visuell den Erfolg der Sterilisation überprüfen können.

Sterilisation
Band 4, J 2.3

Beispiel: Frau Sonja Frisch ist in der 39. Schwangerschaftswoche. Die Schwangerschaft verlief bisher normal. Seit dem Aufwachen am Morgen hat sie ein leichtes Ziehen im Unterleib, das sich während des Vormittags verstärkt hatte. Als sie gegen 12:00 Uhr bemerkte, dass sie Fruchtwasser verlor, ließ sie sich von ihrem Mann in das Krankenhaus bringen. Jetzt ist es 20:00 Uhr und Frau Frisch befindet sich im Kreissaal. Die Wehen bleiben aus und es kommt zu einem Geburtsstillstand. Als sich die Herztöne des Kindes plötzlich verschlechtern, wird ein notfallmäßiger Kaiserschnitt (Notsectio) erforderlich.

Schwangerschaft, Geburt
Band 3, A 1

Nun ist schnelles Handeln für Mutter und Kind lebensnotwendig. Alle nötigen Operationsvorbereitungen laufen routinemäßig parallel ab. Der gynäkologische Assistenzarzt oder die Hebamme informieren die Mitarbeiter der Operationsabteilung und der Anästhesie. Dort wird sofort alles Nötige in die Wege geleitet (Freimachen eines Saals, Bereitstellen des Personals). Der Gynäkologe und die Hebamme bringen Frau Frisch in die Operationsabteilung, schleusen sich selbst ein, d. h., sie ziehen sich um. Die gynäkologische Bettenstation wird über die veränderte Situation informiert. Je nach Situation kann der Ehemann mit in den Operationssaal, muss dann aber von einer Person betreut werden, damit er sich entsprechend verhält. Auch im Operationssaal besteht die Gefahr, dass werdende Väter ohnmächtig werden.

Die Mitarbeiter der Anästhesie erwarten Frau Frisch und bereiten sie auf den Eingriff vor.

- Legen eines Harnblasendauerkatheters
- Rasur
- eventuell Blutentnahme
- Frage nach Narkoserisiko
- eventuell medikamentöse Alkalisierung des Mageninhalts
- Legen einer Infusion (intravasaler Zugang)

Frau Frisch wird in den eigentlichen Operationssaal eingeschleust. Die Narkose wird erst eingeleitet (d. h. die Medikamente werden erst intravenös verabreicht und Frau Frisch wird erst intubiert), wenn die Operateurin zum Schnitt bereit ist, um die intrauterine Versorgung des Kindes durch die Narkosemittel nicht zu gefährden. Das Kind wird von Frau Frisch entbunden und sofort der bereitstehenden Hebamme übergeben, die eine erste Untersuchung am Neugeborenen durchführt.

Nun kehrt in der Regel etwas Ruhe ein. Das Neugeborene wird von einer Hebamme angeschaut und untersucht und anschließend in das Säuglingszimmer verlegt. Das Operationsteam versorgt weiter Frau Frisch, die nach der Operation zurück auf die Station oder in den Aufwachraum gebracht wird. Der Saal wird entsprechend nachbereitet und für die nächste Operation bereit gemacht.

Sectio caesare (lat. Section = Schnitt, caesare = Kaiser, zusammen: Kaiserschnitt). Laut der Geschichte von Plinius soll der erste römische Kaiser durch einen Schnitt auf die Welt gekommen sein. Seither nennt man diese Art der Entbindung Kaiserschnitt.

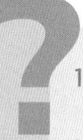

1 Nennen Sie die verschiedenen Arten der Teilnarkose und Situationen ihrer Anwendung.

2 Benennen Sie die Vorteile einer Inhalationsnarkose gegenüber der Injektionsnarkose.

3 Welche Wirkung möchte man mit der Prämedikation (Medikamentengabe vor der Operation) erzielen?

4 Nennen Sie die einzelnen Schritte der chirurgischen Händedesinfektion.

5 Wie würden Sie einen Patienten zu einer Rektumentfernung für die Operation lagern? Was müssen Sie dabei besonders beachten?

6 Zählen Sie alle Personen auf, die während der Operation im Operationssaal sind, in der Reihenfolge Patienten nahe zuerst, Patienten ferne zuletzt.

7 Wie kann eine Verwechslung von Patienten in der Operationsabteilung vermieden werden?

8 Beschreiben Sie, wie das Operationsgebiet desinfiziert und abgedeckt wird.

1 Organisieren Sie für sich die Teilnahme an einer Operation.

2 Vergleichen Sie die theoretischen und praktischen Inhalte der Ausbildung einer Operation-Technischen Assistentin / einem Assistenten mit Ihrer Ausbildung. Wo genau liegen die Unterschiede?

Larsen, Reinhard: Anästhesie und Intensivmedizin, Springer Verlag, Berlin 2004
Paetz, Burkhard / Benzinger-König, Brigitte: Chirurgie für Pflegeberufe. Thieme Verlag, Stuttgart 2004

4   Postoperative Pflege

Frau Maria Fuentes, eine 75-jährige Patientin, wurde am Vormittag an der Hüfte operiert. Die zunehmende Coxarthose machte den Ersatz ihres rechten Hüftgelenks notwendig. Pia hat Frau Fuentes bereits am Vorabend der Operation in ihrem Spätdienst kennengelernt und sie zusammen mit Yvonne Maurer auf die Operation vorbereitet. Pia fiel dabei vor allem die große Angst der Patientin auf. Kurz nachdem Pia am nächsten Tag dann zum Spätdienst auf Station ist, ruft der Aufwachraum an und informiert Pia und Yvonne Maurer, dass Frau Fuentes nun wieder zurück auf die Bettenstation kann, und bittet sie abzuholen. Die Kollegin der Anästhesie übergibt Frau Fuentes vom Aufwachraum an Pia und die Praxisanleiterin der Station. Sie berichtet, die Operation sei komplikationslos verlaufen. Wieder auf Station beginnt Yvonne Maurer routiniert und fachkompetent Frau Fuentes zu überwachen, zu lagern und nach dem Wohlbefinden und Schmerzen zu befragen. Alles ist in bester Ordnung. Pia ist beeindruckt von der sorgfältigen Pflege und Yvonne erklärt ihr: „Nach einem Eingriff ist es unbedingt nötig, sich sorgfältig um die Patienten zu kümmern. So kann man oft unangenehme Situationen oder gar Komplikationen früh erkennen und entsprechend handeln." Nach vier Stunden jedoch wird Frau Fuentes zunehmend unruhiger.

1   Welche Vorbereitungen könnten für Frau Fuentes vor der Übernahme aus dem Aufwachraum getroffen werden?

2   Welche postoperativen Komplikationen kennen Sie?

3   Warum kann die postoperative Unruhe eines Patienten ein möglicher Hinweis auf eine veränderte Situation sein? Diskutieren Sie mit Ihren Mitschülerinnen und Mitschülern.

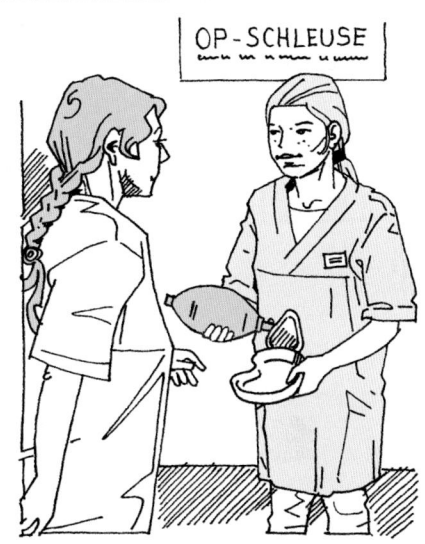

4.1   Übernahme des Patienten auf Station

Der Patient wird nach Ausleiten der Narkose immer von examinierten Pflegepersonen im Aufwachraum oder in der Operationsschleuse abgeholt, da die Zeit kurz nach der Narkose eine anfällige Zeit für Notfallsituationen ist. In manchen Häusern wird von dem Personal ein Notfallset mitgenommen. Der Beatmungsbeutel (so genannter Ambu-Beutel) gehört für den Fall, dass eine Beatmung des Patienten auf dem Weg vom Operationssaal auf die Station nötig wird, zur Standardausrüstung und muss immer mitgenommen werden, wenn ein Patient nach der Operation abgeholt wird.

Notfall-situation
Band 4, B 2.3

Die Pflegenden der Bettenstation erhalten eine kurze Übergabe mit den wichtigsten Angaben über den Verlauf der Operation und der Narkose und erfahren Besonderheiten, die bei der Überwachung beachtet werden müssen. Alle Angaben sowie weitere ärztliche Anordnungen sind in dem Operations- und Narkoseprotokoll vermerkt, das den Pflegenden ausgehändigt wird. Dieses Protokoll enthält Angaben über:

- Art der ausgeführten Operation, eventuell die postoperative Diagnose, falls sie von der präoperativen abweicht
- Operationsverlauf, z. B. Zwischenfälle, Blutungen, Herz-Kreislauf-Situation
- Narkoseart und -dauer, eventuell Komplikationen
- Postoperative Verordnungen, z. B. Kontrollen, Infusionen, Medikamente, Schmerzmittel, Blutwertkontrollen, Lagerungen, Bettruhe

Das Lesen eines Operations- und Narkoseprotokolls gelingt erst sicher mit ein wenig Übung. Ein solches Protokoll sollte von erfahrenen Kolleginnen gezeigt und zusammen interpretiert werden.

Die Pflegeperson überprüft das Bewusstsein und die Atmung des Patienten, die Infusion, den Wundverband auf Blutungszeichen und eventuell den Blutdruck und Puls, bevor sie den Patienten wieder zurück auf die Station bringt. Sehr hilfreich hat sich dafür der Score von J. Aldrete gezeigt, bei dem verschiedene Parameter überprüft und so eine systematische Aussage zur postoperativen Aufwachphase des Patienten getroffen werden können. So verschafft man sich in kurzer Zeit einen guten Überblick über die Patientensituation.

postoperativer Aufwach-Score nach J. Aldrete	zur systematischen Einschätzung der postoperativen Aufwachphase	
		Punktzahl
Aktivität	Bewegt 4 Extremitäten spontan oder nach Aufforderung	2
	bewegt 2 Extremitäten spontan oder nach Aufforderung	1
	bewegt sich weder spontan noch nach Aufforderung	0
Atmung	atmet tief durch, hustet gut	2
	Luftnot oder eingeschränkte Atmung	1
	Atemstillstand	0
Kreislauf	Blutdruck ± 20% vom Ausgangswert vor Narkose	2
	Blutdruck ± 20–50% vom Ausgangswert vor Narkose	1
	Blutdruck ± 50% vom Ausgangswert vor Narkose	0
Bewusstsein	vollkommen wach	2
	auf Anruf weckbar	1
	reagiert nicht	0
Hautfarbe	rosig	2
	blass, fleckig, ikterisch	1
	zyanotisch	0
	gesamt	

Maximale Punktzahl von 10 = optimaler Zustand des Patienten; je weniger Punkte desto intensiver muss er überwacht werden.

Auf der Bettenstation wird der Patient wieder in sein Zimmer gebracht. Mitpatienten und ihre Angehörigen werden über den frisch operierten Patienten kurz mit der Bitte um Rücksichtnahme informiert. Die Pflegende überprüft erneut die Vitalwerte des Patienten (Blutdruck, Puls, Atemfrequenz, Temperatur, eventuell Sauerstoffsättigung), die noch laufende Infusion, den Zustand des Wundgebiets soweit sichtbar und den Zustand des Patienten (Bewusstsein, Schmerzen, Übelkeit usw.) und dokumentiert alles auf einem Überwachungsprotokoll.

Aufwachraum

In vielen Krankenhäusern ist an die Operationsabteilung ein so genannter Aufwachraum angeschlossen, in dem die Patienten die ersten Stunden nach einer Operation verbringen. Das dort arbeitende Personal nimmt den Patienten wie oben beschrieben in Empfang, versorgt ihn und übergibt ihn nach einigen Stunden an die Station. Der Vorteil dabei ist, dass bei einem Zwischenfall sowohl Operateur als auch Anästhesist schnell bei dem Patienten sind. Im Aufwachraum stehen den Pflegenden zur postoperativen Überwachung ein Monitor und in der Regel ein elektrisches Blutdruck- und Sauerstoffmessgerät zur Verfügung. Eine erfahrene Pflegeperson betreut hier weniger Patienten, als dies auf einer normalen Bettenstation möglich ist. So können Veränderungen des Patienten sofort erkannt und entsprechend reagiert werden. Hinzu kommt, dass die Patienten alle in einem großen Zimmer liegen und die Wege sehr kurz sind.

4.2   Postoperative Komplikationen

Auch nach dem mehrstündigen Aufenthalt im Aufwachraum ist der frisch operierte Patient für mögliche Komplikationen in der frühen postoperativen Phase anfällig. Zu den wichtigsten und häufigsten Komplikationen in der postoperativen Nachbetreuung gehören:

- Atemstörungen, wie
  - Hypoxie (Sauerstoffmangel)
  - Hypoventilation (verminderte Atmung) z. B. durch Relaxanzienüberhang
  - Verlegung der Atemwege, z. B. durch die Zunge, Aspiration (paradoxe Atmung)
- Störungen der Herz-Kreislauf-Funktion wie
  - Hypotonie, z. B. durch Volumenmangel
  - Hypertonie, z. B. durch Schmerzen, Hypoxie, Hypervolämie
  - Herzrhythmusstörungen
  - Herzinsuffizienz
- Flüssigkeits- und Elektrolytstörungen
  - Oligurie (zu geringe Harnausscheidung), z. B. durch Hypovolämie
  - Herzinsuffizienz
- Nachblutung
  - chirurgisch bedingt
  - Gerinnungsstörung
- Unterkühlung mit Kältezittern durch herabgesetzte Körpertemperatur besonders nach großen und langen Operationen

♦ Schmerzen

♦ Agitiertheit, z. B. durch Frieren, Schmerzen, Hypoxie, Harnverhalt, Entzug

♦ Übelkeit und Erbrechen (bei ca. 30 % aller Patienten)

♦ Temperaturanstieg
  Infektionen
  – Überdosierung von Atropin bei Kindern
  – Pyrogene, z. B. bei Gabe von Blutbestandteilen oder Infusionen
  – Medikamentenreaktion
  – maligne Hyperthermie (zu hohe Körpertemperatur)

Übernahme der Patienten auf die Intensivpflegestation

Eine intensivmedizinische Abteilung gewährleistet die Versorgung schwer bis lebensbedrohlich erkrankter Menschen. Auf einer solchen Station arbeiten in der Regel erfahrene Pflegende, die eine zweijährige Weiterbildung in intensivmedizinischer und anästhesiologischer Pflege absolviert haben. Die Aufgaben einer Intensivstation können in zwei Bereiche unterteilt werden:

1. Intensivüberwachung, mit erhöhtem apparativen Aufwand

2. Intensivtherapie, also die Überwachung, Behandlung und Pflege von schwer bis lebensbedrohlich erkrankten Menschen.

Weiter kann man zwei Bereiche unterscheiden, die chirurgische und die internistische Intensivstation. In kleineren Häusern werden beide Bereiche auf der interdisziplinären Intensivstation betreut.

In großen Klinken bzw. solchen mit speziellen Fachgebieten stehen fachspezifische Überwachungseinheiten zur Verfügung. Dies können z. B. folgende Intensivstationen sein:

– neurologische/neurochirurgische

– herzchirurgische

– kardiologische (Herzpatienten, die nicht operiert werden)

– Transplantation

– ausgedehnte hochgradige Verbrennungen

Gemeinsam mit den Ärzten bilden die Pflegenden das Behandlungsteam. Im Gegensatz zu der allgemeinen Pflege auf der Bettenstation besitzen die Pflegenden der Intensivstation erweiterte Kompetenzen, die sie durch eine Fachweiterbildung erwerben müssen.

Dabei handelt es sich sowohl um Entscheidungs- als auch um Handlungskompetenzen. Zu den Aufgaben einer Intensivpflegekraft gehören die allgemeine und spezielle Pflege, die Beobachtung, Überwachung und Therapie des Intensivpatienten mit den entsprechenden Geräten, sowie das Erkennen von Veränderungen und die Einleitung der notwendigen Maßnahmen.

Durch den hohen Arbeitsaufwand bei Intensivpatienten betreut eine Pflegeperson meist nur zwei bis vier Patienten.

Pflege in der Anästhesie
Band 4, G 3.1

!

Auf einer Intensivstation benötigt nicht nur der Patient eine intensive Betreuung. Durch die hohen physischen und psychischen Anforderungen, wie die ständige Auseinandersetzung mit Schmerzen, Sterben, Tod oder ethischen Fragen, benötigt auch das Personal intensive Betreuung, z.B. in Form von Fallbesprechungen, kollegialer Beratung oder Supervision.

Supervision
Band 1, C 3

Nachbeatmung

In der Regel setzt die spontane Atmung des Patienten nach Ausleiten der Narkose wieder ein. In Ausnahmefällen ist jedoch eine Nachbeatmung zum Teil wegen Komplikationen, zum Teil aufgrund bestehender Faktoren notwendig:

- bei bestehenden bronchopulmonalen Vorerkrankungen, z. B. Asthma bronchiale
- bei bestehenden Risikofaktoren, wie z. B. sehr hohes Alter, starkes Übergewicht, Nikotinabusus oder deutlich reduzierter Allgemeinzustand
- bei großen abdominellen oder thorakalen Oparationen
- bei sehr großen, lang dauernden Eingriffen

Bei einer geplanten Nachbeatmung wird der Patient nach der Operation immer im beatmeten Zustand auf die Intensivstation verlegt und dort langsam von der Beatmungsmaschine entwöhnt. Patienten, die ein erhöhtes Nachbeatmungsrisiko aufweisen, werden spontan atmend auf die Intensivstation oder in den Aufwachraum verlegt, wo das Team jederzeit eine Re-Intubation durchführen kann.

Auch in den ersten Tagen nach der Operation können Komplikationen auftreten, die sofort behandelt werden müssen.

Thrombose

Erhöhtes Risiko durch Immobilität, intraoperative Dehydration, Operationen an den unteren Extremitäten, Alter > 50, Ovulationshemmer („Pille"), bestehende venöse Insuffizienz, Adipositas. Entsprechende Maßnahmen sind zu treffen.

Pneumonie

Erhöhtes Risiko durch Beatmung während der Narkose, Schonatmung und Sekretstau bei abdominalen oder thorakalen Operationen. Entsprechende Maßnahmen sind zu treffen.

Dekubitus

Erhöhtes Risiko durch intraoperative Immobilität, Herabsetzung der Körpertemperatur und somit der peripheren Durchblutung, unter Umständen auch lange Lagerung auf sehr harten Unterlage (Operationstisch). Besondere Aufmerksamkeit ist hier der Ferse zu widmen. Immer wieder klagen Patienten nach langen Operationen über brennende Schmerzen. Äußerlich sind keine Anzeichen eines Dekubitus zu sehen, die Gewebenekrose besteht jedoch und beginnt vom Knochen ausgehend von innen nach außen. Entsprechende Maßnahmen sind zu treffen.

Thrombose
Band 2, H 1

Haut
Band 2, D 1

4.3 Postoperative Überwachung

Zur postoperativen Überwachung des Patienten gehören

- Blutdruck
- Atmung
- Puls
- Bewusstseinszustand
- Schmerzen

- Kontrolle des Operationsgebiets auf Blutung, Verfärbung, Schwellung
- Kontrolle aller Ableitungen (Drainagen) auf Förderung von Blut und Wundsekret
- Durchlaufgeschwindigkeit und Zusätze der Infusionen

Überwachung
Band 4, A 2

Diese Werte werden gleich nach Abholen des Patienten aus dem Operationssaal oder Aufwachraum erhoben; in den ersten beiden Stunden danach viertel- bis halbstündlich (je nach Standard der Anästhesie). Je nach Größe der Operation und Ergebnisse der Werte werden die Messintervalle ausgedehnt. In der Regel ist nach 16 – 18 Stunden auf der Bettenstation keine Kreislaufüberwachung mehr notwendig. Die Temperatur sollte ca. 6 und 18 Stunden nach der Operation und an den folgenden drei Tagen mindestens einmal täglich kontrolliert werden sowie bei jedem Verdacht auf eine erhöhte Temperatur (z. B. Patient fühlt sich sehr heiß an oder hat ein gerötetes Gesicht).

Postoperatives Überwachungsschema

Parameter	Operationstag	1. post-operativer Tag	2. post-operativer Tag
Blutdruck und Puls	4 x ¼ stdl.; 4 x ½ stdl.; 2 x stdl., dann 2–4 stdl.	2–4 stdl. je nach Größe der Operation	2–6 stdl. je nach Größe der Operation
Atmung	wie Blutdruck und Puls	wie Blutdruck und Puls	wie Blutdruck und Puls
Bewusstsein	wie Blutdruck und Puls	wie Blutdruck und Puls	wie Blutdruck und Puls
Temperatur	1 x am Abend	Morgens und evtl. abends	Morgens und evtl. abends
Schmerzen	wie Blutdruck und Puls	wie Blutdruck und Puls	wie Blutdruck und Puls
Wundgebiet	wie Blutdruck und Puls	Morgens und evtl. abends	Morgens und evtl. abends
Drainagen	wie Blutdruck und Puls	wie Blutdruck und Puls	wie Blutdruck und Puls
Blutwerte	je nach Größe und Ergebnis der Operation am Abend	je nach Größe und Ergebnis der Operation am Morgen	je nach Größe und Ergebnis der Operation am Morgen

Dieses Schema dient zur Orientierung und wird eingehalten, vorausgesetzt, dass keine Komplikationen eintreten.

Postoperatives Fieber ist nicht immer ein Anzeichen für eine Wundinfektion. Bei ca. 25 % aller Patienten mit postoperativem Fieber handelt es sich um das so genannte **Resorptionsfieber**. Jede Operation bedeutet Stress für den Menschen, der sich schon vorher durch bestehende Erkrankungen vergrößern kann. Erhöhte Temperatur kann auch eine Reaktion des Körpers auf die stattgefundene Gewebsschädigung sein, die besonders bei älteren multimorbiden Patienten auftritt. Patienten, die einen Unfall mit einem Polytrauma (Mehrfachverletzungen) erlitten haben, entwickeln ebenso häufig in den ersten drei Tagen erhöhte Temperaturen, die auf das mechanische Trauma zurückzuführen sind.

4.4 Bewusstseinszustand

Je nach durchgeführter Narkoseform ist der Patient bereits wach oder noch sehr benommen, wenn er aus dem Operationssaal abgeholt wird. Patienten, die eine Intubationsnarkose erhalten haben, müssen besonders sorgfältig auch auf den Wachheits- bzw. Bewusstseinszustand beobachtet und überwacht werden. In seltenen Fällen befindet sich noch zu viel Narkosemittel im Körper und der Patient sinkt in einen narkoseähnlichen Zustand – mit dem Verlust der Schutzreflexe und der Gefahr der Aspiration und des Atemstillstands – zurück.

In solchen Fällen ist unverzüglich der Arzt oder der zuständige Anästhesist zu informieren. Der Patient benötigt Medikamente, die die Narkosemittel im Körper neutralisieren; er wird anschließend auf der Intensivstation oder im Aufwachraum für einige Stunden engmaschig überwacht.

Durchgangssyndrom

Durchgangssyndrom: Hochgradig eingeschränkte Kooperationsfähigkeit des frisch operierten Patienten, der sich durch unkontrollierbare Agitiertheit, mit Verwirrtheitszuständen und psychovegetativer Begleitsymptomatik selbst gefährdet.

Zu zeitlicher Desorientierung (akute Verwirrtheitszustände) kann es nach sehr langen Operationen insbesondere bei älteren Menschen kommen, da die Stunden in Narkose nicht erlebt wurden und daher fehlen. Hinzu kommt, dass die Narkosemedikamente im zentralen Nervensystem wirken und somit vorübergehende Auswirkungen auf die Gehirntätigkeit und das Verhalten haben.

Ein bestehender Alkohol- oder Medikamentenmissbrauch (Abusus), eine Zerebralsklerose, Stress, Schlafentzug sowie Immobilität werden als begünstigende Faktoren für das Durchgangssyndrom gesehen. Eine Hypoxie, Hypoglykämie, Hypotonie oder Elektrolytstörungen können die Symptome verstärken.

Der vor der Operation noch „normal" wirkende Patient ist postoperativ vollkommen verändert. Die Angehörigen erkennen ihn kaum wieder. Die Symptome können sich während der Nacht oft noch verstärken:

♦ Verwirrtheitszustände wechselnder Intensität

♦ Zeitlich, örtliche und persönliche Desorientiertheit

♦ Bewusstseineintrübung

♦ Wahrnehmungsstörungen bis zur Halluzination

♦ Stimmungsschwankungen wie Depression, Aggressivität

♦ Verfolgungswahn, Fluchtverhalten

♦ Gewaltsames Entfernen von Kathetern oder Sonden

♦ Schlafunfähigkeit bis zur totalen Erschöpfung

♦ Allgemeinsymptomatik wie Schwitzen, Tachykardie, Hypertonie oder Tremor

Basale
Stimulation
Band 2, C 3.2.4

Durch die Selbstgefährdung müssen diese Patienten besonders betreut werden. Es sollte versucht werden, möglichst viele Merkmale aus ihrer gewohnten Umgebung zu verwenden, z. B. eigene Körper- oder Bettwäsche, Bilder oder Gerüche, die der Patient kennt und die so eine beruhigende Wirkung in der desorientierten Übergangsphase für ihn haben.

Angehörige sind aufzuklären und in die Pflege mit einzubeziehen. Unter Umständen muss eine Sitzwache für die nächsten Tage und Nächte organisiert werden.

Sitzwache

In einigen Fällen ist eine durchgehende – vor allem beruhigende – Betreuung von Patienten nach der Operation notwendig. In solchen Situationen werden im manchen Institutionen Helfer, die Angehörigen oder Studenten als so genannte Sitzwachen eingesetzt. Meist in den ersten Stunden nach dem Eingriff wachen sie am Patientenbett, damit der Patient nicht aufsteht oder sich in den Verwirrtheitsphasen die Infusions- oder andere Katheter und Drainage herauszieht.

Alkoholdelirium

Bei Auftreten von Händezittern, zunehmender motorischer Unruhe, Halluzinationen und Wahnvorstellungen ist auch an einen Alkoholentzug zu denken (Delirium tremens), der bei Nichtbehandlung zum Tode führen kann. Diese Patienten müssen unter intensivmedizinischer Überwachung behandelt und sediert (medikamentös beruhigt) werden. Ist eine Alkoholerkrankung bekannt, kann ein Delirium durch die entsprechende Gabe von Alkohol per os oder intravenös verhindert werden.

Alkoholsucht
Band 5, C 6

4.5 Schmerzen

Schmerzen
Band 5, E 2

Mit Nachlassen der Narkose oder der lokalen Betäubung kommt es postoperativ zum Anstieg der Schmerzen. Dauer und Stärke der Schmerzen sind abhängig von:

♦ Art, Ort, Dauer und Größe der Operation

♦ Lagerung während und nach der Operation

♦ liegenden Drainagen und Sonden

♦ individuellem und subjektivem Schmerzempfinden und -verarbeitung

Ziel einer postoperativen Schmerztherapie ist immer die Schmerzfreiheit und das subjektive Wohlempfinden des Patienten. Mit diesem Hauptziel lassen sich einige Spätkomplikationen vermeiden:

♦ Weniger Leiden des Patienten, dadurch bessere psychische Verfassung und schnellere Genesung.

♦ Schnellere und bessere Mobilisation, dadurch Vermeidung des Thrombose-, Pneumonie- und Dekubitusrisikos.

♦ Verminderung des postoperativen Stresses und dessen Folgen wie Stressulkus.

♦ Bei Operationen am Oberkörper Gewährleistung einer besseren Atmung, dadurch Verringerung des Pneumonierisikos.

Prinzipiell sollte postoperativ eine Schmerzprophylaxe durchgeführt werden, d. h., Schmerzmittel sollten möglichst so verabreicht werden, dass die Schmerzen behoben bzw. jederzeit auf einem akzeptablen Maß für den Patienten gehalten werden. Die Schmerztherapie bezieht sich sowohl auf medikamentöse als auch auf andere schmerzlindernde Maßnahmen. Schmerzen und die Erfolgskontrolle der Schmerzmittelgabe werden mit einer Schmerzskala erfasst und dokumentiert.

> Die postoperative Schmerzmittelgabe wird von den Anästhesisten verordnet. Die Angaben finden sich auf dem Überwachungsblatt der Operation unter „postoperative Verordnungen".

Schmerzlindernde postoperative Pflegemaßnahmen sind:

♦ Beraten und Unterweisen, wie sich der Patient schmerzarm bewegen kann, z. B. seitliches Herausrollen aus dem Bett, Gegendruck auf Bauchwunden beim Aufstehen oder Husten. Diese sollte präoperativ geübt werden, damit der Patient für sich schon Strategien entwickeln kann.

♦ Hilfe bei der Umlagerung in eine für den Patienten angenehme Position, z. B. Kissen unter operierte Extremität, leichte Oberkörperhochlagerung bei Bauchwunden, Wundgebiet sollte nicht unter Spannung stehen.

♦ Drainagen und Sonden zugfrei fixieren, Auffangbeutel so positionieren, dass Bewegungsfreiheit nicht eingeschränkt wird.

Selten reichen diese Maßnahmen aus, um dem Patienten eine ausreichende Schmerzlinderung zukommen zu lassen. Deshalb wird besonders in den ersten postoperativen Tagen eine medikamentöse Schmerztherapie notwendig.

Lokalanästhesie

Die Lokalanästhesie ist besonders geeignet nach Operationen in Regionen, die durch einen Nerv versorgt werden. Durch einen liegenden Katheter wird kontinuierlich ein Lokalanästhetikum verabreicht.

Beispiel: Patienten kontrollierte Analgesie (PCA)

Der Patient verabreicht sich selbst per Knopfdruck eine vorher eingestellte Dosis an Analgetikum intravenös, intramuskulär, subkutan oder peridural. Die Spritzenpumpen sind bezüglich der Bolusmenge, der Sperrzeit und der stündlichen Maximaldosis individuell einstellbar und lassen eine Überdosierung nicht zu.

Voraussetzung ist ein wacher, kooperativer Patient. Der Vorteil dieser Methode ist, dass der Patient selbst die Dosierung seinem individuellen Bedarf anpassen kann. Schmerzhafte Pflegehandlungen, wie ein Verbandwechsel oder die Mobilisation, werden für den Patienten erträglicher, wenn in einem ausreichenden zeitlichen Abstand vorher eine Dosis Analgetikum verabreicht wird.

Bei der Veränderung folgender Parameter sollte die PCA ausgesetzt und der Anästhesist gerufen werden:

- Bradykardie (< 50 Schläge/min)
- Hypotonie (Systole < 90 mmHg)
- Bradypnoe (< 10 Atemzüge/min)
- übermäßige Sedierung (Bewusstseinszustand prüfen)

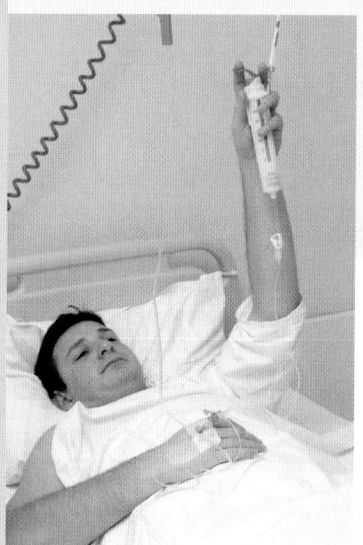

Sonstige Sedativa oder Analgetika sollten nur nach Anordnung des für die PCA verantwortlichen Arztes verabreicht werden. **Achtung:** Um eine Überdosierung zu vermeiden, darf ausschließlich der Patient die Spritzenpumpe betätigen.

Patient mit
PCA-Pumpe

Akute Schmerzen sind immer ein Warnsignal des Körpers. Werden sie durch Schmerzmittel gänzlich beseitigt, können postoperative Komplikationen wie Nachblutungen, Ischämien oder Entzündungen verspätet entdeckt werden.

Jedes Medikament hat Nebenwirkungen. Viele haben eine antipyretische Wirkung (trotz Entzündung kein Fieber), andere senken den Blutdruck (instabiler Kreislauf bei Mobilisation), Opiate setzen die Tätigkeit des Sympatikus herab mit Auswirkung auf die Darmtätigkeit (postoperative Obstipation).

Zunehmende Schmerzen sind immer ein Warnsignal! Vor bzw. bei der Schmerztherapie sind deshalb immer Komplikationen auszuschließen.

4.6 Postoperative Übelkeit und Erbrechen

Postoperative Übelkeit und Erbrechen (PONV – post-operative nausea and vomiting) tritt als Komplikation bei ca. jedem 5. Patienten auf. Zu den Risikofaktoren zählen lange Narkosedauer, junges Lebensalter, Nichtrauchen, weibliches Geschlecht, bekannte Reisekrankheit und postoperative Übelkeit und Erbrechen in der Vorgeschichte des Patienten.

Übelkeit und Erbrechen sind für den frisch operierten Patienten nicht nur unangenehm, besonders das Erbrechen kann gravierende Folgen haben:

♦ Aspirationspneumonie

♦ Elektrolytentgleisungen

♦ Wundheilungsstörungen bei abdominellen oder Augenoperationen durch die Druckerhöhung beim Erbrechen

Die pflegerische Handlung beziehen sich neben der Pflege bei Erbrechen auf eine engmaschige Überwachung des Patienten, um Folgeschäden vermeiden oder frühzeitig erkennen zu können.

Neben der Behandlung von PONV liegt der Fokus auf der medikamentösen Prophylaxe bei Patienten mit den oben genannten Risikofaktoren.

Erbrechen
Band 2, J 5

4.7 Infusionen

In den meisten Fällen erhält der Patient im Operationssaal eine Venenverweilkanüle. Darüber erhält er während und nach der Operation Flüssigkeit in Form von Infusionen. Abhängig davon, ob der Patient postoperativ schnell wieder Flüssigkeit und Nahrung enteral zu sich nehmen kann, verbleibt die Kanüle unterschiedlich lange. Bei großen Operationen wird häufig ein zentraler Venenkatheter durch die Anästhesie gelegt, vor allem bei Eingriffen, die eine länger anhaltende parenterale Ernährung notwendig machen, z. B. große abdominelle Operationen.

Venenverweilkanülen/Infusionstherapie
Band 4, E 1
Band 4, E 4

Bei kleineren und mittleren Eingriffen ist eine Venenverweilkanüle oft ausreichend, da der Patient wenige Stunden nach der Operation schon wieder essen und trinken kann. Er erhält am Operationstag meist noch 500–2000 ml einer Basislösung (Ringer, NaCl 0,9 % oder Jonosteril®), um Flüssigkeit zuzuführen. Oft sind diese Lösungen auch Träger für die Analgetikazusätze. Die Kanüle sollte erst 24 Stunden nach der Operation entfernt werden, um bei eventuell auftretenden Komplikationen (z. B. Kollaps bei der Mobilisation) sofort reagieren zu können. In manchen Fällen erhalten die Patienten auch noch mehrere Tage Antibiotika intravenös.

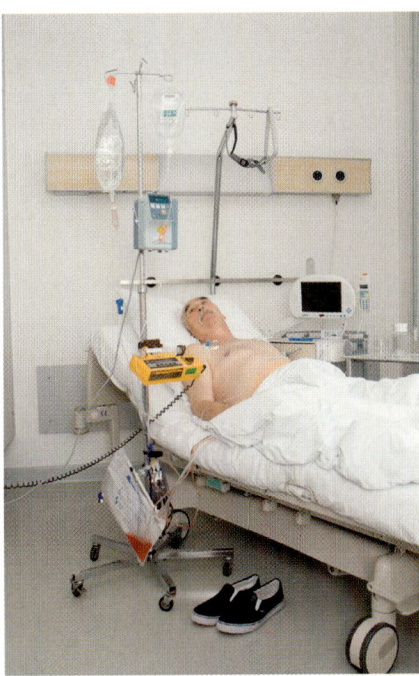

Anatomie
des Darms
Band 2, J 1

Grundlagen
der Kälte-
anwendung
Band 4, F 2.1

Beispiel: Pflege bei Appendektomie

Appendix = Wurmfortsatz, im Volksmund Blinddarm genannt.

Ca. 50 % aller akuten Abdomen bildet die Appendizitis. Am häufigsten davon betroffen sind Menschen unter 30 Jahren.

Auslöser der Appendizitis sind meist lokale Reize wie Kotsteine oder enterogene Entzündungen durch Darmbakterien. Auch eine vorangegangene Infektionserkrankung wie Masern, Varizellen, Scharlach oder eine Angina können der Auslöser sein.

Die Symptome können sehr unterschiedlich sein:

- Unwohlsein, Appetitlosigkeit, Übelkeit, Erbrechen
- meist Obstipation, selten Diarrhö
- Schmerzen, beginnend um den Nabel, dann meist im rechten Unterbauch, typisch sind der gekreuzte Loslassschmerz (Schmerzen der rechten Seite nach dem plötzlichen Loslassen der eingedrückten linken Seite), Schmerzen im Douglasraum bei der rektalen Untersuchung
- Temperaturdifferenz von axillär und rektal deutlich über 0,5 °C
- Leukozytenerhöhung

In wenigen Fällen heilt die Appendizitis spontan aus, wobei die Entzündung jedoch in den nächsten Wochen chronisch rezidivierend immer wieder auftreten kann. Meist droht die Perforation der Appendix, der mit einer Appendektomie entgegengetreten werden kann. Die Operation sollte möglichst bald nach Auftreten der Symptome erfolgen. Bis zur Operation reduziert lokal angewandte Kälte oft die Schmerzen des Patienten.

Die Operation kann sowohl lapraskopisch als auch durch einen Bauchschnitt erfolgen. Bei der **Lapraskopie** werden die Instrumente durch kleine Schnitte im Nabel und in den Leisten eingeführt. Die Patienten klagen postoperativ häufig über Muskelkater im Thorax und Schultergürtelbereich, der jedoch nach ein bis zwei Tagen schnell wieder nachlässt. Er entsteht durch die große Menge Gas, mit der das Abdomen „aufgepumpt" wird, um optimale Sicht- und Platzbedingungen zu schaffen. Das Gas dehnt nicht nur die Bauch-, sondern auch die Atemmuskulatur.

Bei einem problemlosen Operationsverlauf werden die allgemeinen postoperativen Maßnahmen durchgeführt. War der Wurmfortsatz perforiert, werden meist Drainagen gelegt, Antibiotika verordnet und der Nahrungsaufbau kann sich verzögern.

Als postoperative Komplikationen können Abszesse in der Bauchdecke oder im Douglasraum entstehen.

4.8 Drainagen

Intraoperativ gelegte Ableitungen (Drainagen) sind meist präventive Maßnahmen. Sie sollen die Ansammlung von Flüssigkeiten im Operationsgebiet oder in Wund- oder Körperhöhlen vermeiden und somit Komplikationen verhindern und zu einer schnellen Abheilung verhelfen. Zu diesen Flüssigkeiten zählen Blut, Eiter und Wundsekret.

Die Drainage gilt als therapeutische Maßnahme, wenn der Wundbereich mit speziellen Flüssigkeiten zur Behandlung von Infekten gespült wird.

Drainagen unterscheidet man in

♦ offene,

♦ geschlossene,

♦ mit und ohne Sog,

♦ kontrollierte und unkontrollierte Systeme.

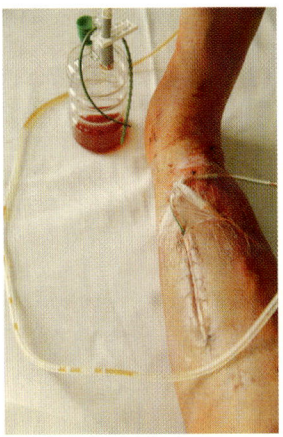

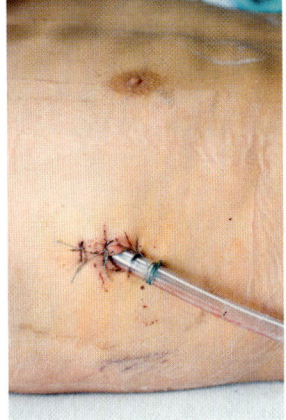

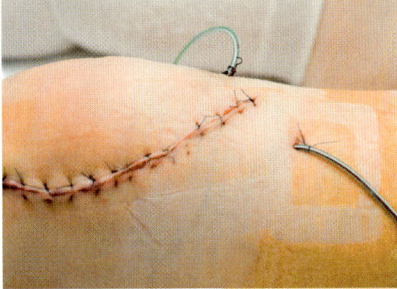

Wunddrainage

Redondrainage

Bülaudrainage

4.8.1 Offene Systeme

Offene Systeme werden nur sehr selten und nur bei infizierten Wunden angewandt. Sie dienen zum Abfluss von Wundsekret oder zur Verhütung eines vorzeitigen Hautverschlusses, um eine Abszessbildung zu verhindern. Die Drainage besteht meist aus einer Gummi-/Latexlasche oder einem Gummi-/Kunststoffröhrchen, das im Verband endet. Um das Eindringen weiterer Keime zu verhindern, ist das aseptische Arbeiten unabdingbar. Der Verband sollte aus saugfähigem Material bestehen und bei Bedarf gewechselt werden.

Wundversorgung Band 4, H 4

Je nach Anordnung wird diese Drainageart schrittweise gekürzt bzw. mit einem dünneren Schlauch ersetzt, bis sie schließlich ganz gezogen werden kann.

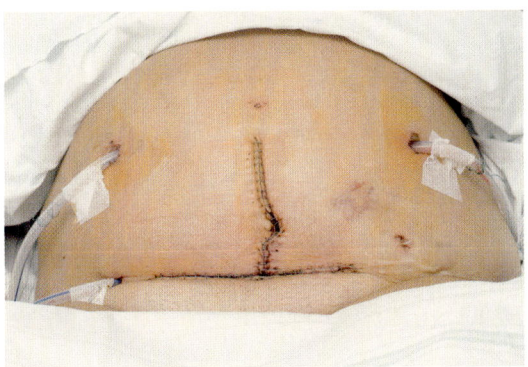

Penrosedrainage

4.8.2   Geschlossene Systeme

Geschlossene Systeme sind mit Auffangbehältern verbunden, die das austretende Sekret ableiten. Hier können durch den Drainageschlauch keine Keime eintreten und austretendes Sekret nicht in die Wundumgebung gelangen.

Geschlossene Systeme können mit und ohne Sog abgeleitet werden.

Beispiel für eine Drainage ohne Sog sind Beutel, die als einfache Ableitung angewendet werden.

Redondrainage

Die Redondrainage ist ein typisches Beispiel für eine Drainage mit Sog. Sie wurde 1954 nach ihrem Erfinder – einem französischen Chirurgen – benannt. Hierbei handelt es sich um einen dünnen Kunststoffschlauch mit mehreren seitlichen Perforationen, der vorwiegend in das Unterhautfettgewebe oder subfascial in das Operationsgebiet eingelegt und mit einem Faden an der Austrittsstelle an der Haut fixiert wird. Daran wird eine Kunststoffflasche mit einem Vakuum angeschlossen, die dafür sorgt, dass die Wundflächen fest aneinander gepresst werden, das Austreten von Wundsekret und Blut minimiert und eventuell vorhandenes Sekret abgeleitet wird. Nach ein bis zwei Tagen sollen die Wundflächen so fest aneinander kleben, dass der Redon gezogen werden kann. Eine längere Liegedauer erhöht das Risiko einer aufsteigenden Infektion.

T-Drainage

Galle
Band 2, J 1.2

Hierbei handelt es sich um ein T-förmig gestaltetes Gummirohr, das in den Gallengang eingelegt wird, wenn Gallensteine entfernt wurden und der Gallengang durch die Operation angeschwollen ist. Durch die Einlage dieser Drainage wird der Gallengang offen gehalten. Bis zu 1000 ml Gallensaft täglich kann über die Drainage nach außen in den angeschlossenen Beutel abfließen. Bei zunehmender Abschwellung des Gallengangs nimmt die Gallenflüssigkeit wieder ihren normalen Weg über die Papille in den Darm. Dies kann beeinflusst werden indem auf Anordnung der Abflussbeutel immer etwas höher gehängt wird (Schwerkraft). Nach ca. sieben Tagen sollte weniger als 100 ml Gallensaft täglich abfließen. Vor dem Ziehen der Drainage wird der Gallengang auf Durchgängigkeit und eventuell verbliebene Steine mittels Röntgendarstellung und eingespritzten Kontrastmittels kontrolliert.

Spül-Saug-Drainage

Diese Art von Drainage wird fast ausschließlich bei Osteomyelitiden (Knocheninfektionen) verwendet. Nach dem chirurgischen Débridement (Abtragung von abgestorbenem Gewebe) werden zwei Drainageschläuche mit mehreren seitlichen Perforationen in das Wundgebiet eingelegt. Durch den einen Schlauch läuft durch Schwerkraft eine Spülflüssigkeit (meist Elektrolytlösung) ein, durch den anderen wird diese Flüssigkeit anhand eines regulierbaren Sogs wieder abgezogen.

Das Spülsystem sollte so lange liegen bleiben, bis der Infekt ausgeheilt ist.

Bei Patienten mit einer Saug-Spül-Drainage ist es besonders wichtig, eine 12-stündliche Ein- und Ausfuhrkontrolle durchzuführen. Die Menge der Ausfuhr muss mit der eingeführten Spülflüssigkeit übereinstimmen. Kommt es hier zu größeren Unterschieden, ist unverzüglich der zuständig Arzt / die zuständige Ärztin zu benachrichtigen.

Bilanz
Band 4, A 2

In den meisten Fällen werden nach außen leitende Drainagen verwendet. Bei bestimmten Krankheitsbildern kann jedoch auch eine Ableitung nach innen angelegt werden, z. B. bei Menschen mit einem Hydrocephalus (Wasserkopf) wird der nicht resorbierbare Liquor über einen so genannten **Stunt** in den Bauchinnenraum geleitet, wo er dann resorbiert wird.

Hydrocephalus
Band 2, G 1.1.2

4.8.3 Spezielle Pflege bei Drainagen

Patienten mit Ableitungen und Drainagen verlangen immer besondere Aufmerksamkeit und Beobachtung. So lassen sich bereits im Vorfeld auftretende Komplikationen erkennen und frühzeitig fachgerecht behandeln oder vermeiden. Drainagen sollen insbesondere auf

♦ die Menge des Sekrets,

♦ das Aussehen des Sekrets,

♦ den Geruch des Sekrets und

♦ die Austrittstelle auf Infektionszeichen beobachtet werden.

Zusätzlich ist darauf zu achten, dass

♦ die Stärke des Sogs,

♦ die Ein- und Ausfuhr bei Spül-Saug-Drainagen,

♦ die Durchgängigkeit des Schlauchs (nicht abgeknickt, kein Zug, keine Schlaufen) und

♦ die Platzierung der Auffangbehälter immer unter Patientenniveau (nicht auf den Boden stellen wegen Infektionsgefahr, Aufhängevorrichtungen benutzen) korrekt gehandhabt wird.

Verbandwechsel werden bei offenen Drainagen mindestens einmal täglich vorgenommen, bei geschlossenen Drainagen alle zwei Tage oder bei Durchfeuchtung des Schutzverbands. Der Wechsel der Auffangbehälter der geschlossenen Drainagen geschieht unter sterilen Bedingungen und ist nur dann vorzunehmen, wenn das maximale Fassungsvermögen des Behälters erreicht ist, um das Infektionsrisiko zu minimieren. Bei Drainagen mit Sog ist stets darauf zu achten, dass der Patienten nahe Schlauch beim Wechsel abgeklemmt wird, um den Sog im System aufrecht zu erhalten.

Verband-wechsel
Band 4, H 5

Risiken und Komplikationen bei Drainagen

Risiko/Komplikationen	Möglicher Grund	Prophylaktische bzw. pflegerische Maßnahme
Infektion	unsauberes Arbeiten	steriles Handeln
sehr hohe Fördermenge von Blut oder Sekret	Blutung im Wundgebiet	sofortige Info an Arzt
Vakuum zieht Luft	Leck im Drainagesystem	Leck finden, beheben, Sog wieder herstellen
große Schmerzen	Druck der Drainage auf Nerven, Sekretstau durch mangelnde Ableitung	Lageveränderung, Gabe von Schmerzmittel, Info an Arzt
Schlauch rutscht raus	mangelnde Fixierung, Zug auf Schlauch, eingeführter Schlauch ist zu kurz	sterile Abdeckung der Eintrittsstelle, Info an Arzt

Beispiel: Diagnostik und Behandlung bei Brustkrebs

Das Mammakarzinom ist die häufigste Krebsart bei Frauen. Nur 1 % der Erkrankten sind Männer. Am häufigsten erkranken Frauen zwischen dem 45. und 70. Lebensjahr. Zu den Risikofaktoren gehören unter anderem Krebserkrankungen der anderen Brust, des Uterus, der Ovarien und des Darms, erbliche Vorbelastung, frühe Menarche und späte Menopause, Kinderlosigkeit, Übergewicht und Diabetes mellitus.

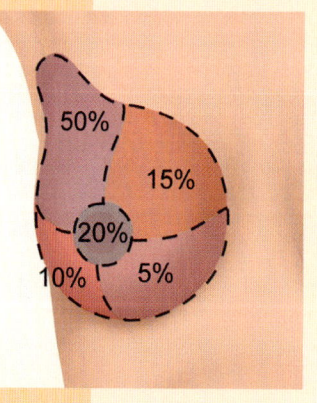

Die meisten Mammakarzinome werden von den Frauen selbst entdeckt. Entweder durch gezieltes, regelmäßiges Abtasten der Brust, wie es die Vorsorge jeder Frau empfiehlt, oder durch einen Zufallsbefund. Frauen über 35 Jahre wird geraten, sich alle zwei bis drei Jahre einer Mammografie zu unterziehen. Symptome können sein:

– einseitige, nicht schmerzhafte Verhärtung in der Brust oder Achselhöhle

– „Orangenhaut" über dem Tumor

– isolierte Eindellungen

– neu auftretende Asymmetrien der Brust

– Sekretion aus der Brustdrüse

Lokalisationshäufig-keiten von Karzino-men der Brust

Besteht der Verdacht auf ein Mammakarzinom, sollten zur Abklärung folgende Untersuchungen vorgenommen werden:

– Mammografie und Sonografie der Brüste

– Bestimmung der Geschlechtshormone und der Tumormarker (CA 15-3)

– Zum Metastasenausschluss sollten sonografische Untersuchungen des Ober- und Unterbauchs, eine Skelettszintigrafie und eventuell ein Schädel- bzw. Thoraxcomputertomogramm erstellt werden.

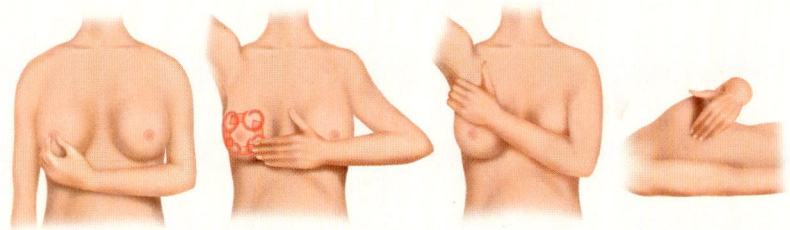

Anleitung zum Selbstabtasten der Brust:

1. Betastet wird zuerst der Bereich der Mamille (Brustwarze)
2. Der Brustkörper wird kreisförmig abgetastet.
3. Bis zum Bereich der Achselhöhle hinauf wird nach verhärteten Lymphknoten getastet.
4. Zuletzt wird der untere Bereich der Brust noch einmal im Liegen abgetastet.

Meist muss eine Biopsie des verdächtigen Knotens entnommen werden, um die Diagnose 100 % zu sichern. Sie kann in einem gesonderten Eingriff durchgeführt werden, dem dann eine zweite Operation folgt. Häufig wird jedoch das **Schnellschnittverfahren** angewandt. Während der Operation erfolgt die histologische Untersuchung. Die Patientin weiß also vor Operationsbeginn nicht, wie groß das Ausmaß der Operation sein wird. Zu den psychischen Belastungen, die alle Krebserkrankungen prä- und postoperativ mit sich bringen, kommt bei den betroffenen Frauen noch die Angst vor dem Verlust ihrer Sexualität.

Je nach Ausmaß des Karzinoms wird eine Tumorresektion, ein axilläres Lymphknotenstaging, eine Mammaablatio oder eine modifizierte radikale Mastektomie vorgenommen.

Eine brusterhaltende Tumorresektion wird nur bei kleinen (max. 3 cm) Tumoren vorgenommen, deren komplette Entfernung durch einen Schnellschnitt bestätigt werden muss. Eine Nachbestrahlung erfolgt hier immer, die Chemotherapie ist optional. Beim axillären Lymphknotenstaging werden die Lymphknoten der Achselhöhlen zur Bestimmung des Tumorstadiums entfernt. Die Entfernung des Tumors ist meist nur ein Teil der Behandlung, die dann mit Strahlen-, Hormon und/oder Chemotherapie fortgesetzt wird.

TNM-Klassifikation

Die TNM-Klassifikation wurde von der Union internationale contre le cancer (UICC) entwickelt, damit maligne Tumore für alle Ärzte vergleichbar klassifiziert werden können. Die Buchstaben bedeuten im Einzelnen

T = Tumor, beschrieben wird die Ausdehnung des Tumors in T1–T4

N = Nodulus = Lymphknoten; hier wird die Anzahl der befallenen regionalen Lymphknoten beschrieben in N0–N3

M = Metastasen; beschreibt das Fehlen oder das Vorhandensein von Metastasen („Ableger") des Tumors; M0 oder M1.

Beispiel: Pflege bei Mammaablatio

Die Mammaablatio bezeichnet die Entfernung der gesamten Brust (Haut, Mamille und Drüsenkörper), während bei der modifizierten radikalen Mastektomie auch die Pektoralisfaszie und ein Teil der axillären Lymphknoten entfernt werden.

Die hier meist angelegten Saugdrainagen haben zwei Aufgaben: der mamilläre Redon liegt im Pectoralismuskel und soll ein postoperatives Hämatom vermeiden, während der axilläre Redon im ausgeräumten Lymphgang liegt und ein Lymphödem vermeiden soll.

Zur postoperativen Pflege gehört vor allem:

♦ Gute analgetische Abdeckung, um einer Schonatmung und Kontraktion des Schultergelenks vorzubeugen. Hier sollten durch die Physiotherapie gezielte Bewegungsübungen vorgenommen werden.

♦ Mithilfe der leicht erhöhten, abduzierten (abgespreizten) Lagerung des Arms der betroffenen Seite wird einem Lymphödem vorgebeugt. Der Patientin sind zudem Maßnahmen aufzuzeigen, die ein Lymphödem vermeiden können, z.B. Bewegungsübungen, Vermeiden von Überbelastung und langem Herunterhängen des Arms, gegebenenfalls das Tragen eines Kompressionsarmstrumpfs, keine übermäßige Hitzeeinwirkung, keine Einschnürungen an dem Arm, z.B. durch Kleidung, Schmuck, aber auch durch Blutdruckmessung oder Blutentnahme.

♦ Bei der Auseinandersetzung mit dem veränderten Körperbild sollte der Frau viel Zeit gelassen werden. Sie sollte die Möglichkeit haben, sich z.B. bei den Verbandwechseln im Spiegel zu sehen. Auch sollte der Partner möglichst früh einbezogen werden.

♦ Vor der Entlassung sollte die Frau eine Beratung, wenn möglich sogar schon eine Anpassung einer Brustprothese erhalten oder über die Möglichkeit einer Brustrekonstruktion informiert sein. Zudem ist es oft hilfreich, Kontaktadressen
zu Selbsthilfegruppen oder anderen Beratungsstellen weiterzugeben oder auf Wunsch der Patientin eventuell schon den ersten Kontakt herzustellen.

Bei fast allen Patientinnen mit Mammakarzinom werden postoperativ noch andere onkologische Therapien durchgeführt. Die Prognose hängt von der Größe und Metastasierung des Primärtumors ab. Die 5-Jahres-Überlebensrate beträgt ca. 60 %, die 10-Jahres-Überlebensrate ca. 40 %.

Pflege von Menschen mit Chemotherapie Band 4, E 6

Pflege von Menschen mit Bestrahlung Band 4, E 7

Wundauflagen Band 4, H 4.4

4.9 Postoperative Verbände

Intraoperativ angelegte Verbände haben vier Funktionen: Schutz-, Reinigungs-, Kompressions- und Stützfunktion.

4.9.1 Stützverbände

Stützverbände dienen in erster Linien der Ruhigstellung des Operationsgebiets, vor allem der Extremitäten, z.B. bei einer Unterschenkelfraktur in Form von einer Schiene oder einem Gipsverband.

Bei der Anlage von Gipsverbänden ist stets darauf zu achten, dass Knochenvorsprünge zur Druckentlastung mit Watte abgepolstert sind. Bei Frakturen sind die beiden benachbarten Gelenke ruhig zu stellen. Bei traumatischen Verletzungen oder nach Operationen kann das Wundgebiet noch anschwellen bzw. ist schon angeschwollen. Deshalb sind in solchen Situationen nie geschlossene Gipse anzulegen bzw. ist der Gips wieder zu öffnen und mit Binden anzuwickeln. Nach der Neuanlage eines Gipses ist der Patient regelmäßig nach Schmerzen, Taubheitsgefühl oder Brennen des eingegipsten Körperteils zu befragen. Auch ist die Durchblutung der am unteren Ende des Gipses sichtbaren Haut zu kontrollieren.

> Ein Patient mit einem Gipsverband, der Schmerzen angibt, hat immer Recht. Das bedeutet, den Ursachen der Schmerzen muss nachgegangen werden.

Bei einem Gipsverband kann es zu folgenden Komplikationen kommen:

♦ Mangeldurchblutung durch zu engen Gips bzw. Schwellung des Wundgebiets (Haut am unteren Ende des Gipses ist blass und kühl) bis zur Nekrose

♦ Störung des venösen Rückflusses (Haut am unteren Ende des Gipses ist livide verfärbt und geschwollen)

♦ Entwicklung eines Druckgeschwürs an Knochenvorsprüngen durch mangelnde Polsterung

♦ mangelhafte Stützfunktion durch Abschwellen des Wundgebiets

♦ Atrophie der Muskel und Knochen durch Ruhigstellung

♦ Gelenksteife durch Schrumpfung des Kapselbandapparats und durch Atrophie des Gelenkknorpels

♦ Bewegungseinschränkung durch Verwachsung und Verklebung der umliegenden Sehnen und des Gelenks

Die ersten Komplikationen können durch die Anlage eines neuen Gipses behoben werden, die letzten sind meist durch intensive Krankengymnastik reversibel.

Schienen werden genutzt, um Arme oder Beine bei Bettruhe ruhig zu stellen. Die Extremität wird entsprechend in die Schiene gelagert. Es gibt jedoch auch Schienen, die an die Extremität mit Binden angewickelt werden.

Ausnahme bildet hier die Bewegungsschiene. Hier wird die Extremität, z. B. das Bein nach Implantation eines künstlichen Kniegelenks, eingelegt und die Schiene bewegt das Bein passiv. Dabei wird das Kniegelenk bis zu einer im Vorfeld gewählten Gradzahl gebeugt, um die Beweglichkeit zu erhalten, ohne das Operationsergebnis durch den Einsatz von Muskel zu gefährden.

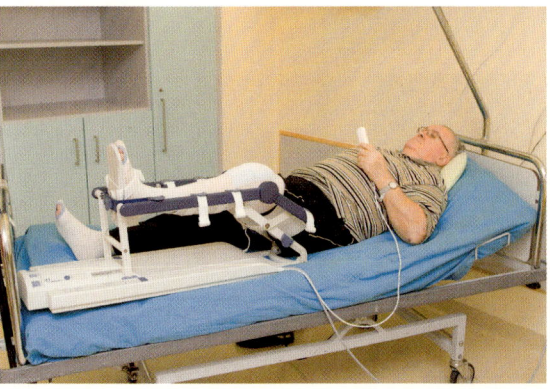

Patient mit Bewegungsschiene

Bei den Streckverbänden – der Extension – wird durch den Knochen ein so genannter Kirschner-Draht gezogen, der als Ansatzpunkt der Extension dient. Mithilfe von Gewichten wird Zug auf die Extremität gegeben, der die Fraktur ruhig stellen soll. Durch diesen Zug wird dem Muskelzug entgegengewirkt und eine Verkürzung vermieden. Die Anwendung findet heute meist nur noch kurzzeitig für ein bis zwei Tage bis zur operativen Versorgung der Fraktur statt. Der Arzt gibt die genaue Stellung der Extremität und das Zuggewicht vor (5–15 % des Körpergewichts). Die Pflegenden kontrollieren die Stellung bei jedem Patientenkontakt.

Mögliche Komplikationen bei der Extension sind:

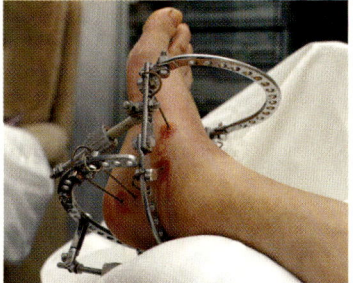

♦ Infektionsgefahr durch das Eindringen von Erregern über die Extension.

♦ Bei Fehlstellungen kann es zum falschen Zusammenwachsen des Knochens kommen.

♦ Alle Komplikationen, die durch absolute Immobilität auftreten können, sind möglich, z.B. Dekubitus, Thrombose und eventuell Lungenembolie.

Eine weitere Möglichkeit zur Stabilisation ist der Fixateur externe.

Fixateur externe

Beispiel: Frakturen bei Kindern

Sowohl die Epiphysen- als auch die Apophysenfugen stellen Schwachstellen des kindlichen Skeletts dar, die bei starker Krafteinwirkung verletzt werden können.

Hinzu kommt, dass Kinder ihre Bewegungsfähigkeit, ihre Kraft und ihr Können noch erproben. Dies geschieht z.B. indem sie neue Sportarten erlernen, die oftmals ein erhöhtes Sturz- und Verletzungsrisiko mit sich bringen, z.B. Rad-, Inliner- oder Snowboardfahren.

Bewegungsapparat
Band 2, F 1

Bei einer Fraktur beim Kind können die typischen Frakturzeichen wie die Fehlstellung, abnorme Beweglichkeit oder Knochenreiben fehlen (= Grünholzfraktur). Stattdessen ist es möglich, dass das Kind nur über Schmerzen im Bereich der Bruchstelle oder bei Bewegung klagt und sich eine Schwellung ausbildet. Selbst in der Röntgenaufnahme ist eine Fraktur beim Kind nicht immer sicher nachzuweisen. Dies kann dann nach einigen Tagen bei einer Kontrolluntersuchung durch den Nachweis von Kallusbildung geschehen.

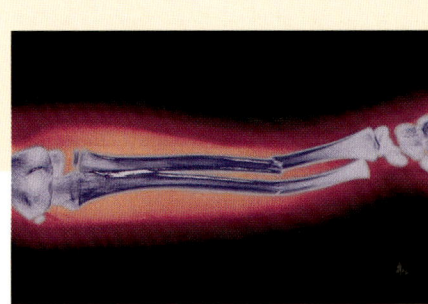
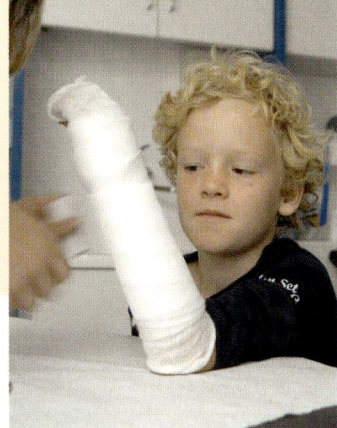

Grünholzfraktur

Da sich der Knochen des Kindes noch in der Wachstumsphase befindet, heilen Frakturen bei ihm deutlich schneller als bei Erwachsenen, beim Säugling in ca. zwei Wochen, beim Kleinkind in ca. vier Wochen, im Schulalter in ca. sechs Wochen. Aus diesem Grund reicht oft die Reposition (Zurückführung in die Normalstellung) und Ruhigstellung – auch der benachbarten Gelenke – als Therapie aus. Eine regelmäßige Kontrolle der korrekten Position der Knochen ist in der Heilungsphase wichtig, da eventuelle Fehlstellungen sofort korrigiert werden müssen. Im Unterschied zum Erwachsenen müssen bei Kindern nach der Ruhigstellungsphase meist keine Bewegungsübungen zur Rehabilitation der Muskeln und Sehnen durchgeführt werden.

4.9.2 Schutz- und Reinigungsverbände

Die postoperative Kontrolle des Wundverbands erfolgt analog den Vitalwertemessungen. Es wird geachtet auf:

♦ Blutungen
♦ Entzündungszeichen (Rötung, Schwellung, Schmerz, Erwärmung, Funktionsstörung)

Treten diese Zeichen auf und verschlimmern sie sich, ist der Arzt zu informieren. Je nach Anordnung kann das Operationsgebiet zeitweise gekühlt werden. Eine Kühlung ist besonders dann von Vorteil, wenn aufgrund des Operationsgrunds oder der -art eine starke Anschwellung des Wundgebiets droht, z. B. bei Zahnextraktionen oder Gelenkspiegelungen. Eine zu starke Kühlung – also eine Unterkühlung – kann jedoch die Durchblutung so weit herabsetzen, dass die Wundheilung gestört wird.

Durchblutungen im Verband oder Rötungen oder Schwellungen der Operationsumgebung können beim ersten Erkennen mit einem Stift nachgezeichnet werden. Bei weiteren Kontrollen kann somit eine Veränderung sicher wahrgenommen werden.

Der erste Verbandwechsel wird in der Regel am zweiten postoperativen Tag von dem Operateur selbst vorgenommen. 48 Stunden nach einer Operation geht man davon aus, dass die Naht Erregern gegenüber undurchlässig ist. Alle weiteren Verbandwechsel werden von dem Operateur angeordnet. Der Verbandwechsel bei Primärnähten dient lediglich der Begutachtung des Wundgebiets und hat keinen therapeutischen Nutzen.

Die präoperative Rasur erleichtert den postoperativen Verbandwechsel, da der Verband nicht an Haaren festklebt und daher schmerzfreier entfernt werden kann.

Postoperative
Überwachung
Band 4, G 4.2

Infizierte
Wunden
Band 4, H 3.2

Verband-
wechsel
Band 4, H 5.3

4.10 Ausscheidungen

4.10.1 Urin

Wenn prä- oder intraoperativ kein Dauerkatheter gelegt wurde, ist darauf zu achten, dass innerhalb von sechs bis acht Stunden nach der Operation spontan Urin abgesetzt wird. Kann der Patient dies nicht, spricht man von einem postoperativen **Harnverhalt**. Ursache dafür ist meist eine reflektorische Miktionssperre, selten liegen prärenale Ursachen wie Hypovolumänie, ein (Blut-)Druckabfall oder renale Störungen, wie z. B. ein postoperatives Nierenversagen, vor.

Ausscheidung
Band 2, E 2

Meist wird der Gang zur Toilette nach einer Operation mit der ersten Mobilisation verbunden. Kann der Patient in der vorgegebenen Zeit kein Urin lassen, sollten zunächst sonstige Ursachen ausgeschlossen werden:

♦ Die Harnblase ist nicht gefüllt. Der Patient verspürt keinen Harndrang, eventuell ist die Blase nicht tastbar.

♦ Es liegen bekannte Veränderungen der ableitenden Harnwege vor, z. B. Prostatahypertrophie.

♦ Der Patient ist emotional/psychisch gehemmt, z. B. durch Scham, Druck.

Liegt eine dieser Ursachen vor, sind entsprechende Maßnahmen zu ergreifen, wie die Gabe von Flüssigkeit oder entsprechende Rahmenbedingungen, z. B. Wahren der Intimsphäre, Bereitstellen eines Sichtschutzes oder beruhigende Zusprache. Zusätzlich können die Miktion fördernde Maßnahmen – wie Laufenlassen von Wasser, Baden der Hände in lauwarmem Wasser – durchgeführt werden. Nutzt auch dies nichts, können auf ärztliche Anweisung Spasmolytika verabreicht werden. Führt auch dies in einem angemessenen Zeitraum nicht zum Erfolg, wird in der Regel ein Blasenkatheter gelegt.

> **Postoperatives Katheterisieren**
>
> In einigen Krankenhäusern wird bevorzugt, anstatt mehrmaligem Einmalkatheterisieren, gleich ein Dauerkatheter gelegt. Zwar wird beim Einmalkatheterisieren die Harnblase geleert, es ist aber nicht sichergestellt, dass die nächste Harnblasenentleerung ohne Probleme funktioniert. Ein weiteres Einmalkatheterisieren erhöht die Gefahr einer Harnblasenentzündung durch die erneute Manipulation und die Gefahr einer Keimverschleppung in die Harnblase. Außerdem kann das Einlegen des Katheters für den Patienten operations- und lagerungsabhängig immer mit Schmerzen verbunden sein. Das übliche Vorgehen in der Pflegeeinrichtung und hausinternen Richtlinien sollten beachtet werden.

Prostata-
hyperplasie
Band 3, E 1.5

Beispiel: Pflege bei Prostataoperationen

Beschwerden an der Prostata kommen bei über 50 % aller Männer über 60 Jahren vor. Die Haupterkrankung, die eine Operation erfordert, ist die Prostatahyperplasie, die sowohl benigne (gutartig) als auch maligne (bösartig) sein kann.

Endoskopisch kann eine transurethrale Resektion der Prostata (TUR-P) durchgeführt werden. Das Drüsengewebe wird durch die Harnröhre entfernt, die Kapsel bleibt erhalten.

Bei der offenen Operation unterscheidet man in die **Prostatektomie** (Entfernung der Prostata einschließlich der Kapsel) und die radikale Prostatektomie bei einem Karzinom (Entfernung der Prostata einschließlich der Kapsel, der Samenblase, der durch die Prostata verlaufenden Harnröhre und der regionalen Lymphknoten. Der Patient ist nach der Operation zeugungsunfähig.)

Zu den besonderen pflegerischen Maßnahmen gehört der Umgang mit dem Blasenkatheter, der meist mit deutlich mehr Flüssigkeit geblockt ist als üblich, ca. 30 – 40 ml. Es ist darauf zu achten, dass der Katheter nur minimal manipuliert wird. Wird ein Katheter versehentlich entfernt, darf – aufgrund der Verletzungsgefahr im Wundgebiet – ausschließlich der Arzt wieder einen neuen Katheter einführen. Rektale Manipulationen wie Temperaturmessung oder das Einführen von Suppositorien (Zäpfchen) sind vom Arzt anzuordnen.

Während der TUR-P wird ein dreilumiger Spülkatheter gelegt, der meist ein bis fünf Tage liegen bleibt. Alternativ kann die Blasenspülung auch in Kombination eines suprabubischen (durch die Bauchdecke) und eines transurethralen (durch die Harnröhre) Katheters stattfinden. Gespült wird mit physiologischen Kochsalz- bzw. Ringerlösungen. Je nachdem, wie hoch der Blutbestandteil des austretenden Blaseninhalts ist, wird die Spülung schneller oder langsamer gedreht.

Nach Entfernen des Katheters haben die Patienten oft noch mehrere Wochen Probleme bei der Blasenentleerung, die sich meist wieder zurückbilden. Beschwerden, die nach der Operation auftreten können, sind:

- Stressinkontinenz
- Harnabflussstörungen
- erhöhter Restharn
- Potenzstörungen

Wichtig ist hier eine optimale Beratung, Unterstützung und Versorgung des Patienten, die schon präoperativ beginnen sollte.

> Durch die Spülung läuft immer Flüssigkeit in den Urinbeutel ab, was nicht bedeutet, dass der Patient auch Urin ausscheidet. Um die Menge des ausgeschiedenen Urins und Bluts zu benennen, ist es wichtig, die Differenz zwischen Spül- und aufgefangener Flüssigkeit auszurechnen.

4.10.2 Stuhl

Wie bei der Harnblase kommt es auch bei dem Darm durch die Narkose zu einer vorübergehenden Atonie. Nach Ausleiten der Narkose nimmt der Verdauungstrakt jedoch schnell wieder seine Tätigkeit auf. Ein Stuhlverhalt ähnlich dem Harnblasenverhalt kommt postoperativ in der Regel nicht vor.

Ausnahmen gibt es bei den abdominellen Operationen. Dabei kommt es vorübergehend zu einer **Darmparalyse**. Aus Eigenschutz führt jede mechanische Manipulation der Darmschlingen zu dieser Lähmung, die meist am Operationstag wieder verschwindet. Darmgeräusche, Absetzen von Blähungen oder Stuhlgang sind die

Stuhlausscheidung
Band 2, J 1

Klistiere
Band 3, E 3.3

ersten Zeichen, dass der Darm seine Funktion wieder aufnimmt. Postoperativ ist daher auf diese Zeichen zu achten bzw. der Patient wird dazu befragt. Der erste Stuhlgang sollte spätestens am 3. postoperativen Tag abgesetzt werden. Geschieht dies nicht, kann mit entsprechender Kost, leichten Abführmitteln oder einem Klysma nachgeholfen werden.

Bei langen Operationen am Darm kann diese Paralyse jedoch auch über mehrere Tage andauern. Hier muss mit großer Vorsicht und streng nach Arztanordnung vorgegangen werden.

4.11   Ernährung

Prinzipiell gilt nach jeder Operation mit Vollnarkose, dass der Patient in den ersten vier bis sechs Stunden danach nüchtern gelassen wird. Für den Patienten besteht in dieser Zeit eine erhöhte Aspirationsgefahr, da durch die Narkose Übelkeit und eine Störung des Schluckreflexes hervorgerufen werden können. Außerdem kann die durch die Narkose verursachte Magen-Darm-Atonie in den ersten postoperativen Stunden verhindern, dass feste Nahrung weiter transportiert werden kann.

Bevor der Patient postoperativ Flüssigkeit und Nahrung erhält, muss sichergestellt sein, dass er wach und orientiert ist und keine Übelkeit oder Brechreiz verspürt. Bei der Auswahl der Getränke und Speisen ist darauf zu achten, dass sie die Magenschleimhaut nicht reizen und gut verträglich sind, z. B. Tee, Wasser, Zwieback, Knäckebrot.

> Bei Operationen am Magen-Darm-Trakt, besonders mit Anastomosen (Wiederverbinden eines Organs oder Organteilen) kann die Nahrungskarenz bis zu neun Tagen betragen (z. B. bei Resektion von Teilen des Darms oder des Magens).

Beispiel: Pflege bei Colonoperationen

Die Operation am Dickdarm kann unterschiedliche Ausmaße haben, von dem Entfernen von Polypen bis zur Entfernung des gesamten Colons. Die nachstehenden Ausführungen beziehen sich auf größere Operationen und stellen die Besonderheiten dar.

Um das Austreten von Stuhlbestandteilen während der Operation zu vermeiden, sollte der Darm präoperativ gereinigt werden, indem

- die Nahrungszufuhr schrittweise reduziert wird (Anordnung des Arztes, z. B. 2 – 3 Tage flüssige, ballaststoffarme Kost, gegebenenfalls parenterale Ernährung)
- der Darm gereinigt wird, z. B. durch eine orthograde Darmspülung.

Zu den speziellen postoperativen Maßnahmen gehören:

- Nahrungsaufbau: Dieser findet deutlich langsamer statt als bei anderen Operationen, da der Darm aufgrund der Manipulation während der Operation atonisch ist und die Anastomose bzw. der Anus praeter die ersten Tage nicht belastet werden soll. Eventuell muss zur Entlastung eine Magensonde gelegt werden. Meist wird nach ein bis zwei Tagen zunächst Flüssigkeit gegeben und nach zwei bis fünf Tagen die Ernährung langsam wieder aufgebaut.

- Abführende Maßnahmen: Werden nie vor dem 5. bis 8. postoperativen Tag getroffen, um die Darmnahtbelastung maximal herabzusetzen.
- Ernährungsberatung: Je nach Größe des entfernten Darmstücks ist auch die Verdauungsfunktion des Darms eingeschränkt. Der Patient braucht entsprechende Informationen über veränderte Stuhlentleerungsgewohnheiten, z. B. häufigere und weichere Stühle, eine Ernährungsumstellung (bei schwer verdaulichen Lebensmitteln kann es zu größeren Problemen wie z. B. Flatulenz = Blähungen oder extremem Völlegefühl kommen) und eventuell zum Umgang mit dem angelegten Anus praeter.
- Schmerzen: Ist der Patient durch den großen Bauchschnitt in seiner Bewegung stark eingeschränkt, sind alle Maßnahmen zu den postoperativen Prophylaxen durchzuführen. Der Patient kann angeleitet werden, leichten Druck auf die Bauchnaht auszuüben, z. B. durch Auflegen der Hände oder einer Bauchbinde. Beim Liegen kann die leichte Oberkörperhochlagerung und eine Knierolle die Spannung der Bauchdecke entlasten. Je nach Anordnung müssen entsprechende Medikamente wie Schmerzmittel oder Hustenblocker gegeben werden.

Wurde bei den Patienten eine Rektumsoperationen durchgeführt, ist besonders zu beachten:

- keine postoperativen Manipulationen wie das Einführen von Suppositorien oder rektale Temperaturmessung
- häufig kommt es zu länger anhaltenden Blasenentleerungsstörungen

Mögliche postoperative Komplikationen

Komplikation	Mögliche Ursache	Auftreten
Nachblutung	Gefäßeröffnung im Operationsgebiet	wenige Stunden nach der OP
Wundhämatom	Einblutung ins subkutane Gewebe	bis zum 2. postoperativen Tag
Wundinfektion	Keimverschleppung im Wundgebiet	bis zum 7. postoperativen Tag
Nahtinsuffizienz	Undichtigkeit bei Anastomosen, meist Darm	bis zum 10. postoperativen Tag
Platzbauch	Wundheilungsstörung	nach dem Entfernen von Fäden oder Klammern
Anurie	Reflektorische Miktionssperre	6–8 Stunden nach der OP
Pneumonie	durch Minderbelüftung bei schmerzbedingter flacher Atmung	bis zum 5. postoperativen Tag

Komplikation	Mögliche Ursache	Auftreten
Thrombose	verminderter Rückfluss durch Immobilität	bis zum 5. postoperativen Tag
Parotitis	Reduzierter Speichelfluss durch Nahrungskarenz	bis zum 7. postoperativen Tag
Postoperative Psychose	Narkosenachwirkung	bis zum 3. postoperativen Tag
Erbrechen	postoperative Übelkeit	wenige Stunden nach der OP
Dekubitus	Immobilität	Tage bis Wochen nach der OP
Stressulkus	erhöhter Salzsäuregehalt im Magen bei verminderter Schutzfunktion	bis zum postoperativen Kostaufbau
Singultus (Schluckauf)	Irritation der Nervus phrenici	ab dem 2. postoperativen Tag

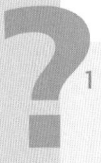

1 Welche Informationen müssen Sie bei der Übernahme eines Patienten aus dem Operationssaal erhalten? Wie sollte der Zustand des Patienten/der Patientin sein?

2 Zählen Sie die Komplikationen der frühen postoperativen Phase auf und erstellen Sie ein Mind-map.

3 Erläutern Sie den Begriff „Resorptionsfieber".

4 Erläutern Sie den Begriff „Durchgangssyndrom", dessen Ursachen, Symptome und die zu ergreifenden Maßnahmen.

5 Welche nicht-medikamentösen Maßnahmen zur postoperativen Schmerzreduktion kennen Sie?

6 Nennen Sie jeweils ein Anwendungsbeispiel für eine offene, eine geschlossene, eine T-, eine Saug- und eine Spül-Saug-Drainage.

7 Welche Ursache kann eine postoperative Anurie haben? Welche Maßnahmen sind jeweils zu ergreifen?

8 Nennen Sie die Symptome des Mammakarzinoms.

9 Nennen Sie Komplikationen nach einer Mammaablatio und Maßnahmen, die diese verhindern können.

1 Entwerfen Sie einen Standard zur postoperativen Pflege einer bestimmten Operation, z. B. Tonsillektomie, Hallux valgus oder Hernie.

2 Entwerfen Sie einen postoperativen Überwachungsbogen.

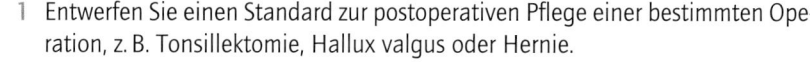
Bühren, Volker/Trentz, Otmar. Checkliste Traumatologie, Thieme Verlag, Stuttgart 2005

Janneck, Claus: Kinderchirurgie für Pflegeberufe. Thieme Verlag, Stuttgart 1997

Schärli, Alois F.: Kinderchirurg. Lehrbuch für Krankenschwestern. Huber Verlag, Bern 1998

5 Mobilisation

Frau Hanna Lohnes wurde mit Gallenkoliken in die Klinik eingewiesen. Heute sollte sie eine endoskopische Cholezytektomie (Entfernung der Gallenblase) erhalten. Aufgrund starker Verwachsungen musste der endoskopische Eingriff jedoch abgebrochen und stattdessen ein viszeralchirurgischer Eingriff durchgeführt werden.

Olga, die für die Betreuung von Frau Lohnes zuständig ist, hat sie in Begleitung des Praxisanleiters Rainer Faes aus dem Aufwachraum abgeholt. Seitdem sind drei Stunden vergangen. Frau Lohnes ist immer noch recht schläfrig. Ihre Vitalwerte liegen im Normbereich, bis auf den Blutdruck, der sich im unteren Grenzbereich befindet. Anhand der Anamnese kann Olga erkennen, dass Frau Lohnes an einer Hypotonie leidet. Schmerzen hat sie aufgrund der Schmerzmittel in der Infusion keine. Auch die Menge der im Redon und die in der T-Drainage geförderten Flüssigkeit entspricht der Norm.

Frau Lohnes äußert bei der nächsten postoperativen Kontrolle, dass sie einen starken Harndrang verspürt. Sie erklärt Olga, dass sie gar nicht mit einer Bettpfanne zu kommen braucht, da sie darauf keinen Tropfen Urin lassen könne. Sie habe das schon bei zwei früheren Operationen erlebt. Rainer Faes entscheidet, dass Frau Lohnes auf den Nachtstuhl mobilisiert werden kann und dass Olga diese Mobilisation durchführen soll.

Als Frau Lohnes auf dem Nachtstuhl sitzt, wird sie sehr blass und schweißig und meint: „Mir wird plötzlich so übel!"

1 Finden Sie es richtig, dass Olga Frau Lohnes alleine mobilisiert?

2 Welche Vorbereitungen würden Sie vor der Mobilisation von Frau Lohnes treffen? Was würden Sie bei der Mobilisation speziell beachten?

3 Wurden Sie schon einmal operiert? Berichten Sie Ihren Mitschülerinnen und Mitschülern über Ihre Erfahrung der postoperativen Mobilisation.

4 Wie sollte sich Olga nun verhalten?

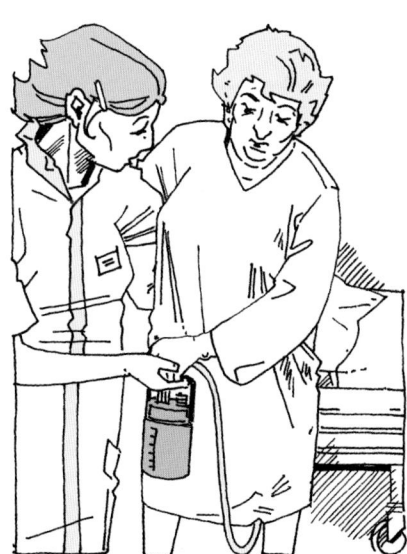

Vier bis sechs Stunden nach der Übernahme aus der Operationsabteilung oder dem Aufwachraum sollte der Patient – wenn es die Art der Operation zulässt – frühmobilisiert werden. Ziel dabei ist, möglichen Komplikationen vorzubeugen, wie Pneumonie, Thrombose, Dekubitus oder Kontrakturen. Der Patient soll seine eigenständige Mobilität so schnell wie möglich nach der Operation wiedererlangen.

Prophylaxen
Band 2, K 1

5.1 Vorbereitung der Mobilisation

Die erste Mobilisation wird oft mit dem ersten postoperativen Wasserlassen verknüpft und sollte wie folgt organisiert werden:

♦ Information des Patienten

♦ Überprüfung der Schmerzsituation des Patienten, eventuell Schmerzmittelgabe

♦ Überprüfung der Kreislaufsituation des Patienten. Wenn diese instabil ist, sollte die Mobilisation sehr vorsichtig angegangen und eventuell nur teilweise durchgeführt werden, z. B. nur an den Bettrand.

♦ Bereitstellen der benötigten Materialien, wie Nachtstuhl, Waschschüssel, Stuhl usw. Sicherstellen, dass die Toilette frei ist.

♦ Alle Zu- und Ableitungen werden gesichert, so dass sie nicht versehentlich herausgezogen werden können, noch bei der Mobilisation ständig umgehängt werden müssen.

5.2 Durchführung der Mobilisation

Schrittweise Mobilisation des Patienten

♦ Aufsetzen im Bett

♦ Sitzen am Bettrand, mit den Beinen baumeln, Füße kreisen lassen

♦ Stehen und Gehen

♦ Benutzung der Toilette bzw. Nachtstuhl, Hände, Gesicht waschen lassen, eventuell kurzes Sitzen auf einem Stuhl

♦ Richten des Betts

♦ Zurückgehen zum Bett, Sitzen am Bettrand, ins Bett legen

♦ Alle Zu- und Ableitungen wieder am Bett anbringen

♦ Überwachung der Kreislauf- und Schmerzsituation des Patienten

♦ Entsorgung der benötigten Materialien

♦ Dokumentation

Bei allen Schritten der Mobilisation ist stets zu beachten, dass sie jederzeit abgebrochen werden kann, z. B. wenn es zu einem Blutdruckabfall käme oder starke Schmerzen auftreten würden. Bei dem Bewegungsablauf der Mobilisation muss darauf geachtet werden, dass das Wundgebiet geschont wird, d. h. nicht überdehnt oder übermäßig belastet wird.

Bei allen Patienten, die nicht mobilisiert werden dürfen, ist gemeinsam mit der Physiotherapie ein angepasstes Trainingsprogramm durchzuführen. Die Pflegenden sollten den Patienten mehrmals am Tag zur Durchführung dieser Übungen anhalten und ihn dabei unterstützen.

Die Frühmobilisation kann für die weitere Mobilisation des Patienten von entscheidender Bedeutung sein. Durch eine gelungene, schmerzfreie Mobilisation gewinnt der Patient schon kurze Zeit nach der Operation schnell wieder an Selbstvertrauen. Die Ängste, die er präoperativ hatte, lösen sich und er merkt, dass die Bewegung weder sehr schmerzhaft noch stark eingeschränkt ist. Dadurch mobilisiert er sich selbst häufiger und reduziert damit die Gefahr der allgemeinen postoperativen Komplikationen.

Beispiel: Spezielle Pflege nach einer Totalendoprothese der Hüfte (TEP)

Bei dieser Operation werden beide Teile (Pfanne und Kopf) des Hüftgelenks ersetzt. Wird nur der Kopf des Gelenks ersetzt, spricht man von einer Hemiendoprothese (HEP).

Die Hüft-TEP findet Anwendung bei Schenkelhalsfrakturen bei älteren Menschen. Die Schenkelhalsfraktur ist eine der häufigsten zu behandelnden Sturzverletzungen, die mithilfe geeigneter Präventionsmaßnahmen vermieden werden könnten.

Sturz-
prophylaxe
Sturzhose
Band 3, K

Frauen sind aufgrund einer Osteoporose (Knochenschwund) und des insgesamt höheren Alters öfter betroffen als Männer.

Die Schenkelhalsfraktur ist meist sofort nach dem Sturz auf die Hüfte zu erkennen: Der Gestürzte klagt über Schmerzen, das betroffene Bein ist verkürzt und nach außen rotiert (gedreht). Eine sofortige Operation ist notwendig, da aufgrund der nun folgenden Immobilität lebensbedrohliche Komplikationen wie Pneumonie, Thrombose oder Dekubitus entstehen können.

Alternativ zur TEP kann besonders bei jüngeren Patienten eine Hüftkopf erhaltende Osteosynthese durchgeführt werden. Hier wird die Fraktur mit z. B. Schrauben fixiert, das Gelenk über Wochen ruhig gestellt und somit der eigene Knochen erhalten.

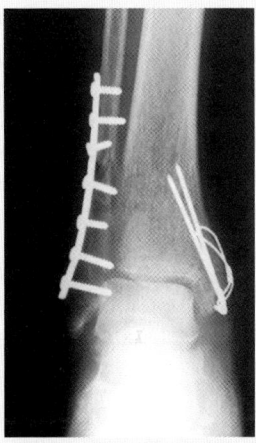

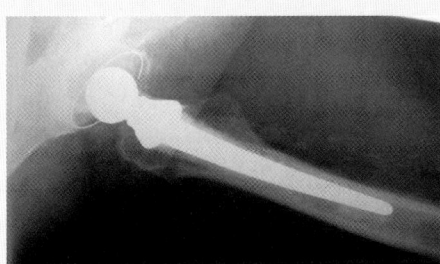

Totalendoprothese *Osteosynthese*

Bei der TEP unterscheidet man in die technisch aufwändigere, dafür fester sitzende und einfacher zu wechselnde selbsthaftende Variante und die zementierte, die technisch entsprechend einfacher, aber später problematischer zu wechseln ist. Beide Varianten halten ca. 10–15 Jahre und sind schon am ersten postoperativen Tag belastbar. Präoperativ sind die allgemeinen Maßnahmen zu treffen. Besonders beachtet werden sollte die psychische Betreuung des Patienten. Bei der postoperativen Pflege sollte besonders berücksichtigt werden:

- Wegen der bestehenden Luxationsgefahr sollte das Bein in den ersten Tagen nicht nach außen rotiert und die Hüfte nicht über 45° abgeknickt werden. Entsprechend sollte eine Lagerung auf einer flachen Schaumstoffschiene stattfinden, die eine leichte Abduktion (Abspreizung) sicherstellt. Eine Seitenlagerung sollte nur auf die nicht betroffene Seite, unter Berücksichtigung der oben genannten Kriterien vorgenommen werden.

- Überkreuzen der Beine sowohl im Sitzen wie auch im Liegen ist ebenso untersagt wie längeres Sitzen. Besonders zu Beginn sollte der Patient erhöhte Sitzpositionen bevorzugen, z. B. Barhocker oder Toilettenaufsatzring.

Die meisten Menschen sind bei der ersten postoperativen Mobilisation nach der Hüftoperation sehr ängstlich. Zum einen aufgrund des erst kürzlich vorangegangenen Sturzgeschehens, zum anderen, da noch kein Vertrauen in die TEP besteht. Die erste Mobilisation findet am ersten postoperativen Tag mit zwei Personen, idealerweise mit einem Physiotherapeuten statt. Der Patient wird über die nicht betroffene Seite mobilisiert. Eine Person bietet dem Patienten Halt, die andere Pflegende führt das operierte Bein entsprechend der Luxationsprophylaxe aus dem Bett.

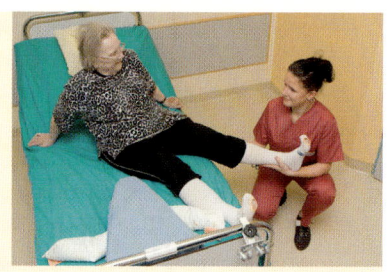

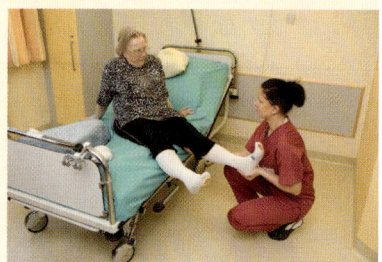

Der Patient sollte in den nächsten Wochen beim Gehen entsprechende Gehhilfen benutzen. Die Auswahl der Gehhilfe wird gemeinsam mit dem Patienten getroffen und deren Benutzung entsprechend eingeübt. Da bei den meisten Patienten ein Sturz zu der Fraktur geführt hat, sollte eine ausführliche Beratung bezüglich der Sturzprophylaxe stattfinden. Die meisten Patienten werden direkt nach dem Krankenhaus in eine Rehabilitationsklinik verlegt.

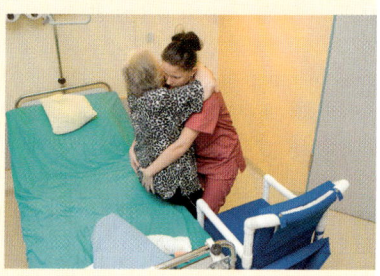

Mobilisationsablauf bei einer TEP

?

1 Welche Ziele verfolgt die postoperative Frühmobilisation?

2 Wann ist eine Mobilisation abzubrechen?

3 In welchen Schritten erfolgt die Mobilisation?

4 Nennen Sie die Vor- und Nachteile einer TEP gegenüber einer Osteosynthese.

5 Was ist bei der postoperativen Lagerung und Mobilisation eines Patienten nach TEP zu beachten?

1 Üben Sie die Mobilisation, z.B. mit und an Mitschülerinnen und Mitschülern, indem Sie ihnen vermeintliche Ableitungen ankleben.

2 Befragen Sie jeweils einen Patienten mit einem Eingriff an der unteren Extremität, nach einer Bauchoperation und nach einer Operation an den oberen Extremitäten, wie sie die Mobilisation erlebt haben.

Janneck, Claus: Kinderchirurgie für Pflegeberufe. Thieme Verlag, Stuttgart 1997

Paetz, Burkhard / Benzinger-König, Brigitte: Chirurgie für Pflegeberufe. Thieme Verlag, Stuttgart 2004

6   Transplantationen

Die dreieinhalbjährige Marie Stöcker leidet an einer akuten lymphoblastischen Leukämie. Eine sehr aggressive Chemotherapie zeigte keinen Erfolg. Vor einem Monat hat ihr behandelnder Arzt zu einer Knochenmarktransplantation geraten. Marie hat großes Glück, denn es wurde schnell ein passender Spender für sie aus der Spenderdatei gefunden.

Marie liegt nun zur Transplantationsvorbereitung auf der onkologischen Kinderstation. Sie erhält hoch dosierte Chemotherapeutika, die ihr noch vorhandenes, erkranktes Knochenmark vollständig zerstören sollen. Da ihre Immunabwehr somit nicht mehr funktioniert, liegt sie in einem Isolierzimmer.

Als Pia am Morgen vor dem Eingriffstag zum Temperaturmessen ins Zimmer kommt, wirkt die Mutter sehr nervös. Marie hat 38,5 °C Temperatur. Die Mutter macht sich nun große Sorgen, ob die Transplantation am nächsten Tag stattfinden kann.

Da Pia diese Frage nicht beantworten kann, bittet sie Praxisanleiterin Susanne Starnke, ein Gespräch mit Maries Mutter zu führen.

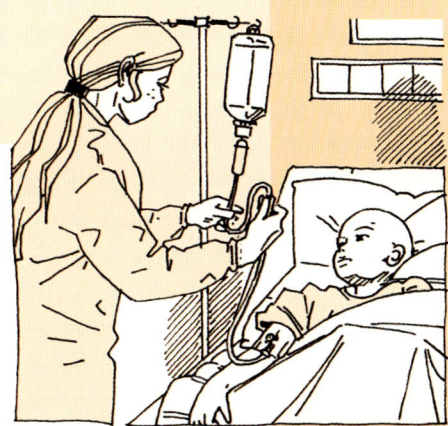

1   Welche Maßnahmen kennen Sie, die bei einer Patientenisolation wichtig sind?

2   Diskutieren Sie die Konsequenzen, wenn sich Organspender und -empfänger kennen lernen.

3   Welche Organe kennen Sie, die sich zu einer Transplantation eignen?

Transplantation bezeichnet die Verpflanzung oder Übertragung von lebendem Gewebe oder Organen innerhalb eines Organismus oder von einem auf einen anderen Organismus.

Implantation bezeichnet die Einpflanzung oder das Einbringen von künstlichen Fremdstoffen in einen Organismus, z. B. einen Herzschrittmacher.

Replantation bezeichnet die Wiederanpflanzung bzw. das Wiederanfügen von abgetrennten Gliedmaßen an die ursprüngliche Stelle.

Plastik (griech.): Formen, Gestalten; Umformen, Neugestalten oder Wiederherstellen von Körpergewebe.

Um eine Transplantation durchführen zu können, bedarf es eines Spenders und eines Empfängers. Aufgrund der immunologischen Abstoßungsreaktionen ist es ideal, wenn das Gewebe des Spenders mit dem des Empfängers 100%ig übereinstimmt. Das trifft nur zu, wenn es sich um Verpflanzungen von körpereigenem Gewebe handelt oder um Gewebe von eineiigen Zwillingen. Bei einer Transplantation von einem Menschen zum anderen besteht die Gefahr der Abstoßung, da der Abwehrmechanismus des Empfängers die Zellen nicht als körpereigene toleriert.

6.1 Autogene Transplantation

Bei der autogenen Transplantation werden körpereigene Zellen von einem Ort des Körpers zum anderen verpflanzt. Dabei handelt es sich um plastische Chirurgie. Die wohl am häufigsten vorkommende autogene Transplantation ist die der Haut, z. B. bei Brandwunden, bösartigen Hauttumoren oder chronischen Wunden.

Gewebe zur autogenen Transplantation

Gewebsart	Transplantationsgrund	Entnahmestelle
Haut	Versorgung von Weichteildefekten	Oberschenkelaußenseite, Rücken
Fett	Erreichung eines Schönheitsideal	Bauch
Faszie	Behebung von Bruchlücken, Band- oder Sehnendefekten	Fascia lata (Oberschenkelfaszie)
Kutis	zur Unterfütterung oder Verstärkung	Leiste
Knorpel	Ohr- oder Nasenrekonstruktion	Alaknorpel
Nerven	zur Rekonstruktion von Nervenläsionen	Nervus suralis, Nervus saphenus, Nervus cutanaeus antebrachii
Muskel	schwere Weichteilverletzung	alle großen Muskeln, z. B. Gesäß, Brust, Bauch
Knochen	Unterkieferrekonstruktion	Beckenkamm, Fibula

Haut
Band 2, D 1.1

Bis zur Vollhaut ist eine freie Transplantation möglich. Bei der Transplantation von Muskelgewebe muss stets ein Blutgefäßanschluss in Form einer Lappenplastik bzw. gestielt berücksichtigt werden.

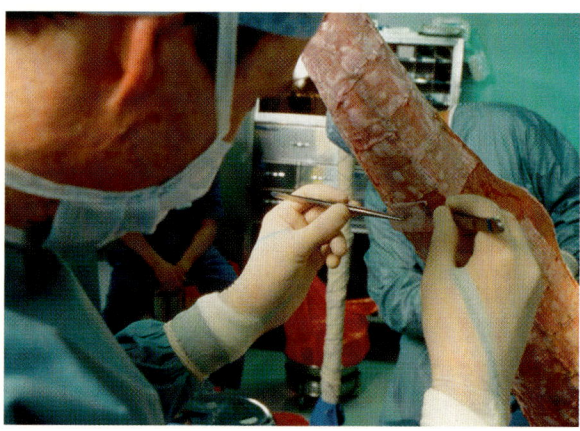

Hauttransplantation

Der Untergrund, auf den die Haut transplantiert werden soll, muss gut durchblutet und ohne sichtbare Infektion sein.

Je nach Art und Größe des Lappens sollte nach der Operation der Hautdefekt vollkommen verschlossen sein. Als postoperative Komplikationen können Hämatome oder Gefäßthrombosen im Wundgebiet entstehen. Ebenso kann es zu einer Lösung des Lappens oder zu einer Infektion kommen.

Bei der freien Transplantation wird Haut an einer entsprechenden Körperstelle entnommen und auf die Wunde gelegt. Sie kann dabei die Wunde insgesamt abdecken, in mehrere Stücke geteilt oder als Meshcraft aufbereitet werden.

Der Operateur sollte dabei berücksichtigen, dass auch hier der Wundgrund sauber und gut durchblutet ist und dass die transplantierte Haut von ihrer Struktur zur Umgebungshaut der Transplantationsstelle passt.

Bei jeder freien Transplantation ist ein Verband anzulegen, der ein Verrutschen des transplantierten Gewebes nicht zulässt, aber auch einen nicht zu hohen Druck auf die Wunde ausübt, damit eine gute Durchblutung gewährleistet wird. Die Verbände – besonders bei der Meshcraft- oder der Reverdin-Plastik – sollten mindestens fünf Tage postoperativ belassen werden, damit die Haut ausreichend Zeit hat anzuwachsen und nicht mit dem Verband versehentlich entfernt wird.

Bei der Versorgung des Patienten ist die Wunde, die durch die Entnahme des Transplantats entstanden ist, ebenfalls zu versorgen. Da die meisten Patienten über starke Schmerzen an dieser Stelle klagen, ist für eine adäquate Schmerztherapie zu sorgen.

Wundversorgung Band 4, H 8

6.2 Allogene Transplantation

Bei der allogenen Transplantation sind Spender und Empfänger nicht die gleiche Person. Immer wieder wird diskutiert, unter welchen Umständen diese Transplantationen ethisch vertretbar sind. Obwohl es in Deutschland eine klare Vorgabe durch das Transplantationsgesetz gibt, hört man von Zwischenfällen.

Transplantationsgesetz (TPG) § 2 und § 3

§ 2 Aufklärung der Bevölkerung, Erklärung zur Organspende, Organspenderegister, Organspendeausweise

(1) Die nach Landesrecht zuständigen Stellen, die Bundesbehörden im Rahmen ihrer Zuständigkeit, insbesondere die Bundeszentrale für gesundheitliche Aufklärung, sowie die Krankenkassen sollen auf der Grundlage dieses Gesetzes die Bevölkerung über die Möglichkeiten der Organspende, die Voraussetzungen der Organentnahme und die Bedeutung der Organübertragung aufklären. Sie sollen auch Ausweise für die Erklärung zur Organspende (Organspendeausweise) zusammen mit geeigneten Aufklärungsunterlagen bereithalten. Die Krankenkassen und die privaten Krankenversicherungsunternehmen stellen diese Unterlagen in regelmäßigen Abständen ihren Versicherten, die das sechzehnte Lebensjahr vollendet haben, zur Verfügung mit der Bitte, eine Erklärung zur Organspende abzugeben.

(2) Wer eine Erklärung zur Organspende abgibt, kann in eine Organentnahme nach § 3 einwilligen, ihr widersprechen oder die Entscheidung einer namentlich benannten Person seines Vertrauens übertragen (Erklärung zur Organspende). Die Erklärung kann auf bestimmte Organe beschränkt werden. Die Einwilligung und die Übertragung der Entscheidung können vom vollendeten sechzehnten, der Widerspruch kann vom vollendeten vierzehnten Lebensjahr an erklärt werden.

(3) Das Bundesministerium für Gesundheit kann durch Rechtsverordnung mit Zustimmung des Bundesrates einer Stelle die Aufgabe übertragen, die Erklärungen zur Organspende auf Wunsch der Erklärenden zu speichern und darüber berechtigten Personen Auskunft zu erteilen (Organspenderegister). Die gespeicherten personenbezogenen Daten dürfen nur zum Zwecke der Feststellung verwendet werden, ob bei demjenigen, der die Erklärung abgegeben hat, eine Organentnahme nach § 3 oder § 4 zulässig ist. Die Rechtsverordnung regelt insbesondere

1. die für die Entgegennahme einer Erklärung zur Organspende oder für deren Änderung zuständigen öffentlichen Stellen (Anlaufstellen), die Verwendung eines Vordrucks, die Art der darauf anzugebenden Daten und die Prüfung der Identität des Erklärenden,

2. die Übermittlung der Erklärung durch die Anlaufstellen an das Organspenderegister sowie die Speicherung der Erklärung und der darin enthaltenen Daten bei den Anlaufstellen und dem Register,

3. die Aufzeichnung aller Abrufe im automatisierten Verfahren nach § 10 des Bundesdatenschutzgesetzes sowie der sonstigen Auskünfte aus dem Organspenderegister zum Zwecke der Prüfung der Zulässigkeit der Anfragen und Auskünfte,

4. die Speicherung der Personendaten der nach Absatz 4 Satz 1 auskunftsberechtigen Ärzte bei dem Register sowie die Vergabe, Speicherung und Zusammensetzung der Codenummern für ihre Auskunftsberechtigung,

5. die Löschung der gespeicherten Daten und

6. die Finanzierung des Organspenderegisters.

(4) Die Auskunft aus dem Organspenderegister darf ausschließlich an den Erklärenden sowie an einen von einem Krankenhaus dem Register als Auskunft berechtigt benannten Arzt erteilt werden, der weder an der Entnahme noch an der Übertragung der Organe des möglichen Organspenders beteiligt ist und auch nicht Weisungen eines Arztes untersteht, der an diesen Maßnahmen beteiligt ist. Die Anfrage darf erst nach der Feststellung des Todes gemäß § 3 Abs. 1 Nr. 2 erfolgen. Die Auskunft darf nur an den Arzt weitergegeben werden, der die Organentnahme vornehmen soll, und an die Person, die nach § 3 Abs. 3 Satz 1 über die beabsichtigte oder nach § 4 über eine in Frage kommende Organentnahme zu unterrichten ist.

(5) Das Bundesministerium für Gesundheit kann durch allgemeine Verwaltungsvorschrift mit Zustimmung des Bundesrates ein Muster für einen Organspendeausweis festlegen und im Bundesanzeiger bekanntmachen.

§

§ 3 Organentnahme mit Einwilligung des Organspenders

(1) Die Entnahme von Organen ist, soweit in § 4 nichts Abweichendes bestimmt ist, nur zulässig, wenn

1. der Organspender in die Entnahme eingewilligt hatte,

2. der Tod des Organspenders nach Regeln, die dem Stand der Erkenntnisse der medizinischen Wissenschaft entsprechen, festgestellt ist und

3. der Eingriff durch einen Arzt vorgenommen wird.

(2) Die Entnahme von Organen ist unzulässig, wenn

1. die Person, deren Tod festgestellt ist, der Organentnahme widersprochen hatte,

2. nicht vor der Entnahme bei dem Organspender der endgültige, nicht behebbare Ausfall der Gesamtfunktion des Großhirns, des Kleinhirns und des Hirnstamms nach Verfahrensregeln, die dem Stand der Erkenntnisse der medizinischen Wissenschaft entsprechen, festgestellt ist.

(3) Der Arzt hat den nächsten Angehörigen des Organspenders über die beabsichtigte Organentnahme zu unterrichten. Er hat Ablauf und Umfang der Organentnahme aufzuzeichnen. Der nächste Angehörige hat das Recht auf Einsichtnahme. Er kann eine Person seines Vertrauens hinzuziehen.

Frische Leichenteile weltweit

Von Martina Keller[1]

Herzklappen, Knochen, Sehnen – das Geschäft mit menschlichem Gewebe floriert. Kriminelle Methoden versprechen satte Gewinne. Ein Gesetz soll für Transparenz und Ethik beim Körperrecycling sorgen.

…die Verwertung einer Leiche ist längst nicht selbstverständlich. Zu widersprüchlich sind die Interessen und Werte, die miteinander in Einklang zu bringen sind. Die Medizin reklamiert Rohstoffe für eine stetig wachsende Zahl therapeutischer Anwendungen. Kulturelle und religiöse Traditionen verlangen hingegen den achtsamen Umgang mit der Leiche, und die meisten Bürger wollen bislang einfach nur in Frieden begraben werden. »Das Sterben und der Tod gehören einer anderen Ordnung an, jenseits von Verwertung und Nutzen«, sagt die Essener Soziologin Erika Feyerabend, die sich seit Jahrzehnten mit biomedizinischen Fragen beschäftigt. …

Organhandel

Nur selten ist der Spender eine noch lebende Person. In der Regel kommen Menschen nach schweren Unfällen mit Beteiligung des Kopfs und irreversiblen Gehirnschäden als Organspender infrage, wenn ein Organspendeausweis vorliegt oder die Angehörigen einer Organentnahme zustimmen.

Eine Ausnahme davon bilden die Spenden nachwachsender Zellen wie Blut oder Knochenmark. Auch eine Niere kann als Lebendspende transplantiert werden. Es wird vom Transplantationszentrum geprüft, ob diese Spende unentgeltlich und aus freien Stücken stattfindet. Außerdem muss die zweite Niere des Spenders einwandfrei funktionieren.

Häufiger jedoch ist die Transplantation von Organen von Verstorbenen. Grundsätzlich können das Herz, die Lungen, die Leber, die Nieren, die Bauchspeicheldrüse und die Hornhäute der Augen entnommen und einem anderen Menschen verpflanzt werden.

---

1 Ausschnitt aus DIE ZEIT, 15.02.2007/ 08

Dabei sind einige Kriterien zu beachten:

◆ Die Zustimmung oder Ablehnung des Verstorbenen zu Lebzeiten zu einer Organspende (Organspendeausweise vorhanden?).

◆ Liegt keine Äußerung vor, entscheiden die nächsten Angehörigen. Sie müssen den mutmaßlichen Willen beachten.

◆ Vor jeder Organentnahme muss der Hirntod sicher durch zwei unabhängige Ärzte festgestellt werden.

◆ Verschiedene Tests müssen durchgeführt werden, z. B. zwei EEG (elektronisches Enzephalogramm) im Abstand von einigen Tagen (dient der Feststellung des Hirntodes); Gewebetypisierung usw.

◆ Der Spender darf an keinen ansteckenden Krankheiten leiden, die Organe müssen gesund sein.

Transplantation Old-to-old

1999 hat Eurotransplant das Senior Programm (ESP) gestartet, auch „Old-to-old-Programm", genannt, das in der Bevölkerung noch wenig bekannt ist. Ziel dieses Programms ist es, den Mangel an Spenderorganen, besonders Nieren für Menschen über 65 Jahren, entgegen zu wirken. Schon heute ist jeder 5. potenzielle Spender über 65 Jahre alt. Auch die Zahl der Empfänger über 65 Jahre steigt. Ältere Menschen haben eine deutlich geringere Chance, die Wartezeit auf eine passende Niere mithilfe der Dialyse zu überleben. Da die Nieren theoretisch eine deutlich längere Lebensdauer als der restliche Körper besitzen, ist man davon ausgegangen, dass eine Transplantation von älteren Menschen an ältere Menschen erfolgreich verläuft. Voraussetzung für die Teilnahme an diesem Programm ist, dass sowohl Spender als auch Empfänger über 65 Jahre alt sind.

Organspende in Österreich

In Österreich besagt ein Gesetz, dass jeder Mensch nach seinem Tod ein potenzieller Organspender ist, es sei denn, er hat sich zu Lebzeiten dagegen entschieden und dies schriftlich dokumentiert. Dies gilt auch für Nicht-Österreicher, die sich dort aufhalten. Diese Regelung gilt auch in anderen europäischen Ländern.

Deutschlandweit gibt es 40 Transplantationszentren, die mit den europäischen Zentrum Eurotransplant zusammenarbeiten. Alle potenziellen Empfänger sind dort gemeldet. Jedes Krankenhaus ist dazu verpflichtet, potenzielle Spender zu melden. Das Transplantationszentrum überprüft nun, ob der Spender nutzbar ist und bei welchem Empfänger die maximale Übereinstimmung vorhanden ist. Diese werden informiert und für die Transplantation vorbereitet.

Die schwerste postoperative Komplikation nach einer allogenen Transplantation ist die Abstoßungsreaktion. Um diese zu unterdrücken, muss der Empfänger meist ein Leben lang Immunsupressiva nehmen.

Beispiel: Postoperative Pflege nach koronarer Bypassoperation

Die koronare Bypass-Operation wird bei Patienten durchgeführt, deren Blutversorgung des Herzens auf Dauer nicht mehr gewährleistet ist und wenn alternative Behandlungsmöglichkeiten wie die PTCA = perkutane transluminale Koronangioplastie (Ballondilatation einer verengten Koronararterie) ausgeschöpft sind.

Kardiologische Untersuchungen
Band 4, A 4.3

Die Anzahl der Bypässe richtet sich nach dem jeweiligen Schweregrad der koronaren Verengung.

Der Bypass stellt eine Umgehung der physiologischen Blutgefäße dar. Er besteht meist aus körpereigenen Gefäßen, die während der Operation an anderen Körperstellen entnommen wurden. Am häufigsten wird die Vena saphena magna verwandt. Nach neuesten Erkenntnissen ist die Transplantation von Arterien (z. B. der Arteria mammaria an der Innenseite des Brustkorbs) noch erfolgsversprechender. Künstliche Gefäße haben sich nicht bewährt, da sich dort schneller Ablagerungen bilden und diese sich somit früher verschließen.

Herz
Band 2, H 1

Obwohl auch hier die ersten Erfolge der minimalinvasiven Operation schon zu verzeichnen sind, findet die gängige Bypassoperation meist am offenen Brustkorb statt. Da das Herz intraoperativ nicht schlagen darf, kommt eine Herz-Lungenmaschine zum Einsatz. Nach Einsetzen des Bypasses wird das Herz mittels eines Elektroschocks wieder zum Schlagen gebracht und der Brustkorb verschlossen.

Wundverschlüsse
Band 4, H 4.3.2

In den ersten zwei bis drei postoperativen Tagen bleibt der Patient auf der Intensivstation. Nach der langen Operation ist eine intensive Überwachung notwendig, um auf eine mögliche Komplikation sofort reagieren zu können. Zu diesen Komplikationen gehören:

- Undichtigkeiten an der Nahtstelle des Bypasses, die die Pumpleistung des Herzens einschränkt. Eine Notfalloperation ist dann unumgänglich.
- Insuffizienz des Herzens durch die lange Operation
- Ablösen von Ablagerungen der Arterien, die als Embolie andere Gefäße verstopfen, z. B. in Form einer Lungen- oder Hirnembolie
- durch die Manipulation kann eine Reizung des Herzbeutels zu einer Entzündung führen (Perikarditis)

Die Patienten benötigen bei einen so großen Operationsgebiet eine adäquate Schmerztherapie. Schon auf der Intensivstation wird mit leichter Physiotherapie begonnen, die während des gesamten Krankenhausaufenthalts und der anschließenden Rehabilitation fortgesetzt wird. Der Patient braucht meist mehrere Wochen bis Monate, bis er seine frühere Leistungsfähigkeit wieder erreicht hat. Viele Patienten klagen über depressive Verstimmungen und Konzentrationsschwächen, deren Ursachen bisher noch nicht erforscht wurden. Sie können jedoch mit Gesprächstherapie und Training wieder behoben werden.

Auch Wundinfektionen können auftreten. Eine gute Versorgung und Kontrolle von beiden Wundgebieten (Naht am Herzen und an der Gefäßentnahmestelle) ist deshalb wichtig. Da diese Art der Herzerkrankung bei den meisten Patienten von verschiedenen Risikofaktoren unterstützt wurde, sind eine Beratung und meist auch eine Veränderung der Lebensgewohnheiten für den anhaltenden Erfolg der Operation notwendig.

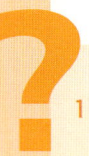

1 Definieren Sie die Begriffe Transplantation, Implantation, Replantation und Plastik.

2 Welche Arten der Hauttransplantation gibt es?

3 Wann dürfen einem Verstorbenen Organe entnommen werden?

4 Mit welcher Komplikation muss bei einer allogenen Transplantation gerechnet werden und wie kann man sie vermeiden?

5 Nennen Sie die häufigsten Komplikationen nach einer Bypassoperation.

1 Diskutieren Sie das deutsche und das österreichische Transplantationsgesetz.

2 Diskutieren Sie mit Ihrer Familie oder Freunden, welche Kriterien bei der Auswahl eines Krankenhauses wichtig wären, wenn eine Operation bevorstünde.

Paetz, Burkhard / Benzinger-König, Brigitte: Chirurgie für Pflegeberufe. Thieme Verlag, Stuttgart 2004

Schumpelick, Volker / Bleese, Niels M. / Mommsen, Ulrich: Chirurgie, Thieme Verlag, Stuttgart, 2., unveränderte Auflage 2000

www.dso.de – Internetseite der Deutschen Stiftung Organtransplantation

Zugepflastert!
Wunden versorgen

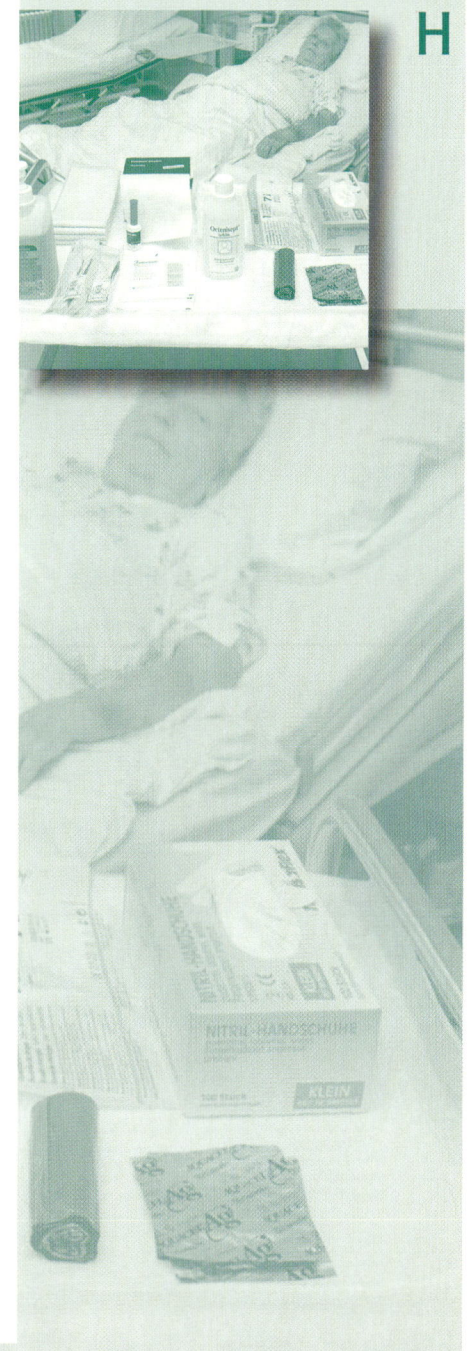

H

Der nächste praktische Einsatz führt Pia und Tim im Klinikum Gutleben auf eine septisch chirurgische Station. In einer Schulpause unterhalten sich beide über die pflegerischen Tätigkeiten, die sie dort erwarten. „Ich habe schon ein wenig Zweifel, ob ich das alles so gut aushalten kann. Mit den Wunden und den täglichen Verbänden meine ich. Hoffentlich wird mir da nicht gleich beim ersten Mal schlecht", sagt Pia mit ernstem Blick. „Und manchmal kann es sicher unangenehm riechen in den Zimmern", ergänzt sie. „Ich weiß, was du meinst. Ich habe auch manchmal so meine Bedenken. Ich wüsste überhaupt nicht, wo ich bei so einem großen Verband anfangen soll. Und dann soll man ja auch noch eine gute Verlaufsbeobachtung und Dokumentation hinbekommen", untermauert Tim die Befürchtungen von Pia. Bei ihrem ersten Rundgang damals durch das Krankenhaus konnten die Auszubildenden sich bereits ein Bild von den vielfältigen Verbandtechniken und -arten machen. Olga, die ihren Einsatz auf einer chirurgischen Station bereits absolviert hat, wusste immer allerhand zu berichten. Trotzdem freut sich Tim auf die Zeit der praktischen Ausbildung auf der chirurgischen Station, denn er ist sehr an der Versorgung von Wunden und dem Durchführen von Verbänden interessiert.

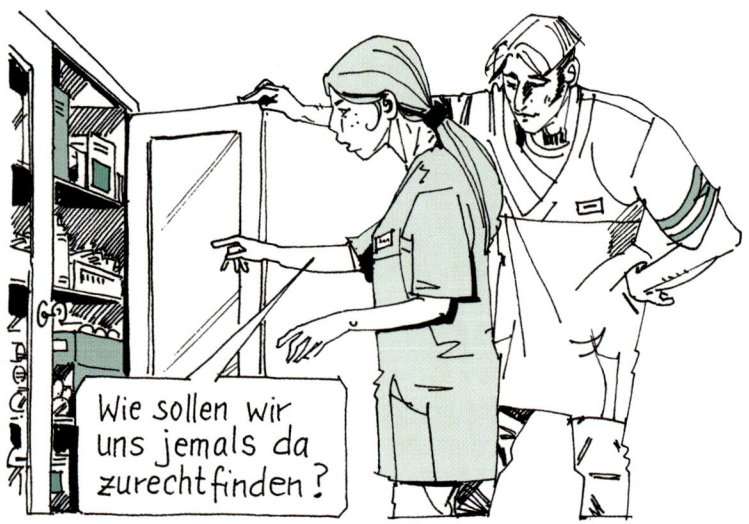

1 Wie könnten sich Pia und Tim auf ihren nächsten Praxiseinsatz gezielt vorbereiten?

2 Vielleicht haben oder hatten Sie ähnliche Bedenken vor dem praktischen Einsatz auf einer chirurgischen Station. Was war bei der Vorbereitung für Sie wichtig und hilfreich?

3 An welchen Krankheitsbildern können Patienten einer septisch chirurgischen Station leiden?

4 In verschiedenen Pflegesituationen können Ekel und Abscheu auftreten, z. B. bei der Versorgung großer eitriger Wunden, die einen unangenehmen Geruch verbreiten. Wie können Pflegende mit dem Gefühl des Ekels professionell umgehen? Diskutieren Sie im Team.

1 Arten und Entstehung von Wunden

Auf der septisch chirurgischen Station, auf der Tim bereits seit zwei Wochen arbeitet, wird der 32-jährige Herr Carsten Schäfer aufgenommen. Dieser hat sich durch sein Fehlverhalten beim Anzünden des Grills an einer Stichflamme verbrannt. Der Patient sieht ziemlich blass aus, als Tim ihn ins Zimmer fährt. „Das muss sich mal mein erfahrener Kollege anschauen", denkt Tim bei sich und hilft Herrn Schäfer ins Bett. Der Patient wurde von der Notaufnahme auf die Station verlegt. In der Notaufnahme wurde Herr Schäfer bereits erstversorgt; er erhielt ein Schmerzmittel, die Wunden wurden gereinigt und fachgerecht verbunden, wie Tim aus den Unterlagen erfährt. Dort ist auch ersichtlich, dass ein Verbandwechsel für den nächsten Tag vorgesehen ist. Tim assistiert Rainer Faes am nächsten Tag bei der Versorgung der Wunden. Herr Schäfer zeigt großflächige Wunden am gesamten linken Arm und an fast der Hälfte des vorderen Oberkörpers. Dabei sind viele Hautareale stark geschwollen und mit Blasen überzogen. „Da haben Sie ja noch mal Glück im Unglück gehabt, das hätte auch schlimmer ausgehen können", beurteilt Rainer Faes die Situation. Für Tim hingegen sieht die Verbrennung ziemlich schlimm aus. Vor der Tür fragt er deshalb: „Behält denn Herr Schäfer jetzt Narben zurück?" „Ja, bei Verbrennungen 2. Grades können sich anschließend Narben bilden."

1   Litten Sie schon an Verbrennungen? Wenn ja, erzählen Sie über den Verlauf der Heilung.

2   Welche Maßnahmen der Ersten Hilfe hätten Sie ergriffen, wenn Sie beim Geschehen dabei gewesen wären?

3   Auf was muss neben der reinen Wundversorgung noch unbedingt geachtet werden?

4   Kennen Sie Menschen mit Verbrennungsnarben? Habe diese dadurch physische oder psychische Einschränkungen?

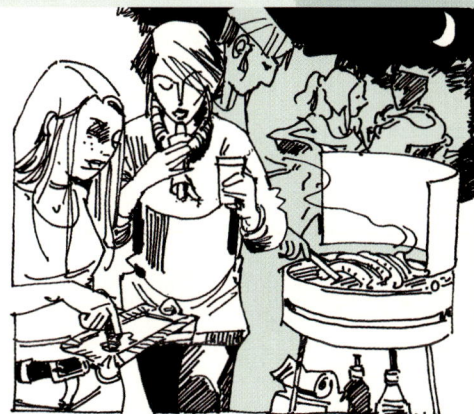

Eine **Wunde** ist eine Verletzung von Körpergewebe, die mit einem Substanzverlust einhergehen kann. Diese Verletzung kann durch einen Unfall oder iatrogen (durch Ärzte verursacht) hervorgerufen werden, z. B. durch eine Operation. Es kommt immer zu einer Zerstörung von Gewebe.

Entsprechend ihrer Ursache können Wunden in verschiedene Arten unterteilt werden. Die Art der Wunde bestimmt im Wesentlichen die Behandlungsform und lässt erste Rückschlüsse auf die Heilungsaussichten zu. Eine schnelle und sichere Beurteilung der Wunde sollte deshalb sofort nach Eintreffen des Patienten in der Notfallversorgung geschehen.

1.1 Mechanische Wunden

Mechanische Wunden entstehen durch äußere Gewalteinwirkungen wie Schläge, Stiche oder durch Druck und lassen sich in verschieden Kategorien unterteilen.

Bezeichnung und Merkmale mechanischer Wunden

Mechanische Wunden	Merkmale/Besonderheiten
Schnittwunden	haben meist glatte Wundränder; werden auch im OP erzeugt
Quetschwunden	gehen oft mit einer Schädigung tieferer Hautschichten einher
Risswunden	haben unregelmäßige Wundränder
Schürfwunden	haben oft punktförmige Blutungen, wobei die Hautschichten bis zur Lederhaut zerstört sind
Stichwunden	sind oft klein, aber zum Teil sehr tief
Schusswunden	das Gewebe wird oft erheblich zerstört, wobei beim Durchschuss die Eintrittsöffnung kleiner als die Austrittsöffnung ist
Bisswunden	gehen mit Quetschungen des Gewebes einher und müssen wegen der Gefahr der Verunreinigung offen behandelt werden
Hautablederung	Haut und Unterhautfettgewebe werden von den Muskelfaszien abgelöst
Defektwunde	Verlust von Gewebe (z. B. Fingerkuppe)

Septische Wunden
Band 4, H 6.4

Tollwut
Band 4, H 3.1.5

Biss- und Stichwunden sind oft mit Keimen besiedelt und neigen zu Infektionen. Sie werden grundsätzlich als septische Wunden angesehen und entsprechend behandelt.

Bei Wunden, die durch Tiere erzeugt wurden, muss immer mit der Gefahr einer Kontamination mit Tollwuterregern gerechnet werden.

1.2 Thermische Wunden (Verbrennungswunden)

Zu den **thermischen Wunden** gehören zunächst die Verbrennungen und Verbrühungen. Auch die Erfrierungen werden dazu gerechnet, bei denen es jedoch zu einer Gewebsschädigung durch kalte Außentemperaturen oder kalte Gegenstände kommt.

Verbrennungen entstehen durch Einwirkung von Hitze oder elektrischem Strom und führen zu Gewebezerstörungen unterschiedlicher Art.

Dabei werden von den Verbrennungen die Verbrühungen abgegrenzt, also durch heißen Dampf oder heiße Flüssigkeiten entstandene Wunden.

Bei einer Gewebstemperatur von ca. 50 bis 60 °C kommt es zu einer Protein-denaturierung, bei der das Eiweiß der Körperzellen irreversibel zerstört wird.

Das längere Anhalten der Hitzeeinwirkung im Gewebe (nach der eigentlichen Außenhitze) kann zu einer erheblichen Nachschädigung führen und wird als „Nach-brand" bezeichnet.

Zur prognostischen Beurteilung und Therapieplanung werden Verbrühungs- und Verbrennungswunden bezüglich ihrer Verletzungstiefe und der Flächenausdehnung beurteilt.

Die Verletzungstiefe wird in verschiedene Schweregrade unterteilt.

Einteilung der Schweregrade von Verbrennungswunden

Schweregrad	Betroffene Hautschichten	Pathologie und Heilung
Grad I	Schädigung der oberen Epidermisschicht	Rötung, Schwellung, Schmerz, heilt in ca. fünf Tagen ohne Narbenbildung
Grad II a	Zerstörung der gesamten Epidermis mit Bildung einer Blase	Schwellung, Blasenbildung, Schmerz, Hautanhangsgebilde intakt, heilt in ca. zwei Wochen ohne Narbenbildung
Grad II b	Zerstörung der Epidermis und fast der gesamten Dermis	Geöffnete Blase, Schmerz, oberflächlich verankerte Haare fallen aus, heilt mit Granulationsgewebe in ca. vier Wochen mit Narbenbildung
Grad III	Irreversible Zerstörung der Epidermis, Dermis und zum Teil der Subkutis	Nekrose, kein Schmerz, keine Haare mehr vorhanden, Hauttransplantation notwendig
Grad IV	Verkohlung, bei der zum Teil Sehnen, Muskeln und Knochen betroffen sind	Nekrose, Verkohlung, kein Schmerz, keine Haare mehr vorhanden, Hauttransplantation notwendig

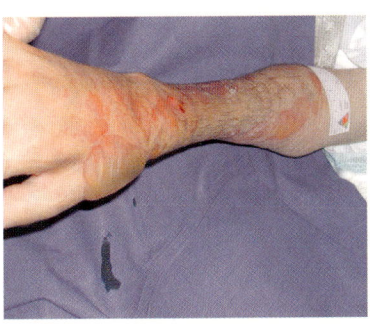
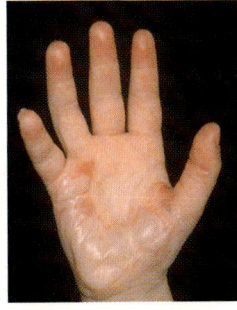

Verbrennungs-schweregrade

Die Flächenausdehnung ergibt sich aus der so genannten Neuner-Regel für Erwachsene. Da die Oberflächenausmaße bei Säuglingen und Kindern in anderen Verhältnissen zueinander stehen, gilt bei ihnen eine andere Berechnungsregel.

> Menschen mit ausgedehnten Verbrennungen nach Unfällen oder Bränden müssen in einer Spezialverbrennungsklinik behandelt werden, um eine optimale Versorgung zu gewährleisten.

Verbrennungen
Verbrühungen
Band 4, B 3.3

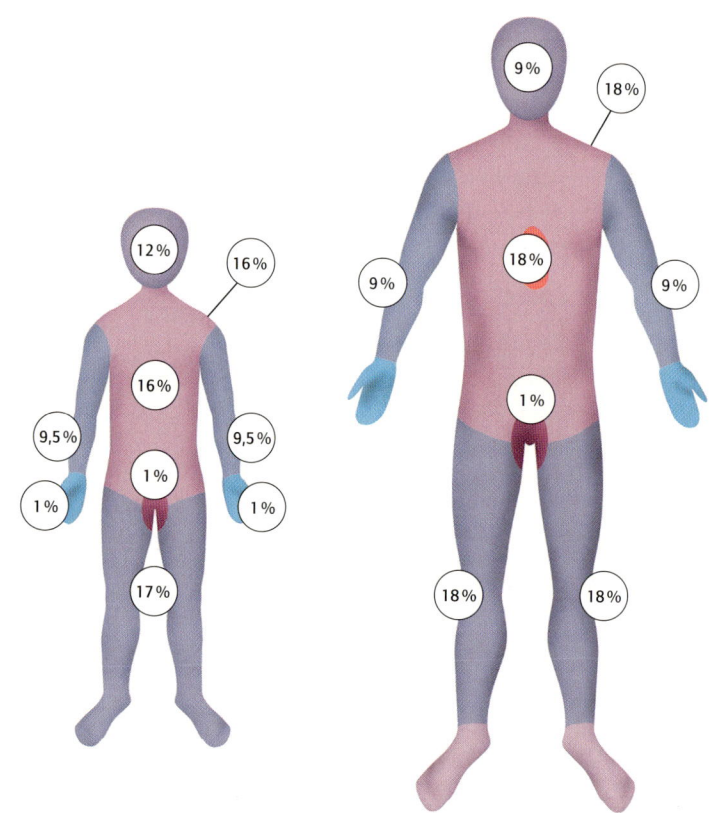

Neuner-Regel bei Erwachsenen und Kindern

> Zur groben Berechnung der verbrannten Hautoberfläche kann auch folgendermaßen gerechnet werden: Fläche des Handtellers des Verletzten entspricht ca. 1% seiner Körperoberfläche.

1.2.1 Verbrennungskrankheit

Während kleinere Verbrennungen den Allgemeinzustand des Patienten nur gering beeinträchtigen, führen großflächige Verbrennungen ab ca. 10 % der Hautoberfläche durch die Toxine, die beim Eiweißzerfall frei werden, zur so genannten Verbrennungskrankheit. Bei diesem Krankheitsbild können drei fließend ineinander übergehende Phasen beobachtet werden.

Exsudationsphase (ca. 1. bis 3. Tag)

Über die Wundfläche wird innerhalb der ersten Stunden ein erheblicher Anteil von Flüssigkeit, Elektrolyten und Eiweiß abgegeben. Aufgrund der dadurch entstandenen Hypovolämie (Verminderung des Kreislaufvolumens) besteht die Gefahr eines lebensbedrohlichen Volumenmangelschocks.

Eine Oligurie (verminderte Harnausscheidung) kann Symptom eines drohenden Nierenversagens sein.

Die erhöhte Viskosität des Blutes zeigt sich in einem Hämatokritanstieg, einer Zunahme der Thrombosegefahr und kann bei Ausbildung einer Embolie zu einer Beeinträchtigung des Gasaustausches mit nachfolgender Atemnot, Zyanose und atmungsabhängigen Schmerzen führen.

Schock
Band. 4, B 2.2

Lungenembolie
Band 3, G 3.2

> Die geschilderte Patientensituation ist eine absolute Notfallsituation. Der Patient muss unverzüglich intensivmedizinisch versorgt werden. In einigen Fällen wird eine Reanimation des Betroffenen nötig.

Durch Senkung des onkotischen Drucks in den Gefäßen kommt es zu generalisierten Ödemen. Durch Anstieg der Stresshormone (Adrenalin und Noradrenalin) werden Kreislauf- und Stoffwechselvorgänge angeregt, so dass bis zu 5 000 Kalorien täglich verbraucht werden. Dies ist bei der enteralen und parenteralen Ernährung des schwer Brandverletzten unbedingt zu beachten.

Intoxikationsphase (ca. 3. Tag bis 2 Wochen)

Die Verbrennungstoxine, die durch die Proteindenaturierung entstanden sind, können zu einer Schädigung aller Organe führen. Gleichzeitig werden Gewebsödeme rückresorbiert, so dass eine Hypervolämie (Überwässerung) und Polyurie (gesteigerte Harnausscheidung) entsteht.

Reparationsphase (ca. ab der 3. Woche)

Über die großflächigen Wunden kommt es nun häufig besonders im Bereich der Lunge zu Sekundärinfektionen und der Ausprägung einer Sepsis.

Durch die ausgedehnte Narbenbildung stehen in dieser Phase psychische Probleme im Vordergrund.

Die akute Kreislaufgefahr ist in dieser Phase überwunden.

1.2.2 Therapie und Pflege bei Verbrennungen

Bei großflächigen Verbrennungen erfolgt die Therapie in speziellen Verbrennungskliniken. Im Vordergrund stehen:

Umkehrisolation
Band 3, H 1.3.4

♦ Umkehrisolation zur Infektionsprophylaxe, mikrobiologische Abstriche zur Infektionskontrolle, Antibiotikagabe

♦ Volumen- und Elektrolytersatz durch Infusionstherapie

♦ Raumklima von 32 °C und 72 % Luftfeuchtigkeit verhindert das Auskühlen der Wunde und weitere Flüssigkeitsverluste

♦ Schmerzbeobachtung mithilfe von Schmerzskalen, Analgetikagabe

Überwachung
des Patienten
Band 4, A 1.2

♦ Tetanusimmunisierung

♦ Energiezufuhr bis 5 000 Kalorien (häufig über jejunale Ernährungssonde)

♦ Kontrolle von Puls, Blutdruck, zentralem Venendruck, Atmung, Vigilanz (Ansprechbarkeit), Körpergewicht

♦ Flüssigkeitsbilanzierung, spezifisches Gewicht des Urins

♦ Bewegungstherapie und Lagerungen: zur Muskelerhaltung, Kontrakturen- und Dekubitusprophylaxe

♦ Hochlagerung der Extremitäten zur Ödemreduktion und Thromboseprophylaxe

♦ Kompressionsbandagen/-kleidung, um Narbenwucherungen zu verhindern, Narbenmassage mit einer fetthaltigen Creme, um diese geschmeidig zu halten

♦ Psychosoziale Unterstützung des Betroffenen und seiner Angehörigen (besondere Aufmerksamkeit vor dem ersten Anblick)

Bei kleineren Verletzungen erfolgt eine geschlossene, bei größeren Hautdefekten eine offene Wundbehandlung. Bei der offenen Wundbehandlung wird kein Wundverband angelegt, so dass schmerzhafte Verbandabnahmen entfallen und eine kontinuierliche Wundbeobachtung gewährleistet ist.

Große Verbrennungswunden können verschieden medizinisch behandelt werden:

Haut
Band 2, D 1

♦ Wundreinigung und Wundschorfentfernung durch Wundspülung oder Duschbäder

♦ chirurgisches Débridement von nekrotischem Gewebe

♦ Dermabrasion (Abschleifen der Haut, um eine „saubere" Schürfwunde zu erhalten)

Autogene
Transplantation
Band 4, G 6.1

♦ Hauttransplantation von Vollhautlappen (gesamte Kutis ohne Subkutis), Spalthautlappen (Epidermis und Teile des Koriums), Mesh graft, auch: Maschen- oder Netztransplantat (Spalthautlappen werden über eine Messerwalze netzartig auseinander gezogen und dadurch vergrößert)

♦ Anwendung von antiseptischen Salben/Lösungen und Salbenkompressen

Häufig entwickeln große Verbrennungswunden folgende Spätkomplikationen:

♦ hypertrophe Narbenbildung

♦ starke Narbenschrumpfung einhergehend mit Kontrakturen

♦ kosmetische Entstellungen

Die Behandlung von Verbrennungswunden und die Pflege und Begleitung von Menschen, die Verbrennungen im ausgedehnten Maß erlitten haben, stellt hohe Anforderungen an die Pflegenden. Neben einer erhöhten Infektionsgefahr der Verbrennungswunden, stehen ein erhöhter Flüssigkeits- und Elektrolytverlust durch die Ausdunstung über die verletzte Haut sowie die Belastungen für die Patienten durch eine auftretende Körperbildstörung (Narbenbildung mit eventuell nachfolgender Funktionseinschränkung in der Beweglichkeit und kosmetische Aspekte vor allem bei Verbrennungen an nicht verdeckten Körperstellen, z. B. Gesicht) im Vordergrund.

Rauchvergiftung (Inhalationstrauma)

Diese Verletzung, bei der die Atemwege durch die Einatmung giftiger Rauchinhaltsstoffe geschädigt werden, bezeichnet man auch als Inhalationstrauma.

Bei normalen Bränden entsteht Kohlenmonoxid (CO), das über die Lunge ins Blut gerät und sich so an das Eisen des Hämoglobins bindet. Dies hat zur Folge, dass das Hämoglobin keinen Sauerstoff (O_2) mehr transportieren kann. Der Sauerstoffmangel führt vor allem zu einer Schädigung von Gehirn und Herzmuskel.

Je nach CO-Konzentration treten folgende Symptome auf:
- Kopfschmerzen, Schwindel, Übelkeit
- Koma, Atemstillstand, Tod

Statistisch betrachtet sterben 95 % der Brandopfer an den Folgen eines Inhalationstraumas.

Je nach Ausprägung der CO-Intoxikation genügt eine Insufflation von O_2 über eine Nasensonde oder es erfolgt auf der Intensivstation eine Überdruckbeatmung nach endotrachealer Intubation.

Neben diesen Ursachen können noch andere Faktoren für die Entstehung von Wunden verantwortlich sein. Chemische Wunden z. B. entstehen durch schädigende Chemikalien wie Säuren und Laugen, die zu Verätzungen führen. Strahlenbedingte Wunden entstehen durch radioaktive, UV- oder Röntgenstrahlen.

1.3   Chronische Wunden

Chronische Wunden sind Wunden, die aufgrund einer Mangelversorgung mit O_2 und Nährstoffen im Wundgebiet eine deutlich verzögerte – oft monatelange – Wundheilung aufweisen.

Chronische Wunden sind ein häufiges Problem in der ambulanten Pflege und im Pflegeheim, aber auch zunehmend im Krankenhaus. Um eine dauerhafte Wundheilung zu erreichen, muss zunächst die ursächliche Störung behoben oder zumindest gemindert werden. Bei Patienten mit chronischen Wunden steht neben einer adäquaten Wundversorgung die Behandlung der meist begleitend auftretenden

Heilungsphasen
Band 4, H 2.3
Schmerzen
Band 5, E 2

Schmerzen im Vordergrund, da der Wundschmerz sowohl akut, z. B. bei der Wundreinigung, als auch chronisch – vom auslösenden Ereignis abgekoppelt – auftreten kann.

1.3.1 Dekubitus

Haut
Band 2, D 1
Dekubitusprophylaxe
Band 2, K 4.3

Aufgrund einer längeren Druckbelastung kommt es besonders an Körperregionen, an denen Knochen direkt unter der Haut liegen, zu einer Gewebeischämie. Die Wunden können je nach Ausmaß bis zum Knochen reichen. Vorbeugen kann man einem Dekubitus durch eine gezielte Druckentlastung.

1.3.2 Ulcus cruris venosum

Durch eine Veneninsuffizienz ist der venöse Rücktransport des Blutes aus den Beinen eingeschränkt. Der erhöhte Druck zerstört daraufhin langsam die Kapillaren und führt zu Sensibilitätsstörungen, wodurch die Krankheitsentstehung erst spät bemerkt wird.

Durch kleine Verletzungen, zusätzliche arterielle Störungen oder Infektionen kommt es nun zu einem so genannten Unterschenkelgeschwür. Vorausgehend zeigen sich häufig Knöchelödeme, Varikosis (Krampfadern), rotbraune Pigmentation und juckende Papeln.

Venöser
Kreislauf
Band 2, H 1

Das Ulcus cruris venosum ist häufig im Bereich des Innenknöchels lokalisiert, wobei der Wundgrund mit Granulationsgewebe und Fibrinbelägen ausgekleidet ist und eine starke Wundsekretion auffällt. Neben der Wundbehandlung findet eine Kompressionstherapie mit Beinhochlagerung Anwendung.

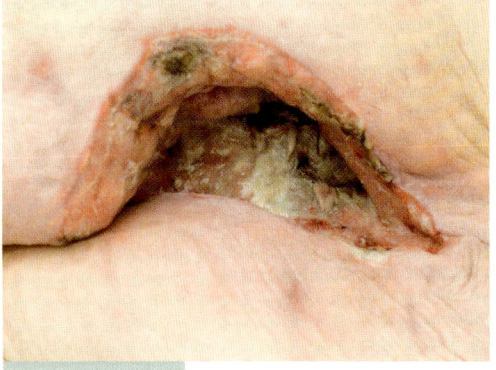

Dekubitus Grad IV

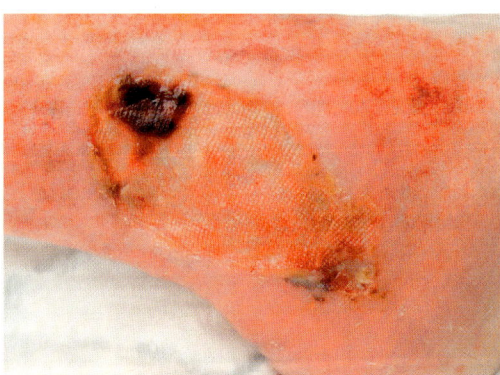

Ulcus cruris venosum

1.3.3 Ulcus cruris arteriosum

Durch arteriosklerotische Veränderungen kommt es zu einer Gewebeischämie mit Kapillarschädigung und Gewebenekrose. Das abgestorbene Gewebe ist normalerweise trocken; liegt aber eine bakterielle Superinfektion vor, zeigt sich die Wunde mit einem übel riechenden schmierigen Belag als feuchtes Gangrän. Zur Therapie wird zunächst eine gesteigerte arterielle Durchblutung gegebenenfalls durch Bypassoperation angestrebt.

1.3.4   Diabetischer Fuß

Diabetes
mellitus
Band 3, J 3

Bei Menschen mit Diabetes mellitus stellt der diabetische Fuß eine häufige Komplikation dar. Durch Makro- und Mikroangiopathien und Polyneuropathien kommt es einhergehend mit zusätzlichen Verletzungen und Infektionen zu nicht heilenden Wunden besonders im Bereich der Füße. Die Amputationsrate ist bei diesen Patienten bis zu 50-fach erhöht.

1 Welche unterschiedlichen Wundarten haben Sie in diesem Kapitel kennen gelernt?

2 Was versteht man unter der so genannten Verbrennungskrankheit?

3 Welche besonderen Probleme ergeben sich außerdem bei Patienten mit Verbrennungen?

4 Beschreiben Sie die Situation im Umgang mit Menschen, die an chronischen Wunden leiden. Was ist hier besonders zu beachten?

1 Beobachten Sie bei Ihrem nächsten Praxiseinsatz die Wundheilung bei verschiedenen Wunden. Welche Gemeinsamkeiten und welche Unterschiede können Sie feststellen? Notieren Sie Ihre Beobachtungen.

2 Informieren Sie sich über die Verbrennungsklinik, die Ihrer Institution am nächsten liegt. Besorgen Sie sich Informationsmaterial und recherchieren Sie im Internet. Legen Sie dabei besonderen Wert auf die folgenden Fragen:

   – Über wie viele Betten verfügt die Klinik oder die Verbrennungsstation?

   – Über welche verschiedenen Behandlungsmethoden verfügt die Einrichtung?

3 Fragen Sie in Ihrem nächsten Praxiseinsatz, ob einer Ihrer Patienten eine chronische Wunde hat. Führen Sie ein Assessment in Form eines Patientengesprächs durch. Mögliche Assessmentfragen könnten lauten: Wie ist diese Wunde entstanden? Wie lange besteht sie schon? Welche Grunderkrankungen hat dieser Patient?

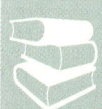

Die phasengerechte Wundbehandlung des Dekubitalulcus, Hartmann medical edition, Heidenheim, 2001

Fuchs, Angelika: Dekubitus Risikofaktoren – Prophylaxe –Therapiemöglichkeiten. Kohlhammer, Stuttgart 2004

Heilberufe spezial: Dekubitus, Urban & Vogel, München 2005

Meyer, D.: Schmerzen und Wunden behandeln. In: Heilberufe 7/2006, S.46–49

www.biatain-ibu.coloplast.de – Verbandmaterial

www.dekubitus.de

www.dnqp.de – Deutsches Netzwerk für Qualitätssicherung in der Pflege. Expertenstandard zur Versorgung chronischer Wunden

www.feuerwehr-hamburg.org – Fachstelle für Verbrennungswunden

www.gesundheitspilot.de – Gesundheitsinformationsplattform

www.paulinchen.de – Webseite der Initiative brandverletzter Kinder

2 Wundheilung

Frau Verena Beier leidet seit vielen Jahren an immer wiederkehrenden Schweißdrüsenabszessen in der rechten Achselhöhle. Gestern wurde sie auf der septisch chirurgischen Station, auf der Pia gerade arbeitet, aufgenommen. Der Abszess soll am nächsten Tag operativ ausgeräumt werden. Pias erfahrener Kollege Rainer Faes erklärt ihr, dass die Wunde anschließend nicht verschlossen werden darf, sondern dass sie offen heilen muss. „Ist das nicht gefährlich?", fragt Pia sich besorgt. Sie erkundigt sich nochmals bei Rainer Faes und erfährt, dass Wunden dieser Art sekundär verheilen. Da Pia Frau Beier auch in den nächsten Tagen pflegen und begleiten wird, hat sie genügend Gelegenheit, sich den Heilungsverlauf der Wunde anzuschauen.

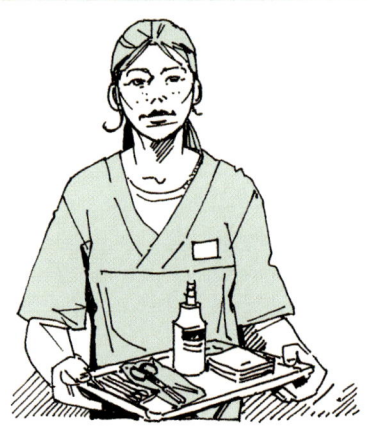

1 Was bedeutet die Art der Wundheilung für die Patientin? Diskutieren Sie in der Gruppe.

2 Überlegen Sie, welche Verhaltensmaßnahmen Pia in den nächsten Tagen bei der Pflege von Frau Beier unbedingt einhalten sollte.

3 Welche Phasen der Wundheilung sind Ihnen bereits bekannt? Erklären Sie diese einem Mitschüler/einer Mitschülerin.

2.1 Primäre Wundheilung

Heilung per priman (p. p. Heilung)

Bei dieser Art der Wundheilung verschließt sich die Wunde komplikationslos mit geringer Bindegewebsneubildung zwischen den Wundrändern, die meist mit geringer adaptierter Narbenbildung einhergeht.

> **Adaption** oder auch **Adaptation** = Annäherung von getrenntem Gewebe.

Dabei schließt sich die Wunde spontan oder wird durch Verfahren wie Naht, Klammer, Wundnahtstreifen/Pflaster oder Gewebekleber bei der Adaption unterstützt. In diesem Zuge wird auch von einem primären Wundverschluss gesprochen.

Nach aseptischen operativen Eingriffen wird grundsätzlich eine primäre Wundheilung angestrebt. Bei anderen Verletzungen müssen die Wundränder glatt und die Wunde sauber sein. Zwischen Verletzung und Wundverschluss dürfen nicht mehr als sechs Stunden liegen.

Vor dem Wundverschluss erfolgt gegebenenfalls zur Wundrandbegradigung und -reinigung ein chirurgisches Débridement (Wundausschneidung). Die Heilungsdauer beträgt in der Regel drei bis sieben Tage, je nach Größe der Wunde.

2.2   Sekundäre Wundheilung

Heilung per secundan (p. s. Heilung)

Hier ist durch eine bakterielle oder abakterielle Entzündung oder durch eine Gewebslücke die direkte Adaption der Wundränder nicht möglich, so dass eine Auffüllung des Gewebedefektes erfolgen muss. Die Wundheilung erfolgt aus der Tiefe heraus und verläuft in drei Wundheilungsphasen unter Narbenbildung. Durch einen Wundverschluss wäre die Gefahr einer Erregervermehrung mit Abszessbildung gegeben. Die Heilungsdauer kann bis zu mehreren Wochen – je nach Größe und Tiefe der Wunde – betragen.

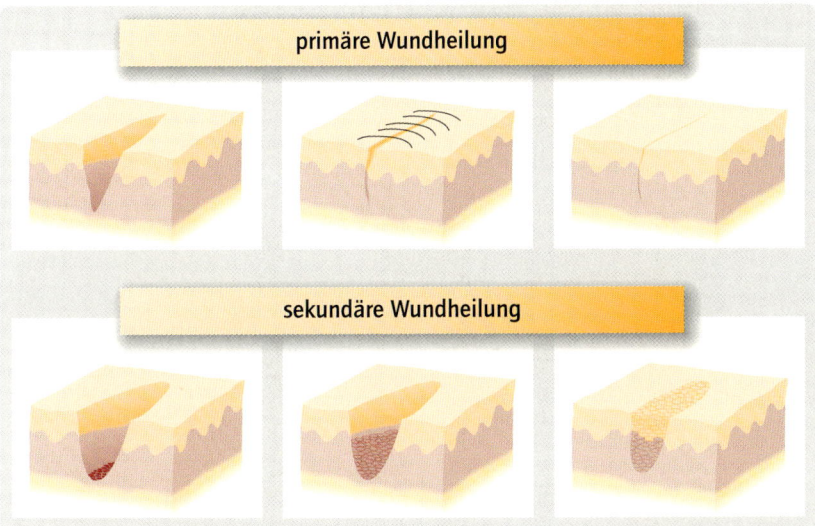

primäre Wundheilung

sekundäre Wundheilung

2.3   Wundheilungsphasen

Um eine Wunde und deren Heilungsverlauf fachgerecht beurteilen und dokumentieren zu können, ist es wichtig, die einzelnen Wundheilungsphasen zu kennen und voneinander abgrenzen zu können.

2.3.1   Exsudationsphase

Diese Phase beginnt im Augenblick der Wundentstehung und dauert bei komplikationslosem Verlauf ca. drei Tage.

In den ersten zehn Minuten kommt es zu einer Blutung mit nachfolgender Blutgerinnung. Durch die Blutung wird die Wunde grob gesäubert. Eine Vasodilatation (Erweiterung der Blutgefäße) sorgt für eine erhöhte Kapillarpermeabilität (Kapillardurchlässigkeit), die mit einer Exsudation (Flüssigkeitsaustritt) von Blutplasma in das Interstitium (Zwischenraum zwischen Körperorganen und -gewebe) einhergeht. Eine Einwanderung von Monozyten und Makrophagen fördert wiederum die Säuberung des Wundgebietes. Durch Phagozytose (Einschluss in Fresszellen) werden nekrotisches Gewebe und Keime abgebaut und ausgeschwemmt. An der Oberfläche bildet sich der so genannte Wundschorf, der die Wunde gegen Keime und Austrocknung schützt. Klinisch erkennt man die Wundheilungsphase an den klassischen Entzündungszeichen.

Die Mehrdurchblutung führt zur Rötung (Rubor) und Überwärmung (Calor). Die Exsudation führt zur Schwellung (Tumor), diese drückt auf die Nervenenden und führt dadurch zum Schmerz (Dolor), was wiederum zu einer Funktionseinschränkung (Functio laesa) führt.

> **!** Klassische Entzündungszeichen sind Rötung (Rubor), Überwärmung (Calor), Schwellung (Tumor), Schmerz (Dolor), Funktionseinschränkung (Functio laesa).

2.3.2 Granulationsphase

Erst in dieser Phase beginnt die Gewebsneubildung.

Durch Zellvermehrung von Fibroblasten und Endothelzellen wuchert das Gewebe (Proliferation). Aus dem Nachbargewebe sprießen neue Gefäße in die Wunde ein, so dass eine Sauerstoff- und Nährstoffversorgung gewährleistet ist. Am Wundrand bildet sich Granulationsgewebe, das die Wunde gut durchblutet erscheinen lässt. Während bei primär heilenden Wunden nur wenig Granulationsgewebe vorhanden ist, wird bei sekundär heilenden Wunden der gesamte Wundgrund damit ausgekleidet. Wird auf Wunden ein granulationsfördernder Reiz durch z. B. bestimmte Wundauflagen ausgeübt, spricht man von einer Wundkonditionierung. Äußerlich erkennt man diese Phase durch rote feucht glänzende kleine abgegrenzte Erhebungen.

2.3.3 Epithelisierungsphase

Die Fibroblasten sind in dieser Phase stark am Aufbau des Narbengewebes beteiligt. Dazu bilden sie kollagene Fasern. Außerdem kontrahiert die Wunde durch Myofibrillen. Vom Wundrand wandern Epithelzellen als Deckepithel zur Mitte der Wunde. Der Wundschorf fällt ab. Allerdings wird kein vollwertiger Hautersatz geschaffen, da Drüsen und Pigmentzellen fehlen (Ausnahme: Schürfwunden). Die über Hautniveau entstandene Narbe wird nach einigen Wochen blasser und senkt sich. Diese Phase erkennt man an ihrer typischen rosa Farbe.

> Als **Fibroblasten** werden die Zellen bezeichnet, die die Bindegewebsfasern produzieren. Sie werden auch als „fixierte Bindegewebszellen" bezeichnet. **Myofibrillen** sind bestimmte Eiweißstrukturen, die in der Muskelzelle enthalten sind; sie ermöglichen die Kontraktionsfähigkeit des Muskels.

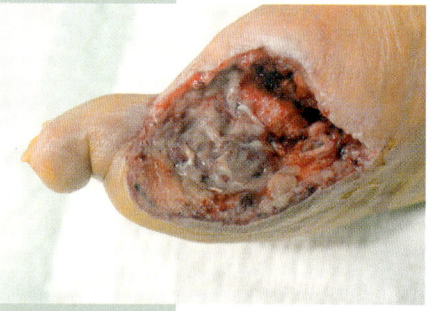
Exsudation

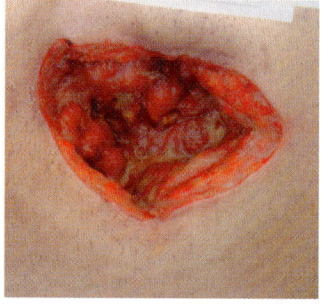
Granulation

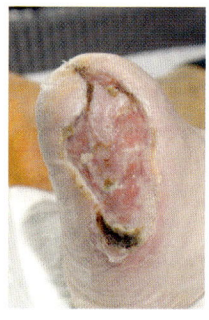
Epithelisierung

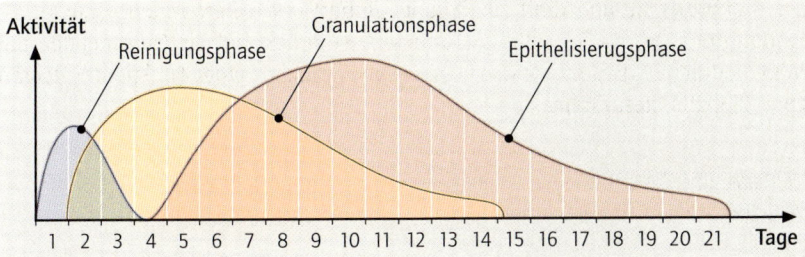

Phasen der Wundheilung

Alle hier genannten Phasen laufen nicht statisch nacheinander ab, sondern überlappen sich und sind zeitlich nicht voneinander zu trennen.

> Für die Phasen der Wundheilung werden in der Literatur unterschiedliche, meist ähnliche Begriffe verwendet. Dies kann von Buch zu Buch variieren.

2.4 Faktoren der Wundheilung

Unter normalen Umständen ist der Körper in der Lage, Wunden selbst zu heilen. Je nach körperlicher Verfassung, äußeren Gegebenheiten und der Wundentstehung kann die Wundheilungsdauer jedoch stark variieren. Sowohl systemische als auch lokale Faktoren beeinflussen die Wundheilung. Zu den pflegerischen Aufgaben gehört es, die verschiedenen negativen Einflussfaktoren zu erkennen und falls möglich zu beseitigen.

Wundheilungs-
störung
Band 4, H 3

?

1 Erläutern Sie den Unterschied zwischen der primären und der sekundären Wundheilung.
2 Erläutern Sie kurz die Vorgänge in den drei Wundheilungsphasen.

1 Nutzen Sie in Ihrem nächsten Stationseinsatz die Möglichkeit, an mehreren Tagen hintereinander bei einem Verbandwechsel einer primär heilenden Wunde und einer sekundär heilenden Wunde anwesend zu sein oder zu assistieren. Notieren Sie die Unterschiede bei den Wunden und bei dem Verlauf der Wundheilung.

Asmussen, Peter/Söllner, Brigitte: Wundversorgung. Band 1, Prinzipien der Wundheilung. Hippokrates, Stuttgart 2002

Danzer, S.: Den Patienten als Ganzes sehen. In: Pflegezeitschrift 6/2005, S. 352 ff.

Kaehn, Kurt: Wundspülung. Die wirksame Lösung. In: Die Schwester/Der Pfleger, 7/2005, S. 506 ff.

Voggenreiter, Gregor/Dold, Chiara: Wundtherapie. Wunden professionell beurteilen und erfolgreich behandeln. Thieme Verlag, Stuttgart 2004

www.dgfw.de – Deutsche Gesellschaft für Wundbehandlung e.V.
www.wundheilung-online.de – Fachwissen Wundheilung der Firma BRAUN

3   Wundheilungsstörungen

Die 5-jährige Amelie Frey wurde auf dem Spaziergang mit ihren Eltern von einem Hund gebissen. Nun wird sie von ihrem Vater auf die Kindernotaufnahme getragen, damit sich ein Arzt die Wunde ansehen kann. Pia nimmt sie in Empfang und bringt sie in das Behandlungszimmer. Nach dem ersten Schreck hat sich Amelie recht bald wieder gefasst, auf Nachfrage gibt sie nur wenig Schmerzen an. Neugierig schaut sie dem Arzt zu, als der die Wunde genau inspiziert. Zum Glück ist die Wunde nicht tief, auch blutet sie kaum. „Das ist häufig bei Bisswunden so", informiert der Arzt die Eltern. „Wir betrachten eine solche Wunde als infiziert, deshalb werde ich sie nicht mit Fäden verschließen." Amelie ist erst einmal beruhigt, denn vor dem Nähen hatte sie große Angst. Der Arzt reinigt die Wunde, legt einen lockeren Schutzverband an und Amelie erhält eine Tetanusspritze, die sie tapfer übersteht. Anschließend darf sie mit den Eltern nach Hause gehen; sie soll am nächsten Tag zur Wundkontrolle wiederkommen.

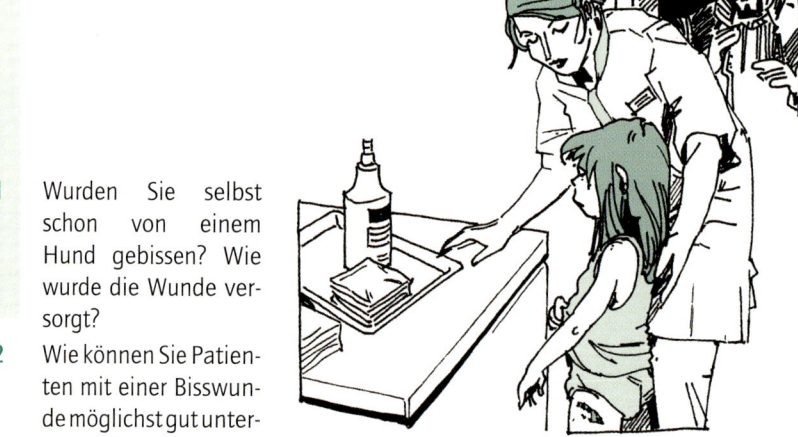

1   Wurden Sie selbst schon von einem Hund gebissen? Wie wurde die Wunde versorgt?

2   Wie können Sie Patienten mit einer Bisswunde möglichst gut unterstützen?

3   Zeigen Sie in kurzen Stichpunkten den Ablaufplan der Behandlung von Menschen mit Bisswunden auf. In welcher Weise würden Sie sich bei Kindern ab einem Jahr verhalten?

Wundheilungsstörungen sind verzögerte, atypische Abläufe der Wundheilung.

Unter normalen Umständen ist der Körper in der Lage, Wunden selbst zu heilen. Je nach körperlicher Verfassung, äußeren Gegebenheiten und der Wundentstehung kann die Wundheilungsdauer jedoch stark variieren.

In vielen Fällen heilt eine Wunde komplikationslos. Dennoch besteht prinzipiell bei jeder Verletzung die Gefahr einer Wundheilungsstörung. Aufgabe der Pflegenden ist es, diese Störungen rechtzeitig zu erkennen, zu dokumentieren und entsprechend nach Verordnung zu behandeln. Im Folgenden werden die häufigsten systemischen und lokalen Faktoren, die die Wundheilung beeinträchtigen können, beschrieben.

Systemische Faktoren

♦ Alter des Verletzten – ältere Menschen haben eine reduzierte Zellaktivität

♦ Zusätzliche Erkrankungen und Abhängigkeiten – Tumore, Diabetes mellitus, pAVK, Thrombosen, Alkohol, Nikotin – beeinträchtigen die Immunitätslage oder sorgen für eine reduzierte Wundgebietsversorgung

♦ Ernährungsstatus – hier können für die Wundheilung wichtige Bestandteile fehlen (Vitamine, z. B. A und C, Mineralstoffe, z. B. Zink, Eiweiße)

♦ Immunstatus – ist dieser z. B. durch Infektionen, Verbrennungen oder Medikamentengabe herabgesetzt, besteht eine größere Gefahr der Wundinfektion

♦ Medikamente – z. B. Zytostatika, Antikoagulantien oder Immunsuppressiva hemmen die Proliferation, Blutgerinnung und das Abwehrsystem

♦ hoher Blut- oder Flüssigkeitsverlust – stört die Makro- und Mikrozirkulation

♦ Patientencompliance und psychosoziale Verfassung – je nach Zustand besteht gegebenenfalls eine geringere Bereitschaft zur Mitarbeit

Lokale Faktoren

♦ Wundentstehung – Ausmaß und Lokalisation der Wunde

♦ Wundzustand – Beschaffenheit der Wundränder, Nekrosen, Beläge

♦ Alter der Wunde – Zeitspanne bis zur Erstversorgung

♦ Verunreinigungen und Ausmaß der Infektion – aseptische oder septische Wunde, multiresistente Keime

♦ Wundversorgung – Hygiene, Verbandmaterial, Durchführung des Verbandwechsels

♦ Lokalisation der Wunde – Bewegungen und Druckeinwirkung im Wundgebiet

♦ verbliebene Fremdkörper – Holzsplitter, Schussprojektile usw.

♦ Austrocknung und Unterkühlung der Wunde – führt zu Zirkulationsstörungen und vermindert Zellaktivitäten

Beratungsgespräche führen Band 5, A 5.2
Verbandwechsel Band 4, H 5

Pflegekräfte können ihre Patienten über beeinflussende Faktoren informieren und über die Heilung fördernde Verhaltensweisen beraten.

Durch die fachlich korrekte Durchführung des Verbandwechsels werden ungünstig wirkende Faktoren gemindert.

3.1 Wundinfektionen

Durch eine Vermehrung von Bakterien entsteht eine Wundinfektion, die mit den klassischen Entzündungszeichen einhergeht.

Infektionen können durch unspezifische oder spezifische Erreger entstehen. Durch einen Wundabstrich kann die Art der Erreger bestimmt und eine wirksame Therapie eingeleitet werden. Dies geschieht häufig durch die Gabe von Antibiotika. In einigen Fällen wird die Wunde eröffnet, damit sie von innen heraus heilen kann.

Entzündungszeichen Band 4, H 2.3.1

Wundabstriche immer vor der ersten Antibiotikagabe vornehmen, damit die Werte der bakteriologischen Untersuchung nicht verfälscht werden und kein unwirksames Antibiotikum im Voraus angewandt wird. 3–4 Tage nach der gezielten Antibiotikagabe erfolgt ein Kontrollabstrich, der dem Wirkungsnachweis dient. Infizierte Wunden heilen immer sekundär, da durch die Zellschädigung eine direkte Adaption der Wundränder nicht mehr möglich ist.

Antibiotika
Band 4, D 9.1

Eine wichtige Aufgabe im Rahmen der Wundversorgung ist die Wundinspektion, die beim Verbandwechsel erfolgen muss. Hier ist die Wunde kritisch zu beurteilen und sind Veränderungen wahrzunehmen. Darüber hinaus ist das Vorbeugen einer Infektion durch einen hygienischen Verbandwechsel eine wichtige prophylaktische (vorbeugende) Maßnahme.

Werden Wunden mit unspezifischen Erregern – meist Staphylokokken oder Streptokokken – verunreinigt können die im Folgenden beschriebenen Wundheilungsstörungen auftreten.

3.1.1 Abszess

Abszess: Eiteransammlung in einer nicht vorgeformten, aber abgeschlossenen Gewebshöhle, die meist von einer bindegewebigen Membran umgeben wird.

Bei einem Abszess dringen Keime durch die Haut in das Gewebe ein und werden über das Blut verschleppt. Nach einer Ansiedlung in einem bestimmten Gebiet kapselt sich der Abszess ab und heilt normalerweise nach eigenständigem Aufplatzen von alleine ab. Erfolgt keine selbstständige Heilung, kann die Eiteransammlung größere Ausmaße annehmen und ist behandlungsbedürftig.

Meist lokalisieren sich Abszesse an der Körperoberfläche, sie können aber auch intrakorporal (innerhalb des Körpers) vorkommen.

Ursache für die Ausbildung eines Abszesses kann die Wundheilung bei bestehendem Diabetes mellitus oder eine allgemeine Abwehrschwäche sein. Die wichtigsten Symptome sind neben den klassischen Entzündungszeichen pulssynchrone, klopfende Schmerzen und z. T. Fieber sowie eine Schwellung der nahe gelegenen Lymphknoten. Eine aufmerksame Beobachtung ist unter anderem zur Vermeidung von Verschlechterungen wichtig. Als schwerwiegende Komplikationen sind hier vor allem die Peritonitis (Bauchfellentzündung) und die Sepsis (lebensbedrohliche Infektion, die den ganzen Körper betrifft) zu nennen.

Sepsis
Band 4, C 2.4

In einem frühen Stadium wird ein Abszess unter intakter Haut mit Zugsalben, Umschlägen mit Antiseptika, lokaler Wärmezufuhr und Ruhigstellung nach Verordnung behandelt. Ist dies nicht erfolgreich oder der Abszess bereits zu groß, wird eine Entleerung durch Punktion oder Inzision (Einschnitt) angestrebt, eventuell eine Drainage eingelegt (nur bei sehr großen Abszessen) und gegebenenfalls eine Antibiotikatherapie intravenös eingeleitet, um die Gefahr einer Sepsis zu minimieren.

> Eiter ist infektiös! Daher ist das Tragen von Handschuhen zum Eigen- und Patientenschutz unverzichtbar.

3.1.2 Empyem

> **Empyem:** Eiteransammlung in einer natürlich vorhandenen Körperhöhle oder einem Hohlorgan, z. B. in Gelenken, in der Bauchhöhle oder in der Gallenblase.

Das Empyem ähnelt in Ursachen und Symptomen dem Abszess. Therapeutisch wird ein Empyem operativ eröffnet und durch eine Drainage nach außen geleitet. Häufig schließt sich ebenfalls eine intravenöse Antibiotikatherapie an.

> Sekundär heilende bzw. infizierte Wunden verursachen häufig einen äußerst unangenehmen Geruch – je nach verursachendem Erreger schwach süßlich oder faulig. Dies ist für den betroffenen Patienten, seine Zimmernachbarn, Angehörige und Pflegende störend. Versuchsweise kann diesem Geruch mit dem Aufstellen von Schalen mit Wasser und wenigen Tropfen Aromaöl oder Ähnlichem entgegengewirkt werden.

3.1.3 Phlegmone

> **Phlegmone:** Infektion der tiefen Hautschichten mit diffuser und flächenhafter Ausbreitung entlang von Muskeln, Sehnen und Faszien. Es erfolgt keine Abgrenzung vom gesunden Gewebe durch eine Membran (wie beim Abszess) oder durch eine Körperhöhle (wie beim Empyem).

Auch hier stehen die Entzündungszeichen im Vordergrund. Während sich Abszesse in der Tiefe ausdehnen, sind Phlegmone eher flächenhaft. Aufgrund der fehlenden Abgrenzung zum gesunden Gewebe kann sich die Infektion schnell ausbreiten und Gefäße, Nerven, Sehnen, Knochen und Gelenke schädigen.

Therapeutisch sind die Ruhigstellung des betroffenen Gebietes, die lokale Anwendung von Anitseptika sowie die chirurgische Sanierung mit Spülung und Drainageeinlage von Bedeutung. Häufig werden ebenfalls Antibiotika intravenös verabreicht. Zur Linderung der Schmerzen können Kühlelemente – so genannte cold packs – eingesetzt werden.

Kältetherapie
Band 4, F 3.1

3.1.4 Erysipel

> **Erysipel:** Akute infektiöse Entzündung der Lederhaut, die als flächenhafte Rötung sichtbar wird.

Die Erreger dringen über kleinere Verletzungen wie Rhagaden (Einrisse der Haut), Mykosen (Pilze) u. a. meist im Gesicht oder an den unteren Extremitäten ein.

Die Infektion verläuft häufig ohne Eiterbildung. Auch hier ist auf die Entzündungszeichen zu achten. Die Rötung ist häufig flächenhaft, die Betroffenen leiden an hohem Fieber mit Schüttelfrost, die Lymphknoten nahe der Wundumgebung können stark geschwollen sein. Meist bildet sich eine Lymphangitis (Entzündung der Lymphbahnen) aus.

> Diese Lymphbahnenentzündung ist an einer roten Verfärbung entlang der anatomischen Lymphstrukturen sichtbar. Im Volksmund wird eine Lymphangitis als „Blutvergiftung" bezeichnet.

Therapeutisch wendet man eine Ruhigstellung des betroffenen Gebietes, kühle Umschläge mit antiseptischer Lösung sowie die intravenöse Gabe von Antibiotika an.

3.1.5 Tetanus, Tollwut, Gasbrand

Durch spezifische Erreger können äußerst gefährliche Infektionen entstehen. Die wichtigsten Wundinfektionen dieser Art sind in der untenstehenden Tabelle zusammengefasst.

Infektionen und ihre verursachenden Erreger

	Tetanus (Wundstarrkrampf)	Tollwut (Rabies, Lyssa)	Gasbrand (clostridiale Myonekrose, Gasödem)
Erreger	Toxinabsonderung durch Clostridium tetani (anaerobes Stäbchenbakterium)	Lyssaviren (Familie der Rhadoviren)	Verschiedene Clostridien, meist Clostridium perfrigens (anaerobes Stäbchenbakterium)
Häufigkeit in Deutschland	unter 15 Fälle jährlich	fast keine, Fälle meist nach Auslandsaufenthalt	selten in Friedenszeiten
Häufigkeit weltweit	es sterben ca. 1 Mio. Menschen an Tetanus; besonders Kinder in Entwicklungsländern	35 000 Erkrankungen registriert, hohe Dunkelziffer	Vermehrt in tropischen Regionen
Reservoir	Erdreich, Darminhalt und Fäkalien von Pferden, Rindern, anderen Tieren	meist wilde, fleischfressende Tiere (besonders: Fuchs), Weidetiere, Hunde, Katzen	Erdreich, Straßenstaub, Fäkalien von Tieren und Menschen
Infektionsweg	Erreger gelangen meist mit Nägeln, Holzsplittern u. Ä. unter die Haut	infektiöser Speichel: durch Biss, Hautverletzungen, Schleimhautkontakt	oft in Wunden symptomlos zu finden, günstig sind ischämische Wundverhältnisse wie bei zerklüfteten Wunden nach Schussverletzungen

Inkubations-zeit	meist drei Tage bis drei Wochen	meist drei bis acht Wochen	meist zwei bis vier Tage
Ansteckungs-fähigkeit	keine von Mensch zu Mensch	ab den ersten Symptomen über die gesamte Erkrankungsdauer	keine
Symptome	tonische Krämpfe, Atem-insuffizienz, Blutdruck-schwankungen, periphere Durchblutungsstörungen, Schweißausbrüche volles Bewusstsein vorhanden	Kopfschmerzen, Appetitlosigkeit, z. T. Fieber, Brennen/Jucken/Schmerzen an der Bissstelle, Unruhe, Krämpfe, Speichelfluss aus dem Mund, Koma, Atemlähmung mit Todeseintritt nach max. sieben Tagen	starke Schwellung und Schmerzen im Wund-bereich, braun-schwarze Verfärbung der Wunde, knisterndes Geräusch beim Abtasten der Wunde, Nierenversagen, Herz-Kreislauf-Versagen, Anämie, Bewusstlosigkeit
Therapie	humanes Tetanus-Immun-globulin (passive Imp-fung); Schaffung aerober Wundverhältnisse durch: chirurgische Exzision, Offenlassen der Wunde Antibiotikagabe, Frei-halten der Atemwege, Muskelrelaxierung, Redu-zierung von Sinnesreizen, Intensivtherapie	sofort mit Seifen-lösung oder Wasser reinigen und mit Alkohol desinfizieren, Wunde offen lassen (nicht nähen), aktive und passive Immuni-sierung, Intensivthe-rapie	Schaffung aerober Wundverhältnisse durch: Beseitigung von Nekrosen, Wundspülung mit Wasserstoffperoxid, Offenlassen der Wunde Antibiotikagabe, hyperbare Sauerstoff-therapie in einer speziellen Kammer
Prävention	Aktive Immunisierung: Grundimmunisierung be-reits bei Säuglingen nach 2. Lebensmonat, Impf-termine werden in der U3 festgelegt, Auffrischung 5./6. und 9.–17 Lebensjahr., Er-wachsene alle 10 Jahre. Zum Auffrischen genügt immer eine Einzeldosis. Ist die letzte Impfung z. B. 13 Jahre her, besteht lediglich eine Impflücke von drei Jahren. Erkrankung hinterlässt keine Immunität	Immunisierung von Risikogruppen wie Jäger, Tierärzte, vor Trekkingtouren usw.	kein aktiver Impfstoff vorhanden, passive Immunisierung mit Anti-toxin möglich, aber nicht immer erfolgreich
Prognose bei Behandlung	Letalitätsrate: 50 %	wenn bereits Symp-tome, Letalitätsrate fast 100 %	wenn bereits Symptome, Letalitätsrate fast 50 %

3.1.6 Wunden mit MRSA-Besiedelung

> MRSA bedeutet: Methicillin resistenter Staphylococcus aureus

MRSA
Band 1, J 4.4

Die Anzahl der Wunden, die mit resistenten Keimen besiedelt sind, haben aufgrund der hohen Anzahl von vorangegangenen Antibiotikatherapien stark zugenommen. Um diese Wunden möglichst schnell entdecken zu können, werden besonders bei offenen und chronischen Wunden Wundabstriche durchgeführt. Sollte der Wundabstrich bezüglich einer MRSA-Besiedelung positiv ausfallen, erfolgt eine gesonderte Wundbehandlung.

Beispiel: Durchführung von Wundabstrichen

Für die Abnahme von Wundabstrichen gibt es spezielle sterile Röhrchen mit Abstrichtupfern. Die Wunde sollte vorher von Belägen befreit, aber nicht desinfiziert werden. Der Tupfer wird dem Röhrchen entnommen und über die Wunde abgerollt. Danach wird der Tupfer wieder in das Röhrchen zurückgeführt. Die Probe muss bis zur Verarbeitung auf der Station oder im Labor bei 4 °C kühl gelagert werden.

3.2 Hämatome (Bluterguss)

> Hämatome sind Blutansammlungen, die durch verletzte Gefäße im Wundgebiet entstehen.

Drainagen
Band 4, G 4.7

Während kleinere Hämatome innerhalb körpereigener Vorgänge resorbiert (Aufnahme durch Zellen) werden, gelten größere Hämatome als potentielle Infektionsherde und müssen deshalb operativ ausgeräumt werden. Daher werden bestimmte Operationswunden bereits prophylaktisch mit der Einlage einer Drainage versorgt. Durch das Einbringen z. B. einer Redondrainage können weitere Hämatome vermieden und die Blutungsmenge beobachtet werden.

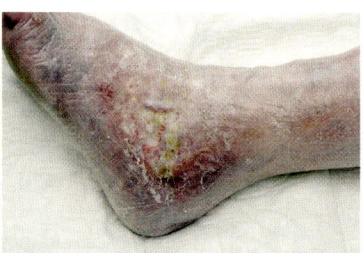
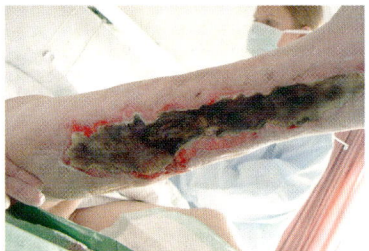
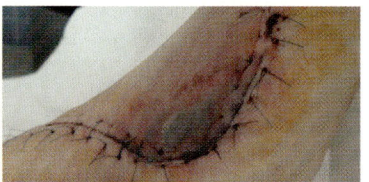

Wundheilungsstörungen
oben links: Fibrinbeläge
oben rechts: Nekrose
unten links: Hämatom

3.3 Fibrinbeläge und Nekrosen

Nekrosen sind schwarz-braune, meist harte Wundbeläge bzw. -auflagen, die sich aus abgestorbenen Zellen zusammensetzen.

Beläge und Nekrosen behindern die Wundheilung und bilden einen Nährboden für Keime. Aus diesem Grund müssen sie vom Arzt entfernt werden. Großflächige Nekrosen sollten unter sterilen Bedingungen im Operationssaal abgetragen werden.

Wundreinigung
Band 4, H 4.2

3.4 Wunddehiszenz

Wunddehiszenz: Trotz eines primären Wundverschlusses werden Teile der Wunde nicht miteinander verbunden.

Zu Dehiszenzen kommt es meist durch Spannungszustände im Gewebe infolge von postoperativem Husten, zu früh entfernten Fäden/Klammern, bei Begleiterkrankungen wie Diabetes mellitus, Karzinomerkrankungen oder Therapien mit Zytostatika, Antibiotika oder Kortikoiden.

Platzbauch

Dies kann vor allem bei großen Bauchwunden gefährlich sein, da häufig alle Schichten betroffen sind. Bricht eine Bauchwunde wieder auf – man spricht in diesem Zusammenhang vom so genannten „Platzbauch" – muss der Betroffene möglichst schnell ein zweites Mal operiert werden. Dabei versucht man die hervorgetretenen Bauchorgane wieder in der Bauchhöhle zu positionieren und die Wunde wieder zu verschließen.

3.5 Hypertrophe Narbenbildung und Keloide

Die Narbe als letzter Schritt der Wundheilung enthält keine Haare und Schweißdrüsen. Durch eine vorerst gute Durchblutung ist sie erst rot, wird dann aber durch vermehrtes Bindegewebe immer blasser.

Thermische
Wunden
Band 4, H 1.2

Eine hypertrophe Narbenbildung entsteht durch faserreiche Wucherungen besonders häufig nach Verbrennungen. Diesem soll durch speziell komprimierende Anzüge entgegengewirkt werden.

Keloide entstehen in ähnlicher Art. Sie bilden allerdings dicke Kollagenstränge, die sich nicht spontan zurückbilden können. Außerdem führen chirurgische Korrekturen häufig nicht zu dem gewünschten Ergebnis, da sich Rezidive (Wiederauftreten von Krankheiten) bilden.

?

1 Woran erkennen Sie eine Wundinfektion?

2 Nennen Sie drei Wundheilungsstörungen mit ihren klassischen Merkmalen.

3 Welche fachlich korrekten Maßnahmen führen beim Verbandwechsel zu einer Minderung von ungünstig wirkenden Wundheilungsfaktoren?

4 Wie gelangen die Erreger von Tetanus (Wundstarrkrampf), Tollwut und Gasbrand in den menschlichen Körper? Erklären Sie dies für die jeweilige Art der Infektion.

5 Was versteht man unter einer Wunddehiszenz?

6 Durch welchen Vorgang kommt es zu einer hypertrophen Narbenbildung?

1 Fragen Sie bei Ihrem nächsten Praxiseinsatz gezielt nach einem Patienten mit Wundheilungsstörungen. Welche Art der Störung liegt vor und wie ist es wahrscheinlich dazu gekommen?

2 Erstellen Sie eine Übersicht mit den Maßnahmen, die Pflegende durchführen müssen, damit sie bei der Pflege von Menschen mit Wunden keine Infektionen verursachen. Ordnen Sie die Maßnahmen nach der Priorität.

Impfempfehlungen der Ständigen Impfkommission STIKO

Blank, Ingo: Wundversorgung und Verbandwechsel. Kohlhammer Verlag, Stuttgart 2006

Voggenreiter, Gregor / Dold, Chiara: Wundtherapie. Wunden professionell beurteilen und erfolgreich behandeln. Thieme Verlag, Stuttgart 2004

www.bvmed.de – Bundesverband Medizintechnologie e. V.

www.gesundheitpro.de

www.infektionsnetz.at – Fortbildungsplattform Infektion Österreich

www.mikrobio.med.tu-muenchen.de – Mikrobiologisches Institut der Technischen Universität München

www.rki.de – Robert-Koch-Institut

4 Wundbehandlung

Tim hat während seines praktischen Einsatzes auf der chirurgisch septischen Station schon verschiedene Patienten mit den unterschiedlichsten Krankheitsbildern und Operationen gepflegt. Nun soll er zum ersten Mal unter Anleitung einen großen Verbandwechsel selbst durchführen. Bereitwillig hat sich die Patientin Frau Renate Kleiner zur Verfügung gestellt. „Auch die jungen Pflegenden müssen das lernen dürfen", sagt sie voller Überzeugung. „Und solange Sie mir keine Maden auf die Wunde setzen, bin ich gerne bereit, meine Bauchwunde von Ihnen verbinden zu lassen." Nach erfolgreichem Verbandwechsel und der Zufriedenheit aller Beteiligten, fragt Tim seinen Praxisanleiter Rainer Faes, was die Patientin mit der Andeutung von den Maden wohl gemeint hat. „In einigen Fällen können schlecht heilende Wunden mit Maden besiedelt werden, die dann die Keimsanierung für uns übernehmen." „Das muss ich unbedingt Pia und Olga erzählen, die glauben mir bestimmt kein Wort", denkt Tim bei sich.

1   Haben Sie in der Praxis bereits einen Verbandwechsel durchgeführt? Beschreiben Sie die einzelnen Schritte.

2   Stellen Sie sich vor, Sie selbst benötigen einen Verbandwechsel einer frischen Operationswunde. Auf was würden Sie besonderen Wert legen? Notieren Sie Stichpunkte.

3   Überlegen Sie, ob Sie persönlich einer Wundreinigung mit Maden vorbehaltslos zustimmen könnten. Diskutieren Sie in der Gruppe.

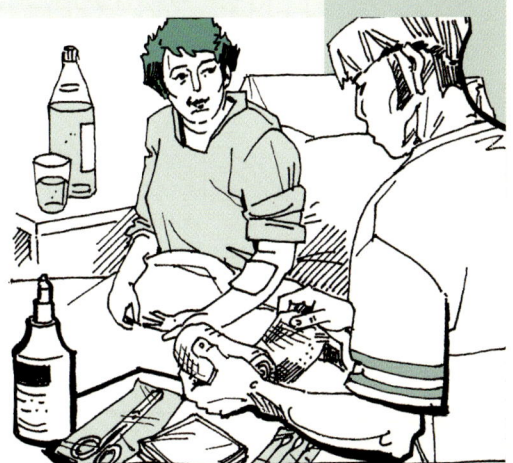

4.1   Prinzipien der Wundbehandlung

Durch eine gezielte Wundbehandlung unter hygienischen Bedingungen soll eine Infektion möglichst vermieden bzw. bekämpft werden, infizierte Wunden gereinigt, die Granulation der Wunde angeregt und die Epithelisierung gefördert werden. Grundsätzlich ist die Behandlung von „sauberen", nicht infizierten, primär heilenden Wunden von denen zu unterscheiden, die durch Heilungsstörungen zu einer verzögerten, sekundären Wundheilung neigen.

4.2   Wundreinigung

Eine nicht infizierte, saubere, nicht auffallend gerötete Wunde kann nach Abnahme des Verbands mit einem Wunddesinfektionsmittel desinfiziert werden. Vorhandene Blutverkrustungen sollten vorher vorsichtig mit einem in Elektrolytlösung getränkten Wattestäbchen oder einem Tupfer entfernt werden. Nach Trocknen des Desinfektionsmittels kann die Wunde wieder wie verordnet verbunden werden.

!

Bei Patienten mit einer Jodallergie ist darauf zu achten, dass ausschließlich jodfreie Desinfektionsmittel zum Einsatz kommen. Im Zweifelsfall fragen Sie den Patienten nach vorhandenen Überempfindlichkeiten oder lesen in der Krankengeschichte nach.

Im klinischen Alltag sind jedoch meist die infizierten Wunden im Zusammenhang mit der Wundreinigung von Bedeutung. Aus diesem Grund wird im Folgenden näher auf die verschiedenen Formen der Wundreinigung bei diesen Wunden eingegangen.

Durch nekrotisches und mangeldurchblutetes Gewebe wird die Bildung von Granulationsgewebe verhindert und das Keimwachstum gefördert. Eitrige Entzündungen können durch den Verband unbemerkt tiefer wandern. Deshalb wird zur Beseitigung von Gewebetrümmern, Nekrosen, Keimen und Fremdkörpern eine die körpereigenen Mechanismen unterstützende Wundreinigung durchgeführt.

4.2.1   Wundreinigung durch Wundspüllösungen

Spülflüssigkeiten wie Ringerlösung®, Octenisept® und Lavasept® reinigen die Wunde, indem Keime, Gewebe und Verbandreste mechanisch aus der Wunde herausgespült werden. Während die isotone Kochsalzlösung nur Natriumchlorid und Wasser enthält, besteht die Ringerlösung® aus Wasser mit Elektrolyten, die den physiologischen Körpergegebenheiten angepasst sind. Octenisept® und Lavasept® wirken zusätzlich noch als Antiseptika bei bestehender Infektion.

Die Spülung der Wunde sollte unbedingt mit körperwarmer Flüssigkeit erfolgen, da kühlere Flüssigkeiten zu einer verminderten Durchblutung und Sauerstoffversorgung führen und damit die Wundheilung verzögern.

4.2.2   Chirurgische Wundreinigung

Ist die Wunde jedoch bereits belegt, wird mit einer Schere, einem scharfen Löffel oder einem Skalpell das fibrinöse oder nekrotische Gewebe abgetragen (Débridement oder auch Wundexzision = Wundausschneidung). Dieses ist die schnellste und effektivste Methode der Reinigung belegter Wunden und wird meist angewandt, wenn größere Wundbezirke betroffen sind. Diese Art wird vor allem bei großflächigen Wunden vom Arzt im Operationssaal unter sterilen Bedingungen durchgeführt. Insbesondere ist während einer solchen Wundreinigung darauf zu achten, dass der Patient über eine ausreichende Schmerztherapie verfügt.

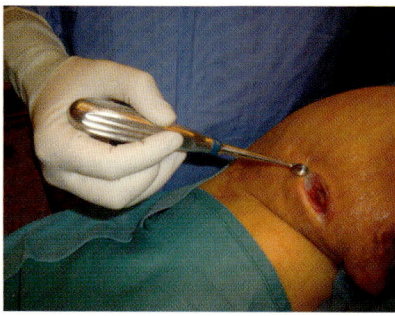

Chirurgische Wundreinigung mit scharfem Löffel

4.2.3   Enzymatische Wundreinigung

Durch enzymatische Produkte wie Iruxol N®, Fibrolan® oder Varidase® werden kleinere Nekrosen und Beläge gelöst und gespalten. Zusätzlich werden Exsudate verflüssigt. Die enzymatische Wundreinigung kann nur bereits feuchte Beläge angreifen und dient deshalb nach der chirurgischen Wundreinigung als Unterstützung zur Wundheilung. In einigen Fällen, in denen noch keine Nekrosen der Wunde aufliegen, kann die enzymatische Wundreinigung auch allein angewendet werden.

4.2.4   Biologische Wundreinigung

Die Madentherapie mit den Larven der Goldfliege (Lucilia sericata) stellt ein biochirurgisches Therapieverfahren dar, das insbesondere unter dem Aspekt des Ekels kontrovers diskutiert wird. Dieses Verfahren ist bei schwer therapierbaren Wundverhältnissen eine zunehmend eingesetzte alternative Behandlungsmaßnahme mit erstaunlichen Erfolgen. Oft werden die „Biochirurgen" bei einem eigentlich notwendigen Débridement nahe bei Sehnen, wo der Chirurg nicht schneiden möchte, eingesetzt.

Die Fliegenlarven ernähren sich von abgestorbenem Gewebe, wobei sie Nekrosen und Beläge so exakt lösen, dass kein gesundes Gewebe zerstört wird. Zusätzlich geben sie ein Sekret ab, das antibakteriell wirkt und das Wachstum der Fibroblasten fördert.

> **Beispiel:** Madentherapie
>
> Heute werden die Maden meist in Biobags mit 50 bis 300 Maden steril auf die Wunde aufgebracht. Je nach Wundgröße können mehrere Biobags notwendig sein, so dass der gesamte nekrotische Bereich der Wunde bedeckt ist. Die Biobags müssen vor dem Aufbringen auf trockene Wunden leicht befeuchtet werden, so dass die Larven nicht ertrinken. Auch die Wunde wird mit steriler Elektrolytlösung (kein Desinfektionsmittel) gespült. Über die Biobags wird eine befeuchtete Kompresse angebracht, die mit einer durchlässigen Bandage oder einem Klebeverband fixiert wird. Je nach Wundumgebung und Behandlungsfortschritt verbleiben die Maden höchstens fünf Tage auf der Wunde. Danach können gegebenenfalls frische Biobags aufgebracht werden. Nach der Behandlung werden die Biobags einfach abgenommen und in einem verschlossenen Beutel im üblichen Müll für gebrauchte Verbände entsorgt. In seltenen Fällen kommt es bei der Behandlung zu Blutungen und Verstärkung von Schmerzen.

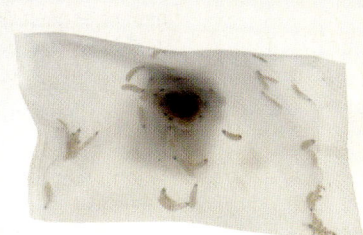

Biobags

> **!** Die Maden sind je nach Verfallsdatum bis drei Tage nach der Lieferung zur Behandlung einsetzbar und müssen bei 4–8 °C im Kühlschrank aufbewahrt werden. Sie dürfen auf der Wunde niemals vollständig austrocknen und brauchen ausreichend Sauerstoff.

535

4.2.5 Vakuumgesteuerte Wundreinigung

Seit den 1990er Jahren werden in Deutschland zunehmend Vakuumsysteme zur Wundbehandlung eingesetzt. Innerhalb des Wundmanagements stellt dieses Verfahren gerade bei so genannten Problemwunden, z. B. sehr tief zerklüfteten Wunden, bei denen eine andere Art der Wundreinigung nur unbefriedigende Ergebnisse zulässt, eine große Bereicherung dar.

In die Wunde wird ein steriler Verbandschaum (Polyvinylalkohol-Schwamm) eingebracht. Dieser wird mit einer transparenten Folie luftdicht abgeschlossen. Eine Pumpe mit speziellem Drainagesystem sorgt dafür, dass ein kontrolliertes Vakuum entsteht. Der individuell einstellbare kontinuierliche oder intermittierende Unterdruck kann von 50–200 mm Hg (Millimeter Quecksilbersäule) stufenlos eingestellt werden. Als Richtwert kann bei den meisten Wunden ein Wert von 125 mm Hg angenommen werden.

Vor dem Einsatz dieser Therapie sollte die Wunde gesäubert und von Nekrosen und Fibrinbelägen befreit werden. Durch den Unterdruck wird interstitielle Flüssigkeit und infektiöses Material abgeleitet. Außerdem werden die Wunddurchblutung sowie die Bildung von Granulationsgewebe gefördert. Durch dieses okklusive und feuchte Wundmilieu kann das Wundödem reduziert werden, was sich ebenfalls positiv auf die Wundheilung auswirkt.

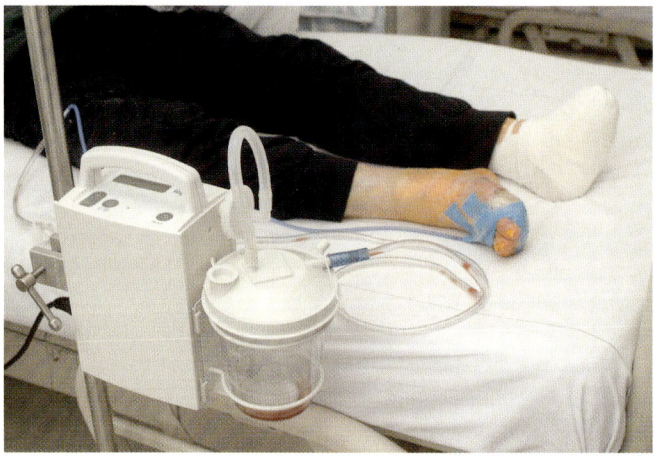

Vakuumgesteuerte Wundbehandlung

4.2.6 Ultraschallassistierte Wundreinigung

Bei einer Wundreinigung mit Ultraschall wird die erzeugte Energie zwischen Schallkopf und Biogewebe umgesetzt. Die Schwingungen führen dabei zu einer mechanischen Wundreinigung. Zusätzlich entsteht ein Mikrovakuum, das bakterizid wirkt und so zu einer Tiefendesinfektion führt. Sollte ein direkter Kontakt zwischen Wunde und Schallkopf aufgrund der Schmerzen nicht möglich sein, kann auch unter Wasser beschallt werden. Die Behandlungszeit beträgt ca. fünf bis zehn Minuten. Da der Aufwand und die Anschaffung der benötigten Geräte zeit- und kostenintensiv sind, werden solche Behandlungen eher selten und in darauf spezialisierten Einrichtungen durchgeführt.

4.3   Wundverschluss

Ein Verschluss der Wunde dient in erster Linie dem Schutz vor dem Eindringen von Erregern und hilft durch die Wundrandadaption der Wundheilung. In der Regel wird ein chirurgischer Wundverschluss nur bei primär heilenden Wunden eingesetzt. Hier stehen verschiedene Möglichkeiten der chirurgischen Versorgung zur Auswahl.

> Je nach Wunde wird der passende Wundverschluss gewählt. Zusätzlich wird die Wunde in den ersten Tagen mit einem Verband abgedeckt. Dies dient dem Schutz vor einer Keimbesiedlung wie auch dem Sichtschutz für den Patienten.

4.3.1   Fäden

Im Körperinneren müssen resorbierbare Fäden benutzt werden, die sich durch enzymatische Vorgänge selbst innerhalb von Tagen bis Wochen, je nach Material, auflösen, da eine Entfernung der Nähte hier nicht möglich ist.

Nicht resorbierbare Fäden werden im Bereich der Haut eingesetzt und nach etwa acht Tagen entfernt. Hierzu werden zunächst die Haut und die Fäden desinfiziert. Danach wird der Faden mit einer anatomischen Pinzette angehoben und dann mit einer Schere direkt über der Haut durchgetrennt. So ist gewährleistet, dass kein Fadenanteil, der außerhalb der Haut lag, durch den Stichkanal gezogen wird.

4.3.2   Klammerpflaster

Diese werden meist bei kleineren Schnitt-/Platzwunden verwandt, da ihre Zugbelastung geringer als bei Fäden ist. Häufig finden sie darüber hinaus Verwendung in der plastischen Chirurgie, da eine Wunde, die mit so genannten Steristrips® versorgt werden kann, ohne die typische Narbenform heilt. Oft werden sie bei Operationswunden im Gesicht oder Dekolletee eingesetzt.

4.3.3   Metallklammern

Diese Art des Wundverschlusses wählt man bei Wunden, die einer größeren Zugbelastung ausgesetzt sind, beispielsweise nach neurochirurgischen Operationen am Kopf. Die Klammern im äußeren Hautbereich werden nach ca. acht Tagen entfernt. Dies erfolgt mit einem Klammerentferner. Dafür wird der breitere Teil unter die Klammer geschoben, der schmalere Teil bleibt über der Klammer. Durch den Druck auf die Griffe wird die Klammer aufgebogen und dann entfernt.

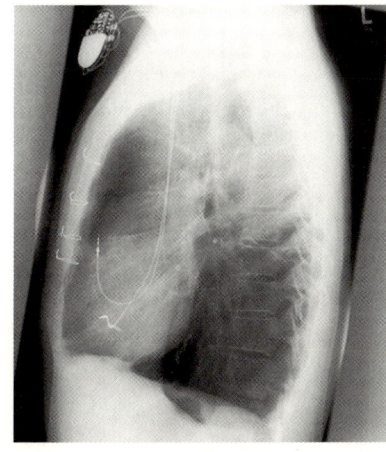

Nach Operationen in Gebieten, die starken Belastungen ausgesetzt sind, z. B. bei Öffnung des Brustbeins, werden die Metallklammern auch im Körperinneren angebracht. Dort verbleiben sie dann und können beispielsweise auf Röntgenbildern sichtbar sein.

Metallklammern am Brustbein

4.3.4 Gewebekleber

Bis zu drei Zentimeter kleine, frische und spannungslose Wunden können mit diesen Produkten geklebt werden. Hierzu werden die Wundränder aneinander gedrückt und der synthetische Kleber aufgetragen. Dieser trocknet innerhalb von Sekunden und verschließt somit die Wunde. Nach einer Woche löst sich der Kleber von alleine ab. Dazu ist allerdings wichtig, dass er die Zeit über möglichst trocken gehalten und nicht abgekratzt wird. Diese Art des Wundverschlusses bietet die Vorteile der weitgehend schmerzfreien Behandlung, da keine Fäden gezogen werden müssen. Darüber hinaus ist ähnlich wie bei den Klammerpflastern ein besseres kosmetisches Ergebnis zu erzielen.

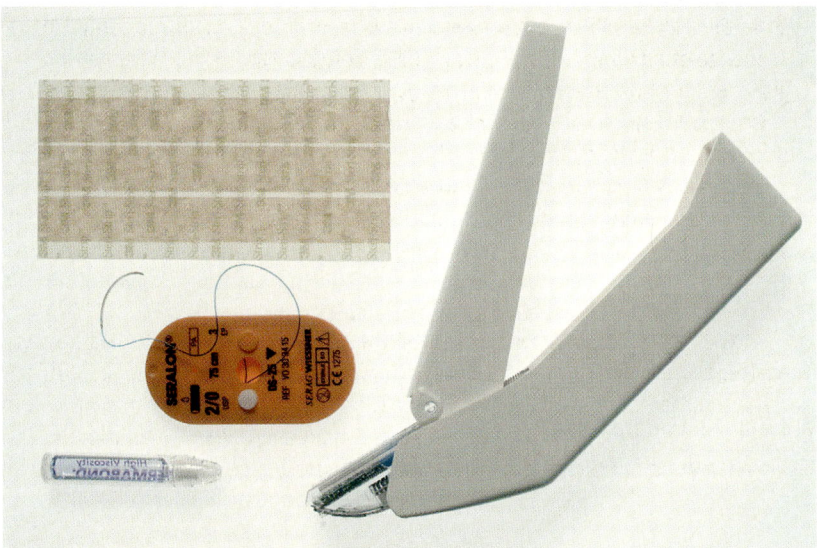

verschiedene Wundverschlussmaterialien

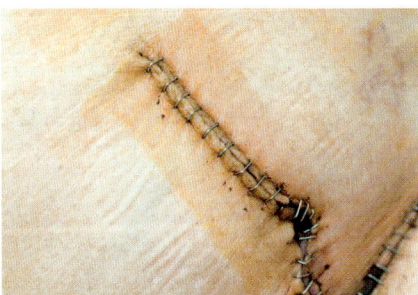

Klammernaht

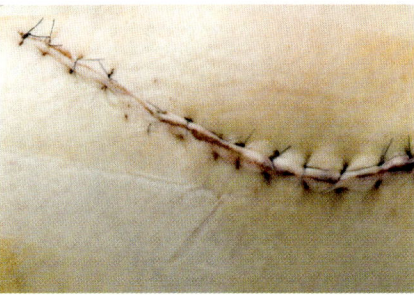

Fadennaht

4.4 Wundauflagen und Verbandstoffe

Für eine gezielte Wundversorgung sind verschiedene Wundauflagen und Verbandstoffe entwickelt worden. Diese Entwicklung ist ein stetiger Prozess, der für immer bessere Materialen sorgt.

Heute stehen für die Versorgung von Wunden unzählige Produkte von unterschiedlichen Firmen zur Verfügung. Die Entwicklungen auf diesem Sektor haben in den letzten Jahren dazu geführt, dass viele Wunden mit neuen Verbandmaterialien erfolgreich behandelt werden konnten. Unbestritten sind dabei die hohen Kosten dieser Verbandstoffe, was gelegentlich dazu führt, dass der Hausarzt eine Versorgung mit diesen Produkten für unnötig hält. Dabei zeigt sich nur allzu oft, dass diese Vorgehensweise nur kurzfristig im Rahmen der Kostendebatte sinnvoll ist. Eine schneller heilende Wunde, die durch die Versorgung – mit den auf den ersten Blick teuren Produkten – in kürzerer Zeit nicht mehr pflegerisch und medizinisch versorgt werden muss, entlastet das Gesundheitssystem wahrscheinlich umfangreicher als die Kosten, die die Verbandprodukte verursachen.

Zur Wundabdeckung lassen sich die Verbände grundsätzlich in Primär- und Sekundärverbände einteilen. Primärverbände sind dabei die Verbandstoffe, die direkten Kontakt zur Wunde haben. Sekundärverbände haben dagegen keinen direkten Kontakt, sondern fixieren den Primärverband. Daneben unterteilt man Material zur Wundversorgung in feuchte und trockene Verbände.

4.4.1 Feuchte (hydroaktive) Wundbehandlung

Die Behandlung von Wunden hat sich in den letzten Jahren zunehmend gewandelt. Bereits in den 1960er Jahren zeigten Forschungsergebnisse, dass die Wundheilung durch die Austrocknung einer Wunde gehemmt wird. Seitdem wurden zunehmend mehr Produkte entwickelt, die einerseits dafür sorgen, dass die Wunde feucht bleibt, andererseits die Wundheilung in den verschiedenen Wundheilungsphasen unterstützen.

Die feuchte (hydroaktive) Wundauflage soll folgende Kriterien erfüllen:

♦ feuchtes Wundklima schaffen
♦ überschüssiges Wundexsudat aufnehmen
♦ Wunde vor Auskühlung, Reibung und Mikroorganismen schützen
♦ Atmungsaktivität gewährleisten

Heute steht eine Vielzahl von unterschiedlichen Verbänden zur Verfügung. Im Folgenden werden die wichtigsten kurz vorgestellt.

Übersicht über die verschiedenen Wundverbände und ihre Einsatzmöglichkeiten

Bezeichnung	Bestandteile	Wirkungsweise	Einsatz
Folienverbände	transparente Polyurethanfolie	sind semiokklusiv, d. h., undurchlässig für Feuchtigkeit und Mikroorganismen, aber durchlässig für Wasserdampf	in der Epithelisierungsphase bei primär heilenden Wunden, z. B. nach einer nicht septischen Operation. Häufig finden sie ebenfalls für die Fixierung von Kanülen oder zentralen Venenkathetern Verwendung
Hydrokolloidverband	Zellulose, Gelantine und Pektin	sind ebenfalls semiokklusiv: sind gleichzeitig saug- und quellfähig, so dass sie Exsudat, Keime und Zelltrümmer aufnehmen können; Verbandsstoff verklebt dabei nicht mit der Wunde; so wird ein atraumatischer Verbandwechsel möglich	in allen Phasen der Wundheilung, in der die Wunden noch schwach bis mäßig sezernieren (Wundsekret abgeben); besonders geeignet erweisen sie sich in der Versorgung von chronischen, nicht infizierten Wunden, bei Spalthautentnahmestellen und bei Verbrennungswunden II. Grades
Alginate	Meeresalgen; steht als Tamponade (Wundfüller) oder als Kompresse (Wundauflage) zur Verfügung	sind extrem saugfähig und können deshalb sehr viel Wundsekret aufnehmen	in der Exsudations- oder Granulationsphase bei mittel bis stark sezernierenden Wunden eingesetzt; finden außerdem Verwendung bei tief zerklüfteten Wunden oder nach Eröffnung einer Wundhöhle, z. B. nach Abszessspaltung
Hydrogelverbände	Polyurethan und Polymere enthalten gebundenes Wasser, ohne selbst darin löslich zu sein	können als lose Gele in die Wunde eingebracht (Wundfüller) oder als Kompressen (Wundauflage) eingesetzt werden; wirken semiokklusiv, können Wundsekret aufnehmen und unterstützen die autolytische Wundreinigung; durch Hydrogele werden trockene, nekrotische Beläge aufgeweicht, ohne dass die Wundränder und die Wundumgebung geschädigt werden	in allen Wundheilungsphasen bei trockenen bis schwach sezernierenden Wunden; finden zusätzlich Verwendung bei tiefen und zerklüfteten Wunden sowie bei Nekrosen- oder Fibrinbelägen; Einsatz rechtfertigt sich vor allem bei Wunden mit schlechter Heilungstendenz

Schaumstoffe	Polyurethan-schaum und einer Polyure-thanfolie	wirken semiokklusiv und können viel Wundsekret wie ein Schwamm sehr rasch aufnehmen	in der Exsudations- und Granulationsphase bei stark sezernierenden Wun-den; besonders bei infi-zierten Wunden, die stark gereinigt werden müssen, sowie bei Verbrennungen II. und III. Grades; als Sekundärverband mit Algi-naten und Gelverbänden.
Kollagene	Rinderkollagen und Zellulose	absorbieren Wundsekret durch eine ausgeprägte Kapillaraktivität; stimulie-ren die Synthse von körper-eigenen Kollagenen, so dass Granulation und Epithelisierung beschleu-nigt werden	bei gereinigten, aber stagnierenden Wunden
Salbenkom-pressen	haben eine gitterartige Struktur und sind mit einer Salbenmasse versehen	wirken antibakteriell, die Granulation fördernd und verkleben nicht so leicht mit der Wunde	gut geeignet nach Spalt-hautentnahme und bei Schürfwunden
Aktivkohle-Kompressen		wirken geruchbindend; nehmen Eiweißmoleküle und Bakterien auf, ohne dass diese direkt zerstört werden	überriechende Wunden
Silberhaltige Wundauf-lagen	enthalten Silberionen	wirken antimikrobiell; auch gegen Erreger wie MRSA und VRSA	infizierte oder infektions-gefährdete Wunden
Aquafaser-verband	Bikomponen-tenpolymere	nehmen besonders viel Feuchtigkeit auf und passen das feuchte Milieu der Wundsituation an; wirkt geruchbindend und antiinfektiv	für chronische, akute, infizierte, belegte und granulierende Wunden in der Exsudations- und Gra-nulationsphase
Hyaluron-säurehaltige Produkte	Hyaluronsäure, welche im Kör-per, in Haut, Knochen, Nabelschnur und Glaskör-per des Auges vorkommt	fördert die Entwicklung von neuem Bindege-webe, Blutgefäßen und Nervenzellen; hilft, dass sich Zellen miteinander verbinden	chronische Wunden, post-operative Wunden, Spalt-hautentnahmestellen

4.4.2 Trockene Wundbehandlung

Auch trockene Wundauflagen haben bei der Versorgung von primär heilenden Wunden durchaus ihre Berechtigung. Ihr großer Nachteil bei sekundär heilenden Wunden besteht darin, dass sie häufig mit der Wunde verkleben und somit beim Verbandwechsel frisch gebildetes Gewebe in der Granulations- und Epithelisierungsphase abgerissen wird. Außerdem sind sie nicht in der Lage ein feuchtes und damit förderliches Wundmilieu zu bilden, im Gegenteil, sie trocknen die Wunde aus.

Dafür sind trockene Wundauflagen in der Lage, durch ihre hohe Saugfähigkeit sehr viel Wundsekret aufzunehmen und die Wunde vor mechanischen und thermischen Einflüssen zu schützen.

Trockene Wundauflagen stehen in Form von

♦ Mullkompressen (hohe Saugfähigkeit),

♦ Saugkompressen (sehr hohe Saugfähigkeit) und

♦ Schlitzkompressen (zur Versorgung von Kathetern, Drainagen, Trachealkanülen u. a.)

zur Verfügung.

Sie werden bevorzugt verwendet

♦ bei stark sezernierenden Wunden zur Erstversorgung oder in der gesamten Exsudationsphase,

♦ als Druckverband,

♦ nach Primärverschluss von frischen Operationswunden und

♦ als Sekundärverband beim Einsatz von feuchten Wundauflagen wie z. B. Alginaten.

4.5 Wundbeobachtung und Wunddokumentation

Dokumentation Band 1, E 1

Um den Verlauf der Wundheilung gezielt beobachten und eingeleitete Maßnahmen überprüfen zu können, ist eine Wunddokumentation unbedingt erforderlich. Hierbei gelten die Grundsätze der „allgemeinen" Dokumentation.

Es gibt verschiedene Unterlagen, die speziell der Wunddokumentation dienen. Diese sind zum Teil speziell auf die Gegebenheiten der Einrichtungen ausgerichtet.

Es sollte zunächst einmal der Wundstatus mit einer entsprechenden Skizze oder noch besser einem Foto erhoben werden. Dies gilt vor allem bei infizierten und schlecht heilenden Wunden. Eine regelmäßige Beurteilung der Wunde sollte bei jedem Verbandwechsel erfolgen. Diese darf aber erst nach der Wundreinigung durchgeführt werden, da es sonst zu Fehleinschätzungen kommen kann. Folgende Kriterien müssen unbedingt dokumentiert werden:

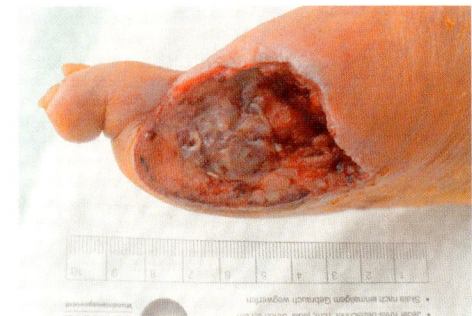

Wundbeobachtung

Wunde:

- Lokalisation
- Wundheilungsphase
- Größe (Länge, Breite, Tiefe)
- Geruch

- Beschreibung des Wundgrundes
- Beschreibung des Exsudats
- Taschenbildung
- Wundrand und -umgebung

- Arten und Mittel der Wundreinigung
- Wundtherapeutika und -auflagen

Wundverband:

- Farbe
- Geruch
- Exsudationsmenge

Schmerzen des Behandelten:

- ständige oder intermittierende (immer wiederkehrende) Wundschmerzen
- Schmerzen beim Verbandwechsel
- Schmerzmedikation

Anamnese — **Wunddokumentation**

Patientendaten oder -aufkleber

Name: _____

Vorname: _____

geb. am: _____

Station: _____

Datum der Erhebung: _____

○ ♀ W   ○ ♂ M

Auftreten der aktuell bestehenden Wunde: _____

○ Wunde ursächlich für Krankenhausaufnahme

○ Wunde ist nicht Aufnahmegrund

Wundart

○ Ulcus cruris
○ Dekubitus
○ Diabetischer Fuß
○ Verbrennung
○ Postoperative Wundheilungsstörung
○ Plastische Wunden / Excisionswunden
○ Sonstige

Wundursache und beeinflussende Faktoren

○ Diabetes mellitus
○ Arterielle Verschlußkrankheit
○ Chronisch venöse Insuffizienz
○ Polyneuropathie
○ Immobilität
○ Infektion (systemisch)
○ Immunsuppression
○ Albuminmangel
○ Sonstige

Aufnahmefoto bitte einkleben

Zu erhebende Befunde

○ Mikrobiologie
○ Dopplersonographie
○ Angiographie
○ Phlebographie
○ Sonstige

Konsile

○ Chirurgie
○ Dermatologie
○ Innere
○ Sonstige

Lokalisation der Wunde

Wundbeschreibung

	Lokalisationsnummer	Wundtiefe*	Tiefe (cm)	Fläche (cm²)	Zustand**	Infektion
Wunde 1						
Wunde 2						
Wunde 3						

Wundtiefe*
1 = Epidermis, Dermis
2 = Subkutis
3 = Faszie, Muskeln
4 = Sehnen, Knochen

Wundzustand *
1 = Nekrose
2 = Fibrin
3 = Granulation
4 = Epithel

Wundinfektion
1 = Nein
2 = Ja

Abstrich am:

Wundbehandlung

Débridement	Spülung	Verband	Zusätzliche Maßnahmen

Verband
1 = Alginate
2 = Folien
3 = Hydrogele
4 = Hydrokolloide
5 = Kompressen
6 = Schaumstoffe
7 = Vakuumversiegelung (PVA-Schwamm)
8 = Sonstige

Coloplast

Wundverlauf

Wundtiefe*
1 = Epidermis, Dermis
2 = Subkutis
3 = Faszie, Muskeln
4 = Sehnen, Knochen

Wundzustand*
1 = Nekrose
2 = Fibrin
3 = Granulation
4 = Epithel

Wundinfektion
1 = Nein
2 = Ja
Abstrich am:

Behandlung Débridement
1 = mechanisch
2 = autolytisch
3 = enzymatisch
4 = sonstige

Spülung
1 = NaCl
2 = Aqua
3 = Ringer
4 = Sonstige

Verband
1 = Alginate
2 = Folien
3 = Hydrogele
4 = Hydrokolloide

5 = Kompressen
6 = Schaumstoffe
7 = Vakuumversiegelung
8 = Sonstige

Zusätzliche Maßnahmen
1 = Kompression
2 = Druckentlastung
3 = Mobilisation
4 = Sonstige

Datum		Wundtiefe*	Tiefe (cm)	Fläche (cm²)	Wundzustand**	Wundinfektion	Behandlung D	S	V	Z	Konsile	Foto	Hz	Bemerkung
	Wunde 1													
	Wunde 2													
	Wunde 3													
	Wunde 1													
	Wunde 2													
	Wunde 3													
	Wunde 1													
	Wunde 2													
	Wunde 3													
	Wunde 1													
	Wunde 2													
	Wunde 3													
	Wunde 1													
	Wunde 2													
	Wunde 3													
	Wunde 1													
	Wunde 2													
	Wunde 3													
	Wunde 1													
	Wunde 2													
	Wunde 3													
	Wunde 1													
	Wunde 2													
	Wunde 3													

Zur Schulung einer gezielten Wundbeobachtung sowie zur Anwendung entsprechender Verbandmaterialien und Wundauflagen werden bei verschiedenen Institutionen Fortbildungskurse im Bereich Wundmanagement angeboten. Der Abschluss erfolgt häufig mit einem Zertifikat. In vielen Krankenhäusern sind inzwischen multidisziplinäre Fachabteilungen eingerichtet worden, in denen Pflegefachkräfte arbeiten, die sich im Bereich Wundmanagement spezialisiert haben. Diese Fachabteilungen können besonders bei der Behandlung von Pflegebedürftigen mit chronischen Wunden eine große Hilfe darstellen.

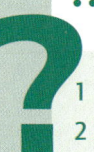

1 Wozu dienen die Wundreinigung und der Wundverschluss?

2 Welche Arten der Wundreinigung kennen Sie? Erläutern Sie in einer Übersicht die Unterschiede der verschiedenen Arten.

3 Was ist an der modernen Wundversorgung „modern"? Was ist die neue Grundidee?

1 Schauen Sie sich einmal in Ihrer Pflegeeinrichtung nach Wundversorgungsmaterialien um. Erstellen Sie eine Übersicht über die verschiedenen Produkte. Legen Sie dabei insbesondere Wert auf einen Hinweis, welches Produkt für welche Wunde in welcher Phase der Wundheilung geeignet erscheint bzw. vom Hersteller empfohlen wird. Falls nötig holen Sie weitere Informationen beim Hersteller ein.

Die phasengerechte Wundbehandlung des Dekubitalulcus. Hartmann medical edition, Heidenheim 2001

Kammerlander, Gerhard u. a.: Modernes Wundmanagement. Prinzipien der feuchten Wundbehandlung. In: Die Schwester/Der Pfleger 11/2004, S. 810 ff.

Münster, K.-C.: Fortschritte in der modernen Wundversorgung. Uni-Med Bremen, 2005

Produktinformation: Repithel® Neues Wundpräparat. In: Die Schwester/Der Pfleger, 6/2004, S. 461 ff.

Rogge, E.: Wundversorgung. Zeitgemäßes Wundmanagement. In: Die Schwester/Der Pfleger, 6/2004, S. 424 ff.

Video: Feuchte Wundversorgung und begleitende Maßnahmen, Lohmann & Rauscher

www.biomonde.de – Wundversorgungsmaterial

www.bvmed.de – Bundesverband Medizintechnologie e. V.

www.dgfw.de – Deutsche Gesellschaft für Wundbehandlung e. V.

www.technomed.de – Ultraschall und Wundbehandlung

5 Verbandwechsel

Frau Johanna Müller zog vor fünf Monaten ins Seniorenzentrum Gutleben. Nach einem Apoplex (Schlaganfall) ist sie durch eine ausgeprägte Schluckstörung – aufgrund einer linksseitigen Hemiplegie – nicht in der Lage, das Essen ohne häufiges Husten und Verschlucken zu bewerkstelligen. Nachdem das ständige Verschlucken zu einer Lungenentzündung geführt hat, wurde mit ihr die Einlage einer so genannten PEG-Sonde (perkutane endoskopische Gastrostomie-Sonde) besprochen. Pia, die ihren praktischen Einsatz im Seniorenzentrum absolviert, pflegt und begleitet Frau Müller schon seit einigen Wochen. Aufgrund einer Durchblutungsstörung hat sich bei Frau Müller über Monate eine offene Stelle am linken Unterschenkel gebildet, die regelmäßig kontrolliert, gesäubert und neu verbunden werden muss. Leider hat sie sich infiziert, was sich an den schmierigen Belägen zeigt. Pia sucht Frau Müller am Morgen auf, um die anstehenden Pflegehandlungen – wie die Verbandwechsel der PEG und der Wunde am Bein – mit ihr zu besprechen.

1   Stellen Sie einer Mitschülerin/einem Mitschüler exemplarisch vor, wie ein solches Gespräch mit der Bewohnerin ablaufen könnte.

2   Erstellen Sie eine Liste mit den für die Verbandwechsel benötigten Materialien.

3   Inwieweit spielen Schamgefühle der Patienten und Patientinnen bzw. der Bewohner und Bewohnerinnen eine Rolle im Zusammenhang mit einem Verbandwechsel? Diskutieren Sie mit Ihren Mitschülerinnen.

4   Welchen Verbandwechsel würden Sie zuerst durchführen, das Ulcus cruris oder die PEG? Warum?

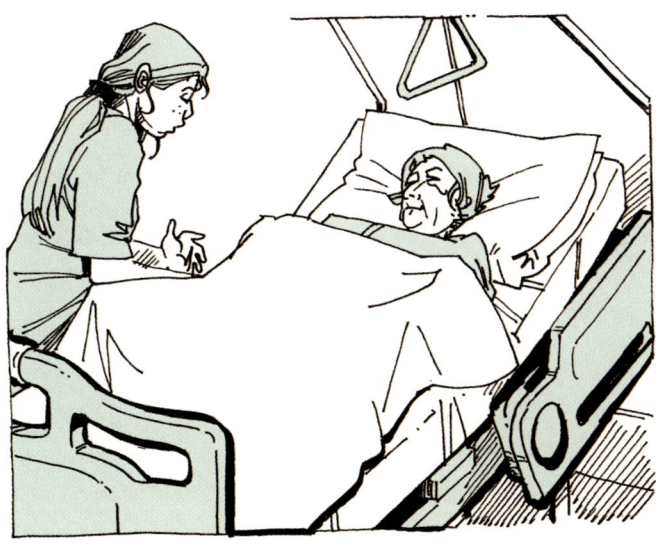

5.1 Einteilung der Wunden

Wunden lassen sich entsprechend ihrer Keimbesiedlung in vier verschiedene Klassen einteilen:

♦ aseptische Wunden: sie entstehen in erster Linie durch aseptische Eingriffe, z. B. nach Operationen

♦ bedingt aseptische Wunden: als solche werden Wunden bezeichnet, die mit nur wenigen Keimen besiedelt sind und durch eine gezielte Wundreinigung und Wundbehandlung relativ schnell zu aseptischen Wunden werden, z. B. frische Schnittverletzungen oder bei Eröffnung keimhaltiger Körperhöhlen

♦ kontaminierte Wunden: sie sind mit relativ vielen Keimen besiedelt und neigen dazu, sich zu infizieren, z. B. Wunden, die offen behandelt werden (Bisswunden, offene Unfalltraumen) und Verbrennungswunden

♦ septische Wunden: infizierte Wunden, die oft durch Wundbeläge gekennzeichnet sind, z. B. Dekubitalulzera und Wunden nach Abszessspaltung

Entsprechend der Einteilung der Wunden in diese verschiedenen Klassen wird die Reihenfolge von Verbandwechseln festgelegt. Dadurch wird die Gefahr von zusätzlichen Wundinfektionen vermindert.

> **!** Zuerst die „sauberen" Wunden, dann die mit Keimen besiedelten Wunden versorgen.

So wie des „a" im Alphabet vor dem „s" kommt, so werden **a**septische vor **s**eptischen Wunden verbunden.

5.2 Grundsätze beim Verbandwechsel

Verbandwechsel gehören zu den pflegerischen Tätigkeiten, sie werden nach Verordnung selbstständig von Pflegenden durchgeführt. Häufig wird der erste postoperative Verbandwechsel hingegen vom Arzt durchgeführt, damit der Operateur die Wunde begutachten und mögliche Komplikationen frühzeitig erkennen kann.

♦ Ein Verbandwechsel erfolgt grundsätzlich unter sterilen Bedingungen.

♦ Der Verbandstoff bzw. die Wundauflage soll entsprechend der Wundgröße und den Wundverhältnissen gewählt werden.

♦ Die Häufigkeit des Verbandwechsels richtet sich nach ärztlicher Anordnung, wobei zusätzliche Verbandwechsel aufgrund einer Ablösung des Verbands, stärkeren Sekretabsonderungen oder auftretenden Schmerzen beim Pflegebedürftigen notwendig sein können.

♦ Der „alte" Wundverband wird erst unmittelbar vor dem Verbandwechsel geöffnet. Es gilt das Prinzip des „zügigen Verbandwechsels", damit es zu keiner unnötigen Kontamination kommt.

- Wunden dürfen nie direkt mit den Händen berührt werden. Das Tragen von Handschuhen ist eine selbstverständliche Maßnahme zum Patienten- und Eigenschutz.

Eigenschutz
Band 4, C 3

- Während des Verbandwechsels soll die Keim- und Staubaufwirbelung minimal gehalten werden. Daher sind die Fenster geschlossen und es werden keine anderen pflegerischen Arbeiten im Zimmer erledigt, wie z. B. Betten machen.

- Gebrauchtes Material ist unmittelbar in den dafür bereitgestellten Abwurfbehälter zu entsorgen und wird nach beendetem Verbandwechsel aus dem Zimmer entfernt.

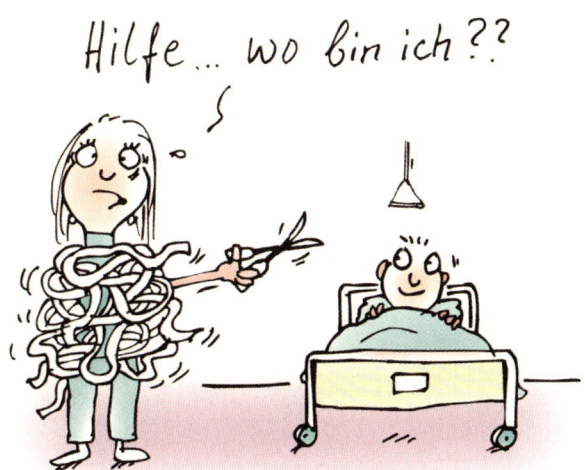

Für die erfolgreiche und reibungslose Durchführung eines Verbandwechsels sind eine sorgfältige Vorbereitung und ein geplantes Vorgehen grundsätzlich Voraussetzung. Wenn Sie zum ersten Mal einen großen Verbandwechsel selbstständig – auch unter Anleitung – durchführen, gehen Sie in Gedanken zunächst die einzelnen Schritte durch. So vermeiden Sie, an gegebener Stelle ein wichtiges Instrument nicht zur Hand zu haben oder unhygienisch zu arbeiten. Dies trägt zur Patientensicherheit und zur Arbeitszufriedenheit bei. Nehmen Sie gerade bei größeren Verbänden die Hilfe einer zweiten Pflegekraft in Anspruch.

Pflegebedürftige mit septischen und Pflegebedürftige mit aseptischen Wunden liegen nicht im gleichen Zimmer.

Im Januar 2008 brachte das Deutsche Netzwerk für Qualitätssicherung in der Pflege (DNQP) einen Expertenstandard für die Pflege von Menschen mit chronischen Wunden heraus. Diese Empfehlungen sind verbindlich und regeln ein einheitliches Vorgehen.

Pflegequalität
Band 1, F 3

5.3 Verbandmaterial

Für einen Verbandwechsel benötigen Sie grundsätzlich folgende Materialien:

♦ Händedesinfektionsmittel

♦ Flächendesinfektionsmittel

♦ Haut- bzw. Wunddesinfektionsmittel

♦ Bettschutz/Einmalunterlage

♦ unsterile Handschuhe

♦ sterile Handschuhe und/oder sterile Pinzetten

♦ sterile Wundauflagen (eventuell Wundfüller)

♦ eventuell sterile und unsterile Schere

♦ eventuell sterile Tupfer

♦ Material zum Fixieren, z. B. Pflaster

♦ eventuell Einmalrasierer

♦ eventuell Spül-
lösungen

♦ Abwurfbehälter/
Mülleimer

♦ eventuell Mundschutz
und Kopfhaube

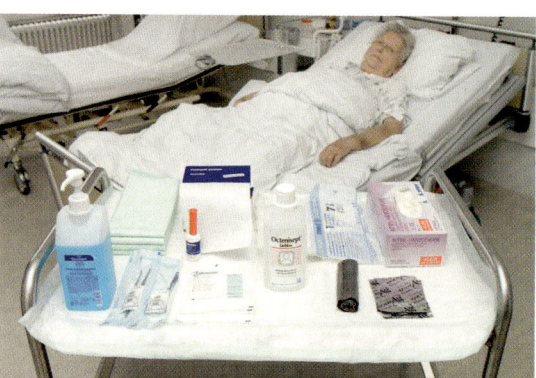

Gerichtetes Verbandmaterial

5.4 Durchführung des Verbandwechsels

5.4.1 Aseptischer Verbandwechsel

Die Durchführung des Verbandwechsels kann in verschiedene Phasen unterteilt werden. Zum besseren Verständnis werden die wichtigsten Aspekte den einzelnen Schritten zugeordnet und beschrieben. Achten Sie in diesem Zusammenhang unbedingt auf die hauseigenen Standards und Richtlinien in Bezug auf den „Verbandwechsel" und halten Sie das dort beschriebene Vorgehen ein.

Aseptisches
Arbeiten
Band 1, J 4.1

Das wichtigste Prinzip bei der Behandlung von **aseptischen** Wunden und deren Verbandwechsel ist die richtige Wischtechnik der getränkten Tupfer oder Wattestäbchen. Es wird immer von **innen nach außen** – also vom Zentrum der Wunde in Richtung Wundränder – gewischt. So wird vermieden, dass Keime der umliegenden Haut in die Wunde gebracht werden. Tupfer bzw. Wattestäbchen sind nur einmal zum Wischen zu verwenden, d. h. für jeden Wischvorgang wird ein neuer Tupfer verwendet. Dies wird auch als so genannte „wisch-und-weg-Technik" bezeichnet.

Vorbereitung

♦ Patienten über bevorstehenden Verbandwechsel informieren

♦ eventuell 60 Minuten vor der Intervention Schmerzmittelgabe (nach Patienten-wunsch und Arztanordnung)

♦ beachten des Pflegeplans und der Informationen des letzten Verbandwechsels (Wie sah die Wunde aus? Hatte der Patient Schmerzen während der Interven-tion? Auf was muss ich besonders achten?)

♦ Desinfektion aller Arbeitsflächen (Nachtschrank, fahrbarer Wagen) sowie die hygienische Händedesinfektion durchführen, damit das Material möglichst keim-arm hergerichtet werden kann; für eine keimarme Umgebung sorgen, d. h. Fenster schließen; während der Pflegemaßnahme möglichst nicht sprechen

♦ auf die Intimsphäre des Patienten achten; anwesende Besucher nach draußen bitten, eventuell einen Sichtschutz bereitstellen

♦ alle benötigten Materialien in Reichweite auf sterilen Unterlagen griffbereit vor-bereiten, wenn nötig den Ablauf vor dem Verbandwechsel in Gedanken kurz noch einmal durchgehen

♦ Patienten bequem lagern und sicherstellen, dass Verband und Wunde gut zugänglich sind

Durchführung

♦ mit behandschuhten Händen den alten Verband vorsichtig entfernen; Kontrolle der Wundauflage im Hinblick auf Menge und Aussehen des Sekretes; Abwurf der Wundauflage und Handschuhwechsel

♦ Wundinspektion auf Entzündungszeichen oder andere Auffälligkeiten beobach-ten, eventuell einen Wundabstrich entnehmen

♦ Wunde nach Verordnung säubern, desinfizieren

♦ eventuelle Pflasterreste vorsichtig mit geeigneten Mittel (z. B. Benzin) entfernen. Vorsicht: Darf nicht in die Wunde gelangen!

♦ unter sterilen Bedingungen (entweder mit sterilen Handschuhen oder einer ste-rilen Pinzette) die neue Wundauflage aufbringen; dabei auf eine sinnvolle Größe der Auflage achten, Wundauflage fixieren

Nachbereitung

♦ Materialien entsorgen

♦ hygienische Händedesinfektion durchführen

♦ Patienten eventuell in der Ausgangsstellung lagern

♦ Patienten nach Schmerzen fragen

♦ Dokumentation des Verbandwechsels mit Beschreibung der Wundverhältnisse, Veränderungen zum letzten Verbandwechsel, verwendete Wundauflage und gegebenenfalls verwendete Salben oder Pflegeutensilien, um eine einheitliche Vorgehensweise zu garantieren

5.4.2 Septischer Verbandwechsel

Stich-, Schuss- und Bisswunden sind immer keimbesiedelt und deshalb besonders infektionsgefährdet. Auch primär aseptische Wunden können durch eine Wundinfektion zu septischen Wunden werden und verlangen im Detail ein anderes Vorgehen als oben beschrieben. Im Prinzip muss eine weitere Ausbreitung und Verschleppung der Keimbesiedlung vermieden werden.

Hygiene
Band 1, J 4

Das wichtigste Prinzip bei der Behandlung von **septischen** Wunden und deren Verbandwechsel ist die richtige Wischtechnik der getränkten Tupfer oder Wattestäbchen. Es wird immer von **außen nach innen** – also vom Wundrand zur Mitte der Wunde – gewischt. So wird vermieden, dass Keime aus der Wunde auf die umliegende Haut oder Gewebeanteile gebracht werden und sich so ausbreiten. Tupfer bzw. Wattestäbchen sind nur einmal zum Wischen zu verwenden, d. h., für jeden Wischvorgang wird ein neuer Tupfer verwendet.

Bei vielen Bakterien beträgt die Teilungsgeschwindigkeit 20 bis 30 Minuten. Ausgehend von einer Bakterie mit einer Teilungszeit von 20 Minuten bedeutet dies:

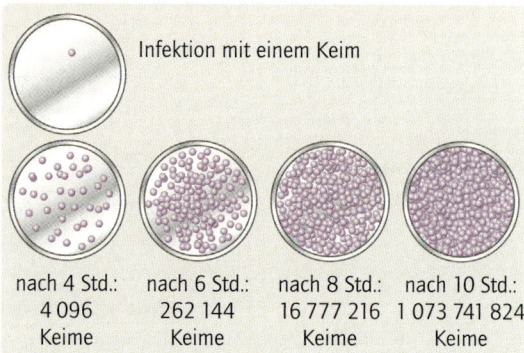

Infektion mit einem Keim

nach 4 Std.:	nach 6 Std.:	nach 8 Std.:	nach 10 Std.:
4 096 Keime	262 144 Keime	16 777 216 Keime	1 073 741 824 Keime

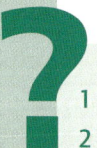

1 Wie unterscheidet sich eine septische von einer aseptischen Wunde?

2 Warum liegen Patienten mit septischen Wunden nicht mit Patienten mit aseptischen Wunden in einem Zimmer?

3 Welche Gemeinsamkeiten und welche Unterschiede bestehen bei einem septischen bzw. aseptischen Verbandwechsel?
Fertigen Sie eine Tabelle an.

1 Schauen Sie sich in Ihrer praktischen Ausbildungseinrichtung einen Verbandwechsel durch eine erfahrene Kollegin an. Notieren Sie dabei die einzelnen Schritte und vergleichen Sie diese mit den Angaben in diesem Buch. Führen Sie dann nach Absprache und unter Anleitung im nächsten Praxiseinsatz einen Verbandwechsel durch.

Daumann, Stephan: Wundversorgung und Wunddokumentation. Kohlhammer, Stuttgart 2005

Protz, Kerstin: Moderne Wundversorgung. Praxiswissen, Standards und Dokumentation. Elsevier, München 2004

Protz, Kerstin / Timm, Jan: Moderne Wundversorgung. Elsevier, München 2005

Voggenreiter, Gregor / Dold, Chiara: Wundtherapie. Wunden professionell beurteilen und erfolgreich behandeln. Thieme, Stuttgart 2004

Anhang

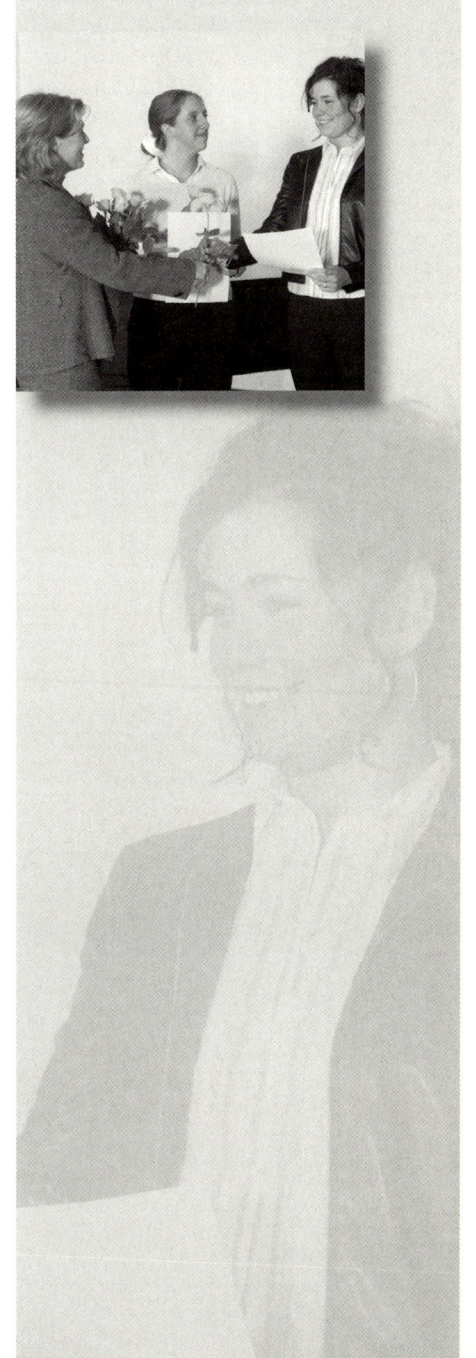

Autorenverzeichnis

Anne Abb, Lehrerin für Pflegeberufe, Schwesternschaft vom Roten Kreuz – Alice-Hospital Darmstadt, Gesundheits- und Krankenpflegeschule/Gesundheits- und Kinderkrankenpflegeschule

Rainer Beck, Fachkrankenpfleger für Intensiv- und Anästhesiepflege; Ausbilder beim DRK und Megacodetrainer, Alice-Hospital Darmstadt, OP Koordinator

Reinhold Gehlert, Apotheker für Klinische Pharmazie, Apotheke des Klinikums Darmstadt, Turm-Apotheke Grosswallstadt

Petra Hundt, Dipl.-Pflegepädagogin, Praxisbegleiterin für Basale Stimulation®

Sandy Ott, M.A., Lehrerin für Pflegeberufe, Gesundheits- und Krankenpflegerin; Magistra artium: Erziehungswissenschaften, Soziologie, Rechtswissenschaften, Schulleiterin des Ausbildungszentrums für Gesundheits- und Pflegeberufe kreuznacher diakonie in Bad Kreuznach

Susanne Pheiffer, Lehrerin für Pflegeberufe, Kinderkranken- und Gesundheitspflegerin, Gesundheitsberaterin

Ulrike Rebscher, Dipl.-Pflegewirtin (FH), Gesundheits- und Krankenpflegerin, innerbetriebliche Fortbildung im Alice-Hospital Darmstadt, in den Darmstädter Kinderkliniken Prinzessin Margaret, im Altenheim der Alice-Schwesternschaft

Elke Steudter, Dipl. Berufspädagogin Pflegewissenschaft/Soziologie; Lektorin, Fachjournalistin

Matthias Westerholt, Rechtsanwalt, Fachanwalt für Familienrecht in Bremen, Dozent an der Bremer Fachschule für Altenpflege und am Klinikum Bremen-Ost

Glossar

Administrative Tätigkeiten
(engl.: administrative duties)
auf die Verwaltung der Station bezogene Tätigkeiten, wie Bestellwesen oder Kurvenführung

adjuvant *(engl.: adjuvant)*
die Wirkung zusätzlich unterstützend, ergänzend

Analgesie *(engl.: analgesia)*
wörtlich übersetzt „Schmerzunempfindlichkeit", medizinisch bedeutet es das Ausschalten von Schmerzen

Anamnese *(engl.: anamnesis)*
Gespräch zwischen Arzt und Patient zur Krankengeschichte sowie subjektiv empfundenen Krankheitssymptomen. Dient als Grundlage und Orientierung für das weitere medizinische Vorgehen. Ersteinschätzung (siehe auch Pflegeanamnese)

Applikation *(engl.: application)*
Anwendung bzw. Verabreichung von Arzneimitteln

Arzneimittelentzug *(engl.: withdrawal)*
unerwünschtes Auftreten von Symptomen, die auf das abrupte Absetzen eines Medikaments oder Drogen zurückzuführen sind, z. B. Schweißausbrüche, starke Unruhe, Zittern

Aufklärung *(engl.: information)*
Gespräche über geplante Handlungen (Untersuchungen, Eingriffe, Pflegemaßnahmen); Aufklärungsgespräche, die über Untersuchungsergebnisse oder geplante Eingriffe informieren, werden ausschließlich von Ärzten geführt. Pflegende informieren entsprechend des Ausbildungsstands über pflegerische Interventionen

Bestrahlungsfeld *(engl.: irradiated area)*
das bei der Radiotherapie der Strahlung ausgesetzte, eingegrenzte Hautfeld

Bewältigungsstrategie *(engl.: coping)*
Art und Weise, wie ein Mensch mit erlebten Belastungen umgeht, die aus einem Ungleichgewicht zwischen Anforderungen der Umwelt und Reaktionsmöglichkeiten des Individuums resultieren

Blister
Verpackung von Medikamenten (meist Tabletten), die es erlaubt, das Produkt zu sehen

Compliance
Bereitschaft des Patienten, bei den therapeutischen und medizinischen Maßnahmen zu kooperieren

Débridement
Wundtoilette; bezeichnet das medizinische Vorgehen beim Abtragen von abgestorbenem Gewebe aus Geschwüren oder anderen Wunden als Voraussetzung zur Wundheilung

Diagnostik *(engl.: Diagnostic)*
Methode der Diagnosefindung

Drug-Monitoring
in der Medizin übliche Bezeichnung für die Messung der Konzentration von Medikamenten im Blut, z. B. bei Antiepileptika oder bestimmten Herzmedikamenten (Digitalispräparate)

Effizienz *(engl.: efficiency)*
Verhältnis von Aufwand und Nutzen, mit dem ein bestimmtes Ziel erreicht wird

Ekel *(engl.: disgust)*
menschliche Empfindung, die starken Widerwillen gegen Nahrung, Gegenstände oder Gerüche ausdrückt. Ekel kann sich durch Körperreaktionen zeigen, wie Übelkeit, Erbrechen, Ohnmacht

elektiv *(engl.: elective)*
ausgewählt, geplant, z. B. elektive Operationen sind langfristig geplant, das Gegenteil sind Notoperationen

Enzym *(engl.: enzyme)*
Proteine, die eine chemische Reaktion im menschlichen Körper vorantreiben können

Erste Hilfe *(engl.: First Aid)*
Hilfeleistungen, die bereits am Notfallort meist durch Laien durchgeführt werden, um weitere Schäden beim Patienten abzuwenden.

Epithelisierung *(engl.: epithelialization)*
Überwachsen einer Wunde mit Epithelzellen

Expertenstandard *(engl.: expert standard)*
wissenschaftlich belegter nationaler Pflegestandard, der vom Deutschen Netzwerk für Qualitätsentwicklung in der Pflege (DNQP) an der Universität Osnabrück erarbeitet wird; bisher liegen Standards zu den Themen Schmerz, Austrittsplanung, Sturz, chronische Wunden und Harninkontinenz vor

Exsudation *(engl.: exudation)*
Absonderung von eiweißreicher Flüssigkeit im Rahmen von entzündlichen Prozessen zu Beginn der Wundheilung

Frühdefibrillation *(engl.: early defibrillation)*
möglichst frühzeitiger Beginn der Abgabe von Elektroschocks im Rahmen einer Reanimation, die durch den Einsatz von AED-Geräten in öffent-

553

Granulation *(engl.: granulation)*
Körnchenbildung; bezeichnet die Phase der Wundheilung, in der so genannte „Fleischwärzchen" entstehen, die als rote, stecknadelkopfgroße Gebilde auf heilenden Wunden sichtbar werden

Gray (Gy)
Einheitenname für Strahlenenergiedosis (benannt nach Louis Gray, Physiker in Condou). 1 Gy = 100 rad (engl., radiation absorbed dose)

Halbwertszeit *(engl.: half-life)*
die Zeit, die im menschlichen Körper benötigt wird, um die eingenommene oder zugeführte Wirkstoffmenge (hier: Medikamentenwirkstoff) zu halbieren

Hormontherapie *(engl.: hormone therapy)*
Art der Krebsbehandlung, bei der die Krebszellen durch Eingriffe in ihren Hormonhaushalt abgetötet werden. Diese Form der Behandlung ist nur bei hormonabhängigen Krebsarten (z. B. Brustkrebs, Prostatakrebs) möglich

Hypertrophie *(engl.: hypertrophy)*
Begriff für die Vergrößerung eines Organs oder von Gewebe durch Vergrößerung der Zellen

Immunsystem *(engl.: immune system)*
Organe, Zellen und Eiweißkörper die Verursacher von Infektionen und andere pathogene Fremdkörper erkennen und diese zerstören

Immuntherapie *(engl.: immunotherapy)*
Therapie zur Unterstützung des körpereigenen Immunsystems

Instruktion *(engl.: briefing)*
Begriff für die systematische Anleitung zum Erlernen von neuen Fähigkeiten oder Verhaltensweisen eines Patienten

Indikation *(engl.: indication)*
Begriff der angibt, ob bei einem bestimmten Krankheitsbild eine entsprechende Behandlungsmethode (Medikamente, Untersuchungen, pflegerische Maßnahme) angezeigt ist

interdisziplinär *(engl.: interdisciplinary)*
mehrere Spezialgebiete (Disziplinen) umfassend/ betreffend

invasiv *(engl.: invasive)*
Eindringen in den Körper, bei Operationen ist hier das Öffnen der äußeren Körperschichten gemeint, bei Tumoren das Einwachsen in umliegendes Gewebe, z. B. Organe

kanzerogen *(engl.: carcinogen)*
auch karzinogen, krebserzeugend

Kognition *(engl.: cognition)*
intellektuelle bzw. denkende Fähigkeiten des Menschen

Kombinationstherapie *(engl.: adjunction)*
zur Behandlung eines Leidens oder einer Krankheit werden verschiedene Wirksubstanzen kombiniert eingesetzt

Komplikationen *(engl.: complications)*
unerwünschte Folge eines Unfalls, einer Krankheit, eines Eingriffs, einer Behandlungs- oder Pflegemaßnahme oder eines Medikaments

komplementäre Maßnahmen
(engl.: complementary treatment)
alternative oder ergänzende medizinische und pflegerische Maßnahmen zur wissenschaftlich bewiesenen Medizin

Kontamination *(engl.: contamination)*
Begriff für eine allgemeine Durchmischung/ Durchdringung; meist ist die Kontamination unerwünscht und muss zum Schutz der Gesundheit sofort behandelt werden, z. B. Strahlenkontamination

Kontraktion *(engl.: contraction)*
Zusammenziehen, meist von Muskeln wie z. B. das Herz oder die Pupille

Kontraindikation *(engl.: Contraindication)*
bezeichnet einen Umstand, der gegen eine ärztliche oder pflegerische Maßnahme spricht. Man unterscheidet in absolute (unbedingte) und relative (mit Ausnahmen) Kontraindikationen.

Kontrastmittel *(engl.: contrast medium)*
Arzneimittel (nach dem Arzneimittelgesetz), die zur besseren Darstellung von Strukturen und Funktionen des Körpers in bildgebenden Verfahren eingesetzt werden und gegen die ein erhöhtes Allergierisiko bei vielen Menschen besteht

lokal *(engl.: local)*
örtlich begrenzt

Mastektomie *(engl.: mastectomy)*
Brustamputation, operative Entfernung der weiblichen Brustdrüse (Mammaamputation) bei malignen Mammatumoren

Mediatoren *(engl.: Mediators)*
Botenstoffe, z. B. Hormone

Medikamenteninteraktion
(engl.: drug interaction)
Wechselwirkung; meist unerwünschte Wirkungen von Medikamenten, die erst auftreten, wenn verschiedene Medikamente zusammen eingenommen werden müssen. Diese sind vom Arzt und vom Apotheker vor Verschreibung oder Abgabe zu prüfen.

Metastase *(engl.: metastases)*
Krankheitsherd, der durch die Verschleppung von krankeitserregendem Material (Tumorzellen, Bakterien) aus einem ursprünglichen Krankheitsherd entsteht; im engeren Sinn die Metastase eines bösartigen Tumors (Fernmetastase: Metastase, die auf dem Blut- oder Lymphweg übertragen wird und fern des ursprünglichen Tumors angetroffen wird)

Metastasierung *(engl.: metastasis)*
die hämatogene (über den Blutweg) oder lymphogene (über den Lymphstrom) Ausbreitung oder Ausstreuung von Krebszellen

mikrobiologisches Labor
(engl.: microbiological laboratory)
Untersuchungseinheit eines Krankenhauses, die diagnostische Maßnahmen von Gewebeproben oder Abstrichen durchführen

Monotherapie *(engl.: single therapy)*
zur Behandlung eines Leidens oder einer Krankheit wird nur ein Wirkstoff eingesetzt

Mutagenität *(engl.: mutagenicity)*
bezeichnet die Eigenschaft bestimmter Stoffe oder Substanzen, Veränderungen im Erbgut des Menschen hervorzurufen

Nebenwirkungen *(engl.: side effect)*
beobachtete und unbeobachtete Wirkungen von Arzneimitteln, die nicht zu seiner beabsichtigten, gewünschten Wirkung gehören

Neutralstellung *(engl.: neutral position)*
physiologische Stellung/Haltung von Extremitäten und Körperteilen

nosokomiale Infekte
(engl.: nosocomial infection)
Infektionen, die durch im Krankenhaus befindliche Mikroorganismen erworben wurden

Notfall *(engl.: emergency)*
Situation, in der akute Gefahr für Leib und Leben des Betroffenen besteht und unverzügliches Handeln nötig ist

Osmose *(engl.: osmosis)*
zielgerichteter Fluss von Molekülen durch eine semipermeable (halbdurchlässige) Membran zum Konzentrationsausgleich von Lösungen

paradox *(engl.: paradoxical)*
widersprüchlich, gegenteilig

Partialdruck *(engl.: partial pressure)*
Druck, der in der Atemluft den beiden Komponenten Sauerstoff und Kohlendioxid zugeordnet und im arteriellen Blut gemessen werden kann. Störungen in den Partialdrücken zeigen sich meist bei krankheitsbedingten Veränderungen des Atemvorgangs

peripher *(engl.: peripheral)*
nicht im Mittelpunkt (zentral), sondern in den äußeren Bereichen

Prävention *(engl.: prevention)*
Vorbeugung, Verhinderung und Früherkennung von Krankheiten

Prognose *(engl.: prognosis)*
Vorhersage eines zukünftigen Krankheitsverlaufs

Rebound
Rückschlag, bezeichnet das rasche und verstärkte Wiederauftreten einer medikamentös behandelten Krankheit

Reiz *(engl.: stimulus)*
Stimulus auf den Organismus, der mit einer Reizantwort reagiert

Rettungsleitstelle *(engl.: emergency services)*
ständig besetzte Einrichtung zur Aufnahme von Notfallmeldungen sowie zum Alarmieren, Koordinieren und Lenken von Rettungseinsätzen. Bundesweit einheitliche Telefonnummer 112

reversibel *(engl.: reversible)*
umkehrbar, entstandene körperliche Schäden können wieder verschwinden

Richten von Medikamenten und Infusionen
Bereitstellen der verordneten Substanzen (Arznei, Infusionen) nach vorgegebenem Schema für verschiedene Patienten

Rote Liste
Arzneimittelkompendium mit Angaben zu allen verfügbaren Medikamenten; liefert Informationen zu Inhaltsstoffen, Wirkungsmechanismus Verabreichung, Nebenwirkungen u. a. Erhältlich als Buch und online mit Zugangsberechtigung

Schadensersatz *(engl.: compensation)*
Ausgleich eines Schadens, den jemand gegen oder ohne seinen Willen erlitten hat

Screeningverfahren
Durchsiebung, Durchleuchtung. Systematisches Testverfahren, um bei einer Vielzahl von Menschen gesundheitliche Veränderungen bzw. Krankheiten frühzeitig festzustellen, z. B. Neugeborenen-Screening, Brustkrebs-Screening.

Staging
Stadienbestimmung bei Tumoren

Stomatitis *(engl.: stomatitis)*
Entzündung und Geschwürbildung der Mundschleimhaut

symptomatisch *(engl.: symptomatic)*
auf die Krankheitszeichen bezogen, z. B. symptomatische Therapie: Behandlung der Krankheitszeichen, nicht der Krankheitsursache

systemisch *(engl.: systemic)*
auf den Gesamtorganismus bezogen

Toxizität *(engl.: toxycity)*
Giftigkeit

Trauma *(engl.: trauma)*
Schädigung, Verletzung oder Wunde, die durch
Einwirkung von außen entsteht, dazu gehören
auch Operationen mit großen Wundgebieten

Visite *(engl.: ward round)*
Wörtlich übersetzt „Besuch", meist mit medizi-
nischem Hintergrund, kann aber auch aus pflegerischer Perspektive durchgeführt werden

Vitalparameter *(engl.: vital parameters)*
Daten, die Messzahlen zur Funktion des Körpers
liefern. Die klassischen Parameter sind Blutdruck,
Puls, Temperatur. Sie können durch Messungen
erhoben werden.

Wechselwirkung *(engl.: drug-drug interaction)*
gegenseitige Beeinflussung von Medikamenten,
Wirkung kann verstärkt, abgeschwächt oder
aufgehoben werden

Stichwortverzeichnis

Bildquellen

A1PIX, München: 135.1 (BIS), 375.1 (BIS);

Alice Hospital, Darmstadt: 530 (alle);

argum, München: 490.3 (Falk Heller);

argus, Hamburg: 435.1 (Schröder);

Bilderberg, Hamburg: 64.1 (Wolfgang Kurz);

Camici, Axel, Pogum: 43.1;

Coloplast GmbH, Hamburg: 543 (beide);

doc-stock GmbH, Stuttgart: 33.2 (Markus Matzel), 446.1 (bridgemanart.com), 483.1 (Alexander Heinrich);

getty images, München: 85.1 (Stone/Darry Torckler);

Griese, Dietmar, Laatzen: 12.1, 13.1, 23.1, 40.1, 67.1, 116.1, 117.1, 127.1, 157.1, 168.1, 176.1, 177.1, 197.1, 220.1, 221.1, 231.1, 245.1, 252.1, 258.1, 266.1, 274.1, 283.1, 290.1, 297.1, 301.1, 306.1, 313.1, 320.1, 321.1, 328.1, 340.1, 352.1, 365.1, 369.1, 381.1, 389.1, 402.1, 403.1, 408.1, 423.1, 430.1, 440.1, 444.1, 445.1, 448.1, 459.1, 471.1, 497.1, 501.1, 510.1, 511.1, 520.1, 524.1, 533.1;

Guhl, Martin, CH-Duillier: 15.1, 118.1, 186.1, 188.1, 227.2, 250.1, 262.1, 277.1, 315.1, 424.1, 454.1, 460.1;

Herfeld, Michaela, Erftstadt: 110.1;

Hild, Claudia, Angelburg: 24.1, 30.1, 69.1, 71.1, 82.1, 90.1, 96.1, 121.1, 132.1, 137.1, 145.1, 146.1, 162.1, 202.1, 225.1, 232 (beide), 239.1, 256.1, 272.1, 273.1, 281.1, 284.1, 287.1, 297.2, 309.1, 317.1, 361 (beide), 366.1, 424.2, 436.1, 453.1 (Grafik), 472.1, 523.1;

Kleine Holthaus, Thorsten, Dortmund: 14.1, 16.1, 25.1, 26 (beide), 29.1, 37.1, 41.1, 44.1, 46 (beide), 47.1, 48.1, 50.1, 51.1, 52.1, 53.1, 54.1, 55.1, 57.1, 70.1, 83.1, 89.1, 95.1, 104.1, 216.1;

Kohn, Klaus, Braunschweig: 139 (beide), 141 (beide), 143.1, 150.1, 159.1, 169 (alle), 170.1, 172.1, 173.1, 173.2, 206 (alle), 222.1, 226 (beide), 227.1, 228.1, 229.1, 234.1, 235.1, 237.1, 260.1, 289.1, 302.1, 303.1, 308.1, 316.1, 325.1, 326.1, 329.1, 330 (beide), 333.1, 336.1, 345.2, 346.1, 354, 356 (alle), 363.1, 363.2, 367.1, 372.1, 373.1, 399.1, 401 (beide), 411 (alle), 416.1, 419.1, 428 (alle), 437.1, 442.1, 443 (beide), 446.2, 451.1, 453.1, 456.1, 460.2-4, 464.1, 466 (alle), 467 (alle), 468.1, 480.1, 481.1, 483.2, 483.3, 483.4, 489.1, 499 (beide), 500 (alle), 518 (beide), 535.1, 536.1, 538 (alle), 542.1;

mauritius images, Mittenwald: 184.2 (Oxford Scientific), 212.1 (Phototake), 268.1 (Photo Researchers), 322.1 (Nordic Photos), 323.1 (age), 384.1 (Phototake), 490.2 (Phototake), 513.1 (Photo Researchers), 537.1 (Lorenzo);

medicalpicture GmbH, Köln: 86.1, 88.1, 106.1, 166.1, 203.1, 269.1, 332.1, 376.1, 378.1, 465.1;

Okapia Bildagentur, Frankfurt am Main: 111.1, 112.1, 183.1 (Dr. Heinz Orbach), 184.1 (Manfred & Christina Kage), 204.1 (Neufried), 207.1, 294.1, 344.1, 502.1;

picture alliance/dpa, Frankfurt am Main: 164.1 (epa/Ted S.), 345.1 (Okapia/Dr. med. J.P. Müller), 490.1 (Okapia/Josef Ege);

Rebscher, Ulrike, Darmstadt: 522 (alle);

Schmid, Dominik, CH-Basel: 513.2, 534.1;

ullsteinbild, Berlin: 385.1 (Momentphoto);

Vanselow, Holger, Stuttgart: 27.1, 33.1, 49.1, 58.1, 60.1, 61.1, 71.2, 73.1, 79.1, 81.1, 94.1, 98 (beide), 122.1, 123 (alle), 124.1, 125.1, 140 (beide), 148.1, 178.1, 187.1, 190.1, 192 (beide), 241.1, 241.2, 242.1, 243.1, 285.1, 318.1, 342.1, 348 (beide), 343.1, 350.1, 393.1, 396.1, 406.1, 412.1, 414.1, 420.1, 425.1, 463.1, 465.2, 486.1, 487.1, 514.1, 521.1;

Zimmermann, Stefan, Göttingen: 36.1;

Hinweis: Für den Fall, dass berechtigte Ansprüche von Rechteinhabern unbeabsichtigt nicht berücksichtigt wurden, sichert der Verlag die Vergütung im Rahmen der üblichen Vereinbarungen zu.

Bei folgenden Einrichtungen bedanken wir uns besonders für die Unterstützung:

Alice-Hospital Darmstadt; ambet e.V. Braunschweig; AWO Wohn- und Pflegeheim Am Inselwall, Braunschweig; ev.-luth. Diakonissenkrankenhaus Marienstift, Braunschweig; Evangelische Stiftung Neuerkerode; Herzogin Elisabeth Hospital, Braunschweig; Medizinische Hochschule Hannover (MHH); Privat-Nerven-Klinik Dr. med. Kurt Fontheim, Liebenburg

Band 4, Kapitel	KrPflAPrV von 2003, Themenbereiche	AltPflAPrV von 2001, Lernfelder
A	**TB 7** **Pflegehandeln an Qualitätskritisieren, rechtlichten Rahmenbedingungen sowie wirtschaftlichen und ökologischen Prinzipien ausrichten** **TB 8** **Bei der medizinischen Diagnostik und Therapie mitwirken** In Zusammenarbeit mit Ärztinnen und Ärzten sowie den Angehörigen anderer Gesundheitsberufe die für die jeweiligen medizinischen Maßnahmen erforderlichen Vor- und Nachbereitungen treffen und bei der Durchführung der Maßnahmen mitwirken **TB 12** **In Gruppen und Teams zusammenarbeiten** Die Grenzen des eigenen Verantwortungsbereichs beachten und im Bedarfsfall die Unterstützung oder Mitwirkung durch andere Experten des Gesundheitswesens einfordern und organisieren	**LF 1.5** **Bei der medizinischen Diagnostik und Therapie mitwirken** **LF 3.1** **Institutionelle und rechtliche Rahmenbedingungen beim altenpflegerischen Handeln berücksichtigen** Rechtliche Rahmenbedingungen altenpflegerischer Arbeit
B	**TB 3** **Unterstützung, Beratung und Anleitung in gesundheits- und pflegerelevantern Fragen fachkundig gewährleisten** Pflegebedürftige aller Altersgruppen bei der Bewältigung vital oder existenziell bedrohlicher Situationen unterstützen **TB 9** **Lebenserhaltende Sofortmaßnahmen bis zum Eintreffen der Ärztin oder des Arztes einleiten**	**LF 1.3** **Alte Menschen personen- und situationsgerecht pflegen** Handeln in Notfällen, Erste Hilfe
C	**TB 1** **Pflegesituationen bei Menschen aller Altersgruppen erkennen, erfassen und bewerten** Hygiene und medizinsche Mikrobiologie	**LF 1.3** **Alte Menschen personen- und situationsgerecht pflegen** Pflege infektionskranker alter Menschen
D	**TB 1** **Pflegesituationen bei Menschen aller Altersgruppen erkennen, erfassen und bewerten** Arzneimittellehre **TB 8** **Bei der medizinischen Diagnostik und Therapie mitwirken** In Zusammenarbeit mit Ärztinnen und Ärzten sowie den Angehörigen anderer Gesundheitsberufe die für die jeweiligen medizinischen Maßnahmen erforderlichen Vor- und Nachbereitungen treffen und bei der Durchführung der Maßnahmen mitwirken	**LF 1.5** **Bei der medizinischen Diagnostik und Therapie mitwirken** Durchführung ärztlicher Verordnungen
E	**TB 1** **Pflegesituationen bei Menschen aller Altersgruppen erkennen, erfassen und bewerten** **TB 2** **Pflegemaßnahmen auswählen, durchführen und auswerten** **TB 8** **Bei der medizinischen Diagnostik und Therapie mitwirken**	**LF 1.3** **Alte Menschen personen- und situationsgerecht pflegen** **LF 1.5** **Bei der medizinischen Diagnostik und Therapie mitwirken** Durchführung ärztlicher Verordnungen
F	**TB 2** **Pflegemaßnahmen auswählen, durchführen und auswerten** **TB 8** **Bei der medizinischen Diagnostik und Therapie mitwirken**	**LF 1.3** **Alte Menschen personen- und situationsgerecht pflegen** **LF 1.5** **Bei der medizinischen Diagnostik und Therapie mitwirken** Durchführung ärztlicher Verordnungen
G	**TB 2** **Pflegemaßnahmen auswählen, durchführen und auswerten** **TB 8** **Bei der medizinischen Diagnostik und Therapie mitwirken**	**LF 1.3** **Alte Menschen personen- und situationsgerecht pflegen** **LF 1.5** **Bei der medizinischen Diagnostik und Therapie mitwirken** Durchführung ärztlicher Verordnungen
H	**TB 2** **Pflegemaßnahmen auswählen, durchführen und auswerten** **TB 8** **Bei der medizinischen Diagnostik und Therapie mitwirken**	**LF 1.3** **Alte Menschen personen- und situationsgerecht pflegen** **LF 1.5** **Bei der medizinischen Diagnostik und Therapie mitwirken** Durchführung ärztlicher Verordnungen